国家出版基金项目

NATIONAL PUBLICATION FOUNDATION

中国常见农作物废弃部分药用研究

邓家刚　侯小涛／主编

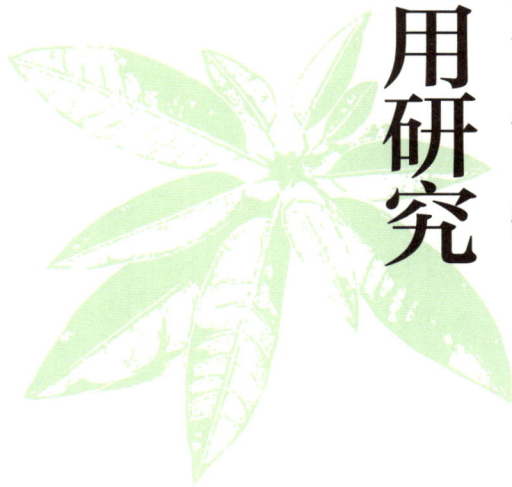

北京科学技术出版社

图书在版编目（CIP）数据

中国常见农作物废弃部分药用研究 / 邓家刚，侯小涛主编. -- 北京：北京科学技术出版社，2024.

ISBN 978-7-5714-4378-8

Ⅰ. R93

中国国家版本馆CIP数据核字第2024Z2M315号

责任编辑：严 丹 杨朝晖 李兆弟 侍 伟
责任校对：贾 荣
责任印制：李 茗
出 版 人：曾庆宇
出版发行：北京科学技术出版社
社 址：北京西直门南大街16号
邮政编码：100035
电 话：0086-10-66135495（总编室） 0086-10-66113227（发行部）
网 址：www.bkydw.cn
印 刷：北京博海升彩色印刷有限公司
开 本：889 mm × 1 194 mm 1/16
字 数：819千字
印 张：32.5
版 次：2024年12月第1版
印 次：2024年12月第1次印刷
ISBN 978-7-5714-4378-8

定 价：480.00元

编　委　会

前　言

俗话说：种瓜得瓜，种豆得豆。这句话简朴地道出了农业耕种的主要目的，也是农民辛勤劳作以为人类提供食用物质的基本出发点。在农业生产过程中会产生大量的瓜苗、瓜蒂、豆苗、豆卷等非收获标的物，我们称之为"废弃物"。但事实上，这些并非无用之物，而是蕴藏着巨大应用价值的"宝贝"。其中，有相当一部分"废弃物"经古代中医药先贤的不断实践，被证实具有确切的防病治病和养生保健作用，成为中药的重要组成部分，如具有止汗功效的糯稻根、具有清心功效的莲子心、具有安神功效的牡蛎壳、具有利尿功效的玉米须等。《神农本草经》《本草纲目》等历代本草文献所载此类药材不胜枚举。

大量的事实表明，从农作物生产过程中产生的废弃物中寻找医治疾病的药物，是中药开发新药的重要途径。遗憾的是，当代中医和中药学科的分离，中药新药发现途径与方式的改变，导致临床中医医生缺少发现中药新药的环境与动力，而从事中药研究的科研人员主要聚焦于来源于本草文献或民间经验的药用植物，忽略了千百年来传统中药新药的重要来源。笔者医学专业出身，长期专注于中药研究和健康产品的开发，基于医药兼修的优势，2009 年正式提出"农作物废弃物药用研究"的重大命题，并重点从以下几个方面进行了积极的探索。

1. 创建技术平台，为农作物废弃部分药用研究提供技术支撑

2009 年，广西中医学院（现广西中医药大学）与广西百色国家农业科技园区合作，率先在全国建立"农作物废弃物功能成分筛选及产品开发研究中心"；2013 年，经广西壮族自治区教育厅批准创建了"农作物废弃物功能成分研究协同创新中心"，中心的主要研究方向为大宗或特色农作物废弃部分功能成分研究、传统中药民族药非药用部位药效评价与质量控制技术研究、农作物废弃部分药用新资源与健康产品研发；2023 年，经广西壮族自治区教育厅批准创建了"中药资源循环利用广西高校工程研究中心"，中心主要聚焦农作物废弃部分药用新资源与健康产

品研发、中药非传统入药部位性效评价及利用研究、中药生产过程废弃部分综合利用研究 3 个方面。

2. 多层次培养人才，为农作物废弃部分药用研究提供骨干力量

2004 年，笔者团队开始招收芒果叶及其提取物研究方向的硕士研究生，2009 年开始招收同一研究方向的博士研究生及博士后研究人员。20 余年来，团队骨干导师先后培养了 60 多名从事农作物废弃部分药用研究的高级人才，为这一领域的深入研究提供了可靠的技术保障。与此同时，基于政府的支持和平台的优势，自 2017 年起，团队已经举办了 7 期"中国—东盟传统药物与农作物废弃物药用研究技术培训班"，为我国及泰国、越南、马来西亚、新加坡、文莱、菲律宾、老挝、缅甸、柬埔寨、印度尼西亚的近 500 名学员提供了技术培训。技术培训班的举办不仅为国内外众多的科研机构开展农作物废弃部分药用研究提供了示范和技术援助，还扩大了我国该领域研究在国际上的影响力。

3. 聚焦大宗农作物废弃部分的药用研究，为中药新资源开发和利用提供示范

农作物废弃部分药用研究的开展始于芒果叶。1972 年，广西中医学院（现广西中医药大学）的老师了解到壮族地区习用芒果叶煎液治疗感冒咳嗽，继而将芒果叶开发成了中成药"芒果止咳片"。笔者在广西中医药大学制药厂任职期间，组织科研团队对芒果叶的药用价值开展系统的研究。笔者主持的"广西特色药用资源芒果叶深加工关键技术及产品的开发"课题分别于 2004 年、2005 年、2007 年获中华人民共和国科学技术部、广西壮族自治区教育厅、广西壮族自治区科学技术厅立项资助；侯小涛教授主持的"甘蔗叶多糖成分调节Ⅰ型糖尿病大鼠血糖及作用机制研究"课题于 2014 年首次获得国家自然科学基金的立项。在政府的大力支持下，团队不仅对芒果叶、甘蔗叶的药用价值、物质基础、作用机制及其安全性进行了广泛且深入的研究，而且利用雄厚的科研基础研发出芒果苷片、甘蔗叶牙膏、甘蔗叶洗剂及含漱液等一批国家新药、医院制剂及日化消杀类健康产品。丰硕的科研成果先后获得了广西壮族自治区科学技术进步奖，以及中华中医药学会、中国民族医药学会等全国性学术机构的科学技术进步奖。随着研究的不断深入和扩大，团队骨干相继开展了西瓜藤、广山楂叶、荔枝核、香蕉皮（叶）、木薯叶、玉米秆、番茄叶、柿叶、榴莲壳等一批世界大宗农作物废弃部分的药用研究，研究内容包括化学成分、活性成分动态积累、药效及毒理作用、作用机制、制备工艺、质量标准、健康产品开发等。凭借研究成果，团队发表了一批较高水平的学术论文，建立了一批具有原始知识产权的专利技术，初步证明了所研究的农作物废弃部分具有抗炎、抗菌、抗氧化、免疫调节、改善糖脂代谢及抗肿瘤等广泛的药理活性，为进一步将其开发成健康产品提供了较好的理论和

技术支持。

此外，团队还开展了广泛的国际合作与学术交流。2009 年 10 月，在国家自然科学基金委员会、广西壮族自治区科学技术厅、广西中医药大学、百色市人民政府、广西百色国家农业科技园区管理委员会的大力支持下，我们成功举办了"农作物废弃物功能成分筛选暨首届芒果苷研究国际研讨会"，2011 年 8 月及 2013 年 9 月，又先后举办了第二届和第三届研讨会，来自我国及印度、古巴、英国、美国、法国、澳大利亚、泰国、马来西亚、越南相关科研院所的近 100 位专家学者在大会上进行了广泛且深入的交流，极大地提高了团队的学术影响力。

星移斗转，白驹过隙，多年的不懈努力和执着追求，有收获也有教训，为总结得失，启迪后人，我们特将团队公开发表的有关芒果叶、芒果核仁、甘蔗叶、西瓜藤、番茄叶、八角枝叶、肉桂叶、柿叶、木菠萝叶、木薯叶、五眼果、广山楂叶等多种农作物废弃部分药用研究的成果辑录成书，奉献给广大科研工作者。本书能够顺利编撰出版，不仅得益于国家出版基金管理委员会、国家自然科学基金委员会、中华人民共和国科学技术部、广西壮族自治区科学技术厅、广西壮族自治区教育厅、广西壮族自治区中医药管理局及广西中医药大学、北京科学技术出版社的大力支持，而且得到了团队全体成员的支持，是集体智慧与汗水和心血的结晶。谨致以衷心的感谢！

人类社会的文明与进步，总是依赖于不断发明或发现新的物质、新的方法、新的知识和新的理论。中医药也是在不断吸取时代进步的成果来丰富自我的过程中得到发展并日臻完善的。当今时代，由于生态环境的人为破坏，野生中药资源锐减，部分中药品种资源濒临枯竭；中医药国际化进程促进了中药全球化，应用中药的人口增加，中药供求矛盾突出。因此，采取积极的措施，将大宗农作物废弃部分作为中药的新资源开展广泛、系统的药用研究，能为中医药的可持续发展提供有力保障。真心希望本书能为中医药协同创新研究提供有益的借鉴和示范。

不到园林，怎知春色如许，不来人间，何晓人生值得！我们始终认为农作物废弃部分药用研究意义重大，前景广阔，参与进来，坚持下去，一定会迎来风雨后的绚丽彩虹！

邓家刚

2024 年 4 月

目 录

上 篇

农作物废弃部分药用研究概述

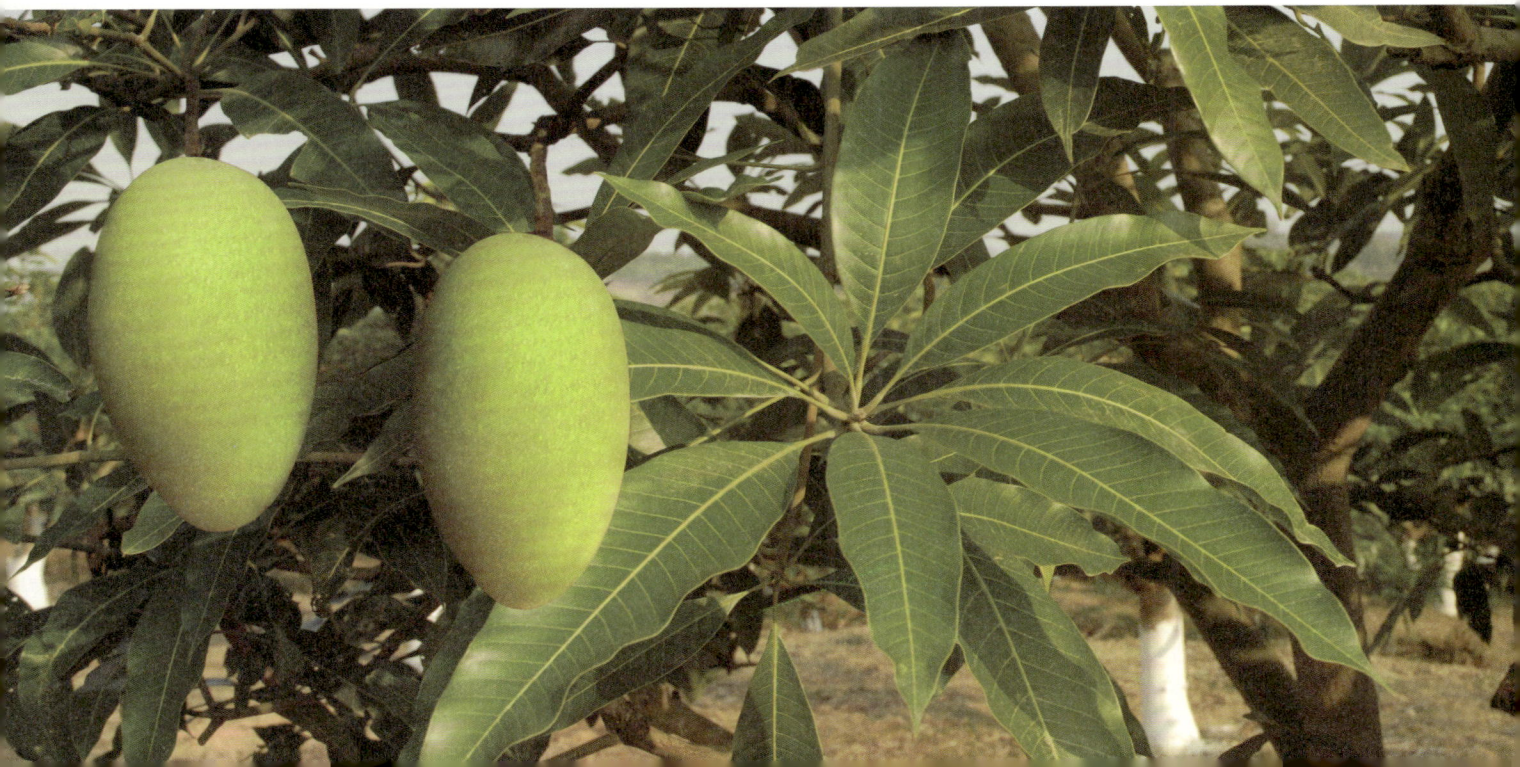

第一章 农作物废弃部分药用研究的意义和思路

2009 年 3 月底,笔者在多个场合公开表述了"关于中药资源可持续发展的三大非主流战略思考"这样一个命题:要实现中药资源的可持续发展,应当将化学物质作为一种中药新资源来研究;要实现中药资源的可持续发展,应当开展农作物废弃部分的药用研究;要实现中药资源的可持续发展,应当调整中药国际化的思路和限制非医用中药的消耗。本章试图从宏观层面,讨论为何要开展农作物废弃部分药用研究及采取哪些措施来实施这一项研究。

一、开展农作物废弃部分药用研究的战略意义

农作物废弃部分,是指农民种植的作物中属于非主要经济目标产品,且在传统的生产活动中,主要不作为药物或其他有价值的商品来应用的部分。比如,菜农种植番茄,主要的经济目标产品是番茄的果实,而番茄的茎、叶为非主要经济目标产品;又如,果农种植芒果、西瓜、香蕉,主要的经济目标产品是芒果、西瓜、香蕉的果实,而在芒果生长过程中剪枝所产生的芒果叶和在摘收西瓜、香蕉后剩下的茎、叶,为芒果、西瓜、香蕉的非主要经济目标产品。诸如此类,即我们所称的农作物废弃部分。在以往的生产活动中,这些非主要经济目标产品大部分被丢弃了。我们所要做的,就是应用现代科学技术来研究这些部分的药用价值,从而赋予其新的用途。关于这项研究的战略意义,可以通过其对医药、生态及社会等的影响来认识。

(一)开展农作物废弃部分药用研究,是保障中药(植物药)资源可持续发展的重要途径

中药(植物药)资源是中医药(传统医药)的基础。中医药的存在与发展,很大程度上取决于中药

资源的可持续发展。我国开发利用中药资源的历史源远流长，中药资源十分丰富，有资料指出，我国天然药物总数已达 12 772 种，其中来源于植物的有 11 118 种，来源于动物的有 1 574 种，来源于矿物的有 80 种。这些数字，不仅说明我国的天然药物品种极为丰富，而且说明我们对植物药的依赖极大。尤其在当今世界，在社会各项事业迅猛发展的同时，中药资源与社会需求之间的矛盾越来越突出。在众多因素中，以下 4 个因素对中药资源的影响尤为重要。

其一是应用中药的人口的激增。从国内人口来看，中华人民共和国成立之初，我国人口约为 5.4 亿人，20 世纪 60 年代初约为 6.6 亿人，第四次全国人口普查期间约为 11.60 亿人，第五次全国人口普查期间约为 12.95 亿人，第六次全国人口普查期间约为 13.71 亿人，第七次全国人口普查期间约为 14.43 亿人。同时，随着我国对外开放的不断深入，中医药的影响半径不断增大，世界各国应用中药的人数越来越多。全球使用中医药的人数已经超过世界总人数的 1/3。2024 年，我国中药出口总额为 26.57 亿美元，全球与我国开展中药贸易的国家和地区有 196 个，其中中药材出口国家和地区有 114 个。

其二是非医用中药的消耗。这也是加剧中药资源供求矛盾的主要因素。当代中药的应用目的已远远超出医治疾病的范围，中药产业五花八门，如中医保健、中医美容、药膳等，举不胜举，这个巨大的消费市场与中医医疗市场争夺着有限的中药资源。

其三是天然植物提取物市场的日益扩大。随着全球对天然药物的热衷，以及植物化学、现代制药等高新技术的迅速发展，从天然植物药中寻找新的药物化合物或前体药物的研究方兴未艾，并逐渐形成产业规模，有资料指出，生产植物提取物消耗的药材量占药材总量的 10% 左右。这一研究，虽然是药物开发研究的一种进步，但也是对中药资源的一种残酷掠夺。例如，葛根中葛根素的提取率为 3.58%（微波辅助），罗汉果鲜果中罗汉果甜苷 V 只有 0.5%，银杏叶中银杏总黄酮只有 0.15%，在提取出所需成分后，葛根、罗汉果鲜果、银杏叶的其余部分都被丢弃了，造成了资源的浪费。诚然，通过研究天然植物活性成分来寻找新药开发的思路，是一条很好的途径，这方面已经有延胡索素（1928—1936 年，赵承嘏）、麻黄素（1887 年，长井长义）等成功的例子，但现在大量的提取物生产企业有如雨后春笋般在各地纷纷设立，对中药资源的可持续发展来说，可能不是一件好事。

其四是自然环境、物种的变化，无序的采挖以及国际上动植物保护法律法规的实施等一系列因素的综合作用。这加剧了中药资源紧缺的局面。例如，近年来各地大面积开展经济林种植，开发林地的经济性，破坏了大量的植被，造成了大量原生植物资源的破坏及毁灭；有些野生物种资源由于多年来的工业化生产而被大量采挖，蕴藏量急剧减少，如两面针、甘草等。

基于以上原因，不少专家学者对如何满足国内与国际市场对中药不断增长的需求这样一个亟待解决的问题，进行了从宏观到微观的思考，提出了不少有利于中药资源可持续发展的设想。也正是这个时候，我们提出了开展农作物废弃部分药用研究的构想，目的就是要开创中药资源研究的新视野、新思路，增加药用植物的新资源。

（二）开展农作物废弃部分药用研究，有利于保护环境，促进生态农业的发展

中药产业是一种资源依赖性产业，在中药的应用需求有增无减而中药的天然资源有减无增这对矛盾中，前者是改变不了的，只能想方设法改变后者。

近 10 余年来，为了解决这个问题，在实施中药现代化的过程中，国家加大投入，建设了若干中药生产基地，一些规模大的中药制药企业，也纷纷选择适宜的产地，建立与自身主导产品相关的大宗中药品种生产基地。仲景宛西制药股份有限公司不惜花费巨资，在全国部分地区建立起年产量 200 t 以上的中药材定点种植基地，如河南武陟县的山药基地，河南温县的地黄基地，安徽金寨县、义安区的茯苓和牡丹皮基地，福建建瓯市的泽泻基地等。陕西天士力植物药业有限责任公司的丹参、云南特安呐三七产业股份有限公司的三七、南阳张仲景中药材发展有限责任公司的山茱萸、雅安三九中药材科技产业化有限公司的麦冬、红河千山生物工程有限公司的灯盏花 5 种中药材在获得中药材生产质量管理规范（GAP）认证的 14 年里共经历了 1 次认证和 2 次复审，可见企业对中药材规范化种植的重视。2015 年我国中药材种植基地数量为 74 166 个，2019 年达到 246 612 个，创 2015 年以来新高，2020 年下降至 221 070 个，2021 年回升至 235 297 个，通过 GAP 认证的中药基地有 167 个。2023 年中药材的种植面积在 9 000 万亩^①左右。

大规模的中药种植，形成了新兴的中药农业，在一定程度上缓解了中药的供求矛盾；但同时，由于我国是土地资源极其紧缺的国家，大量的中药种植，占用了大量农业经济作物、粮食作物的用地，加剧了土地资源紧缺的问题。因此，开辟新的植物药资源，寻找具有新用途或可能替代现有品种的植物药，是一项紧迫而又任重道远的任务。我们提出的农作物废弃部分药用研究，就是一项能够增加新的药用植物资源而又不占用土地资源的措施。农业生产中所产生的大量农作物废弃部分，以往绝大部分或被就地焚烧，或直接被丢弃在田埂、河道中，造成严重的环境污染。例如，仅广西来宾市每年甘蔗砍收后滞留在田间地头的甘蔗叶就达 80 万 t，除少量被用作牛的饲料外，绝大部分被就地焚烧。又如广西是芒果的种植大省之一，百色市芒果种植面积 137 万亩，年产量 125 万 t，每年修枝、剪枝所产生的芒果叶超过 10 万 t，也被焚烧或直接丢弃。番茄叶、西瓜叶等大宗农作物废弃部分的情况亦大概如此。焚烧这些数量众多的农作物废弃部分产生的大量废气被排入空气中，会造成空气质量下降，影响生态环境。只有将这些农作物废弃部分利用起来，才有可能改变这种状况。

（三）开展农作物废弃部分药用研究，有利于促进循环经济发展，构建和谐社会

循环经济，是一种以资源的高效利用和循环利用为核心的经济。从资源利用的角度来说，传统经济是粗放的和一次性的，通过把资源持续不断地变成废物来实现经济的数量型增长，而循环经济倡导的则是一种与环境和谐（一体）的经济发展模式。我们所提出的农作物废弃部分药用，属于次级再循环，即"将废物资源转化成其他产品的原料"，也就是将农作物废弃部分转化为药品或保健品等的原料。

为推进我国循环经济的发展，中华人民共和国国家发展和改革委员会从 4 个方面提出了 8 项措施，其中提到要"大力开展资源综合利用，最大限度利用资源，减少废弃物的最终处置"，要"对生产过程中产生的废气、废渣、废水，建筑和农业废弃物及生活垃圾等进行综合利用"。事实上，自从 20 世纪80 年代可持续发展战略实施以来，发达国家正在把发展循环经济、建立循环型社会看作可持续发展战略的重要实施途径和实现方式。我国在发展循环经济的过程中也进行了不少的试点工作，但多数是工业

---

① 亩为中国传统土地面积单位，1 亩约等于 667 m²。在生产实践中，亩为常用面积单位，本书未做换算。

方面的项目，在农业方面，特别是在利用农作物废弃部分开发新的药用资源方面，尚没有先例。我们提出的农作物废弃部分药用研究，正符合国家发展循环经济的战略需求，有着广阔的应用前景。

同时，开展农作物废弃部分药用研究，利用现代科学技术将原来视为废物的东西的应用价值挖掘出来，变废为宝，不仅可以解决原来处理方式所带来的环境污染等问题，还可以增加农作物的附加值，从而给农民脱贫致富找到新的路子。可以说，这是既有经济效益又有社会效益，既有必要性又有可行性的科研项目。芒果叶研究就是一个典型的例子。广西中医药大学对芒果叶的药效作用开展了研究，并成功地开发出了以芒果叶为主要原料的"芒果止咳片"和"芒果止咳胶囊"。经过不断发展，现在全国已有7家制药企业在生产这些药及其他以芒果叶为原料的制剂，为农民增加了收入。更重要的是，这项研究有力地延伸和扩展了芒果种植的产业链，成为农业与工业、果业与药业之间的桥梁。

二、开展农作物废弃部分药用研究的基本思路

我们提出的农作物废弃部分药用研究的总目标就是以芒果叶、甘蔗叶、西瓜叶、番茄叶等一批大宗农作物废弃部分为研究对象，筛选其中具有抗炎、抗肿瘤、抗衰老、降血糖、降血脂等功能的成分，并进行相应的药效评价，探明其作用机制与靶点，建立农作物废弃部分中可利用的活性成分数据库，力争从农作物废弃部分中寻找到可利用的药用资源，解决中药资源日益枯竭、农作物废弃部分污染环境等现实问题。要实现这个目标，现阶段及今后相当长的一个时期，我们必须着力做好以下4个方面的事情。

（一）开展农作物废弃部分药用研究的学术讨论，形成共识，争取政策支持

将农作物废弃部分作为一种新的药用资源来研究，在理论上具有重大意义，但在实际操作上，却有很多的困难。尽管多数学者及政府官员对农作物废弃部分研究持赞赏的态度，但它问世时间短，还是医药学界的新生儿，大家对它还很陌生。此外，除芒果叶研究外，其余农作物废弃部分的前期研究基础还很薄弱，甚至连文献资料都难以找到，还无法展示出令人信服的效益。这就需要学术界给予大力的支持，一边脚踏实地积极开展研究，一边通过各种途径，宣传论证这个学术主张的可行性。发展农作物废弃部分药用，不仅要让学术界形成共识，还要呼吁政府对此给予立项支持，只有这样，才有可能将此项目开展起来并实现预期目标。

（二）构建农作物废弃部分药用研究的技术平台

技术平台是科学研究的基础，尤其是涉及多学科的研究，必须要有一个技术集成的平台，这样才有可能保证研究目标实现。农作物废弃部分药用研究，是一项复杂的系统工程，从学科领域来看，涉及农学与医药学；从产业分类来看，涉及第一产业的农业与第二产业的制药业，承前启后，衔接两大产业；从科学技术的角度来看，涉及现代生物信息处理技术、植物化学（中药化学）技术、制药工艺技术、质量控制与仪器分析技术、现代药效筛选技术、食品工程技术等。因此，必须选择基础条件较好的研究机构，例如，广西百色国家农业科技园区与广西中药药效研究重点实验室（前者是国家级的农业科技研究平台，后者则是省级的中药科技研究平台），共建农作物废弃部分功能成分筛选技术平台。这个平台的

研究体系、研究团队、技术装备、运行机制等均应按国际先进水平来设计，并给予足够的科研经费支持，以保证项目研究的顺利开展，力争在较短的时间内取得示范性的成果。

（三）开展农作物废弃部分民间应用情况的调查，制订中长期结合的研究规划

尽管农作物废弃部分药用研究是近些年才提出的，但其研究对象却是与人们日常生活息息相关的农作物，而农作物的用途是人类经历漫长的农耕时代而逐步积累和总结出来的，中医药学中的"药食同源"就是建立在这种生产与生活方式上的认识。因此，我们有理由认为，民间一定有极为丰富的应用农作物废弃部分来防治疾病的经验，只不过可能是以散在的、个别的形式存在罢了，这些经验将为农作物废弃部分药用研究提供科研线索。芒果叶的研究来源于20世纪70年代初我国的中草药运动，在那次运动中，科研人员在百色等地进行调查时，发现当地农民有用芒果叶煮水来治疗咳嗽、痧证等的习惯。根据这一民间应用所提供的思路，科研人员对芒果叶进行了一系列的研究，研究出了"芒果止咳片"等广西原创的治疗感冒咳嗽的中药新药。因此，可以说，民间对农作物废弃部分的应用经验是我们开展这项研究的源泉。我们必须在构建技术平台的同时，对农作物废弃部分的应用情况展开全面的调查（包括文献的和现场的调查），在掌握第一手资料的基础上，制订此项研究的规划，明确其近期和远期的研究目标、任务、具体对象和具体内容，明确实施的步骤、进度和经费筹措等，确保研究方向和目标任务的稳定可行，避免半途而废。

（四）组成农作物废弃部分药用研究的科研联盟

农业是人类社会的基础产业，无论是多么发达的国家都离不开农作物（只是种植方式不同而已），也都不可避免地会产生农作物废弃部分。以芒果为例，全球有约100个国家种植芒果。西瓜、番茄等也都是世界性的大宗农作物。也就是说，农作物废弃部分药用研究，可以成为世界性的合作项目。事实上，我们在较系统地研究芒果苷文献时发现，西方国家对芒果叶和芒果苷的研究起步比我国要早，且西方国家在基础研究方面做得比较深入，而我国更注重应用研究，尤其是在临床应用与产品开发方面，取得了不少的成果。各个国家的专家学者在农作物废弃部分药用研究方面各有优势、各有特色，应该联合起来，组成科研联盟，搭建起2个平台——学术交流平台和技术支撑平台，就共同感兴趣的某一农作物废弃部分形成科研项目合作，制订统一、可执行的科研方案，并按各自的科技优势进行分工协作。这样，我们就有望在较短的时间里，在农作物废弃部分药用研究这一领域做出划时代的贡献。

第二章 经典农作物废弃部分的药用价值分析

随着现代医学模式的转变、疾病谱的变化、人们对预防保健认识的提高，中医药受到国际社会的广泛关注，全球民众对中医药的需求日益增长。近 10 年来，人们对天然药物的需求翻了三番。作为中药产业基础的中药资源所面临的压力空前增大，如重楼、川贝母、沉香、猪苓、红景天、雷公藤等药材资源正处于濒临灭绝的境地，这严重影响了我国制药、用药安全。国内学者邓家刚[1]提出，要实现中药资源的可持续发展，就要在保护现有药用资源、开展规范化种植的同时，另辟蹊径，对农作物废弃部分的药用价值进行研究。近年来，国内一些学者开始对其药用价值进行研究。本章就目前这些农作物废弃部分的研究概况，尤其是药用价值方面的研究概况做一综述，为全面开展农作物废弃部分药用研究提供一手信息。

一、化学成分研究

现代研究发现，芒果叶含维生素 C、鞣质、芒果苷、异芒果苷、槲皮素、α-儿茶素、高芒果苷、原儿茶酸、没食子酸、鞣花酸、莽草精、山奈醇等多种化学成分[2]。龙眼核甲醇提取物的乙酸乙酯萃取物中含有酸、醛、胺、醇、酮等 40 种化合物[3]。西瓜藤的水、95% 乙醇、石油醚提取物中可能含有糖类、有机酸、皂苷类、黄酮类、生物碱、甾体类等化学成分[4]。

二、药效学研究

（一）芒果叶

韦应芳等[5]发现芒果叶对小鼠有明显的镇痛作用。韦乃球等[6]通过对芒果叶水煎液、去芒果苷芒果叶水煎液、芒果苷化痰止咳的药效进行比较，发现：3 种药物的高、中剂量均能极显著地抑制浓氨水及二氧化硫所致咳嗽小鼠的咳嗽次数，延长咳嗽小鼠咳嗽的潜伏期；3 种药物均具有祛痰作用。韦国锋等[7]发现芒果叶的水和醇提取物对氨水诱导的小鼠咳嗽有明显的镇咳作用（$P<0.05$），而醇提取物作用强于水提取物，且镇咳作用随着剂量的增加而增强。

（二）甘蔗叶

甘蔗叶石油醚、乙酸乙酯、正丁醇和 95% 乙醇 4 个部位的提取物对人胃癌细胞株 SGC7901、宫颈癌细胞株 HeLa、肝癌细胞株 BEL7404 的生长均有抑制作用，其中乙酸乙酯部位提取物的抑制作用最为明显，并在测定浓度范围内呈现良好的剂量依赖性[8]。甘蔗叶水提取物、50% 醇提取物、石油醚提取物、正丁醇提取物对肾上腺素所致高血糖小鼠的血糖升高有抑制作用，而对正常小鼠的血糖无明显影响；其对四氧嘧啶所致糖尿病小鼠、链脲佐菌素所致高血糖小鼠的血糖升高均有不同程度的抑制作用[9]。在抗菌方面，甘蔗叶不同溶剂提取物对金黄色葡萄球菌、大肠埃希菌、铜绿假单胞菌、伤寒沙门菌、枯草芽孢杆菌和肺炎克雷伯菌均有不同程度的抑制作用[10]。

（三）西瓜茎叶

邓家刚等[11]采用二甲苯致小鼠耳肿胀、角叉菜胶致大鼠足跖肿胀及大鼠棉球肉芽肿等模型对西瓜茎叶提取物进行药效学研究，发现其具有良好的抗炎作用。他们还通过热板实验、扭体实验研究发现，西瓜茎叶提取物具有良好的镇痛作用；通过急性毒性试验研究发现，对于西瓜茎叶提取物，小鼠最大耐受量为 87 g/kg。西瓜藤提取物对金黄色葡萄球菌、大肠埃希菌、铜绿假单胞菌、伤寒沙门菌、枯草芽孢杆菌和肺炎克雷伯菌均有不同程度的抑制作用，但对链球菌抑制作用不明显[12]。另外，研究发现[13-14]西瓜叶不同溶剂提取物对疟蚊具有良好的杀虫卵、抑制幼虫生长的作用，尤其是苯提取物对疟蚊和黑斑蚊生物活性指数的影响效果最显著。

（四）葡萄藤叶、籽

林春驿等[15]研究发现，山葡萄的根及藤叶均具有明显的止血作用，山葡萄藤叶对小鼠断尾的止血时间为 110 s，对兔股动、静脉半切开的止血时间为 80 s，对兔耳动脉切开的止血时间为 40 s。郭英等[16]研究发现，葡萄籽提取物（GSE）可明显降低大鼠肝、脑组织自发性丙二醛（MDA）的生成，减轻四氯化碳、过氧化氢、亚铁离子加维生素 C 导致的肝脏脂质过氧化反应，减轻肝组织谷胱甘肽（GSH）损耗，这说明 GSE 具有良好的抗脂质过氧化作用。

三、工艺研究

（一）芒果叶

邓家刚等[17]经研究建立了可用于芒果苷原料药质量控制的质量标准。提取方法不同，提取率也会有所不同。李学坚等[18]采用 D101 树脂富集、D301 树脂除杂、弱碱性水作提取溶剂的方法得到了安全、环保、低成本、高提取率的芒果苷提取工艺。许丽丽等[19]通过单因素实验和正交试验，对提取芒果叶中多酚类化合物的工艺条件进行了研究。唐玉莲等[20]采用纯物理工艺流程对芒果叶中黄酮类物质进行了提取研究。

（二）甘蔗叶

吴玉强等[21]采用 L₉(3⁴) 正交试验设计法优化甘蔗叶提取工艺，通过分光光度法，以苯酚-硫酸法测定粗多糖含量，以多糖提取量为指标优选甘蔗叶粗多糖最佳提取工艺，发现甘蔗叶粗多糖提取的最佳条件为料液比 1∶30，于 100 ℃提取 3 次，每次 5 h。吴建中等[22]以 30% 的乙醇为溶剂从甘蔗叶中提取出黄酮类成分，提取物的总黄酮含量为 12.5%。李敏等[23]研究了木聚糖酶酶解甘蔗叶高温蒸煮液的工艺条件，发现最优条件为液固比 13∶1，酶用量 40 IU/g 干基，酶解温度 60 ℃，pH 6.0，反应时间 2.5 h。

（三）其他

李培[24]以乙醇为溶剂提取西瓜藤中总黄酮，通过单因素实验和正交试验，发现最优提取条件为固液比 1∶20，提取时间 4 h，提取温度 80 ℃，乙醇浓度 60%。莫丽玲等[25]研究发现，采用超声波乙醇浸提法提取八角叶中总黄酮的效果最佳，得到的总黄酮含量最高。张纵圆等[26]采用正交试验法研究发现，葡萄叶中总黄酮的最佳提取条件为乙醇浓度 45%，料液比 1∶40，提取温度 60 ℃，提取时间 2 h，且在最佳提取条件下葡萄叶中总黄酮含量为 5.329 mg/g。蔡健等[27]采用分光光度法，以乙醇为提取溶剂，以芦丁为标准品，测定了黄瓜叶中总黄酮的含量。

四、小结

综上所述，芒果叶具有解热镇痛、止咳化痰等作用，甘蔗叶具有抗菌、降血糖、抗肿瘤等作用，山葡萄根及藤叶具有明显的止血作用，西瓜藤具有抗菌、镇痛、抗炎等作用。据 2021 年的有关统计，我国每年产生各种农作物废弃部分约 39 亿 t，其中秸秆 8.7 亿 t。利用现代科学技术变废为宝，不仅解决了原来处理方式所带来的环境污染等问题，还增加了农作物的附加值。如能将这些农作物废弃部分运用于医药行业，那将会有助于解决目前中药资源严重不足的难题。但就目前而言，农作物废弃部分药用研究尚处于起步阶段。对于芒果叶、甘蔗叶、葡萄藤等的药用研究已经起步，甚至已有一些成果运用于临床，而一些常见的大型农作物废弃部分如荞麦秆、小麦秆、水稻秆、木薯秆、玉米秆等还有待进一步研究。

参考文献

[1]邓家刚.农作物废弃物药用研究的战略意义与基本思路[J].广西中医药，2010，33（1）：1.

[2]邓家刚，曾春晖.芒果叶及芒果苷 30 年研究概况[J].广西中医学院学报，2003，6（2）：44-49.

[3]黄儒强，刘学铭.龙眼核乙酸乙酯萃取物的 GC-MS 分析[J].食品工业科技，2005，26（3）：178.

[4]王硕，龚小妹，周小雷，等.四种不同品种西瓜藤化学成分预实验[J].时珍国医国药，2012，23（2）：390.

［5］韦应芳，廖兰艳，林洁，等. 芒果叶中芒果甙的提取及其镇痛作用的研究［J］. 右江民族医学院学报，2008，30（1）：15.

［6］韦乃球，邓家刚，冼寒梅，等. 芒果叶水煎液、去芒果苷芒果叶水煎液及芒果苷祛痰镇咳药效比较的实验研究［J］. 河南中医，2009，29（1）：42.

［7］韦国锋，黄祖良，何有成. 芒果叶提取物的镇咳祛痰作用研究［J］. 时珍国医国药，2006，17（10）：1954.

［8］邓家刚，郭宏伟，侯小涛，等. 甘蔗叶提取物的体外抗肿瘤活性研究［J］. 辽宁中医杂志，2010，37（1）：32.

［9］侯小涛，邓家刚，李爱媛，等. 甘蔗叶不同提取物对3种糖尿病模型的降血糖作用［J］. 华西药学杂志，2011，26（5）：451.

［10］侯小涛，邓家刚，马建凤，等. 甘蔗叶提取物的体外抑菌作用研究［J］. 华西药学杂志，2010，25（2）：161.

［11］DENG J G，WANG S，GUO L C，et al. Anti-inflammatory and analgesic effects of extract from roots and leaves of *Citrullus lanatus*［J］. Chinese Herbal Medicines，2010，2（3）：231.

［12］王硕，龚小妹，戴航，等. 西瓜藤提取物的抑菌作用研究［J］. 广西植物，2013，33（3）：428.

［13］MULLAI K，JEBANESAN A，PUSHPANATHAN T. Mosquitocidal and repellent activity of the leaf extract of *Citrullus vulgaris*（cucurbitaceae）against the malarial vector，*Anopheles stephensi* liston（diptera culicidae）［J］. European Review for Medical and Pharmacological Sciences，2008，12（1）：1-7.

［14］MULLAI K，JEBANESAN A，PUSHPANATHAN T. Effect of bioactive fractions of *Citrullus vulgaris* Schrad. leaf extract against *Anopheles stephensi* and *Aedes aegypti*［J］. Parasitology Research，2008，102（5）：951.

［15］林春驿，冯建国，牛和平，等. 山葡萄藤叶止血效果的实验［J］. 黑龙江八一农垦大学学报，1988（1）：91.

［16］郭英，蔡秀成，陈秋丽，等. 葡萄籽提取物的体外抗脂质过氧化作用［J］. 卫生研究，2002，31（1）：28.

［17］邓家刚，陈勇，王勤，等. 芒果苷原料药的质量标准研究［J］. 中药材，2007，30（11）：1464.

［18］李学坚，杜正彩，邓家刚. 采用水基溶剂提取芒果苷的工艺研究［J］. 中成药，2012，34（1）：161.

［19］许丽丽，黄晓东. 芒果叶多酚的提取工艺筛选［J］. 贵州农业科学，2010，38（3）：170-172.

［20］唐玉莲，黎海妮，刘海花，等. 芒果叶中总黄酮的提取及含量测定［J］. 右江民族医学院学报，2006，28（1）：8.

［21］吴玉强，侯小涛，郭振旺，等. 多指标正交优选甘蔗叶多糖的提取工艺［J］. 中国实验方剂学杂志，2011，17（19）：11.

［22］吴建中，欧仕益，汪勇. 甘蔗叶中黄酮类物质的提取及其抗氧化性研究［J］. 现代食品科技，2009，25（2）：165-167.

［23］李敏，李坚斌，梁欣泉，等. 甘蔗叶酶法制取低聚木糖的工艺研究［J］. 中国酿造，2011（12）：54.

［24］李培. 西瓜藤中黄酮类化合物提取工艺的优化［J］. 饮料工业，2008，11（2）：29.

［25］莫丽玲，肖词英，黄锁义，等. 八角叶总黄酮的提取及其捕获自由基作用研究［J］. 中国野生植物资源，2011，30（1）：50.

［26］张纵圆，彭秧. 葡萄叶中总黄酮的提取工艺研究［J］. 生物技术，2007，17（6）：58.

［27］蔡健，王薇. 黄瓜叶中总黄酮含量的研究［J］. 食品科学，2005，26（8）：194.

下　篇

农作物废弃部分药用研究

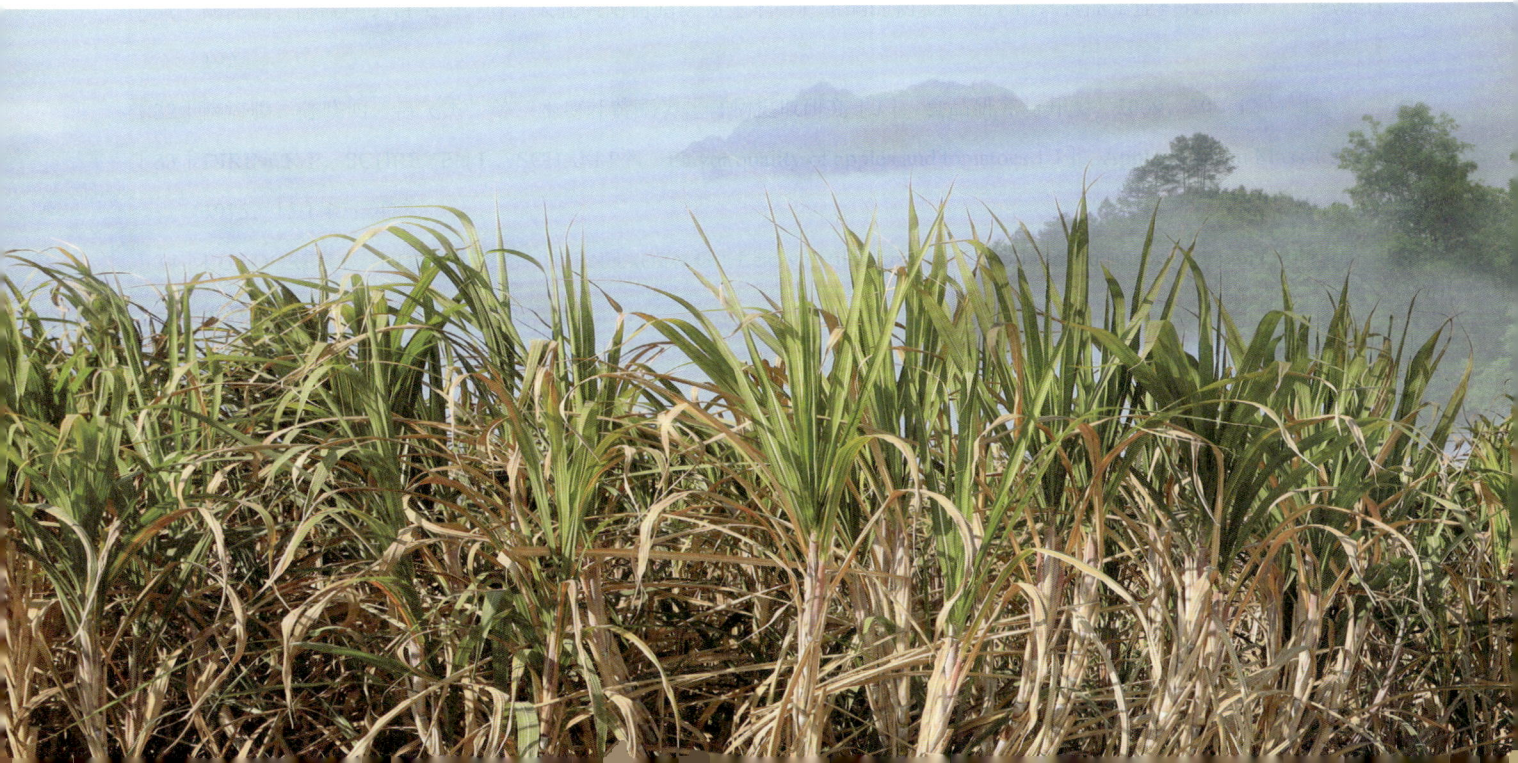

第三章 化学成分与工艺研究

第一节 芒果叶、芒果核仁的化学成分与工艺研究

　　芒果叶为漆树科植物芒果的叶。芒果始载于宋代《开宝本草》。芒果叶的药用始见于《岭南采药录》。单独将芒果叶作为中药记载则始于 1977 年的《中药大辞典》[1]。芒果叶具有行气疏滞、去瘀积的功效，可用于治疗热滞腹痛、气胀、小儿疳积、消渴。芒果叶含有芒果苷、异芒果苷、高芒果苷等成分，其中芒果苷是其主要有效成分，且含量也较高。芒果苷有明显的平喘止咳祛痰、调节免疫功能等多种活性作用[2-3]。广西是芒果种植大省，芒果种植面积已经接近 5 万 hm^2，芒果叶资源极为丰富。

　　本研究对芒果叶挥发油的化学成分进行了分析，开发了从芒果叶中提取高纯度芒果苷的工艺，通过将芒果苷转化成钠盐、采用羟丙基-β-环糊精对芒果苷进行包合、对芒果苷的化学结构进行酰化衍生等方法改善了芒果苷的溶解性，并采用硅胶柱色谱、Sephadex LH-20 柱色谱、ODS 柱色谱等分离手段，根据波谱学数据和理化性质，对红象牙芒果核仁 95% 乙醇提取物的正丁醇萃取部位进行了分离、纯化和结构鉴定。

一、芒果叶挥发油化学成分研究

　　本部分对芒果叶挥发油化学成分进行研究，从芒果叶挥发油中分离出 37 个色谱峰，鉴定了其中 18 种成分，这 18 种成分的含量占已分离组分总含量的 90% 以上。

（一）实验方法

　　采用水蒸气蒸馏法从芒果叶中提取挥发油，采用气相色谱-质谱法（GC-MS）分析芒果叶挥发油的化学成分。

1. 挥发油的提取

根据 2005 年版《中华人民共和国药典》（以下简称《中国药典》）一部附录 XD 挥发油测定法，取干燥的芒果叶粉末 100 g，置圆底烧瓶中，加水 800 ml 及数粒玻璃珠，振摇均匀，浸泡 2 h，连接挥发油测定器与回流冷凝管。自冷凝管上端加水，直至水充满挥发油测定器的刻度部分并溢流入烧瓶为止。将圆底烧瓶置电炉上方隔石棉网空气浴缓缓加热至微沸 7 h，冷却后用甲醇将提取器里的挥发油萃取出来。

2. GC-MS 实验条件

（1）气相色谱条件

柱温：程序升温 70～230 ℃；初始温度 70 ℃，保留 3 min；升温速率 20 ℃/min；终止温度 230 ℃，保留 2 min。载气：氦气。进样口温度：250 ℃。载气流量：1 ml/min。分流比：1∶50。进样量：0.5 μl。

（2）质谱条件

EI 电离方式：离子源温度 230 ℃，四极杆温度 150 ℃，倍增电压 1 247 V，发射电流 34.6 μA，接口温度 250 ℃，质量范围 45～350 amu，电离能量 70 eV。

（二）实验结果

在上述 GC-MS 实验条件下，从芒果叶挥发油中分离出 37 个峰，并采用气相色谱数据处理系统，以峰面积归一化法测得了各组分相对百分含量。利用 NIST02 质谱计算机数据系统对总离子流图中的各峰经质谱扫描后得到的质谱图进行检索，并结合人工谱图进一步解析，将各色谱峰的质谱裂片图与已有文献进行核对，并查对有关质谱文献[4-6]，在基峰、质荷比和相对丰度等方面对这些质谱图进行直观比较。同时，还采用标准物质对照方法，分别对各色谱峰加以确认。综合各项分析结果，确定出芒果叶挥发油中的 18 种化学成分，这 18 种成分的含量占已分离组分总含量的 90% 以上。结果见表 3-1-1。

表 3-1-1　芒果叶挥发油 GC-MS 分析结果

序列	保留时间/min	化合物名称	分子式	相对分子量	相对含量/%
1	3.77	1R-α-蒎烯	$C_{10}H_{16}$	136	0.29
2	4.86	2-莰烯	$C_{10}H_{16}$	136	0.30
3	6.47	α-萜烯	$C_{10}H_{16}$	136	0.72
4	6.90	β-榄香烯	$C_{15}H_{24}$	204	3.97
5	7.12	α-古芸烯	$C_{15}H_{24}$	204	18.13
6	7.23	2-亚甲基-4,8,8-三甲基-4-乙烯基-二环壬烷	$C_{15}H_{24}$	204	18.32
7	7.41	β-愈创烯	$C_{15}H_{24}$	204	1.19
8	7.56	α-荜草烯	$C_{15}H_{24}$	204	12.32
9	7.63	别香橙烯	$C_{15}H_{24}$	204	2.30

序列	保留时间/min	化合物名称	分子式	相对分子量	相对含量/%
10	7.72	ι-古芸烯	$C_{15}H_{24}$	204	1.70
11	7.83	吉马烯D	$C_{15}H_{24}$	204	2.31
12	7.90	雅槛蓝烯	$C_{15}H_{24}$	204	1.40
13	8.00	ι-榄香烯	$C_{15}H_{24}$	204	25.19
14	8.06	α-布黎烯	$C_{15}H_{24}$	204	0.96
15	8.23	δ-杜松烯	$C_{15}H_{24}$	204	0.47
16	9.21	喇叭烯	$C_{15}H_{24}$	204	0.71
17	13.69	棕榈酸	$C_{16}H_{32}O_2$	256	0.90

二、D101 大孔树脂吸附芒果苷的影响因素

本研究采用静态吸附法从常用树脂中筛选对芒果苷有良好吸附作用的树脂，采用正交试验法研究药液 pH、浓度、温度、时间对 D101 大孔树脂吸附芒果苷的影响，研究 D101 大孔树脂吸附的芒果苷的洗脱条件，为开发新的芒果苷生产工艺提供依据。结果表明：D101 大孔树脂和 AB-8 树脂吸附芒果苷的作用良好；D101 大孔树脂吸附芒果苷的最佳条件为盐酸水溶液 pH 2 或以下，芒果苷浓度 2.841×10^{-5} mol/ml 或以上，操作温度为 40 ℃或以上，吸附时间大于 5 min，宜用 70% 乙醇水溶液洗脱。

（一）芒果苷含量测定方法

芒果苷含量测定方法参考文献 [7]。

（二）不同树脂对芒果苷的吸附作用

用 pH 为 2 的盐酸水溶液配制芒果苷溶液 5 000 ml，浓度为 7.530×10^{-6} mol/ml（c_A）。取 100 ml 烧杯，加入预先处理好的树脂 20 g 和芒果苷溶液 40 ml，以 30 ℃磁力搅拌 30 min，取样测定溶液中的芒果苷含量（c_B），计算吸附率 [吸附率 = （$c_A - c_B$）/$c_A \times 100\%$]，结果见表 3-1-2。试验结果表明，001×7（732）树脂和 D001 树脂吸附率均超过 93%，但难以洗脱；D101 大孔树脂和 AB-8 树脂的吸附效果相似，吸附率均超过 81%，洗脱率均超过 96%，且除去溶剂后能得到结晶；其余树脂吸附效果均不理想。

表 3-1-2　不同树脂对芒果苷的吸附作用（$n=3$）

树脂型号	批号/厂家	吸附率/%	75% 乙醇解析率/%
001×7（732）	20090411/广东汕头市西陇化工厂	94.58	基本不解析
D001	20090611/西安蓝深特种树脂有限公司①	93.22	基本不解析
D101	F20080919/国药集团化学试剂有限公司	83.74	97.66

续表

树脂型号	批号/厂家	吸附率/%	75% 乙醇解析率/%
AB-8	20080615/西安电力树脂厂	81.62	96.58
D301	20091011/西安电力树脂厂	85.17	61.73
D900	20081014/沧州远威化工有限公司	90.07	38.68
D296	20090621/西安电力树脂厂	75.59	52.16
D318	20090419/西安电力树脂厂	26.88	—
201×7（717）	20091028/广东汕头市西陇化工厂	0.26	—
D113	20081015/西安蓝深特种树脂有限公司	21.44	—
YWD01G	20080512/沧州远威化工有限公司	18.84	—
YWD02	20080425/沧州远威化工有限公司	16.78	—
H-20	20090222/西安蓝深特种树脂有限公司	12.59	—
YWD04	20080613/沧州远威化工有限公司	12.15	—
ADS-7	20091011/西安蓝深特种树脂有限公司	10.78	—
XDA-1	20090527/西安蓝深特种树脂有限公司	3.42	—
XDA-1B	20090809/西安蓝深特种树脂有限公司	3.18	—
D208	20090510/西安电力树脂厂	2.86	—
D215	20090326/西安电力树脂厂	1.73	—
D309	20091028/西安电力树脂厂	2.97	—
D360	20090702/西安电力树脂厂	2.81	—
D390	20090814/西安电力树脂厂	3.05	—
YWD04C	20080310/沧州远威化工有限公司	5.45	—
YWD04C1	20081125/沧州远威化工有限公司	3.61	—
YWD04F	20080516/沧州远威化工有限公司	3.56	—
YWD04F2	20080518/沧州远威化工有限公司	5.32	—
YWD05	20080406/沧州远威化工有限公司	2.37	—
YWD06B	20080930/沧州远威化工有限公司	2.52	—
YWD02D	20080708/沧州远威化工有限公司	2.75	—
YWD04C2	200800519/沧州远威化工有限公司	3.84	—
YWD12M	200800522/沧州远威化工有限公司	2.19	—
YWD05A	200800623/沧州远威化工有限公司	1.73	—
LSA-10	20090116/西安蓝深特种树脂有限公司	2.25	—
LSA-40	20090528/西安蓝深特种树脂有限公司	3.92	—

树脂型号	批号/厂家	吸附率/%	75%乙醇解析率/%
SA-8	20080723/西安蓝深特种树脂有限公司	3.57	—
SA-1	20090423/西安蓝深特种树脂有限公司	4.66	—
LSI-632	20091011/西安蓝深特种树脂有限公司	2.09	—
XDA-5	20081013/西安蓝深特种树脂有限公司	2.04	—
H-30	20080805/西安蓝深特种树脂有限公司	4.17	—
H-60	20090617/西安蓝深特种树脂有限公司	1.67	—

注：①西安蓝深特种树脂有限公司现已注销。

（三）影响 D101 大孔树脂吸附芒果苷的因素

预试验结果显示，影响 D101 大孔树脂吸附芒果苷的因素主要有溶液 pH（A）、芒果苷浓度（B）、吸附温度（C）和吸附时间（D）。综合考虑实际应用时的操作条件，选取的因素水平见表 3-1-3。按表 3-1-3 取控制试验条件，吸附试验方法和芒果苷吸附率计算方法同"（二）不同树脂对芒果苷的吸附作用"，正交试验结果见表 3-1-4、表 3-1-5。结果表明：$A_1B_3C_3D_3$ 为最优条件，即用 pH 2 或以下的盐酸水溶液溶解芒果苷，浓度 2.841×10^{-5} mol/ml 或以上，操作温度为 40 ℃或以上，吸附时间大于 5 min。按此优化条件进行验证试验，芒果苷吸附率为 87.62%（$n=3$），符合优化预期。

表 3-1-3　D101 大孔树脂吸附芒果苷 $L_9(3^4)$ 正交试验因素水平

水平	A	B/（×10^{-6}mol/ml）	C/℃	D/min
1	2	1.184	20	0.5
2	3	7.103	30	3
3	4	28.414	40	5

表 3-1-4　D101 大孔树脂吸附芒果苷正交试验结果（$n=3$）

试验号	A	B	C	D	芒果苷吸附率/%
1	1	1	1	1	32.17
2	1	2	2	2	74.52
3	1	3	3	3	91.46
4	2	1	2	3	62.72
5	2	2	3	1	30.95
6	2	3	1	2	51.24
7	3	1	3	2	45.78
8	3	2	1	3	24.16

试验号	A	B	C	D	芒果苷吸附率/%
9	3	3	2	1	10.11
K_1	198.15	140.67	107.57	73.23	—
K_2	144.91	129.63	147.35	171.54	—
K_3	80.05	152.81	168.19	178.34	—
R	118.10	23.18	60.62	105.11	—

表 3-1-5　D101 大孔树脂吸附芒果苷正交试验方差分析

方差来源	离差平方和	自由度	均方	F 值	P 值
A	2 332.10	2	1 166.05	26.0	<0.05
B	89.62	2	44.81	—	—
C	632.39	2	316.20	7.0	—
D	2 306.58	2	1 153.29	25.7	<0.05

注：$F_{0.05}(2, 2) = 19.00$，$F_{0.01}(2, 2) = 99.00$。

（四）洗脱条件的选择

将预先处理好的 D101 大孔树脂 210 g 和 420 ml 芒果苷溶液混合，以 30 ℃磁力搅拌 30 min，沥干，用去离子水淋洗 3 次，每次 100 ml，沥干过夜。将吸附有芒果苷的 D101 大孔树脂分成 7 等份，每份分别与 100 ml 不同体积分数（30%、40%、50%、60%、70%、80%、95%）的乙醇溶液混合，室温下磁力搅拌 20 min，取样测定乙醇溶液中的芒果苷含量（c_C），计算芒果苷的解析率［芒果苷解析率 $= 100c_C / (60c_A \times 93.22\%) \times 100\%$］。芒果苷的解析率分别为 12.73%、26.35%、42.99%、63.84%、74.18%、52.64%、10.57%，这说明 60%～80% 乙醇溶液有良好的洗脱作用，70% 乙醇溶液洗脱作用最好。

（五）验证试验

将 100 g 预先处理好的 D101 大孔树脂湿法装柱，柱的高径比（树脂流床高度∶柱内直径）为 12。将 300 ml 含量为 2.841×10^{-5} mol/ml、pH 为 2 的芒果苷水溶液于室温下以流速 2 BV/h 通过树脂柱。根据流速计算出料液与树脂的接触时间为 0.5 h。用 300 ml 去离子水以流速 2 BV/h 洗柱，随后用 70% 乙醇溶液以流速 2 BV/h 洗脱。收集洗脱液，直到检测不到芒果苷为止，共得到 350 ml 洗脱液。回收溶剂，使芒果苷析出，滤过，滤饼在 80 ℃下烘干 24 h，得到芒果苷 3.29 g，回收率为 91.46%。

三、提取高纯度芒果苷的工艺研究

本部分探讨以芒果叶为原料，以有机溶剂和水基溶剂为提取溶剂，从芒果叶中提取高纯度芒果苷的生产工艺的可行性。结果表明，从芒果叶中大量提取高纯度芒果苷是可行的。研究结果为芒果苷工业化生产提供了依据。

（一）实验方法

采用有机溶剂和水基溶剂从芒果叶中提取芒果苷，结合大孔树脂吸附和脱色技术，从芒果叶中提取高纯度芒果苷。

1. 采用有机溶剂提取芒果苷的工艺研究

（1）工艺流程

将鲜芒果叶在 70 ℃以下干燥，或者置太阳下晒干；后以 90% 以上的乙醇水溶液为溶剂，在 50 ℃下搅拌提取 1 h；再用刀片式粉碎机将芒果叶打成一定细度的粉，其最粗粉的碎片面积在 0.25 cm² 以下。

（2）芒果苷含量测定

将供试样干燥，打成 12～24 目的细粉，取 1 g，精密称定，置索氏提取器中，加石油醚（30～60 ℃）100 ml，热回流除尽叶绿素等脂溶性成分，弃去石油醚。药渣挥干石油醚后，用甲醇 90 ml 索氏热回流提取至无色，放冷，转移至 100 ml 容量瓶中，加甲醇至刻度，摇匀，得供试液。供试液按文献[8]，采用高效液相色谱法（HPLC）测定。

2. 采用水基溶剂提取芒果苷的工艺研究

（1）工艺流程

鲜芒果叶→弱碱性水煮→滤去药渣→滤液调 pH＜6 →浓缩→静置→滤取沉淀得芒果叶粗提物→强酸水热溶解→静置冷至室温→滤取上清液→上 D101 大孔树脂柱吸附→稀醇溶液洗脱→洗脱液→上 D301 大孔树脂柱除杂质→收集流出液→回收溶剂至少量→析出芒果苷粗品→ 55% 乙醇回流重结晶→芒果苷产品。

（2）芒果苷含量测定

芒果苷含量测定方法参考文献[8]。

（二）实验结果

1. 采用有机溶剂提取芒果苷的工艺研究

（1）提取溶剂的选择

用 55% 甲醇或乙醇水溶液作提取溶剂。因提取物中杂质太多，精制过程步骤多，使用普通方法很难得到芒果苷结晶，而用甲醇或乙醇作溶剂，回收溶剂后可以得到杂质相对较少的芒果苷粗结晶。考虑到生产的安全性和原料来源，研究中采用 90% 以上的乙醇作提取溶剂。

（2）干、鲜芒果叶中芒果苷的含量测定

本研究选择广西分布最广的良种紫花芒作为研究对象，从芒果树上采收的成熟叶、嫩枝、嫩叶的混合物，没有刻意进行挑选，但以成熟叶占绝大多数。

为了考察鲜芒果叶和干芒果叶对芒果苷提取的影响，将鲜芒果叶分为两等份，一份直接打为粗粉，一份干燥后打成同样细度的粉，将之分别温浸 2 次，合并温浸液，回收溶剂，将提取物烘干，测定其中芒果苷的含量，结果见表3-1-6。结果表明，干芒果叶中芒果苷的提取率较高。

表3-1-6 干、鲜芒果叶提取物中芒果苷的含量（n=3）

芒果叶	芒果苷含量/%	提取率/%	提取物湿时的性状
鲜芒果叶	58.39 ± 5.83	64.59 ± 3.68*	黑，稠，极黏
干芒果叶	64.43 ± 6.08	75.42 ± 4.53	黑，稠，黏

注：与干芒果叶组比较，*$P<0.05$。

（3）粉碎度对芒果苷提取的影响

本研究将芒果叶打成最粗粉、切成2~4 cm² 的碎片，以及将整叶投料，分别温浸2次，将提取物烘干，测定其中芒果苷的含量，结果见表3-1-7。结果显示，粉碎度对提取物芒果苷含量和提取率有明显的影响。其中打成最粗粉的芒果叶提取物中芒果苷的含量最高，提取率最大。

表3-1-7 不同粉碎度对提取结果的影响（n=3）

粉碎度	提取物中芒果苷含量/%	提取率/%	提取物湿时的性状
整叶	43.01 ± 4.15	57.48 ± 4.45**	黑，稠，黏
碎片	58.46 ± 5.98	66.07 ± 3.55*	黑，稠，黏
最粗粉	65.22 ± 3.84	74.35 ± 4.16	黑，稠，黏

注：与最粗粉比较，*$P<0.05$，**$P<0.01$。

（4）提取温度对芒果苷提取的影响

不同温度对芒果苷提取的影响见表3-1-8。结果表明，随着温度升高，芒果苷提取率有增高的趋势；但温度达50 ℃以后，若再升高温度，提取率变化不大。在实际提取过程中，温度宜控制在50 ℃左右。

表3-1-8 不同温度对提取结果的影响（n=3）

温度	提取物中芒果苷含量/%	提取率/%	提取物湿时的性状
30 ℃	26.89 ± 3.15	32.99 ± 2.58*	黑，稠，黏
50 ℃	63.88 ± 4.89	76.26 ± 3.50	黑，稠，黏
沸腾	61.33 ± 4.87	77.97 ± 3.65	黑，稠，黏

注：与沸腾组比较，*$P<0.005$。

（5）脱色

芒果苷粗品中，主要含叶绿素和多糖等杂质，采用D101和D296大孔树脂串联脱色效果较理想。分别取30 g D101和D296大孔树脂，按说明书进行预处理和再生，装柱，芒果苷粗品用50%乙醇溶液溶解成5‰的溶液，先上D101大孔树脂柱，流出液再上D296大孔树脂柱，流速15 ml/min，收集流出液，回收乙醇，析出芒果苷，得芒果苷精品，结果见表3-1-9。

表 3-1-9　脱色试验结果

芒果苷粗品投料量/g	粗品的芒果苷含量/%	脱色后的芒果苷精品重量/g	精品的芒果苷含量/%	收率/%
100	80.76	70.51	95.81	83.64
100	83.62	69.89	98.79	82.57
100	72.58	62.83	97.43	84.32

表 3-1-9 结果表明，经过大孔树脂脱色，芒果苷损失较大，损失率为 15.68% ~ 17.43%，但去除杂质的效果很理想，芒果苷含量均超过 95%，故认为脱色是基本可行的。

（6）试生产

按上述工艺条件进行中试，结果见表 3-1-10。

表 3-1-10　工艺中试结果

批次	（芒果叶投料量/含量）/（kg/%）	（粗品重量/含量）/（kg/%）	（精品重量/含量）/（kg/%）	相对于叶的收率/%
1	200/1.73	3.189/77.51	2.095/95.78	57.98
2	200/1.86	3.297/81.67	2.194/97.46	57.49
3	200/1.54	2.903/79.13	1.928/97.89	61.30
平均	—	3.129/79.44	2.073/97.04	58.92

2. 采用水基溶剂提取芒果苷的工艺研究

（1）提取用水 pH 的影响

预试验结果表明，用氢氧化钠、氢氧化钾、氢氧化钙、碳酸钠等无机碱调节水的 pH 均可。用氢氧化钠调节不同 pH，提取结果见表 3-1-11。综合考虑碱的用量和芒果苷的提取率，采用 pH 为 9 的水。

表 3-1-11　不同 pH 对提取效果的影响（n=3）

pH	提取物中芒果苷含量/%	芒果苷提取率/%	提取物湿时的性状
7	26.86 ± 4.34	29.13 ± 3.43	浅黄泛绿，不甚稠、黏
9	54.61 ± 4.60*	69.15 ± 3.75*	浅黄绿，稠，黏
11	48.85 ± 4.35*	75.70 ± 3.90*	黑，稠，黏

注：与 pH 7 组比较，*P＜0.005。

（2）煎煮用水量的影响

将 6 等份鲜芒果叶，分别用不同倍量、pH 为 9 的水煮沸提取 1 h，到时间后立即滤取煎液，调 pH 为 5，测定水提液中芒果苷含量，计算芒果苷提取率，结果见表 3-1-12。绘制曲线图（图略），拐点出现在 10 倍量。为保证工艺操作的稳定性，选用 12 倍量。

表 3-1-12　不同水量对芒果苷提取率的影响（$n=3$）

加水量/倍量	芒果苷提取率/%
5	34.93 ± 2.15
8	53.04 ± 1.32
10	74.88 ± 2.07
12	79.36 ± 2.55
15	84.72 ± 2.58
18	87.15 ± 3.16

（3）煎煮时间的影响

将 5 等份鲜芒果叶碎片，分别用 12 倍量、pH 为 9 的水煮沸 0.25 h、0.5 h、1 h、1.5 h、2 h，到时间后立即滤取煎液，调 pH 为 5，测定水提液中的芒果苷含量，计算芒果苷的提取率，结果见表 3-1-13。绘制曲线图（图略），拐点在 1 h；拐点后提取率增加趋缓，但考虑工艺操作的稳定性，选 1.5 h。

表 3-1-13　不同煎煮时间对芒果苷提取率的影响（$n=3$）

时间/h	芒果苷提取率/%
0.25	21.46 ± 2.22
0.5	62.51 ± 2.58
1	86.95 ± 3.55
1.5	91.47 ± 3.62
2	94.39 ± 1.50

（4）煎煮次数的影响

表 3-1-13 数据表明，单煮 1 次，芒果苷的提取率达 91.47%，则煮第 2 次意义不大。

（5）调节提取液 pH 的影响

预试验结果表明，用盐酸、磷酸、硫酸调节提取液的 pH 均可。用盐酸将提取液的 pH 分别调节为 3、4、5、6、7，浓缩，pH 为 3～6 的提取液均可得到沉淀，且其中芒果苷的含量相差不大；pH 为 7 的提取液沉淀不明显，溶液呈难以过滤的混悬状。综合考虑生产成本和生产设备条件，选用 pH 为 5 的提取液。

（6）浓缩倍数的影响

将提取液 pH 调为 5 后分成等体积，分别浓缩至 1：0.5、1：1、1：1.5、1：2、1：3（鲜芒果叶质量：浓缩液体积），放冷至室温，静置 48 h。结果表明：1：0.5 的呈稠液状，沉淀甚少；1：1、1：1.5、1：2、1：3 的均有沉淀出现，但 1：1 的因液体较黏，沉淀相对较少，母液呈混悬状；1：3 的母液清，沉淀较少；1：1.5、1：2 的较好，母液和沉淀分离清楚，且得膏率相差很小。因此，选用浓缩倍数为（1：2）～（1：1.5）的浓缩液。

（7）浓缩液静置时间的影响

将提取液 pH 调为 5 后，浓缩至 1:1.5（鲜芒果叶质量:浓缩液体积），放冷至室温，静置 24 h、36 h、48 h、60 h、72 h。结果表明，静置 24～36 h，母液呈混悬状；静置 48 h 后，沉淀明显，母液与沉淀分层清楚。工艺选用静置 48 h。

（8）溶解粗品用水的 pH 的影响

预试验结果表明，用盐酸、磷酸、硫酸调节溶解粗提物的水的 pH 均可；本试验选用盐酸。称取等量芒果叶粗提物，分别用 100 倍量的 pH 为 1、2、3、4、5、6、7 的溶解用水煮沸 1 h，放冷，测定水中芒果苷的含量。结果表明：pH 为 1～3 的水能将大部分粗提物溶解，98% 以上的芒果苷溶于 pH 为 1～3 的水中；而 pH＞4 的水，粗提物溶解不理想，只有少部分芒果苷溶于 pH＞4 的水中。工艺选用 pH 为 2～3 的水。

（9）溶解粗提物的用水量的影响

将 6 等份芒果苷粗提物，分别用 25、50、75、100、150、200 倍量的 pH 为 3 的水煮沸 1 h，静置并冷至室温 48 h。结果表明：75 倍量以下的水，粗提物溶解不完全；100 倍量以上的水，粗提物大部分溶解。工艺采用 100 倍量的水。

（10）静置时间的影响

将芒果叶粗提物用 100 倍量、pH 为 3 的水煮沸 1 h，分成 3 等份，分别静置 24 h、36 h、48 h。结果表明，静置 36 h 以后，溶液中的固形物能很好地沉降，分层清楚。但考虑到大生产中降温需要更多的时间，因此工艺采用静置 48 h。

（11）D101 大孔树脂上柱体积流量的影响

将 D101 大孔树脂湿法装柱，高径比为 12。将芒果苷粗品用 200 倍量、pH 为 3 的水煮沸 1 h，静置 48 h，滤取滤液，以不同体积流量过柱，检测流出液中开始出现芒果苷时的总的流出体积，见表 3-1-14。绘制曲线图（图略），下降的拐点在 3 BV/h 处。出于操作的稳定性考虑，工艺采用的体积流量为 2～3 BV/h。

表 3-1-14 不同体积流量对 D101 大孔树脂柱吸附的影响（$n=3$）

体积流量/（BV/h）	出现芒果苷时的总的流出液体积/BV
1	10.8 ± 0.30
2	10.3 ± 0.25
3	9.9 ± 0.26
4	7.5 ± 0.21
5	4.6 ± 0.32
6	2.9 ± 0.26

（12）D101 大孔树脂柱洗脱体积流量的影响

用 70% 乙醇溶液对吸附饱和的 D101 大孔树脂柱进行洗脱，测定洗脱液中芒果苷的含量，计算洗下 90% 芒果苷时的总洗脱液体积，结果见表 3-1-15。绘制曲线图（图略），洗脱液体积随洗脱速度的变快而变大，说明洗脱速度越快，洗脱效果越差，两者呈线性关系，因此洗脱速度应越慢越好。前期试验结果显示，洗脱体积流量为 1 BV/h 时，洗脱效果很好，但会出现芒果苷在洗脱液中析出而影响操作的情况。因此，洗脱体积流量选择 2～3 BV/h，是比较适宜的。

表 3-1-15   不同洗脱体积流量对 D101 大孔树脂柱解吸附的影响（$n=3$）

体积流量/（BV/h）	洗下 90% 芒果苷时的总洗脱液体积/BV
1	10.8 ± 0.30
2	10.3 ± 0.25
3	9.9 ± 0.26
4	7.5 ± 0.21
5	4.6 ± 0.32
6	2.9 ± 0.26

（13）体积流量对脱色效果的影响

将等体积（5 BV）D101 大孔树脂洗脱液，用不同的速度通过 D301 大孔树脂柱进行脱色，然后收集全部的流出液，浓缩到 0.5 BV，观察芒果苷结晶及母液的情况，结果见表 3-1-16。表中数据说明，流速小于 4 BV/h 时脱色是可行的。结合洗脱体积流量，以及芒果苷粗品析出情况，建议体积流量采用 2～3 BV/h。

表 3-1-16   体积流量对 D301 大孔树脂柱脱色效果的影响（$n=3$）

体积流量/（BV/h）	效果
2	结晶多，母液清
3	结晶多，母液清
4	有结晶，母液清
5	结晶少，母液浊，色深
6	无结晶，母液浊黑

（14）D301 大孔树脂用量的影响

不同的 D101 与 D301 大孔树脂质量比值，对料液的脱色效果有明显影响。实验按不同的 D101∶D301 大孔树脂质量比值将 D301 大孔树脂装柱，然后将等量的 D101 大孔树脂柱洗脱液通过 D301 大孔树脂柱，收集流出液，浓缩到 0.5 BV，观察芒果苷结晶情况，以及母液的情况，结果见表 3-1-17。D101∶D301＝（1∶0.6）～（1∶0.4）时，脱色效果好，芒果苷损失少。考虑到生产中脱色效果的衰退、安全系数等因素，工艺中 D101 与 D301 大孔树脂质量比值采用 1∶0.5。

表 3-1-17   D301 大孔树脂用量对脱色效果的影响（$n=3$）

D101∶D301/（w/w）	效果
1∶0.3	结晶少，母液色深
1∶0.4	有结晶，母液清

D101 : D301/（w/w）	效果
1 : 0.5	有结晶，母液清
1 : 0.6	有结晶，母液清
1 : 0.7	结晶少，母液清

（15）工业化生产验证试验

根据上述工艺优化结果，制定的大生产工艺如下：取鲜芒果叶，不用切碎，用 12 倍量、pH 为 9 的氢氧化钠水溶液煮沸 1.5 h，水提液趁热用盐酸调 pH 为 5，浓缩至（1：2）～（1：1.5）（鲜芒果叶质量：浓缩液体积），静置 48 h，滤过，滤饼用 100 倍量、pH 为 2～3 的盐酸水溶液煮沸溶解，静置 48 h，滤过，滤液上 D101 大孔树脂柱，体积流量 2～3 BV/h，吸附饱和后用 70% 乙醇溶液洗脱，体积流量 2～3 BV/h，洗脱液接着上 D301 柱，体积流量 2～3 BV/h；收集流出液，回收乙醇，析出芒果苷粗品；粗品用 100 倍量的 55% 乙醇回流溶解，滤过，滤液回收溶剂，析出芒果苷；如此重结晶 1～2 次，即可得到纯度不小于 95% 的芒果苷产品。工艺在广西邦尔药业有限公司投入工业化生产，其中 3 批的工业化生产结果见表 3-1-18。

表 3-1-18　工业化生产结果

批次	鲜叶投料量/kg	叶中芒果苷含量/%	产品质量/kg	产品中芒果苷含量/%	芒果苷转移率/%
20091128	1 000	1.12	7.95	95.22	67.59
20091220	1 000	1.01	7.00	93.79	65.00
20100517	1 000	0.83	5.75	92.86	64.33
平均	1 000	0.99	6.90	93.96	65.64

四、提高芒果苷溶解度的研究

芒果苷是一种四羟基的吡酮碳糖苷，水溶性极差，难溶于水，也不溶于有机溶剂，难于制成合适浓度的稳定药液，这严重限制了其制剂的开发，也影响其固体制剂的生物利用度。本研究通过将芒果苷转化成钠盐、采用羟丙基-β-环糊精对芒果苷进行包合、对芒果苷的化学结构进行酰化衍生等方法改善芒果苷的溶解性。结果表明，芒果苷转化成钠盐后，其水溶性得以改善；芒果苷包合物能显著提高芒果苷在水中的溶解度；通过将芒果苷分子上的一部分羟基进行酰化衍生，得到 3 个高脂溶性的芒果苷酰化衍生物 7,2′,3′,4′,6′-五乙酰化芒果苷衍生物（PAM）、3,6,7,2′,3′,4′,6′-七丙酰化芒果苷衍生物（HPM）、3,6,7,2′,3′,4′-六丁酰化芒果苷衍生物（HBM）。

（一）芒果苷单钠盐的制备工艺研究

本研究首次利用芒果苷中的 3-酚羟基酸性较强的性质，使其与碳酸氢钠反应成盐，再通过加入结晶溶媒使芒果苷单钠成盐析出这一原理制备水溶性芒果苷单钠盐。芒果苷单钠盐合成路线如图 3-1-1 所示。

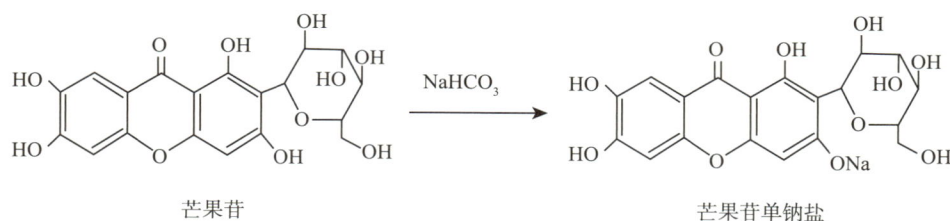

图 3-1-1　芒果苷单钠盐合成路线

1. 成盐剂的选择

分别比较氢氧化钠、碳酸钠、碳酸氢钠、醋酸钠等几种成盐剂与芒果苷在水中反应的情况。结果显示，醋酸钠几乎不发生反应；氢氧化钠和碳酸钠碱性强，反应溶液 pH 偏高，易发黄变色，过程不易控制；碳酸氢钠反应速度较慢，但所得成品指标合格，稳定性也较好。因此，选择碳酸氢钠作为成盐剂。

2. 溶解反应条件的筛选

芒果苷单钠盐易溶于水，为保证收率，需在保证芒果苷与碳酸氢钠充分反应的前提下尽量减少水量，溶解反应条件比较结果见表 3-1-19。由表 3-1-19 可知，在试验条件 4 下芒果苷溶解速度最快，因此，选择试验条件 4 作为溶解反应条件。

表 3-1-19　芒果苷与碳酸氢钠溶解反应试验

试验条件	试验内容（55~60 ℃）	溶解反应情况
1	将 4.22 g 芒果苷一次性投入 56 ml 1.5% 碳酸氢钠水溶液中，搅拌	2.5 h 后仍有大量不溶物
2	将 4.22 g 芒果苷倒入 10 ml 水中制成混悬液，搅拌下将 56 ml 1.5% 碳酸氢钠溶液滴加进去	1.5 h 后仍有大量不溶物，补加 50 ml 丙酮后溶清
3	将 4.22 g 芒果苷倒入 10 ml 水、50 ml 丙酮中制成混悬液，搅拌下将 56 ml 1.5% 碳酸氢钠溶液滴加进去	45 min 溶清
4	将 4.22 g 芒果苷倒入 20 ml 水、50 ml 丙酮中制成混悬液，搅拌下将 56 ml 1.5% 碳酸氢钠溶液滴加进去	20 min 溶清

3. 结晶溶媒的选择

为使溶于水中的芒果苷单钠盐析出，对有机溶媒乙醇、异丙醇、乙酸乙酯、丙酮进行筛选，结果见表 3-1-20。研究结果显示，溶解液中加入乙醇、异丙醇、乙酸乙酯后无晶体析出，不易抽滤洗涤；溶解液中加入丙酮后，析出晶体晶型较好，易抽滤洗涤。因此，选择丙酮作为结晶溶媒。

表 3-1-20　结晶溶媒选择试验

试验条件	结晶溶媒	现象
1	乙醇	结晶液呈胶冻状，不易抽滤洗涤，无法抽干

续表

试验条件	结晶溶媒	现象
2	异丙醇	结晶液呈胶冻状，晶体黏壁现象严重，不易抽滤洗涤
3	乙酸乙酯	晶体大多黏底，结块，不易抽滤洗涤
4	丙酮	结晶液中可见明显晶体，晶体较松散，易抽滤洗涤

4. 结晶溶媒用量的确定

结晶溶媒用量试验结果见表3-1-21。试验结果显示，随着结晶溶媒用量增大，成品收率增加，当结晶溶媒用量达到溶解水量的20倍时收率达到最大，但当结晶溶媒用量超过15倍时晶体开始变细，因此，确定结晶溶媒用量为溶解水量的15倍。

表3-1-21　结晶溶媒用量试验结果

结晶溶媒用量（溶解水体积的倍数）	成品收率/%
5	64.5
10	76.8
15	92.8
20	92.9
25	92.7

5. 干燥条件的选择

通过考察温度及干燥时间对成品的稳定性、水分及含量的影响，确定干燥条件为0.1 kPa，50～60 ℃，干燥7～8 h。

6. 芒果苷单钠盐的制备及表征

把装有搅拌器和滴液漏斗的500 ml三颈瓶安放在已升温至60 ℃的恒温水浴锅中，在三颈瓶中加入50 ml丙酮和20 ml水，再加入芒果苷4.22 g（0.01 mol），搅拌，待芒果苷与溶媒充分混匀后，边搅拌边滴加1.5%的碳酸氢钠溶液56 ml（0.01 mol），15 min内滴完，继续搅拌，恒温反应5～10 min。溶液变清亮，快速加入300 ml丙酮，搅拌5～10 min，冷却至室温，滤过，丙酮洗涤，真空烤箱50～60 ℃干燥7～8 h，得到芒果苷单钠盐4.12 g，质量收率为92.8%。所得产品外观为黄色粉末。电喷雾电离质谱法（ESI-MS），m/z：445（M$^+$+1），467（M$^+$+1）。元素分析，计算值（%）：C 51.35，H 3.83，Na 5.18；实测值（%）：C 51.32，H 3.40，Na 5.20。

（二）羟丙基-β-环糊精包合法提高芒果苷溶解度的研究

采用羟丙基-β-环糊精（HP-β-CD）对芒果苷进行包合，通过溶解度测定，发现包合物中芒果苷的溶解度比芒果苷原料的溶解度增加300余倍。

1. 芒果苷包合方法预试验

通过反复预试验得知，磁力搅拌方法较容易使芒果苷与HP-β-CD形成包合物，而超声振荡方法不易使芒果苷与HP-β-CD形成包合物。

2. 芒果苷包合物的验证

为了验证芒果苷与HP-β-CD是否形成包合物，分别采用红外分光光度法（IR）、差示热分析（DTA）图谱法和紫外分光光度法等方法进行测定。

（1）红外分光光度法测定

用溴化钾压片法压片，对芒果苷、HP-β-CD、芒果苷-HP-β-CD包合物及芒果苷和HP-β-CD的物理混合物分别进行红外光谱测定，详见图3-1-2。

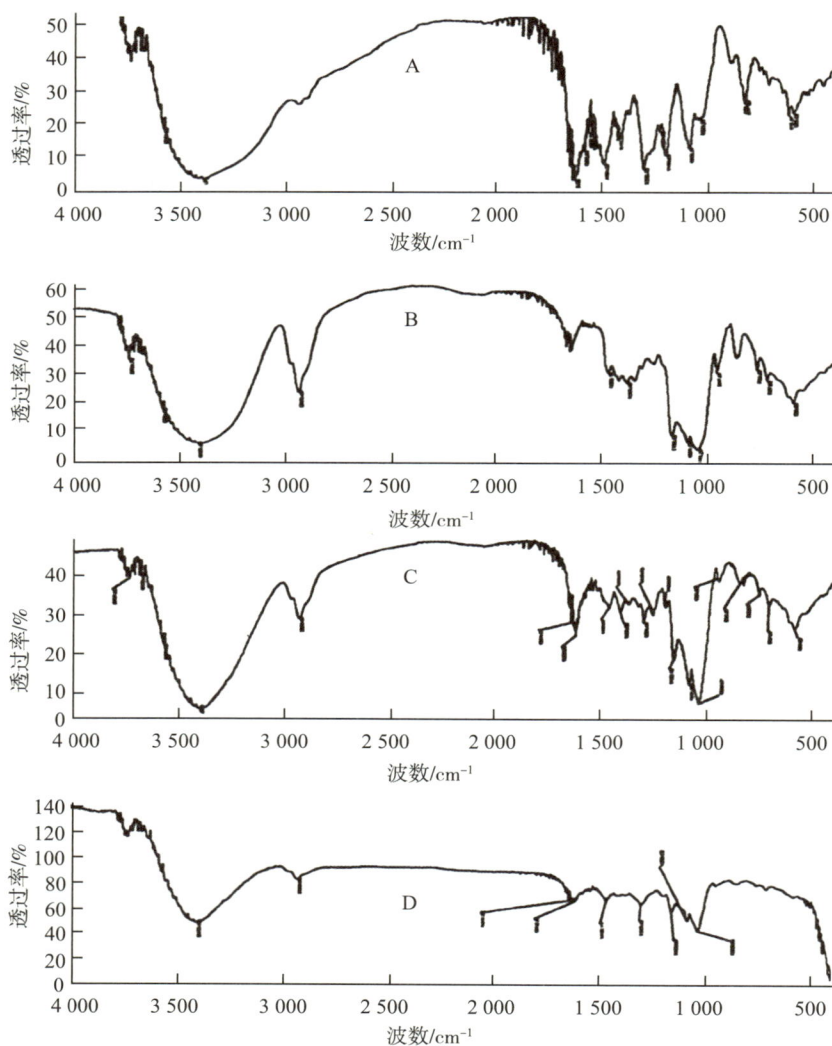

A.芒果苷；B.HP-β-CD；C.芒果苷和HP-β-CD的物理混合物；D.芒果苷-HP-β-CD包合物。

图 3-1-2　样品的红外图谱

由图3-1-2得知，芒果苷-HP-β-CD包合物与芒果苷和HP-β-CD的物理混合物图谱明显不同。

混合物的红外图谱基本上为芒果苷与 HP-β-CD 两组红外图谱的叠加。包合物的红外图谱有 1 个峰发生红移，即 1 296.41 → 1 300.31；4 个峰发生紫移，即 2 930.49 → 2 928.08，1 620.09 → 1 612.21，1 469.51 → 1 462.11，1 081.30 → 1 080.92；9 个峰消失，即 1 406.60、1 364.66、1 245.83、1 196.89、959.22、854.37、749.51、707.57、586.23 等，且包合物的峰强度有改变。这些均表明芒果苷与 HP-β-CD 产生了包合作用。

（2）差示热分析图谱法测定

对芒果苷、HP-β-CD、芒果苷和 HP-β-CD 的物理混合物、芒果苷-HP-β-CD 包合物进行了差示热分析，结果表明：芒果苷-HP-β-CD 包合物、芒果苷和 HP-β-CD 的物理混合物的图谱有明显区别；芒果苷和 HP-β-CD 的物理混合物图形为芒果苷与 HP-β-CD 两组热分析曲线图形的叠加；芒果苷-HP-β-CD 包合物完全形成新的热分析图，芒果苷在 268.6 的吸热峰（芒果苷熔点）消失，HP-β-CD 在 342.9 的吸热峰（HP-β-CD 的熔点）也消失。这说明芒果苷与 HP-β-CD 形成新的物相包合物。

（3）紫外分光光度法测定

分别对芒果苷、HP-β-CD、芒果苷-HP-β-CD 包合物溶液进行紫外可见光全扫描，结果见图 3-1-3。

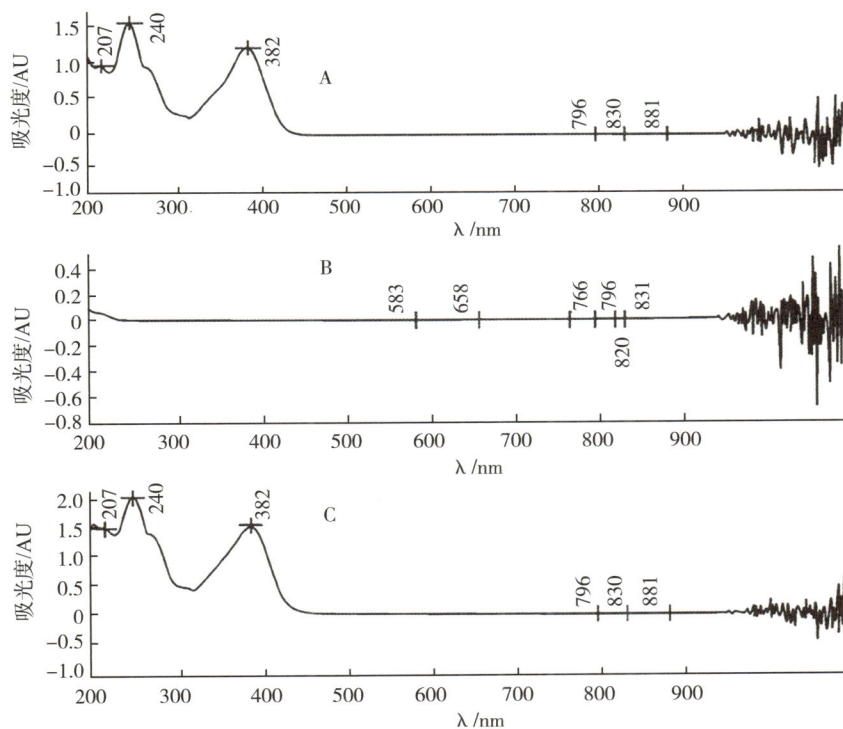

A. 芒果苷；B. HP-β-CD；C. 芒果苷-HP-β-CD包合物。

图 3-1-3　紫外可见光图谱

由图 3-1-3 得知，HP-β-CD 在整个紫外可见光区无吸收，而紫外光对芒果苷和芒果苷-HP-β-CD 包合物均无干扰。芒果苷与芒果苷-HP-β-CD 包合物的紫外可见光图谱完全吻合，峰形、峰位均无差别，表明包合物中芒果苷与 HP-β-CD 是物理性结合，非化学性结合。

通过以上红外分光光度法、差示热分析图谱法和紫外分光光度法测定，可以得知搅拌法能使芒果苷与 HP-β-CD 形成包合物。

3. 溶解度的测定方法

（1）标准曲线的绘制

精密称量芒果苷对照品，分别配制成 0.005 6 mg/ml、0.007 0 mg/ml、0.009 3 mg/ml、0.011 2 mg/ml、0.014 0 mg/ml 等 5 个浓度的溶液，在 240 nm 波长处测定吸收度，以吸收度（A）对质量浓度（C）进行线性回归，得回归方程 $A = 70.299\ 5 \times C - 0.000\ 9$，$r = 0.999\ 88$。这表明芒果苷吸收度在质量浓度 0.005 6 ~ 0.014 0 mg/ml 内呈良好的线性关系。

（2）测定溶解度

定量称取过量的芒果苷原料、芒果苷和 HP-β-CD 的物理混合物及 6 份芒果苷-HP-β-CD 包合物，分别加水配成过饱和溶液，于 25 ℃水浴振荡器振荡平衡 1 d，用微孔滤膜过滤，取续滤液，加水稀释适当倍数，于 240 nm 处测吸收度，根据标准曲线方程，计算各芒果苷在水中的溶解度，结果见表 3-1-22。

表 3-1-22　各芒果苷的溶解度

样品名称	溶解度/（mg/ml）
芒果苷原料	0.111
物理混合物中的芒果苷	0.712
包合物 1 中的芒果苷	11.874
包合物 2 中的芒果苷	11.902
包合物 3 中的芒果苷	12.227
包合物 4 中的芒果苷	13.331
包合物 5 中的芒果苷	12.828
包合物 6 中的芒果苷	12.109

由表 3-1-22 可知，芒果苷和 HP-β-CD 的物理混合物中芒果苷的溶解度是芒果苷原料溶解度的 6.4 倍，而芒果苷-HP-β-CD 包合物中芒果苷的溶解度是芒果苷原料溶解度的 107 ~ 120 倍。

（3）绘制相溶解度图

相溶解度图（即药物分子浓度对 HP-β-CD 浓度的函数图）通常分为 A 型和 B 型[9]。A 型是药物浓度随 HP-β-CD 浓度增加而增加，表现为增溶作用，其进一步分为 3 个亚型，即 A_L、A_P 和 A_N。若 HP-β-CD 对药物以 1∶1 摩尔比例进行包合，则相溶解度图呈线性增加，表现为 A_L 型，A_P 和 A_N 分别为线性增加的正偏差和负偏差。

参照 Higuchi 等[9]的方法，精密称取 HP-β-CD 适量，配制成浓度分别为 0、0.33×10^{-2} mol/L、0.67×10^{-2} mol/L、1.33×10^{-2} mol/L、4.00×10^{-2} mol/L、5.33×10^{-2} mol/L、6.67×10^{-2} mol/L、8.00×10^{-2} mol/L、9.33×10^{-2} mol/L、10.67×10^{-2} mol/L、12.00×10^{-2} mol/L 的 HP-β-CD 溶液，取上述溶液各 10 ml，加过量的芒果苷，振荡 3×24 h，用微孔滤膜过滤，取滤液，用水稀释至适当倍数，在最大吸收波长

240 nm 处测其吸光度。以芒果苷浓度为纵坐标，HP-β-CD 浓度为横坐标，绘制相溶解度图，相溶解度曲线为 A$_L$ 型，详见图 3-1-4。以 HP-β-CD 浓度对芒果苷浓度进行线性回归，得回归方程 $Y = 1.0599 \times 10^{-2}X - 0.0070$，$R = 0.995$。据图 3-1-4，芒果苷溶解度随 HP-$\beta$-CD 浓度的增加而增加，由此可知，HP-$\beta$-CD 对芒果苷以 1 : 1 摩尔比例进行包合。

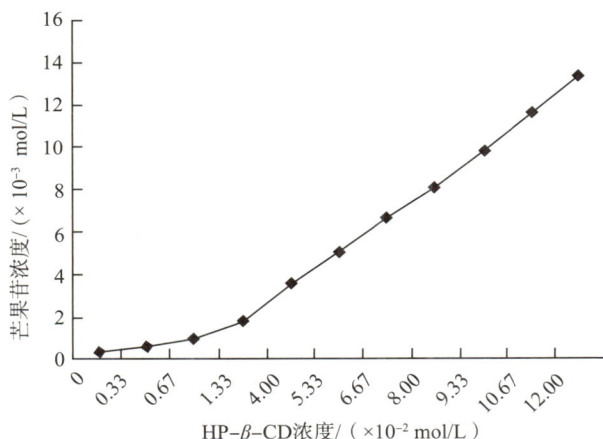

图 3-1-4　芒果苷与 HP-β-CD 的相溶解度图

4. 芒果苷包合物干燥方法的确定

采用比较法筛选包合物的最佳干燥方法。分别取 2 份芒果苷包合物的溶液，一份用冷冻干燥法进行干燥，另一份用喷雾干燥法进行干燥，观察包合物干燥品的质量情况。结果见表 3-1-23。

表 3-1-23　芒果苷包合物用两种不同干燥方法的质量情况

干燥方法	干燥时间/h	包合物干燥品质量情况
冷冻干燥	10	质地蓬松，容易研细，颜色呈鲜黄色
喷雾干燥	0.5	黏壁，难以刮下，颜色呈深黄色

由此可见：芒果苷包合物采用冷冻干燥方法干燥所需的时间虽较长，但制得的芒果苷包合物质量好，颜色几乎不变，质地好，易研易溶；而采用喷雾干燥方法干燥所需时间虽短，但物料黏壁，难刮下，且颜色较深。因此，决定采用冷冻干燥法干燥包合物溶液。

5. 最佳包合条件的筛选

经过多次预试验得知，影响芒果苷-HP-β-CD 包合效果的主要因素有包合溶液 pH、包合温度及包合时间。为了优选出最佳包合条件，拟采用 L$_9$(3^4) 正交试验法来确定最佳的包合溶液 pH、包合温度及包合时间等包合条件。

以包合溶液 pH、包合温度及包合时间为考察因素，每个因素设 3 个水平，以包合物中芒果苷的溶解度为考核指标，采用正交表 L$_9$(3^4) 进行试验。因素水平设定见表 3-1-24，正交试验安排及结果见表 3-1-25，方差分析见表 3-1-26。

由表 3-1-25 得出最佳工艺为 A$_3$B$_3$C$_1$，即包合溶液 pH 为 8.5，包合温度为 50 ℃，包合时间为 1 h。

表 3-1-24　包合条件筛选 $L_9(3^4)$ 正交试验因素水平

水平	因素			
	pH	温度/℃	时间/h	空白
1	7.0	30	1	—
2	8.3	40	2	—
3	8.5	50	3	—

表 3-1-25　包合条件筛选 $L_9(3^4)$ 正交试验结果

编号	pH A	温度 B	时间 C	空白 D	芒果苷溶解度/（mg/ml）
1	1	1	1	1	28.317 3
2	1	2	2	2	25.833 0
3	1	3	3	3	23.386 3
4	2	1	2	3	28.107 5
5	2	2	3	1	26.772 5
6	2	3	1	2	35.990 9
7	3	1	3	2	33.616 8
8	3	2	1	3	33.620 4
9	3	3	2	1	32.483 1
K_1	25.846	30.014	32.643	29.191	—
K_2	30.290	28.742	28.808	31.814	—
K_3	33.240	30.620	27.925	28.371	—
R	7.394	1.878	4.718	3.443	—

表 3-1-26　包合条件筛选 $L_9(3^4)$ 正交试验方差分析

方差来源	离差平方和	自由度	F 值	P 值
A	83.137	2	6.675	>0.05
B	5.513	2	0.443	>0.05
C	37.743	2	3.030	>0.05
误差（D）	24.910	40	—	—

据表 3-1-26 所示，所选包合溶液 pH、包合温度和包合时间等因素均对包合结果无显著性影响。为保证包合率，选用最佳工艺 $A_3B_3C_1$ 作为芒果苷包合工艺，即包合溶液 pH 为 8.5，包合温度为 50 ℃，

包合时间为 1 h。

6. 最佳包合工艺验证

按正交试验所筛选的最佳包合工艺 $A_3B_3C_1$，即包合溶液 pH 为 8.5，包合温度为 50 ℃，包合时间为 1 h，重复做 3 批芒果苷包合物，结果见表 3-1-27。

表 3-1-27 包合工艺验证试验结果

产品批号	溶解度/（mg/ml）
20060501	35.99
20060502	33.91
20060503	34.35

由表 3-1-27 可知，选出的最佳包合工艺 $A_3B_3C_1$ 的验证结果理想，3 批包合物中芒果苷的溶解度分别是 35.99 mg/ml、33.91 mg/ml、34.35 mg/ml，均接近表 3-1-25 中的最优结果，而芒果苷原料的溶解度是 0.111 mg/ml，即用 HP-β-CD 分子包合后的芒果苷溶解度是芒果苷原料的 305～324 倍，这充分说明最佳工艺 $A_3B_3C_1$ 稳定可靠。

（三）芒果苷酰化衍生物的化学合成研究

有研究指出[10]，芒果苷属于生物药剂学分类系统（biopharmaceutics classification system，BCS）中的第 4 类药物，溶解性和跨膜通透性均很小，生物利用度低，这些特性制约了芒果苷药理作用的发挥。为了提高芒果苷的生物利用度从而提高其药理活性，大多数研究从提高芒果苷的水溶性入手，但收效不明显[11-13]。另有一些研究从提高芒果苷的跨膜通透性入手，制备高脂溶性衍生物[10, 14-16]，虽有一些成效，但也不甚理想，所制备的衍生物至今均未得到开发应用。本研究从提高芒果苷的跨膜通透性入手，对芒果苷的化学结构进行酰化衍生，得到 3 个高脂溶性的芒果苷酰化衍生物 7,2′,3′,4′,6′-五乙酰化芒果苷衍生物（PAM）、3,6,7,2′,3′,4′,6′-七丙酰化芒果苷衍生物（HPM）、3,6,7,2′,3′,4′-六丁酰化芒果苷衍生物（HBM）。

1. 实验方法

将芒果苷分别与乙酸酐、丙酸酐和丁酸酐反应，反应产物用硅胶柱层析分离出化合物单体，用波谱解析分离出化合物的化学结构。

（1）芒果苷酰化衍生物的化学合成

在常温水浴中，边搅拌边往 100 ml 乙酸酐中滴加 1.5 ml 98% 硫酸溶液，滴完后接着加入 10 g 芒果苷，混匀，形成混悬液；将混悬液置于 40 ℃电热恒温水浴中，保温反应 18 h，其间不时搅拌，使芒果苷全部溶解。反应完毕，一边搅拌一边将反应液倾入 10 L 水中，出现大量灰白色不溶物；滤取不溶物，用 300 ml 无水乙醇常温溶解，然后将乙醇溶液直接倾入 10 L 水中，再次出现灰白色沉淀，滤取不溶物，40 ℃烘干，得到乙酰化反应产物（PAM）13.9 g。操作同上，向 100 ml 丙酸酐中加 2 ml 98% 硫酸溶液和 10 g 芒果苷，于 60 ℃反应 24 h，得到丙酰化反应产物（HPM）11.3 g；向 100 ml 丁酸酐中加 2.5 ml

98%硫酸溶液和10 g芒果苷，于80 ℃反应24 h，得到丁酰化反应产物（HBM）8.5 g。

（2）分离纯化

将酰化反应产物用少量乙醇溶解，硅胶拌样，置硅胶柱顶上，常压层析，分段收集，用薄层色谱法（TLC）检视，合并有同样单一斑点的流分，回收溶剂，析出结晶；用甲醇重结晶，得到化合物单体。

乙酰化产物的层析溶剂为氯仿-乙酸乙酯-丙酮（7∶2∶1），丙酰化产物的层析溶剂为氯仿-甲醇（25∶1），丁酰化产物的层析溶剂为石油醚-氯仿-丙酮（5∶3.5∶1.5）。

（3）化学结构确证

制备化合物单体的核磁共振氢谱（^{1}H-NMR）、核磁共振碳谱（^{13}C-NMR）、异核多键相关谱（HMBC）、电子轰击质谱（EI-MS）和高分辨质谱（HR-MS），通过波谱解析确证化合物的化学结构。

2. 结果

（1）芒果苷酰化衍生物的化学结构确证

从酰化反应产物中分离得到3个化合物单体，通过波谱解析，确证其化学结构如图3-1-5所示。

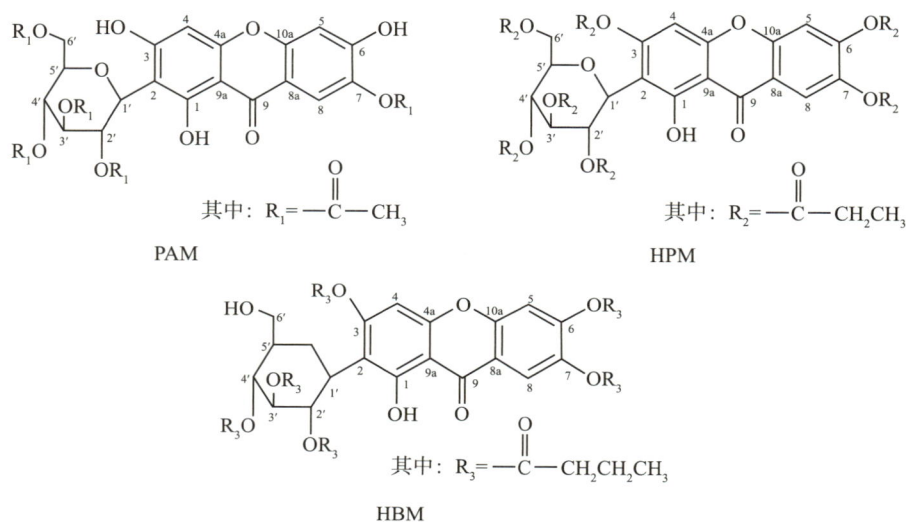

图 3-1-5 芒果苷酰化衍生物 PAM、HPM、HBM 的化学结构式

1）7,2′,3′,4′,6′-五乙酰化芒果苷衍生物（7,2′,3′,4′,6′-penta-acetyl-mangiferin，PAM）

分子式$C_{29}H_{28}O_{16}$，分子量632.16，为黄色无定形粉末。光谱特征如下。^{1}H-NMR（CDCl$_3$，600 Hz）δ：13.55（1H，s，1-OH），7.80（1H，s，H-8），6.84（1H，s，H-5），6.33（1H，s，H-4），5.43（H-1′，d，$J=9.0$ Hz），5.26（H-2′，t，$J=9.6$ Hz），4.31（H-6′b，dd，$J=12.6$，3.6 Hz），4.17（H-6′a，dd，$J=12.6$，6.0 Hz），3.90（H-3′，H-4′，H-5′，overlapping signals），2.30、2.10、2.07、1.99、1.82（15H，s）。^{13}C-NMR（CDCl$_3$，150 Hz）δ：161.0（C-1），104.3（C-2），163.7（C-3），96.0（C-4），156.6（C-4a），103.5（C-5），147.7（C-6），137.2（C-7），113.0（C-8），119.4（C-8a），179.9（C-9），155.5（C-9a），157.8（C-10a），73.3（C-1′），70.6（C-2′），73.6（C-3′），68.0（C-4′），76.4（C-5′），61.6（C-6′），20.9、20.8、20.7、20.6、20.5（5CH$_3$），171.0、170.4、169.8、169.7、169.4（5C=O）。EI-MS：632［M］$^+$，590，523，481（100），439，397。HR-MS：632.1584，Calcd. 632.1589，Calcd. for $C_{29}H_{28}O_{16}$。

2）3,6,7,2′,3′,4′,6′-七丙酰化芒果苷衍生物（3,6,7,2′,3′,4′,6′-hepta-propionyl-mangiferin，HPM）

分子式 $C_{40}H_{46}O_{18}$，分子量814.27，为白色无定形粉末。光谱特征如下。^{1}H-NMR（$CDCl_3$，600 Hz）δ：7.95（1H，s，H-8），7.34（1H，s，H-5），6.87（1H，s，H-4），5.44（H-1′，d，J=9.0 Hz），5.33（H-2′，t，J=9.6 Hz），4.36（H-6′b，dd，J=12.6，2.4 Hz），4.17（H-6′a，dd，J=12.6，6.4 Hz），3.93（H-3′，H-4′，H-5′，overlapping signals），1.35（3H，t，J=7.2 Hz），1.27（3H，t，J=7.2 Hz），1.26（3H，t，J=7.2 Hz），1.18（3H，t，J=7.2 Hz），1.12（3H，t，J=7.2 Hz），1.06（3H，t，J=7.2 Hz），0.89（3H，t，J=7.2 Hz）。^{13}C-NMR（$CDCl_3$，150 Hz）δ：158.8（C-1），112.3（C-2），161.2（C-3），93.4（C-4），153.1（C-4a），103.8（C-5），147.5（C-6），139.2（C-7），112.3（C-8），120.8（C-8a），179.9（C-9），153.1（C-9a），158.8（C-10a），73.3（C-1′），70.6（C-2′），73.5（C-3′），67.4（C-4′），76.6（C-5′），61.0（C-6′），27.9、27.7、27.6、27.5、27.5、27.4、27.2（7CH₂），9.3、9.2、9.2、9.1、9.0、8.9、8.9（7CH₃），174.1、173.7、173.6、172.9、171.8、171.0（6C=O）。EI-MS：814［M］⁺，758，702，646，592，536，523（100），467，411，354。HR-MS：814.2686，Calcd. 814.2684，Calcd.for $C_{40}H_{46}O_{18}$。

3）3,6,7,2′,3′,4′-六丁酰化芒果苷衍生物（3,6,7,2′,3′,4′-hexa-butyryl-mangiferin，HBM）

分子式 $C_{43}H_{54}O_{17}$，分子量842.34，为白色无定形粉末。光谱特征如下。^{1}H-NMR（$CDCl_3$，600 Hz）δ：7.91（1H，s，H-8），7.31（1H，s，H-5），6.84（1H，s，H-4），5.30（H-1′，d，J=9.0 Hz），5.28（H-2′，t，J=10.2 Hz），4.31（H-6′b，dd，J=10.8，2.0 Hz），4.12（H-6′a，dd，J=10.8，6.8 Hz），3.89（H-3′，H-4′，H-5′，overlapping signals），2.52～1.34（24H，q，J=7.2 Hz），1.11（3H，t，J=6.0 Hz），1.03（3H，t，J=6.0 Hz），1.01（3H，t，J=6.0 Hz），0.95（3H，t，J=6.0 Hz），0.90（3H，t，J=6.0 Hz），0.86（3H，t，J=6.0 Hz）。^{13}C-NMR（$CDCl_3$，150 Hz）δ：161.2（C-1），112.3（C-2），158.8（C-3），93.4（C-4），102.3（C-4a），103.8（C-5），147.5（C-6），147.5（C-7），112.3（C-8），120.8（C-8a），179.9（C-9），153.1（C-9a），153.1（C-10a），73.3（C-1′），70.6（C-2′），73.5（C-3′），67.4（C-4′），76.6（C-5′），61.0（C-6′），36.4、36.1、36.0、36.0、35.9、35.6（6CH₂），18.6、18.5、18.4、18.4、18.2、18.1（6CH₂），14.1、13.9、13.8、13.8、13.8、13.6（6CH₃），173.6、173.3、172.8、172.0、171.1、171.3（6C=O）。EI-MS：842［M］⁺，758，702，646，592，536，523（100），467，411，354。HR-MS：842.3368，Calcd. 842.3361，Calcd. for $C_{43}H_{54}O_{17}$。

（2）酰化衍生物的理化性质

1）熔点

按《中国药典》方法[17]，对各化合物的熔点进行测定，结果见表3-1-28。

表3-1-28　芒果苷、PAM、HPM、HBM 的熔点

化合物	实测熔点/℃	文献值[18]/℃
芒果苷	266～270（分解）	267～272（分解）
PAM	150～153（分解）	—
HPM	174～178（分解）	—
HBM	158～161（分解）	—

2）溶解度

分别将过量的化合物与溶剂混合，在 37 ℃恒温箱中保温，每 30 min 振摇 1 次，使之混匀；6 h 后取饱和溶液，测定其中化合物的含量，结果见表 3-1-29。

表 3-1-29　芒果苷、PAM、HPM、HBM 的溶解度测定

溶剂	溶解度/（g/L）			
	芒果苷	PAM	HPM	HBM
乙酸乙酯	0.01	68.42	93.65	132.66
正辛醇	0.07	36.93	53.71	94.59
甲醇	0.38	17.88	12.54	7.93
乙醇	0.46	22.17	18.35	11.47
乙腈	1.32	26.64	20.33	10.72
pH 1.02 水溶液	37.43	41.83	37.55	33.78
pH 2.06 水溶液	14.22	25.31	22.06	18.88
pH 3.03 水溶液	6.57	13.43	10.32	8.17
pH 4.01 水溶液	1.83	3.69	3.54	3.44
pH 5.03 水溶液	0.86	1.17	1.06	1.08
pH 6.02 水溶液	0.35	0.31	0.44	0.28
pH 7.13 水溶液	0.18	0.17	0.19	0.16
pH 8.05 水溶液	0.42	0.69	0.54	0.30
pH 9.01 水溶液	4.97	2.85	2.36	1.93
pH 10.01 水溶液	20.78	16.53	13.49	11.74

3）紫外吸收

将各化合物分别溶解于甲醇，制作其紫外吸收光谱（图略），并将光谱的吸收峰列于表 3-1-30。

表 3-1-30　芒果苷、PAM、HPM、HBM 紫外吸收峰的位置及其对应波长

单位：nm

化合物	峰 1 波长	峰 2 波长	峰 3 波长	峰 4 波长
芒果苷[18]	365.0	317.5	257.0*	239.5
PAM	357.6	285.8	258.0*	235.6
HPM	304.0	242.6*	—	—
HBM	303.6	242.8*	—	—

注：* 为最大吸收波长。

五、红象牙芒果核仁化学成分研究

芒果核仁常被作为废弃物，未能得到有效利用。芒果核仁具有补肾、祛肾寒的功效，用于肾虚、肾寒之腰腿痛、疝气和睾丸炎等症[19]。近年来研究表明，芒果核仁具有抑菌止泻[20]、抗氧化[21]、抗炎[22]等药理作用。目前对芒果核仁的化学成分研究较少，已报道的化学成分包括没食子酸、没食子酸乙酯、间-二没食子酸甲酯、对羟基苯甲酸和丁二酸单甲酯、咖啡酸、阿魏酸、熊果苷和鞣花酸。同时，目前关于芒果核仁药理作用的活性成分未见报道。本研究采用硅胶柱色谱、Sephadex LH-20柱色谱、ODS柱色谱等分离手段，根据波谱学数据和理化性质对红象牙芒果核仁95%乙醇提取物的正丁醇萃取部位进行分离和结构鉴定，结果从红象牙芒果核仁的正丁醇部位得到8个化合物。

（一）提取与分离

取红象牙芒果核仁10.4 kg，加体积分数95%乙醇回流提取，每次2 h，提取4次，收集提取液，用旋转蒸发仪挥发至无乙醇味，得乙醇浸膏2.58 kg。取0.75 kg乙醇浸膏，加适量水混悬，混悬液依次以石油醚、乙酸乙酯、正丁醇萃取，回收溶剂，得到石油醚萃取物47.6 g，乙酸乙酯萃取物285.3 g，正丁醇萃取物53.5 g，水提取物101.5 g。正丁醇萃取物采用硅胶柱色谱分离，以三氯甲烷-甲醇进行梯度洗脱（50:1，30:1，15:1，5:1，2:1），得5个流分。三氯甲烷-甲醇50:1流分采用ODS柱色谱分离，CH_3OH-H_2O（4:1）洗脱，得化合物1和2；三氯甲烷-甲醇30:1流分采用ODS柱色谱分离，CH_3OH-H_2O（1:1）洗脱，得化合物3；三氯甲烷-甲醇15:1流分采用Sephadex LH-20柱色谱分离，甲醇洗脱，得化合物4和5；三氯甲烷-甲醇5:1流分采用Sephadex LH-20柱色谱分离，甲醇洗脱，得化合物6和7；三氯甲烷-甲醇2:1流分采用$C_2H_5OH-H_2O$（4:1）重结晶，得化合物8。

（二）结构鉴定

化合物1：白色粉末（丙酮），香草醛-盐酸反应呈阳性，熔点（mp）227～228 ℃。ESI-MS，m/z：171 [M+H]$^+$。^{1}H-NMR（acetone-d_6，400 MHz）δ：9.21（2H，s，3-OH，5-OH），6.89（2H，s，H-2，6），8.03（1H，s，4-OH）。^{13}C-NMR（acetone-d_6，400 MHz）δ：167.4（-C=O），145.4（C-3，C-5），137.9（C-4），120.5（C-1），108.7（C-2，C-6）。以上数据与文献[23]报道的没食子酸一致。

化合物2：浅灰色粉末（甲醇），香草醛-盐酸反应呈阳性，熔点239～241 ℃。ESI-MS，m/z：197 [M-H]$^-$，395 [2M-H]$^-$。^{1}H-NMR（CD$_3$OD，400 MHz）δ：7.05（2H，s，H-2，6），4.27（2H，dd，J=7.1，14.2 Hz，OCH_2），1.33（3H，t，J=7.1 Hz，CH_3）。^{13}C-NMR（CD$_3$OD，400 MHz）δ：168.5（COO），146.4（C-3，5），139.6（C-4），121.7（C-1），110.0（C-2，6），61.7（OCH_2），14.6（CH_3）。以上数据与文献[24]报道的4-O-乙基没食子酸一致。

化合物3：无色片状结晶（甲醇），溴甲酚绿试剂颜色反应阳性，溴酚蓝指示剂颜色反应阳性，熔点149～151 ℃。ESI-MS，m/z：215 [M+Na]$^+$。^{1}H-NMR（CD$_3$OD，400 MHz）δ：2.63（2H，d，J=15.0 Hz，

H-1b，H-3b），2.73（2H，d，$J=15.0$ Hz，H-1a，H-3a）。^{13}C-NMR（CD$_3$OD，400 MHz）δ：42.6（-CH$_2$），72.4（C-OH），171.2（2×COOH），174.5（COOH）。以上数据与文献[25]报道的柠檬酸一致。

化合物4：浅棕色粉末（甲醇），FeCl$_3$反应阳性，熔点256~258 ℃。ESI-MS，m/z：939［M-H］$^-$。^{1}H-NMR（acetone-d$_6$，400 MHz）δ：6.33（1H，d，$J=8.4$ Hz，glc-H-1），5.92（1H，t，$J=9.6$ Hz，glc-H-3），5.46（1H，t，$J=9.6$ Hz，glc-H-4），5.43（1H，t，$J=9.6$ Hz，glc-H-2），4.43（1H，m，glc-H-5），4.30（2H，d，$J=8.0$ Hz，glc-H-6），6.77（2H，s，galloyl-H），6.82（2H，s，galloyl-H），6.85（2H，s，galloyl-H），6.92（2H，s，galloyl-H），6.97（2H，s，galloyl-H）。^{13}C-NMR（acetone-d$_6$，400 MHz）δ：92.3（glc-C-1），71.1（glc-C-2），72.6（glc-C-3），68.2（glc-C-4），72.8（glc-C-5），61.9（glc-C-6），164.5~166.0（5×C=O），118.0~119.6（5×Ben-C-1），109.3（5×Ben-C-2，6），145.8（5×Ben-C-3，5），139.4（5×Ben-C-4）。以上数据与文献[26]报道的1,2,3,4,6-五-O-没食子酰葡萄糖一致。

化合物5：浅棕色粉末（甲醇），FeCl$_3$反应阳性，熔点212~214 ℃。ESI-MS，m/z：635［M-H］$^-$。^{1}H-NMR（acetone-d$_6$，400 MHz）δ：5.72（1H，d，$J=8.4$ Hz，glc-H-1），5.63（1H，t，$J=9.6$ Hz，glc-H-3），4.40（1H，dd，$J=24.0$，12.0 Hz，glc-Hb-6），4.30（1H，dd，$J=12.0$，4.8 Hz，glc-Ha-6），3.80（1H，m，glc-H-5），3.61（1H，t，$J=6.0$ Hz，glc-H-2），3.57（1H，t，$J=6.0$ Hz，glc-H-4），7.02（2H，s，galloyl-H），6.98（2H，s，galloyl-H），6.91（2H，s，galloyl-H）。^{13}C-NMR（acetone-d$_6$，400 MHz）δ：94.6（glc-C-1），71.1（glc-C-2），77.5（glc-C-3），68.0（glc-C-4），75.0（glc-C-5），63.2（glc-C-6），164.9~166.1（3×C=O），118.8~120.3（3×Ben-C-1），109.1（3×Ben-C-2，6），145.8（3×Ben-C-3，5），139.4（3×Ben-C-4）。以上数据与文献[27]报道的1,3,6-三-O-没食子酰葡萄糖一致。

化合物6：黄色粉末（甲醇），盐酸-镁粉反应呈阳性，莫立许（Molish）反应呈阳性，酸水解后纸色谱检出半乳糖，熔点223~225 ℃。ESI-MS，m/z：464［M$^+$］，463［M-H］$^-$。^{1}H-NMR（CD$_3$OD，400 MHz）δ：12.6（1H，s，5-OH），9.19（1H，s，7-OH），7.64（1H，dd，$J=8.5$ Hz，1.8 Hz，H-6′），7.51（1H，d，$J=1.8$ Hz，H-2′），6.80（1H，d，$J=8.5$ Hz，h-5′），6.39（1H，d，$J=1.8$ Hz，H-8），6.18（1H，d，$J=7.6$ Hz，H-6），5.46（1H，d，$J=7.6$ Hz，H-1″）。^{13}C-NMR（CD$_3$OD，400 MHz）δ：156.3（C-2），133.4（C-3），177.5（C-4），161.2（C-5），98.7（C-6），164.2（C-7），93.5（C-8），156.2（C-9），103.9（C-10），121.1（C-1′），115.2（C-2′），144.9（C-3′），148.8（C-4′），115.9（C-5′），122.0（C-6′），101.2（gal-C-1″），71.2（gal-C-2″），73.2（gal-C-3″），67.9（gal-C-4″），75.9（gal-C-5″），60.2（gal-C-6″）。以上数据与文献[28]报道的金丝桃苷一致。

化合物7：黄色粉末（甲醇），盐酸-镁粉反应呈阳性，Molish反应呈阳性，酸水解后纸色谱检出鼠李糖，熔点172~174 ℃。ESI-MS，m/z：464［M］$^+$，463［M-H］$^-$。^{1}H-NMR（400 MHz，DMSO-d$_6$）δ：12.6（1H，s，5-OH），7.26（1H，dd，$J=10.0$ Hz，2.0 Hz，H-6′），7.22（1H，d，$J=2.0$ Hz，H-2′），6.84（1H，d，$J=10.0$ Hz，H-5′），6.37（1H，d，$J=2.0$ Hz，H-8′），6.19（1H，d，$J=2.0$ Hz，H-6′），5.23（1H，d，$J=9.0$ Hz，H-1″），0.79（3H，d，$J=6.0$ Hz，H-6″）。^{13}C-NMR（400 MHz，DMSO-d$_6$）δ：157.3（C-2），134.2（C-3），177.8（C-4），161.3（C-5），98.7（C-6），164.2（C-7），93.7（C-8），

156.5（C-9），104.0（C-10），121.1（C-1′），115.6（C-2′），145.2（C-3′），148.4（C-4′），115.6（C-5′），120.7（C-6′），101.8（Rha-C-1″），71.2（Rha-C-2″），70.6（Rha-C-3″），70.3（Rha-C-4″），70.0（Rha-C-5″），17.5（Rha-C-6″）。以上数据与文献[29]报道的槲皮素-3-O-鼠李糖一致。

化合物 8：淡黄色针状晶体（甲醇），盐酸-镁粉反应阳性，Molish 反应呈阳性，熔点 254～255 ℃。ESI-MS，m/z：445［M+Na］⁺，423［M+H］⁺，867［2M+Na］⁺。¹H-NMR（C₅D₅N，400 MHz）δ：13.79（1H，s，5-OH），6.45（1H，s，H-4），6.91（1H，s，H-5），7.37（1H，s，H-8），4.57（1H，d，J=10.0 Hz，H-1′）。¹³C-NMR（DMSO-d₆，400 MHz）δ：161.7（C-1），107.5（C-2），163.9（C-3），93.3（C-4），156.1（C-4a），102.6（C-5），154.0（C-6），143.7（C-7），108.1（C-8），111.6（C-8a），179.1（C-9），101.2（C-8b），150.7（C-4b），70.6（glc-C-1′），73.0（glc-C-2′），78.9（glc-C-3′），70.2（glc-C-4′），81.5（glc-C-5′），61.4（glc-C-6′）。以上数据与文献[30]报道的芒果苷一致。

第二节　甘蔗叶的化学成分与工艺研究

甘蔗 Saccharum sinensis Roxb. 为禾本科甘蔗属植物，世界各地皆有栽培，为常见的经济作物和传统药物，其全体（包括甘蔗皮、甘蔗渣、甘蔗叶）皆可药用。中医认为其味甘，性凉，有清热生津、润燥解酒等功效，可用于治疗热病津伤、心烦口渴、反胃呕吐、肺燥咳嗽、大便燥结等症[31]。甘蔗叶为甘蔗的副产物，产量较大，含有氨基酸、多糖、苷类、有机酸、黄酮类、酚类、香豆素或内酯、植物甾醇、三萜类等化学成分，具有抗肿瘤、抗菌、降血糖、抗炎、抗氧化等多种药理活性[32-33]。本部分对甘蔗叶乙醇提取物的化学成分、脂溶性成分、黄酮类化合物、甘蔗叶多糖和总黄酮的提取工艺进行了研究，为开发和利用甘蔗叶提供实验基础数据。

一、甘蔗叶乙醇提取物的化学成分研究

采用系统溶剂法和色谱法进行分离，采用质谱、核磁共振波谱等方法进行结构鉴定，从甘蔗叶二氯甲烷部位分离并鉴定了 10 个化合物——3 个酚酸及其酯类化合物（Ⅰ、Ⅴ、Ⅵ）、2 个倍半萜类化合物（Ⅲ、Ⅳ）、2 个环烯醚萜类化合物（Ⅹ、Ⅷ）、1 个黄酮类化合物（Ⅶ）、1 个四氢呋喃类木脂素（Ⅸ）和 1 个苯基四氢萘并丁内酯类木脂素（Ⅱ）。所有化合物均为首次从甘蔗叶中分离得到。

（一）提取与分离

取 60 kg 甘蔗叶，干燥后切成小段，用 95% 乙醇回流提取 3 次，减压浓缩至无乙醇气味，用适量水混悬，再依次用石油醚、二氯甲烷、乙酸乙酯、正丁醇萃取，得到相应部位的萃取物。取 36.6 g 二氯甲烷萃取物，采用硅胶柱色谱分离，用石油醚-乙酸乙酯（50∶1～0∶1）梯度洗脱，根据 TLC 检测结果，合并得到 20 个组分（J_1～J_{20}）。组分 J_{11} 经聚酰胺柱色谱分离、乙醇-水溶剂系统除色素后，取其

中 2 个较纯净的组分 J_{11-5} 和 J_{11-9}，分别经 Sephadex LH-20 用二氯甲烷-甲醇（1∶1）洗脱；组分 J_{11-5-7} 经高压制备色谱分离纯化，用乙腈-水（20∶80）的流动相制备，得到 3.49 mg 化合物 I；组分 J_{11-9-4} 经高压制备色谱分离纯化，用乙腈-水（25∶75）的流动相制备，得到 2.28 mg 化合物 II。组分 J_{17} 经聚酰胺柱色谱分离、乙醇-水溶剂系统除色素后，取其中的 9 个较纯净的组分（J_{17-1} ～ J_{17-9}），分别经 Sephadex LH-20 用二氯甲烷-甲醇（1∶1）反复纯化后，组分 J_{17-5-4} 经高压制备色谱分离纯化，用乙腈-水（35∶65）的流动相制备，得到 2.47 mg 化合物 III 和 4.46 mg 化合物 IV；组分 J_{17-5-9} 经高压制备色谱分离纯化，用乙腈-水（35∶65）的流动相制备，得到 2.35 mg 化合物 V 和 12.17 mg 化合物 VI；组分 J_{17-7-3} 经高压制备色谱分离纯化，用乙腈-水（35∶65）的流动相制备，得到 2.31 mg 化合物 VII；组分 J_{17-8} 经高压制备色谱分离纯化，得到 2 个组分（J_{17-8-1}、J_{17-8-2}），其中 J_{17-8-1} 为 3.90 mg 的化合物 VIII，得到的组分 J_{17-8-2} 经高压制备二次纯化，得到 2.70 mg 化合物 IX。组分 J_{18} 经聚酰胺柱色谱分离、乙醇-水溶剂系统除色素后，取其中的 1 个较纯净的组分 J_{18-6}，经 Sephadex LH-20 用二氯甲烷-甲醇（1∶1）洗脱，组分 J_{18-6-5} 经高压制备色谱分离纯化，用乙腈-水（40∶60）的流动相制备，得到 2.49 mg 化合物 X。

（二）化合物结构鉴定

采用质谱、核磁共振波谱等技术方法对分离得到的单体化合物进行结构鉴定。

1. 化合物 I 的鉴定

化合物 I 为白色粉末（甲醇）；$[\alpha]25D+7.4$（$c=0.04$ Me OH）；ESI-MS 正离子模式下给出准分子离子峰 m/z 199［M+H］$^+$，221［M+Na］$^+$，提示其分子量为 198。结合核磁数据，推断分子式为 $C_9H_{10}O_5$，不饱和度为 5。^{1}H-NMR（CD$_3$OD，500 MHz）δ: 7.27（2H，s，H-2，6），3.83（6H，s，H-3，5-OCH$_3$）；^{13}C-NMR（CD$_3$OD，125 MHz）δ: 122.3（C-1），108.6（C-2，6），149.1（C-3，5），142.0（C-4），170.3（C-7），57.1（C-3，5-OCH$_3$）。以上数据与文献[34]基本一致，故鉴定化合物 I 为丁香酸（4-hydroxy-3,5-dimethoxybenzoic acid）。

2. 化合物 II 的鉴定

化合物 II 为淡黄色粉末（甲醇）；ESI-MS 正离子模式下给出准分子离子峰 m/z 395［M+Na］$^+$，411［M+K］$^+$，提示其分子量为 372。结合核磁数据，推断分子式为 $C_{20}H_{20}O_7$，不饱和度为 11。^{1}H-NMR（CD$_3$OD，500 MHz）δ: 6.70（1H，d，$J=8.5$ Hz，H-2′），6.77（1H，d，$J=1.5$ Hz，H-5′），6.89（1H，dd，$J=10.0$、1.5 Hz，H-6′），6.75（1H，s，H-2），6.72（1H，s，H-5），4.27（1H，d，$J=3.75$ Hz，H-7′），3.37（1H，d，$J=15.0$ Hz，H-7a），3.40（1H，d，$J=15.0$ Hz，H-7$_b$），3.69（1H，m，H-8′），3.96（1H，dd，$J=10.0$、8.5 Hz，H-9′），3.80（3H，s，H-3-OMe），3.82（3H，s，H-3′-OMe）；^{13}C-NMR（CD$_3$OD，125 MHz）δ: 134.5（C-1′），111.0（C-2′），149.5（C-3′），147.4（C-4′），116.3（C-5′），120.0（C-6′），48.8（C-7′），49.9（C-8′），85.1（C-9′），119.8（C-1），110.0（C-2），149.4（C-3），147.5（C-4），116.6（C-5），131.2（C-6），45.9（C-7），70.3（C-8），180.6（C-9），56.7（C-3′-OMe），57.3（C-3-OMe）。以上数据与文献[35]基本一致，故鉴定化合物

Ⅱ为（8'R，7'S）-（-）-8 hydroxy-α-conidendrin。

3. 化合物Ⅲ的鉴定

化合物Ⅲ为白色粉末（甲醇）；ESI-MS 正离子模式下给出准分子离子峰 m/z 246.0 [M+Na]$^+$，ESI-MS 负离子模式下给出准分子离子峰 m/z 443.1 [2M-H]$^-$，提示其分子量为 222。结合核磁数据，推断分子式为 $C_{13}H_{18}O_3$，不饱和度为 5。^{1}H-NMR（CD$_3$OD，500 MHz）δ：2.44（1H，d，$J=17.0$ Hz，H-2），2.22（1H，d，$J=17.0$ Hz，H-2），5.89（1H，s，H-4），5.74（1H，d，$J=15.5$ Hz，H-7），5.85（1H，dd，$J=15.5$、5.0 Hz，H-8），4.40（1H，m，H-9），1.29（1H，d，$J=6.5$ Hz，H-10），1.01（1H，s，H-11），1.00（1H，s，H-12），1.89（1H，s，H-13）；^{13}C-NMR（CD$_3$OD，125 MHz）δ：41.1（C-1），49.7（C-2），198.0（C-3），126.8（C-4），162.7（C-5），79.0（C-6），135.8（C-7），128.9（C-8），67.9（C-9），25.0（C-10），24.0（C-11），22.9（C-12），15.8（C-13）。以上数据与文献[36]基本一致，故鉴定化合物Ⅲ为去氢催吐萝芙叶醇（dehydrovomifoliol）。

4. 化合物Ⅳ的鉴定

化合物Ⅳ为白色粉末（甲醇）；ESI-MS 正离子模式下给出准分子离子峰 m/z 246.9 [M+Na]$^+$，ESI-MS 负离子模式下给出准分子离子峰 m/z 222.8 [M-H]$^-$，提示其分子量为 224。结合核磁数据，推断分子式为 $C_{13}H_{20}O_3$，不饱和度为 4。^{1}H-NMR（CD$_3$OD，500 MHz）δ：2.44（1H，d，$J=17.0$ Hz，H-2），2.22（1H，d，$J=17.0$ Hz，H-2），5.89（1H，s，H-4），5.74（1H，d，$J=15.5$ Hz，H-7），5.85（1H，dd，$J=15.5$、5.0 Hz，H-8），4.40（1H，m，H-9），1.29（1H，d，$J=6.5$ Hz，H-10），1.01（1H，s，H-11），1.00（1H，s，H-12），1.89（1H，s，H-13）；^{13}C-NMR（CD$_3$OD，125 MHz）δ：41.2（C-1），49.3（C-2），197.2（C-3），127.4（C-4），160.3（C-5），79.0（C-6），144.9（C-7），130.1（C-8），196.8（C-9），28.1（C-10），24.1（C-11），22.7（C-12），14.9（C-13）。以上数据与文献[37]基本一致，故鉴定化合物Ⅳ为催吐萝芙叶醇（vomifoliol）。

5. 化合物Ⅴ的鉴定

化合物Ⅴ为白色粉末（甲醇）；[α]25D+7.4（c=0.04 Me OH）；ESI-MS 正离子模式下给出准分子离子峰 m/z 175 [M+Na]$^+$，191 [M+K]$^+$，提示其分子量为 152。结合核磁数据，推断分子式为 $C_8H_8O_3$，不饱和度为 5。^{1}H-NMR（CD$_3$OD，500 MHz）δ：7.89（2H，d，$J=8.0$ Hz，H-2，6），6.85（2H，d，$J=8.0$ Hz，H-3，5），3.87（3H，s，H-7-OCH$_3$）；^{13}C-NMR（CD$_3$OD，125 MHz）δ：120.8（C-1），131.3（C-2，6），114.8（C-3，5），162.1（C-4），167.2（C-7），50.8（C-8）。以上数据与文献[38]基本一致，故鉴定化合物Ⅴ为尼泊金甲酯（methyl 4-hydroxybenzoate）。

6. 化合物Ⅵ的鉴定

化合物Ⅵ为白色粉末（甲醇）；[α]25D+7.4（c=0.04 Me OH）；ESI-MS 正离子模式下给出准分子离子峰 m/z 179 [M+H]$^+$，201 [M+Na]$^+$，提示其分子量为 178。结合核磁数据，推断分子式为 $C_{10}H_{10}O_3$，不饱和度为 6。^{1}H-NMR（CD$_3$OD，500 MHz）δ：7.64（1H，d，$J=16.0$ Hz，H-7），7.47（2H，d，$J=8.0$ Hz，H-2，6），6.83（2H，d，$J=8.0$ Hz，H-3，5），6.36（1H，d，$J=16.0$ Hz，H-8），3.78（3H，s，H-9-OCH$_3$）；^{13}C-NMR（CD$_3$OD，125 MHz）δ：125.8（C-1），129.8（C-2，6），115.4（C-3，5），

159.9（C-4），145.2（C-7），113.5（C-8），168.4（C-9），50.6（C-10）。以上数据与文献[39]基本一致，故鉴定化合物Ⅵ为对羟基肉桂酸甲酯[（*E*）-methyl 3-（4-hydroxyphenyl）acrylate]。

7. 化合物Ⅶ的鉴定

化合物Ⅶ为淡黄色粉末（甲醇）；ESI-MS 正离子模式下给出准分子离子峰 *m/z* 593 [M+H]^+，615 [M+Na]^+，提示其分子量为592。结合核磁数据，推断分子式为 $C_{28}H_{32}O_{14}$，不饱和度为13。^{1}H-NMR（CD_3OD，500 MHz）δ：6.99（1H，s，H-3），6.49（1H，s，H-6），6.22（1H，s，H-8），7.18（2H，d，*J*=7.5 Hz，H-2′，6′），6.5（2H，d，*J*=7.5 Hz，H-3′，5′），3.73（3H，s，5-OMe），3.82（3H，s，4′-OMe），4.85（2H，d，*J*=5.5 Hz，H-1″），3.25～4.00（11H，m，H-2″，6″，2‴，5‴），4.39（1H，d，*J*=3.5Hz，H-1‴）；^{13}C-NMR（CD_3OD，125 MHz）δ：165.6（C-2），105.7（C-3），184.1（C-4），163.5（C-5），100.5（C-6），166.5（C-7），95.4（C-8），159.9（C-9），105.4（C-10），128.1（C-1′），111.8（C-2′），147.2（C-3′），155.1（C-4′），115.9（C-5′），121.1（C-6′），56.6（5-OMe），57.2（4′-OMe），95.5（C-1″），74.5（C-2″），87.7（C-3″），74.5（C-4″），74.0（C-5″），62.2（C-6″），106.2（C-1‴），75.4（C-2‴），72.8（C-3‴），70.6（C-4‴），60.5（C-5‴）。以上数据与文献[40]基本一致，故鉴定化合物Ⅶ为4′,5′-二甲氧基黄酮-7-*O*-葡萄糖基木糖苷（4′,5′-dimethoxyflavone-7-*O*-glucoxyloside）。

8. 化合物Ⅷ的鉴定

化合物Ⅷ为白色粉末（甲醇）；ESI-MS 正离子模式下给出准分子离子峰 *m/z* 213.0 [M+Na]^+，ESI-MS 负离子模式下给出准分子离子峰 *m/z* 379.4 [2M-H]^-，提示其分子量为190。结合核磁数据，推断分子式为 $C_{12}H_{14}O_2$，不饱和度为6。^{1}H-NMR（CD_3OD，500 MHz）δ：3.44（1H，m，H-1），2.19（1H，m，H-2），2.55（1H，m，H-2），2.86（1H，m，H-3），3.30（1H，m，H-3），7.6（1H，s，H-5），6.22（1H，s，H-7），1.04（3H，s，C-1-CH_3），1.93（3H，s，H-CH_3），5.73（8-OH）；^{13}C-NMR（CD_3OD，125 MHz）δ：21.5（C-1），23.8（C-2），43.1（C-3），201.3（C-4），127.8（C-5），138.2（C-6），119.8（C-7），151.4（C-8），129.9（C-9），135.5（C-10），24.9（C-6-OMe），19.9（C-1-CH_3）。以上数据与文献[41]基本一致，故鉴定化合物Ⅷ为 schiffnerone B（2-hydroxy-11,12,13-trinor-7-calamenone）。

9. 化合物Ⅸ的鉴定

化合物Ⅸ为淡黄色粉末（甲醇）；ESI-MS 正离子模式下给出准分子离子峰 *m/z* 375 [M+H]^+，397 [M+Na]^+，提示其分子量为374。结合核磁数据，推断分子式为 $C_{20}H_{22}O_7$，不饱和度为10。^{1}H-NMR（CD_3OD，500 MHz）δ：6.26（1H，d，*J*=3.0 Hz，H-2），6.67（1H，d，*J*=6.0 Hz，H-5），6.60（1H，d，*J*=6.0 Hz，H-5′），6.75（1H，dd，*J*=8.5、2.5 Hz，H-6），6.70（1H，dd，*J*=8.5、2.5 Hz，H-6′），4.42（1H，d，*J*=2.0 Hz，H-7），2.91（1H，m，H-8），3.80（1H，m，H-9），3.34（1H，m，H-9），3.82（1H，d，*J*=15.0、5.5 Hz，H-7′），3.39（1H，dd，*J*=15.0、5.5 Hz，H-7），3.11（1H，m），3.76（6H，s，H-3，3′-OMe）；^{13}C-NMR（CD_3OD，125 MHz）δ：135.8（C-1），110.7（C-2），147.7（C-3），147.5（C-4），111.0（C-5），116.4（C-6），85.0（C-7），50.1（C-8），63.5（C-9），134.4（C-1′），

116.8（C-2'），149.7（C-3'），149.4（C-4'），116.8（C-5'），120.0（C-6'），32.3（C-7'），48.8（C-8'），180.1（C-9'），55.8（C-3-OMe），56.7（C-3'-OMe）。以上数据与文献[41]基本一致，故鉴定化合物Ⅸ为isohydroxymatairesinol。

10. 化合物Ⅹ的鉴定

化合物Ⅹ为白色无定形粉末（甲醇）；ESI-MS正离子模式下给出准分子离子峰 m/z 197［M+H］⁺，提示其分子量为196。结合核磁数据，推断分子式为 $C_{11}H_{16}O_3$，不饱和度为4。^{1}H-NMR（CD$_3$OD，500 MHz）δ：4.15（1H，m，H-3），5.68（1H，s，H-7），1.21（3H，s，H-9），1.45（3H，s，H-10），1.68（3H，s，H-11）；^{13}C-NMR（CD$_3$OD，125 MHz）δ：37.2（C-1），47.9（C-2），67.2（C-3），46.4（C-4），88.9（C-5），185.7（C-6），113.3（C-7），174.4（C-8），27.4（C-9），31.0（C-10），26.9（C-11）。以上数据与文献[42]基本一致，故鉴定化合物Ⅹ为地芰普内酯（loliolide）。

二、甘蔗叶脂溶性成分研究

采用系统溶剂法和色谱法进行分离，采用气相色谱-质谱方法进行分析，鉴定了甘蔗叶中52个脂溶性化学成分，主要为烯酸类、烷酸类和直链烷烃类化合物。

（一）提取与分离

甘蔗叶晾干后粉碎，称取10.4 kg，经95%乙醇回流提取3次，每次提取2 h，过滤，合并提取液，滤过，减压回收溶剂，得乙醇提取物浸膏395.8 g，将该浸膏用水悬浮后，依次用石油醚（60~90 ℃）、二氯甲烷、乙酸乙酯、正丁醇进行萃取，回收溶剂后得石油醚部位浸膏（83.4 g）、二氯甲烷部位浸膏、乙酸乙酯部位浸膏、正丁醇部位浸膏。取石油醚部位浸膏4 g，经100~200目硅胶柱层析，石油醚-乙酸乙酯（100∶0~98∶2）梯度洗脱，直至洗脱液为无色，合并2%乙酸乙酯洗脱的馏分，旋干。石油醚洗脱的馏分为样品Ⅰ，2%乙酸乙酯洗脱的馏分为样品Ⅱ，样品Ⅰ为墨绿色半固体物0.415 0 g，样品Ⅱ为黄色油状物1.119 0 g。分别将样品Ⅰ、Ⅱ置于100 ml具塞烧瓶中，加入石油醚（60~90 ℃）-甲苯（1∶1，V/V）20 ml将其溶解，再加入0.4 mol/L的KOH-MeOH溶液10 ml，摇匀，置于45 ℃恒温水浴1 h，停止加热，加纯净水20 ml，振荡摇匀，待分层清晰后分取上清液，经无水硫酸钠脱水，0.45 μm微孔滤膜过滤，分别制得样品Ⅰ、Ⅱ供试品溶液。

（二）化合物结构鉴定

采用气相色谱-质谱法（GC-MS）对供试品中的脂溶性成分进行分离和结构鉴定。经GC-MS分析得到质谱图，经HPMSD化学工作站NIST8、NIST11标准质谱数据库检索，结合相关文献资料，确定各化学成分结构，各化合物的百分含量采用峰面积归一化法计算。

1. 样品Ⅰ和样品Ⅱ的总离子流图

样品Ⅰ和样品Ⅱ的总离子流图（TIC），分别见图3-2-1和图3-2-2。

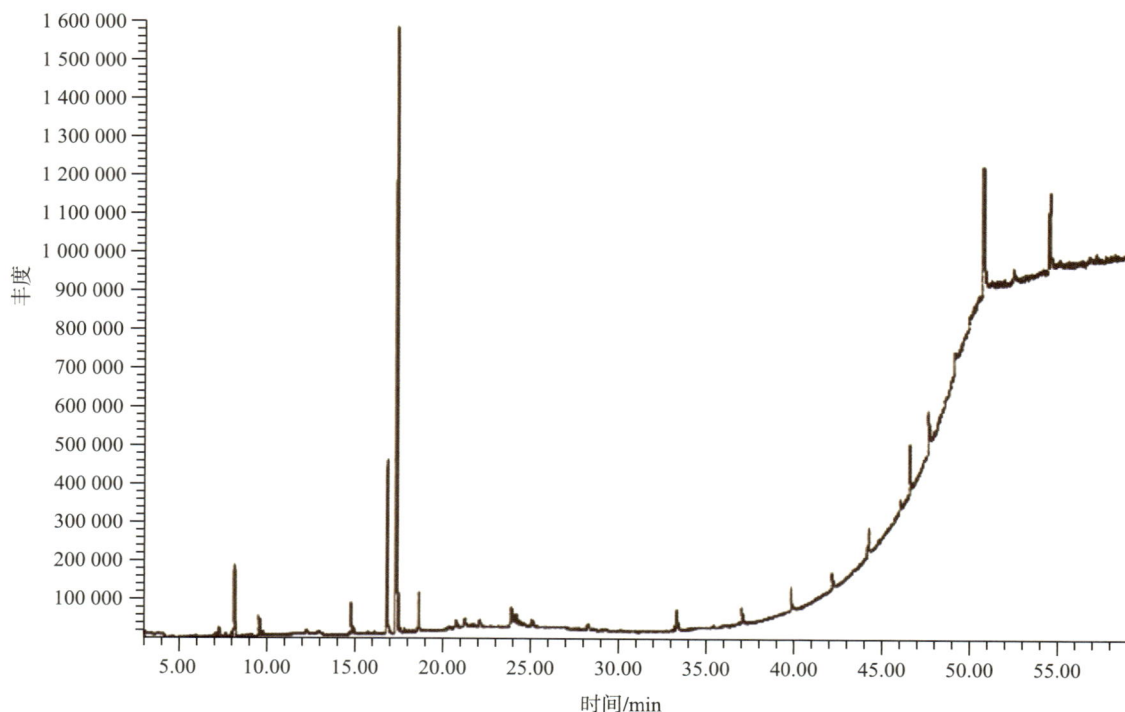

图 3-2-1　样品 I 的总离子流

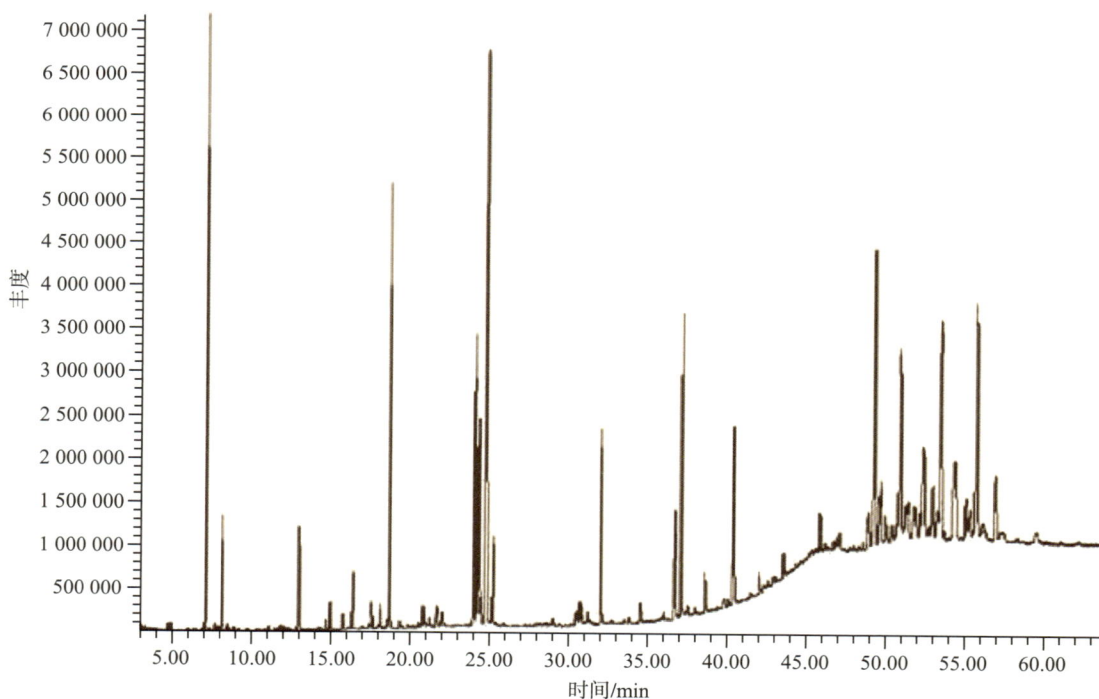

图 3-2-2　样品 II 的总离子流

2. 甘蔗叶中的脂溶性成分分析结果

样品 I 中主要成分为二叔丁基对甲酚（0.46%）、棕榈酸甲酯（0.42%）、正十八烷（0.37%）、亚油酸甲酯（0.25%）；样品 II 中主要成分为植物醇（6.71%）、β-谷甾醇（4.59%）、酞酸二甲酯（2.97%）、亚油酸甲酯（2.83%）、β-香树素（2.31%）。样品Ⅰ和样品Ⅱ的脂溶性成分如表3-2-1和表3-2-2所示。

表3-2-1　样品Ⅰ脂溶性成分分析结果

序号	化合物	时间/min	分子式	分子量	相对百分含量/%	匹配度/%
1	二叔丁基对甲酚（butylated hydroxytoluene）	8.25	$C_{25}H_{24}O$	220	0.46	98
2	1-十六碳烯（cetene）	9.69	$C_{16}H_{32}$	224	0.14	94
3	1-十八碳烯（1-octadecene）	14.86	$C_{18}H_{36}$	252	0.23	94
4	棕榈酸甲酯（hexadecanoic acid methyl ester）	18.69	$C_{17}H_{34}O_2$	270	0.42	95
5	亚油酸甲酯［9,12-octadecadien-oic acid（Z,Z）-methyl ester］	23.97	$C_{19}H_{34}O_2$	294	0.25	96
6	正十二烷（eicosane）	24.08	$C_{20}H_{42}$	282	0.12	93
7	亚麻酸（linolenic acid）	24.21	$C_{18}H_{30}O_2$	278	0.19	90
8	正十八烷（octadecane）	33.36	$C_{18}H_{38}$	254	0.37	95

表3-2-2　样品Ⅱ脂溶性成分分析结果

序号	化合物	时间/min	分子式	分子量	相对百分含量/%	匹配度/%
1	辛酸甲酯（octanoic acid，methyl ester）	3.41	$C_9H_{18}O_2$	158	0.01	93
2	2-十一醇（2-undecanol）	4.80	$C_{11}H_{24}O$	172	0.02	90
3	4-癸烯酸甲基酯（4-decenoic acid）	4.90	$C_{11}H_{20}O_2$	184	0.03	98
4	癸酸甲酯（decenoic acid methyl ester）	5.05	$C_{11}H_{22}O_2$	186	0.03	96
5	香叶基丙酮（geranylacetoe）	7.00	$C_{13}H_{22}O$	194	0.01	95
6	酞酸二甲酯（dimethyl phthalate）	7.18	$C_{10}H_{10}O_4$	194	2.97	94
7	反-β-紫罗兰酮（trans-β-lonone）	7.81	$C_{13}H_{20}O$	192	0.03	90
8	2,4-二叔丁基苯酚（2,4-di-tert-butylphenol）	8.07	$C_{14}H_{22}O_4$	206	0.03	91
9	十二烷二酸单甲酯（dodecanoic acid methyl ester）	8.23	$C_{13}H_{24}O_4$	244	0.56	97
10	1,2-苯二酸乙基甲基酯（1,2-benzenedicarboxylic acid ethyl methyl ester）	8.52	$C_{13}H_{14}O_6$	266	0.02	95
11	联苄（bibenzyl）	8.63	$C_{14}H_{14}$	182	0.04	94
12	二氢猕猴桃内酯［2（4H）-benzofuranone，5,6,7,7a-tetra-hydro-4,4,7a-trimethyl-］	8.97	$C_{11}H_{16}O_2$	180	0.02	97
13	（+）-α-柏木萜烯［（+）-α-funebrene］	11.16	$C_{15}H_{24}$	204	0.05	90
14	十三酸甲酯（tridecanoic acid methyl ester）	12.03	$C_{14}H_{28}O_2$	228	0.03	98
15	2,6-双（1,1-二甲基乙基）-4-（甲氧基甲基-苯酚）［phenol，2,6-bis（1,1-dimethyl-ethy）-4-（methoxymethyl）-］	12.37	$C_{16}H_{26}O_2$	250	0.01	91

序号	化合物	时间/min	分子式	分子量	相对百分含量/%	匹配度/%
16	肉豆蔻酸甲酯（methyl myristate）	13.02	$C_{15}H_{30}O_2$	242	0.65	96
17	13-甲基十四烷酸甲酯（methyl 13-methyltetra）	14.75	$C_{16}H_{32}O_2$	256	0.08	98
18	12-甲基十四烷酸甲酯（tetrade-canoic acid, 12-methyl-，methyl ester）	14.98	$C_{16}H_{32}O_2$	256	0.20	94
19	十五烷酸甲醚（pentadecanoic acid methyl ester）	15.79	$C_{16}H_{32}O_2$	256	0.10	99
20	植酮（2-pentadecanone,6,10,14-trimethyl）	16.39	$C_{18}H_{36}O$	268	0.40	96
21	棕榈酸甲酯（hexadecanoic acid methyl ester）	17.62	$C_{17}H_{34}O_2$	270	0.20	97
22	棕榈油酸甲酯［（Z）-9-hexadecenoic acid methyl ester］	18.11	$C_{17}H_{32}O_2$	268	0.20	99
23	3-（3,5-二叔丁基-4-羟基苯基）丙酸甲酯［benzenepropanoic acid，3,5-bis-1,1-dimethylethyl）-4-hydroxy-，methyl ester］	19.35	$C_{18}H_{28}O_3$	292	0.06	90
24	15-甲基十六烷酸甲酯（hexadecanoic acid, 15-methyl-，methyl ester）	20.55	$C_{18}H_{36}O_2$	284	0.05	97
25	顺-10-碳烯酸甲酯（cis-10-heptadecenoic acid methyl ester）	21.23	$C_{18}H_{34}O_2$	282	0.10	99
26	邻苯二甲酸二异丁酯（methyl propyl phthalate）	21.98	$C_{16}H_{22}O_4$	278	0.13	96
27	1-十九碳烯（1-nonadecene）	23.53	$C_{19}H_{38}$	266	0.04	94
28	16-甲基-十七烷酸甲基酯（heptadecanoic acid, 16-methyl-，methyl ester）	23.77	$C_{19}H_{38}O_2$	298	0.05	94
29	亚油酸甲酯［（Z,Z）-9,12-octadecadienoic acid methyl ester］	24.00	$C_{19}H_{34}O_2$	294	2.83	93
30	亚麻酸甲酯［（Z,Z,Z）-9,12,15-otadecatrienoic acid methyl ester］	24.24	$C_{19}H_{32}O_2$	292	2.12	99
31	反-9-十八碳烯酸甲酯［（E）-9-octadecenoic acid methyl ester］	24.40	$C_{19}H_{36}O_2$	296	0.34	99
32	植物醇（phytol）	24.75	$C_{20}H_{40}O$	296	6.71	97
33	硬脂酸甲酯（methyl stearate）	25.16	$C_{19}H_{38}O_2$	298	0.98	99
34	正二十三烷（tricosane）	27.96	$C_{23}H_{48}$	324	0.04	94
35	正十九酸甲酯（nonadecanoic acid methyl ester）	28.93	$C_{20}H_{40}O_2$	312	0.08	95
36	花生酸甲酯（eicosanoicacid acid methyl ester）	31.93	$C_{21}H_{42}O_2$	326	1.49	99
37	正二十四烷（tetracosane）	33.69	$C_{24}H_{50}$	338	0.05	96
38	二十一烷酸甲酯（heneicosanoic acid methyl ester）	34.39	$C_{22}H_{44}O_2$	340	0.14	97
39	山嵛酸甲酯（docosanoicacid acid methyl ester）	36.56	$C_{23}H_{46}O_2$	354	0.72	99

序号	化合物	时间/min	分子式	分子量	相对百分含量/%	匹配度/%
40	二十三酸甲酯（tricosanoic acid methyl ester）	38.47	$C_{24}H_{48}O_2$	368	0.27	99
41	二十四烷酸甲酯（tetracosanoic acid methyl ester）	40.22	$C_{25}H_{50}O_2$	382	1.12	99
42	十五烷酸甲醚（pentacosanoic acid methyl ester）	41.82	$C_{16}H_{32}O_2$	256	0.27	91
43	β-谷甾醇（β-sitosterol）	50.61	$C_{29}H_{50}O$	414	4.59	97
44	β-香树素（β-amyrin）	51.52	$C_{30}H_{50}O$	426	2.31	90

三、甘蔗叶中黄酮类化合物的分离鉴定

研究发现黄酮类化合物为甘蔗叶的主要化学成分类别之一，苜蓿素为甘蔗叶黄酮类化合物的主要成分，具有抗氧化[43]、抗肿瘤[44]、抑菌[45]等生物活性。本文采用硅胶、聚酰胺、凝胶色谱等方法对甘蔗叶中黄酮类成分进行分离纯化；通过核磁共振波谱法、质谱法鉴定所得化合物，为开发和利用甘蔗叶提供实验基础数据。

（一）提取与分离

将甘蔗叶晾干后粉碎，称取 10.4 kg，分数次提取，以 95% 乙醇为提取溶剂，回流提取 3 次（第 1 次提取前浸泡 12 h），每次 2 h，料液比为 1：10、1：10、1：8。放冷，滤过，合并滤液，减压回收溶剂，得乙醇提取浸膏。将浸膏用水悬浮后，依次用石油醚、二氯甲烷、乙酸乙酯、正丁醇萃取，回收溶剂，得浸膏石油醚部位 83.4 g、二氯甲烷部位 36.6 g、乙酸乙酯部位 124.5 g、正丁醇部位 173.1 g。取乙酸乙酯部位浸膏 124.5 g，与 190 g 硅胶拌样，湿法装柱，上样，进行硅胶柱层析色谱分离，洗脱剂为二氯甲烷-甲醇（1：0、80：1、40：1、30：1、10：1、5：1、3：2、0：1），进行梯度洗脱，分离得到 11 个流分（Fr1 ~ Fr11）。将 Fr8（27.282 7 g）经聚酰胺柱色谱分离，以乙醇-水溶剂系统（10：90、30：70、50：50、70：30、95：0）梯度洗脱，得到 13 个流分（Fr8-1 ~ Fr8-13），将 Fr8-1（1.559 5 g）经凝胶柱色谱分离，以二氯甲烷-水系统（1：1）洗脱，得到 10 个流分（Fr8-1-1 ~ Fr8-1-10），其中 Fr8-1-4 挥干溶剂后经重结晶得到化合物 1（34 mg）。

（二）化合物结构鉴定

通过核磁共振波谱法、质谱法对分离得到的单体化合物进行结构鉴定。

化合物 1 为淡黄色粉末，易溶于水，氯化铁显色为黄色，浓硫酸显色为黄褐色，提示该化合物为黄酮类化合物。^{1}H-NMR（CD$_3$OD，500 MHz）中，低场区有 4 个氢信号，其中，δ6.19（1H，d，$J=1.9$ Hz）与 δ6.55（1H，d，$J=1.9$ Hz）相互耦合，为一个间位取代苯环中的 2 个芳香氢质子信号；δ7.32（2H，s）为另一个苯环上的 2 个质子信号；δ6.98（1H，s）为双键质子信号，δ3.85（6H，s）为

2个甲氧基质子信号，δ12.96（1H，s）、δ10.81（1H，s）、δ9.33（1H，s）为羟基质子信号。¹³C-NMR（CD₃OD，125 MHz）中共有14个碳信号，其中，δ181.9为酮羰基碳信号，除10个苯环碳信号和2个双键碳信号外，高场区的δ56.4为甲氧基信号。碳、氢数据与文献[45]报道的基本一致，数据归属见表3-2-3，文献测定溶剂为CD₃OD，鉴定该化合物为苜蓿素，化学结构见图3-2-3。

表 3-2-3　化合物 1 的 ¹H-NMR 和 ¹³C-NMR 数据

位置	实验 δ_C	实验 δ_H	文献 δ_C	文献 δ_H
2	164.2	—	164.1	—
3	103.8	6.98（1H，s）	103.7	6.99（1H，s）
4	181.9	—	181.8	—
5	157.4	—	157.5	—
6	98.9	6.19（1H，d，$J=1.9$ Hz）	98.8	6.20（1H，d，$J=2$ Hz）
7	163.7	—	163.6	—
8	94.3	6.55（1H，d，$J=1.9$ Hz）	94.1	—
9	161.4	—	161.3	—
10	103.6	—	102.3	—
1'	139.8	—	139.8	7.33（2H，s）
2',6'	104.2	7.32（2H，s）	104.3	—
3',5'	148.2	—	148.1	—
4'	163.7	—	164.1	—
3',5'-OMe	56.4	3.85（6H，s）	56.3	3.88（6H，s）
5-OH	—	12.96（1H，s）	—	12.97（1H，s）
7-OH	—	10.81（1H，s）	—	10.82（1H，s）
4'-OH	—	9.33（1H，s）	—	9.34（1H，s）

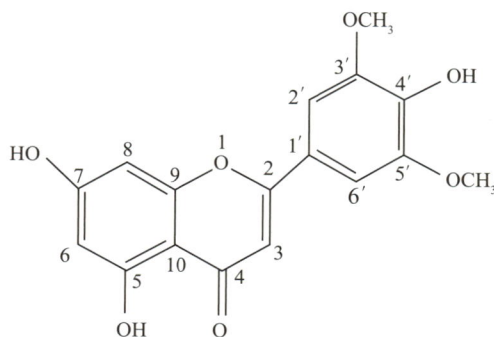

图 3-2-3　苜蓿素的化学结构

（三）苜蓿素的纯度检测

1. 供试品溶液的制备

取苜蓿素 10.5 mg，精密称定，置 10 ml 容量瓶中，用甲醇定容至刻度，摇匀，配制成浓度为 1.05 mg/ml 的供试品溶液，备用。

2. 色谱条件

Phenomenex C_{18} 色谱柱（250 mm×4.6 mm，5 μm）；流动相为甲醇-0.1% 磷酸（体积比为 54∶46）；体积流量为 1 ml/min；检测波长为 350 nm；柱温为 20 ℃；进样量为 10 μl。

3. 检测方法和结果

将上述供试品溶液在上述色谱条件下平行检测 3 次，计算供试品中苜蓿素的峰面积。结果：甲醇空白溶液对纯度检查无干扰，3 次峰面积均大于 98%，相对标准偏差为 0.14%，平均值达到 99.6%。苜蓿素对照品的 HPLC 图谱见图 3-2-4。

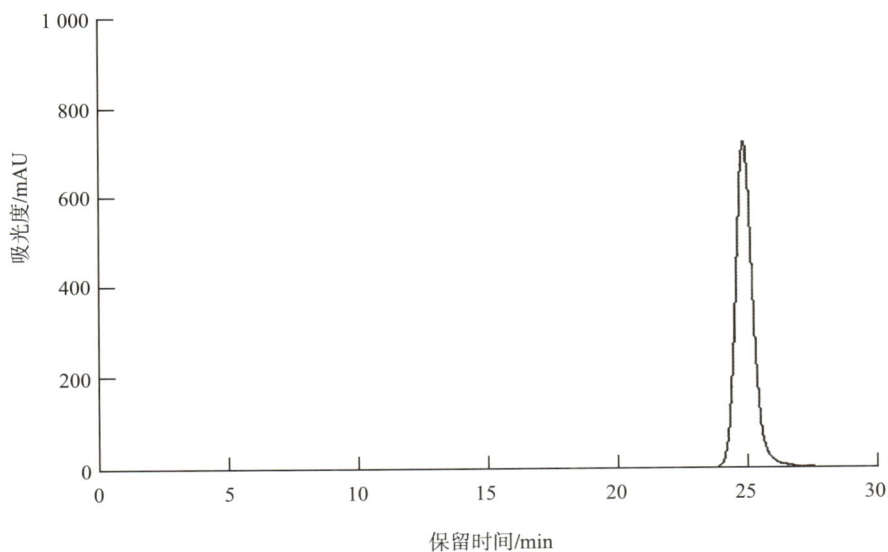

图 3-2-4　苜蓿素对照品的 HPLC 图谱

四、甘蔗叶多糖的提取工艺、除蛋白工艺研究

化学预试验证明，甘蔗叶中含一定量的多糖，现采用正交试验，以多糖的提取量为评价指标，对甘蔗叶多糖的提取工艺进行优化选择；以多糖保留率和蛋白质清除率为指标，比较研究天然澄清剂法、Sevage 法、三氯乙酸法（TCA 法）、TCA-Sevage 法等 4 种不同除蛋白方法，并采用正交试验法优选 Ⅱ 型 ZTC1+1 天然澄清剂除蛋白的工艺，期望制备出高纯度的甘蔗叶多糖。结果表明，甘蔗叶多糖最佳的提取条件为提取温度 100 ℃，提取时间 5 h，提取次数 3 次，料水比 1∶30。通过比较几种脱蛋白方法可知，Ⅱ 型 ZTC1+1 天然澄清剂清除蛋白效果最佳，多糖损失少、蛋白质清除率较高，且经过处理后的多糖溶

液清澈透亮、色泽浅、易过滤、无异味。

（一）多指标正交优选甘蔗叶多糖的提取工艺

1. 甘蔗叶多糖的含量测定

（1）对照品溶液的配制

精密称取 105 ℃干燥至恒重的葡萄糖标准品 60 mg，用蒸馏水溶解，定容至 100 ml，即可得到 0.6 g/L 的对照品溶液。

（2）供试品溶液的制备

将甘蔗叶粉碎、烘干、过 60 目筛处理后，精密称取所得样品粉末 1 g，置于圆底锥形瓶中，按料水比 1∶30，在 100 ℃下水浴提取 2 h，放冷，补足质量，趁热抽滤，残渣加适量水重复上述步骤 3 次，合并滤液，放冷后移取 1 ml 滤液，定容至 25 ml 即得。

（3）检测波长的选择

精密移取对照品溶液及供试品溶液各 2 ml，分别置于 10 ml 具塞玻璃管中，加 5% 苯酚试液 1.0 ml，摇匀，均匀滴加浓硫酸 7.0 ml 后摇匀，静置 10 min，再沸水浴加热 15 min，取出，流水冷却至室温，在 400～900 nm 波长范围内扫描，两者均在 485 nm 波长处有最大吸收，故选择 485 nm 为检测波长。另以蒸馏水 2 ml 加相应试剂作为空白对照，在相应波长处测定吸光度。

（4）标准曲线的绘制

精密量取对照品溶液 0.5 ml、1.0 ml、1.5 ml、2.0 ml、2.5 ml、3.0 ml，分别置于 25 ml 容量瓶中，各加蒸馏水定容，摇匀。按照"检测波长的选择"项下方法操作，于 485 nm 波长处测定吸光度。以葡萄糖质量浓度（C）为横坐标、吸光度（A）为纵坐标绘制标准曲线，得回归方程 $A = 0.112\,7C + 0.083\,1$（$R^2 = 1$），葡萄糖在 12.24～73.44 mg/L 范围内呈良好的线性关系。

（5）精密度、稳定性、重复性试验

取甘蔗叶粗粉 1 g，精密称定，按照"供试品溶液的制备"和"检测波长的选择"项下方法操作，测定吸光度，连续测 6 次。结果 RSD 为 0.14%，表明仪器精密度较高。取甘蔗叶粗粉 1 g，精密称定，按照"供试品溶液的制备"和"检测波长的选择"项下方法操作，分别在 0 min、15 min、30 min、45 min、60 min、90 min、120 min、150 min、180 min 测定吸光度，结果 RSD 为 5%，比较数据，供试品和对照品溶液显色后在 30 min 内 $RSD < 3\%$，表明样品稳定。取相同甘蔗叶粗粉 6 份，每份 1 g，精密称定。按"供试品溶液的制备"和"检测波长的选择"项下方法操作，分别测定吸光度。结果 RSD 为 1.2%，表明试验方法的重复性较好。

（6）加样回收率试验

精密称定相同质量的甘蔗叶供试品 6 份，分别加入精密称定的不同量的甘蔗叶多糖，按"供试品溶液的制备"和"检测波长的选择"项下方法操作，测定回收率。结果见表 3-2-4。

表 3-2-4　甘蔗叶多糖加样回收率试验

试验号	样品含量/mg	测得量/mg	回收率/%	平均回收率/%	RSD/%
1	37.51	74.40	99.71		
2	37.41	74.60	100.51		
3	37.30	74.25	99.86	99.91	0.46
4	37.45	74.57	100.32		
5	37.62	74.33	99.22		
6	37.64	74.58	99.84		

注：对照品加入量均为 37 mg。

2. 甘蔗叶多糖提取工艺优选

（1）单因素实验

选定提取温度、提取时间、料水比、提取次数 4 个影响因素作为考察对象，每组实验平行 3 份。

1）提取温度对多糖含量的影响

取甘蔗叶粗粉 15 份，每份 1 g，精密称定，按料水比 1∶40，分别在 50 ℃、60 ℃、70 ℃、80 ℃、90 ℃、100 ℃下提取 1 h，按"甘蔗叶多糖的含量测定"项下方法进行处理与测定，计算多糖质量分数，分别为 2.71%、3.06%、3.39%、3.74%、4.47%、4.26%。50～90 ℃时，多糖含量随提取温度的升高而逐渐增大，100 ℃时有所下降。

2）提取时间对多糖含量的影响

取甘蔗叶粗粉 15 份，每份 1 g，精密称定，按料水比 1∶40，在 100 ℃条件下，分别提取 1 h、2 h、3 h、4 h、5 h，按"甘蔗叶多糖的含量测定"项下方法进行处理与测定，计算多糖质量分数，分别为 3.21%、3.49%、3.60%、3.70%、3.32%。甘蔗叶多糖的含量在 4 h 内随着提取时间的延长而逐渐增大，4 h 后多糖含量基本持平，5 h 后有下降的趋势。

3）料水比对多糖含量的影响

取甘蔗叶粗粉 15 份，每份 1 g，精密称定，分别按料水比 1∶20、1∶30、1∶40、1∶50、1∶60、1∶70、1∶80，在 100 ℃提取 1 h，按"供试品溶液的制备"和"检测波长的选择"项下方法进行处理与测定，计算多糖质量分数，分别为 3.69%、3.88%、3.69%、3.42%、3.45%、2.99%、3.25%。当料水比达到 1∶30以后，多糖含量增长速度变慢且逐渐平衡，而增大料水比，能耗也逐渐增大。

4）提取次数对多糖含量的影响

精密称取甘蔗叶粗粉 1 g，按料水比 1∶50，在 100 ℃回流提取 4 h，分别提取 1、2、3、4 次，再按"供试品溶液的制备"和"检测波长的选择"项下方法进行处理与测定，抽滤后的滤渣再按上述条件提取第 2 次，计算多糖质量分数，分别为 3.87%、4.01%、4.07%、4.10%。随着提取次数的增加，多糖质量分数逐渐增大，但增幅不大。

（2）甘蔗叶多糖提取工艺正交试验

根据单因素实验结果确定料水比（A）、提取时间（B）、提取次数（C）、提取温度（D）4 个影响因素，每个因素选定3个水平，按 $L_9(3^4)$ 正交表进行试验，因素水平见表3-2-5。正交试验结果见表3-2-6。结果表明，各因素对甘蔗叶多糖提取效果的影响程度，C＞A＞D＞B，即提取次数影响最大。综合各因素，确定 $A_2B_3C_3D_3$ 为最佳提取条件，即提取温度为100℃，提取时间为5 h，提取次数为3次，提取时的料水比为1∶30。

表3-2-5　甘蔗叶多糖提取工艺正交试验因素水平

水平	A	B/h	C/次	D/℃
1	1∶20	3	1	80
2	1∶30	4	2	90
3	1∶40	5	3	100

表3-2-6　甘蔗叶多糖提取正交试验安排

试验号	A	B	C	D	多糖质量分数/%
1	1	1	1	1	4.318
2	1	2	2	2	4.989
3	1	3	3	3	6.263
4	2	1	2	3	5.542
5	2	2	3	1	5.853
6	2	3	1	2	4.467
7	3	1	3	2	5.151
8	3	2	1	3	4.097
9	3	3	2	1	4.802
K_1	15.570	15.011	12.882	14.973	—
K_2	15.862	14.939	15.333	14.607	—
K_3	14.050	15.532	17.267	15.902	—
R	1.812	0.593	4.385	1.295	—

（二）甘蔗叶多糖除蛋白工艺研究

1. 实验方法

（1）甘蔗叶多糖的制备

取甘蔗叶粗粉335 kg，置于1 t提取罐中，加30倍量纯水于100℃浸提3次，每次2 h，过滤，合并滤液，并浓缩至饱和状态，加无水乙醇至浓度达到80%，静置12 h，离心，沉淀依次用无水乙醇、丙酮、乙醚反复洗涤数次，抽滤，真空干燥后得甘蔗叶粗多糖粉末。

（2）葡萄糖标准曲线的绘制

称取干燥至恒重的葡萄糖标准品 25.30 mg，置于 25 ml 容量瓶中，加蒸馏水溶解、稀释至刻度，配制成质量浓度为 1.012 mg/ml 的母液。精密吸取母液 5.0 ml，置于 100 ml 容量瓶中，加蒸馏水稀释至刻度，作为贮备液，吸取贮备液 2.0 ml，以苯酚-硫酸法[46]显色，在 400～800 nm 波长范围内扫描，确定 λ_{max}。然后精密吸取贮备液 1.0 ml、1.2 ml、1.4 ml、1.6 ml、1.8 ml、2.0 ml，分别置于具塞试管中，加蒸馏水补至 2.0 ml，以苯酚-硫酸法显色，另以蒸馏水 2.0 ml 同上操作作为空白对照，于 λ_{max} 处测定吸光度，绘制标准曲线，求出回归方程。

（3）蛋白质标准曲线的绘制

称取干燥至恒重的牛血清白蛋白标准品 12.44 mg，置于 100 ml 容量瓶中，加蒸馏水溶解、稀释至刻度，配制成质量浓度为 124.4 μg/ml 的贮备液。吸取贮备液 1.0 ml，根据考马斯亮蓝 G-250 法[47]（考马斯亮蓝 G-250 试剂的配制参照李如亮[48]的方法），在 400～800 nm 波长范围内扫描，确定 λ_{max}。然后吸取 0.2 ml、0.4 ml、0.6 ml、0.8 ml、1.0 ml 贮备液，加蒸馏水补至 1.0 ml，加入考马斯亮蓝 G-250 试剂 5 ml，摇匀，以蒸馏水为空白，10 min 后于 λ_{max} 处测定吸光度，绘制标准曲线，求出回归方程。

（4）色素表征吸收[49]

取甘蔗叶多糖配成适宜浓度的溶液，在 400～800 nm 波长范围内进行扫描，确定色素表征吸收。

（5）除蛋白方法的比较

1）多糖溶液的配制

称取甘蔗叶粗多糖 10 g，加入 200 ml 蒸馏水超声溶解，离心，配制成质量浓度为 5% 的甘蔗叶多糖溶液，备用。

2）澄清剂的配制

根据Ⅱ型 ZTC1+1 天然澄清剂说明书所示，配制方法如下。

A 组分：称取澄清剂 A 组分 1 g，用 10 ml 蒸馏水溶解，并搅拌成糊状，再加入剩余 90 ml 蒸馏水，不断搅拌，使其充分溶解，溶胀 24 h，配成 1% 黏胶液（用前摇匀）100 ml，即得。

B 组分：先配制 1% 醋酸（V/V），称取澄清剂 B 组分 1 g，用 10 ml 1% 醋酸溶解，并搅拌成糊状，加入余下的 90 ml 1% 醋酸，充分搅拌，使其溶解，溶胀 24 h，配成 1% 黏胶液（用前摇匀）100 ml，即得。

3）Ⅱ型 ZTC1+1 天然澄清剂法

取 5% 甘蔗叶多糖溶液，澄清剂用量（B/A）为 8%/4%，在 60 ℃下，保温 2 h/1 h（每隔半小时搅匀 1 次），过滤，定容，分别测定多糖、蛋白质的含量。

4）TCA 法

取 5% 甘蔗叶多糖溶液，按体积比为 1∶1 的比例，加入 10% 三氯乙酸溶液，充分振摇，置于 4 ℃冰箱，静置 2 h，离心，上清液用 5% 氢氧化钠溶液中和，定容，分别测定多糖、蛋白质的含量。

5）Sevage 法

取 5% 甘蔗叶多糖溶液，按照多糖溶液∶氯仿∶正丁醇＝25∶5∶1（V∶V∶V）的比例，先后加入氯仿、正丁醇，剧烈振摇 15 min，待其静置分层，得上层水层，同上操作，重复 6 次，离心，取上清液定容，分别测定多糖、蛋白质的含量。

6）TCA-Sevage 法

取 5% 甘蔗叶多糖溶液，先按照体积比为 1：1 的比例，加入 10% 三氯乙酸溶液，充分振摇，置于 4 ℃冰箱，静置 2 h，离心，上清液用 5% 氢氧化钠溶液中和，然后按多糖溶液：氯仿：正丁醇＝25：5：1（V：V：V）的比例，先后加入氯仿、正丁醇，剧烈振摇 15 min，离心，取上清液定容，分别测定多糖、蛋白质的含量。

（6）单因素实验

1）澄清剂用量对除蛋白效果的影响

固定多糖溶液浓度为 5%，温度为 60 ℃，时间为 2 h/1 h（B/A），分别加入澄清剂，用量（B/A）为 4%/2%、6%/3%、8%/4%、10%/5%，进行澄清处理。

2）温度对除蛋白效果的影响

固定多糖溶液浓度为 5%，澄清剂用量（B/A）为 6%/3%，时间为 2 h/1 h（B/A），分别在温度为 20 ℃、40 ℃、60 ℃、80 ℃条件下进行澄清处理。

3）多糖浓度对除蛋白效果的影响

固定温度为 40 ℃，澄清剂用量（B/A）为 6%/3%，时间为 2 h/1 h（B/A），分别取浓度为 2%、4%、6%、8%、10% 的甘蔗叶多糖溶液进行澄清处理。

4）时间对除蛋白效果的影响

固定多糖溶液浓度为 2%，澄清剂用量（B/A）为 6%/3%，温度为 40 ℃，在保温时间分别为 0.5 h/0.5 h、0.5 h/1 h、1 h/1 h、2 h/1 h、2 h/2 h（B/A）的条件下进行澄清处理。

（7）样品溶液的测定

精密吸取除蛋白前后的多糖溶液，根据标准工作曲线下方法分别测定多糖、蛋白质的含量和色素 A_{400}。

（8）指标的确定

以多糖保留率、蛋白质清除率和脱色率为考察指标，兼顾多糖保留率（权值为 0.4）、蛋白质清除率（权值为 0.5）和脱色率（权值为 0.1），采用加权法进行综合评分。

$$多糖保留率 = M_2/M_1 \times 100\%$$

$$蛋白质清除率 = （N_1-N_2）/N_1 \times 100\%$$

$$脱色率 = （A_1-A_2）/A_1 \times 100\%$$

$$综合评分 = 0.1 \times 脱色率 + 0.4 \times 多糖保留率 + 0.5 \times 蛋白质清除率$$

式中，M_1、M_2 分别为处理前后的多糖含量；N_1、N_2 分别为处理前后的蛋白质含量；A_1、A_2 分别为处理前后的色素 A_{400}。

（9）正交试验因素水平

选择澄清剂用量（A）、温度（B）、多糖浓度（C）、时间（D）4 个因素，按 $L_9（3^4）$ 安排正交试验，因素水平见表 3-2-7。

表 3-2-7　甘蔗叶多糖除蛋白工艺正交试验因素水平

水平	因素			
	澄清剂用量（B/A）	温度/℃	多糖浓度（w/v）/%	时间/（B/A）
1	4%/2%	30	2	1 h/1 h
2	6%/3%	40	3	2 h/1 h
3	8%/4%	50	4	2 h/2 h

2. 验证实验

为考察工艺的稳定性，配制质量浓度为 3% 的多糖溶液 3 份，根据最佳工艺条件处理后，分别测定多糖、蛋白质的含量和色素表征吸收，计算出多糖保留率、蛋白质清除率、脱色率及 RSD。

3. 结果与分析

（1）葡萄糖标准曲线

吸取葡萄糖贮备液，显色后进行光谱扫描，如图 3-2-5 所示，确定 λ_{max} 为 487 nm。以葡萄糖浓度 C（μg/ml）为横坐标、吸光度 A_{487} 为纵坐标绘制标准曲线，得回归方程 $A_{487}=0.013\ 3\ C+0.013\ 6$，$r=0.995\ 6$，结果表明葡萄糖浓度在 25.30 ~ 50.60 μg/ml 范围内，具有良好的线性关系（图 3-2-6）。

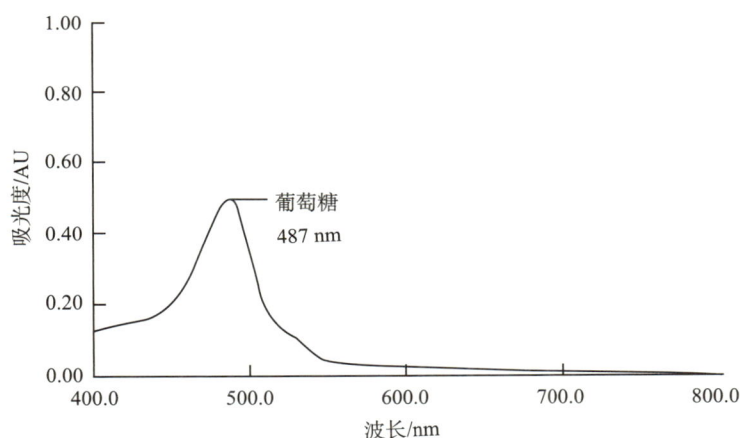

图 3-2-5　葡萄糖扫描光谱图

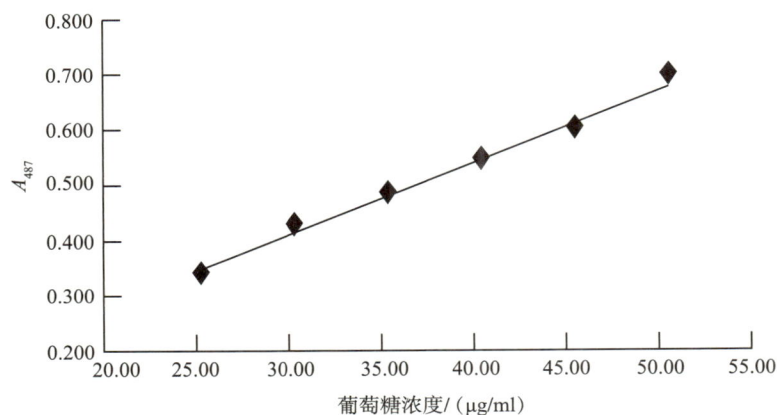

图 3-2-6　葡萄糖标准曲线

（2）蛋白质标准曲线

吸取牛血清白蛋白贮备液，显色后进行光谱扫描，如图 3-2-7 所示，确定 λ_{max} 为 593 nm。以牛血清白蛋白浓度 C（μg/ml）为横坐标、吸光度 A_{593} 为纵坐标绘制标准曲线，得回归方程 $A_{593}=0.005\,5\,C+0.039$，$r=0.999\,2$，结果表明牛血清白蛋白浓度在 24.88～124.4 μg/ml 范围内，具有良好的线性关系（图 3-2-8）。

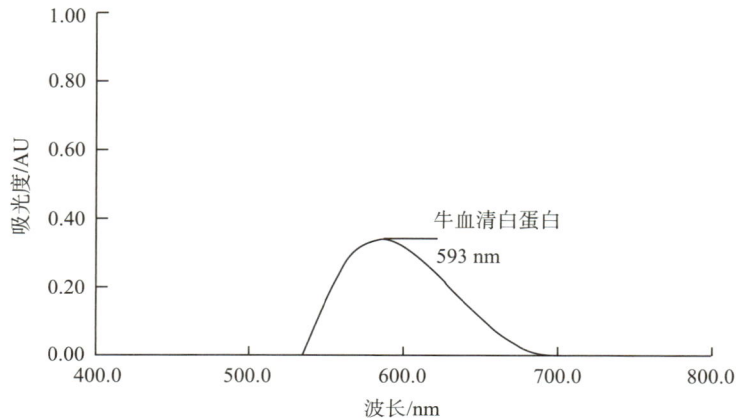

图 3-2-7　蛋白质扫描光谱图

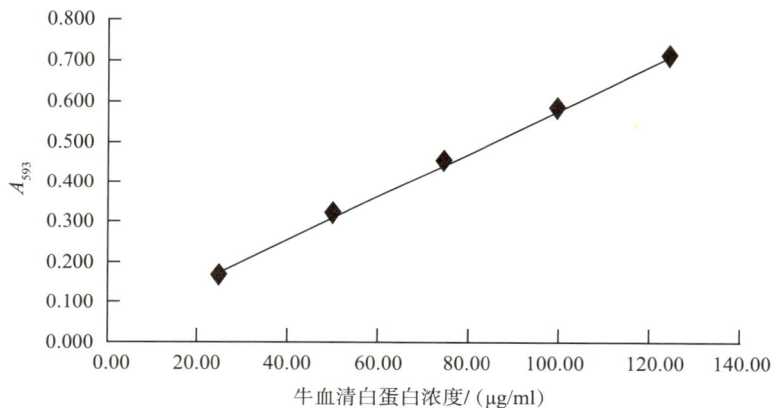

图 3-2-8　蛋白质标准曲线

（3）色素表征吸收

将多糖溶液在 400～800 nm 波长范围内进行扫描，如图 3-2-9 所示，由此选择 400 nm 处的吸光度（A_{400}）表征色素含量。

（4）除蛋白效果比较

如表 3-2-8 所示，甘蔗叶多糖采用 Sevage 法除蛋白，反复处理 6 次后多糖损失相对较少，蛋白质的清除率较高，该法条件温和，在避免多糖降解方面效果较好，但该法效率低，且需消耗大量有毒有机试剂，试剂易残留；TCA 法除蛋白效果明显，与 Sevage 法相比，多糖损失相差不大，但三氯乙酸酸性较强，容易导致多糖的降解；天然澄清剂法在除蛋白过程中优势明显，多糖损失少，蛋白质清除率相对较高，且经过澄清处理后的多糖溶液具有颜色浅、易过滤、无残留的特点。故本实验选用 II 型 ZTC1+1 天然澄清剂法去除甘蔗叶多糖中的蛋白质，并通过正交试验优化其除蛋白工艺。

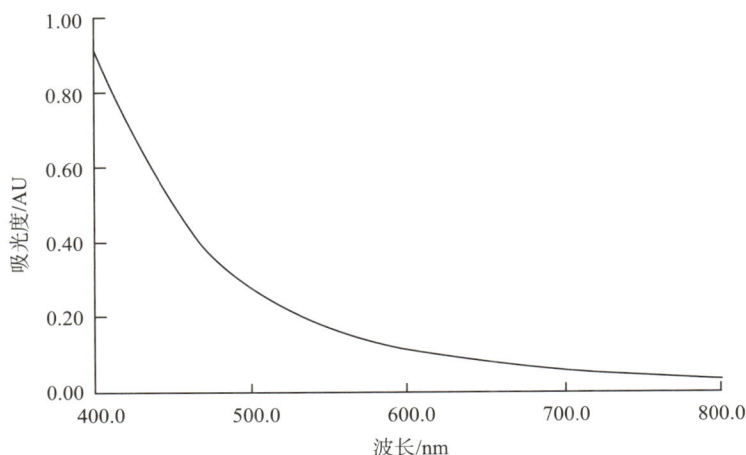

图 3-2-9 多糖溶液扫描光谱图

表 3-2-8 除蛋白效果比较（$\bar{x} \pm s$，$n=3$）

指标	Ⅱ型 ZTC1+1 天然澄清剂法	TCA 法	Sevage 法	TCA-Sevage 法
除蛋白次数	1	1	6	1
多糖保留率/%	95.77 ± 0.11	71.80 ± 0.05	77.27 ± 0.15	92.06 ± 0.14
蛋白质清除率/%	56.92 ± 0.15	59.01 ± 0.11	43.06 ± 0.11	17.67 ± 0.12

（5）除蛋白单因素实验结果

1）澄清剂用量对除蛋白效果的影响

如图 3-2-10 所示，随着澄清剂用量的增加，除蛋白效果呈现先升后降的趋势，说明澄清剂用量并非越大越好，这可能是由于澄清剂体系内高分子与蛋白质的结合达到饱和后，剩余澄清剂产生的絮凝物的吸附作用使多糖损失增加。

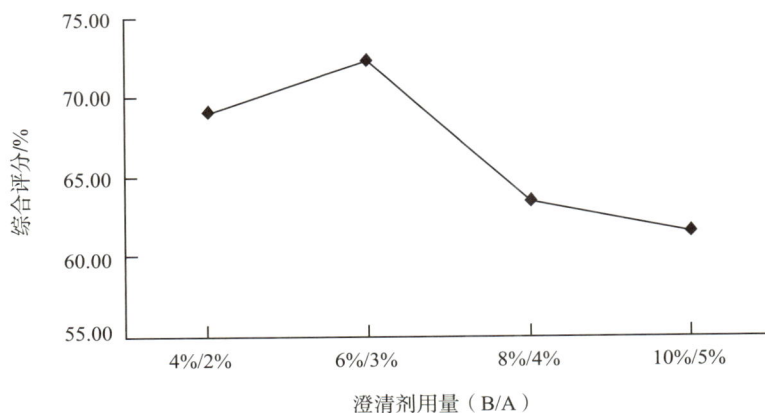

图 3-2-10 澄清剂用量对除蛋白效果的影响

2）温度对除蛋白效果的影响

如图 3-2-11 所示，随着温度的升高，澄清剂除蛋白效果呈现先升后降的趋势，这可能是由于温度低，澄清剂体系内粒子热运动不剧烈，絮凝作用不充分，效果差；温度过高，澄清剂体系内高分子活性受到限制，影响絮凝作用。

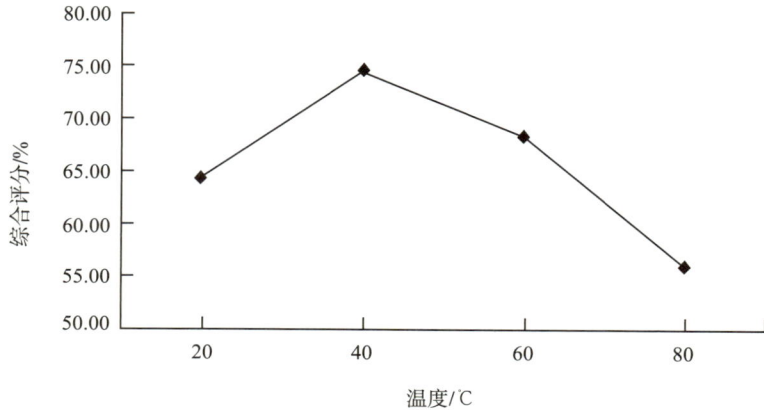

图 3-2-11　温度对除蛋白效果的影响

3）多糖浓度对除蛋白效果的影响

从图 3-2-12 可以看出，随着多糖浓度的增加，澄清剂除蛋白效果呈现下降的趋势，这可能是由于多糖浓度过大，使得澄清剂在药液中分散不均匀，且浓的药液在澄清时所产生的大量絮凝物可能会夹杂目标成分，从而影响有效成分含量。

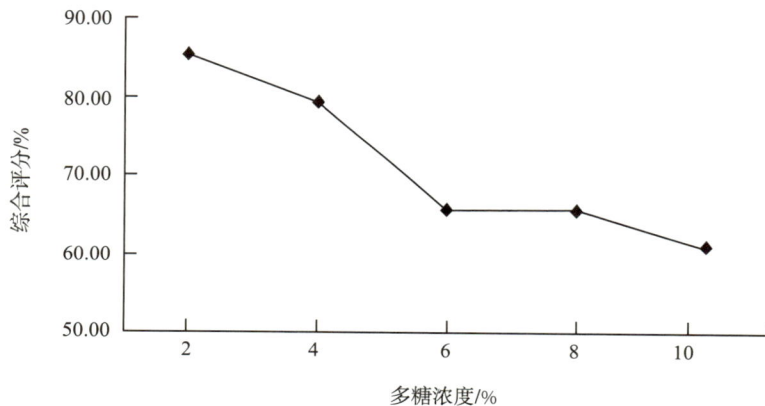

图 3-2-12　多糖浓度对除蛋白效果的影响

4）时间对除蛋白效果的影响

从图 3-2-13 可以得知，随着时间的延长，综合评分并没有显著上升，且基本保持在 75% 以上，2 h 后有所下降，这可能是由于澄清剂产生的絮凝物的长时间吸附作用，影响澄清效果。根据澄清剂说明书所示，加入澄清剂后保温 1~2 h 即可。

（6）正交试验结果分析

由表 3-2-9 可知，各因素对脱色率和多糖保留率的影响，温度＞澄清剂用量＞多糖浓度＞时间；对蛋白质清除率的影响，温度＞多糖浓度＞澄清剂用量＞时间。

由表 3-2-10 可知，以多糖保留率为指标，温度对多糖保留率有显著影响，澄清剂用量有一定影响，其他因素几乎没有影响；以脱色率和蛋白质清除率为指标，温度对脱色率和蛋白质清除率均有显著影响，

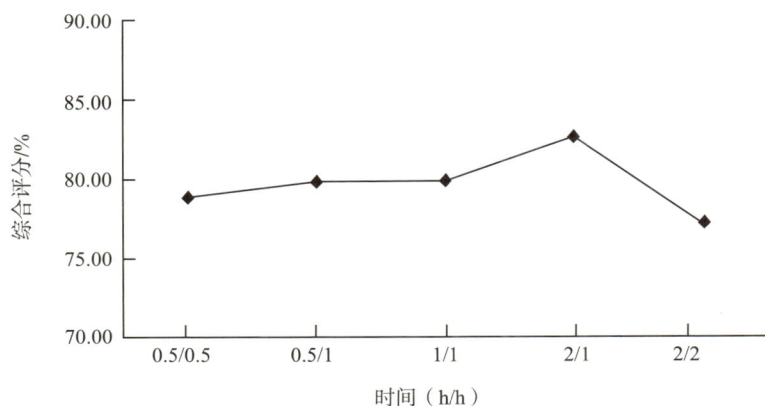

图 3-2-13　时间对除蛋白效果的影响

其他因素几乎没有影响。温度是具有显著影响的因素，故选择反应温度为 30 ℃。澄清剂用量是有一定影响的因素，根据直观分析结果，结合本实验研究目的，选择澄清剂用量为 6%/3%。多糖浓度和时间是几乎没有影响的因素，以综合评分为指标，根据极差分析结果，选择多糖浓度为 3%；从节约能源、提高效率的角度出发，选择处理时间为 1 h/1 h。故筛选出最佳工艺：配制质量浓度为 3% 的多糖溶液，在温度为 30 ℃、澄清剂用量为 6%/3% 的条件下，加入 B 组分加热 1 h，然后加入 A 组分加热 1 h。

表 3-2-9　甘蔗叶多糖除蛋白工艺正交试验结果（$\bar{x} \pm s$，$n=3$）

试验号	澄清剂用量	温度	多糖浓度	时间	脱色率/%	多糖保留率/%	蛋白质清除率/%	综合评分/%
1	1	1	1	1	51.33 ± 0.02	90.77 ± 0.18	61.52 ± 0.09	72.20 ± 0.09
2	1	2	2	2	53.01 ± 0.04	84.88 ± 0.15	66.91 ± 0.19	72.71 ± 0.04
3	1	3	3	3	49.34 ± 0.02	89.29 ± 0.12	59.82 ± 0.03	70.56 ± 0.06
4	2	1	2	3	57.34 ± 0.02	89.11 ± 0.13	68.81 ± 0.04	75.78 ± 0.04
5	2	2	3	1	54.98 ± 0.02	84.53 ± 0.14	65.86 ± 0.06	72.24 ± 0.09
6	2	3	1	2	59.34 ± 0.08	88.12 ± 0.15	69.45 ± 0.08	75.91 ± 0.09
7	3	1	3	2	53.30 ± 0.02	83.63 ± 0.13	62.56 ± 0.17	70.06 ± 0.05
8	3	2	1	3	65.54 ± 0.07	82.65 ± 0.12	66.98 ± 0.10	73.10 ± 0.05
9	3	3	2	1	61.75 ± 0.02	81.41 ± 0.16	70.92 ± 0.15	74.20 ± 0.09
K_1	153.68	284.88	176.21	168.06	—	—	—	—
K_2	171.66	173.53	172.10	165.65	—	—	—	—
K_3	180.59	170.43	157.62	172.22	—	—	—	—
R	26.91	114.45	19.59	6.57	—	—	—	—
K'_1	264.94	441.42	261.54	256.71	—	—	—	—
K'_2	261.76	252.06	255.40	256.63	—	—	—	—
K'_3	247.69	258.82	257.45	261.05	—	—	—	—
R'	17.25	189.36	6.14	4.42				

试验号	澄清剂用量	温度	多糖浓度	时间	脱色率/%	多糖保留率/%	蛋白质清除率/%	综合评分/%
K''_1	188.25	328.28	197.95	198.30	—	—	—	—
K''_2	204.12	199.75	206.64	198.92	—	—	—	—
K''_3	200.46	200.19	188.24	195.61	—	—	—	—
R''	15.87	128.53	18.40	3.31	—	—	—	—
K'''_1	215.47	369.19	221.21	218.64	—	—	—	—
K'''_2	223.93	218.05	222.69	218.68	—	—	—	—
K'''_3	217.36	220.67	212.86	219.44	—	—	—	—
R'''	8.46	151.14	9.83	0.80	—	—	—	—

表 3-2-10　甘蔗叶多糖除蛋白工艺正交试验方差分析

指标	方差来源	偏差平方和	自由度	方差	F 值	显著性
脱色率	A	125.24	2	62.62	1.77	—
	B	18 331.31	2	9 165.66	258.42	*
	C	63.57	2	31.79	0.90	—
	D（误差）	7.36	2	3.69	0.10	—
多糖保留率	A	56.18	2	28.09	5.21	△
	B	41 826.79	2	20 913.39	3 880.49	*
	C	6.51	2	3.26	0.69	—
	D（误差）	4.26	2	2.13	0.40	—
蛋白质清除率	A	46.04	2	23.02	0.79	—
	B	23 531.57	2	11 765.79	401.92	*
	C	56.48	2	28.24	0.96	—
	D（误差）	2.06	2	1.03	0.04	—
综合评分	A	13.15	2	6.57	0.07	—
	B	29 588.14	2	14 794.07	1 568.64	*
	C	18.73	2	9.36	0.99	—
	D（误差）	0.14	2	0.07	0.01	—

注：$F_{0.05}(2, 2) = 19$，$F_{0.01}(2, 2) = 99$，$F_{0.25}(2, 2) = 3$；* 代表显著，$P < 0.01$，△代表有一定影响，$P < 0.25$。

（7）验证实验结果

验证实验结果如表 3-2-11 所示，在该工艺条件下，各指标的 RSD 均小于 3%，说明该工艺稳定、可行。

表 3-2-11 验证实验结果

组号	多糖保留率/%	蛋白质清除率/%	脱色率/%	综合评分/%
1	88.55	71.41	58.42	76.97
2	88.22	70.97	58.21	76.59
3	88.38	71.24	58.26	76.80
RSD/%	0.19	0.31	0.19	0.13

五、甘蔗叶总黄酮提取工艺研究

本研究前期比较了回流法、超声法、浸渍法的提取效率，结果表明用回流法的提取效率最佳；对不同提取溶剂甲醇-水、乙醇-水进行考察，结果表明用乙醇-水的提取效率最佳，故本研究在此基础上，利用正交试验法对甘蔗叶总黄酮的提取工艺进行进一步优化。结果显示最佳提取工艺为提取温度80 ℃、料液比1:25、乙醇体积分数50%、提取时间2 h。

实验方法和结果如下。

（一）标准溶液的制备

精密称取在105 ℃下干燥的芦丁对照品10.40 mg，置于50 ml容量瓶中，加甲醇溶解，摇匀，定容至刻度，即得对照品溶液。

（二）最大吸收波长的选择

采用氯化铝比色法，分别移取4.0 ml芦丁对照品和适量甘蔗叶总黄酮提取液于25 ml容量瓶中，加入1%氯化铝溶液3.0 ml，定容至刻度，摇匀，静置20 min[50]，在200~600 nm波长范围内进行扫描。

（三）标准曲线的绘制

精密吸取芦丁标准品溶液（0.208 mg/ml）0.0 ml、3.0 ml、3.5 ml、4.0 ml、4.5 ml、5.0 ml，置于25 ml容量瓶中，加入3.0 ml 1%的氯化铝溶液，混匀后加甲醇定容至刻度，放置20 min。以第1个为空白，于417 nm处测定吸光度A。以芦丁的质量浓度C（mg/ml）为横坐标、吸光度A为纵坐标绘制标准曲线，结果表明，芦丁的质量浓度在0.024 96~0.041 6 mg/ml范围内线性关系良好，回归方程为$A = 2.411 1C - 0.324 8$，$r = 0.999 7$。

（四）甘蔗叶总黄酮提取工艺流程

甘蔗叶样品烘箱干燥→粉碎过40目筛→加入乙醇→回流提取→抽滤→减压浓缩→定容→得黄酮提取液。

（五）样品总黄酮量的测定

精密吸取甘蔗叶待测液 2 ml，按照"标准曲线的绘制"项下方法操作，测定吸光度，按照回归方程计算提取液中的总黄酮量。

（六）单因素实验

1. 提取温度的考察

取 5 份甘蔗叶细粉，每份 2 g，按照料液比 1∶25 加入 70% 乙醇，分别在 50 ℃、60 ℃、70 ℃、80 ℃、90 ℃水浴中回流提取 1 h，过滤，将提取液离心 5 min，取其清液定容至 50 ml 容量瓶中，分别移取 2.00 ml 提取液，各加入 1% 氯化铝溶液 2.0 ml，定容至 10 ml，按照"标准曲线的绘制"项下方法操作，在 417 nm 处测定吸光度，其吸光度值分别为 0.390、0.412、0.451、0.566、0.511。随着温度的升高，吸光度增加，即黄酮类化合物的提取率增加，在 80 ℃时达到最大。然后随着温度的继续升高，吸光度降低，其原因可能是温度过高，引起黄酮类化合物结构氧化破坏，导致其提取率的降低。

2. 料液比的考察

取 5 份甘蔗叶细粉，每份 2 g，分别按照料液比 1∶10、1∶15、1∶20、1∶25、1∶30，加入 70% 乙醇，在 80 ℃水浴中回流提取 1 h，过滤，将提取液离心 10 min，取其清液定容至 50 ml 容量瓶中，分别移取 2.00 ml 提取液，各加入 1% 氯化铝溶液 2.0 ml，定容至 10 ml，按照"标准曲线的绘制"项下方法操作，在 417 nm 处测定吸光度，其吸光度值分别为 0.333、0.412、0.542、0.558、0.570。随着溶剂量的增加，吸光度也有不同程度的增加。

3. 乙醇体积分数的考察

取 5 份甘蔗叶细粉，每份 2 g，按料液比 1∶25，分别加入 50%、60%、70%、80%、90% 的乙醇溶液，在 80 ℃水浴中回流提取 1 h，过滤，将提取液离心 10 min，取其清液定容至 50 ml 容量瓶中，分别移取 2.00 ml 提取液，各加入 1% 氯化铝溶液 2.0 ml，定容至 10 ml，按"标准曲线的绘制"项下方法操作，在 417 nm 处测定吸光度，其吸光度值分别为 0.345、0.448、0.514、0.499、0.471。开始时随着乙醇体积分数的提高，吸光度值增加，当乙醇体积分数达到 70% 后，则吸光度值有所减少。当乙醇体积分数达到 70% 以上时，可能是由于一些醇溶性杂质及色素亲脂性强的成分溶出增多，干扰因素随之增大，从而导致黄酮类化合物的提取率降低。

4. 提取时间的考察

取 5 份甘蔗叶细粉，每份 2 g，按料液比 1∶25，加入 70% 的乙醇溶液，在 80 ℃水浴中，分别回流提取 1 h、2 h、3 h、4 h、5 h，过滤，将提取液离心 10 min，取其清液定容至 50 ml 容量瓶中，分别移取 2.00 ml 提取液，各加入 1% 氯化铝溶液 2.0 ml，定容至 10 ml，按"标准曲线的绘制"项下方法操作，在 417 nm 处测定吸光度，其吸光度值分别为 0.350、0.362、0.383、0.469、0.379。随着提取时间的增加，吸光度值也随之增加，提取率有所升高，但是在超过一定的提取时间后，有可能会破坏黄酮类化合物的结构，从而导致其提取率降低。

（七）正交试验

1. 正交试验设计

根据单因素实验结果，选择对本实验影响最大的 4 个因素，即提取温度（A，70 ℃、80 ℃、90 ℃）、料液比（B，1∶20、1∶25、1∶30）、乙醇体积分数（C，60%、70%、80%）、提取时间（D，2 h、3 h、4 h）做四因素三水平的正交试验，以甘蔗叶中的总黄酮量为评价指标，对提取工艺进行优化。采用 $L_9(3^4)$ 正交表设计正交试验，因素水平见表 3-2-12。

表 3-2-12　甘蔗叶总黄酮提取正交试验因素水平

水平	A/℃	B（g∶ml）	C/%	D/h
1	70	1∶20	60	2
2	80	1∶25	70	3
3	90	1∶30	80	4

2. 正交试验结果与分析

以单因素实验结果为基础，每个因素取 3 个水平数按 $L_9(3^4)$ 正交表设计正交试验，确定最佳提取工艺，正交试验结果见表 3-2-13，方差分析见表 3-2-14。

表 3-2-13　甘蔗叶总黄酮提取正交试验结果

试验号	A	B	C	D	黄酮量/（mg·g⁻¹）
1	1	1	1	1	5.19
2	1	2	2	2	6.21
3	1	3	3	3	5.26
4	2	1	2	3	5.95
5	2	2	3	1	6.21
6	2	3	1	2	5.41
7	3	1	3	2	5.15
8	3	2	1	3	5.85
9	3	3	2	1	5.01
K_1	5.553	5.430	5.483	5.470	—
K_2	5.857	6.090	5.723	5.590	—
K_3	5.337	5.227	5.540	5.687	—
R	0.650	0.863	0.240	0.217	—

表 3-2-14　甘蔗叶总黄酮提取正交试验方差分析

方差来源	自由度	偏差平方和	F 值	显著性
A	2	0.409	5.76	*
B	2	1.222	17.21	**
C	2	0.094	1.32	—
D	2	0.071	1.00	—
误差	8	1.800	—	—

注：* 为差异显著，** 为差异极显著；$F_{0.05}(2, 8)=4.46$，$F_{0.01}(2, 8)=8.65$。

正交试验结果表明，各因素影响甘蔗叶总黄酮提取效果的主次顺序为 B＞A＞C＞D，即料液比＞提取温度＞乙醇体积分数＞提取时间。由表 3-2-14 可知，因素 A、B 有显著性差异，而因素 C、D 无显著性差异，结合单因素实验考察结果，确定最佳提取工艺，即提取温度为 80 ℃，料液比为 1∶25，乙醇的体积分数为 50%，提取时间为 2 h。

（八）工艺验证

精密称取同一批甘蔗叶细粉 2 g，平行 3 份，根据最佳水平组合进行处理：加入 25 倍量的 50% 乙醇回流提取，在 80 ℃下提取 2 h。过滤，分别移取 2.00 ml 提取液，各加入氯化铝溶液 3.0 ml，定容至 10 ml，摇匀，静置 20 min 后，在 417 nm 处测量吸光度值。利用回归方程计算出提取溶液中总黄酮的量，得到甘蔗叶总黄酮的平均量为 6.77 mg/g，即 1 g 样品中含 6.77 mg 甘蔗叶总黄酮。

第三节　西瓜藤的化学成分研究

西瓜藤为葫芦科植物西瓜 *Citrullus lanatus* (Thunb.) Matsumu. et Nakai 的藤茎。在我国南北各地资源非常丰富，研究发现其具有良好的抗炎、镇痛等作用[51]。目前国内外对西瓜藤化学成分的研究暂处于基础研究阶段，未见西瓜藤化学成分研究的文献报道，仅见李培[52]对西瓜藤中黄酮类化合物提取工艺优化的初步研究。本研究对西瓜藤的化学成分进行了预实验，初步确定了其可能含有的化学成分，并对西瓜藤石油醚部位、乙酸乙酯部位的化学成分进行进一步研究，为以后的研究和开发利用提供依据。

一、4 种不同品种西瓜藤化学成分预实验

采用试管反应法、纸色谱法，对西瓜藤的水、95% 乙醇、石油醚提取物进行研究，通过多种指示剂和显色剂的沉淀反应或颜色反应，对 4 种不同品种西瓜藤可能含有的化学成分进行初步研究。化学成分预实验结果表明，4 种不同品种西瓜藤中所含成分基本相同，都可能含有糖、有机酸、皂苷、黄酮类、

生物碱和甾体等化学成分。其中无子瓜所含黄酮类成分较多，小蕙兰所含植物甾醇、三萜类成分较多，黑美人所含生物碱较其他 3 种少，小蕙兰、凤光所含糖类、苷类较其他 2 种多。

（一）提取与分离制备

1. 试管反应法

（1）样品制备

取一定量的 4 种不同品种西瓜藤，自然晒干，粉碎成粗粉，即为样品粗粉。

（2）水供试液的制备

称取 4 种不同品种的西瓜藤粗粉各 30 g，分别置具塞锥形瓶中，加入蒸馏水 300 ml，不时振摇，浸渍 24 h，再超声提取 2 h，滤过，即得水供试液。

（3）乙醇供试液的制备

称取 4 种不同品种的西瓜藤粗粉各 30 g，分别置具塞锥形瓶中，加入 95% 乙醇 300 ml，不时振摇，浸渍 24 h，再超声提取 2 h，滤过，滤液回收乙醇至无醇味，取 1/3 量浓缩液，加 95% 乙醇 30 ml 溶解，供做甲项实验。剩余的浓缩液加 5% 盐酸 30 ml，充分搅拌，过滤，滤液部分供做乙项实验。酸水不溶部分加乙酸乙酯 30 ml 溶解，乙酸乙酯液用 5% 氢氧化钠溶液 30 ml 振摇洗涤 2 次，弃去碱水层，乙酸乙酯层再用蒸馏水洗 2 次，至水洗液呈中性反应，弃去水洗液，置水浴锅上蒸发以除去乙酸乙酯，残留物用 95% 乙醇 15 ml 溶解，供做丙项实验。

（4）石油醚供试液的制备

称取 4 种不同品种的西瓜藤粗粉各 30 g，分别置具塞锥形瓶中，加入石油醚 300 ml，不时振摇，浸渍 24 h，再超声提取 2 h，滤过，滤液置于蒸发皿中浓缩后即得。

2. 纸色谱法

称取 4 种不同品种的西瓜藤粗粉各 30 g，分别置具塞锥形瓶中，加入 95% 乙醇 300 ml，不时振摇，浸渍 24 h，再超声提取 2 h，滤过，滤液供实验用。展开剂：95% 乙醇。显色剂：间苯二胺试剂、0.1% 溴酚蓝乙醇液、2% 三氯化铝乙醇试剂、间二硝基苯试剂、改良式碘化铋钾试剂。取直径为 12.5 cm 的普通圆形滤纸 4 张，分别在各滤纸中心打一小孔，插入滤纸芯备用。将 0.15 ml 乙醇提取液小心地滴加在距中心约 1 cm 处，点样后，将小滤纸芯插入滤纸的中心小孔，移至盛有展开剂的直径为 14 cm 的培养皿中，进行层析。溶剂的前沿达到滤纸边缘后，取出滤纸，将滤纸剪为 5 份，分别喷以不同显色剂，根据滤纸上出现的颜色斑点，进一步确定样品成分。

（二）化学成分预实验

1. 水提取液预实验

水供试液中氨基酸、多肽、蛋白质、糖、多糖、苷类、鞣质、有机酸、皂苷等的检查结果见表 3-3-1。

表 3-3-1 水提取液预实验结果

成分类别	反应名称	正反应（+）指标	现象			
			小蕙兰	黑美人	无子瓜	凤光
氨基酸、多肽、蛋白质	茚三酮反应	呈蓝色、紫色	-	-	-	-
	双缩脲反应	呈紫色、红色	-	-	-	-
	蛋白质沉淀反应	无沉淀产生	-	-	-	-
糖、多糖、苷类	斐林反应	棕红色沉淀	++	+	+	++
	Molish 反应	形成紫红色环	++	+	+	++
鞣质	明胶实验	白色沉淀或混浊	-	-	-	-
	三氯化铁实验	呈绿色、蓝色或暗紫色	-	-	-	-
有机酸	pH 试纸	颜色在 pH 7 以下	+	+	+	+
	溴甲酚绿实验	黄色斑点	+	+	+	+
皂苷	泡沫实验	泡沫不消失	+	+	+	+

注："+"示有此反应，"++"示此反应显著，"-"示无此反应。

2. 乙醇提取液预实验

①甲项实验：检查黄酮、蒽醌、酚、鞣质、植物甾醇、三萜；②乙项实验：检查生物碱；③丙项实验：检查香豆素、内酯、强心苷等。结果见表 3-3-2。

表 3-3-2 乙醇提取液预实验结果

成分类别	反应名称	正反应（+）指标	现象			
			小蕙兰	黑美人	无子瓜	凤光
甲项实验：						
黄酮类	盐酸-镁粉实验	呈红色	+	+	++	+
	三氯化铝实验	荧光变黄或加深	+	+	++	+
	氨熏实验	呈黄色荧光	+	+	+	+
	荧光实验	有强烈荧光	+	+	+	+
蒽醌类	碱性实验	加碱变红色，加酸红色褪去	-	-	-	-
	醋酸镁反应	呈红色	-	-	-	-
酚类	三氯化铁实验	呈绿色、蓝色或暗紫色	-	-	-	-
鞣质	明胶实验	白色沉淀或混浊	-	-	-	-
植物甾醇、三萜类	醋酸-浓硫酸实验	黄色—红色—紫色—青色—污绿色	++	+	+	+
	氯仿-浓硫酸实验	氯仿层显红色或青色，硫酸层显绿色荧光	++	+	+	+

续表

成分类别	反应名称	正反应（+）指标	现象			
			小蕙兰	黑美人	无子瓜	凤光
乙项实验：						
生物碱	碘化汞钾实验	白色或淡黄色沉淀	++	+	++	++
	碘化铋钾实验	淡黄色或棕红色沉淀	++	+	++	++
	硅钨酸反应	淡黄色或白色沉淀	++	+	++	++
丙项实验：						
香豆素、内酯	异羟肟酸铁反应	呈紫色	－	－	－	－
	偶合反应	呈红色或紫色	－	－	－	－
	荧光实验	有蓝色或绿色荧光	－	－	－	－
强心苷	3,5-二硝基苯甲酸实验	呈红色或紫色	－	－	－	－
	碱性苦味酸实验	呈红色或橙色	－	－	－	－
	亚硝酰铁氰化钠实验	呈红色或红色逐渐褪去	－	－	－	－

注："+"示有此反应，"++"示此反应显著，"－"示无此反应。

3. 石油醚提取液预实验

石油醚供试液的挥发油、油脂、甾体检查结果见表3-3-3。

表3-3-3 石油醚提取液预实验结果

成分类别	反应名称	正反应（+）指标	现象			
			小蕙兰	黑美人	无子瓜	凤光
挥发油	油斑检查	油斑挥发	－	－	－	－
油脂	油斑检查	油斑不消失	－	－	－	－
甾体	25%磷钼酸试验	呈蓝色	+	+	+	+

注："+"示有此反应，"－"示无此反应。

4. 滤纸层析

滤纸层析糖类、有机酸、黄酮类、甾体、生物碱的检查结果见表3-3-4。

表3-3-4 滤纸层析结果

成分类别	展开剂	显色剂	正反应（+）指标	现象			
				小蕙兰	黑美人	无子瓜	凤光
糖类	95% 乙醇	间苯二胺试剂	呈现黄色荧光	++	+	+	++
有机酸	95% 乙醇	0.1% 溴酚蓝乙醇液	在蓝色背景上显黄色斑点	+	+	+	+

成分类别	展开剂	显色剂	正反应（+）指标	现象			
				小蕙兰	黑美人	无子瓜	风光
黄酮类	95% 乙醇	2% 三氯化铝乙醇试剂	呈现黄色荧光	+	+	+	+
甾体	95% 乙醇	间二硝基苯试剂	呈现黄褐色或紫色斑点	+	+	+	+
生物碱	95% 乙醇	改良式碘化铋钾试剂	呈现橘红色斑点	+	+	+	+

注："+"示有此反应，"++"示此反应显著。

二、西瓜藤石油醚部位的化学成分研究

本部分对西瓜藤石油醚部位的化学成分进行了研究，分离得到 10 个化合物，根据理化性质和核磁共振结构数据鉴定化合物结构，分别鉴定为 β-谷甾醇（β-sitosterol，1）、胡萝卜苷（daucosterol，2）、豆甾醇（stigmasterol，3）、肉豆蔻酸甘油酯（monomyristin，4）、十六烷酸（palmitic acid，5）、棕榈酸甘油酯（monopalmitin，6）、二十二烷酸甘油酯（monobehenin，7）、熊果酸（ursolic acid，8）、二十一烷酸甘油酯（monoheneicosanoin，9）、硬脂酸（stearic acid，10）。化合物 1～10 均为首次从西瓜藤中分离得到。

（一）提取分离

取西瓜藤 10 kg 晒干、粉碎，用 5 倍量 80% 乙醇超声 2 h，然后浸泡 10 d，过滤，合并滤液，减压浓缩，得墨绿色浸膏，冷冻干燥，得 300 g 绿色粉末。将此粉末分散于 5 000 ml 去离子水中，静置过夜。离心（3 000 r/min），分出不溶于水的绿色黏稠固体悬浮物和水溶液。取水溶液，依次用石油醚、乙酸乙酯、正丁醇 3 倍量萃取样品，萃取液分别减压浓缩，回收溶剂，蒸干，得到石油醚部分（30 g）、乙酸乙酯部分（33 g）、正丁醇部分（100 g）。

取石油醚部位，通过小孔树脂（MCI），除去色素，得到样品 20 g，经硅胶（100～200 目）柱层析，以石油醚-丙酮（98∶2，96∶4，95∶10，90∶20，80∶30，1∶1，2∶3，1∶3）为梯度洗脱溶剂进行系统洗脱。石油醚-丙酮（98∶2）洗脱部分，第 2～5 份，石油醚重结晶，得化合物 1（0.6 g），第 7～8 份，吡啶重结晶，得化合物 2（0.3 g）；石油醚-丙酮（96∶4）洗脱部分，第 11～25 份，吡啶重结晶，得化合物 3（0.05 g）；石油醚-丙酮（95∶10）洗脱部分，第 2～7 份，氯仿重结晶，得化合物 4（0.1 g），第 13～18 份，氯仿重结晶，得化合物 5（0.04 g）；石油醚-丙酮（90∶20）洗脱部分，第 17～27 份，氯仿重结晶，得化合物 6（0.03 g），第 22～39 份，经 Sephadex LH-20 葡聚糖凝胶柱（氯仿-甲醇 1∶1），氯仿重结晶，得化合物 7（0.08 g）和化合物 8（0.05 g）；石油醚-丙酮（80∶30）洗脱部分，第 17～27 份，吡啶重结晶，得化合物 9（0.5 g），第 28～37 份，吡啶重结晶，得化合物 10（0.06 g）。

（二）结构鉴定

根据理化性质和核磁共振结构数据鉴定化合物结构。

化合物 1 为白色粉末，熔点 139～142 ℃，易溶于氯仿、甲醇等有机溶剂，几乎不溶于水，香草醛浓硫酸显色为紫色。^{1}H-NMR（CDCl$_3$，600 MHz）δ：0.61（3H，s，H-18），0.74（3H，d，J=7.0 Hz，H-27），0.76（3H，d，J=6.8 Hz，H-26），0.77（3H，t，J=7.5 Hz，H-29），0.85（3H，d，J=6.5 Hz，H-21），0.94（3H，s，H-19），5.28（1H，m，H-6），3.45（3H，m，H-3）。^{13}C-NMR（CDCl$_3$，150 MHz）δ：36.2（C-1），30.6（C-2），70.8（C-3），41.3（C-4），139.7（C-5），120.7（C-6），30.9（C-7，8），49.1（C-9），35.1（C-10），20.1（C-11），38.8（C-12），41.3（C-13），55.8（C-14），23.3（C-15），27.2（C-16），55.1（C-17），11.0（C-18），18.0（C-19），35.5（C-20），17.8（C-21），32.9（C-22），25.1（C-23），44.8（C-24），28.2（C-25），18.4（C-26），18.8（C-27），22.1（C-28），10.8（C-29）。以上数据与文献[53-56]基本一致，且与 β-谷甾醇对照品共薄层，其斑点和颜色一致，故鉴定该化合物为 β-谷甾醇（β-sitosterol）。

化合物 2 为白色粉末，熔点 286～287 ℃，溶于吡啶，微溶于甲醇、丙酮。ESI-MS，m/z：611［M+C1］$^-$。^{1}H-NMR（CDCl$_3$，600 MHz）δ：0.66（3H，s，H-18），0.84（3H，d，J=7.1 Hz，H-27），0.86（3H，d，J=5.3 Hz，H-26），0.88（3H，t，J=7.4 Hz，H-29），0.98（3H，d，J=6.4 Hz，H-21），5.05（1H，d，J=7.7 Hz，H-1'），5.35（1H，m，H-6），4.56（1H，m，H-3）。^{13}C-NMR（CDCl$_3$，150 MHz）δ：36.1（C-1），28.1（C-2），77.1（C-3），37.9（C-4），139.5（C-5），120.5（C-6），30.8（C-7），30.7（C-8），48.9（C-9），35.2（C-10），19.9（C-11），38.5（C-12），41.0（C-13），54.8（C-14），23.1（C-15），25.0（C-16），55.4（C-17），10.8（C-18），18.6（C-19），35.0（C-20），17.6（C-21），28.9（C-22），32.8（C-23），44.6（C-24），25.0（C-25），17.8（C-26），18.0（C-27），22.0（C-28），10.6（C-29），101.1（C-1'），73.9（C-2'），77.2（C-3'），70.3（C-4'），76.7（C-5'），61.4（C-6'）。与 β-谷甾醇的 ^{13}C-NMR 相比较，发现 C3 信号移向低场，C2 和 C4 信号移向高场，其他碳信号基本相似。根据苷化位移规律，可知此化合物的葡萄糖连接在苷元的 C3 羟基上。经查阅文献，与文献[54-57]的报道基本一致，且与胡萝卜苷对照品共薄层，其斑点和颜色一致，故鉴定该化合物为胡萝卜苷（daucosterol）。

化合物 3 为白色粉末，熔点 161～170 ℃，易溶于氯仿。^{1}H-NMR（CDCl$_3$，600 MHz）δ：5.28（1H，brs，H-6），5.08（1H，dd，J=15.1 Hz，8.64 Hz，H-22），4.94（1H，dd，J=15.1 Hz，8.7 Hz，H-23），3.45（1 H，m，H-3）。^{13}C-NMR（CDCl$_3$，150 MHz）δ：35.5（C-1），30.9（C-2），70.8（C-3），41.2（C-4），139.7（C-5），120.7（C-6），30.9（C-7），30.9（C-8），49.2（C-9），36.3（C-10），20.1（C-11），38.7（C-12），41.3（C-13），55.0（C-14），24.4（C-15），27.9（C-16），55.9（C-17），11.2（C-18），18.4（C-19），39.5（C-20），20.1（C-21），137.3（C-22），128.3（C-23），50.2（C-24），30.7（C-25），20.1（C-26），18.0（C-27），23.4（C-28），11.0（C-29）。以上光谱数据与文献[57-58]基本一致，故鉴定该化合物为豆甾醇（stigmasterol）。

化合物 4 为白色粉末，熔点 68～70 ℃，易溶于氯仿。^{1}H-NMR（CD$_3$OD，600 MHz）δ：4.74（1H，dd，J=4.5 Hz，H-1'），4.72（1H，dd，J=4.5 Hz，H-1'），4.66（1H，m，H-2'），4.14（2H，J=5.52 Hz，

H-3′），2.36（2H，t，H-2），1.64（2H，m，H-3），1.21～1.29（22H，m，H-3-13），0.87（3H，t，H-14）。^{13}C-NMR（CD$_3$OD，150 MHz）δ：173.8（C-1），66.8（C-1′），70.9（C-2′），64.3（C-3′），34.4（C-2），32.1（C-12），29.4～30.0（C-4-11），25.3（C-2），23（C-13），14.3（C-14）。以上光谱数据与文献[59]基本一致，故鉴定该化合物为肉豆蔻酸甘油酯（monomyristin）。

化合物 5 为白色粉末，熔点 63～64 ℃，溶于氯仿。^{1}H-NMR（CD$_3$OD，600 MHz）δ：2.33（2H，t，J=7.4 Hz，H-2），1.62（2H，m，H-3），1.24～1.32（多个 H，m，H-4-15），0.87（3H，t，H-16）。^{13}C-NMR（CD$_3$OD，150 MHz）δ：178.9（C-1），33.0（C-2），23.7（C-3），28.0～28.7（C-4-13），30.9（C-14），21.7（C-15），13.1（C-16）。以上数据与文献[60]基本一致，故鉴定该化合物为十六烷酸（palmitic acid）。

化合物 6 为浅黄色粉末，熔点 75 ℃，溶于氯仿。^{1}H-NMR（CD$_3$OD，600 MHz）δ：4.74（1H，dd，J=4.5 Hz，H-1′），4.67（1H，dd，J=4.5 Hz，H-1′），4.47（1H，m，H-2′），4.14（2H，J=5.46 Hz，H-3′），2.37（2H，t，H-2），1.65（2H，m，H-3），1.22～1.27（多个 H，m，H-4-15），0.87（3H，t，H-16）。^{13}C-NMR（CD$_3$OD，150 MHz）δ：172.3（C-1），65.4（C-1′），69.5（C-2′），62.9（C-3′），33.0（C-2），30.7（C-14），28.0～28.5（C-4-13），23.9（C-2），21.5（C-15），12.8（C-16）。以上数据与文献[61]基本一致，故鉴定该化合物为棕榈酸甘油酯（monopalmitin）。

化合物 7 为白色粉末，熔点 70 ℃，溶于氯仿。ESI-MS，m/z：415［M+H］$^+$。^{1}H-NMR（CD$_3$OD，600 MHz）δ：4.21（1H，d，J=11.3 Hz，H-1′），4.14（1H，d，J=11.8 Hz，H-1′），3.93（1H，m，H-2′），3.65（2H，m，J=11.3 Hz，5.58 Hz，H-3′），2.35（2H，t，H-2），1.62（2H，m，H-3），1.21～1.29（36H，m，H-3-20），0.87（3H，t，H-14）。^{13}C-NMR（CD$_3$OD，150 MHz）δ：173.3（C-1），65.1（C-1′），70.2（C-2′），63.3（C-3′），34.1（C-2），31.9（C-20），29.1～29.7（C-4-19），24.9（C-2），22.7（C-21），14.1（C-22）。以上数据与文献[62]基本一致，故鉴定该化合物为二十二烷酸甘油酯（monobehenin）。

化合物 8 为白色粉末，熔点 283～285 ℃，易溶于吡啶，溶于甲醇、乙醇，略溶于丙酮，微溶于氯仿和乙醚，不溶于水和石油醚，10% 硫酸-乙醇显色为紫红色。ESI-MS，m/z：479［M+Na］$^+$。^{1}H-NMR（600 MHz）δ：5.51（1H，m，H-12），3.47（1H，m，H-3），2.66（1H，br，d，J=11.3 Hz，H-18）。^{13}C-NMR（C$_5$D$_5$N，150 MHz）δ：37.7（C-1），26.7（C-2），76.7（C-3），38.0（C-4），54.4（C-5），17.4（C-6），32.2（C-7），38.6（C-8），46.6（C-9），35.1（C-10），22.3（C-11），124.2（C-12），137.8（C-13），41.1（C-14），27.3（C-15），23.3（C-16），46.6（C-17），52.1（C-18），38.1（C-19），38.0（C-20），29.7（C-21），36.0（C-22），27.4（C-23），14.3（C-24），15.2（C-25），16.0（C-26），22.5（C-27），178.4（C-28），16.1（C-29），17.4（C-30）。以上数据与文献[63]基本一致，故鉴定该化合物为熊果酸（ursolic acid）。

化合物 9 为白色结晶粉末，熔点 69～70 ℃。ESI-MS，m/z：425［M+Na］$^+$。^{1}H-NMR（CDCl$_3$，600 MHz）δ：4.21（1H，d，J=11.3 Hz，H-1′），4.14（1H，d，J=11.8 Hz，H-1′），3.93（1H，m，H-2′），3.65（2H，m，J=11.3 Hz，5.58 Hz，H-3′），2.35（2H，t，H-2），1.62（2H，m，H-3），1.21～1.29（36H，m，H-3-19），0.87（3H，t，H-21）。^{13}C-NMR（CD$_3$OD，150 MHz）δ：173.3（C-1），65.2（C-1′），70.3（C-2′），63.3（C-3′），34.1（C-2），31.9（C-20），29.1～29.7（C-4-18），24.9（C-2），22.7（C-20），

14.1（C-21）。以上数据与文献[64]基本一致，故鉴定该化合物为二十一烷酸甘油酯（monoheneicosanoin）。

化合物10为白色颗粒状固体，熔点67~72℃，溴甲酚绿显色为黄色。^{1}H-NMR（CD$_3$OD，600 MHz）δ：2.33（2H，t，J=7.4 Hz，H-2），1.62（2H，m，H-3），1.24~1.32（多个H，m，H-4-17），0.87（3H，t，H-18）。^{13}C-NMR（CD$_3$OD，150 MHz）δ：178.9（C-1），33.0（C-2），23.7（C-3），28.0~28.7（C-4-15），30.9（C-16），21.7（C-17），13.1（C-18）。以上数据与文献[60]基本一致，故鉴定该化合物为硬脂酸（stearic acid）。

三、西瓜藤乙酸乙酯部位的化学成分研究

本部分在前期研究基础上[65-66]，进一步对西瓜藤乙酸乙酯部位的化学成分进行研究，分离得到10个化合物，分别鉴定为十五烷酸（1）、十五烷酸单甘油酯（2）、十九烷酸-1-甘油酯（3）、二十四烷酸-α-单甘油酯（4）、2-［2′-羟基（2′R,13Z）十六酰胺］-3-羟基-（2S,3R,4Z）-十八碳烯-1-O-β-D-吡喃葡萄糖苷（5）、2-羟基苯甲酸（6）、对羟基苯甲酸（7）、对羟基苯酚（8）、琥珀酸（9）、香草酸（10）。化合物1~10均为首次从西瓜藤中分离得到。

（一）提取分离

取西瓜藤10 kg晒干、粉碎，用5倍量80%乙醇超声2 h，然后浸泡10 d，过滤，合并滤液，减压浓缩，得墨绿色浸膏，冷冻干燥，得300 g绿色粉末。将此粉末分散于5 000 ml去离子水中，静置过夜。离心（3 000 r/min），分出不溶于水的绿色黏稠固体悬浮物和水溶液。取水溶液，依次用石油醚、乙酸乙酯、正丁醇3倍量萃取样品，萃取液分别减压浓缩，回收溶剂，蒸干，得到石油醚部位（30 g）、乙酸乙酯部位（33 g）、正丁醇部位（100 g）。

取乙酸乙酯部位，通过MCI，除去色素，得到样品10 g，剩下23 g经硅胶（100~200目）柱层析，用氯仿-甲醇（98∶5→0∶100）梯度洗脱。氯仿-甲醇（98∶5）洗脱部分，浓缩蒸干，得样品3 g，反复硅胶洗脱，氯仿重结晶，得化合物1（0.04 g）和化合物2（0.5 g）；氯仿-甲醇（19∶1）洗脱部分，浓缩回流蒸干，得样品4 g，经硅胶（200~300目）100g，得流分，取第29~40份，浓缩蒸干，得样品1.5 g，经洗脱剂氯仿-甲醇（1∶1）溶解，过凝胶，得流分，取第5~10份，氯仿重结晶，得化合物3（0.3 g），第23~34份，氯仿重结晶，得化合物4（0.08 g），再取硅胶洗脱部位的第45~67份，经洗脱剂氯仿-甲醇（1∶1）溶解，过凝胶，得流分，取第20~50份，氯仿重结晶，得化合物5（1 g）；氯仿-甲醇（16∶5）洗脱部分，浓缩蒸干，得样品2.5 g，经硅胶（200~300目）30 g，得流分，取第18~25份，浓缩蒸干，过凝胶，得流分，取第30~45份，甲醇重结晶，得化合物6（0.06 g）；氯仿-甲醇（3∶1）洗脱部分，浓缩蒸干，得样品4 g，经洗脱剂氯仿-甲醇（1∶1）溶解，过凝胶，得流分，取第15~25份和第40~50份，分别浓缩蒸干，得样品1 g和1.5 g，流分15~25经洗脱剂氯仿-甲醇（1∶1）溶解，过凝胶，得流分，取第31~43份，甲醇重结晶，得化合物7（0.05 g），流分40~50经洗脱剂甲醇溶解，再过凝胶，得流分，取第28~40份，甲醇重结晶，得化合物8（0.4 g）；氯仿-甲醇（2∶3）洗脱部分，浓缩蒸干，得样品4 g，用洗脱液甲醇溶解，经ODS柱洗脱，得流分，取第37~57份，浓缩蒸干，得

样品 2.5 g，用洗脱液甲醇溶解，经凝胶柱洗脱，得流分，取第 26～46 份，甲醇重结晶，得化合物 9（0.2 g），取第 50～78 份，再经凝胶柱洗脱，甲醇重结晶，得化合物 10（0.09 g）。

（二）结构鉴定

根据理化性质和核磁共振结构数据鉴定化合物结构。

化合物 1 为白色粉末，熔点 53 ℃，易溶于氯仿，几乎不溶于水，香草醛浓硫酸显色为灰蓝色。^{1}H-NMR（CD$_3$OD，600 MHz）δ：2.34（2H，t，J=7.4 Hz，H-2），1.62（2H，m，H-3），1.24～1.32（多个 H，m，H-4-15），0.87（3H，t，H-16）；^{13}C-NMR（CD$_3$OD，150 MHz）δ：181.5（C-1），34.2（C-2），25.2（C-3），28.0～28.7（C-4-13），32.5（C-13），23.2（C-14），16.2（C-15）。以上数据与文献[67]基本一致，故鉴定该化合物为十五烷酸（pentadecanoic acid）。

化合物 2 为白色粉末，熔点 70～72 ℃，易溶于氯仿，几乎不溶于水，香草醛浓硫酸显色为灰蓝色。^{1}H-NMR（CD$_3$OD，600 MHz）δ：4.74（1H，dd，J=4.5 Hz，H-1′），4.67（1H，dd，J=4.5 Hz，H-1′），4.47（1H，m，H-2′），4.14（2H，J=5.46 Hz，H-3′），2.25（2H，t，H-2），1.48（2H，m，H-3），1.19～1.25（多个 H，m，H-4-14），0.82（3H，t，H-16）；^{13}C-NMR（CD$_3$OD，150 MHz）δ：174.3（C-1），67.4（C-1′），70.5（C-2′），64.4（C-3′），34.7（C-2），31.7（C-13），28.0～28.5（C-4-12），22.6（C-14），12.8（C-15）。鉴定该化合物为十五烷酸单甘油酯（monopentadecanoin）。

化合物 3 为白色粉末，熔点 207～209 ℃，碘熏显棕色，易溶于氯仿、吡啶，不溶于水。^{1}H-NMR（CDCl$_3$）δ：4.21（1H，dd，J=11.5 Hz，6.1 Hz，H-1′a），4.15（1H，dd，J=11.5 Hz，6.1 Hz，H-1′b），3.94（1H，m，H-2′），3.70（1H，dd，J=11.2 Hz，3.6 Hz，H-3′a），3.60（1H，dd，J=11.3 Hz，6.0 Hz，H-3′b），2.48（1H，brs，2′-OH），2.35（2H，t，J=7.4 Hz，H-2），2.05（1H，brs，3′-OH），1.63（2H，m，H-3），1.30（26H，m，H-4-18），0.90（3H，t，J=6.8 Hz，H-19）。以上光谱数据与文献[68]基本一致，故鉴定该化合物为十九烷酸-1-甘油酯（2,3-dihydroxypropyl nonadecoate）。

化合物 4 为无色粒状结晶，熔点 85.5 ℃，易溶于氯仿，不溶于水。EI-MS，m/z：443［M+1］$^+$，368，308，280，252，224，196，168，134，98，74，57。^{1}H-NMR δ：0.88（3H，t，J=6.9 Hz），1.28（40H，brs），1.63（2H，J=6.9 Hz），2.35（2H，t，J=6.9 Hz），3.6（1H，dd），3.70（1H，dd），3.94（1H，m）；^{13}C-NMR 谱 δ29 提示应存在多个次甲基碳信号，δ174.39 提示有酯羰基，δ63.28、65.13、70.23 为 3 个连氧的碳信号，提示有酯羰基，推测化合物为饱和脂肪酸甘油酯，又因甘油酯所连的两个 CH$_2$ 碳谱化学位移不同，提示两个羟基依次连在酯基的 $β$ 位和 $α$ 位。其波谱数据与文献[69]基本一致，故鉴定该化合物为二十四烷酸-$α$-单甘油酯（lignoceric acid-2,3-dihydroxy-propanenyl ester）。

化合物 5 为白色无定型粉末（氯仿-甲醇），熔点 110～112 ℃，磷钼酸显色为墨绿色。ESI-MS，m/z：748［M+Cl］$^-$，714［M+H］$^+$；C$_{40}$H$_{75}$NO$_9$。^{1}H-NMR（CD$_3$OD，600 MHz）δ：3.52（2H，dd，J=3.6 Hz，10.2 Hz，H-1），3.80（1H，m，H-2），0.99（1H，dd，J=6.6 Hz，12.6 Hz，H-3），3.14（1H，m，H-2′），3.80（1H，m，H-2）；^{13}C-NMR（CD$_3$OD，150 MHz）δ：68.29（C-1），53.15（C-2），71.41（C-3），129.21（C-4），129.75（C-5），175.75（C-1′），71.65（C-2′）。鉴定该化合物为 2-［2′-羟基（2′R,13Z）

十六酰胺］－3－羟基－（2S,3R,4Z）－十八碳烯－1－O－β－D－吡喃葡萄糖苷（lancerebroside）。

化合物 6 为白色结晶性粉末，熔点 157～159 ℃，在光照下逐渐变色，微溶于水，溶于甲醇，碘熏显棕色。^{1}H－NMR（600 MHz）δ：6.95（1H，J=7.4 Hz，H-3），7.02（1H，J=8.3 Hz，H-5），7.53（1H，J=8.2 Hz，H-4），7.94（1H，J=7.98 Hz，H-6）；^{13}C－NMR（CD$_3$OD，600 MHz）δ：118.0（C-1），162.3（C-2），114.4（C-3），137.2（C-4），119.8（C-5），131.1（C-6），175.1（C-7）。以上数据与文献[70]基本一致，故鉴定该化合物为 2-羟基苯甲酸（salicylic acid）。

化合物 7 为无色至白色棱柱形结晶体，熔点 213～214 ℃。有毒，有刺激性，应密封避光保存。易溶于乙醇，能溶于乙醚、丙酮，微溶于水（5g/L，20 ℃）、氯仿，不溶于二硫化碳，碘熏显棕色。^{1}H－NMR（600 MHz）δ：7.92（1H，J=8.7 Hz，H-2），6.92（1H，J=8.7 Hz，H-3）；^{13}C－NMR（CD$_3$OD，600 MHz）δ：121.7（C-1），131.8（C-2，6），115.0（C-3，5），161.6（C-4），166.6（C-7）。以上数据与文献[71]基本一致，故鉴定该化合物为对羟基苯甲酸（4-hydroxy-benzoic acid）。

化合物 8 为白色结晶性粉末，熔点 170.5 ℃，溶于水，易溶于乙醇、乙醚，碘熏显棕色。ESI-MS，m/z：111［M+H］$^+$。^{1}H－NMR（CD$_3$OD，600 MHz）δ：7.29（4H，H-2，3，5，6）；^{13}C－NMR（CD$_3$OD，600 MHz）δ：142.1（C-1，4），100.3（C-2，3）。以上数据与文献[72]基本一致，故鉴定该化合物为对羟基苯酚（hydroquinone）。

化合物 9 为白色针状结晶（氯仿-甲醇），熔点 185～187 ℃，易溶于甲醇，难溶于氯仿、乙酸乙酯。ESI-MS，m/z：141［M+Na］$^+$。^{1}H－NMR（CD$_3$OD，600 MHz）δ：2.55（4H，H-2，3）；^{13}C－NMR（CD$_3$OD，600 MHz）δ：174.8（C-1，4），28.4（C-2，3）。以上数据与文献[73]基本一致，故鉴定该化合物为琥珀酸（succinic acid）。

化合物 10 为浅黄色结晶性粉末，熔点 211～213 ℃，5% 硫酸-乙醇溶液显色为黄色，5% 三氯化铁-乙醇溶液中显紫黑色。ESI-MS，m/z：169［M+1］$^+$。^{1}H－NMR（DMSO-d$_6$，600 MHz）δ：7.42（1H，H-6），7.41（1H，H-6），6.81（1H，d，J=8.46 Hz，H-5）；^{13}C－NMR（DMSO-d$_6$，150 MHz）δ：167.9（C-7），124.0（C-1），115.3（C-2），151.6（C-3），147.4（C-4），113.3（C-5），121.8（C-6），55.7（OCH$_3$）。以上光谱数据与文献[74]基本一致，故鉴定该化合物为香草酸（vanillic acid）。

第四节　木薯叶的化学成分与工艺研究

木薯 *Manihot esculenta* Crantz 又叫树薯、木番薯，地下部结薯，属于大戟科木薯属植物[75]。木薯是我国主要的热带作物之一，在广西各地区都有栽培。人们种植木薯主要是为了获取其块根部分，而同时产生的大量木薯茎杆及叶等农副产品没有得到充分利用。研究发现，在秘鲁与巴西一带的亚马孙丛林中，土著印第安人千百年来均有食用木薯叶的习惯，这一带居民的抗病能力明显高于其他地区，且没有人患癌症、糖尿病、高血压等疾病[76]。因此，木薯除其块根部分外，其他没有充分利用的茎杆及叶部分有可能含有有效药用成分。本节对木薯茎杆及叶部分进行了化学成分预实验研究，初步确定了其可能含有的化学成分，同时对木薯叶中黄酮类化合物的提取工艺进行了研究，为进一步开发利用木薯叶提供参考。

一、木薯茎杆及叶化学成分初步研究

采用试管反应法，对木薯茎杆及叶部分的石油醚、水、95% 乙醇提取物进行研究，通过多种指示剂和显色剂的沉淀反应或颜色反应，对木薯叶及茎可能含有的化学成分进行初步研究。研究结果显示，木薯茎杆及叶中可能含有黄酮类、酚类、糖、香豆素、植物甾醇、三萜类和挥发油等化学成分。

（一）样品的制备

取一定量的木薯叶自然晒干并粉碎成粗粉；用小刀将木薯茎杆生品的茎皮、茎心分离，剪碎备用，即得。

1. 水供试液的制备

称取木薯茎皮、茎心各 10 g，加蒸馏水 100 ml，称取木薯叶粗粉 30 g，加蒸馏水 300 ml，置具塞锥形瓶中，静置过夜。取滤液 30 ml 作冷水供试液；另一部分滤液在 50~60 ℃水浴上加热 0.5 h，滤过，即得热水供试液。

2. 乙醇供试液、酸水供试液的制备

称取木薯茎皮、茎心各 20 g，木薯叶粗粉 50 g，加 100 ml 95% 乙醇，在水浴上回流 1.5 h 后滤过，取 1/2 为乙醇供试液，剩余 1/2 滤液置于蒸发皿中浓缩蒸干，加 1% 盐酸溶解，滤过，即得酸水供试液。

3. 石油醚供试液的制备

称取木薯茎皮、茎心各 5 g，木薯叶粗粉 5 g，加入石油醚 20 ml，室温放置过夜，滤过，续滤液置于蒸发皿中浓缩后即得。

（二）化学成分预实验

冷水供试液用于氨基酸、多肽、蛋白质检查，热水供试液用于糖、多糖、皂苷、苷类、鞣质、有机酸等检查，石油醚供试液用于挥发油、油脂检查。水提取液及石油醚提取液化学成分预实验结果见表 3-4-1。

表 3-4-1　水提取液及石油醚提取液化学成分预实验结果

成分类别	反应名称	正反应（+）指标	现象		
			叶	茎皮	茎心
氨基酸、多肽、蛋白质	沉淀反应	产生沉淀或出现混浊	-	-	+
	双缩脲反应	呈紫色或紫红色	+	+	-
	茚三酮反应	呈蓝色、蓝紫色或紫色	+	++	++
糖、多糖、苷类	斐林反应	产生棕红色或砖红色沉淀	-	++	++
	Molish 反应	在浓硫酸接触面产生紫红色环	+	+	+

续表

成分类别	反应名称	正反应（+）指标	现象		
			叶	茎皮	茎心
鞣质	氯化钠明胶实验	产生白色沉淀或出现混浊	−	−	−
	三氯化铁实验	呈绿色、蓝色、暗紫色、蓝紫色、污绿色等	++	++	−
皂苷	泡沫实验	产生大量泡沫，放置后不消失，加乙醇也不消失	+	−	−
有机酸	pH 试纸检查	颜色在 pH7 以下	+	+	+
	溴甲酚绿实验	蓝色背景上显黄色斑点	+	+	+
挥发油及油脂	滤纸检查	有油斑，且油斑挥散为挥发油，油斑不挥散为油脂	+	+	+

注："+"示有此反应，"++"示此反应显著，"−"示无此反应。

　　乙醇供试液用于黄酮、蒽醌、酚、苷、香豆素、内酯、萜类、强心苷等检查，酸水供试液用于生物碱检查。乙醇供试液及酸水供试液化学成分预实验结果见表 3-4-2。实验结果表明，木薯茎杆及叶部分中可能含有黄酮类、酚类、糖、香豆素、植物甾醇、三萜类和挥发油等化学成分。

表 3-4-2　乙醇供试液及酸水供试液化学成分预实验结果

成分类别	反应名称	正反应（+）指标	现象		
			叶	茎皮	茎心
酚类	明胶实验	产生白色沉淀或出现混浊	+	++	+
	三氯化铁实验	呈绿色、蓝色、暗紫色、蓝紫色、污绿色等	++	++	−
生物碱	碘化汞钾实验	产生白色或淡黄色沉淀	−	−	+
	碘化铋钾实验	产生淡黄色或棕红色沉淀	−	−	+
	硅钨酸实验	产生淡黄色或白色沉淀	−	−	+
黄酮	盐酸-镁粉反应	呈红色或紫红色，可能有黄酮或黄酮苷存在；对照显红色，说明有花色素存在	++	++	−
	三氯化铝实验	呈黄色、绿色、橙色荧光或荧光加强，说明有黄酮；呈天蓝色或黄绿色，说明有二氢黄酮	++	+	−
	氨熏实验	斑点变黄色、绿色或橙黄色，离开氨气数分钟后颜色褪去	+	+	−
	荧光实验	有强烈绿色荧光	+	+	−
蒽醌	碱性实验	加热红色不褪去，用酸酸化红色褪去	−	−	−
	乙酸镁实验	呈红色	−	−	−

成分类别	反应名称	正反应（+）指标	现象		
			叶	茎皮	茎心
香豆素、内酯	异羟肟酸铁实验	呈橙红色或紫色	++	−	−
	重氮化偶合反应	显红色或紫色，检出酚羟基对位无取代基的化合物	++	++	++
	荧光实验	日光下显蓝色荧光，于紫外线下有蓝色或绿色荧光，加碱后变成黄色荧光	−	+	−
强心苷	3,5 - 二硝基苯甲酸实验	呈红色或紫色	+	−	−
	碱性苦味酸实验	呈橙色或红色	+	−	−
植物甾醇、三萜	醋酸 - 浓硫酸实验	颜色变化依次为黄色—红色—紫色—蓝色—青色—墨绿色	−	++	++
	氯仿 - 浓硫酸实验	氯仿层显红色或蓝色、青色，浓硫酸层有绿色荧光	++	++	++

注："+"示有此反应，"++"示此反应显著，"−"示无此反应。

二、木薯叶总黄酮提取工艺研究

本试验以乙醇为溶剂，以广西木薯叶总黄酮含量为考察指标，通过对料液比、乙醇体积分数、回流时间进行单因素实验和正交试验，优选出广西木薯叶总黄酮的最佳提取工艺（料液比 1∶25，乙醇体积分数 60%，提取时间 100 min）。该工艺操作简便、成本低、收率高，具有良好的稳定性，可为广西木薯叶总黄酮的生产提供科学依据。

（一）方法

1. 木薯叶总黄酮标准曲线的绘制

精确称取 120 ℃干燥至质量恒定的芦丁标准品 5.7 mg，用 60% 乙醇溶液定容至 10 ml，得到质量浓度为 0.57 mg/ml 的标准品溶液。精确吸取上述标准品溶液 0 ml、0.4 ml、0.8 ml、1.2 ml、1.6 ml、2.0 ml，分别置于 10 ml 容量瓶中，分别加入 2.0 ml、1.6 ml、1.2 ml、0.8 ml、0.4 ml、0 ml 60% 乙醇溶液，加 5% 亚硝酸钠溶液 0.5 ml，摇匀，放置 6 min，再加 10% 硝酸铝溶液 0.5 ml，摇匀，放置 6 min，加 4% 氢氧化钠溶液 4 ml，加 60% 乙醇溶液定容，摇匀，放置 15 min，在 504 nm 波长处测定吸光度 A，绘制总黄酮质量浓度与吸光度的标准曲线[77-79]。

2. 总黄酮提取的工艺流程

木薯叶碎叶→热浸提→过滤→提取液→浓缩→干燥→测定木薯叶总黄酮。

3. 单因素实验

分别研究料液比（原料质量∶溶剂体积）、乙醇体积分数、提取时间对木薯叶总黄酮含量的影响。

$$总黄酮含量（mg/g）= \frac{C \times \frac{10}{v} \times \frac{25}{2} \times V}{m}$$

式中，C 为质量浓度（mg/ml）；v 为显色液的体积（ml）；V 为乙醇的体积（ml）；m 为所用木薯叶的质量（g）。

4. 正交试验

根据单因素实验结果，确定以料液比（A）、乙醇体积分数（B）、提取时间（C）为试验因素，进行 $L_9(3^4)$ 正交试验（表 3-4-3），优化木薯叶总黄酮的提取工艺。

表 3-4-3　木薯叶总黄酮提取工艺正交试验因素和水平

水平	因素		
	A（g：ml）	B/%	C/min
1	1：10	40	40
2	1：25	60	70
3	1：40	80	100

5. 验证试验

精确称取木薯叶粉末 2.00 g，在正交试验所得最佳提取工艺条件下提取木薯叶总黄酮，计算总黄酮含量。

（二）结果

1. 木薯叶总黄酮标准曲线的绘制

在 504 nm 波长处，分别测出 6 个标准溶液的吸光度，并对吸光度与黄酮质量浓度的关系作图，如图 3-4-1 所示，通过线性回归，得到方程 $A = 11.774 \times C + 0.0635$，$R^2 = 0.987$，其中 A 为吸光度，C 为总黄酮的质量浓度。结果表明，在芦丁质量浓度为 0.0286 ~ 0.1094 mg/ml 范围内线性关系良好。

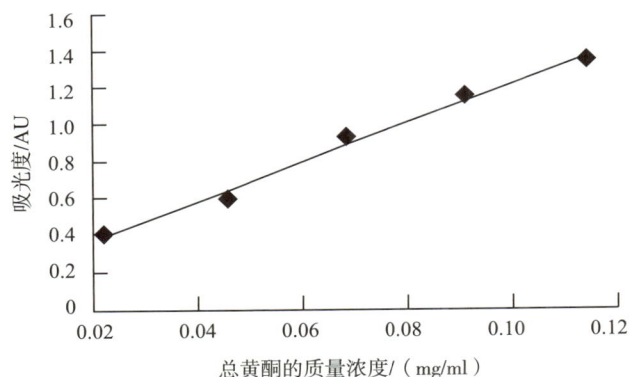

图 3-4-1　木薯叶总黄酮标准曲线

2. 单因素实验结果

（1）料液比对木薯叶总黄酮含量的影响

在乙醇体积分数 80%、提取时间 60 min 的条件下，研究料液比对木薯叶中总黄酮含量的影响。结果表明，在 1 : 40 范围内，随着溶剂量的增加，总黄酮含量明显升高（图 3-4-2）。在实际操作中，为考虑总黄酮的充分溶出，同时也避免溶剂的浪费，将正交试验设计中的料液比设置为 1 : 10、1 : 25、1 : 40。

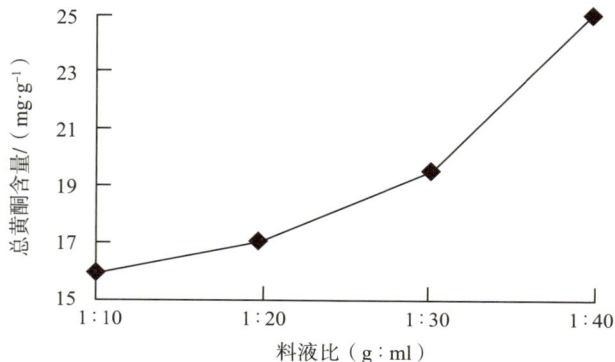

图 3-4-2　料液比对木薯叶总黄酮含量的影响

（2）乙醇体积分数对木薯叶总黄酮含量的影响

在料液比 1 : 20、提取时间 80 min 的条件下，研究乙醇体积分数对木薯叶中总黄酮含量的影响。结果表明，当乙醇体积分数大于 40% 时，总黄酮含量随着乙醇体积分数的增大而升高（图 3-4-3）。但乙醇体积分数太高，提取的色素等杂质量也增加，故在正交试验设计中将乙醇体积分数设置为 40%、60%、80%。

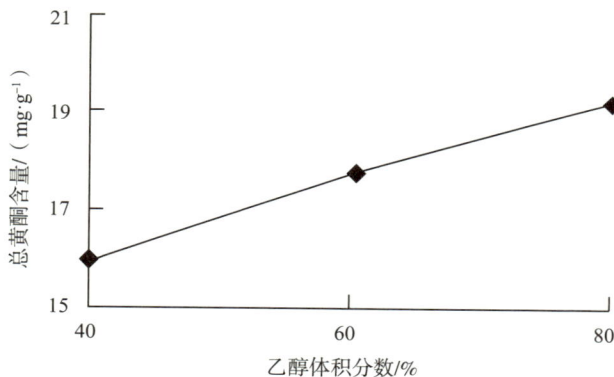

图 3-4-3　乙醇体积分数对木薯叶总黄酮含量的影响

（3）提取时间对木薯叶总黄酮含量的影响

在乙醇体积分数 60%、料液比 1 : 20 的条件下，研究提取时间 30 min、40 min、80 min、100 min、120 min 对木薯叶中总黄酮含量的影响。结果表明，木薯叶中黄酮的提取率随提取时间的延长而升高，当提取时间大于 100 min 后总黄酮含量开始下降（图 3-4-4）。在选择提取时间时既要考虑有效物质是否充分溶出，也要注意过长时间的高温提取对化合物结构的影响，故在正交试验设计中将提取时间设置为 40 min、70 min、100 min。

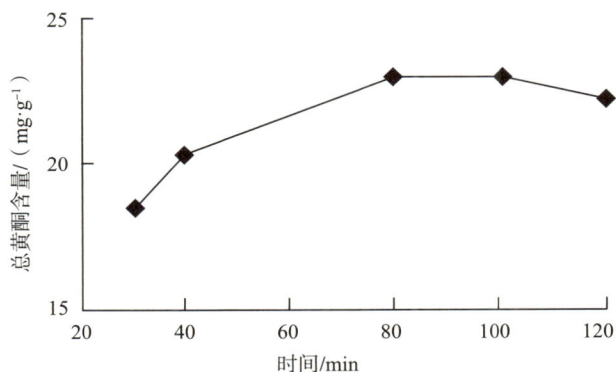

图 3-4-4　提取时间对木薯叶总黄酮含量的影响

3. 正交试验结果

从表 3-4-4、表 3-4-5 可以看出，影响木薯叶总黄酮含量的 3 个因素按影响由大到小的顺序依次为料液比、乙醇体积分数、提取时间，料液比对木薯叶总黄酮含量的影响较显著，乙醇体积分数、提取时间对木薯叶总黄酮含量的影响不大。得到的优化工艺参数为料液比 1∶25，乙醇体积分数 60%，提取时间 100 min。

表 3-4-4　木薯叶总黄酮提取工艺正交试验结果

试验号	A	B	C	总黄酮含量（mg·g⁻¹）
1	1	1	1	17.667
2	1	2	2	19.504
3	1	3	3	17.431
4	2	1	2	22.069
5	2	2	3	25.412
6	2	3	1	22.138
7	3	1	3	23.874
8	3	2	1	24.407
9	3	3	2	23.245
K_1	18.201	21.203	21.404	—
K_2	23.206	23.108	21.606	—
K_3	23.842	20.938	22.239	—
R	5.641	2.170	0.835	—

表 3-4-5　木薯叶总黄酮提取工艺正交试验方差分析

方差来源	偏差平方和	自由度	F 比	F 临界值
A	57.284	2	3.378	4.460
B	8.404	2	0.496	4.460

方差来源	偏差平方和	自由度	F比	F临界值
C	1.139	2	0.067	4.460
误差	67.840	8	—	—

4. 验证试验结果

为验证优选工艺的可靠性，取 3 份木薯叶碎叶，每份 2.00 g，按上述最优工艺条件进行验证试验，测得总黄酮含量为 25.23 mg/g，RSD 为 3.0%。

第五节　番茄叶的化学成分与工艺研究

番茄叶是茄科 Solanceae 茄属 Solanum lycopersicum L. 的多年生草本植物番茄 Solanum lycopersicum L. 的叶。目前有关番茄叶化学成分的研究较少，为了探究番茄叶的活性物质，本部分对番茄叶进行了化学成分预实验，初步确定了其可能含有的化学成分，并对番茄叶乙醇提取物的化学成分进行进一步研究；为了进一步研究番茄叶的总黄酮含量，采用正交试验设计法对番茄叶中总黄酮的提取工艺进行了研究。

一、番茄叶化学成分的初步研究

采用化学反应鉴别法对番茄叶的化学成分做初步预试，初步确定了番茄叶中可能含有蛋白质、糖、有机酸、皂苷、黄酮类、酚类、生物碱等化学成分。

（一）样品制备

1. 样品粗粉的制备

取一定量的番茄叶，50 ℃恒温烘干，粉碎成粗粉，即为样品粗粉。

2. 水提取液的制备

取样品粗粉 1 g，加入 30 ml 水，冷浸 48 h，滤过，取 10 ml 滤液进行氨基酸、多肽、蛋白质的检查。剩余部分在 60 ℃水浴上加热 30 min，过滤，滤液进行糖、多糖、皂苷、苷类、鞣质、有机酸等的检查。

3. 乙醇提取液的制备

取样品粗粉 1 g，加入 30 ml 乙醇，加热回流 2 h，滤过，滤液加适量水，使含醇量达 70%，在分液漏斗中加石油醚萃取除去叶绿素后，将乙醇液分成 2 份，一份进行黄酮类、蒽醌类、酚类、香豆素、内酯、三萜类、强心苷等化合物的检查，另一份浓缩至无醇味，加 5%HCl 使溶解，过滤，对酸水做生物碱的检查。

4.石油醚提取液的制备

取样品粗粉 6 g，置具塞锥形瓶中，加入石油醚（60~90 ℃）60 ml，密闭，室温放置 2 h 后滤过，滤液置于蒸发皿中浓缩后即得。

（二）结果

分别对样品的水提取液、乙醇提取液、石油醚提取液进行化学鉴别实验，实验结果见表 3-5-1~表 3-5-3。实验结果表明，番茄叶中可能含有蛋白质、糖、有机酸、皂苷、黄酮类、酚类、生物碱等化学成分。

表 3-5-1 水提取液预实验结果

成分类别	反应名称	正反应（+）指标	现象
氨基酸、多肽、蛋白质	茚三酮反应	呈蓝色、紫色	-
	双缩脲反应	呈紫色、红色	-
	蛋白质的沉淀反应	有沉淀产生	++
糖、多糖、苷类	斐林反应	产生棕红色沉淀	+
	Molish 反应	形成紫红色环	++
鞣质	明胶实验	产生白色沉淀或出现混浊	-
	三氯化铁实验	呈绿色、蓝色或暗紫色	++
有机酸	pH 试纸检查	颜色对应 pH 小于7	+
	溴甲酚绿实验	显黄色斑点	+
皂苷	泡沫实验	泡沫不消失	+

注："+"示有此反应，"++"示此反应显著，"-"示无此反应。

表 3-5-2 95% 乙醇提取液预实验结果

成分类别	反应名称	正反应（+）指标	现象
黄酮类	盐酸-镁粉实验	呈红色	++
	三氯化铝实验	荧光变黄或加深	++
	氨熏实验	显黄色荧光	+
蒽醌类	荧光实验	有强烈荧光	-
	碱性实验	加碱后变红色，酸化后红色褪去	-
	醋酸镁反应	呈红色	-
酚类	明胶实验	产生白色沉淀或出现混浊	+
	三氯化铁实验	呈绿色、蓝色或暗紫色	++
香豆素、内酯	异羟肟酸铁实验	显紫色	+
	偶合反应	显红色或紫色	+
	荧光实验	显蓝色或绿色荧光	-
	3,5-二硝基苯甲酸实验	显红色或紫色	-

成分类别	反应名称	正反应（＋）指标	现象
强心苷	碱性苦味酸实验	显红色或橙色	－
	亚硝酰铁氰化钠实验	显红色且红色逐渐消失	－
植物甾醇、三萜类	醋酸-浓硫酸实验	颜色变化依次为黄色—红色—紫色—青色—污绿色	－
	氯仿-浓硫酸实验	氯仿层显红色或青色，硫酸层有绿色荧光	－
生物碱	碘化汞钾实验	产生白色或淡黄色沉淀	＋
	碘化铋钾实验	产生淡黄色或棕红色沉淀	＋
	硅钨酸实验	产生淡黄色或白色沉淀	＋＋

注："＋"示有此反应，"＋＋"示此反应显著，"－"示无此反应。

表 3-5-3　石油醚提取液预实验结果

成分类别	反应名称	正反应（＋）指标	现象
挥发油	油斑检查	油斑挥发	－
油脂	油斑检查	油斑不消失	－

注："－"示无此反应。

二、番茄叶乙醇提取物的化学成分研究

采用硅胶柱色谱、D-101 大孔吸附树脂柱色谱、聚酰胺柱色谱等色谱技术，对番茄叶的 95% 乙醇提取物进行了系统分离，从番茄叶的乙醇提取物中分离得到了 15 个单体化合物，结合波谱法对分离得到的单体化合物进行结构鉴定，分别鉴定为 β-谷甾醇、香草醛、对羟基苯甲酸、N-反式-对-香豆酰基酪胺、菠甾醇-3-O-β-D-葡萄糖苷、尿嘧啶、番茄碱苷、番茄碱-3-O-β-D-吡喃葡萄糖、蜀羊泉碱-3-O-β-D-吡喃葡萄糖基-（1→3）-β-D-吡喃葡萄糖（1→4）-β-D-吡喃半乳糖苷、白英素 B、蜀羊泉碱苷、槲皮素、α-菠甾醇、正丁基-O-β-D-吡喃果糖苷、芦丁。所有化合物均为首次从该植物中分离得到。

（一）提取分离

取番茄叶粗粉 10.0 kg，以 95% 乙醇为溶剂，10 倍量渗漉提取，合并提取液，回收溶剂至无醇味，得乙醇总提取物，总提取物用水悬浮后依次用石油醚（60～90 ℃）、乙酸乙酯、正丁醇萃取，回收溶剂，得到石油醚部位稠浸膏 272 g、乙酸乙酯部位稠浸膏 104 g、正丁醇部位稠浸膏 517 g、水部位稠浸膏 910 g。

取乙酸乙酯部位浸膏 60 g，用氯仿-甲醇（100∶0 → 0∶100）梯度洗脱，收集得到 14 个组分（Fr1～Fr14），其中 Fr1 有结晶析出，经重结晶得到化合物 1（30 mg）；Fr2 经硅胶 H 色谱分离，石油醚-乙酸乙酯梯度洗脱，再经重结晶得到化合物 2（15 mg）；Fr5 经硅胶色谱分离，用氯仿-甲醇

（40∶1→5∶1）梯度洗脱，得到化合物 3（40 mg）；Fr7 经硅胶柱色谱分离，用氯仿-甲醇（40∶1→5∶1）梯度洗脱，重结晶，得到化合物 4（20 g）、化合物 5（10 mg）和化合物 6（20 mg）。

取正丁醇部位浸膏 200 g，经 D-101 大孔吸附树脂柱色谱进行分离，水-乙醇梯度洗脱（水→15% 乙醇→30% 乙醇→50% 乙醇→75% 乙醇→95% 乙醇）。15% 乙醇洗脱部分经聚酰胺柱色谱（丙酮-水梯度洗脱）分离得到粗粉，经重结晶得到化合物 10（20 mg）；30% 乙醇流分经聚酰胺柱色谱（丙酮-水梯度洗脱）分离，重结晶，得到化合物 12（1 g）和化合物 15（0.3 g）；50% 乙醇流分经反复硅胶柱色谱分离，重结晶，得到化合物 7（1 300 mg）、化合物 9（9 mg）、化合物 11（50 mg）和化合物 14（15 mg）；75% 乙醇流分经反复硅胶柱色谱分离，得到化合物 8（20 mg）和化合物 10（18 mg）；95% 乙醇流分经硅胶柱色谱分离，以丙酮-甲醇梯度洗脱，得到化合物 13（6 mg）。

（二）结构鉴定

化合物 1 为白色针状结晶，10% 浓硫酸显色为紫红色。与 β-谷甾醇对照品共薄层，在 3 种不同的溶剂展开系统中 R_f 值相同，石油醚-乙酸乙酯（3∶1），$R_f=0.51$；石油醚-丙酮（4∶1），$R_f=0.52$；氯仿-乙酸乙酯（8∶1），$R_f=0.57$。鉴定该化合物为 β-谷甾醇（β-sitosterol）。

化合物 2 为白色针状结晶，三氯化铁-铁氰化钾反应呈阳性，溴甲酚绿反应呈阳性，Emerson 反应呈阴性。EI-MS，m/z：168 [M]$^+$，分子式为 $C_8H_8O_4$。^{1}H-NMR（400 MHz，CD$_3$OD）δ：3.88（3H，s，-OCH$_3$），6.83（1H，d，$J=8.7$ Hz，H-5），7.54（1H，d，$J=1.9$ Hz，H-2），7.54（1H，d，$J=8.7$ Hz，1.9 Hz，H-6）。^{13}C-NMR（100 MHz，CD$_3$OD）δ：125.3（C-1），115.8（C-2），152.6（C-3），148.6（C-4），113.7（C-5），123.0（C-6），170.1（-COOH），56.3（-OCH$_3$）。以上数据与周琪等[80]的报道基本一致，故鉴定该化合物为香草醛（vanillin）。

化合物 3 为白色针晶，三氯化铁反应呈红棕色，溴酚蓝反应呈阳性。EI-MS，m/z：139 [M+1]$^+$，分子式为 $C_7H_6O_3$。^{1}H-NMR（400 MHz，CD$_3$OD）δ：7.87（2H，d，$J=7.9$ Hz，H-2），6.81（2H，d，$J=7.9$ Hz，H-3）。^{13}C-NMR（100 MHz，CD$_3$OD）δ：122.6（C-1），116.0（C-2，6），133.0（C-3，5），163.4（C-4），170.4（-COOH）。以上数据与李艳茸等[81]的报道基本一致，故鉴定该化合物为对羟基苯甲酸（p-hydroxybenzoic acid）。

化合物 4 为白色针晶，在紫外灯（365 nm）下呈现黄色荧光，三氯化铁反应呈阳性。EI-MS，m/z：283 [M]$^+$，分子式为 $C_{17}H_{17}NO_3$。^{1}H-NMR（400 MHz，CD$_3$OD）δ：7.05（2H，d，$J=8.3$ Hz，H-2，6），6.78（1H，d，$J=8.3$ Hz，H-3，5），7.41（2H，d，$J=8.5$ Hz，H-2′，6′），6.78（2H，d，$J=8.5$ Hz，H-3′，5′）。^{13}C-NMR（100 MHz，CD$_3$OD）δ：131.2（C-1），130.7（C-2，6），116.6（C-3，5），160.5（C-4），141.7（C-7），118.3（C-8），169.2（C-9），127.6（C-1′），130.5（C-2′，6′），116.2（C-3′，5′），156.9（C-4′），35.8（C-7′），42.5（C-8′）。以上数据与舒伟虎等[82]的报道基本一致，故鉴定该化合物为 N-反式-对-香豆酰基酪胺（N-$trans$-p-coumaroyl tyamine）。

化合物 5 为白色针晶，三氯化铁反应呈红棕色，溴酚蓝反应呈阳性。EI-MS，m/z：573 [M-H]$^+$，分子式为 $C_{35}H_{58}O_6$。^{1}H-NMR（400 MHz，C$_5$D$_5$N）δ：0.64（3H，s，H-18），0.83（3H，s，H-19），1.11

（3H，d，$J=6.0$ Hz，H-21），0.96（3H，d，$J=6.0$ Hz，H-26），5.01（1H，d，$J=8.0$ Hz，H-1'），4.44（1H，dd，$J=12.0$ Hz，5.2 Hz，H-6'a）、4.59（1H，dd，$J=12.0$ Hz，2.0 Hz，H-6'b）。^{13}C-NMR（100 MHz，C_5D_5N）δ：37.4（C-1），30.2（C-2），78.0（C-3），34.2（C-4），39.9（C-5），30.2（C-6），121.9（C-7），140.9（C-8），50.3（C-9），32.2（C-10），21.3（C-11），39.8（C-12），42.5（C-13），56.2（C-14），23.4（C-15），29.3（C-16），56.9（C-17），12.1（C-18），12.5（C-19），40.8（C-20），21.5（C-21），138.8（C-22），129.4（C-23），51.4（C-24），32.0（C-25），20.0（C-26），19.2（C-27），25.7（C-28），12.0（C-29），102.5（C-1'），75.3（C-2'），78.6（C-3'），71.7（C-4'），78.5（C-5'），62.8（C-6'）。以上数据与李洁等[83]的报道基本一致，故鉴定该化合物为菠甾醇-3-O-$β$-D-葡萄糖苷（spinasterol-3-O-$β$-D-glucopyranoside）。

化合物6为无色针状结晶，改良的碘化铋钾反应呈阳性，在紫外灯（254 nm）下呈现淡斑。EI-MS，m/z：113［M+H］$^+$，分子式为$C_4H_4N_2O_2$。^{1}H-NMR（400 MHz，DMSO-d_6）δ：11.01（1H，s，H-3），10.81（1H，s，H-1），5.44（1H，d，$J=7.4$ Hz，H-5），7.38（1H，d，$J=7.4$ Hz，H-6）。^{13}C-NMR（100 MHz，DMSO-d_6）δ：151.5（C-2），164.4（C-4），100.2（C-5），142.2（C-6）。以上数据与周建良等[84]的报道基本一致，故鉴定该化合物为尿嘧啶（uracil）。

化合物7为黄色颗粒，碘化铋钾反应呈阳性，斐林反应产生砖红色沉淀，Molish反应呈阳性，三氯乙酸反应呈阳性。EI-MS，m/z：1034［M+H］$^+$，分子式为$C_{50}H_{83}NO_{21}$。^{1}H-NMR（500 MHz，C_5D_5N）δ：0.59（3H，s，H-18），0.79（3H，d，$J=6.3$ Hz，H-27），0.82（3H，s，H-19），1.15（3H，d，$J=7.1$ Hz，H-21）。^{13}C-NMR（125 MHz，C_5D_5N）数据见表3-5-4。以上数据与古惇文[85]的报道基本一致，故鉴定该化合物为番茄碱苷（tomatine）。

表3-5-4　化合物7~11的^{13}C-NMR数据（125 MHz，C_5D_5N）

碳位	7	8	9	10	11
C-1	37.17	37.17	37.16	37.16	37.16
C-2	29.88	30.01	29.87	29.87	29.87
C-3	77.29	77.03	77.27	77.27	77.28
C-4	34.79	34.82	34.78	34.78	34.78
C-5	44.62	44.54	44.61	44.61	44.62
C-6	28.92	28.93	28.91	28.91	28.92
C-7	32.48	32.47	32.46	32.46	32.47
C-8	35.13	35.14	35.11	35.11	35.13
C-9	54.45	54.47	54.42	54.42	54.44
C-10	35.80	35.81	35.79	35.79	35.79
C-11	21.32	21.32	31.30	21.30	21.31
C-12	40.40	40.41	40.47	40.47	40.40
C-13	41.02	41.01	41.01	41.01	41.01

碳位	7	8	9	10	11
C-14	55.80	55.81	55.79	55.79	55.79
C-15	32.48	32.47	32.46	32.46	32.47
C-16	78.68	78.68	78.67	78.67	78.66
C-17	63.00	63.02	62.99	62.99	62.99
C-18	16.19	16.17	17.14	17.14	17.15
C-19	12.29	12.28	12.28	12.28	12.28
C-20	43.01	39.99	41.01	41.01	41.01
C-21	17.16	17.16	16.14	16.14	16.18
C-22	99.37	99.35	98.31	98.31	99.00
C-23	37.06	28.93	34.78	34.78	33.78
C-24	29.29	29.27	32.46	32.46	29.87
C-25	31.47	31.45	29.46	19.46	32.47
C-26	44.62	50.57	50.57	44.61	44.62
C-27	19.82	19.81	19.76	19.76	19.82
Gal					
1′	102.38	—	104.90	104.90	102.37
2′	73.21	—	73.20	73.20	73.20
3′	75.09	—	75.08	75.08	75.08
4′	79.95	—	81.41	81.41	79.94
5′	76.28	—	75.38	75.38	76.28
6′	62.31	—	62.30	6.30	62.30
Glc（Inner）					
1″	104.90	102.66	104.90	104.90	140.90
2″	81.41	72.70	81.61	81.61	81.40
3″	86.63	75.45	86.67	86.67	86.66
4″	70.75	70.37	70.96	70.96	70.73
5″	78.68	76.89	78.67	78.67	78.66
6″	62.31	62.29	62.99	62.99	62.30
Glc（Terminal）					
1‴	104.9	—	105.20	—	104.95
2‴	75.39	—	76.29	—	75.38
3‴	78.68	—	77.65	—	78.66

碳位	7	8	9	10	11
4‴	70.97	—	70.49	—	70.95
5‴	77.65	—	78.81	—	77.65
6‴	63.00	—	62.30	—	62.99
Xyl					
1⁗	105.24	—	105.20	105.22	—
2⁗	75.61	—	76.29	75.60	—
3⁗	77.65	—	77.65	77.65	—
4⁗	70.50	—	70.49	70.49	—
5⁗	67.37	—	62.30	67.37	—

化合物 8 为黄色粉末，斐林反应产生砖红色沉淀，Molish 反应呈阳性，碘化铋钾反应呈阳性。EI-MS，m/z：578 [M+H]$^+$，分子式为 $C_{33}H_{55}O_7N$。^{1}H-NMR（500 MHz，C_5D_5N）δ：0.63（3H，s，H-18），0.78（3H，d，$J=6.5$ Hz，H-27），0.83（3H，s，H-19），1.07（3H，d，$J=7.0$ Hz，H-21）。^{13}C-NMR（125 MHz，C_5D_5N）数据见表 3-5-4。以上数据与 Maxweil 等[86]的报道基本一致，故鉴定该化合物为番茄碱-3-O-β-D-吡喃葡萄糖（tomatine-3-O-β-D-glucopyranoside）。

化合物 9 为白色羽毛状簇晶，斐林反应产生砖红色沉淀，Molish 反应呈阳性，三氯乙酸反应呈阳性，碘化铋钾反应呈阳性。EI-MS，m/z：902 [M+H]$^+$，分子式为 $C_{45}H_{75}O_{17}N$。^{1}H-NMR（500 MHz，C_5D_5N）δ：0.84（3H，s，H-18），0.76（3H，d，$J=6.1$ Hz，H-27），0.61（3H，s，H-19），1.08（3H，d，$J=6.5$ Hz，H-21）。^{13}C-NMR（125 MHz，C_5D_5N）数据见表 3-5-4。以上数据与尹海龙[87]的报道基本一致，故鉴定该化合物为蜀羊泉碱-3-O-β-D-吡喃葡萄糖基-（1→3）-β-D-吡喃葡萄糖-（1→4）-β-D-吡喃半乳糖苷（lyratoside A）。

化合物 10 为淡黄色无定形粉末，三氯乙酸反应呈阳性，Molish 反应呈阳性，碘化铋钾反应呈阳性。EI-MS，m/z：872 [M+H]$^+$，分子式为 $C_{44}H_{73}O_{16}N$。^{1}H-NMR（500 MHz，C_5D_5N）δ：0.76（3H，d，$J=6.1$ Hz，H-27），1.08（3H，d，$J=6.5$ Hz，H-21），0.84（3H，s，H-18），0.61（3H，s，H-19）。^{13}C-NMR（125 MHz，C_5D_5N）数据见表 3-5-4。以上数据与 Lee 等[88]的报道基本一致，故鉴定该化合物为白英素 B（solalyratine B）。

化合物 11 为浅黄色颗粒，Molish 反应呈阳性，碘化铋钾反应呈阳性，三氯乙酸反应呈阳性。EI-MS，m/z：1034 [M+H]$^+$，分子式为 $C_{50}H_{83}O_{21}N$。^{1}H-NMR（500 MHz，C_5D_5N）δ：0.59（3H，s，H-18），0.79（3H，d，$J=6.3$ Hz，H-27），0.82（3H，s，H-19），1.15（3H，d，$J=7.1$ Hz，H-21）。^{13}C-NMR（125 MHz，C_5D_5N）数据见表 3-5-4。以上数据与 Lee 等[89]的报道基本一致，故鉴定该化合物为蜀羊泉碱苷（soladulcidine-3-O-β-lycotetraoside）。

化合物 12 为黄色针状结晶，钠汞齐还原反应显淡红色。EI-MS，m/z：302 [M]$^+$，分子式为 $C_{15}H_{10}O_7$。^{1}H-NMR（400 MHz，DMSO-d_6）δ：12.48（1H，s，-OH），6.40（1H，d，$J=1.88$ Hz，

H-8），6.16（1H，d，$J=1.9$ Hz，H-6），7.52（1H，dd，$J=2.1$ Hz，H-6′），7.67（1H，d，$J=2.1$ Hz，H-2′），6.86（1H，d，$J=8.5$ Hz，H-5′）。^{13}C-NMR（100 MHz，DMSO-d_6）δ：147.7（C-2），135.8（C-3），175.9（C-4），160.7（C-5），98.2（C-6），163.9（C-7），93.4（C-8），156.2（C-9），103.0（C-10），121.9（C-1′），115.1（C-2′），145.1（C-3′），146.8（C-4′），115.6（C-5′），112.0（C-6′）。以上数据与杨文强等[90]的报道基本一致，故鉴定该化合物为槲皮素（quercetin）。

化合物 13 为白色片状结晶，与 α-菠甾醇标准品共薄层，碘蒸气显色，在 3 种不同的展开系统中 R_f 值相同且均为棕黄色的单斑，同时混合熔点不下降，故鉴定该化合物为 α-菠甾醇（α-spinasterol）。

化合物 14 为白色针状结晶。斐林反应、Molish 反应均呈阳性。EI-MS，m/z：302［M］$^+$，分子式为 $C_{27}H_{30}O_{16}$。^{1}H-NMR（400 MHz，CDCl$_3$）δ：3.7（1H，d，$J=8.9$ Hz，H-1），1.5（2H，m，H-2），1.3（2H，m，H-3），0.9（3H，d，$J=7.3$ Hz，H-4）。^{13}C-NMR（100 MHz，CDCl$_3$）δ：61.6（C-1），33.3（C-2），20.5（C-3），14.3（C-4），63.4（C-1′），101.6（C-2′），71.5（C-3′），71.1（C-4′），70.5（C-5′），65.2（C-6′）。其光谱数据与李帅等[91]的报道基本一致，故鉴定该化合物为正丁基-O-β-D-吡喃果糖苷（n-butyl-O-β-D-fructopyranoside）。

化合物 15 为黄色簇状针晶。Molish 反应界面产生紫色环，四氢硼钠反应呈阳性。EI-MS，m/z：610［M］$^+$，分子式为 $C_{27}H_{30}O_{16}$。^{1}H-NMR（400 MHz，DMSO-d_6）δ：6.1（1H，d，$J=1.9$ Hz，H-6），6.3（1H，d，$J=2.1$ Hz，H-8），12.6（1H，s，5-OH），4.6（1H，s，H-1‴），5.2（1H，d，$J=7.5$ Hz，H-1″），0.8（3H，d，$J=5.8$ Hz，6‴-CH$_3$）。^{13}C-NMR（100 MHz，DMSO-d_6）δ：156.5（C-2），134.5（C-3），178.1（C-4），161.6（C-5），99.0（C-6），164.5（C-7），94.0（C-8），156.8（C-9），104.4（C-10），121.1（C-1′），115.8（C-2′），145.6（C-3′），148.8（C-4′），116.0（C-5′），121.5（C-6′），101.2（C-1″），74.1（C-2″），70.4（C-4″），75.8（C-5″），67.9（C-6″），100.8（C-1‴），70.5（C-2‴），70.7（C-3‴），71.5（C-4‴），68.1（C-5‴），17.7（C-6‴）。以上数据与张清华等[92]的报道基本一致，故鉴定该化合物为芦丁（rutin）。

三、番茄叶总黄酮提取工艺研究

本研究拟从番茄叶中提取可作为天然抗氧化剂的物质，这样不仅可提高番茄的资源利用率，而且可带动番茄产业链的发展，将产生巨大的经济效益和深远的社会影响。

（一）实验方法

以总黄酮含量为考察指标，采用正交设计的方法研究提取番茄叶总黄酮的工艺条件。

1. 标准曲线的绘制

精确称取干燥芦丁对照品 15.20 mg，置于 25 ml 容量瓶中，加 100% 甲醇溶解，定容，得标准储备液（含无水芦丁 0.608 0 mg/ml）。精确移取芦丁对照液 2.0 ml 置于 25 ml 容量瓶中，加蒸馏水至 6 ml，加入 5% 亚硝酸钠溶液 1.00 ml，摇匀，静置 6 min；再加 10% 硝酸铝溶液 1.00 ml，摇匀，静置 6 min；再加 4% 氢氧化钠溶液 10.00 ml，加蒸馏水稀释至刻度，摇匀，静置 15 min，以空白调零，从 400～800 nm 进行全波长扫描，测得 510 nm 处有最大吸收，因此以 510 nm 为测定波长，结果见图 3-5-1。

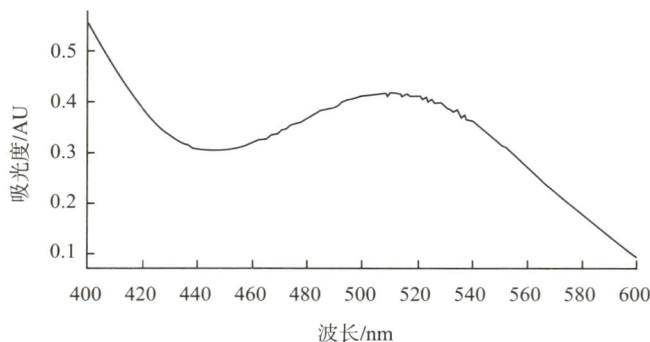

图 3-5-1　芦丁标准品吸收曲线

准确量取芦丁储备液 1.0 ml、1.5 ml、2.0 ml、2.5 ml、3.0 ml 于 25 ml 容量瓶中，测定溶液吸光度，以吸光度为纵坐标、溶液浓度为横坐标绘制标准曲线，并根据标准曲线求出总黄酮浓度-吸光度标准曲线，得出总黄酮浓度-吸光度回归方程 $A = 11.289C - 0.095\,11$，相关系数 $r = 0.999\,7$。由标准曲线可知在 $0.024\,03 \sim 0.072\,96$ mg/ml 范围内线性关系良好。

2. 番茄叶中总黄酮的提取工艺研究

甲醇超声提取法：称取番茄叶粗粉 0.5 g，加甲醇 25 ml，超声 60 min，过滤，备用。

甲醇水浴回流提取法：称取番茄叶粗粉 0.5 g，加甲醇 25 ml，回流 60 min，过滤，备用。

乙醇超声提取法：称取番茄叶粗粉 0.5 g，加乙醇 25 ml，超声 60 min，过滤，备用。

3. 单因素实验与正交试验设计

根据单因素实验结果进行正交试验设计。选用甲醇浓度（A）、溶剂量（B）、超声时间（C）及浸泡时间（D）4 个因素，每个因素选择 3 个水平，用 $L_9(3^4)$ 正交表进行正交试验设计优选。因素与水平见表 3-5-5。

表 3-5-5　番茄叶总黄酮提取工艺正交试验因素与水平

水平	因素			
	A / %	B / ml	C / min	D / min
1	30	15	30	0
2	60	20	45	15
3	100	25	60	30

（二）结果与分析

1. 番茄叶中总黄酮的提取工艺研究结果

精确吸取样品液 2.0 ml，置于 25 ml 容量瓶中，按"标准曲线的绘制"项下方法操作，于 510 nm 波长处测定溶液的吸光度，计算样品总黄酮的含量，结果见表 3-5-6。由表 3-5-6 可知，最佳提取法为甲醇超声提取法。

表 3-5-6　番茄叶总黄酮提取条件优劣比较

试验号	提取条件	总黄酮含量/（mg/g）	RSD/%
1	甲醇超声提取法	42.24	1.80
2	甲醇水浴回流提取法	42.03	1.60
3	乙醇超声提取法	37.10	0.58

2. 正交试验结果

采用正交试验设计，选用甲醇浓度（A）、溶剂量（B）、超声时间（C）及浸泡时间（D）4 个因素，每个因素选择 3 个水平，用 $L_9(3^4)$ 正交表进行试验设计优选，结果见表 3-5-7。由表 3-5-7 可知，正交试验的最优水平为 $A_3B_2C_1D_3$，即用 100% 甲醇 20 ml 浸泡 30 min 后超声提取 30 min，测得的总黄酮含量最高，故确定其为提取番茄叶总黄酮的最佳工艺。影响番茄叶总黄酮提取的主次因素依次为甲醇浓度＞溶剂量＞超声时间＞浸泡时间。最佳提取方案为 100% 甲醇 20 ml 浸泡 30 min 后超声 30 min 提取。

表 3-5-7　番茄叶总黄酮提取工艺正交试验结果

试验号	A	B	C	D	总黄酮含量/（mg/g）
1	1	1	1	1	17.61
2	1	2	2	2	19.56
3	1	3	3	3	21.00
4	2	1	2	3	18.70
5	2	2	3	1	21.22
6	2	3	1	2	20.94
7	3	1	3	2	28.56
8	3	2	1	3	31.93
9	3	3	2	1	30.72
$\bar{x}_1$	19.39	21.29	23.99	23.18	—
$\bar{x}_2$	20.29	24.24	23.00	23.02	—
$\bar{x}_3$	30.40	24.22	23.59	23.88	—
R	11.01	2.95	0.99	0.86	—

3. 验证试验结果

取批号为 20090312 的番茄叶，以正交试验的最优水平 $A_3B_2C_1D_3$，即用 100% 甲醇 20 ml 浸泡 30 min 后超声提取 30 min，测定其总黄酮含量，从而进行验证对比试验。由表 3-5-8 可知，在上述工艺条件下，提取的总黄酮含量较高，达到了优化工艺的目的。

表 3-5-8　验证试验结果（ $n=3$ ）

序号	总黄酮含量/（mg/g）	平均值/（mg/g）	RSD/%
1	38.81		
2	38.78	38.77	0.2
3	38.72		

第六节　木菠萝叶的化学成分研究

木菠萝 *Artocarpus heterophyllus* Lam. 为桑科波罗蜜属植物，又称木波罗、菠萝蜜、树菠萝、蜜冬瓜、牛肚子果等。该植物引入我国已有 1 000 多年的历史，目前在广西、广东、海南、云南和福建等南方地区均有栽培。《本草纲目》记载："波罗蜜生交趾、南邦诸国……内肉层叠如橘囊，食之味至甜美如蜜……瓤〔气味〕甘、香、微酸……止渴解烦，醒酒益气，令人悦泽……核中仁……补中益气，令人不饥轻健。"木菠萝的果肉、果皮、种子和树叶都可入药[93]，其中木菠萝叶具有降血糖功效[94-95]，含有黄酮类化合物，但相关研究大多集中在查耳酮等脂溶性黄酮苷元方面，鲜有关于木菠萝叶中所含水溶性黄酮苷类化合物的报道[96-98]。在本节所涉及的课题的研究工作中，研究小组发现，木菠萝叶乙醇提取物的极性部位具有良好的降血脂作用，而且主要含有多糖和非多糖类化合物。本研究对木菠萝叶中降血脂活性成分进行研究，为充分开发和利用其药用价值奠定基础。

本部分对木菠萝叶中的降血脂活性成分进行了研究，从中分离、纯化得到 3 个化合物，通过波谱数据分析及相关文献对照确定其结构分别为牡荆素-2″-O-木糖苷（Ⅰ），异槲皮苷（Ⅱ）和 samsesquinoside（Ⅲ）。其中，化合物Ⅰ、Ⅲ，都是首次在该植物中发现。

实验方法如下。

采用大孔树脂柱色谱、葡聚糖凝胶柱色谱和高压制备液相色谱等分离技术进行分离纯化，得到单体化合物。用 UV、MS、H-NMR 和 C-NMR 等方法对所得的单体化合物进行结构分析，确定其化学结构。

一、 提取分离

取木菠萝叶药材粗粉 10 kg，加入 15 倍量 60% 乙醇溶液，加热回流提取 2 次，滤过，合并滤液，减压回收溶剂至无醇味，于 4 ℃静置 24 h，滤过，滤渣即为木菠萝叶非极性部位浸膏（1.7 kg），滤液减压回收溶剂后得到木菠萝叶极性部位浸膏（1.3 kg）。取木菠萝叶极性部位浸膏 1 000 g 加水溶解，滤过，将滤液用大孔吸附树脂柱色谱进行分离，先用纯水进行洗脱，除去多糖等大分子物质，再以 60% 乙醇进行洗脱。60% 乙醇洗脱液减压回收溶剂至无醇味，真空干燥，得到 60% 乙醇洗脱部位浸膏（220 g），用葡聚糖凝胶柱色谱和高压制备液相色谱对其进一步分离纯化，最终得到化合物Ⅰ（80.5 mg），化合物Ⅱ（4.8 mg）和化合物Ⅲ（12.6 mg）。

二、结构鉴定

化合物 I 为黄色不定型粉末，盐酸-镁粉反应阳性。UV $\lambda_{max}^{CH_3OH}$：215 nm，271 nm，338 nm；UV $\lambda_{max}^{CH_3OH}$：214 nm，280 nm，330 nm，394 nm；UV $\lambda_{max}^{CH_3OH+CH_3COONaO}$：219 nm，279 nm，365 nm；ESI-MS，m/z：563〔M-H〕⁻；¹H-NMR（DMSO-d₆，600 MHz）δ_H 数据和 ¹³C-NMR（DMSO-d₆，600 MHz）δ_C（ppm）数据见表 3-6-1。化合物 I 的 ¹H-NMR 在 513.04（1H，s）有 1 个明显的单峰，表明存在 5-OH。H-2′，H-6′ 和 H-3′，H-5′ 分别在 δ 7.91 和 δ 6.84 以双重峰的形式出现，表明存在 4′-OH。化合物 I 的 ¹³C-NMR 有黄酮类化合物 A 环和 C 环常见的碳信号峰，化学位移如下。C-2：δ 162.5，C-3：δ 101.8，C-4：δ 180.5，C-5：δ 160.4，C-6：δ 100.1，C-7：δ 161.6，C-9：δ 157.1，C-10：δ 101.7。通常在 5,7-二羟基黄酮中，C-6 和 C-8 的信号一般出现在 δ 90~100，而且 C-6 信号的化学位移总是大于 C-8。但是现在化合物 I 的 C-8 信号为 δ 104.2，化学位移大于 C-6，表明 C-8 上接入了糖分子，而且是个碳苷。化合物 I 的数据和已知文献报道数据基本一致[99]，故最终确定化合物 I 为牡荆素-2″-O-木糖苷（vitexin-2″-O-cylosiden），为含 2 个糖的黄酮碳苷，分子式为 C₂₆H₂₈O₁₄，相对分子质量为 564。

化合物 II 为黄色不定型粉末，盐酸-镁粉反应阳性。ESI-MS，m/z：463〔M-H〕⁻；¹H-NMR（DMSO-d₆，600 MHz）δ_H 数据和 ¹³C-NMR（DMSO-d₆，600 MHz）δ_C 数据见表 3-6-1。化合物 II 的 ¹H-NMR 在 12.6（1H，s）有 1 个明显的单峰。化合物 II 的数据和已知文献报道数据基本一致[95]，故最终确定化合物 II 为异槲皮苷（isoquercitrin），分子式为 C₂₁H₂₀O₁₂，相对分子质量为 464。

化合物 III 为淡黄色不定型粉末，盐酸-镁粉反应阴性。ESI-MS，m/z：745〔M-H〕⁻；¹H-NMR（CD₃OD，600 MHz）δ_H 数据和 ¹³C-NMR（CD₃OD，600 MHz）δ_C 数据见表 3-6-2。将化合物 III 的酸水解产物制备成糖腈乙酸酯衍生物，经 GC-MS 分析，表明其含有葡萄糖。在 HMBC 谱中，1‴（δ 102.8）和 C-4（δ 147.4）相关，表明葡萄糖和 C-4 相连。J（H-7，H-8）=J（H-7′，H-8′）=4.1 Hz，C-7：δ 87.6，C-7′：δ 87.2，C-8：δ 55.5，C-8′：δ 55.7，C-9：δ 72.9，C-9′：δ 72.8，表明 C-7 与 C-7′、C-8 与 C-8′、C-9 与 C-9′ 是互为对称结构，且 C-7 和 C-7′ 分别和 1 个芳香基团相连。在旋转坐标系的欧沃豪斯增强谱（ROESY）中，H-8″（δ 87.1）和 3′-OCH₃（δ 56.8）以及 5′-OCH₃（δ 56.7）相关，表明 C-4′ 和 C-8″ 相连。化合物 III 的数据和已知文献报道数据基本一致[100]，故最终确定化合物 III 为 samsesquinoside，为含 1 个糖的木脂素葡萄糖苷，分子式为 C₃₇H₄₆O₁₆，相对分子质量为 746。

表 3-6-1 化合物 I、II 的 ¹³C-NMR 和 ¹H-NMR 数据（600 MHz）

位置	化合物 I		化合物 II	
	δ_H	δ_C	δ_H	δ_C
2	162.5	—	156.3	—
3	101.8	6.5（1H，s）	133.3	—
4	180.5	—	177.4	—

位置	化合物 I		化合物 II	
	δ_H	δ_C	δ_H	δ_C
5	160.4	13.0（1H，s）	161.2	1 2.6（1H，s）
6	100.1	5.9（1H，s）	100.8	6.2（1H，d）
7	161.6	—	164.2	—
8	104.2	—	93.5	6.4（1H，d）
9	157.1	—	156.1	—
10	101.7	—	103.9	—
1′	121.7	—	121.1	—
2′	128.4	7.9（2H，d，H-2′，H-6′）	116.2	7.6（2H，dd，H2′，H6′）
3′	116.3	6.8（2H，d，H-3′，H-5′）	144.8	
4′	161.6	—	148.5	
5′	116.1	6.8（2H，d，H-3′，H-5′）	115.2	6.8（1H，d）
6′	127.9	7.9（2H，d，H2′，H6′）	121.6	7.6（2H，dd，H2′，H6′）
1″	71.9	4.9（1H，d）	103.9	5.5（1H，d）
2″	81.5	4.1～2.8（6H，H-2″～H-6″，overlapped）	74.1	3.6～3.1（6H，H-2″～H-6″，overlapped）
3″	78.5	—	76.5	—
4″	70.6	—	69.9	—
5″	80.6	—	—	—
6″	61.3	—	—	—
1‴	105.3	4.10（1H，d）	—	—
2‴	73.5	4.0～2.8（5H，H-2+～H-5+，overlapped）	—	—
3‴	75.8	—	—	—
4‴	69.5	—	—	—
5‴	65.3	—	—	—

表 3-6-2　化合物 III 的 ^{13}C-NMR 和 ^{1}H-NMR 数据（600 MHz）

位置	δ_C	δ_H	位置	δ_C	δ_H
1	133.7	—	2″	111.6	7.02（1H，d）3″
2	110.9	7.01（1H，d）	3″	149.3	—
3	149.1	—	4″	147.3	—

位置	δ_C	δ_H	位置	δ_C	δ_H
4	147.4	—	5″	117.9	7.10（1H, d）
5	116.1	6.71（1H, d）	6″	120.0	6.85（1H, dd）
6	119.8	6.77（1H, dd）	7″	72.9	4.90（1H, d）
7	87.6	4.71（1H, d）	8″	87.1	4.24（1H, m）
8	55.5	3.13（1H, m）	9″	62.5	3.85（1Hb, m）， 3.69（1Ha, dd）
9	72.9	4.26（2H, m）	1‴	102.8	4.88（1H, overlapped）
1′	139.5	—	2‴	75.7	3.47（1H, m）
2′	104.4	6.65（1H, s）	3‴	78.8	3.39（1H, m）
3′	154.4	—	4‴	71.3	3.37（1H, m）
4′	136.2	—	5‴	77.8	3.44（1H, m）
5′	154.5	—	6‴	62.8	3.83（1Hb, m）
6′	104.8	6.65（1H, s）			3.70（1Ha, dd）
7′	87.2	4.72（1H, d）	3-OCH₃	57.0	3.80~3.85 （12H, overlapped）
8′	55.7	3.12（1H, m）	3′-OCH₃	56.8	—
9′	72.8	3.85（2H, m）	5′-OCH₃	56.7	—
1″	137.4	—	3″-OCH₃	56.4	—

第七节 柿叶的化学成分与工艺研究

柿叶为柿科 Ebenaceae 柿属 Diospyros 植物柿 Diospyros kaki Thunb. 的新鲜或干燥叶[75]。全世界柿有 6 属 450 余种，其中我国有 2 属 50 多种，是世界主要柿叶生产国之一[101]。柿叶具有较高的营养价值和医疗保健价值，含有多种对人体健康有益的成分，具有抗菌消炎、生津止渴、清热解毒、润肺强心、镇咳止血、抗癌防癌、利尿、降血压等功效[102]。本部分对柿叶中熊果酸、齐墩果酸和黄酮类物质的提取工艺进行了研究，为柿叶的开发利用提供参考。

一、正交试验优选柿叶中熊果酸和齐墩果酸的提取工艺

柿叶的主要有效成分为齐墩果酸和熊果酸[103]，本试验参照文献[104]方法，以齐墩果酸和熊果酸为考察指标，采用正交设计优化柿叶中齐墩果酸和熊果酸的提取工艺，对溶剂浓度、溶剂量、提取时

间等因素进行了考察，以齐墩果酸和熊果酸的含量为指标，筛选出最佳提取工艺，即取柿叶粗粉 1 g，加入 95% 乙醇 50 ml，浸泡 1 h 后超声处理 1 h。该工艺条件简单，稳定可行，2 种成分的提取率高。

（一）正交设计

根据预试验结果，取柿叶粗粉 1 g，以乙醇为提取溶剂，提取方式为超声提取。根据单因素实验，乙醇浓度（A）选择 50%、75%、95% 3 个水平，乙醇用量（B）选择 10 ml、25 ml、50 ml 3 个水平，浸泡时间（C）选择 0.0 h、0.5 h、1.0 h 3 个水平，超声时间（D）选择 0.5 h、1.0 h、1.5 h 3 个水平，按四因素三水平 L₉（3⁴）进行正交试验。因素水平选择见表 3-7-1。

表 3-7-1　柿叶中熊果酸和齐墩果酸的提取工艺正交试验因素水平

水平	A/%	B/ml	C/h	D/h
1	50	10	0.0	0.5
2	75	25	0.5	1.0
3	95	50	1.0	1.5

（二）正交试验安排及结果分析

以齐墩果酸和熊果酸为考察指标，按表 3-7-2、表 3-7-3 进行正交试验。每个试验号下平行制备 2 份样品，每份进样测定 2 次。由正交试验结果可知，各因素对齐墩果酸和熊果酸提取的影响程度依次为 A>B>C>D，即溶剂浓度对提取效果的影响最大。综合各因素，确定齐墩果酸和熊果酸的最佳提取条件为 $A_3B_3C_3D_2$，即采用 95% 乙醇 50 ml，浸泡 1 h 后超声处理 1 h。正交试验方差分析见表 3-7-4、表 3-7-5。

表 3-7-2　齐墩果酸提取工艺正交试验测定结果

试验号	因素				齐墩果酸含量/（mg/g）		
	A	B	C	D	1	2	平均值
1	1	1	1	1	0.168	0.150	0.159
2	1	2	2	2	0.458	0.476	0.467
3	1	3	3	3	0.729	0.742	0.736
4	2	1	2	3	2.938	3.075	3.006
5	2	2	3	1	3.803	3.776	3.790
6	2	3	3	2	3.968	3.659	3.814
7	3	1	3	2	3.706	3.913	3.810
8	3	2	1	3	3.441	3.653	3.547
9	3	3	2	1	3.866	3.511	3.688

续表

试验号	因素				齐墩果酸含量/（mg/g）		
	A	B	C	D	1	2	平均值
K_1	0.545	2.325	2.507	2.546	$\sum Y = 23.017$		
K_2	3.537	2.601	2.387	2.697	$\sum Y^2 = 79.430$		
K_3	3.682	2.746	2.779	2.430	—	—	—
R	3.228	0.421	0.392	0.267	—	—	—

表 3-7-3　熊果酸提取工艺正交试验测定结果

试验号	因素				熊果酸含量/（mg/g）		
	A	B	C	D	1	2	平均值
1	1	1	1	1	0.208	0.216	0.212
2	1	2	2	2	0.727	0.912	0.820
3	1	3	3	3	1.900	2.130	2.020
4	2	1	2	3	5.360	5.790	5.220
5	2	2	3	1	10.960	11.100	11.050
6	2	3	1	2	11.680	11.100	11.350
7	3	1	3	2	10.990	11.600	11.300
8	3	2	1	3	10.510	11.000	10.750
9	3	3	2	1	11.150	11.200	11.150
K_1	1.107	5.687	7.437	7.471	$\sum Y = 64.202$		
K_2	9.317	7.540	5.840	7.823	$\sum Y^2 = 654.100$		
K_3	11.067	8.173	8.123	6.107	—	—	—
R	10.050	2.486	2.283	1.716	—	—	—

表 3-7-4　齐墩果酸提取工艺正交试验方差分析

误差来源	方差平方和	自由度	均方	F 值	P 值
A	19.942	2	9.971	184.648	<0.05
B	0.275	2	0.138	2.546	—
C	0.242	2	0.121	2.241	—
D	0.108	2	0.054	1.000	—
误差	0.110	2	—	—	—

注：$F_{0.05}$（2，2）＝19.00。

表 3-7-5   熊果酸提取工艺正交试验方差分析

误差来源	方差平方和	自由度	均方	F 值	P 值
A	172.931	2	86.466	35.063	<0.05
B	10.014	2	5.007	2.030	—
C	8.236	2	4.118	1.670	—
D	4.932	2	2.466	1.000	—
误差	4.900	2	—	—	—

注：$F_{0.05}$（2，2）=19.00。

二、柿叶总黄酮的提取工艺研究

我国柿树资源丰富，每年有大量的柿叶被废弃。黄酮类物质是预防、治疗心脑血管疾病及抗衰老的有效成分，基于此，本研究对柿叶总黄酮的提取工艺进行研究。本试验采用显色反应和薄层层析法对柿叶总黄酮提取液进行了定性鉴别，显色反应均呈黄酮类阳性反应，薄层层析显示提取液与黄酮类物质槲皮素及芦丁有相类似的斑点。试验优化的柿叶总黄酮提取工艺，条件容易控制，提取率高，可应用于工业化生产。柿叶总黄酮提取液可进一步浓缩成膏状物或粉状物，直接添加到一些保健功能性食品中。

（一）柿叶总黄酮的测定方法

1. 标准曲线的绘制

精密称取干燥的芦丁对照品 6 mg，置 25 ml 容量瓶中，加 70% 乙醇溶解，定容至刻度，摇匀。精密吸取该溶液 0.5 ml、1.0 ml、1.5 ml、2.0 ml、2.5 ml、3.0 ml、3.5 ml，分别置 1.0 ml 容量瓶中，加 70% 乙醇至 4 ml，加 5% 亚硝酸钠试液 1.00 ml，放置 6 min，加 10% 硝酸铝试液 1.00 ml，放置 6 min，加 4% 氢氧化钠试液 3.00 ml，加 70% 乙醇定容至刻度，摇匀，放置 15 min 后，以相应试剂制备空白对照，于 510 nm 处测定吸光度，以浓度为横坐标、吸光度为纵坐标绘制标准曲线。

2. 总黄酮的测定

准确吸取 2 ml 乙醇提取液于 25 ml（浓度大时选 50 ml）容量瓶中，用 30% 乙醇补至 12 ml，加入 5% 亚硝酸钠 2.00 ml，摇匀，放置 6 min 后加入 10% 硝酸铝 2.00 ml，放置 6 min 后再加入 4% 氢氧化钠 10.00 ml，混匀，用 30% 乙醇定容至刻度，15 min 后，以相应试剂制备空白对照，在 510 nm 处测定吸光度，计算总黄酮的含量。

（二）结果与分析

1. 标准曲线的绘制

结果：在 0.012～0.072 mg/ml 范围内柿叶总黄酮浓度与吸光度呈良好的线性关系，回归方程为 $Y = 7.786\,6X + 0.067\,2$（$R^2 = 0.996\,9$）。

2. 单因素实验结果

（1）提取方法的确定

称取柿叶粗粉约 2 g，共 4 份，置 250 ml 圆底烧瓶中，加入乙醇 100 ml，分别采用冷浸法、超声提取法、回流提取法、微波提取法提取，过滤，取续滤液 2.00 ml 置 25 ml 容量瓶中，按上述方法测定吸光度。

结果显示：冷浸法和超声提取法的提取率较低，回流提取法和微波提取法的提取率较高，其中冷浸法的提取率最低，仅为 3.27%，回流提取法的提取率最高，为 5.71%，因此选用热回流提取法。

（2）提取溶剂的确定

称取柿叶粗粉约 2 g，共 4 份，置 250 ml 圆底烧瓶中，分别加入水、70% 乙醇、pH 为 8 ~ 10 的碱水、甲醇各 100 ml，在 100 ℃下回流提取 1 h，过滤，取续滤液 2.00 ml 置 25 ml 容量瓶中，按上述方法测定吸光度。

结果显示：用乙醇作溶剂时提取率最高，用其他 3 种作溶剂时提取率低，且提取率差别不大，用水作溶剂时提取率最低，因此选用乙醇为提取溶剂。

3. 正交试验结果

在单因素试验的基础上，以柿叶总黄酮提取率为考察指标，选择对提取率影响比较大的因素设计正交试验表进行试验。正交试验结果见表 3-7-6。通过直观分析，根据极差值 R 的大小，可以看出影响总黄酮提取率的因素按影响程度排列为 B（乙醇浓度）＞A（提取温度）＞D（提取时间）＞C（料液比）。柿叶总黄酮提取工艺的最优方案为 $A_2B_3C_3D_2$，即提取温度 90 ℃，乙醇浓度 50%，料液比 1：60，提取时间 45 min。

表 3-7-6　柿叶总黄酮提取工艺正交试验结果

试验号	A	B	C	D	提取率/%
1	1（80）	1（30）	1（1：40）	1（30）	5.67
2	1	2（40）	2（1：50）	2（45）	6.32
3	1	3（50）	3（1：60）	3（60）	6.93
4	2（90）	1	2	3	6.13
5	2	2	3	1	5.86
6	2	3	1	2	7.14
7	3（100）	1	3	2	6.05
8	3	2	1	3	4.90
9	3	3	2	1	6.16
K_1	18.93	17.86	17.99	17.70	—
K_2	19.40	17.09	18.62	19.79	—
K_3	17.12	20.50	18.85	17.97	—
R	2.28	3.42	0.85	2.09	—

4. 验证试验结果

称取柿叶粗粉约 2 g，共 3 份，置 250 ml 圆底烧瓶中，按照优化方案 $A_2B_3C_3D_2$ 提取，过滤，取续滤液 1.00 ml，置于 50 ml 容量瓶中，用 50% 乙醇补至 12 ml，加入 5% 亚硝酸钠 2.00 ml，摇匀，放置 6 min 后加入 10% 硝酸铝 2.00 ml，放置 6 min 后再加入 4% 氢氧化钠 10.00 ml，混匀，用 50% 乙醇定容至刻度，15 min 后，以相应浓度的提取溶剂制备空白对照，在 510 nm 处测定吸光度，计算总黄酮的含量。由表 3-7-7 可知，提取率平均值为 7.59%，RSD 为 1.82%，表明优化的提取条件提取率高，重复性好。

表 3-7-7　柿叶总黄酮提取工艺验证试验结果

试验号	提取率/%	提取率平均值/%	RSD/%
1	7.74		
2	7.55	7.59	1.82
3	7.47		

第八节　八角枝叶的化学成分与工艺研究

八角枝叶系木兰科植物八角 *Illicium verum* Hook.f. 的嫩枝和叶，含有丰富的挥发油、黄酮、有机酸等化学物质[105]，是传统提取八角茴香油的原料[106-107]。一直以来，企业分别以八角枝叶为原料提取茴香油，以八角果实（八角茴香）为原料提取莽草酸。然而，八角枝叶中同时含有大量莽草酸和茴香油，在生产茴香油的过程中，会产生大量含有莽草酸的工业废水。因此，本研究开发了从八角枝叶中同时提取茴香油和莽草酸、从八角枝叶提油废水中提取莽草酸的新工艺。

一、不同蒸馏方法对八角枝叶茴香油和莽草酸提取效果的影响

采用水煮法、常压水蒸气蒸馏法、高压干蒸汽蒸馏法和热空气蒸馏法，分别从鲜八角枝叶中提取莽草酸和茴香油，计算莽草酸和茴香油的提取率，比较 4 种蒸馏方法对八角枝叶中莽草酸和茴香油提取效果的影响。结果表明，从茴香油得率、莽草酸提取率、茴香油品质等方面看，常压水蒸气蒸馏法最佳。

（一）实验方法

1. 蒸馏方法

（1）水煮法

将鲜八角枝叶置密闭容器中，加入相当于八角枝叶 10 倍量的水（W/V），蒸馏过程中八角枝叶始终浸于水中。水煮沸后，水蒸气从容器上部开口逸出，收集蒸汽，冷凝，静置分层，分出上层油脂。容器底部残留液中含有莽草酸。从馏出时算起，蒸馏时间为 2 h。

（2）常压水蒸气蒸馏法

将鲜八角枝叶置密闭容器中，容器底部放相当于八角枝叶 10 倍量的水（W/V），八角枝叶隔水置

于水面上方，蒸馏过程中不直接接触下方的水。容器底部的水煮沸后，水蒸气穿过八角枝叶，从容器上部开口逸出，收集蒸汽，冷凝，静置分层，分出上层油脂。容器底部残留液中含有莽草酸。从馏出时算起，蒸馏时间为 2 h。

（3）高压干蒸汽蒸馏法

将鲜八角枝叶置密闭容器中，容器上部开口，从容器底部通入 120 ℃高压干蒸汽，收集逸出的蒸汽，冷凝，静置分层，分出上层油脂。从馏出时算起，蒸馏时间为 2 h。

（4）热空气蒸馏法

将鲜八角枝叶置密闭容器中，容器上部开口，从容器底部通入 120 ℃常压热空气，收集逸出的蒸汽，冷凝，静置分层，分出上层油脂。从馏出时算起，蒸馏时间为 2 h。

2. 莽草酸的含量测定

按文献［108］方法进行含量测定，再按以下公式计算莽草酸的提取率。

$$莽草酸提取率（\%）= \frac{容器底部残留液的体积 × 残留液中莽草酸浓度}{鲜八角枝叶中莽草酸的平均含量 × 鲜八角枝叶重量} × 100\%$$

3. 八角茴香油的检测

按《中国药典》[17]测定八角茴香油含量，再按以下公式计算八角茴香油得率。

$$八角茴香油得率（\%）= \frac{茴香油体积（ml）}{鲜八角枝叶重量（g）} × 100\%$$

4. 统计方法

数据以 $\bar{x}±s$ 表示。应用 SPSS19.0 统计软件进行单因素方差分析，如 $P < 0.05$，则认为有显著差异。

（二）结果

1. 不同蒸馏方法对八角茴香油提取效果的影响

不同蒸馏方法对八角茴香油提取效果的影响见表 3-8-1。研究表明，高压干蒸汽蒸馏法和热空气蒸馏法对八角茴香油的提取率高于水煮法和常压水蒸气蒸馏法，但前两法提取的八角茴香油品质不如后两法提取的好。

表 3-8-1　不同蒸馏方法对八角茴香油提取效果的影响（$\bar{x}±s$, $n=3$）

提取方法	提取率/%	反式茴香脑含量/%	色泽及质地
常压水蒸气蒸馏法	0.97 ± 0.08	87.86 ± 1.54	淡黄色
水煮法	0.88 ± 0.13	86.16 ± 1.75	淡黄色
高压干蒸汽蒸馏法	1.18 ± 0.06*	82.01 ± 0.76**	偏绿，稠
热空气蒸馏法	1.23 ± 0.09*	82.81 ± 1.21**	偏绿，稠

注：*$P < 0.05$，**$P < 0.01$。

2. 不同蒸馏方法对莽草酸提取效果的影响

不同蒸馏方法对莽草酸提取效果的影响见表 3-8-2。研究表明，采用高压干蒸汽蒸馏法和热空气蒸馏法时，容器底部没有残留液，此二法对莽草酸的提取率为 0；水煮法对莽草酸的提取率远高于常压水蒸气蒸馏法，但水中的杂质过多，残留液干膏中的莽草酸含量较低。

表 3-8-2　不同蒸馏方法对莽草酸提取效果的影响（$\bar{x} \pm s$，$n=3$）

提取方法	提取率/%	残留液干膏中莽草酸含量/%	残留液的表观
常压水蒸气蒸馏法	63.23 ± 4.98	34.75 ± 4.56	少，稠，黑
水煮法	91.45 ± 3.74**	14.45 ± 3.42**	多，稀，黄
高压干蒸汽蒸馏法	—	—	—
热空气蒸馏法	—	—	—

注：**$P<0.01$。

从表 3-8-1、表 3-8-2 结果来看，常压水蒸气蒸馏法的综合指标最佳，水煮法次之；而高压干蒸汽蒸馏法和热空气蒸馏法不能提取出莽草酸，所得的茴香油品质也不佳，故不建议采用。

二、八角枝叶提油废水中莽草酸的提取工艺优选

本研究以莽草酸含量为指标，通过正交试验优选石灰膏和活性炭脱除废水中杂质的工艺条件，优选从八角枝叶提油废水中提取莽草酸的工艺。结果表明，石灰膏除杂最佳工艺为石灰膏用量5%，混合后60 ℃保温 20 min；活性炭除杂最佳工艺为活性炭用量5%，混合后 50 ℃保温 60 min，可在任意 pH 下操作。莽草酸平均得率37.60%，产品中莽草酸纯度98.84%。该工艺简单易行，可有效处理八角枝叶提取挥发油后的废水，且适于工业化大生产。

（一）工艺流程

八角枝叶提油废水→加石灰膏→静置→滤取滤液→加活化后的活性炭→不时搅匀→滤取滤液→上 201×7（717）树脂柱→用盐酸洗脱→收集流出液→浓缩成稀膏→用冰乙酸加热溶解→加活化后的活性炭脱色→过滤→浓缩→析出莽草酸→如此重结晶 1～2 次→莽草酸产品。

（二）莽草酸的含量测定

莽草酸的含量测定方法参考文献［108］。

（三）石灰膏的制备

生石灰购于广西田东县平马镇，用过量的水熟化，沥干成湿膏，即得。

（四）活性炭粉的活化

用过量 1% 盐酸溶液浸泡 6~8 h，滤干，即得。

（五）工艺优选

本提取工艺的影响因素主要包括石灰膏、活性炭、冰乙酸及 201×7（717）树脂精制。

201×7（717）树脂的阴离子交换和冰乙酸精制过程是莽草酸生产的行业内通用方法，技术成熟、稳定，本研究不做深入探讨；而石灰膏和活性炭除杂是本研究新工艺开发的关键工序，其参数对新工艺的影响十分重大。

1. 石灰膏除杂工艺

预先将八角枝叶提油后的废水（每份 250 ml）加热至预定温度，按正交试验安排加入石灰膏（按湿重计），保温一定时间，过滤，测定莽草酸含量。正交试验因素水平见表 3-8-3，试验安排及结果见表 3-8-4，方差分析见表 3-8-5。

表 3-8-3　八角枝叶提油废水的石灰膏除杂工艺正交试验因素水平

水平	A（石灰膏质量分数）/%	B（温度）/℃	C（时间）/min
1	1	20	20
2	5	60	40
3	10	100	60

表 3-8-4　八角枝叶提油废水的石灰膏除杂工艺正交试验安排及结果

试验号	A	B	C	D（空白）	莽草酸质量浓度/（g/L）	备注
1	1	1	1	1	34.72	混合液呈乳白色，难滤
2	1	2	2	2	28.14	少量沉淀，易滤
3	1	3	3	3	24.20	少量沉淀，易滤，滤液黑
4	2	1	2	3	28.43	不易产生沉淀
5	2	2	3	1	26.38	较多沉淀，易滤
6	2	3	1	2	21.44	较多沉淀，易滤，滤液黑
7	3	1	3	2	24.91	混合液呈乳白色，难滤
8	3	2	1	3	22.63	大量沉淀，易滤
9	3	3	2	1	16.57	大量沉淀，易滤，滤液黑
K_1	87.06	88.06	78.79	77.67	—	—
K_2	76.25	77.15	73.14	74.49	—	—
K_3	64.11	62.21	75.49	75.26	—	—
R	22.95	25.85	5.65	3.18	—	—

表 3-8-5　石灰膏除杂工艺方差分析

方差来源	离差平方和	自由度	均方	F 值	P 值
A	87.88	2	43.94	47.90	<0.05
B	112.27	2	56.14	61.19	<0.05
C	5.37	2	2.68	2.93	>0.05
D（误差）	1.83	2	0.92	—	—

注：$F_{0.05}(2, 2) = 19.00$。

由直观分析可知，各因素按对石灰膏除杂工艺的影响程度排列为 B>A>C。方差分析表明 A、B 因素对石灰膏除杂工艺具有显著影响。石灰膏在用量过少和温度过低时，不易与废水中的杂质完全反应，虽然莽草酸损失减少，但溶液的过滤性和滤液的质量不佳。经综合分析可知，石灰膏除杂的最佳工艺为 $A_2B_2C_1$，即石灰膏质量分数 5%，混合后 60 ℃保温 20 min。

2. 活性炭除杂工艺

将经石灰膏处理后的废水 9 份（每份 250 ml，莽草酸质量浓度 27.35 g/L）调节到所需 pH 并加热至预定温度，按比例加入活化后的活性炭粉（按干重计），保温一定时间，过滤，取续滤液，测定莽草酸含量。正交试验因素水平见表 3-8-6，试验安排及结果见表 3-8-7，方差分析见表 3-8-8。

表 3-8-6　八角枝叶提油废水的活性炭除杂工艺正交试验因素水平

水平	A（活性炭质量分数）/%	B（温度）/℃	C（时间）/min	D（pH）
1	1	20	30	5
2	5	50	60	7
3	10	100	120	9

表 3-8-7　八角枝叶提油废水的活性炭除杂工艺正交试验安排及结果

试验号	A	B	C	D	莽草酸质量浓度/（g/L）	备注
1	1	1	1	1	26.73	易滤，滤液与原液相似
2	1	2	2	2	21.01	易滤，滤液颜色深
3	1	3	3	3	17.08	易滤，滤液颜色深
4	2	1	2	3	20.37	易滤，滤液颜色深
5	2	2	3	1	18.22	易滤，滤液颜色浅
6	2	3	1	2	13.35	易滤，滤液几无颜色
7	3	1	3	2	18.78	易滤，滤液颜色浅
8	3	2	1	3	16.47	易滤，滤液几无颜色
9	3	3	2	1	9.31	易滤，滤液几无颜色

续表

试验号	A	B	C	D	莽草酸质量浓度/（g/L）	备注
K_1	64.82	65.88	56.55	54.26	—	—
K_2	51.94	55.70	0.69	53.14	—	—
K_3	44.56	39.74	54.08	53.92	—	—
R	20.26	26.14	5.86	1.12	—	—

表 3-8-8　活性炭除杂工艺方差分析

方差来源	SS	f	MS	F 值	P 值
A	70.09	2	35.05	318.86	<0.05
B	115.74	2	57.87	526.51	<0.05
C	5.77	2	2.89	26.25	<0.05
D（误差）	0.21	2	0.11	—	—

注：$F_{0.05}(2, 2)=19.00$。

由直观分析可知，各因素按对活性炭除杂工艺的影响程度排列为 B>A>C>D。以极值最小的 D 因素为误差项进行方差分析，结果表明，因素 A、B、C 均对除杂工艺有显著影响。最佳活性炭除杂工艺为 $A_2B_2C_2D_{1-3}$，即活性炭质量分数 5%，混合后 50 ℃保温 60 min，在任意 pH 下操作。

（六）验证试验

取八角枝叶提油后废水 3 份，每份 200 L（莽草酸质量浓度为 39.52 g/L），按上述工艺流程处理，进行 3 次中试验证试验，得莽草酸产品。结果：石灰膏处理后莽草酸的平均质量浓度分别为 27.46 g/L、27.81 g/L、28.23 g/L，活性炭粉处理后莽草酸的平均质量浓度分别为 21.54 g/L、21.89 g/L、22.17 g/L，产品的纯度分别为 98.72%、99.13%、98.68%，莽草酸得率分别为 38.21%、37.34%、37.27%。这说明优选的工艺稳定可行。

第九节　肉桂叶的化学成分与工艺研究

肉桂 *Cinnamomum cassia* Presl 为樟科植物，其干燥树皮及嫩枝为我国传统中药肉桂和桂枝。肉桂含有丰富的肉桂油，肉桂油是一种成分复杂的芳香精油，其中已鉴定的组分有 50 多个，各组分含量因肉桂品种、产地、环境等因素不同而有很大差异。肉桂油的主要成分为肉桂醛，占 50%～95%。此外肉桂油中还含有少量邻甲氧基肉桂醛、苯甲醛、香豆素、乙酸肉桂酯等。本研究采用微生物法提取肉桂叶精油组分，并开展肉桂叶的生物转化研究。

一、微生物法提取肉桂叶精油的组分研究

目前，提取肉桂油的方法有水蒸气蒸馏法[109]、有机溶剂萃取法[110]、超临界 CO_2 萃取法[111]、分子蒸馏法[112]、超声波提取法[113]等，用不同提取方法提取的肉桂油的成分略有差异。卫向南[114]的研究表明，用普通水蒸气蒸馏法提取的肉桂油的主要成分为肉桂醛（84.22%）、苯甲醛（1.1%）、香豆素（3.82%）、邻甲氧基肉桂醛（7.07%），而用水扩散法提取的肉桂油的主要成分为肉桂醛（87.89%）、苯甲醛（1.55%）、乙酸肉桂酯（3.92%）、邻甲氧基肉桂醛（4.56%）。张艳等[115]研究了用不同溶剂提取的桂皮精油成分的差异性，结果表明，以石油醚、正己烷、三氯甲烷3种溶剂提取的桂皮精油的化学成分，在种类和相对百分含量上呈现不十分显著的差异，且含量0.1%以上的组分中，均不包括邻甲氧基肉桂醛、香豆素及乙酸肉桂酯。在前期研究中发现，以微生物发酵液为提取剂提取的肉桂叶精油中，香豆素和邻甲氧基肉桂醛的相对百分含量显著高于常规提取法提取的肉桂叶精油中两者的相对百分含量。

本研究以应用价值较高的肉桂醛、香豆素和邻甲氧基肉桂醛为提取目标进行微生物菌株的筛选，研究不同工艺参数对肉桂油中这3种组分提取率的影响，为有效分离这3种组分提供理论依据，并为肉桂的天然香料深加工制备提供新思路。

（一）实验部分

1. 肉桂叶粉的制备

将阴干的肉桂叶用植物粉碎机粉碎，过60目筛，备用。

2. 培养基

（1）富集培养基（g/L）

肉桂叶粉40，蛋白胨10，磷酸氢二钾1，氯化钠0.5，七水合硫酸镁0.5，七水合硫酸亚铁0.01，酵母膏2.5。

（2）平板培养基（g/L）

肉桂叶粉10，葡萄糖10，蛋白胨10，磷酸氢二钾1，氯化钠0.5，七水合硫酸镁0.5，七水合硫酸亚铁0.01，酵母膏2.5，琼脂20。

（3）斜面培养基（g/L）

葡萄糖20，蛋白胨10，磷酸氢二钾1，磷酸二氢钾3，氯化钠0.5，七水合硫酸镁0.5，七水合硫酸亚铁0.01，酵母膏2.5，琼脂25。

（4）发酵培养基（g/L）

葡萄糖20，蛋白胨10，磷酸氢二钾1，氯化钠0.5，七水合硫酸镁0.5，七水合硫酸亚铁0.01，酵母膏2.5。所有培养基均在121℃灭菌25 min。

3. 菌株筛选

（1）菌株的分离纯化

分别称取5.0 g土样，置于已灭菌、装有50 ml富集培养基的150 ml锥形瓶中，于30℃培养72 h。

将所得菌液稀释涂布后于 30 ℃培养 72 h，得到混合菌落。又经平板划线分离得到单菌落，并将单菌落移植于斜面培养基。

（2）菌株发酵液的制备

将一环斜面上的菌株接种于已灭菌、装有 100 ml 发酵培养基的 500 ml 锥形瓶中，于恒温培养振荡器中在 30 ℃、180 r/min 条件下培养 72 h，得到各菌株的发酵液。

4. 肉桂精油的提取

以直接水提取为对照，比较各菌株发酵液对肉桂精油的提取情况。

（1）直接水提取

向已灭菌、装有 100 ml 自来水的 500 ml 锥形瓶中加入 1.0 g 肉桂叶粉，于恒温培养振荡器中在 30 ℃、180 r/min 条件下提取 60 h，得到水提液。

（2）发酵液提取

分别向各菌株发酵液中加入 1.0 g 肉桂叶粉，于恒温培养振荡器中在 30 ℃、180 r/min 条件下提取 60 h，得到菌提液。

5. 分析方法

取水提液和菌提液各 50 ml，用等体积乙酸乙酯萃取，浓缩后用乙酸乙酯定容于 5 ml 容量瓶。采用气相色谱法进行定量分析。对具有提取效果的菌提液进一步用 GC-MS 进行定性分析。

色谱条件：色谱柱为 Rxi-5Sil［30 m × 0.25 mm (ID) × 0.25 μm］，进样口温度 250 ℃；程序升温过程，即柱初温 100 ℃，保留 1 min，以 5 ℃/min 升至 200 ℃，保留 1 min，再以 8 ℃/min 升至 250 ℃；载气为氮气，流速 1.0 ml/min，分流比 1 : 30，进样量 0.4 μl。

质谱条件：电子轰击（EI）离子源，电离能量 70 eV，电子倍增器电压 1.5 kV，溶剂延迟 3 min，质量扫描范围 33 ~ 550 u，全扫描方式。

（二）结果

1. 微生物的筛选

经稀释涂布、平板划线分离得到 31 株菌株，分别对它们的菌提液进行气相色谱法测定。菌提液与水提液对比的结果表明，在常温下直接水提法对肉桂叶精油的提取率极低（图 3-9-1），而菌株 XJ26 的发酵液则具有较强的肉桂叶精油提取能力（图 3-9-2）。产物质谱图与 NIST08 质谱检测谱库对照的结果表明，其中的 3 个主要成分按出峰顺序分别为肉桂醛、香豆素和邻甲氧基肉桂醛。

2. 菌株 XJ26 的鉴定

经南宁国拓生物科技有限公司分析，得到该菌株的 16S rDNA 序列。将测定的序列在美国国家生物技术信息中心（NCBI）数据库中用局部序列比对检索基本工具（BLAST）比对后发现，它与铜绿假单胞菌 *Pseudomonas aeruginosa* 的 16S rDNA 部分序列有 99% 的相似性。因此，将该菌鉴定为铜绿假单胞菌 *Pseudomonas aeruginosa*，命名为 *Pseudomonas aeruginosa* XJ26。

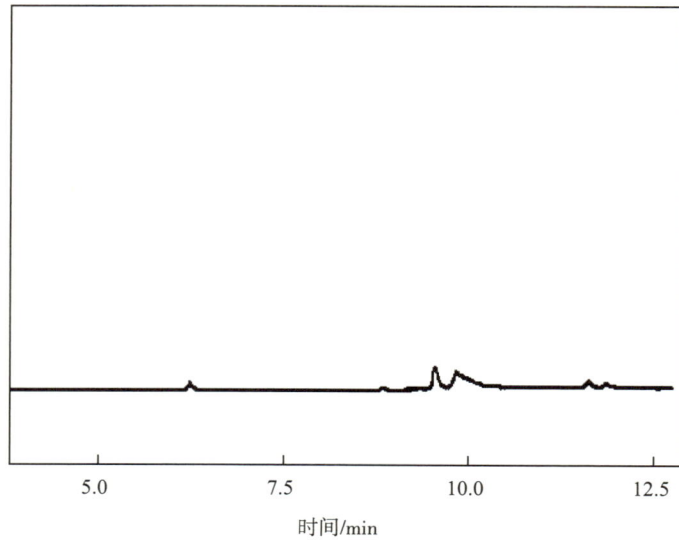

图 3-9-1　水提液的气相色谱图

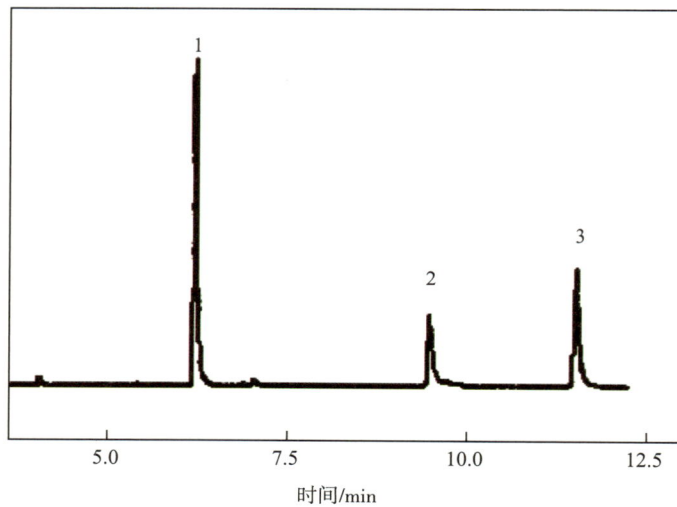

1. 肉桂醛；2. 香豆素；3. 邻甲氧基肉桂醛。

图 3-9-2　XJ26 菌提液的气相色谱图

3. 提取工艺的优化

（1）碳源的影响

本实验考察了 5 种常见的培养基碳源（糊精、葡萄糖、蔗糖、麦芽糖、淀粉）对 *Pseudomonas aeruginosa* XJ26 提取的肉桂油中 3 种组分提取率的影响，结果见表 3-9-1。由表 3-9-1 可知，碳源对肉桂油中组分提取率的影响明显。当以葡萄糖为碳源时，肉桂醛、香豆素和邻甲氧基肉桂醛的提取率明显增加。故本实验优选葡萄糖为碳源。

表 3-9-1　碳源对 *Pseudomonas aeruginosa* XJ26 提取的肉桂油中 3 种组分提取率的影响

碳源	提取率/%		
	肉桂醛	香豆素	邻甲氧基肉桂醛
糊精	0.912	0.618	0.809
葡萄糖	1.210	0.634	0.887
蔗糖	0.751	0.520	0.762
麦芽糖	0.793	0.577	0.779
淀粉	0.534	0.463	0.614

（2）氮源的影响

本实验考察了 5 种常见的培养基氮源（蛋白胨、酵母膏、玉米粉、硝酸铵、硫酸铵）对 *Pseudomonas aeruginosa* XJ26 提取的肉桂油中 3 种组分提取率的影响，结果见表 3-9-2。由表 3-9-2 可知，有机氮源相对无机碳源更有利于 *Pseudomonas aeruginosa* XJ26 的生长。当以蛋白胨为氮源时，肉桂醛、香豆素和邻甲氧基肉桂醛的提取率明显增加。故本实验优选蛋白胨为氮源。

表 3-9-2　氮源对 *Pseudomonas aeruginosa* XJ26 提取的肉桂油中 3 种组分提取率的影响

氮源	提取率/%		
	肉桂醛	香豆素	邻甲氧基肉桂醛
蛋白胨	1.180	0.622	0.854
酵母膏	0.912	0.537	0.789
玉米粉	0.621	0.472	0.628
硝酸铵	0.118	0.072	0.091
硫酸铵	0.127	0.059	0.078

（3）反应体系初始 pH 的影响

用盐酸和氢氧化钠溶液调节反应体系的 pH，研究不同 pH 对 *Pseudomonas aeruginosa* XJ26 提取的肉桂油中 3 种组分提取率的影响，结果见表 3-9-3。由表 3-9-3 可知，当反应体系初始 pH 为 6 时，肉桂醛、香豆素和邻甲氧基肉桂醛的提取率均最高。故本实验优选 pH 为 6。

表 3-9-3　pH 对 *Pseudomonas aeruginosa* XJ26 提取的肉桂油中 3 种组分提取率的影响

pH	提取率/%		
	肉桂醛	香豆素	邻甲氧基肉桂醛
3	0.108	0.041	0.063
4	0.674	0.223	0.289
5	0.927	0.508	0.753
6	1.280	0.686	0.878

pH	提取率/%		
	肉桂醛	香豆素	邻甲氧基肉桂醛
7	0.712	0.338	0.525
8	0.431	0.139	0.153

（4）提取温度的影响

提取温度对 *Pseudomonas aeruginosa* XJ26 提取的肉桂油中 3 种组分提取率的影响见表 3-9-4。由表 3-9-4 可知，肉桂油中 3 种组分的提取率均随温度升高而先升高后下降，28 ℃时肉桂醛、香豆素和邻甲氧基肉桂醛的提取率均达到最大值。温度高于 28 ℃后，3 种物质的提取率反而下降。这是因为在合适温度范围内提高温度可以促进胞内酶的催化活性，但温度较高时，酶会失活。故本实验优选提取温度为 28 ℃。

表 3-9-4　提取温度对 *Pseudomonas aeruginosa* XJ26 提取的肉桂油中 3 种组分提取率的影响

提取温度/℃	提取率/%		
	肉桂醛	香豆素	邻甲氧基肉桂醛
26	0.981	0.621	0.798
28	1.300	0.698	0.891
30	1.240	0.686	0.878
32	0.723	0.446	0.543
34	0.304	0.101	0.128

4. 验证实验

对所得优化工艺条件进行 3 次验证实验，结果见表 3-9-5。由表 3-9-5 可知，3 次实验所得肉桂醛、香豆素和邻甲氧基肉桂醛的提取率均超过了各单因素优化的实验值，可见该优化的实验工艺参数均较为理想。其中所得香豆素和邻甲氧基肉桂醛的含量均高于 Yuan 等[116]报道的数据。

表 3-9-5　验证实验结果

组分	提取率/%			平均值/%
	1	2	3	
肉桂醛	1.390	1.400	1.420	1.400
香豆素	0.727	0.731	0.728	0.729
邻甲氧基肉桂醛	0.916	0.920	0.917	0.918

二、肉桂叶生物转化制备肉桂醇

肉桂醇是肉桂油的单离产品之一，是我国允许使用的食用香料（GBI1043），也是香料、药物等精细化学品合成的重要中间体，常用于香料乙酸肉桂酯、肉桂酸肉桂酯及药物西尼地平、萘替芬、桂利嗪等的合成[117]。天然肉桂醇产量低，在国际市场上供不应求[118]。Yuan 等[116]对 27 批肉桂中肉桂醇含量进行测定，结果表明，肉桂醇在肉桂中的含量为 0 ~ 0.09 mg/g。市售肉桂醇大多由化学合成法生产，可由肉桂醛选择性氢化而得[119-121]，该反应对肉桂醇的选择性不高，产物成分复杂，多为肉桂醇、3-苯丙醛和3-苯丙醇的混合物。此外，化学合成的香料应用于食品和化妆品时，其安全性一直备受争议。

微生物转化反应具有条件温和、高选择性和产品天然绿色等特点，利用微生物转化法生产的肉桂醇可作为"天然品"使用，其商业附加值大大高于化学合成品。

马丽等[122]毛霉菌以 *Mucor* sp. JX23 催化肉桂醛选择加氢制备肉桂醇，肉桂醛的转化率为 82.9%，肉桂醇的选择性为 90.4%。笔者曾以弗氏柠檬酸杆菌 *Citrobacter freundii* CG008[123] 催化肉桂醛选择加氢制备肉桂醇，肉桂醛的转化率为 100%，肉桂醇的选择性为 90.1%，转化液中肉桂醇的质量浓度可达 2.88 g/L。在直接以肉桂为原料进行生物转化方面，国内外的相关报道极少，笔者在前期工作中筛选到的链霉菌 *Streptomyces* sp. CG19[124] 能转化肉桂皮提油残渣生成肉桂酰胺，肉桂酰胺的得率可达 0.32%。

为了进一步研究肉桂的生物转化反应，开发肉桂系列的新产品，本研究从土壤中筛选具有转化肉桂叶能力的微生物菌株，并从培养条件和转化条件等方面对肉桂叶生物转化的特性进行研究。结果发现从土壤中筛选出的微生物菌株 MX18 具有降解肉桂叶的能力，其转化产物用气相色谱-质谱联用仪鉴定为肉桂醇。本研究还考察了发酵培养基碳源、氮源、反应体系初始 pH、转化温度、底物加入量、转化时间对转化反应的影响，结果表明，反应优化工艺条件如下：糊精为碳源，质量浓度 30 g/L；蛋白胨为氮源，质量浓度 20 g/L；初始 pH 为 5；肉桂叶粉的加入量 10 g/L；30 ℃下反应 72 h。在此条件下，肉桂醇的得率达 0.77%。

（一）实验部分

1. 培养基

（1）富集培养基（g/L）

葡萄糖 10，蛋白胨 10，磷酸氢二钾 1，氯化钠 0.5，七水合硫酸镁 0.5，七水合硫酸亚铁 0.01，酵母膏 2.5，肉桂叶粉 10。

（2）平板培养基（g/L）

葡萄糖 20，蛋白胨 10，磷酸氢二钾 1，氯化钠 0.5，七水合硫酸镁 0.5，七水合硫酸亚铁 0.01，酵母膏 2.5，琼脂 20。

（3）斜面培养基（g/L）

葡萄糖 20，蛋白胨 10，磷酸氢二钾 1，磷酸二氢钾 3，氯化钠 0.5，七水合硫酸镁 0.5，七水合硫酸亚铁 0.01，酵母膏 2.5，琼脂 25。

（4）发酵培养基（g/L）

葡萄糖 20，蛋白胨 10，磷酸氢二钾 1，氯化钠 0.5，七水合硫酸镁 0.5，七水合硫酸亚铁 0.01，酵母膏 2.5。

所有培养基均在 121 ℃下灭菌 25 min。

2. 实验方法

分别称取 5.0 g 土样，置于已灭菌、装有 50 ml 富集培养基的 250 ml 三角瓶中，在生化培养箱中于 30 ℃培养 72 h。将所得菌液稀释涂布后于 30 ℃培养 72 h，得到混合菌落。混合菌落经过平板划线分离，得到单菌落，并将单菌落移植于斜面上，放入冰箱中于 4 ℃条件下保存备用。将一环斜面培养基上的菌种接种于已灭菌、装有 100 ml 发酵培养基的 500 ml 三角瓶中，于 30 ℃恒温培养振荡器中以 180 r/min 培养 72 h，得到各菌株的发酵液。向发酵液中加入 1.0 g 肉桂叶粉作为底物，在 30 ℃、180 r/min 条件下转化 92 h，得到各菌株的转化液。

转化液用等体积乙酸乙酯萃取，浓缩到适当体积后采用硅胶薄层层析，进行初步分离。展开剂为氯仿-甲醇（12：1）。将吸附有产物的硅胶刮出，用无水乙醇溶解，以 4 000 r/min 离心 20 min，倒出上层清液，并抽滤。滤液旋蒸至干，得白色晶体，这些晶体即转化产物的粗品。

3. 分析方法

（1）转化液的紫外光谱（UV）分析

分别取各菌株的转化液 0.5 ml 置于 10 ml 离心管中，加入 9.5 ml 无水乙醇，以 4 000 r/min 离心 15 min，取上层清液，进行 UV 分析。其中，参比液为无水乙醇，扫描波长为 200～400 nm。

（2）转化产物的气相色谱-质谱（GC-MS）分析

将转化产物的粗品溶于适量无水乙醇中，然后进行 GC-MS 分析。

1）色谱条件

色谱柱为 Rxi-5Sil［30 m×0.25 mm（ID）×0.25 μm］，载气为高纯度氦气，流速 1.0 ml/min；柱前压 47.0 kPa，分流比 60：1；进样口温度 250 ℃，接口温度 250 ℃；程序升温过程，即柱初温 100 ℃，保留 1 min，以 5 ℃/min 升至 200 ℃，保留 1 min，再以 8 ℃/min 升至 250 ℃；进样量 0.4 μl。

2）质谱条件

电子轰击（EI）离子源，电离能量 70 eV，电子倍增器电压 1.5 kV，溶剂延迟 3 min，质量扫描范围 33～550 u，全扫描方式。

（3）定量分析

取 100 ml 转化液，用等体积乙酸乙酯萃取，浓缩后用乙酸乙酯定容于 10 ml 容量瓶中。采用气相色谱法进行定量分析。进样口 250 ℃；程序升温过程，即柱初温 100 ℃，保留 1 min，以 5 ℃/min 升至 200 ℃，保留 1 min，再以 8 ℃/min 升至 250 ℃；载气为氮气，流速 1.0 ml/min；分流比 30：1；进样量 0.4 μl。

（二）结果

1. 微生物的筛选

经稀释涂布、平板划线分离得到 89 株菌株。分别对它们的转化液进行 UV 测定，发现菌株 MX18 转化液在 250 nm 处有 1 个新吸收峰，表明该菌株具有转化肉桂叶的能力。

2. 菌株 MX18 的鉴定

经南宁国拓生物科技有限公司分析，得到菌株 MX18 的 16S rDNA 序列。将测定的序列在 NCBI 数据库中用 BLAST 比对后发现，菌株 MX18 与鞘氨醇单胞菌属 *Sphingomonas melonis* 的 16S rDNA 部分序列有 99% 的相似性。因此，将该菌鉴定为鞘氨醇单胞菌 *Sphingomonas* sp.，并命名为 *Sphingomonas* sp. MX18。

3. 转化产物的分析鉴定

Sphingomonas sp. MX18 对肉桂叶的转化液经分离纯化后得到转化产物，用 GC-MS 对转化产物进行定性分析，结果见图 3-9-3。与 NIST08 质谱检测谱库对照的结果表明该产物是肉桂醇，其质谱与肉桂醇质谱的匹配度为 92%，转化产物的气相色谱保留时间（图 3-9-4）与肉桂醇标准品（图 3-9-5）的一致。

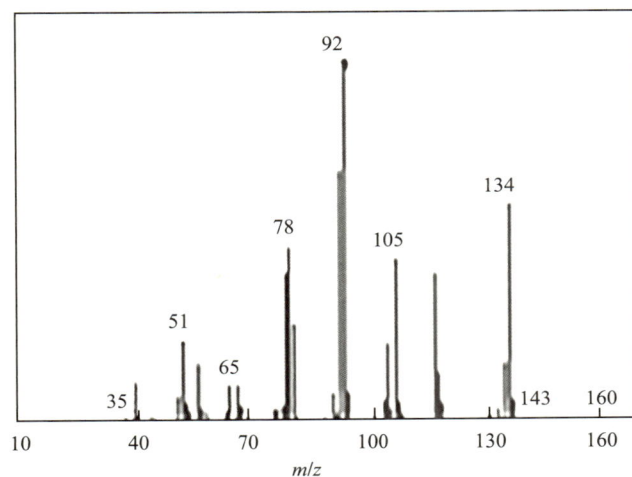

图 3-9-3　转化产物的 GC-MS 质谱图

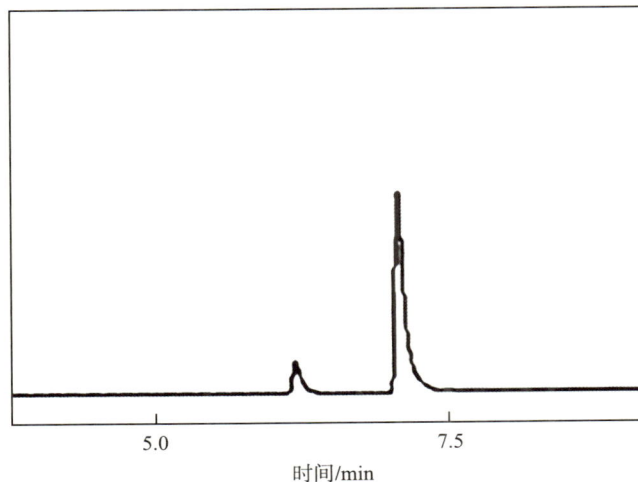

图 3-9-4　转化产物的 GC 图

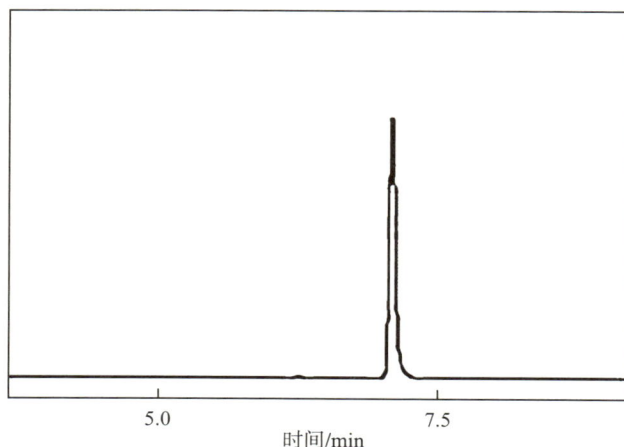

图 3-9-5　肉桂醇标准品的 GC 图

4. 转化反应的工艺条件优化

（1）培养基碳源的影响

碳源对微生物的生长至关重要。本实验考察了不同碳源（葡萄糖、蔗糖、麦芽糖、淀粉、糊精）对 *Sphingomonas* sp. MX18 转化肉桂叶的影响，结果见图 3-9-6。由图 3-9-6 可知，当糊精作为碳源时，肉桂醇的得率最高。故本实验选择糊精为碳源。

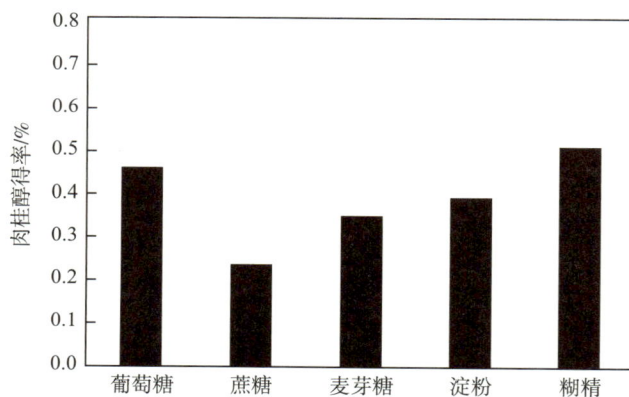

图 3-9-6　碳源对肉桂叶转化反应的影响

（2）培养基氮源的影响

氮源对微生物的生长和产酶均有较大影响。不同氮源（玉米粉、酵母膏、蛋白胨、硫酸铵、硝酸铵）对肉桂叶转化反应的影响见图 3-9-7。由图 3-9-7 可知，不同的氮源对肉桂叶转化反应的影响差别较大，有机氮源更有利于 *Sphingomonas* sp. MX18 的生长，且蛋白胨作为氮源时肉桂醇的得率最高。故本实验选择蛋白胨为氮源。

（3）反应体系初始 pH 的影响

反应体系的 pH 能影响微生物的催化能力。pH 对 *Sphingomonas* sp. MX18 转化能力的影响见图 3-9-8。由图 3-9-8 可知，*Sphingomonas* sp. MX18 的转化能力受 pH 影响较大，且适宜的 pH 范围较窄。在 pH 为 5 时 *Sphingomonas* sp. MX18 的转化能力最强。

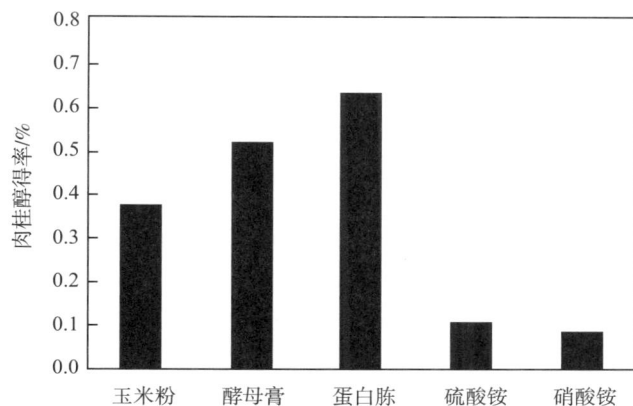

图 3-9-7　氮源对肉桂叶转化反应的影响

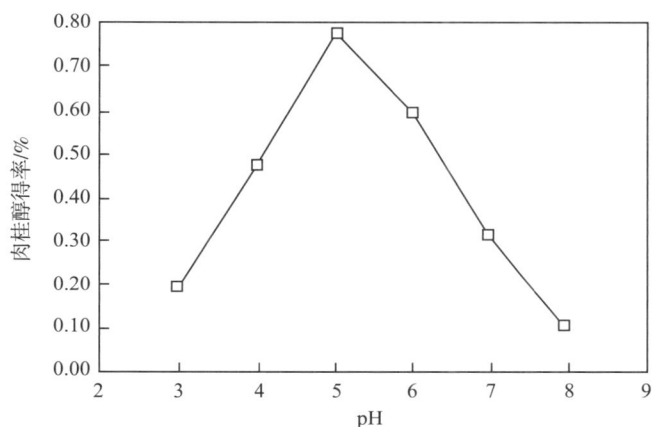

图 3-9-8　pH 对肉桂叶转化反应的影响

（4）转化温度的影响

微生物的生长及其所产酶的活性均受反应体系温度的影响。由图 3-9-9 可知，在较低温度时，肉桂醇的得率随着温度的升高而升高，且在 30 ℃时达到最高；温度高于 30 ℃后，肉桂醇的得率急剧降低，这是由于温度过高，导致酶失活。

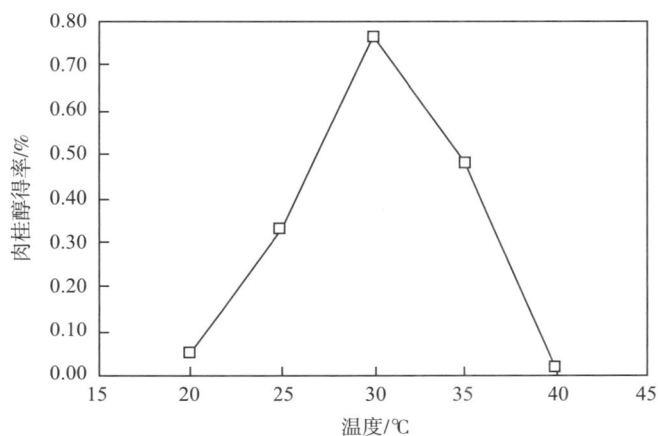

图 3-9-9　转化温度对肉桂叶转化反应的影响

（5）底物加入量的影响

底物加入量能影响菌体细胞的活性及反应的速度。本实验考察了肉桂叶的加入量（5～25 g/L）对肉桂叶转化反应的影响，结果见图3-9-10。由图3-9-10可知，肉桂醇得率随着肉桂叶加入量的增加而逐渐降低。综合考虑，优选肉桂叶的加入量为10 g/L。

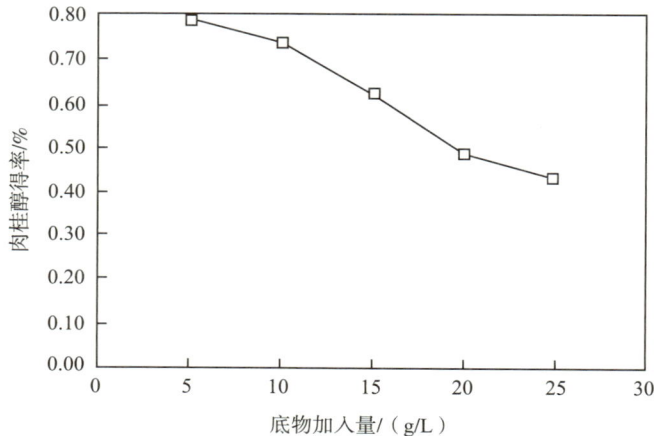

图3-9-10　底物加入量对肉桂叶转化反应的影响

（6）转化时间的影响

本实验考察了转化时间对肉桂叶转化反应的影响，结果见图3-9-11。由图3-9-11可知，肉桂醇得率在72 h内随转化时间延长而不断提高，并在72 h时达到最高，之后再延长转化时间，肉桂醇得率反而有所下降。

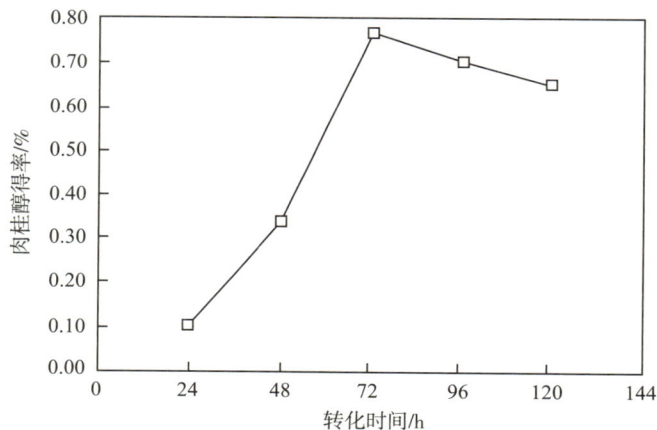

图3-9-11　转化时间对肉桂叶转化反应的影响

5. 验证实验

以优化后的工艺条件（糊精为碳源，质量浓度为30 g/L；蛋白胨为氮源，质量浓度为20 g/L；反应体系的初始pH为5；肉桂叶用量为10 g/L，30 ℃转化72 h）进行5次验证实验，结果见表3-9-6。由表3-9-6可知，本生物转化反应具有较好的稳定性，肉桂醇得率达0.77%。

表 3-9-6　验证实验中肉桂醇的得率

实验号	肉桂醇得率/%	平均值/%	RSD/%
1	0.79		
2	0.77		
3	0.74	0.77	2.4
4	0.78		
5	0.77		

6. 菌株 MX18 转化能力的考察

为了拓展 *Sphingomonas* sp. MX18 的应用，本实验考察了其对肉桂醛和肉桂醇的转化反应。结果表明，在肉桂醛和肉桂醇的加入量均为 2.0g/L 时，*Sphingomonas* sp. MX18 对肉桂醛及肉桂醇均不具备明显的转化能力。实验结果说明 *Sphingomonas* sp. MX18 区别于之前报道的 *Mucor* sp. CG10[125]，后者能将肉桂醛、肉桂醇分别还原成肉桂醇和 3-苯丙醇。

第十节　广山楂叶的化学成分与工艺研究

一、广山楂叶乙醇提取物的化学成分研究

采用液相色谱-质谱联用技术（LC-MS）对 50% 乙醇提取的广山楂叶成分进行分析，其总黄酮含量约为 0.42%，总多酚含量约为 0.2%。

（一）提取方法

取广山楂叶 5 g，粉碎成粗粉，加 50% 乙醇提取两次（55～60 ℃），每次 2 h，第 1 次加 10 倍量乙醇，第 2 次加 8 倍量乙醇，滤过，合并滤液，回收乙醇至滤液无醇味。

（二）成分分析

采用 LC-MS 技术，结合对照品和参考文献对广山楂叶中的部分成分进行化学成分鉴定，其图谱如图 3-10-1 所示，广山楂叶成分质量含量见表 3-10-1。

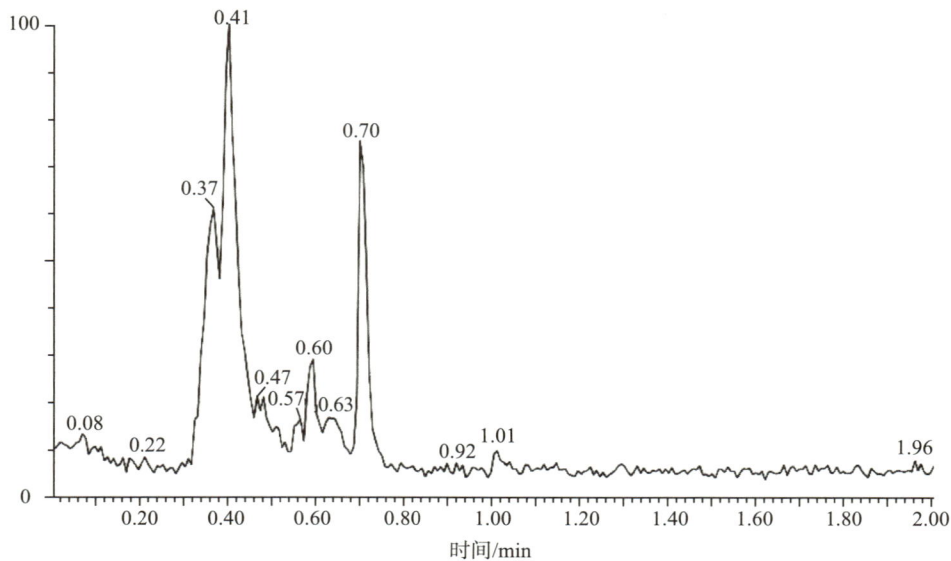

图 3-10-1　广山楂叶样品的 LC-MS 图谱

表 3-10-1　广山楂叶成分质量含量

组分名称	质量含量/%	CAS
熊果酸	～0.007 6	77－52－1
齐墩果酸	～0.002 6	508－02－1
根皮苷	～0.017 7	7061－54－3
金丝桃苷	～0.004 2	482－36－0
异槲皮苷	～0.008 0	21637－25－2

二、广山楂叶甲醇提取物的化学成分研究

（一）提取方法[126]

取广山楂叶粉末约 0.5 g（过 60 目筛），将准确称定的样品放置于锥形瓶中，准确加入 25 ml 60% 甲醇，称重，超声提取 30 min（700 W，40 kHz），之后取出放置至室温，再称重，用 60% 甲醇补足损失的重量，摇匀，离心 10 min（12 000 r/min），用 0.22 μm 微孔滤膜过滤，即得。

（二）成分分析

采用 LC-MS 技术，通过分析阴、阳离子模式下各化合物的准分子离子峰，使用软件生成其分子式，并计算化合物的不饱和度，进而推测化合物的基本结构，同时，收集化合物的特征碎片离子。最终通过对照品质谱数据、质谱裂解碎片和文献报道数据对广山楂叶中的部分成分进行了结构推测。共鉴定了广山楂叶的 8 个成分，其中包括 5 个黄酮类成分（牡荆素葡萄糖苷、牡荆素鼠李糖苷、牡荆素、芦丁、金丝桃苷）、1 个有机酸类成分（绿原酸）、1 个黄烷醇类成分（表儿茶素）、1 个联苯类成分（山楂叶苷 A）。

液相条件：色谱柱为 Waters CORTECS UPLC C$_{18}$（3.0 mm×100 mm，1.6 μm）；流动相为乙腈（A）–0.1% 甲酸水（B），梯度洗脱；检测波长为 320 nm；流速为 0.2 ml/min；柱温为 30 ℃；进样量为 3 μl。

质谱条件：采用 Triple TOF^{TM} 5600 质谱检测器，电喷雾电离源（ESI），分别在阳离子、阴离子模式下进行测定。质谱参数如下：质量范围 m/z 50 ~ 1 250；源温度 600 ℃；雾化气 50 psi；辅助气 50 psi；气帘气 35 psi；源内电压 5 500 V（正离子模式）、–4 500 V（负离子模式）。

1. 牡荆素、牡荆素葡萄糖苷、牡荆素鼠李糖苷的裂解

牡荆素葡萄糖苷与牡荆素鼠李糖苷具有相同的基本结构——牡荆素在阳离子模式下扫描，牡荆素 t_R=11.79 min 产生了 6 个主要的特征碎片，m/z 433.113 2［M+H］$^+$是其准分子离子峰，其二级碎片有 m/z 415.102 2［M-18］$^+$、m/z 397.091 8［M-36］$^+$、m/z 367.081 3［M-66］$^+$、m/z 337.071 2［M-96］$^+$、m/z 313.070 9［M-120］$^+$、m/z 283.060 4［M-149］$^+$。推测牡荆素的裂解途径为：首先逐步失去两分子水，分别生成碎片离子 m/z 415.102 2、397.091 8，碎片离子 m/z 415.102 2 失去 102（C$_4$H$_6$O$_3$）生成 m/z 313.070 9，碎片离子 m/z 397.091 8 失去 30（CH$_2$O）生成 m/z 367.081 3，失去 60（C$_2$H$_4$O$_2$）生成 m/z 337.071 2，碎片离子 m/z 367.081 3 失去 84（C$_4$H$_4$O$_2$）生成 m/z 283.060 4。牡荆素葡萄糖苷 t_R=10.93 min 和牡荆素鼠李糖苷 t_R=11.48 min 的准分子离子峰分别为 m/z 595.166 4［M+H］$^+$和 m/z 579.171 2［M+H］$^+$，二者的二级碎片离子均含有牡荆素的碎片离子，除此之外，牡荆素葡萄糖苷、牡荆素鼠李糖苷还有碎片离子 m/z 433.113 5，由二者准分子离子分别失去 162（C$_6$H$_{10}$O$_5$）、146（C$_6$H$_{10}$O$_4$）得到。

牡荆素、牡荆素葡萄糖苷、牡荆素鼠李糖苷的裂解主要发生在糖苷上，黄酮类成分 A、B 和 C 环之间不易断裂。

在阴离子模式扫描下，t_R=12.01 min，m/z 431.098 8［M-H］$^-$为牡荆素准分子离子峰，同时有两个特征碎片离子 m/z 311.055 4［M-120］$^-$、m/z 283.060 3［M-148］$^-$。牡荆素葡萄糖苷 t_R=11.09 min 和牡荆素鼠李糖苷 t_R=11.96 min 的准分子离子峰分别为 m/z 593.154 0［M-H］$^-$和 m/z 577.159 4［M-H］$^-$，同时二者有相同的碎片离子 m/z 413.088 6［M-180］$^-$、［M-164］$^-$，m/z 311.056 6［M-282］$^-$、［M-266］$^-$，m/z 293.046 1［M-300］$^-$、［M-284］$^-$。

2. 芦丁和金丝桃苷的裂解

芦丁与金丝桃苷的基本母核为槲皮素（黄酮醇类），且二者均为氧苷。在阳离子模式下 t_R=11.79 min，m/z 611.160 2［M+H］$^+$为芦丁的准分子离子峰，有 m/z 303.051 1［M-308］$^+$碎片，即脱去一分子芸香糖；在阳离子模式下 t_R=12.20 min，m/z 465.103 2［M+H］$^+$为金丝桃苷的准分子离子峰，有 m/z 303.050 3［M-162］$^+$碎片，即脱去一分子半乳糖；在阴离子模式下 t_R=12.08 min，m/z 609.148 9［M-H］$^-$为芦丁的准分子离子峰，有 m/z 300.027 3［M-308］$^-$碎片，即脱去一分子芸香糖；在阴离子模式下 t_R=12.52 min，m/z 463.088 2［M-H］$^-$为金丝桃苷准分子离子峰，有 m/z 300.027 7［M-162］$^-$碎片，即脱去一分

子半乳糖和碎片 m/z 271.024 8。

3. 绿原酸的裂解

在阳离子模式下该化合物产生碎片离子 t_R=4.77 min，m/z 163.039 7［M-193］$^+$；而在阴离子模式下 t_R=4.74 min，产生碎片离子 m/z 191.056 2［M-163］$^-$。二级质谱中未观察到绿原酸的准分子离子峰，说明在该质谱条件下，绿原酸主要断裂为以上两个特征碎片离子。

4. 表儿茶素的鉴定

在阴离子模式下 t_R=7.40 min，该化合物产生准分子离子峰 m/z 289.073 5［M-H］$^-$（$C_{15}H_{13}O_6$，9.8 ppm）；在阳离子模式下 t_R=7.27 min，产生准分子离子峰 m/z 291.086 8［M+H］$^+$（$C_{15}H_{15}O_6$，9.8 ppm）。推测该化合物分子式为 $C_{15}H_{14}O_6$。在阴离子模式下，二级碎片信息有 m/z 245.083 5［M-H-CO_2］$^-$，经与文献对比，推测该化合物为表儿茶素[127]。

5. 山楂叶苷 A 的鉴定

在阴离子模式下 t_R=25.97 min，该化合物产生准分子离子峰 m/z 407.135 2［M-H］$^-$（$C_{20}H_{23}O_9$，3.8 ppm），在阳离子模式下响应不好，推测该化合物分子式为 $C_{20}H_{24}O_9$，不饱和度为 9。在阴离子模式下，二级碎片信息有 m/z 245.082 0［M-162］$^-$（$C_{14}H_{13}O_4$，4.8 ppm），不饱和度为 8，推测该结构含有两个苯环，m/z 215.034 7［M-162-2CH_3］。即该化合物含有两个苯环、一分子六碳糖和两分子甲基，同时为氧苷，经与文献对比，推测该化合物为山楂叶苷 A[128]。

三、广山楂叶总黄酮的提取工艺研究

试验以乙醇为溶剂，以广山楂叶总黄酮含量为考察指标，采用响应面优化法研究广山楂叶总黄酮的提取工艺，考察提取广山楂叶总黄酮乙醇体积分数、提取温度、提取时间、料液比为自变量的单因素实验。之后，以提取剂乙醇体积分数、提取温度、提取时间、料液比为自变量，以广山楂叶总黄酮提取量为响应值。结果表明，广山楂叶总黄酮响应面最佳提取工艺为提取溶剂为 60% 的乙醇，提取温度为 72 ℃，提取时间为 1.8 h，料液比为 1∶15，该工艺具有良好的稳定性和重复性，建立的回归模型可用于广山楂叶总黄酮提取量测定。

（一）实验方法

以总黄酮含量为考察指标，采用响应面优化的方法研究提取广山楂叶总黄酮的工艺条件。

1. 广山楂叶总黄酮的提取工艺

（1）广山楂叶提取液的制备

将广山楂叶在 120 ℃条件下烘干 60 min 后粉碎，精密称取广山楂叶 10.00 g，置于 250 ml 圆底烧瓶中，以 60% 乙醇为溶剂，料液比为 1∶15，在 80 ℃下回流提取 3 h。提取后真空抽滤，滤液于 60 ℃下浓缩至 25 ml，定容至 100 ml 为待测液。

（2）广山楂叶总黄酮的含量测定方法

以芦丁为待测标准品制作标准曲线，通过亚硝酸钠-硝酸铝法，在 510 nm 处测定广山楂叶提取液吸光度并代入标准曲线，计算提取液中总黄酮含量[129]。

（3）芦丁标准曲线

取芦丁对照品 20 mg，置于 100 ml 容量瓶中，配制成浓度为 0.2 mg/ml 的芦丁标准溶液，分别取 1 ml、2 ml、3 ml、4 ml、5 ml、6 ml 的芦丁溶液置于 25.0 ml 容量瓶中，然后分别加入 1.0 ml 5% 亚硝酸钠溶液，摇匀后放置 6 min；加入 1.0 ml 10% 硝酸铝溶液，摇匀，放置 6 min 后再加入 2.0 ml 4% 氢氧化钠溶液，最后分别加入 60% 乙醇定容至刻度，摇匀，放置 15 min 后，确定 510 nm 处有最大吸收，在 510 nm 波长下用分光光度计测其吸光度[130]。

（4）供试品测定

取适量提取液，然后分别加入 1.0 ml 5% 亚硝酸钠溶液，摇匀后放置 6 min；加入 1.0 ml 10% 硝酸铝溶液，摇匀，放置 6 min 后再加入 2.0 ml 4% 氢氧化钠溶液，最后分别加入 60% 乙醇定容至刻度，摇匀，放置 15 min 后在 510 nm 波长下用分光光度计测其吸光度，计算结果。广山楂叶总黄酮含量（mg/g）$= C \times V/W$。其中，C 为广山楂叶总黄酮含量（mg/ml），V 为提取液体积（ml），W 为广山楂叶样品质量（g）[130]。

2. 广山楂叶总黄酮的提取工艺单因素实验

（1）提取溶剂[131]

分别以石油醚、60% 丙酮、乙酸乙酯、60% 甲醇、60% 乙醇为 5 种提取溶剂。通过比较这 5 种溶剂的提取效果，筛选出较理想的提取广山楂叶总黄酮的溶剂。

（2）提取温度

以 60% 乙醇为提取溶剂，在料液比 1:15、提取时间 3.0 h 的条件下，考察提取温度（40 ℃、50 ℃、60 ℃、70 ℃、80 ℃）对广山楂叶总黄酮提取效果的影响。

（3）提取时间

以 60% 乙醇为提取溶剂，在温度 80 ℃、料液比 1:15 的条件下，考察提取时间（1 h、1.5 h、2 h、2.5 h、3 h）对广山楂叶总黄酮提取效果的影响。

（4）料液比

以 60% 乙醇为提取溶剂，在温度 80 ℃、提取时间 3.0 h 的条件下，考察提取料液比（1:6、1:9、1:12、1:15、1:18）对广山楂叶总黄酮提取效果的影响。

（5）乙醇体积分数

在固定提取温度 80 ℃、料液比 1:15、提取时间 3.0 h 的条件下，考察乙醇体积分数（40%、50%、60%、70%、80%）对广山楂叶总黄酮提取效果的影响。

3. 广山楂叶总黄酮提取物 Box-Behnken 优化提取试验设计

利用响应面设计试验软件 Design-expert 8.0.6 中 Box-Behnken 法提取工艺参数设计试验，以提取剂乙醇体积分数、提取温度、提取时间、料液比为自变量，以广山楂叶总黄酮含量作为响应值[131]。

（二）结果与分析

1. 芦丁标准曲线的建立

以芦丁含量（μg/ml）为横坐标、510 nm 的吸光度为纵坐标，得到回归方程 $y=0.039\,4x+0.051\,6$，$R^2=0.999\,4$（图 3-10-2）。

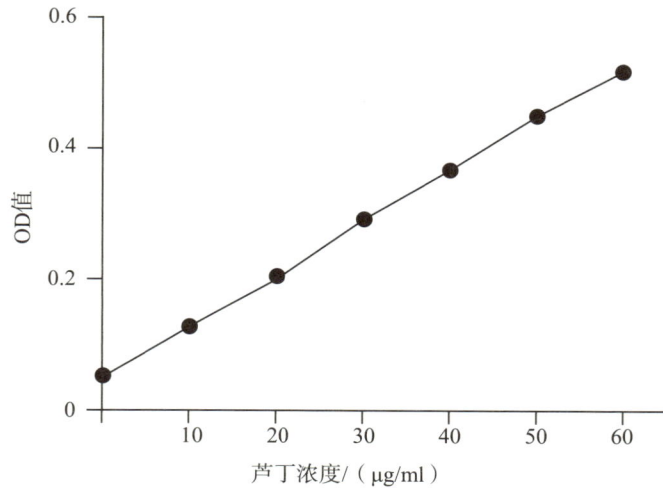

图 3-10-2 芦丁标准曲线

2. 广山楂叶总黄酮的提取工艺单因素实验

（1）提取溶剂

由表 3-10-2 可知，60% 乙醇比其他溶剂所得的提取率高，因此，乙醇是广山楂叶总黄酮的最佳提取溶剂。

表 3-10-2 不同有机溶剂提取对广山楂叶总黄酮含量的影响

试剂	提取时间/h	提取温度/℃	料液比	总黄酮含量/（mg/g）
石油醚	3	80	1∶15	53.01
乙酸乙酯	3	80	1∶15	64.83
60% 甲醇	3	80	1∶15	61.09
60% 乙醇	3	80	1∶15	64.94
60% 丙酮	3	80	1∶15	64.20

（2）提取温度

由表 3-10-3 可知，随着提取温度的升高，广山楂叶总黄酮提取量逐渐增加，70 ℃时达最大值（64.71 mg/g）；超过 70 ℃后，提取量有所下降，可能是提取温度过高导致乙醇挥发过快，不利于黄酮类物质的溶出。因此，选择提取温度 60 ℃、70 ℃、80 ℃ 3 个水平进行响应面试验。横坐标为温度（℃），纵坐标为总黄酮含量（mg/g）。

表 3-10-3　不同提取温度对广山楂叶总黄酮含量的影响

提取温度/℃	提取时间/h	试剂	料液比	总黄酮含量/（mg/g）
40	3	60% 乙醇	1：15	56.56
50	3	60% 乙醇	1：15	58.08
60	3	60% 乙醇	1：15	61.42
70	3	60% 乙醇	1：15	64.71
80	3	60% 乙醇	1：15	63.24

（3）提取时间

由表 3-10-4 可知，随着提取时间的增加，广山楂叶总黄酮提取量逐渐增加，2 h 时达最大值（66.69 mg/g）；超过 2 h 后，提取量有所下降，因此，选择提取时间 1.5 h、2 h、2.5 h 3 个水平进行响应面试验。横坐标为提取时间（h），纵坐标为总黄酮含量（mg/g）。

表 3-10-4　不同提取时间对广山楂叶总黄酮含量的影响

提取时间/h	提取温度/℃	试剂	料液比	总黄酮含量/（mg/g）
1	80	60% 乙醇	1：15	62.13
1.5	80	60% 乙醇	1：15	64.78
2	80	60% 乙醇	1：15	66.69
2.5	80	60% 乙醇	1：15	62.97
3	80	60% 乙醇	1：15	62.33

（4）料液比

由表 3-10-5 可知，随着提取料液比的降低，广山楂叶总黄酮提取量逐渐增加，1：15 时达最大值（65.17 mg/g）；低于 1：15 后，提取量有所下降，因此，选择提取料液比 1：12、1：15、1：18 3 个水平进行响应面试验。横坐标为料液比，纵坐标为总黄酮含量（mg/g）。

表 3-10-5　不同料液比对广山楂叶总黄酮含量的影响

料液比/ml	提取温度/℃	试剂	提取时间/h	总黄酮含量/（mg/g）
1：6	80	60% 乙醇	3	20.61
1：9	80	60% 乙醇	3	39.67
1：12	80	60% 乙醇	3	58.26
1：15	80	60% 乙醇	3	65.17
1：18	80	60% 乙醇	3	46.38

（5）乙醇体积分数

由表 3-10-6 可知，当乙醇体积分数为 50% 时，广山楂叶总黄酮提取量达最大值（65.17 mg/g），但随着乙醇体积分数的继续增大，提取量逐渐下降。这可能是乙醇体积分数增大而易挥发，同时其他醇溶性物质的溶出有所增加，从而导致黄酮类物质的提取量下降。因此，选择乙醇体积分数 40%、50%、60% 3 个水平进行响应面试验。横坐标为乙醇体积分数（%），纵坐标为总黄酮含量（mg/g）。

表 3-10-6　不同乙醇体积分数对广山楂叶总黄酮含量的影响

乙醇体积分数/%	提取温度/℃	料液比	提取时间/h	总黄酮含量/（mg/g）
40%	80	1∶15	3	59.02
50%	80	1∶15	3	65.17
60%	80	1∶15	3	64.09
70%	80	1∶15	3	63.40
80%	80	1∶15	3	61.07

3. 广山楂叶总黄酮提取物 Box-Behnken 优化提取试验设计

利用响应面设计试验软件 Design-expert 8.0.6 中 Box-Behnken 法提取工艺参数设计试验，以提取剂乙醇体积分数、提取温度、提取时间、料液比为自变量，以广山楂叶总黄酮提取量为响应值。选择 Box-Behnken 设计原理，输入四因素的最低及最高水平，设计 5 个中心实验点，以广山楂叶总黄酮的含量为评价指标，设计出 29 个试验点的试验方案，根据方案实施，具体试验方案及结果如表 3-10-7 所示。

表 3-10-7　响应面试验设计及数据处理

试验号	因素				总黄酮含量/（mg/g）
	A（乙醇体积分数）/%	B（提取温度）/℃	C（提取时间）/h	D（料液比）	
1	−1.000	0.000	1.000	0.000	62.83
2	−1.000	−1.000	0.000	0.000	63.08
3	0.000	0.000	1.000	1.000	59.67
4	0.000	0.000	0.000	0.000	65.30
5	0.000	0.000	−1.000	1.000	60.13
6	1.000	1.000	0.000	0.000	64.80
7	−1.000	1.000	0.000	0.000	63.53
8	1.000	0.000	1.000	0.000	64.24

续表

试验号	因素				
	A（乙醇体积分数）/%	B（提取温度）/℃	C（提取时间）/h	D（料液比）	总黄酮含量/（mg/g）
9	0.000	0.000	0.000	0.000	65.30
10	0.000	−1.000	0.000	1.000	59.92
11	0.000	0.000	−1.000	−1.000	63.10
12	1.000	0.000	−1.000	0.000	64.69
13	0.000	0.000	1.000	−1.000	62.64
14	0.000	0.000	0.000	0.000	65.30
15	1.000	0.000	0.000	1.000	60.33
16	1.000	0.000	0.000	−1.000	63.30
17	−1.000	0.000	−1.000	0.000	63.42
18	0.000	0.000	0.000	0.000	65.30
19	−1.000	0.000	0.000	−1.000	62.17
20	0.000	−1.000	1.000	0.000	63.68
21	0.000	−1.000	−1.000	0.000	64.13
22	0.000	1.000	−1.000	0.000	64.59
23	1.000	−1.000	0.000	0.000	64.34
24	−1.000	0.000	0.000	1.000	59.20
25	0.000	−1.000	0.000	−1.000	62.89
26	0.000	0.000	0.000	0.000	65.30
27	0.000	1.000	0.000	−1.000	63.34
28	0.000	1.000	0.000	1.000	60.37
29	0.000	1.000	1.000	0.000	64.14

采用响应面设计试验软件 Design-expert 8.0.6 对 29 个试验点数据进行多元回归拟合，得到二次多项式回归模型 $Y=65.30+0.62 \times A+0.23 \times B-0.24 \times C-1.49 \times D+0.000 \times AB+0.034 \times AC+0.000 \times AD+0.000 \times BC+0.000 \times BD+0.000 \times CD-0.85 \times A^2-0.49 \times B^2-0.68 \times C^2-3.21 \times D^2$，该回归模型显著性检验结果见表 3-10-8。

表 3-10-8　回归系数的显著性检验

方差来源	平方和	自由度	均方	F 值	P 值	显著性
模型	99.71	14	7.12	2 854.35	＜0.000 1*	显著
A	4.65	1	4.65	1 863.69	＜0.000 1*	—
B	0.62	1	0.62	248.92	＜0.000 1*	—
C	0.68	1	0.68	271.28	＜0.000 1*	—
D	26.46	1	26.46	10 605.91	＜0.000 1*	—
AB	0.00	1	0.00	0.00	1.000 0	—
AC	0.00	1	0.00	1.83	0.198 0	—
AD	0.00	1	0.00	0.00	1.000 0	—
BC	0.00	1	0.00	0.00	1.000 0	—
BD	0.00	1	0.00	0.00	1.000 0	—
CD	0.00	1	0.00	0.00	1.000 0	—
A^2	4.66	1	4.66	1 867.25	＜0.000 1*	—
B^2	1.55	1	1.55	619.42	＜0.000 1*	—
C^2	3.01	1	3.01	1 206.53	＜0.000 1*	—
D^2	66.71	1	66.71	26 735.45	＜0.000 1*	—
残差	0.04	14	0.00	—	—	—
失拟项	0.04	10	0.00	—	—	—
纯误差	0.00	4	0.00	—	—	—
总高差	99.74	28	—	—	—	—

注：*P＜0.000 1。

由表 3-10-8 可知，该模型的 P＜0.01，二次多项式回归模型显著，失拟项显著，R^2=0.999 6，与实测数据拟合度较好，可用于广山楂叶总黄酮总提取量的预测。回归模型的显著性检验分析表明，交互项的影响力强弱顺序为 AC＞AB=AD=BC=BD=CD，A^2、B^2、C^2、D^2 的影响均有显著性。

（1）热高及等高线图的分析

热图的弯曲程度及等高线图中圆形的扁平程度均较为直观地展示了两两因素的交互作用。图 3-10-3～图 3-10-8 的等高线图中椭圆形较扁平，因素 AC 的交互作用较强，均可引起广山楂叶总黄酮总提取量的显著变化，交互项强弱顺序为 AC＞AB=AD=BC=BD=CD。

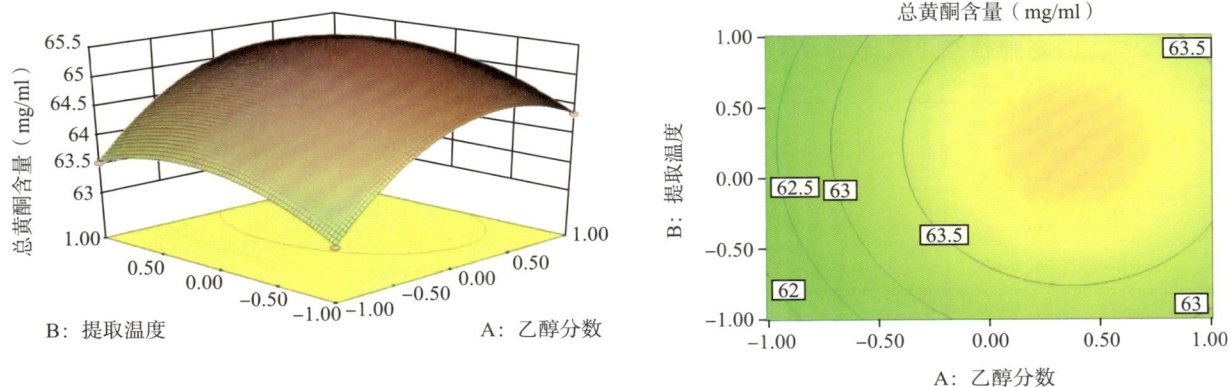

图 3-10-3　提取温度与乙醇分数对广山楂叶总黄酮含量交互影响的热高及等高线图

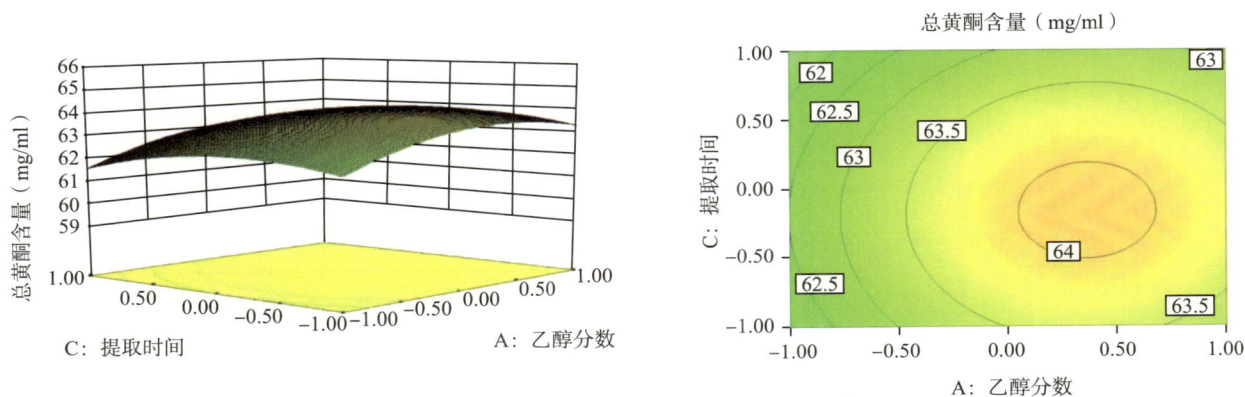

图 3-10-4　提取时间与乙醇分数对广山楂叶总黄酮含量交互影响的热高及等高线图

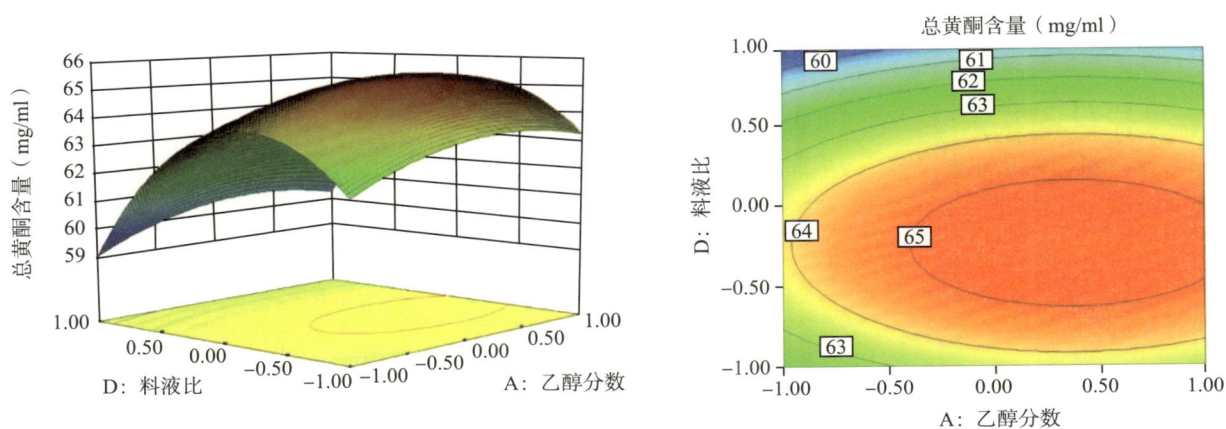

图 3-10-5　料液比与乙醇分数对广山楂叶总黄酮含量交互影响的热高及等高线图

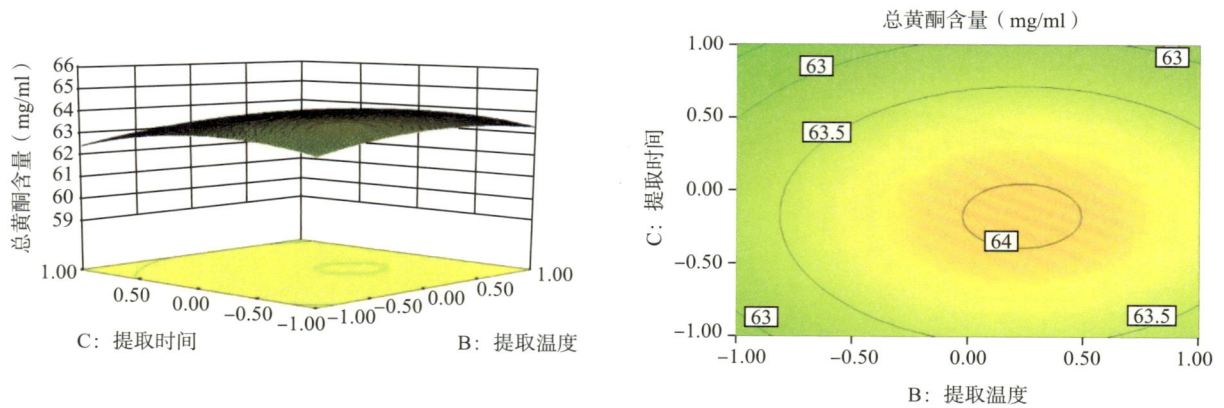

图 3-10-6　提取时间与提取温度对广山楂叶总黄酮含量交互影响的热高及等高线图

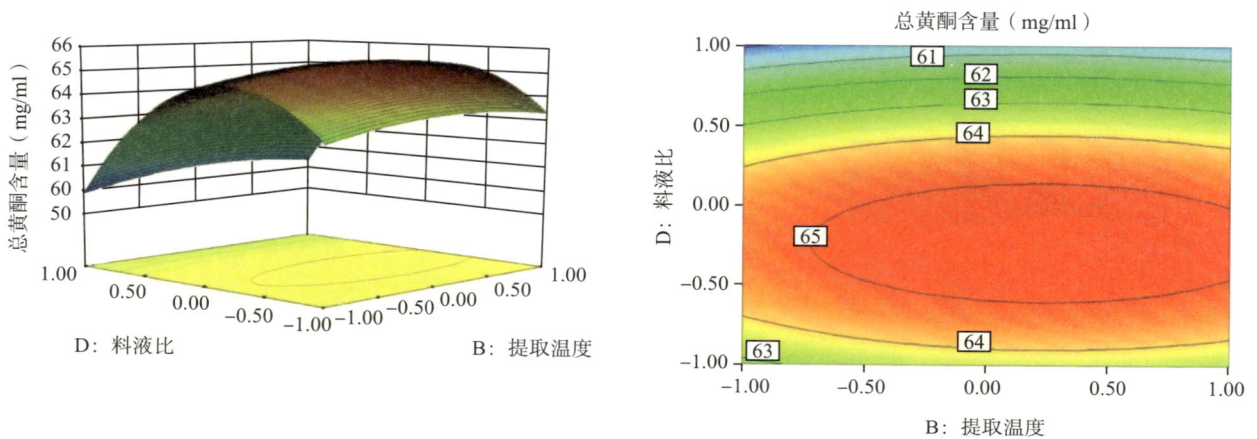

图 3-10-7　料液比与提取温度对广山楂叶总黄酮含量交互影响的热高及等高线图

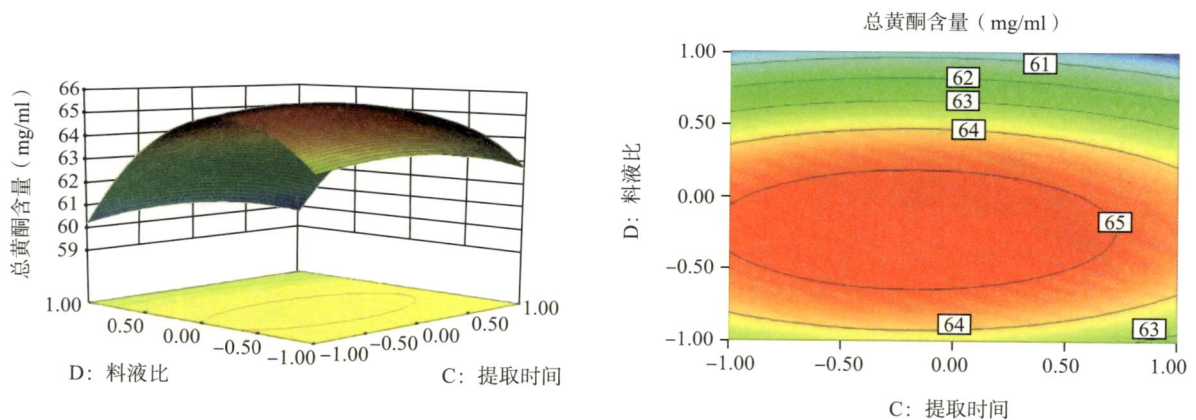

图 3-10-8　料液比与提取时间对广山楂叶总黄酮含量交互影响的热高及等高线图

（2）广山楂叶总黄酮含量最佳提取工艺的确定

采用响应面设计试验软件 Design-expert 8.0.6，预测最佳提取工艺参数如下：乙醇浓度 60%，料液比 1∶15.465，提取时间 1.804 h，提取温度 72.34 ℃。考虑实际可操作性，将最佳提取条件修正为：乙醇浓度 60%，料液比 1∶15，提取时间 1.8 h，提取温度（72±1）。理论广山楂叶总黄酮含量为 65.288 7 mg/ml，按照实验条件，进行平行实验 3 次，实测值均值为 65.32 mg/ml，与预测值 65.29 mg/ml 相接近，表明优化工艺稳定，重复性好。建立的回归模型可用于广山楂叶总黄酮提取量测定。

参考文献

［1］江苏新医学院. 中药大辞典：上册［M］. 上海：上海人民出版社［J］，1977：1040.

［2］广西中医学院芒果叶研究小组. 芒果叶治疗慢性气管炎的药理实验及临床疗效观察［J］. 中医教育，1974（23）：381.

［3］邓家刚，郑作文，曾春晖. 芒果苷的药效学实验研究［J］. 中医药学刊，2002，20（6）：802-803.

［4］林启寿. 中草药成分化学［M］. 北京：科学出版社，1977：112.

［5］丛浦珠. 质谱学在天然有机化学中的应用［M］. 北京：科学出版社，1987：23.

［6］丛浦珠，苏克曼. 分析化学手册：第九分册：质谱分析［M］. 北京：化学工业出版社，2003：425.

［7］冯旭，王胜波，邓家刚，等. 高效液相色谱法同时测定芒果叶中芒果苷与高芒果苷的含量［J］. 中成药，2008，30（10）：1504.

［8］黄海滨，李学坚，梁秋云. RP-HPLC 法测定芒果叶中芒果苷的含量［J］. 中国中药杂志，2003，28（9）：839.

［9］HIGUCHI T，CONNORS K A. Phase solubility techniques［M］//REILLEY C N. Advances in Analytical Chemistry and Instrumentation. New York：Interscience Publishers，John Wiley & Sons，Inc.，1965：117.

［10］梁建钦. 芒果苷糖酯衍生物的非水相酶促合成及其抗炎活性研究［D］. 南宁：广西医科大学，2011.

［11］邓家刚，袁叶飞. 芒果苷单钠盐的制备及其与芒果苷的药效比较［J］. 华西药学杂志，2008，23（1）：17.

［12］王志萍，邓家刚，王勤，等. 羟丙基-β-环糊精包合法提高芒果苷溶解度的研究［J］. 中成药，2008，30（8）：1123.

［13］袁叶飞，邓家刚，胡祥宇，等. 芒果苷单钠盐的抑菌作用研究［J］. 中国实验方剂学杂志，2011，17（6）：173.

［14］NATHALIE C，CHRISTIAN L，RENAUD R J. Glycosylation of mangiferine by biocatalyst, useful in cosmetic field to protect skin comprises contacting mangiferine with a glycosyltransferase enzyme, in the presence of a sugar donor：FR0502223［P］. 2006-09-08.

［15］廖洪利，吴秋业，胡宏岗，等. 芒果苷的结构修饰［J］. 华西药学杂志，2008，23（4）：385.

［16］蓝萍，柳明，李盼盼，等. 芒果苷及其衍生物对糖尿病小鼠的降糖作用［J］. 中国动物保健，2010（6）：21.

［17］国家药典委员会. 中华人民共和国药典：一部［M］. 北京：中国医药科技出版社，2010.

［18］胡彦君，刘燊，王定勇. 芒果叶的化学成分研究［J］. 亚太传统医药，2010，6（2）：18.

［19］内蒙古自治区卫生厅. 内蒙古蒙药材标准［M］. 赤峰：内蒙古科学技术出版社，1987：402.

［20］KAUR J，RATHINAM X，KASI M，et al. Preliminary investigation on the antibacterial activity of mango (*Mangifera indica* L：Anacardiaceae) seed kernel［J］. Asian Pacific Journal of Tropical Medicine，2010，3（9）：707.

［21］MAISUTHISAKUL P，GORDON M H. Antioxidant and tyrosinase inhibitory activity of mango seed kernel by product［J］. Food Chemistry，2009，117（2）：332.

［22］DAS P C，DAS A，MANDAL S，et al. Antiinflammatory and antimicrobial activities of the seed kernal of *Mangifera indica* Linn (Anacardiaceae)［J］. Fitoterapia，1989，60（2）：235.

［23］雷军，陈屏，许旭东，等. 短梗五加茎的化学成分研究［J］. 中国药学杂志，2014，49（18）：1595.

［24］晏小霞，梁正芬，王茂媛，等. 牛筋果果实化学成分研究［J］. 中药材，2013，36（2）：223.

［25］张利康，陈海霞，焦健. 北五味子果实中化学成分的研究（英文）［J］. 天然产物研究与开发，2012，24（S1）：5-7.

［26］刘春丽，关小丽，李典鹏，等. 龙眼壳中化学成分的研究（Ⅰ）［J］. 广西植物，2014，34（2）：167.

［27］司传领，王丹，金辰奎，等. 核桃楸树皮的没食子酸、鞣花酸及水解单宁成分研究（英文）［J］. 林产化学与工业，2007，27（S1）：8.

［28］曾军英，李胜华，伍贤进. 野百合黄酮类化学成分研究［J］. 中国药学杂志，2014，49（14）：1190.

［29］屈晶，陈霞，牛长山，等. 南烛化学成分研究［J］. 中国中药杂志，2014，39（4）：684.

［30］谢国勇，陈雨洁，温锐，等. 德国鸢尾化学成分研究［J］. 中国中药杂志，2014，39（5）：846.

［31］南京中医药大学. 中药大辞典：上册［M］. 2版. 上海：上海科学技术出版社，2006：797.

［32］侯小涛，邓家刚，马建凤，等. 甘蔗叶提取物的体外抑菌作用研究［J］. 华西药学杂志，2010，25（2）：161.

［33］侯小涛，邓家刚，李爱媛，等. 甘蔗叶不同提取物对3种糖尿病模型的降血糖作用［J］. 华西药学杂志，2011，26（5）：451.

［34］许文清，龚小见，周欣，等. 马兰化学成分及生物活性研究［J］. 中国中药杂志，2010，35（23）：3172.

［35］KAWAMURA F，KAWAI S，OHASHI H. Sesquilignans and lignans from *Tsuga heterophylla*［J］. Phytochemistry，1997，44（7）：1351.

［36］OTSUKA H，HIRATA E，SHINZATO T，et al. Stereochemistry of megastigmane glucosides from *Glochidion zeylanicum* and *Alangium premnifolium*［J］. Phytochemistry，2003，62（5）：763.

［37］EKLUND P C，WILLFÖR S M，SMEDS A I，et al. A new lariciresinol-type butyrolactone lignan derived from hydroxymatairesinol and its identification in spruce wood［J］. Journal of Natural Products，2004，67（6）：927.

［38］朱玲花，黄肖生，叶文才，等. 海芋的化学成分研究［J］. 中国药学杂志，2012，47（13）：1029.

［39］曾鹏，张勇，潘晨，等. 巴东过路黄酚类化学成分研究［J］. 药学学报，2013，48（3）：377.

［40］RAMSEWAK R S，NAIR M G，DEWITT D L，et al. Phenolic glycosides from *Dirca palustris*［J］. Journal of Natural Products，1999，62（11）：1558.

［41］MULHOLLAND D A，LOURINE S，TAYLOR D A H. Sesquiterpenoids from *Dysoxylum schiffneri*［J］. Phytochemistry，1998，47（7）：1421.

［42］MARINO S D，BORBONE N，GALA F，et al. New constituents of sweet *Capsicum annuum* L. fruits and evaluation of their biological activity［J］. Journal of Agricultural and Food Chemistry，2006，54（20）：7508.

［43］王尊民，高秀妹，赵庆友，等. 梧桐花黄酮的提取及其抑菌、抗病毒效果［J］. 中国兽医学报，2013，33（2）：272.

［44］徐春华，张治广，谢明杰. 大豆异黄酮的抗氧化和抗肿瘤活性研究［J］. 大豆科学，2010，29（5）：870.

［45］许周典. 青皮竹 *Bambusa textilis* McClure 竹叶化学成分及其抗真菌活性研究［D］. 合肥：安徽农业大学，2013：1-5.

［46］侯小涛，郭振旺，马丽娜，等. 甘蔗叶不同生长期多糖含量的动态积累研究［J］. 药物分析杂志，2011，31（5）：888.

［47］曲春香，沈颂东，王雪峰，等. 用考马斯亮蓝测定植物粗提液中可溶性蛋白质含量方法的研究［J］. 苏州大学学报（自然科学版），2006，22（2）：82.

［48］李如亮. 生物化学实验［M］. 武汉：武汉大学出版社，1998.

［49］龚桂珍，张学俊. 杜仲叶多糖脱色的研究［J］. 贵州农业科学，2010，38（3）：42.

［50］马陶陶，张群林，李俊，等. 三氯化铝比色法测定中药总黄酮方法的探讨［J］. 时珍国医国药，2008，19（1）：54.

［51］DENG J G，WANG S，GUO L C，et al. Anti-inflammatory and analgesic effects of extract from roots and leaves of *Citrullus lanatus*［J］. Chinese Herbal Medicines，2010，2（3）：231.

［52］李培. 西瓜藤中黄酮类化合物提取工艺的优化［J］. 饮料工业，2008，11（2）：29.

［53］尉耀元. 秦岭岩白菜的化学成分（Ⅰ）［J］. 中国实验方剂学杂志，2012，18（9）：154.

［54］庄鹏宇，付文卫，谭昌恒，等. 醉魂藤的化学成分研究（英文）［J］. 天然产物研究与开发，2009，21（6）：963.

［55］罗娅君，肖新峰，王照丽. 大叶金花草化学成分的研究［J］. 化学研究与应用，2009，21（1）：97.

［56］黄峰，崔红花，于治成，等. 狗肝菜的化学成分［J］. 中国实验方剂学杂志，2012，18（1）：90.

［57］周先丽，梁成钦，徐庆，等. 明日叶的化学成分［J］. 中国实验方剂学杂志，2012，18（3）：103.

［58］乌莉娅·沙依提，陈妍，耿萍，等. 维药芹菜根化学成分的研究［J］. 中药材，2007，30（12）：1535.

［59］宋月林，姜勇，周思祥，等. 卵叶远志地上部分化学成分研究［J］. 中草药，2010，41（1）：27.

［60］刘睿，顾谦群，崔承彬，等. 密脉鹅掌柴的化学成分及其抗肿瘤活性［J］. 中草药，2005，36（3）：328.

［61］刘玉明，杨峻山，刘庆华. 瘤果黑种草子化学成分的研究［J］. 中国中药杂志，2005，30（13）：980.

［62］白虹，王英华，詹晓平，等. 栽培甘草地上部分化学成分研究［J］. 西北药学杂志，2005，20（2）：59.

［63］邓刚，蒋才武，黄健军，等. 壮药风车子化学成分的研究（Ⅰ）［J］. 时珍国医国药，2010，21（10）：2518.

［64］盛柳青，颜继忠，童胜强，等. 结香茎皮化学成分的研究［J］. 中国中药杂志，2009，34（4）：495.

［65］王硕，龚小妹，周小雷，等. 四种不同品种西瓜藤化学成分预实验［J］. 时珍国医国药，2012，23（2）：390.

［66］王硕，龚小妹，周丹丹，等. 西瓜藤的化学成分研究（Ⅰ）［J］. 中国实验方剂学杂志，2013，19（6）：131.

［67］陈黎明，谢平，肖庆青，等. 白桂木化学成分研究［J］. 中草药，2007，38（6）：815.

［68］原源，陈万生，郑水庆，等. 巴天酸模的化学成分［J］. 中国中药杂志，2001，26（4）：256.

［69］胡旺云，罗士德，蔡建勋. 大果油麻藤化学成分研究［J］. 中草药，1994，25（2）：59.

［70］苏永庆，沈云亨，张卫东. 大花鸡肉参的化学成分研究［J］. 药学实践杂志，2008，26（3）：166.

［71］曾宪仪，方乍浦，吴永忠，等. 蔓荆子化学成分研究［J］. 中国中药杂志，1996，21（3）：167.

［72］周志宏，王锦亮，杨崇仁. 国产血竭的化学成分研究［J］. 中草药，2001，32（6）：484.

［73］杨中林，韦英杰，叶文才. 异叶南星的化学成分研究［J］. 中成药，2003，25（3）：228.

［74］沈小玲，曾惠芳，陈珍，等. 山橘的化学成分研究［J］. 中国药学杂志，2002，37（1）：14-15.

［75］国家中医药管理局《中华本草》编委会. 中华本草［M］. 上海：上海科学技术出版社，1999：140.

［76］陶海腾，吕飞杰，台建祥，等. 木薯叶营养保健功效的开发［J］. 中国农学通报，2008，24（6）：78.

［77］田春莲，蒋凤开. 茜草总黄酮提取工艺研究［J］. 食品科学，2011，32（24）：60.

［78］张吉祥，欧来良. 正交试验法优化超声提取枣核总黄酮［J］. 食品科学，2012，33（4）：18.

［79］刘焱，付玉，李丽，等. 正交试验法优选金樱子中总黄酮的提取工艺［J］. 广东农业科学，2013（2）：86.

［80］周琪，陈立，陈权威，等. 构棘根化学成分研究［J］. 中药材，2013，36（9）：1444.

［81］李艳茸，李春，王智民，等. 藏药甘青乌头化学成分研究（Ⅲ）［J］. 中国中药杂志，2014，39（7）：1163.

［82］舒伟虎，周光雄，叶文才. 水茄的化学成分研究［J］. 中草药，2011，42（3）：424.

［83］李洁，陈全成，林挺，等. 刺苋的化学成分研究［J］. 中草药，2013，44（3）：272.

［84］周建良，姜艳，毕志明，等. 蒲圻贝母中核苷类化学成分研究［J］. 中国药学杂志，2008，43（12）：894.

［85］古惇文. 台湾栽培白英活性成分之研究［D］. 台北：台北医学大学生药学研究所，2007.

［86］MAXWELL A，PINGAL R，REYNOLDS W F，et al. Two steroidal glycoalkaloids from *Solanum arboreum*［J］. Phytochemistry，1996，42（2）：543.

［87］尹海龙. 茄属中草药天茄籽和白英抗 H5N1 病毒活性成分研究［D］. 北京：北京工业大学，2013.

［88］LEE Y Y，HSU L F，NOHARA T，et al. Two new soladulcidine glycosides from *Solanum lyratum*［J］. Chemical and Pharmaceutical Bulletin，1997，45（8）：1381.

［89］LEE Y Y，HASHIMOTO F，YAHARA S，et al. Steroidal glycosides from solanum duleamar［J］. Pharmaceutical Society of Japan，2001，29（2）：65.

［90］杨文强，王红程，王文婧，等. 槟榔化学成分研究［J］. 中药材，2012，35（3）：400.

［91］李帅，匡海学，冈田嘉仁，等. 鬼针草有效成分的研究（Ⅱ）［J］. 中草药，2004，35（9）：17.

［92］张清华，张玲，尚立霞，等. 白梅花的化学成分研究［J］. 中药材，2008，31（11）：1666.

［93］毛琪，叶春海，李映志，等. 菠萝蜜研究进展［J］. 中国农学通报，2007，23（3）：439.

［94］BALIGA M S，SHIVASHANKARA A R，HANIADKA R，et al. Phytochemistry，nutritional and pharmacological properties of *Artocarpus heterophyllus* Lam (jackfruit): A review［J］. Food Research International，2011，44（7）：1800.

［95］OMAR H S，EL-BESHBISHY H A，MOUSSA Z，et al. Antioxidant activity of *Artocarpus heterophyllus* Lam. (jack fruit) leaf extracts: remarkable attenuations of hyperglycemia and hyperlipidemia in streptozotocin-diabetic rats［J］. The Scientific World Journal，2011，11：788.

［96］姚胜，闵知大. 波罗蜜叶中新的查耳酮［J］. 中国天然药物，2005，3（4）：219.

［97］汪洪武，鲁湘鄂，刘艳清，等. 菠萝蜜叶中总黄酮提取工艺的研究［J］. 广东化工，2006，33（8）：26.

［98］NGUYEN N T，NGUYEN M H K，NGUYEN H X，et al. Tyrosinase inhibitors from the wood of *Artocarpus heterophyllus*［J］. Journal of Natural Products，2012，75（11）：1951.

［99］KWON Y S，KIM E Y，KIM W J，et al. Antioxidant constituents from *Setaria viridis*［J］. Archives of Pharmacal Research，2002，25（3）：300.

［100］XIAO H H，DAI Y，WONG M S，et al. New lignans from the bioactive fraction of *Sambucus williamsii* Hance and proliferation activities on osteoblastic-like UMR106 cells［J］. Fitoterapia，2014，94：29.

［101］林娇芬，林河通，谢联辉，等. 柿叶的化学成分、药理作用、临床应用及开发利用［J］. 食品与发酵工业，

2005，31（7）：91.

［102］张秋燕，王亮，肖峰，等. 柿叶药理作用研究进展［J］. 河北职工医学院学报，2004，21（3）：39.

［103］周法兴，梁培瑜，文洁，等. 柿叶化学成分的研究（Ⅰ）［J］. 中草药，1983，14（2）：4.

［104］戴航，侯小涛，程世贤. 正交试验优选复方百部止咳颗粒中黄芩苷的提取工艺［J］. 世界中西医结合杂志，2008，3（3）：139.

［105］鲍泥满，董旭俊，周乐. 八角枝叶的化学成分研究［J］. 西北农林科技大学学报（自然科学版），2012，40（9）：231.

［106］刘永华. 提高八角茴油蒸馏得油率的几项措施［J］. 林产化工通讯，1998（3）：20.

［107］韦小杰，陈小鹏，王琳琳，等. 八角油提取新方法的研究［J］. 食品工业科技，2003，24（3）：41.

［108］袁经权，许旭东，许娜，等. 八角茴香春果和秋果以及不同部位的莽草酸含量分析［J］. 广西植物，2009，29（6）：850.

［109］赵文红，赵翾，白卫东，等. 肉桂油水蒸气蒸馏提取工艺研究［J］. 中国食品学报，2008，8（2）：95.

［110］黄启强，黎志为，李晓，等. 食用肉桂油树脂提取技术研究［J］. 食品工业科技，2003，24（1）：45.

［111］缪晓平，邓开野. 超临界 CO_2 萃取肉桂精油的初步研究［J］. 中国调味品，2011，36（4）：25.

［112］刘晓艳，白卫东，蔡培钿，等. 分子蒸馏精制肉桂油的研究［J］. 安徽农业科学，2009，37（10）：4641.

［113］郭晓蕾，陈刚. 超声波辅助萃取肉桂精油的研究［J］. 现代食品科技，2009，25（12）：1431.

［114］卫向南. 水扩散蒸馏提取肉桂叶有效成分的研究［D］. 南宁：广西大学，2014.

［115］张艳，全其根. 桂皮精油的提取及其化学成分的 GC-MS 分析［J］. 中国农学通报，2012，28（9）：264.

［116］YUAN P F，MA Y J，SU D，et al. Quantification of seven phenylpropanoid compounds in Chinese Cinnamomi Cortex and Ramulus by HPLC［J］. Journal of Chinese Pharmaceutical Science，2015，24（9）：591.

［117］陈海燕，何春茂. 肉桂油的深加工产品及其应用［J］. 广西林业科学，2009，38（3）：179.

［118］2009 年 11 月世界香料精油类产品市场报告（主产地篇）［J］. 国内外香化信息，2010（1）：1.

［119］HAMMOUDEH A，MAHMOUD S. Selective hydrogenation of cinnamaldehyde over Pd/SiO_2 catalysts：selectivity promotion by alloyed Sn［J］. Journal of Molecular Catalysis A：Chemical，2003，203（1-2）：231.

［120］俞铁铭，李艳，徐晓玲，等. 掺杂 Co 对 CNTs 负载 Pt 催化剂上肉桂醛选择性催化加氢性能的影响［J］. 化工学报，2009，60（7）：1668.

［121］MAHATA N，GONÇALVES F，PEREIRA M F R，et al. Selective hydrogenation of cinnamaldehyde to cinnamyl alcohol over mesoporous carbon supported Fe and Zn promoted Pt catalyst［J］. Applied Catalysis A：General，2008，339（2）：159.

［122］马丽，刘雄民，韦一萍. *Mucor* sp. JX23 发酵液生物催化肉桂醛选择加氢制肉桂醇［J］. 化工进展，2009，28（8）：1431.

［123］张筌晦. 微生物催化肉桂醛、肉桂醇和潜手性芳香酮的反应研究［D］. 南宁：广西大学，2014.

［124］张筌晦，刘雄民，马丽，等. 肉桂皮提取残渣生物降解制备肉桂酰胺［J］. 精细化工，2010，27（1）：43.

［125］张筌晦，刘雄民，马丽，等. 生物催化肉桂醇制备 3-苯丙醇［J］. 化工进展，2010，29（12）：2368.

［126］杨明宇. 不同产地北山楂叶与广山楂叶质量比较分析［D］. 承德：承德医学院，2017.

[127] 王智聪，沙跃兵，余笑波，等. 超高效液相色谱-二极管阵列检测-串联质谱法测定茶叶中 15 种黄酮醇糖苷类化合物 [J]. 色谱，2015，33（9）：974-980.

[128] WU J，PENG W，QIN R，et al. Crataegus pinnatifida: chemical constituents, pharmacology, and potential applications [J]. Molecules, 2014, 19（2）：1685-1712.

[129] 国家药典委员会. 中华人民共和国药典：一部 [M]. 北京：中国医药科技出版社，2015：396.

[130] 黄欣欣，叶志青，郭兵兵，等. 响应面法优化回流提取大果山楂总黄酮工艺 [J]. 南方农业学报，2015，46（6）：1089-1095.

[131] 磨正遵，商飞飞，潘中田，等. 响应面法优化超声波辅助提取广西大果山楂叶黄酮工艺 [J]. 南方农业学报，2018，49（5）：986-992.

第四章 药理作用研究

第一节 芒果叶、芒果核仁的药理作用研究

芒果叶为漆树科植物芒果的叶，芒果苷（mangiferin）是芒果叶中的主要活性成分。广西是芒果的种植大省，芒果叶资源极为丰富。本研究应用现代药理学、有机质谱分析等科学技术方法，开展芒果叶活性成分及其制剂的抗炎、抗病毒、抗肿瘤、免疫保肝等药效及作用机制、芒果核仁抗炎药效物质基础的研究，为芒果废弃物的再利用提供理论依据。

一、芒果叶水煎液镇咳祛痰药效实验研究

本研究比较芒果叶水煎液、去芒果苷芒果叶水煎液及芒果苷的镇咳祛痰的药效，确认三者镇咳祛痰的疗效差异。结果表明，3 种药物均有镇咳祛痰作用，镇咳实验中，3 种药物没有显示出一定的差异；祛痰实验中，以芒果苷高剂量组尤为显著。

1. 实验方法

本研究采用氨水、二氧化硫建立小鼠咳嗽模型，小鼠气管酚红排泌法建立祛痰模型，观察芒果叶水煎液、去芒果苷芒果叶水煎液及芒果苷的镇咳、祛痰作用。

（1）镇咳实验

1）氨水刺激法诱发小鼠咳嗽

采用氨气刺激法[1]，取体重为（20±2）g 的昆明种小鼠 96 只，雌雄各半，随机分成 8 组，即空白对照组（A），磷酸可待因组（B），芒果苷高、中剂量组（C、D），芒果叶高、中剂量组（E、F），去芒果苷高、中剂量组（G、H），每组动物 12 只。各给药组均通过灌胃给予相应药物，剂量按表 4-1-1 给予，A 组给予等体积的生理盐水。末次给药后 2 h，将小鼠置于钟罩内，用 1 ml 浓氨水（25.0%）蒸

发所得的氨气刺激,刺激 20 s 后迅速将小鼠取出,然后测定其咳嗽潜伏期及 3 min 内每只小鼠的咳嗽次数,并按公式计算其止咳率:止咳率=［用药组咳嗽潜伏期（s）/空白对照组咳嗽潜伏期（s）］×100%。

　　2）二氧化硫刺激法诱发小鼠咳嗽

采用二氧化硫刺激法,在钟罩内以 1 ml 浓硫酸和过量的亚硫酸钠产生的二氧化硫气体刺激小鼠,然后测定其咳嗽潜伏期及 3 min 内每只小鼠的咳嗽次数。实验动物、实验分组、给药剂量、给药途径以及计算方式同"氨水刺激法诱发小鼠咳嗽"。

　　（2）祛痰实验

　　1）酚红标准曲线的测定

配制 0.25 mg/ml 的酚红标准溶液（溶剂为 5% 的碳酸氢钠）,精取 0.3 ml、0.5 ml、0.7 ml、0.9 ml、1.1 ml、1.3 ml 于 25 ml 容量瓶中,加生理盐水 1 ml,在上述溶液中分别加入 0.1 ml 1 mol/L 的氢氧化钠溶液,使酚红试剂液呈碱性,并用生理盐水定容至 25 ml。用 722 分光光度计在 $K = 546$ nm 处测定不同浓度酚红试液的吸光度 A,以酚红浓度为横坐标,吸光度 A 为纵坐标作图,即为酚红的标准曲线。

　　2）小鼠气管酚红排泌实验

实验动物、实验分组、给药剂量、给药途径以及方法同"氨水刺激法诱发小鼠咳嗽",末次给药 0.5 h 后,小鼠腹腔注射 0.5% 酚红溶液 0.5 ml,50 min 后处死小鼠（尽量不损伤气管）,剪开颈正中皮肤,分离气管,取出气管,置于试管内,精取 5% 碳酸氢钠溶液 1.5 ml,置于试管内浸泡气管,1 h 后将试管内溶液注入比色管中,用分光光度计在 546 nm 处测 A 值,依据标准曲线计算酚红含量。

2. 实验结果

　　（1）对浓氨水及二氧化硫诱发小鼠咳嗽的影响

3 种药物的高、中剂量均能极显著地抑制浓氨水及二氧化硫所致小鼠咳嗽次数,并且均能延长小鼠咳嗽的潜伏期,在镇咳方面,各给药组之间没有显著差异,这估计与去芒果苷煎液中含有鞣质类成分以及抗菌成分没食子酸有一定关系,多种成分协同作用,以至于 3 种药物在镇咳方面没有显示出一定的差异。结果见表 4-1-1、表 4-1-2。

表 4-1-1　各组对氨水诱发咳嗽的影响（$\bar{x} \pm s$，$n = 3$）

组别	n	剂量/（g/kg）	潜伏期/s	咳嗽次数/3 min	止咳率/%
空白对照组（A）	12	20	58.42 ± 13.18	18.08 ± 8.20	—
磷酸可待因组（B）	12	0.05	115.08 ± 24.60**	6.58 ± 4.44**	206.94
芒果苷高剂量组（C）	12	0.2	104.42 ± 30.81**	6.67 ± 4.91**	189.49
芒果苷中剂量组（D）	12	0.1	100.25 ± 31.70**	5.42 ± 3.00**	180.97
芒果叶高剂量组（E）	12	20	94.58 ± 31.35**	9.83 ± 4.49**	173.16
芒果叶中剂量组（F）	12	10	94.83 ± 28.58**	7.58 ± 4.40**	174.95
去芒果苷高剂量组（G）	12	20	100.83 ± 35.46**	10.33 ± 7.45*	199.67
去芒果苷中剂量组（H）	12	10	104.25 ± 32.02**	6.92 ± 5.82**	193.31

注：与空白对照组比较，*$P < 0.05$，**$P < 0.01$。

表 4-1-2　各组对二氧化硫诱发咳嗽的影响（$\bar{x}\pm s$）

组别	n	剂量/（g/kg）	潜伏期/s	咳嗽次数/3 min	止咳率/%
空白对照组（A）	12	20	49.25 ± 19.44	54.42 ± 5.73	—
磷酸可待因组（B）	12	0.05	99.58 ± 24.48**	23.83 ± 11.24**	238.55
芒果苷高剂量组（C）	12	0.2	97.17 ± 27.79**	31.92 ± 13.58**	223.01
芒果苷中剂量组（D）	12	0.1	89.75 ± 24.58**	31.25 ± 14.75**	209.71
芒果叶高剂量组（E）	12	20	93.42 ± 20.44**	29.25 ± 12.73**	222.24
芒果叶中剂量组（F）	12	10	87.00 ± 19.27**	36.01 ± 19.16**	211.21
去芒果苷高剂量组（G）	12	20	86.33 ± 23.70**	35.67 ± 48.60**	199.23
去芒果苷中剂量组（H）	12	10	85.92 ± 26.52**	37.83 ± 18.24*	200.52

注：与空白对照组比较，*$P<0.05$，**$P<0.01$。

（2）对小鼠气管酚红排出量的影响

芒果苷高、中剂量组，芒果叶高、中剂量组，去芒果苷高、中剂量组均能明显增加小鼠呼吸道酚红排出量，显示出较好的祛痰作用。与空白对照组相比，均有显著差异（$P<0.01$），其中芒果苷高剂量组疗效最好，优于芒果叶中剂量组和去芒果苷高、中剂量组（$P<0.01$），与氯化铵组比较，无显著性差异（$P>0.05$）。结果见表 4-1-3。

表 4-1-3　各组对气管中酚红排出量的影响（$\bar{x}\pm s$）

组别	n	剂量/（g/kg）	酚红排出量/（μg/L）
空白对照组	12	20	0.87 ± 0.18
氯化铵组	12	1	2.12 ± 0.57*
芒果苷高剂量组	12	0.2	2.26 ± 0.42*
芒果苷中剂量组	12	0.1	1.99 ± 0.53*
芒果叶高剂量组	12	20	1.93 ± 0.64*
芒果叶中剂量组	12	10	1.69 ± 0.46*△
去芒果苷高剂量组	12	20	1.53 ± 0.61*△#
去芒果苷中剂量组	12	10	1.40 ± 0.38*##△▲◆

注：与空白对照组比较，*$P<0.01$；与氯化铵组比较，#$P<0.05$，##$P<0.01$；与芒果苷高剂量组比较，△$P<0.01$；与芒果苷中剂量组比较，▲$P<0.01$；与芒果叶高剂量组比较，◆$P<0.05$。

二、芒果苷的解热、抗炎、止咳、祛痰、平喘作用与机制研究

芒果苷（mangiferin）是从百合科植物知母或漆树科植物芒果中提取的化学成分，实验证明以芒果叶为主药的芒果止咳片有止咳、化痰、平喘及抗炎等作用[2]；芒果叶水提干膏也有止咳、化痰、抗炎等作用[3]。为寻找芒果叶的主要有效成分及确证其药理作用，我们对从芒果叶中提取分离的化学成分

芒果苷进行了解热、抗炎、止咳、祛痰、平喘药效学试验研究，并对芒果苷抑制气道炎症的作用机制进行了研究。结果表明，芒果苷有解热、抗炎、止咳、化痰、平喘作用，可通过减少嗜酸性粒细胞（EOS）浸润、小鼠体内 OVA-sIgE 和 PGD$_2$ 含量，抑制哮喘小鼠的气道炎症。

（一）实验方法

本研究采用内毒素致热家兔发热模型评价其解热作用；醋酸致小鼠腹腔毛细血管通透性增加及二甲苯致小鼠耳肿胀炎症模型评价其抗炎作用；氨水引咳法评价其止咳作用；酚红排泌法评价其祛痰作用；乙酰胆碱-组胺致豚鼠哮喘模型、卵白蛋白诱导小鼠哮喘模型评价其平喘作用及初步机制。

1. 解热实验

将 20 只健康的日本大耳白家兔（雌雄不拘，要求雌无孕）按基础体温均匀分为 5 组：空白对照组（NS）；芒果苷低剂量（0.75 g/kg）组；芒果苷高剂量（1.5 g/kg）组；模型对照组；阳性对照组（复方阿司匹林，0.1 g/kg）。除空白对照组外，其余各组动物静脉注射 0.2 g/L 内毒素（1 ml/kg），随即灌胃给药或 NS，给药容积为 5 ml/kg。注射内毒素后，第 1～2 h 每隔 15 min、第 3～5 h 每隔 30 min 测体温 1 次。主要观察指标包括发热高峰均数 ΔT_{max}（即各组最大发热高度的均数）、平均发热曲线以及体温反应指数 TRI_5（即 5 h 内发热曲线与基线之间的面积）。

2. 抗炎实验

将 40 只雄性小鼠随机分为芒果苷高剂量组、芒果苷低剂量组及地塞米松阳性对照组和生理盐水空白对照组共 4 组。每鼠每日每 10 g 体重灌胃 0.2 ml，连续 5 日。末次给药后 1 h，尾静脉注射 0.25% 伊文思蓝每 10 g 体重 0.1 ml，右耳滴二甲苯 0.02 ml 致炎，腹腔注射 0.6% 冰醋酸 0.2 ml。15 min 后，脱颈椎处死小鼠，用 6 mm 的打孔器沿左右耳郭相同部位打下两侧耳片，分别称重，用生理盐水冲洗腹腔，收集腹腔液，于 722 分光光度计 590 nm 处测定光密度（OD）值，做 t 检验；以两耳片重量差值作为肿胀度，比较药物组与对照组之间的差异。

3. 止咳实验

将 48 只小鼠随机分为芒果苷高剂量组、芒果苷低剂量组及磷酸可待因阳性对照组和生理盐水空白对照组共 4 组。每鼠每 10 g 体重灌胃 0.2 ml，给药后 1 h 开始接受浓氨水（25%～28%）喷雾 20 s，压力为 120～200 W，喷雾终止，立即取出小鼠，记录 2 min 内小鼠咳嗽数和潜伏期。

4. 祛痰实验

将 48 只小鼠随机分为芒果苷高剂量组、芒果苷低剂量组及 100% 远志水提液阳性对照组和生理盐水空白对照组共 4 组。实验前小鼠禁食 1 d，不禁水。每 10 g 体重灌胃 0.2 ml，45 min 后每鼠再腹腔注射 5% 酚红生理盐水液 0.5 ml，15 min 后，处死小鼠，钝性分离气管，用 5%NaHCO$_3$ 洗涤 3 次，每次 0.5 ml，回收洗液，用 722 分光光度计测定吸光度。

5. 平喘实验

（1）乙酰胆碱–组胺致豚鼠哮喘实验

实验前一天取体重小于 200 g 的幼年豚鼠先进行筛选，用 2% 氯乙酰胆碱和 0.1% 磷酸组胺等溶液混合物喷雾 20 s，观察豚鼠的引喘潜伏期，以 2 min 内倒下者为合格。将筛选合格的豚鼠随机分为芒果苷高剂量组（1 组）、芒果苷低剂量组（2 组）及氨茶碱阳性对照组（3 组）和生理盐水空白对照组（4 组）共 4 组。1、2 组每日灌胃 10 ml/100 g 体重，连续给药 3 d，3 组于第 3 d 灌胃给药 1 次。末次给药后 1 h，观察 20 s 喷雾后豚鼠的引喘潜伏期。分别以给药前后引喘潜伏期的变化，做 t 检验。

（2）卵清蛋白（OVA）诱导小鼠哮喘实验

1）动物分组及处理

将 72 只 BALB/c 雌性小鼠随机分为 6 组，分别为正常对照组，模型对照组，地塞米松阳性对照组，芒果苷高、中、低剂量组，每组 12 只。除正常对照组外，其余各组每只小鼠分别于实验第 1 d、第 8 d、第 15 d 腹腔注射 OVA 致敏液（含 OVA20 μg 和氢氧化铝佐剂 150 μl）0.2 ml。于第 25～29 d 将小鼠置于特制的密闭玻璃容器中，以 1%OVA 进行雾化吸入激发，20 min/次，1 次/日。正常对照组采用磷酸盐缓冲溶液（PBS）（pH 为 7.4，高压灭菌）代替。各组于实验第 16～29 d 灌胃，芒果苷治疗组给药剂量分别为 0.4 g/kg、0.2 g/kg、0.1 g/kg，地塞米松组给药剂量为 0.001 25 g/kg，灌胃体积 20 ml/kg，正常对照组和模型对照组灌胃给予等量生理盐水。

2）检测指标与方法

①行为学观察

激发时观察小鼠有无头面部瘙痒、喷嚏或呛咳、呼吸急促、躁动不安、发绀、腹肌抽搐、俯卧不动、大小便失禁等变化。

②血清 OVA–sIgE、支气管肺泡灌洗液（BALF）中的 LTC_4 和 PGD_2 含量测定和细胞分类计数

各组于末次激发 24 h 后，摘眼球取血，静置后，于 4 ℃ 离心（3 000 r/min×10 min），取血清。小鼠取仰卧位固定，分离颈部皮肤暴露气管，结扎右肺，左肺用预冷无菌 PBS 行支气管肺泡灌洗，灌洗体积为 0.6 ml，分 2 次进行，回收支气管肺泡灌洗液约 1.0 ml（回收率 80%）于无菌 EP 管中，于 4 ℃ 离心（3 000 r/min×10 min），分别收集上清液及沉淀。用酶联免疫吸附测定（ELISA）法检测血清 OVA–sIgE、BALF 上清液中的 LTC_4 和 PGD_2 的含量，具体步骤按试剂盒说明书进行。BALF 沉淀用 0.5 ml 预冷无菌 PBS 重悬，取 0.1 ml 于血细胞计数板测定细胞总数；取 0.2 ml 涂片，瑞氏染色，计数 300 个细胞作细胞分类计数。

③肺组织标本制备

肺泡灌洗结束后，取小鼠右肺置于 4% 多聚甲醛固定 24 h，石蜡包埋切片，苏木精–伊红染色（HE 染色），观察炎性细胞浸润情况。

（二）实验结果

1. 对内毒素致热家兔体温的影响

实验各组动物基础体温均衡，差异无显著性，芒果苷对内毒素引起的发热实验动物模型有良好的解热作用，芒果苷高、低剂量组的发热高峰均数 ΔT_{max}、体温反应指数 TRI_5 以及各时间段体温变化与模型对照组比较均有显著性差异，且与剂量成正相关。结果见表 4-1-4、表 4-1-5。

表 4-1-4 实验各组动物 TRI_5 和 ΔT_{max}（$\bar{x} \pm s$，$n=4$）

组别	剂量（g/kg）	基础体温/℃	$\Delta T max$/℃	TRI_5
空白对照组	—	39.1 ± 0.21	0.28 ± 0.10	0.23 ± 0.44
模型对照组	—	39.1 ± 0.13	1.85 ± 0.06	6.15 ± 0.52
芒果苷高剂量组	1.5	39.2 ± 0.17	$0.50 \pm 0.18^*$	$1.27 \pm 0.91^*$
芒果苷低剂量组	0.75	39.1 ± 0.20	$0.93 \pm 0.17^*$	$2.64 \pm 0.66^*$
阳性对照组	0.1	39.1 ± 0.10	$0.65 \pm 0.13^*$	$1.88 \pm 0.36^*$

注：与模型对照组比较，$^*P < 0.05$。

表 4-1-5 致热后不同时间各组动物温差比较（$\bar{x} \pm s$，$n=4$）

组别	剂量/（g/kg）	致热后不同时间温差/℃						
		15 min	30 min	45 min	60 min	75 min	90 min	105 min
空白对照组	—	0.08 ± 0.10	0.10 ± 0.08	0.05 ± 0.13	0.13 ± 0.10	0.13 ± 0.22	0.10 ± 0.18	0.05 ± 0.13
模型对照组	—	0.18 ± 0.10	0.43 ± 0.15	0.75 ± 0.13	1.20 ± 0.27	1.18 ± 0.36	1.20 ± 0.29	1.43 ± 0.19
芒果苷高剂量组	1.50	0.15 ± 0.10	0.28 ± 0.15	$0.25 \pm 0.21^*$	$0.25 \pm 0.29^*$	$0.25 \pm 0.30^*$	$0.20 \pm 0.27^*$	$0.35 \pm 0.30^*$
芒果苷低剂量组	0.75	0.18 ± 0.05	0.40 ± 0.14	$0.45 \pm 0.13^*$	$0.48 \pm 0.30^*$	$0.40 \pm 0.41^*$	$0.58 \pm 0.15^*$	$0.68 \pm 0.21^*$
阳性对照组	0.10	0.05 ± 0.06	$0.20 \pm 0.08^*$	$0.10 \pm 0.01^*$	$0.35 \pm 0.06^*$	$0.50 \pm 0.16^*$	$0.63 \pm 0.13^*$	$0.50 \pm 0.08^*$
组别	剂量/（g/kg）	致热后不同时间温差/℃						
		120 min	150 min	180 min	210 min	240 min	270 min	300 min
空白对照组	—	0.08 ± 0.10	0.10 ± 0.14	-0.08 ± 0.10	0.05 ± 0.17	0.01 ± 0.14	0.03 ± 0.17	0.10 ± 0.18
模型对照组	—	1.75 ± 0.13	1.80 ± 0.08	1.48 ± 0.21	1.55 ± 0.10	1.38 ± 0.22	1.18 ± 0.15	0.98 ± 0.05
芒果苷高剂量组	1.50	$0.30 \pm 0.32^*$	$0.30 \pm 0.36^*$	$0.25 \pm 0.13^*$	$0.33 \pm 0.30^*$	$0.25 \pm 0.21^*$	$0.25 \pm 0.13^*$	$0.23 \pm 0.10^*$
芒果苷低剂量组	0.75	$0.83 \pm 0.22^*$	$0.60 \pm 0.14^*$	$0.58 \pm 0.26^*$	$0.63 \pm 0.29^*$	$0.63 \pm 0.15^*$	$0.53 \pm 0.26^*$	$0.38 \pm 0.30^*$
阳性对照组	0.10	$0.43 \pm 0.15^*$	$0.35 \pm 0.06^*$	$0.38 \pm 0.19^*$	$0.53 \pm 0.15^*$	$0.35 \pm 0.13^*$	$0.40 \pm 0.08^*$	$0.35 \pm 0.10^*$

注：与模型对照组比较，$^*P < 0.05$。

2. 对小鼠腹腔通透性和二甲苯致耳肿胀的影响

芒果苷高、低剂量组能明显降低腹腔通透性，与空白对照组比较，有显著性差异。对二甲苯引起的耳肿胀，芒果苷高、低剂量组虽然与空白对照组比较无显著性差异，但有降低耳肿胀度的趋势。这提示芒果苷具有较好的抗炎作用。结果见表4-1-6。

表4-1-6　对小鼠腹腔通透性和二甲苯致小鼠耳肿胀的影响（$\bar{x} \pm s$，$n=10$）

组别	剂量/（g/kg）	OD 值	肿胀度/mg
芒果苷高剂量组	0.2	0.175 ± 0.030[*]	1.54 ± 0.89
芒果苷低剂量组	0.1	0.177 ± 0.074[*]	1.61 ± 0.69
阳性对照组	0.045	0.185 ± 0.067[*]	0.93 ± 0.63[*]
空白对照组	—	0.311 ± 0.132	2.08 ± 1.41

注：与空白对照组比较，[*]$P<0.05$。

3. 对浓氨水致咳的止咳作用

芒果苷高、低剂量组均能明显延长小鼠咳嗽潜伏期，并减少其咳嗽次数，与空白对照组比较有显著性差异。这提示芒果苷有明显的止咳作用。结果见表4-1-7。

表4-1-7　对浓氨水致咳的止咳作用（$\bar{x} \pm s$）

组别	动物数	剂量/（g/kg）	潜伏期/s	咳嗽次数/次
芒果苷高剂量组	11	0.2	90.25 ± 37.65[*]	2.40 ± 2.96[*]
芒果苷低剂量组	12	0.1	85.10 ± 31.45[*]	2.76 ± 3.18[*]
阳性对照组	12	0.05	93.84 ± 40.35[*]	2.35 ± 3.01[*]
空白对照组	12	—	35.45 ± 22.75	14.45 ± 9.67

注：与空白对照组比较，[*]$P<0.05$。

4. 对小鼠气管排泌酚红的影响

芒果苷高、低剂量组均能明显增加小鼠酚红排泌量，与空白对照组比较有显著性差异。这提示芒果苷有明显的祛痰作用。结果见表4-1-8。

表4-1-8　对小鼠气管排泌酚红的影响（$\bar{x} \pm s$，$n=12$）

组别	剂量/（g/kg）	A/u
芒果苷高剂量组	0.2	0.43 ± 0.163[*]
芒果苷低剂量组	0.1	0.38 ± 0.097[*]
阳性对照组	20	0.43 ± 0.093[*]
空白对照组	—	0.31 ± 0.085

注：与空白对照组比较，[*]$P<0.05$。

5. 平喘作用与机制研究

（1）对乙酰胆碱-组胺致豚鼠哮喘的影响

芒果苷高、低剂量组均能明显延长引喘潜伏期，与空白对照组比较，有显著性差异。这提示芒果苷具有明显的平喘作用。结果见表4-1-9。

表4-1-9　对豚鼠引喘潜伏期的影响（$\bar{x} \pm s$，$n = 10$）

组别	剂量/（g/kg）	引喘潜伏期（给药后-给药前）/s
芒果苷高剂量组	0.2	48.44 ± 26.69*
芒果苷低剂量组	0.1	40.78 ± 13.80*
阳性对照组	0.125	90.33 ± 39.99*
空白对照组	—	22.00 ± 20.19

注：与空白对照组比较，*$P < 0.05$。

（2）芒果苷抑制哮喘小鼠气道炎症的机制

1）行为学表现

模型对照组小鼠于激发时出现烦躁不安、抓耳挠腮、喷嚏或呛咳、呼吸急促、收腹明显等症状，并随着激发次数的增加不断加重，口、鼻、耳朵及脚趾部发绀严重，食欲降低，粪便增多、稀溏；激发时多数小鼠弓背或俯卧不动，反应迟钝，毛色较差且无光泽。各给药组小鼠亦出现抓耳挠腮、喷嚏或呛咳、呼吸急促、呼吸幅度加大等症状，但与模型对照组相比较轻，且症状从出现至消失的时间比模型组短。正常对照组在激发过程中只出现轻微的抓耳挠腮、喷嚏或呛咳等症状，说明模型激发成功。

2）对哮喘小鼠BALF中白细胞总数及分类的影响

与正常对照组相比，模型对照组小鼠BALF中白细胞总数及嗜酸性粒细胞（EOS）比例均明显升高（$P < 0.01$）；与模型对照组相比，地塞米松阳性对照组及芒果苷高、中剂量组均能减少白细胞总数及EOS比例（$P < 0.01$）；芒果苷低剂量组可降低EOS比例（$P < 0.05$），但对白细胞总数影响不大（表4-1-10）。

表4-1-10　BALF中白细胞总数及细胞分类（$\bar{x} \pm s$，$n = 12$）

组别	剂量/（g/kg）	白细胞总数/（×10⁵/ml）	细胞分类/%			
			嗜酸性粒细胞	中性粒细胞	淋巴细胞	单核细胞
正常对照组	—	8.10 ± 0.78#	0.96 ± 0.10#	13.26 ± 1.35#	25.00 ± 2.41#	60.57 ± 6.02#
模型对照组	—	83.25 ± 10.19	6.57 ± 1.44	50.02 ± 8.54	34.92 ± 3.15	8.26 ± 1.09
地塞米松阳性对照组	1.25×10^{-3}	22.51 ± 5.95#	1.03 ± 0.05#	42.94 ± 4.19*	32.20 ± 5.99	23.21 ± 2.46#
芒果苷高剂量组	0.4	25.66 ± 6.16#	1.63 ± 0.43#	45.96 ± 9.94	35.01 ± 4.11	17.02 ± 1.23#
芒果苷中剂量组	0.2	53.38 ± 9.19#	2.72 ± 0.83#	47.27 ± 5.16	42.31 ± 4.67*	7.42 ± 0.93
芒果苷低剂量组	0.1	79.37 ± 13.40	4.11 ± 1.08*	53.84 ± 8.20	32.38 ± 3.70*	9.60 ± 1.89

注：与模型对照组比较，*$P < 0.05$，#$P < 0.01$。

3）芒果苷对哮喘小鼠肺组织病理改变的影响

由图4-1-1可以看到,模型对照组支气管壁增厚,气道黏膜皱襞增多,管腔狭窄,上皮细胞肿胀脱落;肺泡壁明显增厚、充血、水肿及炎症细胞浸润;肺间隔细胞成分增多,黏膜下和支气管周围组织有大量以 EOS 为主的炎性细胞浸润。与模型对照组比较,芒果苷各个剂量组和地塞米松阳性对照组肺组织上述病变明显减轻,其中芒果苷高剂量组效果尤为明显。

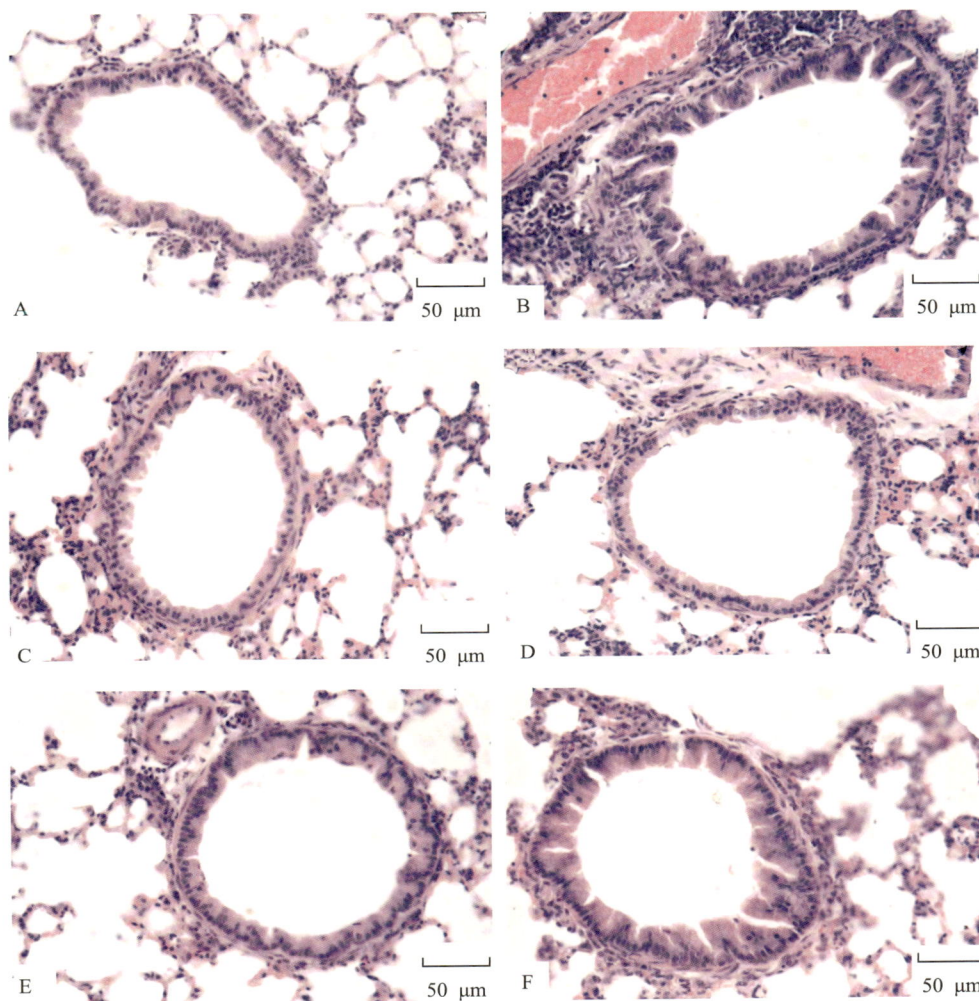

A. 正常对照组；B. 模型对照组；C. 地塞米松（1.25 mg/kg）阳性对照组；D. 芒果苷高剂量（0.4 g/kg）组；E. 芒果苷中剂量（0.2 g/kg）组；F. 芒果苷低剂量（0.1 g/kg）组。

图 4-1-1　芒果苷对哮喘小鼠肺组织病理改变的影响（HE 染色 ×400）

4）对哮喘小鼠血清 OVA-sIgE、BALF 中的 LTC_4 和 PGD_2 含量的影响

模型对照组小鼠血清 OVA-sIgE、BALF 中的 LTC_4 和 PGD_2 水平均较正常对照组明显升高（$P<0.05$）。与模型对照组比较,芒果苷各剂量组和地塞米松阳性对照组均可显著降低血清中 OVA-sIgE 含量（$P<0.01$）；芒果苷高剂量组和地塞米松阳性对照组可降低 BALF 中 PGD_2 水平（$P<0.05$）,而芒果苷中、低剂量组对 PGD_2 的降低无统计学意义；芒果苷各剂量组对 BALF 中 LTC_4 水平均有降低作用,但无统计学意义（表4-1-11）。

表 4-1-11　血清 OVA-sIgE、BALF 中的 LTC₄ 和 PGD₂ 含量（$\bar{x} \pm s$, $n=12$）

组别	剂量/（g/kg）	OVA-sIgE/（μg/L）	LTC₄/（μg/L）	PGD₂/（μg/L）
正常对照组	—	0.03 ± 0.01[#]	52.57 ± 19.06[*]	47.56 ± 12.61[#]
模型对照组	—	0.26 ± 0.04	75.27 ± 22.18	74.36 ± 22.72
地塞米松阳性对照组	1.25×10^{-3}	0.05 ± 0.03[#]	56.07 ± 16.76[*]	54.25 ± 13.37[#]
芒果苷高剂量组	0.4	0.10 ± 0.04[#]	63.63 ± 19.54	60.30 ± 12.19[*]
芒果苷中剂量组	0.2	0.12 ± 0.02[#]	67.90 ± 21.12	62.90 ± 14.58
芒果苷低剂量组	0.1	0.18 ± 0.03[#]	66.25 ± 29.49	69.58 ± 13.30

注：与模型对照组比较，[*]$P<0.05$，[#]$P<0.01$。

三、芒果苷对脂多糖诱导慢性炎症的抗炎作用与机制研究

本研究以脂多糖（LPS）间断尾静脉注射建立的大鼠慢性炎症模型为研究对象，考察不同剂量芒果苷对此慢性炎症的抗炎作用，并探讨其作用机制。结果表明，芒果苷可有效抑制 LPS 诱导的慢性炎症，其作用机制可能与芒果苷抑制 NF-κB、COX-1/2 与 5-LOX 基因表达，调控白细胞 MAPK 通路胞外信号调节激酶（ERK）、Jun 激酶（JNK）基因表达以及 ERK 蛋白磷酸化，降低血清趋化细胞因子水平，抑制外周血单个核细胞（PBMC）髓样分化因子 88 的过表达有关。

（一）实验方法

1. 慢性炎症大鼠模型制备方法及可行性验证

将无特定病原体级（SPF 级）健康雄性 SD 大鼠 40 只，随机均分为对照组、LPS 处理 1 周组、LPS 处理 2 周组、LPS 处理 3 周组、LPS 处理 4 周组。除对照组之外的各组大鼠以 200 μg/kg 的剂量经尾静脉注射 LPS，每周 1 次，按照分组时设定的处理时限分次注射。对照组使用等体积（0.5 ml/kg）无菌生理盐水以同样方法尾静脉注射 4 周。观察各组大鼠存活情况。分别于第 1、2、3、4 周末对相应组别大鼠进行全血白细胞计数与血清超敏 C 反应蛋白（hs-CRP）测定，验证其炎症状态。

2. 动物分组及处理

将 SPF 级健康雄性 SD 大鼠，随机均分为对照组、模型组、泼尼松（PNS）组、芒果苷高剂量（MGFH）组、芒果苷中剂量（MGFM）组、芒果苷低剂量（MGFL）组。模型组、PNS 组与 MGFH 组、MGFM 组、MGFL 组遵循上述建模方法接受 LPS 间断尾静脉注射。首次注射 LPS 后次日开始灌胃给药，对照组、模型组为生理盐水，PNS 组每日给予泼尼松 5 mg/kg，MGFH 组、MGFM 组、MGFL 组每日分别给予芒果苷 200 mg/kg、100 mg/kg、50 mg/kg，共 4 周。实验第 4 周末，各组大鼠腹腔注射 2% 戊巴比妥钠（40 mg/kg）麻醉，下腔静脉穿刺取血用于后续实验。

3. 主要检测指标与检测方法

（1）全血白细胞计数

取全血 20 μl，加白细胞稀释液 380 μl，充分混匀后充入细胞计数板计数池进行白细胞计数。

（2）反转录 PCR（RT-PCR）检测白细胞 NF-κB 基因表达

按照试剂盒说明书操作步骤，提取白细胞总核糖核酸（RNA），以总 RNA 为模板、Oligo dT 为引物合成互补 DNA（cDNA）。NF-κB 基因 PCR 引物：上游 CAAGAGTGACGACAGGGAGATT，下游 GAAGGTGGATGATGGCTAAGTG，扩增产物长度 317 bp。内参 β-actin 基因 PCR 引物：上游 CACCCGCGAGTACAACCTTC，下游 CCCATACCCACCATCACACC，扩增产物长度 207 bp。PCR 反应体系：2×Taq Plus PCR MasterMix 25 μl，上、下游引物各 2 μl，cDNA2 μl，ddH$_2$O19 μl。PCR 反应条件：94 ℃预变性 5 min，94 ℃变性 45 s，56 ℃/NF-κB 或 60.4 ℃/β-actin 退火 45 s，72 ℃延伸 1 min，30 个循环，72 ℃最终延伸 10 min。PCR 反应结束，取 NF-κB、β-actin 扩增产物各 5 μl，混匀，上样于 3% 琼脂糖凝胶进行水平电泳（5 V/cm×60 min），经凝胶成像分析仪测定 NF-κB、β-actin 条带灰度并计算二者的比值作为 NF-κB 基因的相对表达量。

（3）血清 hs-CRP、肿瘤坏死因子-α（TNF-α）、白介素-6（IL-6）、可溶性细胞间黏附分子-1（sICAM-1）的检测

采用 hs-CRP、IL-6、TNF-α、sICAM-1 的 ELISA 检测试剂盒，严格按照试剂盒说明书操作。以 ExpertCurve1.3.8 曲线拟合软件计算标准曲线的直线回归方程，分别计算样品浓度。

（4）白细胞环氧合酶（COX）、脂氧合酶（LOX）表达及血清前列腺素（PG）与白三烯（LT）的检测

1）白细胞 COX-1、COX-2 和 5-LOX 以及血清 PG 和 LT 的检测

取白细胞混悬液标准样品 2 ml，于 4 ℃、10 000 r/min 离心 1 min，吸去上清液，加入 4 ℃预冷的细胞裂解匀浆缓冲液 [pH 为 6.8 的 1.0 mmol/L 三羟甲基氨基甲烷盐酸盐（Tris-HCl）20 ml，10% 十二烷基硫酸钠（SDS）120 ml，β-巯基乙醇 4 ml，双蒸水 56 ml，混匀即得]，超声冰浴匀浆破碎细胞，然后于 4 ℃、12 000 r/min 离心 15 min，取上清液作为待测样品。应用大鼠 COX-1、COX-2、5-LOX 与 PGE$_2$、PGF$_{2α}$、LTB$_4$、LTC$_4$、LTD$_4$ 和 LTE$_4$ELISA 试剂盒，按照试剂盒说明书操作。

2）白细胞总 RNA 的提取与 cDNA 第一链的合成

采用 RNAprep pure 培养细胞/细菌总 RNA 提取试剂盒提取白细胞总 RNA，以 Quant cDNA 第一链合成试剂盒合成 cDNA 第一链。按照试剂盒说明书操作。

3）白细胞 COX-1、COX-2 与 5-LOX 基因表达的 PCR 检测

目的基因 COX-1 及 COX-2 和 5-LOX 与内参基因 β-actin 的引物序列、扩增产物长度、退火温度见表 4-1-12。每个 PCR 反应体系内容如下：2×Taq Plus PCR MasterMix 25 μl，上、下游引物各 2 μl，cDNA2 μl 以及双蒸水 19 μl。PCR 反应条件：94 ℃预变性 5 min，94 ℃变性 45 s，退火 45 s，72 ℃延伸 1 min，30 个循环，72 ℃最终延伸 5 min。PCR 反应结束，取目的基因与内参基因扩增产物各 5 μl，经 3% 琼脂糖凝胶水平电泳（5 V/cm×60 min）、凝胶成像分析仪测定扩增产物条带灰度并计算二者的比值作

为基因的相对表达量。

表 4-1-12　引物序列、扩增产物长度、退火温度

基因		引物序列	产物长度 /bp	退火温度/℃
COX-1	正向	CTGCCTCAACACCAAGAC	319	54.3
	逆向	TCTAAGACGCCAGACCAA		
COX-2	正向	ATCGGTGGAGAGGTGTATC	295	56
	逆向	GTGAGCAAGTCCGTGTTC		
5-LOX	正向	GAGAACCTGTTCATCAATCG	324	54
	逆向	ATCAATGCCATCCAGTAGTT		
β-actin	正向	CACCCGCGAGTACAACCTTC	207	60.4
	逆向	CCCATACCCACCATCACACC		

（5）MAPK 通路主要信号分子 p38、胞外信号调节激酶（ERK）、Jun 激酶（JNK）的基因表达、蛋白磷酸化水平及血清细胞因子表达谱的检测

1）RT-PCR 检测白细胞 p38、ERK、JNK 基因表达

按照 RNAprep pure 培养细胞/细菌总 RNA 提取试剂盒说明提取白细胞总 RNA，按照 Quant cDNA 第一链合成试剂盒说明合成 cDNA 第一链。目的基因 p38、ERK、JNK 与内参基因 β-actin 的引物序列、扩增产物长度、退火温度见表 4-1-13。每个 PCR 反应体系内容如下：2×Taq Plus PCR MasterMix 25 μl，上、下游引物各 2 μl，cDNA2 μl，双蒸水 19 μl。PCR 反应条件：94 ℃预变性 5 min，94 ℃变性 45 s，退火 45 s，72 ℃延伸 1 min，30 个循环，72 ℃最终延伸 5 min。PCR 反应结束，取目的基因与内参基因扩增产物各 5 μl，经 3% 琼脂糖凝胶水平电泳（60 min）、凝胶成像分析仪测定扩增产物条带灰度并计算二者的比值作为基因的相对表达量。

表 4-1-13　基因引物序列、扩增产物长度、退火温度

基因		引物序列	产物长度/bp	退火温度/℃
p38	正向	CGAGACCGTTTCAGTCCATCAT	319	56
	逆向	CAGTCTTCATTCACAGCGAGGTT		
ERK	正向	CTCTGTCATTGCCACCA	387	56
	逆向	ATCCACTCTCCATCTCCAT		
JNK	正向	CTCGGAACACCTTGTCCTGAA	389	54
	逆向	CCATTCTTAGTTCGCTCCTCC		
MyD88	正向	AGGAGGACTGCCAGAAATACATAC	496	56
	逆向	TCGCAGATAGTGATGAACCGTAG		
β-actin	正向	CACCCGCGAGTACAACCTTC	207	60.4
	逆向	CCCATACCCACCATCACACC		

2）Western blotting 法检测白细胞 p38、ERK、JNK 蛋白磷酸化

按照 ReadyPrep 总蛋白提取试剂盒提取白细胞总蛋白，按照 BCA 蛋白定量试剂盒对蛋白定量。根据目的蛋白的相对分子质量，配制 8% 的 SDS-PAGE 分离胶并浓缩至 5%，蛋白样品上样量 30 μg。垂直电泳条件：浓缩胶恒压 80 V×20 min，分离胶恒压 100 V，电泳至凝胶底部。采用半干法转膜，封闭，一抗孵育，洗膜，二抗孵育，洗膜，化学发光反应，胶片显影，凝胶成像分析仪测定并计算目的蛋白与内参蛋白 β-肌动蛋白条带灰度的比值作为蛋白的相对表达量。

3）蛋白质芯片检测血清细胞因子表达谱

按照 RayBio Rat Cytokine Antibody Array G Series 2 蛋白质芯片检测 34 种血清细胞因子。于 4 ℃解冻待测血清样品，封闭抗体芯片，于 96 孔蛋白质芯片微孔板每孔加入待测血清样品 100 μl，室温孵育。芯片清洗后，加入抗体并室温孵育，清洗后再加入荧光染料 Cy3 标记的链霉亲和素，避光室温孵育。芯片清洗后，以 LuxScan10K-A 微阵列芯片扫描仪扫描，提取数据进行分析。

（6）外周血单个核细胞髓样分化因子 88 表达

1）PBMC 磁珠纯化与纯度检验

全血经淋巴细胞分离液分离得到外周血单个核细胞（peripheral blood mononuclear cell，PBMC），按照说明书方法操作，进行磁珠纯化。取少量磁珠纯化后的 PBMC，以流式细胞仪分析 FITC-CD14 细胞比例，检验 PBMC 纯度。

2）RT-PCR 检测 PBMC 的 MyD88 mRNA 表达

采用 RNAprep pure 培养细胞/细菌总 RNA 提取试剂盒提取 PBMC 总 RNA，以 Quant cDNA 第一链合成试剂盒合成 cDNA 第一链，按照试剂盒说明书操作。目的基因 MyD88 与内参基因 β-actin 的引物序列、扩增产物长度、退火温度见表 4-1-13。PCR 反应结束，取目的基因与内参基因扩增产物各 5 μl，经 3% 琼脂糖凝胶水平电泳（5 V/cm×60 min）、凝胶成像分析仪测定扩增产物条带灰度并计算二者的比值作为基因的相对表达量。

3）流式细胞术分析 PBMC 的 MyD88 蛋白表达

取 2×106 磁珠纯化后的 PBMC，采用 Rabbit anti-ratCD14 一抗与 Goat anti-rabbit IgG conjugated FITC 试剂盒进行细胞表面 CD14 抗原荧光染色；洗涤 2 次后加 0.1%Saponin 透膜处理 20 min，加 Goat anti-rat MyD88 PE-Cy7 荧光标记抗体进行细胞内 MyD88 荧光染色，细胞经固定后上机检测。以 FITC-CD14 设门选出 PBMC，分析 MyD88-PE-Cy7$^+$ 的 PBMC 的平均荧光强度，评价 MyD88 的表达量。

（二）实验结果

1. 慢性炎症大鼠模型验证

以 LPS 间断尾静脉注射建立慢性炎症大鼠模型的 4 周内，全部大鼠均存活。尾静脉注射 LPS 后第 1 周末外周血白细胞总数与血清 hs-CRP 浓度即已显著增加，并在后续 3 周内维持于较高水平，与对照组比较差异均有统计学意义（$P < 0.1$）。结果见图 4-1-2。

2. 芒果苷对全血白细胞总数的影响

与正常组比较，模型组的血白细胞总数显著增加（$P<0.01$）。与模型组比较，泼尼松与 200 mg/kg 芒果苷可明显抑制 LPS 引起的血白细胞总数增加（$P<0.05$），100 mg/kg、50 mg/kg 芒果苷亦降低白细胞总数，但差异无统计学意义（$P>0.05$），结果见表 4-1-14。

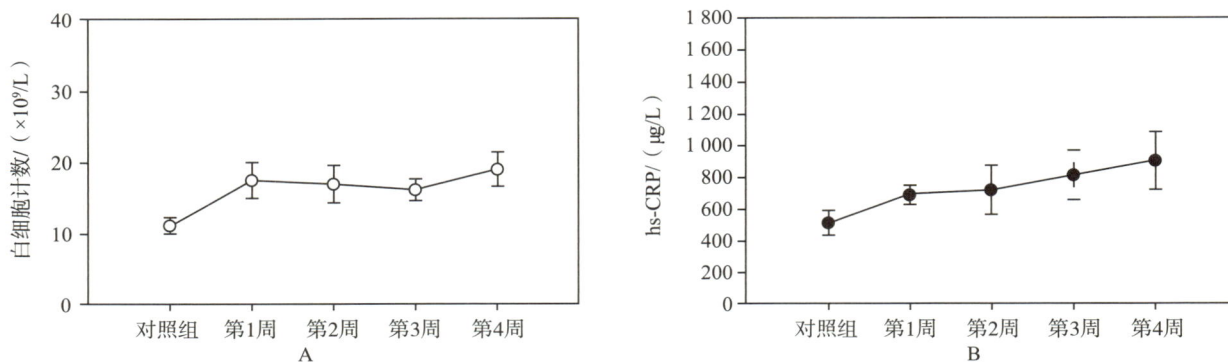

图 4-1-2　各组大鼠外周血白细胞总数（A）与血清 hs-CRP（B）水平

3. 芒果苷对白细胞 NF-κB 基因表达的影响

与对照组比较，模型组 NF-κB 基因表达显著上调（$P<0.01$）。与模型组比较，泼尼松与 200 mg/kg 芒果苷可明显抑制 LPS 引起的白细胞 NF-κB 基因表达上调（$P<0.05$），100 mg/kg、50 mg/kg 芒果苷稍下调 NF-κB 基因表达，但差异无统计学意义，结果见表 4-1-14 与图 4-1-3。

表 4-1-14　各组大鼠全血白细胞总数与 NF-κB 基因表达（$\bar{x}\pm s$，$n=15$）

组别	剂量 /（mg/kg）	白细胞 /（×10⁹/L）	NF-κB
对照组	—	7.49 ± 1.67**	0.29 ± 0.08**
模型组	—	12.42 ± 2.28	0.40 ± 0.05
泼尼松组	5	7.95 ± 1.65*	0.33 ± 0.05*
芒果苷高剂量组	200	8.71 ± 2.49*	0.31 ± 0.06*
芒果苷中剂量组	100	11.41 ± 0.99	0.37 ± 0.05
芒果苷低剂量组	50	12.13 ± 1.12	0.39 ± 0.05

注：与模型组比较，*$P<0.05$，**$P<0.01$。

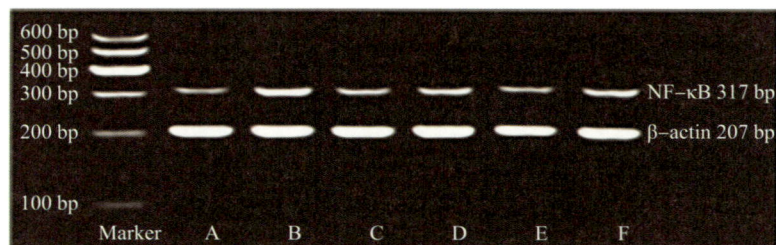

Marker. 蛋白标准；A. 对照组；B. 模型组；C. 泼尼松组；D. 芒果苷高剂量组（200 mg/kg）；

E. 芒果苷中剂量组（100 mg/kg）；F. 芒果苷低剂量组（50 mg/kg）。

图 4-1-3　各组大鼠 NF-κB 基因表达

4. 芒果苷对血清 hs-CRP、TNF-α、IL-6、sICAM-1 水平的影响

与对照组比较，模型组血清 hs-CRP、TNF-α、IL-6、sICAM-1 水平显著升高（$P<0.01$）。与模型组比较，泼尼松与 200 mg/kg 芒果苷可明显抑制 LPS 引起的血清 hs-CRP、TNF-α、IL-6、sICAM-1 水平升高（$P<0.05$），100 mg/kg、50 mg/kg 芒果苷虽然也降低血清 hs-CRP、TNF-α、IL-6、sICAM-1 水平，但差异无统计学意义（$P>0.05$），结果见表 4-1-15。

表 4-1-15 各组大鼠血清 hs-CRP、TNF-α、IL-6、sICAM-1 水平（$\bar{x}\pm s$, $n=15$）

组别	剂量/（mg/kg）	hs-CRP/（mg/L）	TNF-α/（ng/L）	IL-6/（ng/L）	sICAM-1/（ng/L）
对照组	—	2.76 ± 0.26**	60.92 ± 11.97**	666 ± 245**	178.51 ± 50.92**
模型组	—	4.67 ± 0.47	120.47 ± 14.62	1 325 ± 152	368.04 ± 39.08
泼尼松组	5	2.96 ± 0.31*	63.28 ± 8.26*	739 ± 291*	193.21 ± 53.23*
芒果苷高剂量组	200	3.06 ± 0.36*	68.35 ± 9.30*	818 ± 171*	214.79 ± 62.02*
芒果苷中剂量组	100	4.35 ± 0.57**	113.92 ± 8.11	1 171 ± 236	328.17 ± 73.92
芒果苷低剂量组	50	4.52 ± 0.78**	116.54 ± 12.63	1 192 ± 260	331.66 ± 77.28

注：与模型组比较，*$P<0.05$，**$P<0.01$。

5. 芒果苷对白细胞环氧合酶（COX）、脂氧合酶（LOX）表达及血清前列腺素（PG）与白三烯（LT）含量的影响

（1）芒果苷对白细胞 COX-1、COX-2 及血清 PG 的影响

模型组大鼠白细胞 COX-2 及血清 PGE_2 和 $PGF_{2\alpha}$ 水平显著高于对照组（$P<0.01$），COX-1 水平与对照组持平。芒果苷高剂量组白细胞 COX-1 水平低于对照组（$P<0.01$），其余各组 COX-1 水平与对照组的差异均无统计学意义。与模型组比较，芒果苷高剂量组白细胞 COX-1 和 COX-2 以及血清 PGE_2 和 $PGF_{2\alpha}$ 水平均明显降低（$P<0.01$）。泼尼松组和芒果苷中剂量组白细胞 COX-2 以及血清 $PGF_{2\alpha}$ 和 PGE_2 水平均低于模型组（$P<0.01$ 或 0.05），COX-1 水平则无明显差异。芒果苷低剂量组大鼠白细胞 COX-1 和 COX-2 以及血清 PGE_2 和 $PGF_{2\alpha}$ 水平均与模型组接近。具体实验结果见表 4-1-16。

表 4-1-16 各组大鼠 COX-1、COX-2 与 PG 的比较（$\bar{x}\pm s$, $n=10$）

组别	剂量/（mg/kg）	COX-1/（U/L）	COX-2/（U/L）	PGE_2/（ng/L）	$PGF_{2\alpha}$/（ng/L）
对照组	—	18.43 ± 5.08	28.00 ± 6.33	34.35 ± 10.00	22.25 ± 5.01
模型组	—	21.99 ± 5.44	48.28 ± 9.29*	74.91 ± 17.87*	38.74 ± 11.28*
泼尼松组	5	20.34 ± 5.24	24.88 ± 4.46#	35.21 ± 7.94#	25.44 ± 6.02#
芒果苷高剂量组	200	10.42 ± 3.56*#	29.08 ± 3.00#	37.38 ± 9.06#	24.68 ± 7.66#
芒果苷中剂量组	100	20.73 ± 4.77	41.53 ± 6.30**	55.76 ± 22.91#	30.74 ± 8.05**
芒果苷低剂量组	50	22.24 ± 6.06	46.84 ± 6.70	79.77 ± 12.06	37.44 ± 10.11

注：与对照组比较，*$P<0.01$；与模型组比较，**$P<0.05$，#$P<0.01$。

（2）芒果苷对白细胞 5-LOX 及其产物 LTs 的影响

模型组大鼠白细胞 5-LOX 及血清 LTB_4、LTC_4、LTD_4 和 LTE_4 水平均显著高于对照组（$P<0.01$）。与模型组比较，泼尼松组和芒果苷高剂量组白细胞 5-LOX 及血清 LTB_4、LTC_4、LTD_4 和 LTE_4 水平明显降低（$P<0.01$）；芒果苷中剂量组白细胞 5-LOX 与血清 LTB_4、LTC_4、LTD_4 和 LTE_4 水平亦显著降低（$P<0.01$ 或 0.05）；芒果苷低剂量组白细胞 5-LOX 与血清 LTB_4、LTC_4 和 LTE_4 水平均无明显降低，但血清 LTD_4 水平显著降低（$P<0.05$）。结果见表 4-1-17。

表 4-1-17　各组大鼠 5-LOX 与 LTs 的比较（$\bar{x}\pm s$，$n=10$）

组别	剂量/（mg/kg）	5-LOX/（μg/L）	LTB$_4$/（μg/L）	LTC$_4$/（μg/L）	LTD$_4$/（μg/L）	LTE$_4$/（μg/L）
对照组	—	1.11 ± 0.21	0.74 ± 0.14	0.81 ± 0.12	0.67 ± 0.16	0.88 ± 0.25
模型组	—	2.71 ± 0.64*	1.11 ± 0.22*	1.22 ± 0.36*	1.02 ± 0.11*	1.21 ± 0.21*
泼尼松组	5	1.47 ± 0.37#	0.69 ± 0.08#	0.87 ± 0.15#	0.62 ± 0.10#	0.84 ± 0.12#
芒果苷高剂量组	200	1.69 ± 0.26#	0.75 ± 0.06#	0.91 ± 0.13#	0.66 ± 0.10#	0.96 ± 0.08#
芒果苷中剂量组	100	2.26 ± 0.36**	0.82 ± 0.16#	1.03 ± 0.19**	0.79 ± 0.12#	0.98 ± 0.13#
芒果苷低剂量组	50	2.57 ± 0.37	1.02 ± 0.14	1.17 ± 0.21	0.91 ± 0.13**	1.28 ± 0.24

注：与对照组比较，*$P<0.01$；与模型组比较，**$P<0.05$，#$P<0.01$。

（3）芒果苷对白细胞 COX-1、COX-2 与 5-LOX 基因表达的影响

模型组大鼠白细胞 COX-2 和 5-LOX 基因表达显著高于对照组（$P<0.01$）。与对照组比较，模型组、泼尼松组、芒果苷中剂量组和芒果苷低剂量组白细胞 COX-1 基因表达的差异无统计学意义，但芒果苷高剂量组白细胞 COX-1 基因表达被抑制（$P<0.01$）。与模型组比较，泼尼松组、芒果苷高剂量组和芒果苷中剂量组白细胞 COX-2 和 5-LOX 基因表达被明显抑制（$P<0.01$），但芒果苷低剂量组白细胞 COX-2 和 5-LOX 基因表达未见明显抑制。结果见表 4-1-18 与图 4-1-4。

表 4-1-18　各组大鼠 COX-1、COX-2 与 5-LOX 基因表达比较（$\bar{x}\pm s$，$n=10$）

组别	剂量/（mg/kg）	COX-1	COX-2	5-LOX
对照组	—	0.742 ± 0.095	0.210 ± 0.070	0.417 ± 0.079
模型组	—	0.762 ± 0.080	0.821 ± 0.109*	0.734 ± 0.093*
泼尼松组	5	0.739 ± 0.067	0.206 ± 0.042#	0.425 ± 0.074#
芒果苷高剂量组	200	0.637 ± 0.072*	0.267 ± 0.077#	0.454 ± 0.060#
芒果苷中剂量组	100	0.780 ± 0.090	0.369 ± 0.089#	0.487 ± 0.077#
芒果苷低剂量组	50	0.801 ± 0.068	0.809 ± 0.115	0.714 ± 0.060

注：与对照组比较，*$P<0.01$；与模型组比较，#$P<0.01$。

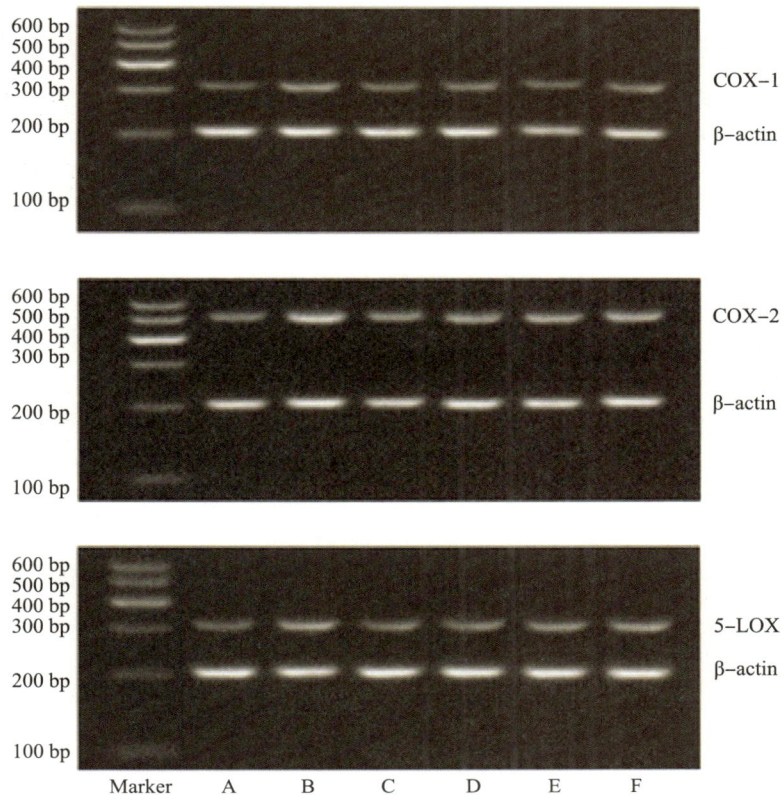

Marker. 蛋白标准；A. 对照组；B. 模型组；C. 泼尼松组；D. 芒果苷高剂量组；
E. 芒果苷中剂量组；F. 芒果苷低剂量组。

图 4-1-4 各组大鼠 COX-1、COX-2 与 5-LOX 基因 PCR 扩增产物电泳

6. 芒果苷对 MAPK 通路的主要信号分子 p38、胞外信号调节激酶（ERK）、Jun 激酶（JNK）的基因表达、蛋白磷酸化水平及血清细胞因子表达谱的影响

（1）对白细胞 p38、ERK、JNK 基因表达的影响

与对照组比较，模型组大鼠白细胞 p38、ERK、JNK 基因表达显著上调（$P < 0.01$）。与模型组比较，泼尼松组明显抑制 LPS 引起的白细胞 p38、ERK、JNK 基因表达上调（$P < 0.01$）；芒果苷高剂量（200 mg/kg）组明显抑制 LPS 引起的白细胞 ERK、JNK 基因表达上调（$P < 0.01$），但对 p38 基因表达未有明显作用（$P > 0.05$）；而芒果苷中剂量（100 mg/kg）组、芒果苷低剂量（50 mg/kg）组轻微下调 ERK、JNK 基因表达，但与模型组比较无明显差异（$P > 0.05$），结果见图 4-1-5。

（2）对白细胞 p38、ERK、JNK 蛋白磷酸化的影响

与对照组比较，模型组 p38、ERK、JNK 蛋白磷酸化水平显著上调（$P < 0.01$）。与模型组比较，泼尼松组明显抑制 LPS 引起的白细胞 p38、ERK、JNK 蛋白磷酸化水平上调（$P < 0.01$）；芒果苷高剂量（200 mg/kg）组也可明显抑制 LPS 引起的白细胞 ERK 蛋白磷酸化水平上调（$P < 0.01$），但对 p38、JNK 蛋白磷酸化水平上调未显示下调作用（$P > 0.05$）；芒果苷中剂量（100 mg/kg）组、芒果苷低剂量（50 mg/kg）组对 p38、ERK、JNK 蛋白磷酸化水平未显示下调作用（$P > 0.05$）。结果见图 4-1-6。

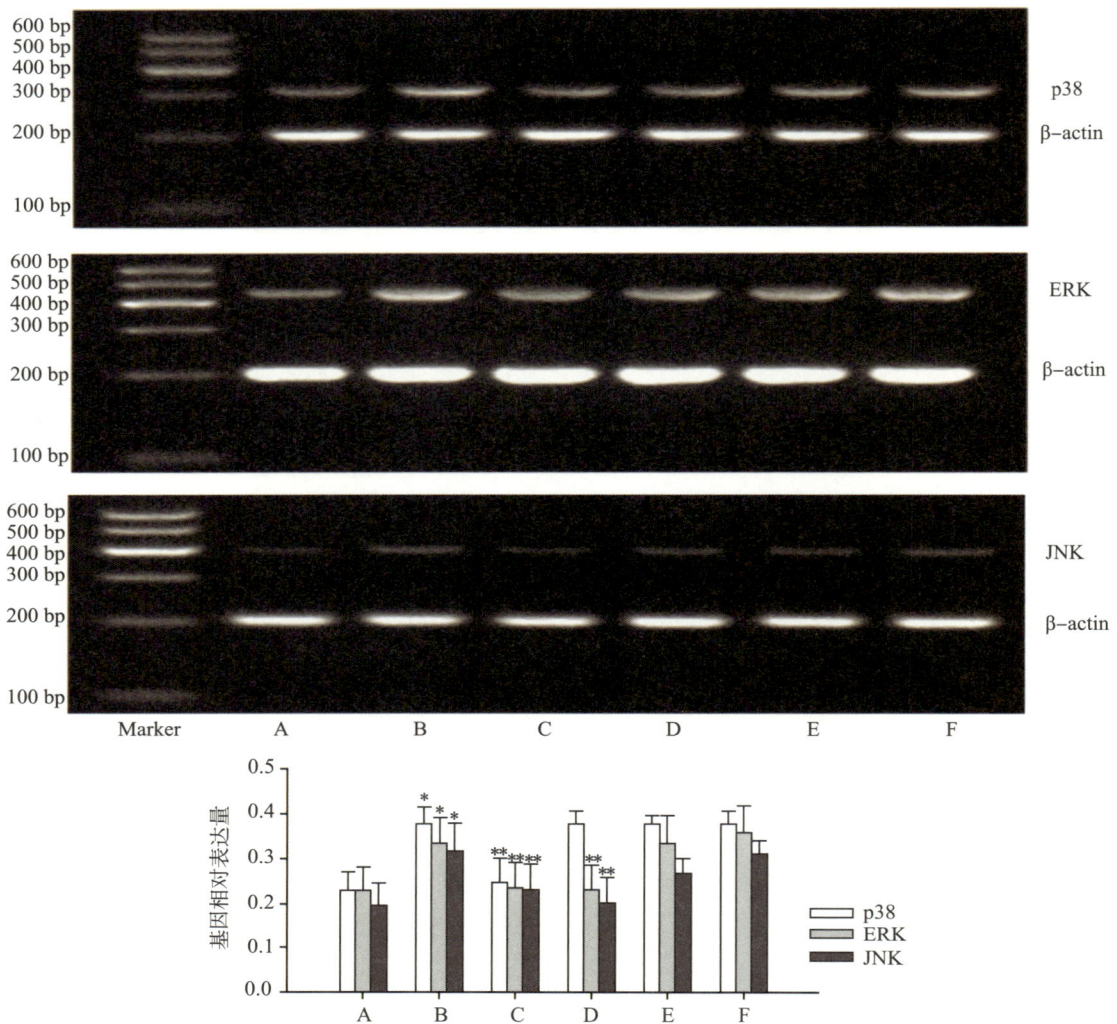

Marker. 蛋白标准；A. 对照组；B. 模型组；C. 泼尼松组；D. 芒果苷高剂量组；
E. 芒果苷中剂量组；F. 芒果苷低剂量组。与对照组比较，*$P<0.01$；与模型组比较，**$P<0.01$。

图 4-1-5　芒果苷对慢性炎症大鼠白细胞 p38、ERK 和 JNK mRNA 表达的影响

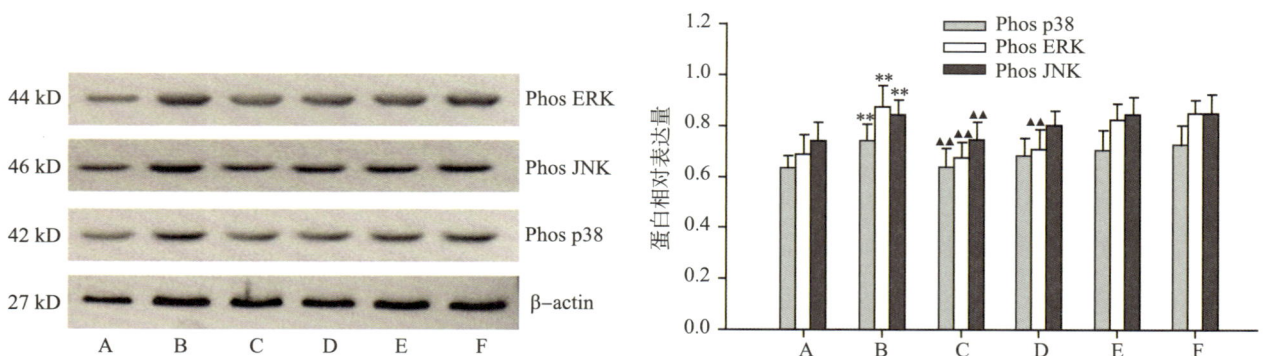

Marker. 蛋白标准；A. 对照组；B. 模型组；C. 泼尼松组；D. 芒果苷高剂量组；
E. 芒果苷中剂量组；F. 芒果苷低剂量组。与对照组比较，**$P<0.01$；与模型组比较，▲▲$P<0.01$。

图 4-1-6　芒果苷对慢性炎症大鼠白细胞 p38、ERK、JNK 蛋白磷酸化水平的影响

（3）对慢性炎症大鼠血清细胞因子表达谱的影响

与模型组比较，泼尼松组检出 6 个差异蛋白，分别为细胞间黏附分子-1（ICAM-1）、单核细胞趋化蛋白-1（MCP-1）、聚集蛋白（agrin）、中性粒细胞趋化因子-1（CINC-1）、中性粒细胞趋化因子-2α（CINC-2α）、血小板源性生长因子 AA（PDGF-AA）；芒果苷高剂量（200 mg/kg）组检出 ICAM-1、MCP-1、CINC-1、PDGF-AA 4 个差异蛋白；芒果苷中剂量（100 mg/kg）、芒果苷低剂量（50 mg/kg）组则未检出。结果见图 4-1-7、图 4-1-8。

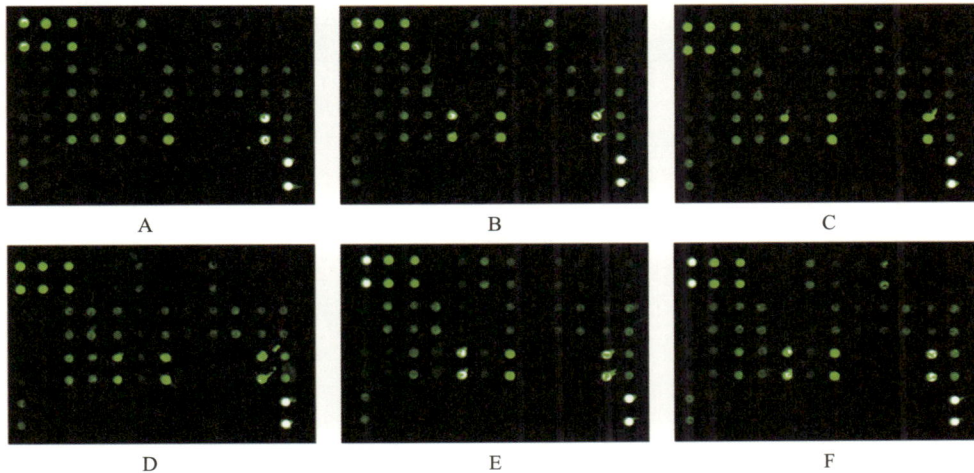

Marker. 蛋白标准；A. 对照组；B. 模型组；C. 泼尼松组；D. 芒果苷高剂量组；
E. 芒果苷中剂量组；F. 芒果苷低剂量组。

图 4-1-7　各组大鼠蛋白质抗体微阵列芯片荧光图像

7. 芒果苷对外周血单个核细胞（PBMC）髓样分化因子 88 表达的影响

（1）磁珠纯化 PBMC 的纯度检验

以淋巴细胞分离液分离的各组大鼠 PBMC 经磁珠纯化后的流式细胞仪分析结果显示，FITC-CD14 的 PBMC 在全部细胞中所占比例均大于 95%，淋巴细胞、粒细胞等非 PBMC 细胞成分所占比例均低于 5%。

（2）芒果苷对 PBMC 中 MyD88 的 mRNA 与蛋白表达的影响

与对照组比较，模型组 MyD88 基因与蛋白表达显著上调（$P<0.01$）。与模型组比较，泼尼松组明显抑制 LPS 引起的 PBMC 中 MyD88 基因与蛋白表达水平上调（$P<0.01$）；芒果苷高剂量组明显抑制 LPS 引起的 PBMC 中 MyD88 基因与蛋白表达水平上调（$P<0.01$）；芒果苷中剂量组和芒果苷低剂量组稍下调 PBMC 中 MyD88 基因与蛋白表达水平，但差异无统计学意义（$P>0.05$），结果见表 4-1-19 与图 4-1-9。

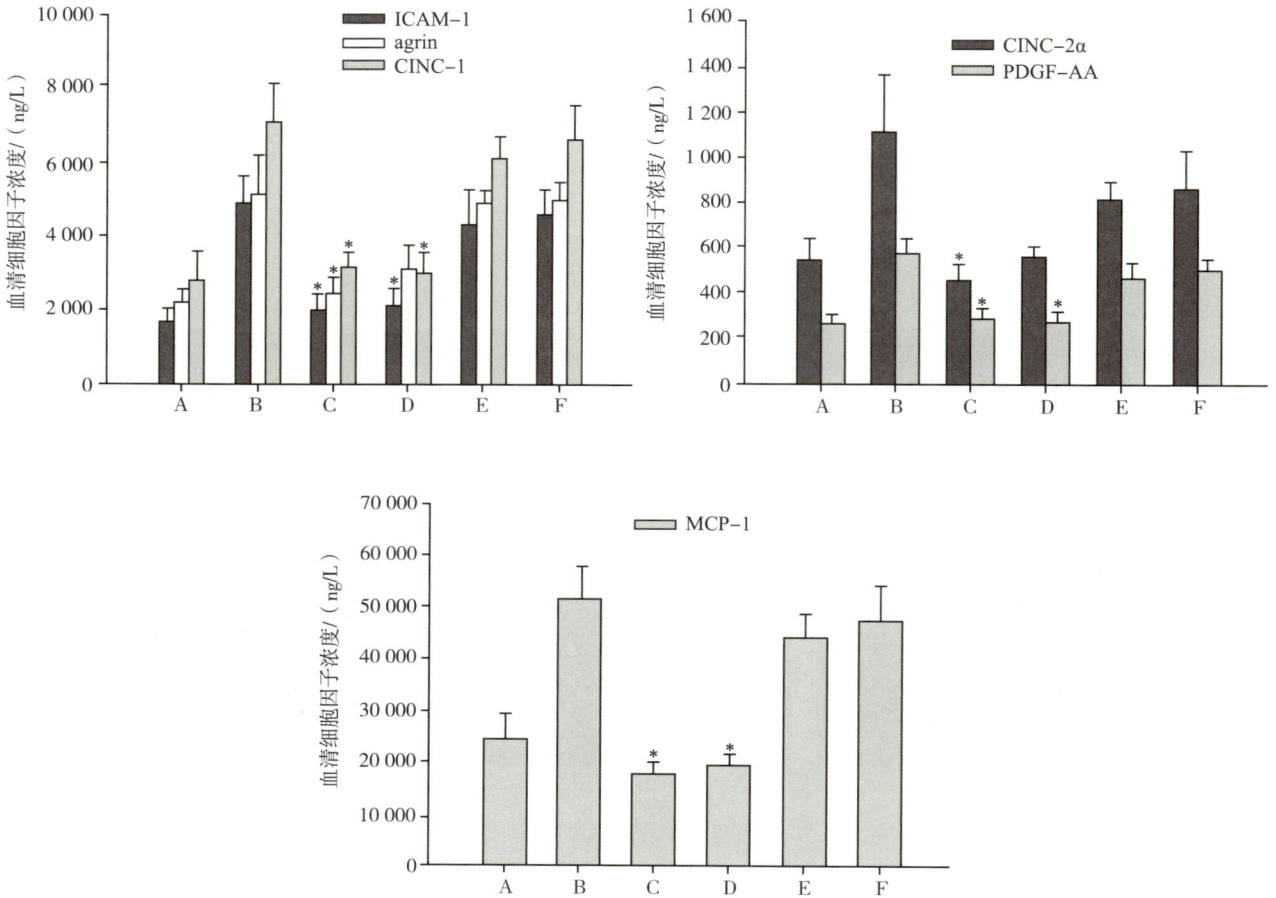

A. 对照组；B. 模型组；C. 泼尼松组；D. 芒果苷高剂量组；

E. 芒果苷中剂量组；F. 芒果苷低剂量组；与模型组比较，$^*P<0.05$。

图 4-1-8　芒果苷对慢性炎症大鼠血清细胞因子表达的影响（$x\pm s$，$n=8$）

表 4-1-19　各组大鼠 PBMC 的 MyD88 基因与蛋白表达水平（$\bar{x}$，$n=8$）

组别	MyD88/β-actin 比值	平均荧光强度（a.u.）
对照组	0.511 ± 0.087	2 371.88 ± 165.74
模型组	0.591 ± 0.081[##]	3 065.75 ± 151.78[##]
泼尼松组	0.521 ± 0.072[**]	2 496.63 ± 141.49[**]
芒果苷高剂量组	0.515 ± 0.074[**]	2 671.75 ± 182.86[**]
芒果苷中剂量组	0.592 ± 0.061	2 950.63 ± 128.85
芒果苷低剂量组	0.599 ± 0.052	2 958.38 ± 137.37

注：与对照组比较，$^{##}P<0.01$；与模型组比较，$^{**}P<0.01$。

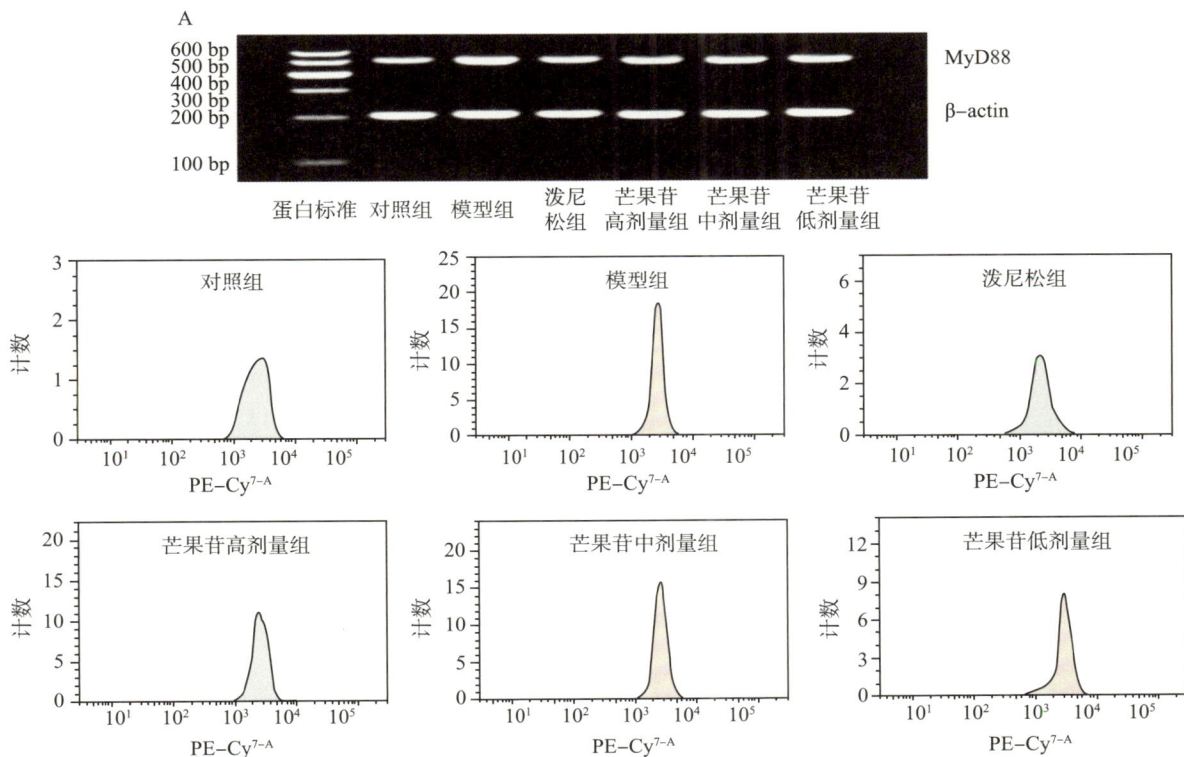

图 4-1-9　MyD88 基因表达的琼脂糖凝胶电泳图（A）与 MyD88 蛋白表达的流式直方图（B）

四、芒果苷对花生四烯酸代谢产物的影响

本课题组前期研究发现，芒果苷对花生四烯酸代谢过程中的环氧合酶（COX）有一定的抑制作用，为进一步揭示其抗炎机制，本研究通过体外、体内实验，针对芒果苷对花生四烯酸的代谢产物含量进行测定。体外实验结果表明，高、中剂量的芒果苷可明显降低 6-酮-前列腺素 $_{1\alpha}$（6-keto-PGF$_{1\alpha}$）的含量，而高、中、低剂量的芒果苷对 LTB$_4$、LTC$_4$ 的水平则无影响；体内实验结果表明，芒果苷能明显抑制炎症组织及下丘脑组织中 PGE$_2$ 的产生。

（一）实验方法

体外实验以反相高效液相色谱法（RP-HPLC）和放射性免疫法测定大鼠胸腔渗出液中性粒细胞中白三烯 B$_4$（LTB$_4$）、LTC$_4$ 水平和 6-酮-前列腺素 $_{1\alpha}$（6-keto-PGF$_{1\alpha}$）含量；体内实验采用角叉菜胶致小鼠背部气囊急性滑膜炎模型和大肠杆菌内毒素致家兔全身炎症模型，以紫外分光光度法和放射性免疫法测定 PGE$_2$ 含量。

1. 体外实验

（1）中性粒细胞悬液的制备[4]

用乙醚麻醉正常大鼠，于右胸腔注射 1% 角叉菜胶 0.4 ml，8 h 后将大鼠断头放血，小心剪开右侧胸腔，吸取胸腔渗出液并加入到 2 ml PBS 溶液中（含 12.5 U/ml 肝素），再取 2 ml 含肝素的 PBS 溶液冲洗胸腔，合并冲洗液，离心（2 000 r/min，10 min），沉淀细胞加入冷冻蒸馏水 2 ml 溶解红细胞，1 min 后立即加入 2 ml 1.8% 的 NaCl（含 12.5 U/ml 肝素），离心（2 000 r/min，5 min），沉淀细胞用适当缓冲溶液悬浮。

（2）芒果苷对完整中性粒细胞中 5-脂氧合酶途径 LTB_4、LTC_4 水平的影响

1）LTB_4 和 LTC_4 提取

将中性粒细胞用 50 mmol/L 磷酸盐缓冲液（含 0.95% 丙二醇、0.1% 明胶，pH7.4）配成细胞悬液，调整细胞数至 1×10^7/ml。取细胞悬液 0.3 ml，加入二甲基亚砜（DMSO）溶解的芒果苷（100 μmol/L、10 μmol/L、1 μmol/L）或空白溶剂，每一药物浓度为 1 组，每组设 3 个复管。在 37 ℃水浴温孵 10 min。加入 Ca_2、$M9_2$、AA 和 A_{23187}，使其终浓度分别为 2.0 mmol/L、0.5 mmol/L、40 μmol/L、3 μmol/L。混匀，继续温孵 10 min 后，立即转移到有 5 ml 乙酸乙酯的离心管中终止反应（乙酸乙酯中含 20 μl 冰醋酸，内标 PGB_2 50 ng），漩涡振荡 2 min，转移上层乙酸乙酯 4.5 ml，氮气吹干，用 30 μl 甲醇溶解残渣，离心（12 000 r/min，10 min），取上清液进样，用 RP-HPLC 测定产物的水平。

2）LTB_4 和 LTC_4 分离测定[5-7]

流动相采用甲醇-水-乙酸（70∶20∶0.01），pH 为 3.0，流速 0.8 ml/min，用 275 nm 检测 LTB_4、LTC_4，先用 LTB_4 和 LTC_4 标准品进行定性，以峰高与内标 PGB_2 之比表示其相对水平。

（3）芒果苷对 COX 通路 6-keto-$PGF_{1\alpha}$ 含量的影响[8]

将中性粒细胞用 50 mmol/L 的磷酸盐缓冲液［含 1 mmol/L 乙二胺四乙酸（EDTA）、0.95% 丙二醇］配成细胞悬液，调细胞浓度为 4×10^7/ml。置冰浴中，超声破碎，4 ℃离心（10 000 r/min，20 min），取上清液作为酶粗液。取 0.25 ml 酶粗液，加 DMSO 溶解的芒果苷（100 μmoL/L、10 μmoL/L、1 μmoL/L）或空白溶剂，每一药物浓度为 1 组，每组设 12 个复管。37 ℃水浴中温孵 15 min，加 1 mol/L AA 1 μl 继续温孵 30 min，加 1 mmoL/L 盐酸 25 μl 终止反应。用放射免疫分析试剂盒测定 6-keto-$PGF_{1\alpha}$ 含量。

2. 体内实验

（1）小鼠背部气囊炎症模型的建立[8]

取雄性小鼠 60 只，随机分为 6 组，每组 10 只，分别为正常组（生理盐水），模型组，阳性对照组（地塞米松，0.045 g/kg），芒果苷高、中、低剂量（0.48 g/kg、0.24 g/kg、0.12 g/kg）组。将各组小鼠于背部皮下注射空气 5 ml，第 3 d 及第 6 d 再次注入空气各 3 ml，维持气囊的膨胀，于首次注入空气的第 3 d 开始，灌胃给药或生理盐水 0.2 ml/10 g，1 次/d，连续 5 d，末次给药 1 h 后囊内注射 1% 角叉菜胶 1 ml/只，6 h 后处死动物，于气囊内注入冰生理盐水（含肝素 50 U/ml）3 ml，轻轻按压，吸出 1 ml，3 000 r/min 离心 10 min，上清液用紫外分光光度法检测 PGE_2 含量，以 OD_{278} 表示。

（2）家兔全身炎症模型的建立[9]

1）动物分组及处理

取健康的雄性家兔 36 只，每只 1.8～2.5 kg，基础体温范围为 38.0～39.6 ℃。正式实验前一天，将实验动物置于特制实验笼内，模拟实验条件适应 3～4 h，同时测体温 3 次，根据基础体温分为 6 组，每组 6 只，分别为正常组（生理盐水），模型组，阳性对照组（阿司匹林，0.5 g/kg），芒果苷高、中、低剂量组（0.18 g/kg、0.09 g/kg、0.045 g/kg）。从实验第 1 d 起，各组动物灌胃给药或生理盐水，7 ml/kg，1 次/d，连续 3 d。给药第 3 d，禁食、禁水 1 d，控制室温（24±1）℃，相对湿度

55% ～ 65%，待家兔安静，体温基线基本稳定后，连续测温 3 次，每次间隔 15 min，取 3 次均值作为基础体温。3 次体温波动大于 0.5 ℃者剔除不用。第 3 次给药 45 min 后，除正常组外，注射 0.003 g/L 内毒素（1 ml/kg）。注射内毒素后，第 1 ～ 3.5 h 内每隔 15 min 测体温 1 次，第 3.5 h，立即将动物快速断头取脑，干冰速冻，于-20 ℃环境冻存。

2）下丘脑中 PEG_2 含量的测定

取冷冻脑组织，分离下丘脑约 30 mg 置于 10 ml 离心管，加生理盐水 3 ml，匀浆 2 min，4 ℃环境中以 3 000 r/min 离心 15 min 后吸取上清液，以放射性免疫法测定 PGE_2 含量。

（二）实验结果

1. 芒果苷对中性粒细胞中 LTB_4、LTC_4 水平和 6-酮-前列腺素$_{1\alpha}$（6-keto-$PGF_{1\alpha}$）含量的影响

（1）芒果苷对完整中性粒细胞中 5-脂氧合酶途径 LTB_4、LTC_4 水平的影响

实验结果表明，与正常组比较，芒果苷 3 个剂量组的 LTB_4、LTC_4 水平无统计学差异，提示芒果苷对中性粒细胞中 LTB_4、LTC_4 的水平无影响。结果见表 4-1-20。

表 4-1-20 芒果苷对 5-脂氧合酶活性的影响（$\bar{x} \pm s$，$n=3$）

组别	剂量/（μmol/L）	LTB_4/ng	LTC_4/ng
正常组	—	2.86 ± 0.37	2.99 ± 0.07
芒果苷高剂量组	100	3.04 ± 0.47[#]	3.10 ± 0.47[#]
芒果苷中剂量组	10	3.10 ± 0.12[#]	3.08 ± 0.07[#]
芒果苷低剂量组	1	3.09 ± 0.08[#]	3.04 ± 0.17[#]

注：与正常组比较，[#]$P > 0.05$。

（2）芒果苷对 6-keto-$PGF_{1\alpha}$ 生物合成的影响

中性粒细胞酶粗提液分别与芒果苷或对照溶剂温孵后，实验结果显示，低剂量芒果苷可以使 6-keto-$PGF_{1\alpha}$ 的生物合成稍有降低，但没有统计学差异；高、中剂量芒果苷则可显著抑制 6-keto-$PGF_{1\alpha}$ 的生物合成（$P < 0.01$）。结果见表 4-1-21。

表 4-1-21 芒果苷对 6-keto-$PGF_{1\alpha}$ 的生物合成的影响（$\bar{x} \pm s$，$n=12$）

组别	剂量/（μmol/L）	6-keto-$PGF_{1\alpha}$/（ng/10^7 个细胞）
正常组	—	0.79 ± 0.12
芒果苷高剂量组	100	4.15 ± 0.28[**]
芒果苷中剂量组	10	6.12 ± 0.41[**]
芒果苷低剂量组	1	7.73 ± 0.72

注：与正常组比较，[**]$P < 0.01$。

2. 芒果苷对 2 种不同炎症模型 PGE$_2$ 含量的影响

（1）各组小鼠背部气囊炎性渗出液中 PGE$_2$ 含量比较

与正常组比较，模型组小鼠背部气囊炎性渗出液中 PGE$_2$ 含量明显升高（$P<0.01$）。阳性对照组及芒果苷高、中、低剂量组小鼠背部气囊炎性渗出液中 PGE$_2$ 含量与模型组相比，明显降低（$P<0.05$）。结果见表 4-1-22。

表 4-1-22　芒果苷对小鼠背部气囊炎性渗出液中 PGE$_2$ 含量的影响（$\bar{x}\pm s$）

组别	n	剂量/（g/kg）	PGE$_2$（OD$_{278}$）	抑制率/%
正常组	10	—	0.70 ± 0.82**	—
模型组	10	—	2.44 ± 0.50	—
阳性对照组	10	0.045	0.96 ± 0.28*	60.66
芒果苷高剂量组	10	0.48	1.97 ± 0.32*	19.26
芒果苷中剂量组	10	0.24	1.96 ± 0.41*	19.67
芒果苷低剂量组	10	0.12	1.74 ± 0.64*	28.69

注：与模型组比较，*$P<0.05$，**$P<0.01$。

（2）各组家兔炎症模型下丘脑组织中 PGE$_2$ 含量比较

与正常组比较，模型组家兔下丘脑组织中 PGE$_2$ 含量明显升高（$P<0.01$）。阳性对照组及芒果苷高、中、低剂量组家兔下丘脑组织中 PGE$_2$ 含量明显低于模型组（$P<0.05$）。结果见表 4-1-23。

表 4-1-23　芒果苷对家兔炎症模型下丘脑组织中 PGE$_2$ 含量的影响（$\bar{x}\pm s$）

组别	n	剂量/（g/kg）	PGE$_2$/（pg/0.1 ml）	抑制率/%
正常组	6	—	3.92 ± 0.62**	—
模型组	6	—	8.67 ± 0.49	—
阳性对照组	6	0.5	7.62 ± 0.81*	12.11
芒果苷高剂量组	6	0.18	7.65 ± 0.83*	11.76
芒果苷中剂量组	6	0.09	7.81 ± 0.41*	9.92
芒果苷低剂量组	6	0.045	7.96 ± 0.51*	8.19

注：与模型组比较，*$P<0.05$，**$P<0.01$。

五、芒果苷对豚鼠肺组织释放过敏性慢反应物质的影响

过敏性慢反应物质（slow reacting substance of anaphylaxis，SRS-A）的活性成分白三烯 C$_4$（leukotriene C$_4$，LTC$_4$）、白三烯 D$_4$（leukotriene D$_4$，LTD$_4$）、白三烯 E$_4$（leukotriene E$_4$，LTE$_4$）是一组具有多种重要致炎效应的生物活性物质，参与炎症和变态反应。抑制 SRS-A 的合成和（或）释放能够有效地阻止 SRS-A 介导的炎症效应，这已成为研发抗炎药物的靶点之一。本研究探讨了芒果苷对豚鼠肺组织释放

SRS-A 的影响，以阐明其抗炎作用机制。结果表明，芒果苷兼具抑制 SRS-A 释放与阻滞组胺受体作用的药理特性。

（一）实验方法

采用卵白蛋白致敏豚鼠模型，通过 SRS-A 收缩豚鼠回肠试验，研究芒果苷对豚鼠肺组织释放过敏性慢反应物质的影响。

1. 致敏豚鼠

取豚鼠 60 只，随机分为空白组，模型组，阳性组（酮替芬，0.5 mg/kg）和芒果苷高、中、低剂量（122.5 mg/kg、61.3 mg/kg、30.6 mg/kg）组，每组 10 只。除空白组外，各组豚鼠均注射 5% 卵白蛋白生理盐水溶液 1.8 ml（腹腔注射 1.0 ml，两后肢分别肌肉注射 0.4 ml），每周肌肉注射加强 1 次。造模 2 h 后各组动物经灌胃给予相应药物（给药容积为 2 ml/100 g），空白组及模型组给予等体积的生理盐水，每日 1 次，连续给药 3 周。

2. SRS-A 的制备

将豚鼠击昏，切断颈动脉放血致死。打开胸腔，分离肺动脉，插入套管，以台式液冲洗肺，将肺洗至无血色。切下洗净的肺，剔除周围结缔组织，用滤纸吸干水分后将肺组织剪成约 1 mm³ 的小碎块。称取肺碎块 0.5 g 置试管内，加台式液 3 ml 和吲哚美辛 1 μg/ml，置于 37 ℃恒温水浴中振荡，孵育 1 h，温育液中加 L-半胱氨酸 10 mmol/L，15 min 后再加入 A_{23187} 10 μmol/L，继续温育 1 h，200 目尼龙网双层过滤，所得滤液即 SRS-A，将其置于 4 ℃环境中保存备用。

3. SRS-A 的检测

取正常豚鼠回肠 1 ~ 2 cm，用丝线将其一端固定在恒温浴槽的挂钩上，另一端与张力换能器相连，浴槽内加 14 ml 台式液并通以 95%O_2、5%CO_2 的混合气体，于 0.5 g 张力下平衡 30 min。加入 0.25 μg/ml 浓度组胺定标，测定标准剂量组胺引起回肠收缩的幅度。改用含阿托品 1 μg/ml 和氯苯那敏 0.06 μg/ml 的台式液，接触 5 min，加入 SRS-A，记录回肠收缩的幅度，并与标准剂量组胺收缩幅度相比较。按 1 单位 SRS-A 相当于组胺 5 ng/ml 所引起的回肠收缩幅度，换算出所含 SRS-A 的单位数（以 U/g 肺组织表示）。

（二）实验结果

1. 芒果苷对豚鼠肺组织释放 SRS-A 的影响

芒果苷 3 个剂量组均显示了较强的抑制豚鼠肺组织释放 SRS-A 的作用，与模型组比较均有非常显著的差异（$P < 0.01$）。结果见表 4-1-24。

表 4-1-24 芒果苷对各组豚鼠肺组织合成 SRS-A 含量的影响（$\bar{x} \pm s$，$n = 10$）

组别	剂量/（mg/kg）	SRS-A/（U/g 肺组织）
空白组	—	93.0 ± 74.0
模型组	—	$3\,243.6 \pm 1\,728.5^{*}$
阳性组	0.5	$294.0 \pm 267.0^{\#}$
芒果苷高剂量组	122.5	$255.7 \pm 169.0^{\#}$
芒果苷中剂量组	61.3	$772.0 \pm 451.8^{\#}$
芒果苷低剂量组	30.6	$353.4 \pm 421.7^{\#}$

注：与空白组比较，$^{*}P < 0.01$；与模型组比较，$^{\#}P < 0.01$。

2. 不同浓度的芒果苷对 SRS-A 引起豚鼠回肠的收缩幅度的影响

不同浓度的芒果苷对 SRS-A 引起豚鼠回肠的收缩幅度的影响见图 4-1-10。结果表明，芒果苷 3 个剂量组均有较强的抑制豚鼠回肠收缩的作用。

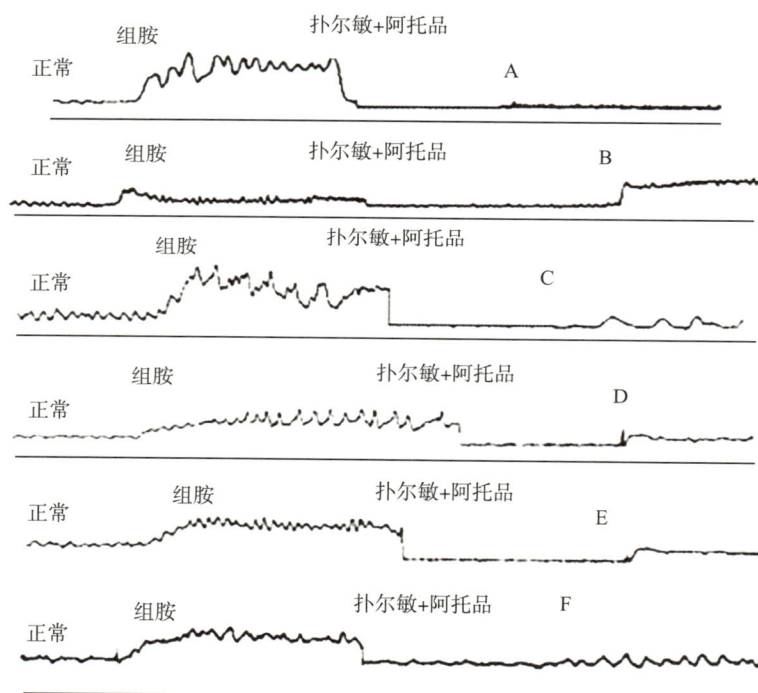

A. 空白组；B. 模型组；C. 阳性组；D. 芒果苷高剂量组；
E. 芒果苷中剂量组；F. 芒果苷低剂量组。

图 4-1-10 不同浓度的芒果苷对 SRS-A 引起豚鼠回肠的收缩幅度的影响

六、芒果苷对慢性支气管炎大鼠的药效与机制研究

目前制备慢性支气管炎模型的方法有二氧化硫吸入法、香烟烟熏法、脂多糖气管内注入法等，本研

究采用脂多糖加烟雾诱导法、香烟烟熏法建立慢性支气管炎大鼠模型以及脂多糖诱导 RAW264.7 小鼠巨噬细胞模型，探讨芒果苷对慢性支气管炎大鼠的药效与机制。结果显示，芒果苷可减轻慢性支气管炎大鼠的炎症反应，保护支气管上皮细胞，其抗炎机制可能与调节炎症反应相关因子、提升 SOD3 的表达、下调 CD4$^+$T 淋巴细胞比例、调控单核细胞 NF-κB（P65）和 IκBα 的表达有关。

（一）实验方法

采用脂多糖（LPS）加烟雾诱导法建立慢性支气管炎大鼠模型及进行脂多糖诱导 RAW264.7 小鼠巨噬细胞环氧化酶-2（COX-2）基因表达实验，从机体炎症反应相关因子探讨芒果苷的抗炎机制；以香烟烟熏诱导的慢性支气管炎大鼠为研究对象，考察芒果苷对超氧化物歧化酶（SOD）同工酶表达、CD4$^+$T 淋巴细胞、单核细胞 NF-κB（P65）与 IκBα 表达的影响。

1. 脂多糖（LPS）加烟雾诱导法建立慢性支气管炎大鼠模型及指标检测方法

（1）慢性支气管炎大鼠模型复制及分组给药

采用气管注入脂多糖联合烟雾诱导法制作模型[10-11]，取雄性 SD 大鼠 70 只，体重 220～240 g，随机分为正常组、假手术组、手术组。手术组于实验第 1 d、第 14 d，用 10% 乌拉糖麻醉大鼠，颈前切口，分离暴露气管，向气管内注射 0.1%LPS200 μl；假手术组则以生理盐水代替 LPS。从实验第 2 d 开始，正常组大鼠之外的 60 只大鼠分置于 3 个特制的烟室（100 cm×60 cm×40 cm）中，每个烟室放入 20 只大鼠，每个烟室每日熏烟 1 次，每次 90 min，共熏烟 40 d。正常组大鼠不做处理，并置于无烟环境饲养。

分组及给药：实验第 28 d，手术组随机分为模型组，阳性对照组（地塞米松 2 mg/kg），芒果苷高、中、低剂量（400 mg/kg、200 mg/kg、100 mg/kg）组，每组 10 只，芒果苷各组按相应剂量灌胃给药，正常组、假手术组及模型组给予等体积生理盐水，连续给药 12 d。

（2）一般情况的观察

记录大鼠的死亡数目、活动状态、毛发光泽、进食饮水、体重变化等情况。

（3）BALF 细胞计数及白细胞分类

大鼠给药第 12 d，用 10% 乌拉糖麻醉，颈前切口，分离暴露气管后进行气管插管，开胸以血管钳夹闭右主支气管，用注射器抽取无菌生理盐水 10 ml，分 3 次进行左支气管肺泡灌洗，回收灌洗液，回收率为 70%～80%，4 ℃、1 500 r/min 离心 10 min，得上清液（-80 ℃冰箱保存）。沉淀层行白细胞计数及分类。

（4）BALF 液、血清中 SOD 活性及 MDA、NO 含量的测定

大鼠左支气管肺泡灌洗后，下腔静脉取血，3 000 r/min 离心 10 min，取上清液，严格按照试剂盒说明检测 BALF、血清中 SOD 活性及 MDA、NO 含量。

（5）肺组织中 TNF-α、IL-8 含量测定

大鼠左支气管肺泡灌洗后，取右肺中叶距离肺门 1/3 处矢状面横贯取材，在 4 ℃生理盐水中漂洗干净，滤纸吸湿后称重 0.4 g，加入预冷的生理盐水至 4 ml，用细胞粉碎机制成 10% 的肺组织匀浆。6 000 r/min 离心 5 min，取上清液。严格按照相应的试剂盒测定其含量。

2. 芒果苷对脂多糖诱导的 RAW264.7 细胞 COX-2 表达的影响

（1）细胞培养[12]

将 RAW264.7 细胞在 37 ℃、5%CO_2 的条件下，用含 10% 小牛血清、100 U/ml 的青霉素及链霉素的 DMEM 培养液传代培养。用新鲜无血清的 DMEM 培养液将处于对数生长期的细胞接种于 24 孔培养板中，设为空白对照组（0.05%DMSO），LPS 模型组，阳性对照组（地塞米松 2 μmol/L），芒果苷高、中、低剂量组（200 μmol/L、100 μmol/L、50 μmol/L）。

（2）药物处理

加入终浓度为 1 mg/L 的 LPS（空白组除外），于 37 ℃、含 5%CO_2 培养箱中培养 9 h 后，再在各组加上相应的药物，然后继续在 37 ℃、含 5%CO_2 培养箱中培养 12 h 后取出。

（3）RT-PCR 检测 COX-2 mRNA 表达

依据 Trizol 试剂盒说明书提取细胞总 RNA，按一步法试剂盒步骤进行 RT-PCR。COX-2 上游引物 5'-TGGTGCCTGGTCTGATGATG-3'，下游引物 5'-GCAATACGATTTTGGTACTG-3'，产物长度为 252 bp，β-actin 上游引物 5'-CCAAGGCCAACCGCGAGAAGATGAC-3'，下游引物 5'-AGGGTACATGGTGGTGCC-GCCAGAC-3'，产物长度为 587 bp，均为北京三博远志生物技术有限责任公司合成。PCR 反应条件：94 ℃预变性 5 min，94 ℃变性 30 s，56 ℃退火 45 s，72 ℃延伸 1 min，扩增 32 个循环，72 ℃延伸 10 min。

（4）琼脂糖凝胶电泳

扩增后产物加入 1/6 体积溴酚蓝上样缓冲液混匀，取 20 μl 于 1% 琼脂糖凝胶上进行电泳，100 V 恒压电泳 1.5 h。通过 DocGel1000 凝胶成像系统观察及拍照。同时进行吸光度积分值分析，以 COX-2 PCR 产物与内参 β-actin PCR 产物的吸光度积分值之比作为 COX-2 mRNA 的相对含量值。

3. 香烟烟熏诱导的慢性支气管炎大鼠模型及指标检测方法

（1）芒果苷对 SOD 同工酶表达、$CD4^+T$ 淋巴细胞的影响

动物分组及处理如下。

取 SD 大鼠 40 只，随机均分为正常组、模型组、芒果苷高剂量（MGFH）组、芒果苷低剂量（MGFL）组，每组 10 只。除正常组外，按照相关文献[13]报道的造模方法，复制慢性支气管炎大鼠模型：各组大鼠每日在 0.25 m^3 自制玻璃烟熏仓内接受香烟烟熏，上、下午各 1 h，每次 10 支香烟，连续 6 周。烟熏 6 周后开始给药，参考相关文献报道的药物剂量设置各组大鼠受试药物剂量[14]：正常组、模型组为生理盐水，MGFH 组、MGFL 组分别为芒果苷 200 mg/（kg·d）、100 mg/（kg·d），给药时间 4 周，每日给药后照常烟熏。

实验第 10 周末，各组大鼠腹腔注射 2% 戊巴比妥钠（40 mg/kg）麻醉，下腔静脉穿刺取血，用于分选 $CD4^+T$ 淋巴细胞及 $CD4^+T$ 淋巴细胞比例检测；取约 1 mm 长右主支气管经戊二醛-锇酸双重固定后用于支气管上皮细胞透射电镜观察；另取适量右上肺组织，制备肺组织匀浆，进行 SOD1、SOD2、SOD3 以及 IL-1、TNF-α、MDA 测定，并提取总 RNA 供后续实时荧光 RT-PCR 检测 SOD1、SOD2、SOD3 基因表达。各组大鼠左肺组织标本行常规石蜡包埋、切片、脱水，HE 染色，光镜下观察细支气管炎症病理改变。

（2）芒果苷对慢性支气管炎大鼠单核细胞 NF-κB（P65）与 IκBα 表达的影响

动物分组及处理如下。

取雄性大鼠 50 只，随机均分为对照组、模型组、泼尼松［PNS，5 mg/（kg·d）］组、芒果苷高剂量［MGFH，200 mg/（kg·d）］组、芒果苷低剂量［MGFL，100 mg/（kg·d）］组，每组 10 只。除对照组外，各组大鼠每日在 0.25 m³ 自制玻璃烟熏仓内接受香烟烟熏，上、下午各 1 h，每次 10 支香烟，连续 6 周。烟熏 2 周后开始灌胃给药，对照组、模型组给予生理盐水，参考相关文献[15]报道的药物剂量设置其余各组大鼠受试药物剂量，给药时间 4 周，每日给药后照常烟熏。

实验第 6 周末，各组大鼠腹腔注射 2% 戊巴比妥钠（40 mg/kg）麻醉，下腔静脉穿刺取血，进行血清 hs-CRP 与 TNF-α 测定；部分血液经淋巴细胞分离液处理分离 PBMC，少量 PBS 重悬，用于后续实验。

（二）实验结果

1. 芒果苷对慢性支气管炎大鼠炎症因子及小鼠巨噬细胞 COX-2 表达的影响

（1）芒果苷对慢性支气管炎大鼠炎症因子的影响

1）芒果苷对慢性支气管炎大鼠全身状态的影响

造模后，模型组大鼠出现倦怠，活动减少，毛发逐渐失去光泽，少有稀疏。芒果苷组的情况明显改善。

2）芒果苷对慢性支气管炎大鼠 BALF 中白细胞的细胞学改变的影响

与正常组相比，模型组的白细胞总量、中性粒细胞及淋巴细胞均显著升高，巨噬细胞降低。给药组则均比模型组有明显改善。这表明芒果苷可显著改善慢性支气管炎大鼠 BALF 中白细胞的细胞学状况而降低支气管炎症（表 4-1-25）。

表 4-1-25　芒果苷对慢性支气管炎大鼠 BALF 中白细胞的细胞学改变的影响（$\bar{x} \pm s$，$n=10$）

组别	剂量/（mg/kg）	白细胞总数/（×10⁹/L）	细胞分类/%		
			巨噬细胞	中性粒细胞	淋巴细胞
正常组	—	0.62 ± 0.08	83.35 ± 5.26	6.45 ± 0.85	11.45 ± 5.12
假手术组	—	0.58 ± 0.12	81.46 ± 7.24	8.47 ± 0.69	10.65 ± 2.21
模型组		4.25 ± 1.09#	46.61 ± 5.62#	27.49 ± 4.14#	26.44 ± 3.54#
阳性对照组	2	1.24 ± 0.81*	75.69 ± 8.44*	9.56 ± 0.82*	16.15 ± 2.69*
芒果苷低剂量组	100	2.34 ± 0.56*	56.36 ± 5.65*	22.45 ± 2.69*	22.36 ± 2.71*
芒果苷中剂量组	200	1.81 ± 0.93*	66.35 ± 1.54*	19.23 ± 1.61*	15.22 ± 1.87*
芒果苷高剂量组	400	1.44 ± 0.49*	73.47 ± 2.01*	15.22 ± 1.21*	12.45 ± 1.24*

注：与模型组比较，*$P<0.05$；与正常组比较，#$P<0.05$。

3）芒果苷对慢性支气管炎大鼠血清中 SOD 活性及 MDA、NO 含量的影响

模型组的 SOD 活性、NO 含量相对于正常组明显降低，MDA 含量则相对于正常组明显升高。芒果苷高、中、低剂量组则相对于模型组有明显改善，表明芒果苷高、中、低剂量组都能抑制慢性支气管炎

所引起的大鼠血清中 SOD 活性、NO 含量的降低以及 MDA 含量的升高，且作用强度随剂量的增加而增强（表 4-1-26）。这说明芒果苷可以提高慢性支气管炎大鼠清除自由基的能力，从而减轻大鼠脂质过氧化损伤。

表 4-1-26　芒果苷对慢性支气管炎大鼠血清中 SOD、MDA 和 NO 的影响（$\bar{x}\pm s$，$n=10$）

组别	剂量/（mg/kg）	SOD/（U/ml）	MDA/（nmol/ml）	NO/（nmol/ml）
正常组	—	201.03 ± 6.79	4.23 ± 0.72	13.95 ± 2.44
假手术组	—	200.41 ± 8.04	4.25 ± 0.54	14.50 ± 2.95
模型组	—	162.39 ± 8.99[#]	6.64 ± 0.73[#]	7.89 ± 1.15[#]
阳性对照组	2	196.41 ± 7.04[*]	4.94 ± 0.40[*]	12.18 ± 2.11[*]
芒果苷低剂量组	100	173.13 ± 11.97[*]	5.88 ± 0.97[*]	9.91 ± 1.24[*]
芒果苷中剂量组	200	187.49 ± 5.40[*]	5.29 ± 0.72[*]	10.83 ± 1.14[*]
芒果苷高剂量组	400	195.15 ± 5.51[*]	4.85 ± 0.69[*]	12.43 ± 1.38[*]

注：与模型组比较，[*]$P<0.05$；与正常组比较，[#]$P<0.05$。

4）芒果苷对慢性支气管炎大鼠 BALF 中 SOD 活性及 MDA、NO 含量的影响

模型组中 SOD 活性、NO 的含量相对于正常组明显降低，MDA 的含量则相对于正常组明显升高。芒果苷高、中、低剂量组以及阳性对照组中，SOD 活性、NO 的含量相对于模型组明显升高，MDA 的含量则相对于模型组明显降低，说明芒果苷高、中、低剂量组都能抑制慢性支气管炎所引起的大鼠 BALF 中 SOD 活性、NO 含量的降低以及 MDA 含量的升高，且作用强度随剂量的增加而增强（表 4-1-27）。这说明芒果苷可以提高慢性支气管炎大鼠清除自由基的能力，从而减轻大鼠脂质过氧化损伤。

表 4-1-27　芒果苷对慢性支气管炎大鼠 BALF 中 SOD、MDA 和 NO 的影响（$\bar{x}\pm s$，$n=10$）

组别	剂量/（mg/kg）	SOD/（U/L）	MDA/（nmol/L）	NO/（nmol/L）
正常组	—	22.40 ± 1.72	0.74 ± 0.06	1.02 ± 0.13
假手术组	—	22.75 ± 2.22	0.72 ± 0.08	1.03 ± 0.15
模型组	—	8.04 ± 1.01[#]	2.20 ± 0.25[#]	0.37 ± 0.09[#]
阳性对照组	2	17.34 ± 2.12[*]	1.19 ± 0.30[*]	1.02 ± 0.17[*]
芒果苷低剂量组	100	10.05 ± 1.29[*]	1.70 ± 0.21[*]	0.48 ± 0.11[*]
芒果苷中剂量组	200	13.48 ± 1.95[*]	1.55 ± 0.19[*]	0.57 ± 0.10[*]
芒果苷高剂量组	400	15.24 ± 1.54[*]	1.19 ± 0.30[*]	0.79 ± 0.11[*]

注：与模型组比较，[*]$P<0.05$；与正常组比较，[#]$P<0.05$。

5）芒果苷对慢性支气管炎大鼠肺组织中 TNF-α、IL-8 的影响

与正常组比较，慢性支气管炎大鼠肺组织中 TNF-α、IL-8 含量显著升高，经治疗后，芒果苷高、中、低剂量组中 TNF-α、IL-8 含量显著降低（表 4-1-28）。

表 4-1-28 芒果苷对慢性支气管炎大鼠肺组织中 TNF-α、IL-8 的影响（$\bar{x} \pm s$，$n = 10$）

组别	剂量/（mg/kg）	TNF-α/（ng/kg）	IL-8/（ng/kg）
正常组	—	34.85 ± 6.89	27.27 ± 3.89
假手术组	—	35.20 ± 6.14	29.39 ± 4.52
模型组	—	64.19 ± 6.24#	56.0 ± 6.25#
阳性对照组	2	38.99 ± 6.97*	32.86 ± 4.79*
芒果苷低剂量组	100	52.51 ± 7.29*	50.18 ± 4.05*
芒果苷中剂量组	200	46.19 ± 7.16*	46.19 ± 4.47*
芒果苷高剂量组	400	42.22 ± 7.89*	39.09 ± 5.52*

注：与模型组比较，*$P < 0.05$；与正常组比较，#$P < 0.05$。

（2）芒果苷对脂多糖诱导的 RAW264.7 细胞 COX-2 表达的 RT-PCR 结果

空白组的 COX-2 mRNA 的表达非常低，而 LPS 模型组中 COX-2 mRNA 的表达则相当高，表明 COX-2 只有在 LPS 的刺激下才产生高表达。加入地塞米松（2 μmol/L）后，COX-2 的表达相当低，表明地塞米松对 LPS 诱导的 COX-2 表达有较强的抑制作用。加入 50 μmol/L、100 μmol/L、200 μmol/L 的芒果苷后，COX-2 mRNA 的表达均明显下降，表明芒果苷对 LPS 诱导的 COX-2 表达有显著的抑制作用，且随着剂量的增加，芒果苷对 LPS 诱导的 COX-2 表达的抑制作用增强（图 4-1-11）。

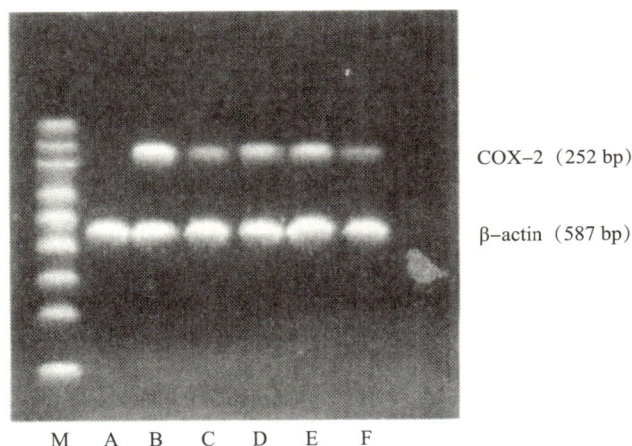

M. 蛋白标准；A. 空白组；B. 1 mg/L LPS；C. 1 mg/L LPS+芒果苷200 μmol/L；
D. 1 mg/L LPS+芒果苷100 μmol/L；E. 1 mg/L LPS+芒果苷50 μmol/L；F. 1 mg/L LPS+地塞米松2 μmol/L。

图 4-1-11 芒果苷对脂多糖诱导的 RAW264.7 细胞 COX-2 表达的影响

2. 芒果苷对慢性支气管炎大鼠 SOD 同工酶表达、CD4⁺T 淋巴细胞的影响

（1）芒果苷对慢性支气管炎大鼠 SOD 同工酶表达的影响

1）肺组织 SOD1、SOD2、SOD3 蛋白及其基因表达

与正常组比较，模型组 SOD1、SOD2、SOD3 蛋白及其基因表达均显著降低（$P < 0.01$）。芒果苷高剂量组的 SOD3 蛋白及其基因表达明显高于模型组（$P < 0.01$）且与正常组相当（$P > 0.05$）；芒

果苷低剂量组的 SOD3 蛋白及其基因表达也高于模型组（$P<0.05$），但仍未达到与正常组相当的水平（$P<0.05$），而 SOD1、SOD2 蛋白及其基因表达与模型组比较则无统计学差异（$P>0.05$）。结果见图 4-1-12。

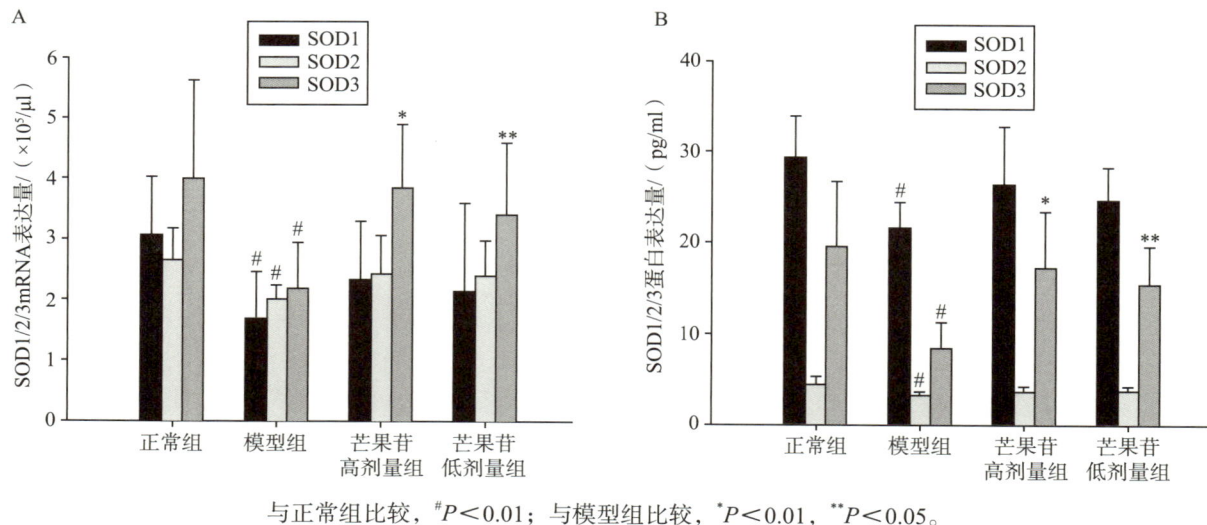

与正常组比较，#$P<0.01$；与模型组比较，*$P<0.01$，**$P<0.05$。

图 4-1-12　各组大鼠肺组织 SOD1、SOD2、SOD3 的 mRNA 表达（A）与蛋白表达（B）

2）肺组织 IL-1、TNF-α、MDA 水平

与正常组比较，模型组 IL-1、TNF-α、MDA 水平均显著升高（$P<0.01$）。与模型组比较，芒果苷高剂量组的 IL-1、TNF-α、MDA 水平明显降低（$P<0.01$），芒果苷低剂量组的 IL-1、TNF-α、MDA 水平也有所降低（$P<0.05$）。结果见图 4-1-13。

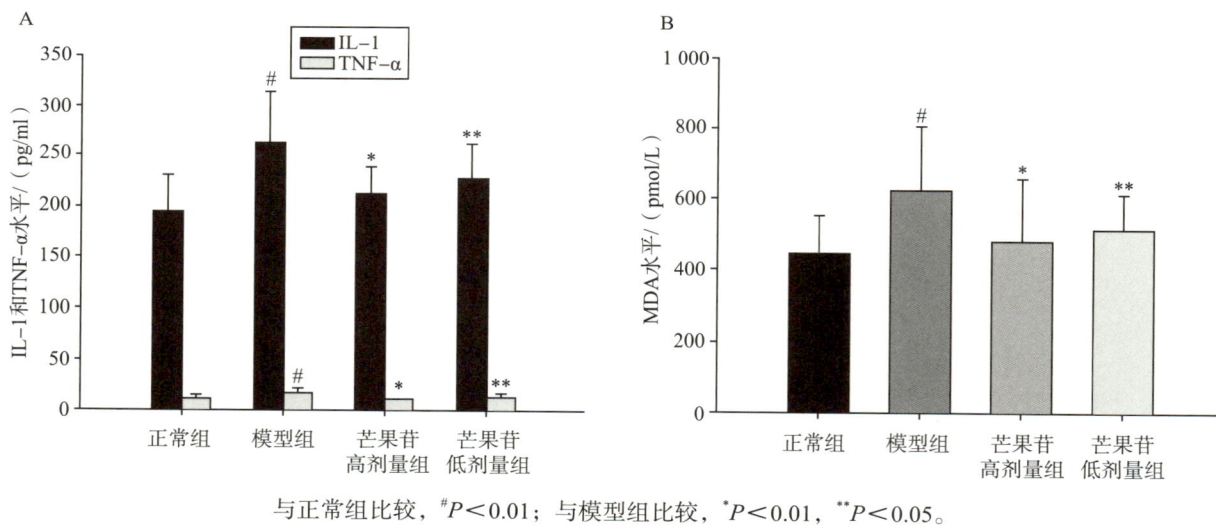

与正常组比较，#$P<0.01$；与模型组比较，*$P<0.01$，**$P<0.05$。

图 4-1-13　各组大鼠肺组织 IL-1、TNF-α 水平（A）与 MDA 水平（B）

3）支气管上皮细胞超微结构

透射电镜下正常组支气管上皮细胞表层纤毛排列紧密而完整；上皮细胞内细胞器形态结构正常，细胞质内可见少量散在的溶酶体与粗面内质网，线粒体呈小圆形或椭圆形，线粒体嵴完整，细胞核圆形或

椭圆形，核膜与核染色质边缘完整，核仁清晰。模型组支气管上皮细胞表层纤毛脱落严重，残存的纤毛稀疏而形态不一；细胞质内出现较多增大的溶酶体与粗面内质网，线粒体肿胀，嵴断裂，细胞核外形不规整，染色质浓染增粗，核周隙增宽。芒果苷高剂量组支气管上皮细胞表层纤毛排列紧密，几乎无脱落；细胞质内溶酶体与粗面内质网无明显增多，线粒体、细胞核损伤表现较模型组明显减轻，细胞器形态结构接近正常组。芒果苷低剂量组支气管上皮细胞表层纤毛排列略显稀疏，纤毛脱落程度中等；上皮细胞线粒体、细胞核损伤有所减轻，但仍较正常组有所不同。结果见图 4-1-14。

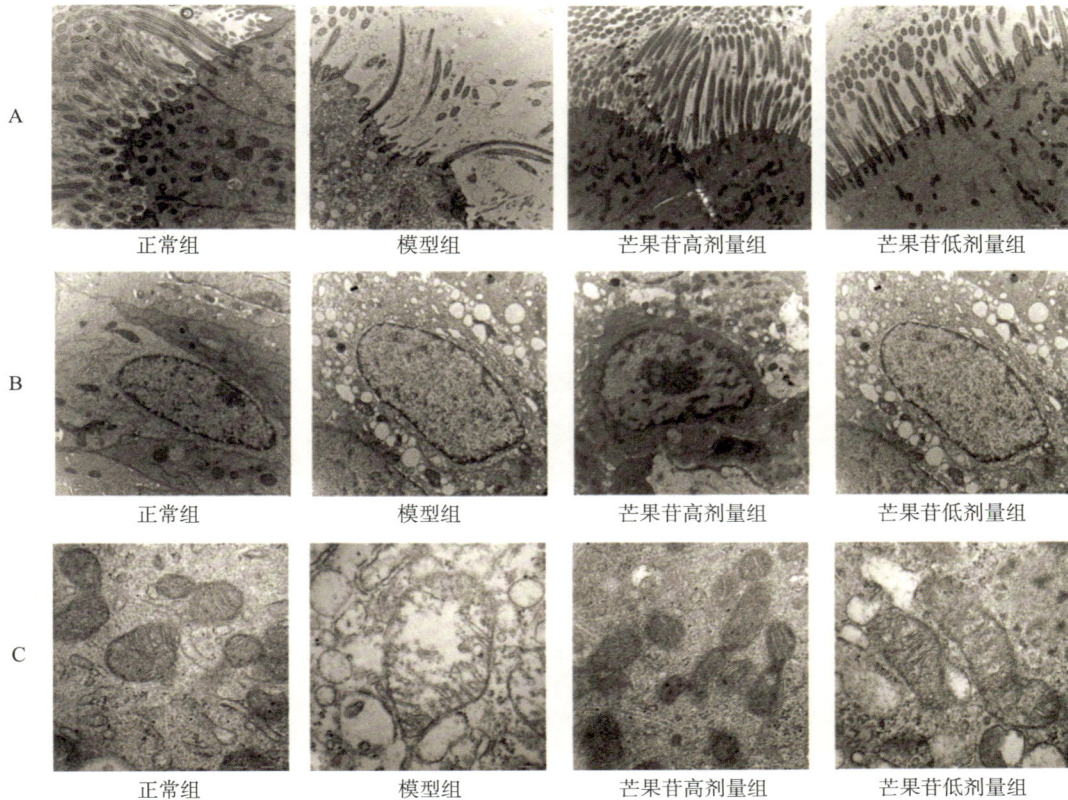

A. 支气管上皮细胞纤毛（×10 000）；B. 细胞核（×15 000）；C. 线粒体（×80 000）。

图 4-1-14　支气管上皮细胞超微结构的透射电子显微镜图像

4）HE 染色细支气管炎症病理形态观察

正常组细支气管的管壁结构完整，上皮细胞纤毛无脱落，无淋巴细胞浸润。模型组细支气管壁可见大量炎症细胞浸润甚至淋巴滤泡形成，上皮细胞纤毛大量脱落。芒果苷高剂量组细支气管壁结构大致完整，少量炎症细胞浸润，上皮细胞纤毛少量脱落或无脱落。芒果苷低剂量组细支气管壁结构大致完整，轻至中度炎症细胞浸润，上皮细胞纤毛少量脱落。结果见图 4-1-15。

（2）芒果苷对慢性支气管炎大鼠 CD4$^+$T 淋巴细胞的影响

1）芒果苷对外周血 CD4$^+$T 淋巴细胞比例的影响

与正常组比较，模型组大鼠外周血 CD4$^+$T 淋巴细胞比例明显升高（$P<0.01$）。与模型组比较，200 mg/（kg·d）、100 mg/（kg·d）芒果苷均可抑制烟熏引起的 CD4$^+$T 淋巴细胞比例升高（$P<0.01$，$P<0.05$）。结果见图 4-1-16、图 4-1-17。

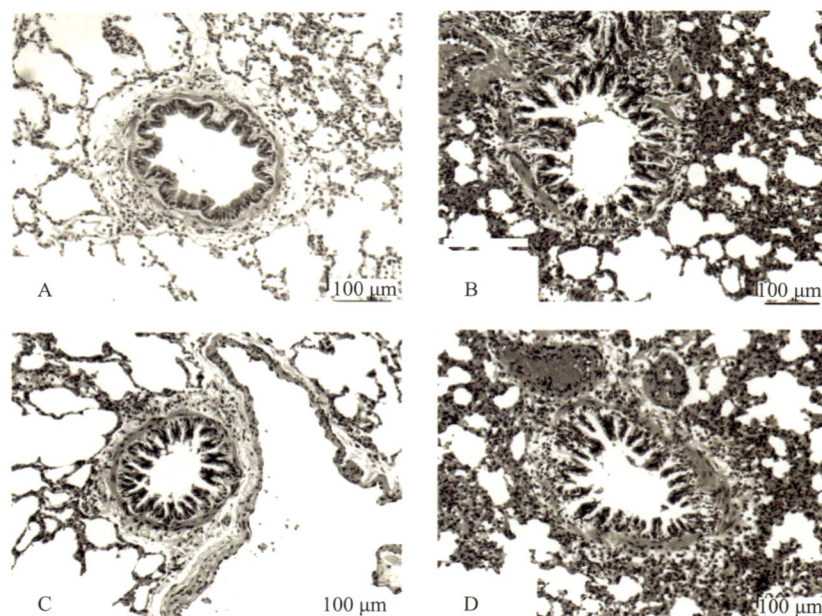

A. 正常组；B. 模型组；C. 芒果苷高剂量组；D. 芒果苷低剂量组。

图 4-1-15　细支气管炎症病理组织图像（HE，×400）

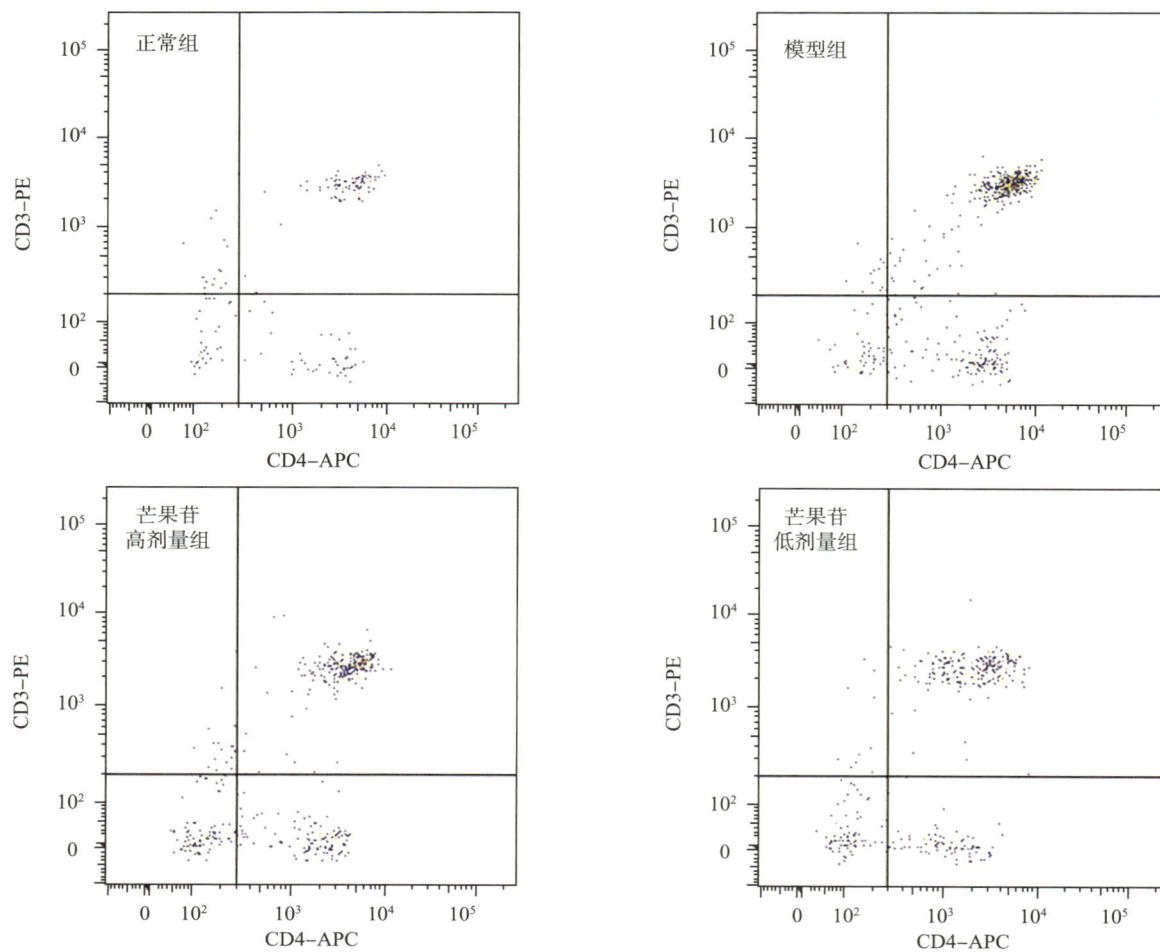

图 4-1-16　各组大鼠 CD4$^+$T 淋巴细胞分析流式散点图

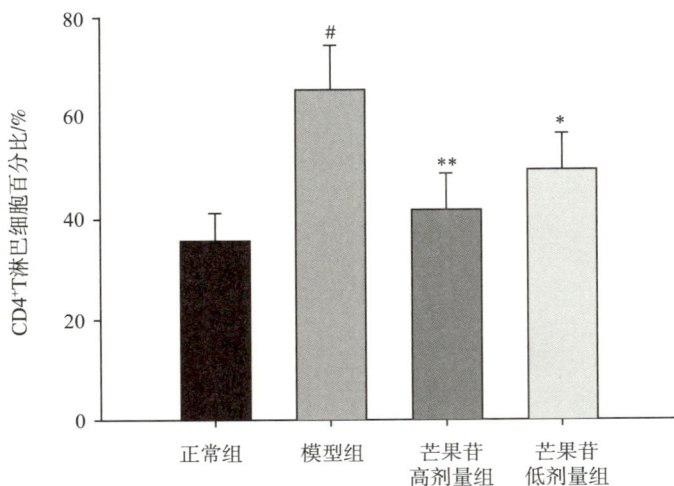

与正常组比较，#*P*＜0.01；与模型组比较，*P*＜0.05，**P*＜0.01。

图 4-1-17　各组大鼠 CD4+T 淋巴细胞比例

2）芒果苷对 CD4+T 淋巴细胞 IL-2、IL-4 基因与蛋白表达水平的影响

与正常组比较，模型组大鼠 CD4+T 淋巴细胞 IL-2、IL-4 基因表达水平及蛋白表达水平显著上调（*P*＜0.01）。与模型组比较，200 mg/（kg·d）、100 mg/（kg·d）芒果苷可抑制烟熏引起的 CD4+T 淋巴细胞 IL-2、IL-4 的基因与蛋白表达水平上调（*P*＜0.01，*P*＜0.05）。结果见图 4-1-18。

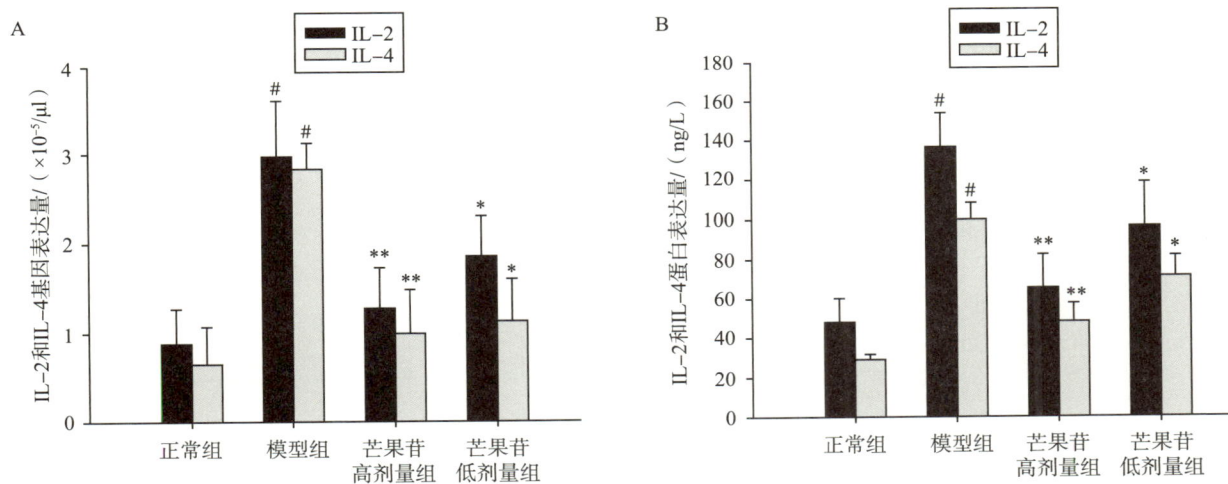

与正常组比较，#*P*＜0.01；与模型组比较，*P*＜0.05，**P*＜0.01。

图 4-1-18　各组大鼠 CD4+T 淋巴细胞 IL-2、IL-4 基因表达水平（A）和蛋白表达水平（B）

3. 芒果苷对慢性支气管炎大鼠单核细胞 NF-κB（P65）与 IκBα 表达的影响

（1）磁珠纯化 PBMC 的纯度检验

以淋巴细胞分离液分离的各组大鼠 PBMC 经磁珠纯化后的流式细胞仪分析结果显示，FITC-CD14 的 PBMC 在全部细胞中所占的比例均大于 95%，淋巴细胞、粒细胞等非 PBMC 细胞成分所占比例均低于 5%。其典型流式散点图与直方图见图 4-1-19。

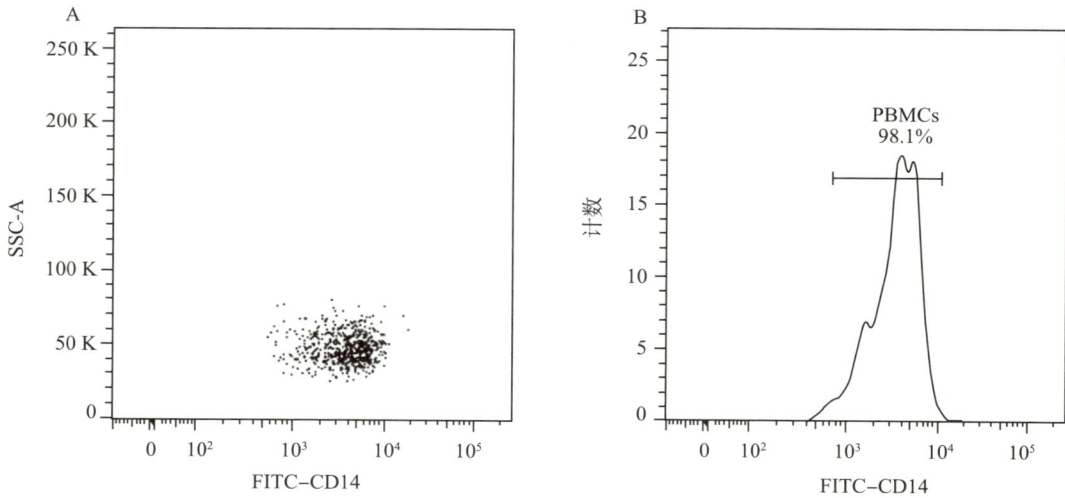

图 4-1-19　经磁珠纯化后的 PBMC 的典型流式散点图（A）与直方图（B）

（2）芒果苷对 PBMC 的 NF-κB（P65）与 IκBα mRNA 及蛋白表达水平的影响

与对照组比较，模型组的 NF-κB（P65）mRNA 与蛋白表达水平显著上调（$P < 0.01$）。泼尼松组和芒果苷高剂量组的 NF-κB（P65）mRNA 与蛋白表达水平明显低于模型组（$P < 0.01$）且与对照组相当（$P > 0.05$），而芒果苷低剂量组与模型组比较则无统计学差异（$P > 0.05$）。模型组 IκBα mRNA 与蛋白表达水平较之对照组显著上调（$P < 0.01$），泼尼松组和芒果苷高剂量组的 IκBα mRNA 与蛋白表达水平则明显高于模型组（$P < 0.01$），而芒果苷低剂量组与模型组比较无显著差异（$P > 0.05$）。结果见图 4-1-20。

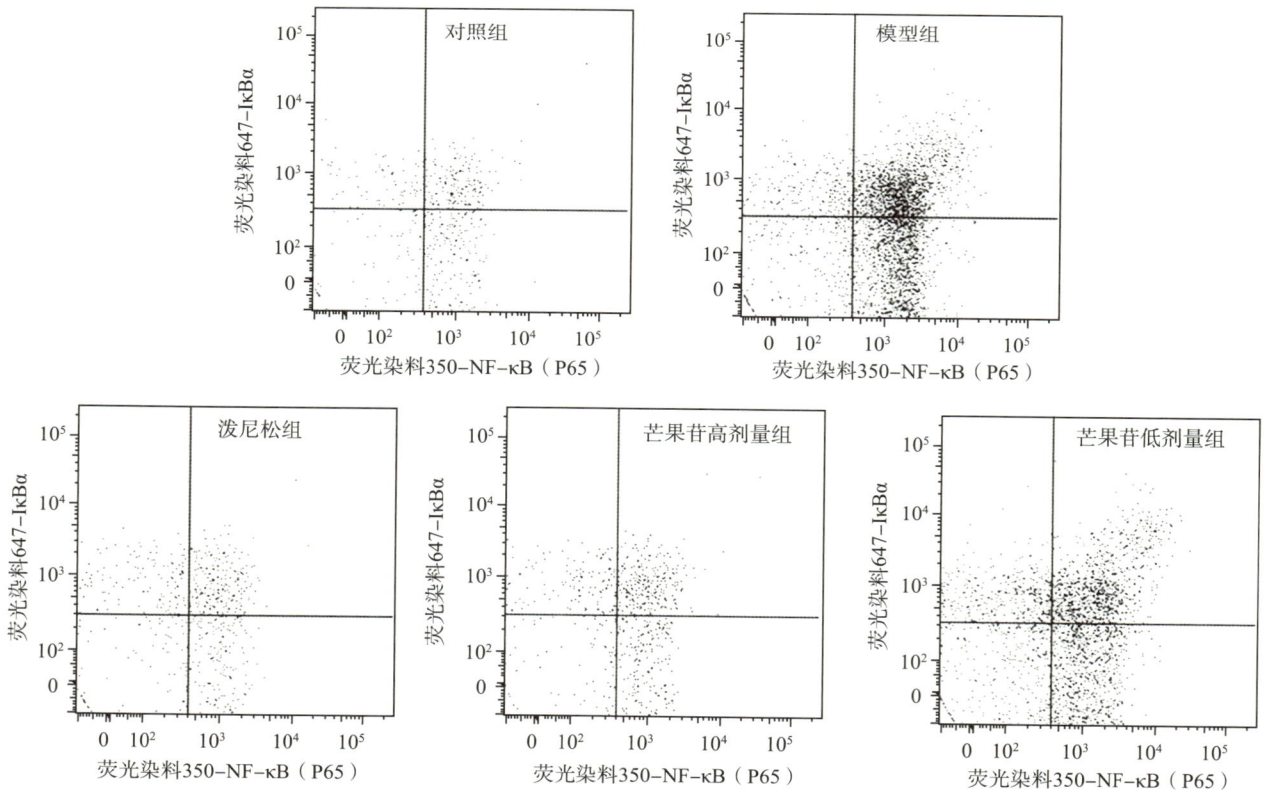

图 4-1-20　通过流式细胞仪分析芒果苷对 PBMC 的 NF-κB（P65）与 IκBα mRNA 及蛋白表达水平的影响

（3）芒果苷对血清 hs-CRP 与 TNF-α 水平的影响

模型组血清 hs-CRP 与 TNF-α 水平显著高于对照组（$P<0.01$）。泼尼松组与芒果苷高剂量组的血清 hs-CRP 与 TNF-α 水平明显低于模型组（$P<0.01$），而与对照组相当（$P>0.05$），芒果苷低剂量组则未见类似改变，结果见表 4-1-29。

表 4-1-29　芒果苷对血清 hs-CRP 与 TNF-α 水平的影响

分组	剂量/[mg/（kg·d）]	hs-CRP/（μg/L）	TNF-α/（ng/L）
对照组	—	2.64 ± 0.22	54.26 ± 4.44
模型组	—	4.81 ± 0.40*	127.87 ± 8.40*
泼尼松组	5	2.85 ± 0.30**	51.86 ± 7.18**
芒果苷高剂量组	200	2.81 ± 0.29**	55.15 ± 6.48**
芒果苷低剂量组	100	4.58 ± 0.40	120.24 ± 23.09

注：与对照组比较，*$P<0.01$；与模型组比较，**$P<0.01$。

七、芒果苷在抗高血压慢性炎症中的作用及其机制研究

高血压（essential hypertension，EH）是一种慢性低级别炎症性疾病[16]，炎症反应不仅参与了高血压疾病的发生、发展，更是与高血压患者心、脑、肾、血管等多个靶器官损害密切相关[17]。药效学研究显示，芒果苷具有广泛的药理效应，涉及抗炎、抗氧化、抗肿瘤、抗病原微生物、调节代谢、免疫调节等[14]。本研究以自发性高血压大鼠（SHR）作为动物模型，观察芒果苷对自发性高血压大鼠心、脑、肾组织形态学，单核细胞趋化活性及血清炎性因子表达的影响。结果显示，芒果苷对 SHR 心、肾组织形态学具有改善作用，对 SHR 没有明显的降压药效，但有明显的抗炎药效，其机制可能与抑制单核细胞的活化、调节炎性细胞因子表达有关。

（一）实验方法

1. 对 SHR 心、脑、肾组织形态学的研究

（1）动物分组及处理

将 40 只 10 周龄 SHR 大鼠随机分为 SHR 模型组、芒果苷高剂量组、芒果苷中剂量组、芒果苷低剂量组和苯那普利组，每组 8 只；以 8 只同周龄的 WKY 大鼠为正常对照组。WKY 正常对照组与 SHR 模型组给予等容量三蒸水灌胃，芒果苷高、中、低剂量分别为 40 mg/（kg·d）、20 mg/（kg·d）、10 mg/（kg·d），苯那普利组剂量为 10 mg/（kg·d），各组动物按每日 10 ml/kg 连续灌胃，灌胃给药 8 周后停药，杀鼠前禁食 12 h。

（2）实验取材

称量大鼠体重后，用 10% 水合氯醛麻醉大鼠，麻醉剂量为 0.3 mg/kg，剪开大鼠腹部，于先腹主动脉抽取血样，剪下 1 对肾脏，用生理盐水洗净，再剪下心脏，用生理盐水洗净，打开脑壳，取出大

脑。以上所有材料均分为2个部分，先沿最大面纵切成两半，一半放入福尔马林中固定，另一半用于RT-PCR实验。

（3）光镜操作步骤

取材与固定，冲洗，脱水，透明，浸蜡，包埋，切片，展片与贴片，脱蜡，下水，染色，脱水，透明，封片（滴加一小滴加拿大树胶并用盖玻片小心封片），自然风干，实验观察与拍照。

（4）透射电镜操作步骤

前固定，清洗，后固定，清洗，脱水，浸透，包埋，聚合，修块，切片，染色，电镜观察。

2. 对 SHR 外周血单个核细胞活化及血清炎性因子表达的研究

（1）动物分组及处理

将 SHR 随机分为模型组、芒果苷高剂量组、芒果苷中剂量组、芒果苷低剂量组和苯那普利组，每组 10 只，以 10 只同周龄的雄性 WKY 大鼠为正常对照组。WKY 正常对照组与 SHR 模型组给予等容量三蒸水灌胃，芒果苷高、中、低剂量组分别给予 40 mg/（kg·d）、20 mg/（kg·d）、10 mg/（kg·d）芒果苷灌胃，苯那普利组给予 10 mg/（kg·d）灌胃，各组动物均按 10 ml/（kg·d）连续灌胃，灌胃给药 8 周后停药，处死大鼠前禁食 12 h。

（2）血压测定

给药前及给药后第 4、8 周，采用全自动无创血压测量系统进行尾动脉收缩压测定。测定前将大鼠置于 35 ℃恒温箱中预热 10 min（使大鼠尾动脉扩张），然后测量大鼠在安静、清醒状态下的尾动脉压 3 次，取其平均值。给药前及给药后第 4、8 周各测定 1 次。

（3）样本采集

实验第 8 周毕，用 10% 水合氯醛 3 ml/kg 腹腔注射麻醉，打开胸腔，于无菌条件下心脏采血 9 ml。其中，6 ml 用肝素抗凝，用于分离外周血单个核细胞；1 ml 用于全血白细胞计数；2 ml 离心后分装血清于 -80 ℃冻存，待检测大鼠血清中 MCP-1、TNF-α、IL-6、IL-10 的含量。

（4）全血白细胞总数观察

取全血 20 μl，加白细胞稀释液 380 μl，充分混匀后充入细胞计数板计数池进行白细胞计数。

（5）分离外周血单个核细胞

用淋巴细胞分离液 1.077（通用性）（Nycoprep1.077A）分离外周血单个核细胞，严格按照说明书操作。每 6 ml 全血约分离单个核细胞 3×10^6 个，悬于 RPMI 1640 培养基用于趋化实验。

（6）外周血单个核细胞的趋化实验

趋化实验在 Transwell 小室中进行（24 孔板，聚碳酸酯膜孔径为 5 μm）。将新鲜分离得到的外周血单个核细胞，以 1×10^6 个的数量悬浮于 100 μl 含 5% 小牛血清的 RPMI 1640 培养基中，再将其加入 Transwell 上室。在 Transwell 的下室加入含有 MCP-1 的 RPMI 1640 培养基共 600 μl（MCP-1 浓度为 100 μg/L），置于 37 ℃、含 5%CO$_2$ 的培养箱中孵育 3.5 h，取出后用棉签擦去滤膜上表面的细胞，甲醇固定滤膜，吉姆萨染色，于 400 倍显微镜下随机取 5 个视野计数细胞数。各组均设不含有 MCP-1 的 RPMI 1640 作为空白对照。实验采取单人双盲操作，每组实验重复 3 次，取平均数作为趋化细胞数。

（7）双抗体夹心酶联免疫吸附测定（ELISA）法测定大鼠血清中 MCP-1、TNF-α、IL-6、IL-10 的含量

具体操作严格按照说明书进行。

（二）实验结果

1. 对 SHR 心、脑、肾组织形态学的影响

（1）光镜检查结果

心肌：SHR 模型组心肌纤维轻度水肿，炎症细胞浸润（图 4-1-21）；正常对照组，芒果苷高、中、低剂量组及苯那普利组未见明显病变。正常对照组心肌的光镜检查结果见图 4-1-22。

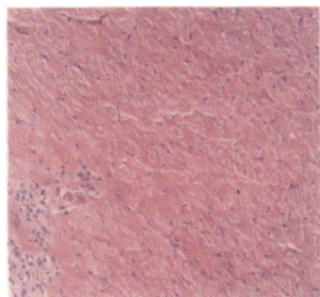

图 4-1-21　SHR 模型组心肌（×200 倍）

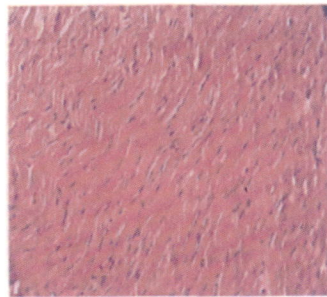

图 4-1-22　正常对照组心肌（×200 倍）

肾小球：SHR 模型组肾小球萎缩，坏死，管腔轻微变窄（图 4-1-23）；正常对照组，芒果苷高、中、低剂量组及苯那普利组未见明显病变。正常对照组肾小球的光镜检查结果见图 4-1-24。

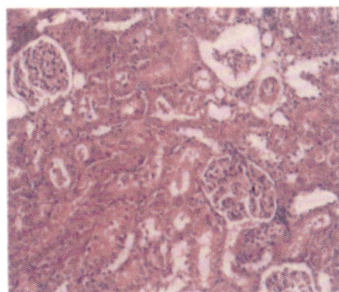

图 4-1-23　SHR 模型组肾小球（×200 倍）

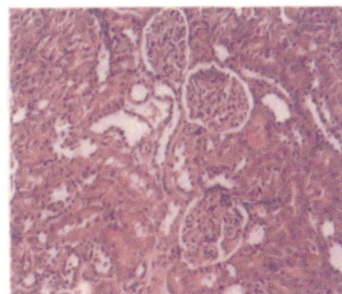

图 4-1-24　正常对照组肾小球（×200 倍）

脑组织：SHR 模型组脑组织无明显病变（图 4-1-25）；正常对照组，芒果苷高、中、低剂量组及苯那普利组也未见明显病变。正常对照组脑组织的光镜检查结果见图 4-1-26。

（2）电镜检查结果

心肌：正常对照组大鼠心肌细胞正常，单核，椭圆形，染色质分布均匀，肌原纤维排列有序，线粒体大而圆。SHR 模型组可见凋亡心肌细胞。凋亡心肌细胞核膜皱缩，染色质凝聚、趋边，在核膜下聚集成斑块状；部分核仁消失；偶见细胞核固缩。肌原纤维模糊、排列紊乱、部分溶解，以闰盘两侧为重，部分心肌细胞线粒体肿胀、嵴紊乱、断裂或溶解，内有大小不等的空泡区形成。与 SHR 模型组比较，

芒果苷高、中、低剂量组及苯那普利组病变明显减轻（图4-1-27）。

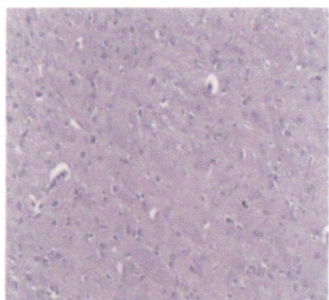

图4-1-25　SHR模型组脑组织（×200倍）

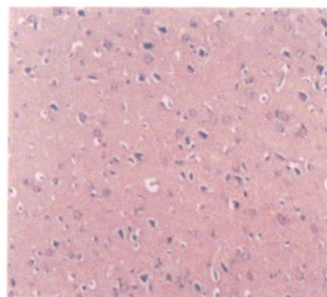

图4-1-26　正常对照组脑组织（×200倍）

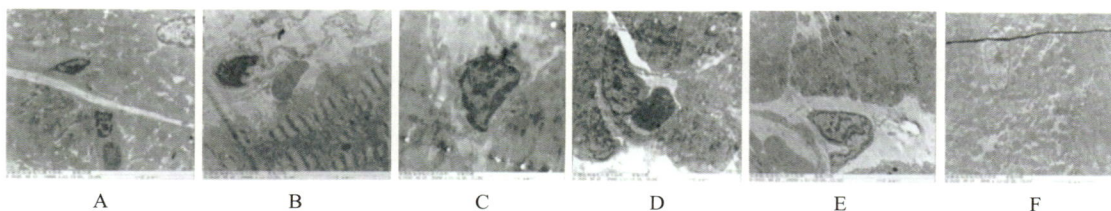

A.正常对照组；B.SHR模型组；C.芒果苷高剂量组；D.芒果苷中剂量组；E.芒果苷低剂量组；F.苯那普利组。

图4-1-27　透射电镜下各组心肌超微结构改变（×65 000倍）

肾小球：正常对照组大鼠肾小球系膜区形态结构正常，系膜细胞未增多，基底膜厚度均匀，足突未融合；SHR模型组大鼠肾小球系膜区轻度扩大，系膜细胞增多，基底膜未见明显增厚，部分足突轻微融合。与SHR模型组比较，芒果苷高、中、低剂量组及苯那普利组大鼠肾小球系膜区无明显扩大，系膜细胞未增多，基底膜厚度尚均匀，未见明显增厚，足突无明显融合（图4-1-28）。

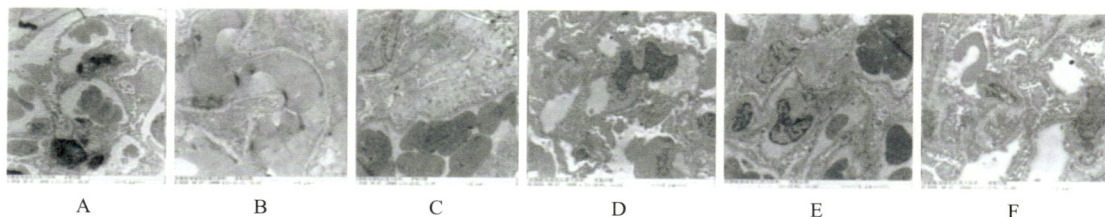

A.正常对照组；B.SHR模型组；C.芒果苷高剂量组；D.芒果苷中剂量组；E.芒果苷低剂量组；F.苯那普利组。

图4-1-28　透射电镜下各组肾小球超微结构改变（×65 000倍）

2. 对SHR外周血单个核细胞活化及血清炎性因子表达的影响

（1）芒果苷对血压的影响

共测定3个时间点的动态血压值，随着时间的推移，正常对照组血压维持稳定，模型组血压呈不断增高的趋势，用药组无明显规律。

在组间比较方面，3个时间点的模型组血压均较正常对照组显著升高（$P<0.01$）；苯那普利组与模型组比较，血压显著降低（$P<0.01$）；芒果苷各剂量组与模型组比较，血压有所降低，但差异没有统计学意义（$P>0.05$）；而芒果苷各剂量组血压显著高于苯那普利组（$P<0.01$）。结果见表4-1-30。

表 4-1-30　不同时间各组大鼠血压值比较（$\bar{x}\pm s$, $n=10$）

组别	给药前	给药后 4 周	给药后 8 周
正常对照组	113.05 ± 2.34	112.36 ± 3.45	114.33 ± 6.58
模型组	162.43 ± 30.55**	174.39 ± 31.33**	187.59 ± 37.77**
苯那普利组	164.37 ± 32.34	147.36 ± 23.35··	155.25 ± 34.54··
芒果苷高剂量组	163.38 ± 31.28	170.21 ± 29.50**	181.21 ± 34.40**
芒果苷中剂量组	162.56 ± 30.36	171.26 ± 30.40**	183.26 ± 32.60**
芒果苷低剂量组	165.49 ± 29.38	172.45 ± 32.78**	184.45 ± 33.58**

注：与正常对照组比较，**$P<0.01$；与模型组比较，··$P<0.01$；与苯那普利组比较，**$P<0.01$。

（2）芒果苷对全血白细胞总数的影响

与正常对照组比较，模型组的全血白细胞总数明显增加（$P<0.05$）；芒果苷高剂量组可明显降低全血白细胞总数（$P<0.05$），芒果苷中、低剂量组与模型组比较，白细胞总数有所降低，但差异无统计学意义（$P>0.05$）。结果见表 4-1-31。

表 4-1-31　各组全血白细胞总数比较（$\bar{x}\pm s$, $n=10$）

组别	白细胞总数/（$\times 10^9$/L）
正常对照组	7.45 ± 1.08
模型组	11.73 ± 1.34*
苯那普利组	7.85 ± 1.12·
芒果苷高剂量组	8.23 ± 1.18·
芒果苷中剂量组	10.34 ± 1.75
芒果苷低剂量组	11.38 ± 1.03

注：与正常对照组比较，*$P<0.05$；与模型组比较，·$P<0.05$。

（3）芒果苷对单核细胞趋化数的影响

与正常对照组比较，模型组单核细胞趋化数明显升高（$P<0.05$）；与模型组比较，苯那普利组以及芒果苷高、低剂量组单核细胞趋化数明显降低（$P<0.05$）。结果见表 4-1-32。

表 4-1-32　各组单核细胞趋化数比较（$\bar{x}\pm s$, $n=10$）

组别	单核细胞趋化数/（$\times 10^9$/L）
正常对照组	39.45 ± 3.08
模型组	65.03 ± 1.34*
苯那普利组	40.25 ± 1.32·
芒果苷高剂量组	43.23 ± 2.18·
芒果苷中剂量组	50.34 ± 1.76
芒果苷低剂量组	45.38 ± 2.08·

注：与正常对照组比较，*$P<0.05$；与模型组比较，·$P<0.05$。

（4）芒果苷对血清MCP-1含量的影响

与正常对照组比较，模型组MCP-1含量有所升高，但差异没有统计学意义（$P>0.05$）；与模型组比较，芒果苷各剂量组均可明显降低MCP-1含量（$P<0.05$）；芒果苷高、中剂量组MCP-1含量明显低于苯那普利组（$P<0.05$）。结果见表4-1-33。

表4-1-33　各组血清MCP-1含量比较（$\bar{x}\pm s$，$n=10$）

组别	MCP-1/（ng/L）
正常对照组	19.22 ± 12.32
模型组	28.12 ± 10.64
苯那普利组	27.63 ± 7.32
芒果苷高剂量组	14.43 ± 4.11**
芒果苷中剂量组	16.65 ± 3.47**
芒果苷低剂量组	16.93 ± 2.05*

注：与模型组比较，*$P<0.05$；与苯那普利组比较，*$P<0.05$。

（5）芒果苷对血清炎性因子含量的影响

与正常对照组比较，模型组TNF-α含量有所升高，但差异没有统计学意义（$P>0.05$）；芒果苷低剂量组可以明显降低模型组大鼠TNF-α含量，芒果苷低剂量组TNF-α含量明显低于苯那普利组，差异均有统计学意义（$P<0.05$）。与正常对照组比较，模型组IL-6含量有所升高，芒果苷各剂量组均可降低模型组大鼠IL-6含量，但差异均没有统计学意义（$P>0.05$）。与正常对照组比较，模型组IL-10含量显著降低（$P<0.01$）；苯那普利组以及芒果苷中、低剂量组均可显著升高模型组大鼠IL-10含量，芒果苷高剂量组IL-10含量显著低于苯那普利组（$P<0.01$）。结果见表4-1-34。

表4-1-34　各组血清炎性因子含量比较（$\bar{x}\pm s$，$n=10$）

组别	TNF-α/（ng/L）	IL-6/（ng/L）	IL-10/（ng/L）
正常对照组	1.62 ± 0.31	1.22 ± 0.17	0.24 ± 0.11
模型组	2.12 ± 0.91	1.42 ± 0.21	0.06 ± 0.11**
苯那普利组	2.63 ± 0.51	1.74 ± 0.49	1.25 ± 0.62**
芒果苷高剂量组	1.84 ± 1.13	1.31 ± 0.09	0.15 ± 0.01△△
芒果苷中剂量组	2.16 ± 1.82	1.08 ± 0.33	0.57 ± 0.36**
芒果苷低剂量组	1.05 ± 0.06*△	1.01 ± 0.11	0.71 ± 0.49**

注：与正常对照组比较，**$P<0.01$；与模型组比较，**$P<0.01$，*$P<0.05$；与苯那普利组比较，△△$P<0.01$，△$P<0.05$。

八、芒果苷联合葛根素对自发性高血压大鼠肾脏炎性损伤的协同保护作用

芒果苷对自发性高血压大鼠（SHR）肾脏组织形态学具有改善作用，包括对炎症损伤的改善作

用[18]。葛根素是从豆科植物野葛 *Pueraria lobata* (Willd.) Ohwi 的块根中提取的一种黄酮苷，是葛根的主要有效成分之一。葛根素具有降压作用，也可保护人体靶器官[19-20]。因此，本实验选择 SHR 作为高血压动物模型，分析芒果苷联合葛根素对 SHR 肾脏炎性损伤的协同保护作用。结果表明，芒果苷联合葛根素对肾脏组织形态学没有明显的影响，但芒果苷联合葛根素可以一定程度地下调大鼠肾脏组织异常升高的炎性损伤因子的水平，两药联用对自发性高血压大鼠肾脏炎症有一定的协同保护作用。

（一）实验方法

1. 动物分组及处理

将 8 只同源正常血压大鼠作为对照组 A，再将 72 只自发性高血压大鼠随机分为模型组 B、苯那普利（10 mg/kg）组 C、芒果苷（20 mg/kg）组 D、葛根素片（20 mg/kg）组 E、芒果苷（20 mg/kg）+葛根素片（10 mg/kg）组 F、芒果苷（20 mg/kg）+葛根素片（20 mg/kg）组 G、芒果苷（20 mg/kg）+葛根素片（40 mg/kg）组 H、葛根素片（20 mg/kg）+芒果苷（10 mg/kg）组 I、葛根素片（20 mg/kg）+芒果苷（40 mg/kg）组 J，组 C 至组 J 中药物剂量为每日用量。对照组 A 与模型组 B 给予等容量三蒸水，均按每日 10 ml/kg 连续灌胃。各组大鼠灌胃给药 2 个月后停药，杀鼠前禁食 12 h。

2. 实验取材

称量大鼠体重后，用 10% 水合氯醛麻醉大鼠，麻醉剂量 0.3 mg/kg，剪开大鼠腹部，先于大鼠腹主动脉抽取血样，后剪下 1 对肾脏，用生理盐水洗净。以上材料均分为 2 部分，一半放入 10% 福尔马林溶液中固定，另一半用液氮速冻，保存于 -80 ℃待测。

3. 光镜操作步骤

将肾组织用 4% 多聚甲醛固定，脱水前用自来水冲洗过夜，全自动脱水机各级乙醇脱水、TO 透明液透明、2 次浸蜡；包埋机常规石蜡包埋；轮转式切片机切片 5 μm；HE 染色；切片以 TO 透明液透明，加拿大树胶封片供镜检。

4. 免疫组织化学检查

肾组织用 10% 福尔马林溶液固定、脱水、透明、石蜡包埋及切片，进行免疫组织化学染色。切片常规脱蜡水化，用 3%H_2O_2-甲醇溶液室温孵育 5 ~ 10 min，以封闭内源性过氧化物酶；再用蒸馏水冲洗，PBS 浸泡 5 min，重复 3 次；滴加 5% ~ 10% 正常山羊血清（PBS 稀释）封闭，室温孵育 10 min，倾去血清，勿洗；后滴加一抗［兔抗鼠 TNF-α 抗体、兔抗鼠 IL-6 抗体、兔抗鼠 IL-10 抗体（1∶200）］工作液，于 4 ℃过夜；次日用 PBS 冲洗 3 次，每次 5 min，滴加适量生物素标记二抗工作液，于 37 ℃孵育 10 ~ 30 min；用 PBS 冲洗 3 次，每次 5 min。滴加适量的辣根酶标记的链霉卵白素工作液，于 37 ℃孵育 10 ~ 30 min；用 PBS 冲洗 3 次，每次 5 min。室温下滴加二氨基联苯胺（DAB）显色液 3 ~ 15 min，自来水充分冲洗，苏木素复染，常规脱水、透明、封片，在光镜 200 倍视野下，随机采集图像，阳性表达区域用 Image-Pro Plus 6.0 图像分析系统（Media Cybernetics，Inc.）测平均光密度。

5. 酶联免疫吸附测定

用 pH 为 7.4 的 PBS 将抗体稀释，在每个聚苯乙烯板的反应孔中加 0.1 ml，于 4 ℃过夜。次日，弃去孔内溶液，用洗涤缓冲液洗 3 次，每次 3 min。加稀释的待检样品 0.1 ml 于上述已包被之反应孔中，置 37 ℃孵育 1 h，然后洗涤（同时做空白对照孔、阴性对照孔及阳性对照孔）。将新鲜稀释的酶标抗体 0.1 ml 加入各反应孔中，于 37 ℃孵育 0.5 ~ 1 h，洗涤。在各反应孔中加入临时配制的 TMB 底物溶液 0.1 ml，37 ℃孵育 10 ~ 30 min。加入 2 mol/L 硫酸 0.05 ml 终止反应。在 ELISA 检测仪上，于 450 nm 处，以空白对照孔调零后测各孔 OD 值。

（二）实验结果

1. 大鼠肾脏组织病理形态学结果

各组别动物肾被膜完整，未见结缔组织增生及炎性渗出；皮质内肾小球未见血管增生及萎缩纤维化，亦无变性、坏死；肾曲小管无颗粒变性、玻璃样变和坏死，髓袢及集合小管内未见细胞及蛋白管型；间质无充血及各类炎症细胞浸润；肾盂黏膜完整，未见变性、坏死、脱落。各组别病理形态学结果见图 4-1-29。

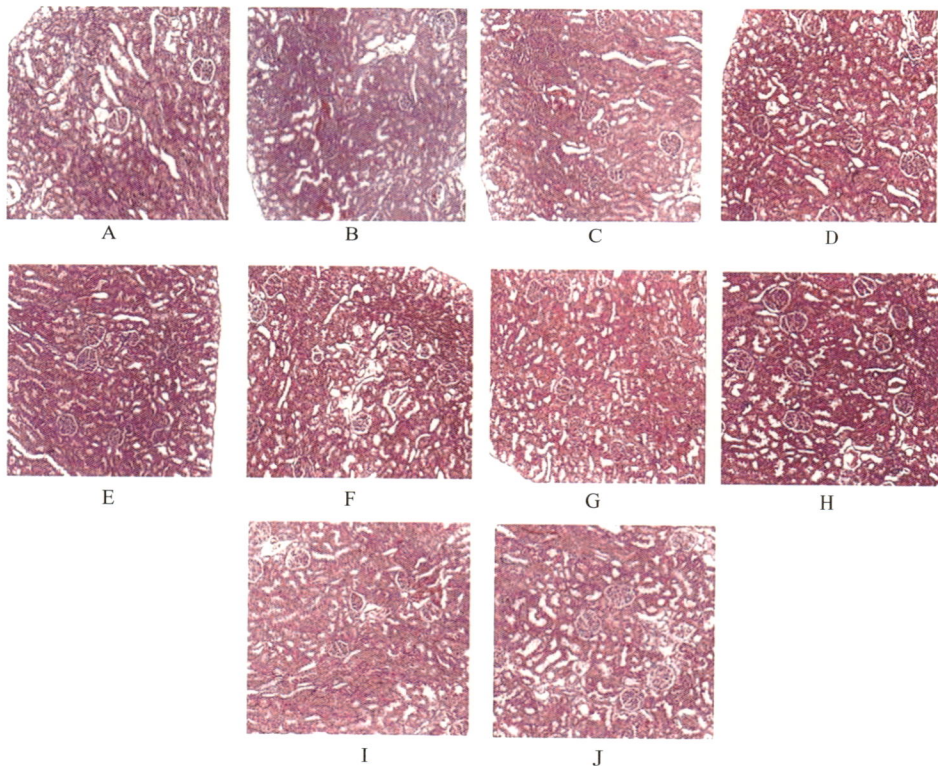

A. 对照组；B. 模型组；C. 苯那普利（10 mg/kg）组；D. 芒果苷（20 mg/kg）组；E. 葛根素片（20 mg/kg）组；
F. 芒果苷（20 mg/kg）+葛根素片（10 mg/kg）组；G. 芒果苷（20 mg/kg）+葛根素片（20 mg/kg）组；
H. 芒果苷（20 mg/kg）+葛根素片（40 mg/kg）组；I. 芒果苷（10 mg/kg）+葛根素片（20 mg/kg）组；
J. 芒果苷（40 mg/kg）+葛根素片（20 mg/kg）组。

图 4-1-29　各组大鼠肾脏组织病理形态学比较（HE，×200）

2. 大鼠肾脏组织 IL-6、IL-10、TNF-α 免疫组织化学检测结果

与 A 组比较，B 组大鼠肾脏组织 IL-6 表达量极显著升高（P＜0.01），提示造模成功。与 B 组比较，C 组、D 组、E 组、I 组、J 组大鼠肾脏组织 IL-6 表达量极显著降低（P＜0.01），其余各组有降低趋势，提示芒果苷联合葛根素可下调大鼠肾脏组织异常升高的 IL-6 水平。各组别大鼠肾脏组织 IL-6 免疫组织化学表达见图 4-1-30。

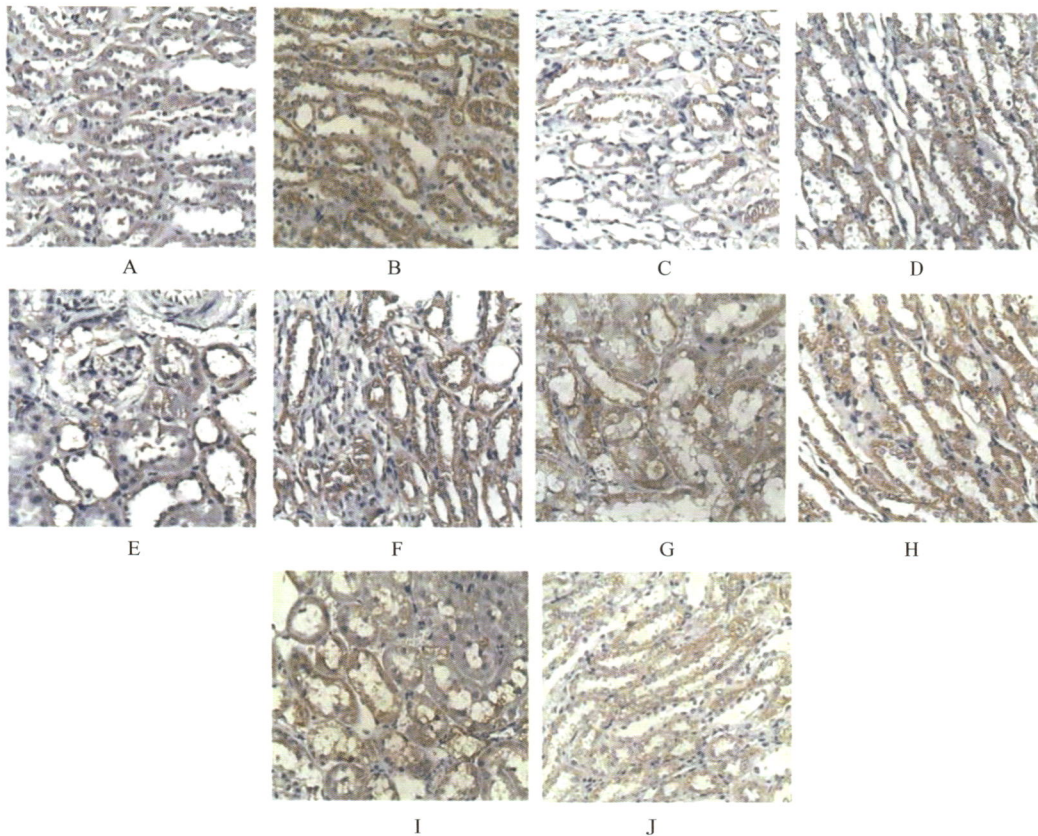

A. 对照组；B. 模型组；C. 苯那普利（10 mg/kg）组；D. 芒果苷（20 mg/kg）组；E. 葛根素片（20 mg/kg）组；
F. 芒果苷（20 mg/kg）+葛根素片（10 mg/kg）组；G. 芒果苷（20 mg/kg）+葛根素片（20 mg/kg）组；
H. 芒果苷（20 mg/kg）+葛根素片（40 mg/kg）组；I. 芒果苷（10 mg/kg）+葛根素片（20 mg/kg）组；
J. 芒果苷（40 mg/kg）+葛根素片（20 mg/kg）组。

图 4-1-30 各组大鼠肾脏组织 IL-6 免疫组织化学表达（HE，×200）

与 A 组比较，B 组大鼠肾脏组织 IL-10 表达量极显著升高（P＜0.01），提示造模成功。与 B 组比较，G 组、H 组、J 组大鼠肾脏组织 IL-10 表达量极显著降低（P＜0.01），C 组、F 组、I 组大鼠肾脏组织 IL-10 表达量显著降低（P＜0.05），其余各组大鼠肾脏组织 IL-10 表达量有降低趋势，提示芒果苷联合葛根素可下调大鼠肾脏组织异常升高的 IL-10 水平。各组别大鼠肾脏组织 IL-10 免疫组织化学表达见图 4-1-31。

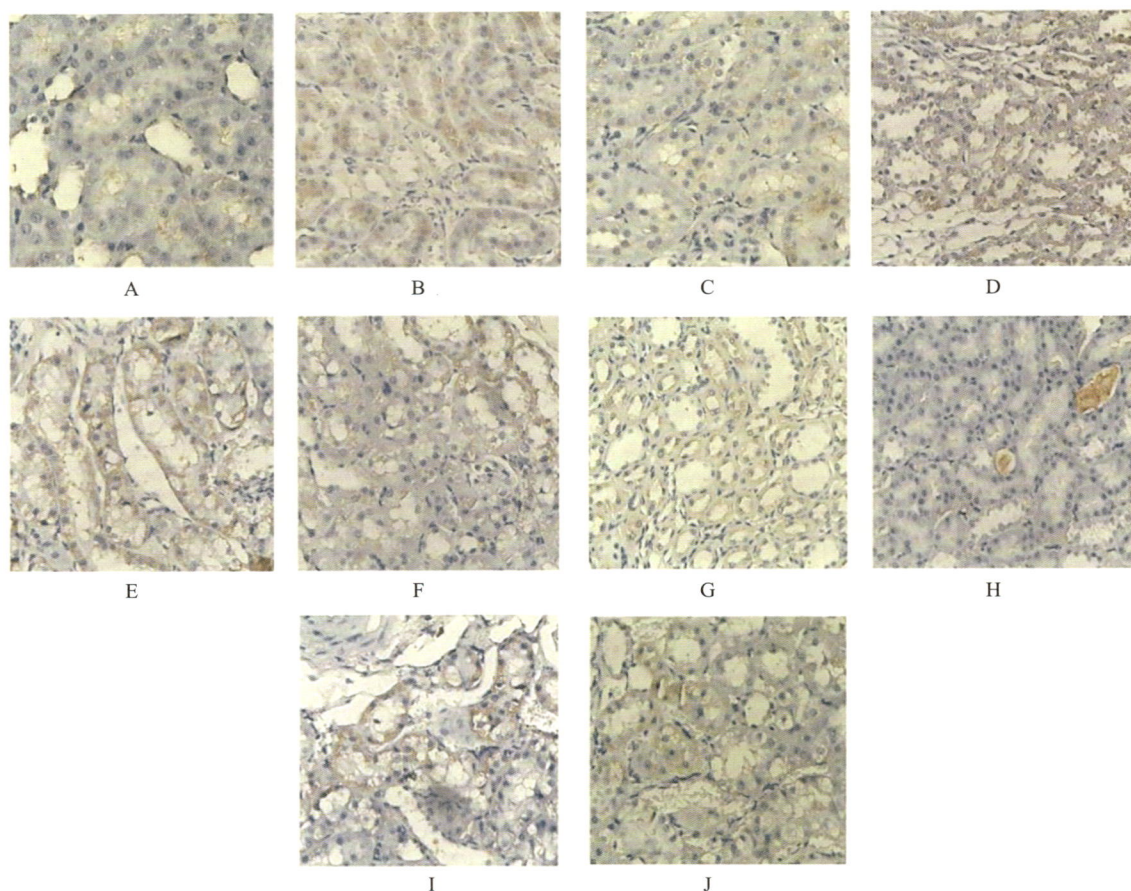

A. 对照组；B. 模型组；C. 苯那普利（10 mg/kg）组；D. 芒果苷（20 mg/kg）组；E. 葛根素片（20 mg/kg）组；

F. 芒果苷（20 mg/kg）+葛根素片（10 mg/kg）组；G. 芒果苷（20 mg/kg）+葛根素片（20 mg/kg）组；

H. 芒果苷（20 mg/kg）+葛根素片（40 mg/kg）组；I. 芒果苷（10 mg/kg）+葛根素片（20 mg/kg）组；

J. 芒果苷（40 mg/kg）+葛根素片（20 mg/kg）组。

图 4-1-31　各组大鼠肾脏组织 IL-10 免疫组织化学表达（HE，×200）

与 A 组比较，B 组大鼠肾脏组织 TNF-α 表达量极显著升高（$P < 0.01$），提示造模成功。与 B 组比较，C 组大鼠肾脏组织 TNF-α 表达量极显著降低（$P < 0.01$），E 组、G 组、I 组大鼠肾脏组织 TNF-α 表达量显著降低（$P < 0.05$），其余各组大鼠肾脏组织 TNF-α 表达量有降低趋势，提示芒果苷联合葛根素可下调大鼠肾脏组织异常升高的 TNF-α 水平。各组别大鼠肾脏组织 TNF-α 免疫组织化学表达见图 4-1-32。

各组别大鼠肾脏组织 IL-6、IL-10、TNF-α 平均光密度值见图 4-1-33。

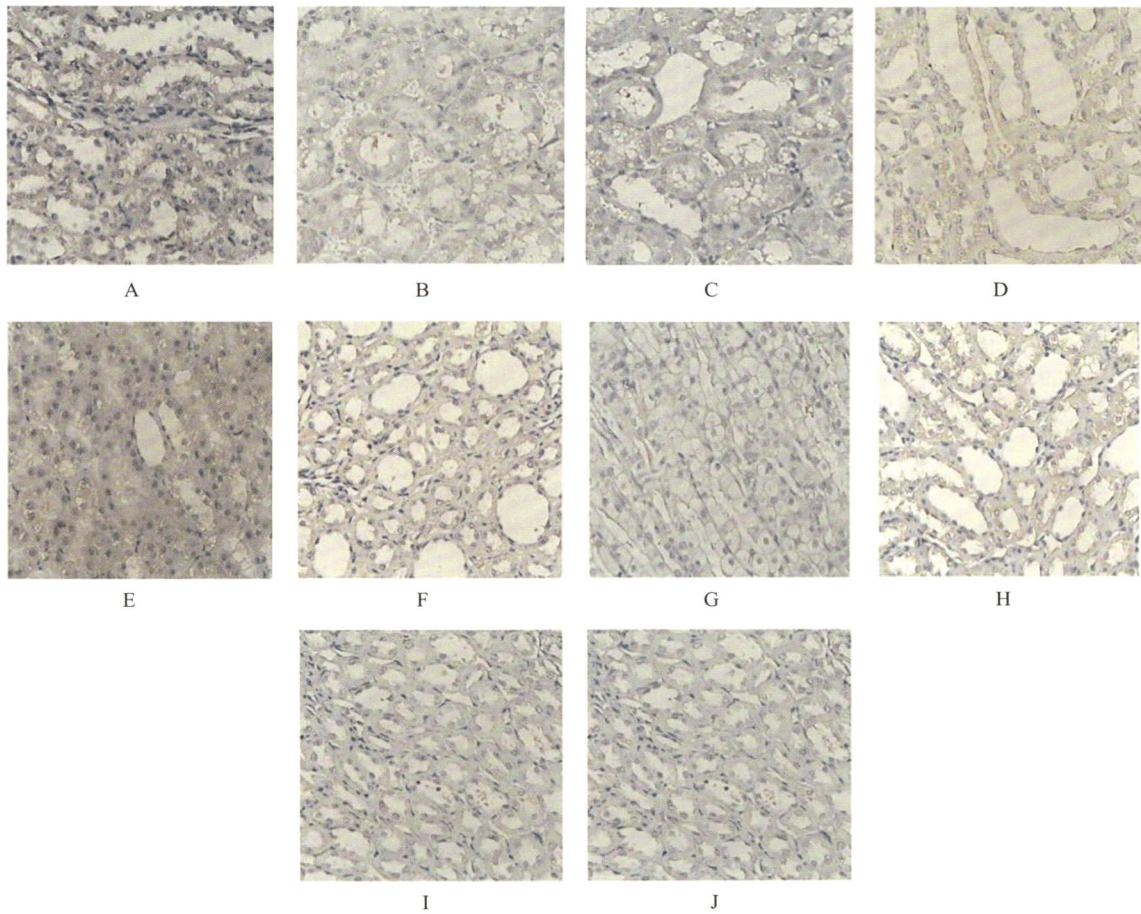

A. 对照组；B. 模型组；C. 苯那普利（10 mg/kg）组；D. 芒果苷（20 mg/kg）组；E. 葛根素片（20 mg/kg）组；
F. 芒果苷（20 mg/kg）+葛根素片（10 mg/kg）组；G. 芒果苷（20 mg/kg）+葛根素片（20 mg/kg）组；
H. 芒果苷（20 mg/kg）+葛根素片（40 mg/kg）组；I. 芒果苷（10 mg/kg）+葛根素片（20 mg/kg）组；
J. 芒果苷（40 mg/kg）+葛根素片（20 mg/kg）组。

图 4-1-32　各组大鼠肾脏组织 TNF-α 免疫组织化学表达（HE，×200）

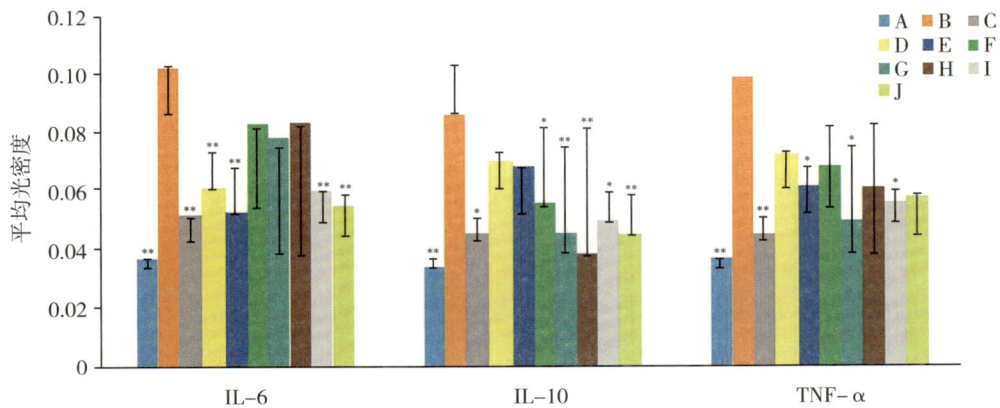

用 t 检验法进行分析。与 B 组比较，**表示差异极显著（$P<0.01$），*表示差异显著（$P<0.05$）。

图 4-1-33　各组大鼠肾脏组织 IL-6、IL-10、TNF-α 平均光密度值（$n=8$，$\bar{x}\pm s$）

3. 大鼠肾脏组织 IL-6、IL-10、TNF-α 酶联免疫吸附测定分析结果

与 A 组比较，B 组大鼠肾脏组织 IL-6 含量显著升高（$P<0.01$），提示造模成功。与 B 组比较，G 组、I 组大鼠肾脏组织 IL-6 含量极显著降低（$P<0.01$），H 组、J 组大鼠肾脏组织 IL-6 含量显著降低（$P<0.05$），其余各组大鼠肾脏组织 IL-6 含量有降低趋势，提示芒果苷联合葛根素可下调大鼠肾脏组织异常升高的 IL-6 水平。

与 A 组比较，B 组大鼠肾脏组织 IL-10 含量极显著升高（$P<0.01$），提示造模成功。与 B 组比较，I 组、J 组大鼠肾脏组织 IL-10 含量极显著降低（$P<0.01$），G 组、H 组大鼠肾脏组织 IL-10 含量显著降低（$P<0.05$），其余各组大鼠肾脏组织 IL-10 含量有降低趋势，提示芒果苷联合葛根素可下调大鼠肾脏组织异常升高的 IL-10 水平。

与 A 组比较，B 组大鼠肾脏组织 TNF-α 含量显著升高（$P<0.05$），提示造模成功。与 B 组比较，C 组、D 组、H 组、J 组大鼠肾脏组织 TNF-α 含量显著降低（$P<0.05$），其余各组大鼠肾脏组织 TNF-α 含量有降低趋势，提示芒果苷联合葛根素可降低大鼠肾脏组织异常升高的 TNF-α 水平。

各组大鼠肾脏组织 IL-6、IL-10、TNF-α 用 ELISA 法检测结果见表 4-1-35。

表 4-1-35　各组大鼠肾脏组织 IL-6、IL-10、TNF-α 含量比较（$n=8$，$\bar{x}\pm s$）

组别	IL-6/（pg/ml）	IL-10/（pg/ml）	TNF-α/（pg/ml）
A 组	1.62 ± 0.31	52.19 ± 5.97**	184.43 ± 25.19*
B 组	3.25 ± 1.12	79.45 ± 2.05	212.87 ± 0.06
C 组	2.71 ± 0.23	74.10 ± 14.67	207.92 ± 2.79*
D 组	2.16 ± 0.48	70.07 ± 23.99	200.02 ± 13.69*
E 组	3.09 ± 0.73	88.90 ± 20.09	209.91 ± 4.13
F 组	2.20 ± 1.48	75.00 ± 29.06	192.91 ± 30.41
G 组	1.09 ± 0.16**	61.02 ± 19.42*	211.46 ± 1.91
H 组	1.68 ± 0.70*	68.93 ± 15.24*	209.53 ± 3.21*
I 组	1.12 ± 0.24**	43.96 ± 9.31**	190.76 ± 24.65
J 组	1.52 ± 0.99*	49.08 ± 17.67**	161.29 ± 52.17*

注：用 t 检验法进行分析。与 B 组比较，** 表示差异极显著（$P<0.01$），* 表示差异显著（$P<0.05$）。

九、芒果核仁抗炎作用研究

芒果为漆树科芒果属热带常绿大乔木，其果核占芒果总重的 20%～60%，其中核仁占芒果核总重的 45%～75%[21]，但芒果核仁常被作为废弃物，未能得到有效利用。芒果核仁具有补肾、祛肾寒的功效，用于肾虚、肾寒之腰腿痛。另外，芒果核仁还具有健脾、止咳、化痰、行气与消积的功效，用于饮食积滞、食欲不振、咳嗽、疝气和睾丸炎等症[22]。已有研究表明，芒果核仁具有抑菌作用[23-24]，但芒果核仁的抗炎作用还未见报道。本课题组从红象牙芒果核仁 95% 乙醇提取物的正丁醇萃取部位中

获得 8 个化合物，经过结构鉴定，8 个化合物分别为没食子酸（1）、4-O-乙基没食子酸（2）、柠檬酸
（3）、1,2,3,4,6-五-O-没食子酰葡萄糖（4）、1,3,6-三-O-没食子酰葡萄糖（5）、金丝桃苷（6）、槲
皮素-3-O-鼠李糖（7）、芒果苷（8）。现对芒果核仁水提物、芒果核仁单体化合物的抗炎作用及抗炎
药效物质基础进行探讨，为该药的进一步研究开发及临床应用提供实验基础。结果表明，芒果核仁提取
物具有良好的体外抗炎作用，单体化合物 1、2、4～8 为红象牙芒果核仁抗炎活性成分，芒果苷和没食
子酸系列衍生物为芒果核仁提取物中主要的抗炎活性物质。

（一）实验方法

通过脂多糖（LPS）诱导小鼠 RAW264.7 巨噬细胞的体外炎症模型，研究芒果核仁（MIS）水提物、
单体化合物的体外抗炎作用；采用超高效液相色谱仪串联四级杆/飞行时间质谱（UPLC-Q/TOF）结合
NF-κB 荧光素酶报告基因检测系统筛选 MIS 提取物中具有抗炎活性的化学成分，阐释芒果核仁的抗炎
药效物质基础。

1. 芒果核仁水提物、单体化合物对 LPS 诱导小鼠 RAW264.7 巨噬细胞的体外抗炎作用研究

（1）细胞培养

取小鼠 RAW264.7 巨噬细胞于 37 ℃水浴锅中快速复苏，接种于含有 10% 胎牛血清（FBS）、100 U/ml
青霉素和 0.1 mg/ml 链霉素的双抗混合液的 DMEM 基质中，置于含 5%CO$_2$、37 ℃的培养箱中培养，隔
天换液 1 次。待细胞生长至 70%～80% 时，用胰蛋白酶消化，制成单细胞悬液，传代培养。

（2）MTT 法测定不同浓度芒果核仁水提物对小鼠 RAW264.7 巨噬细胞生长的影响

取对数生长期贴壁的小鼠 RAW264.7 巨噬细胞，用胰蛋白酶消化，制成单细胞悬液，种植于 96 孔板
中，每孔中 1.0×10^5 个细胞，置于含 5%CO$_2$ 培养箱中于 37 ℃的环境中培养 24 h，弃上清液。空白对照组
采用含 10%FBS 的 DMEM 基培养，用药组分别采用终浓度为 2.0 mg/ml、1.5 mg/ml、1.0 mg/ml、
0.5 mg/ml、0.25 mg/ml、0.125 mg/ml、0.062 5 mg/ml 的芒果核仁水提物处理细胞，每个浓度设 6 个复孔。
继续在含 5%CO$_2$、37 ℃的培养箱中培养，孵育 24 h 后，分别向每孔中加入 10 μl 5 mg/ml 的 MTT，培
养 4 h 后倾出培养液，每孔加入 100 μl DMSO，振荡 10 min，使甲臜充分溶解，在酶标仪上于 492 nm
波长测定光密度（OD），计算细胞活力。

（3）MTT 法测定不同浓度芒果核仁单体化合物对小鼠 RAW264.7 巨噬细胞生长的影响

取对数生长期贴壁的小鼠 RAW264.7 巨噬细胞，用胰蛋白酶消化，制成单细胞悬液，种植于 96 孔
板中，每孔中 1.0×10^5 个细胞，置于含 5%CO$_2$、37 ℃的培养箱中培养 24 h，弃上清液。空白对照组采
用含少许 DMSO 的 10%FBS 的 DMEM 基培养（DMSO 在样品中的终浓度小于 0.1%），用药组分别采
用配制好的各浓度（5～100 μmol/L）的芒果核仁单体化合物处理细胞，每个浓度设 3 个复孔。继续在含
5%CO$_2$、37 ℃的培养箱中培养，孵育 24 h 后，分别向每孔中加入 10 μl MTT（母液浓度为 5 mg/ml），培
养 4 h 后倾出培养液，每孔加入 DMSO100 μl，振荡 10 min，使甲臜充分溶解，在酶标仪上于 540 nm 波
长测定 OD。重复实验 3 次。按以下公式计算细胞活力：细胞活力（%）=（$A_{用药组}/A_{对照组}$）×100%。

（4）芒果核仁水提物对 LPS 诱导的小鼠 RAW264.7 巨噬细胞生长和产生 NO 的影响

取对数生长期贴壁的小鼠 RAW264.7 巨噬细胞，用胰蛋白酶消化，制成单细胞悬液，种植于 96 孔板中，每孔中 1.0×10^5 个细胞，置于含 5%CO_2、37 ℃的培养箱中培养 24 h，弃上清液。空白对照组采用含 10%FBS 的 DMEM 基培养，模型组采用终浓度为 1.0 μg/ml 的 LPS 处理细胞，用药组分别采用终浓度为 1.5 mg/ml、1.0 mg/ml、0.5 mg/ml、0.25 mg/ml、0.125 mg/ml、0.062 5 mg/ml 的芒果核仁水提物处理细胞 1 h 后，再加入终浓度为 1.0 μg/ml 的 LPS。每个浓度设 6 个复孔。继续放在含 5%CO_2 培养箱中于 37 ℃环境中培养，孵育 24 h 后，分别向每孔中加入 10 μl 5 mg/ml 的 MTT，培养 4 h 后倾出培养液，每孔加入 100 μl DMSO，振荡 10 min，使甲瓒充分溶解，在酶标仪上于 492 nm 波长测定 OD，并计算细胞活力。

将 100 μmol/L、80 μmol/L、60 μmol/L、40 μmol/L、20 μmol/L 的 $NaNO_2$ 标准溶液，按每孔 50 μl 加入 96 孔板中，每个浓度设 6 个复孔。各孔再按每孔 50 μl 加入格里斯试剂 I（Griess reagent I），最后按每孔 50 μl 加入格里斯试剂 II（Griess reagent II），摇匀，室温静置 10 min，用酶标仪在 540 nm 下测定 OD。根据 $NaNO_2$ 标准溶液的浓度及在加入格里斯试剂 I 和格里斯试剂 II 后的 OD 绘制的标准曲线为 $Y = 6.1 \times 10^{-3}X + 0.088\,5$（$r = 0.999\,7$），表明 20～100 μmol/L 的 $NaNO_2$ 与 OD 具有较好的线性关系。取对数生长期贴壁的小鼠 RAW264.7 巨噬细胞，用胰蛋白酶消化，制成单细胞悬液，种植于 96 孔板中，每孔中 1.0×10^5 个细胞，置于含 5%CO_2 培养箱中于 37 ℃的环境中培养 24 h，弃上清液。空白对照组采用含 10%FBS 的 DMEM 基培养，模型组采用终浓度为 1.0 μg/ml 的 LPS 处理细胞，用药组分别采用终浓度为 1.5 mg/ml、1.0 mg/ml、0.5 mg/ml、0.25 mg/ml、0.125 mg/ml 和 0.062 5 mg/ml 的芒果核仁水提物处理细胞 2 h 后，再加入终浓度为 1.0 μg/ml 的 LPS。每个浓度设 6 个复孔。在含 5%CO_2 培养箱中于 37 ℃环境中培养 24 h 后，从每孔中吸取 50 μl 的细胞液放到另一空白的 96 孔板中，按每孔 50 μl，在各孔中加入室温格里斯试剂 I 后，再按每孔 50 μl，在各孔中加入室温格里斯试剂 II，摇匀，室温静置 10 min，用酶标仪在 540 nm 下测定上清液的 OD。通过测定细胞上清液中亚硝酸盐（NO_2^-）的浓度间接反映 NO 生成量，根据 $NaNO_2$ 标准曲线计算细胞培养上清液中 NO_2^- 的浓度以及对 NO 释放的抑制率。

（5）芒果核仁单体化合物对 LPS 诱导的小鼠 RAW264.7 巨噬细胞产生 NO 的影响

取对数生长期贴壁的小鼠 RAW264.7 巨噬细胞，用胰蛋白酶消化，制成单细胞悬液，种植于 96 孔板中，每孔中 1.0×10^5 个细胞，置于含 5%CO_2、37 ℃的培养箱中培养 24 h，弃上清液。空白对照组采用含少许 DMSO 的 10%FBS 的 DMEM 基培养（DMSO 在样品中的终浓度小于 0.1%），模型组采用终浓度为 1.0 μg/ml 的 LPS 处理细胞，用药组分别采用配制好的各浓度（5～50 μmol/L）的芒果核仁单体化合物处理细胞 2 h 后，再加入终浓度为 1.0 μg/ml 的 LPS。每个浓度设 3 个复孔。在含 5%CO_2、37 ℃的培养箱中培养 24 h 后，每孔吸取 50 μl 的细胞液放到另一空白的 96 孔板中，按每孔 50 μl，在各孔中加入室温格里斯试剂 I 后，再按每孔 50 μl，在各孔中加入室温格里斯试剂 II，摇匀，室温静置 10 min，用酶标仪在 540 nm 下测定上清液的光密度 A 值。重复实验 3 次。计算各单体成分各剂量对细胞上清液中亚硝酸盐的抑制率及半抑制率 IC_{50}。抑制率（%）＝（$A_{模型组} - A_{用药组}$）/（$A_{模型组} - A_{空白对照组}$）× 100%。

2. 芒果核仁中抗炎药效物质筛选研究

（1）MIS 实验样品的制备

将 MIS 磨成粉，过 100 目筛，取 10 g 粉末加入 70% 乙醇水溶液 100 ml 超声（40 kHz）提取 30 min，提取液滤过后旋蒸得 MIS 提取物，于 4 ℃ 环境保存，备用。

（2）UPLC-Q/TOF 分析及样品馏分收集

液相条件：Waters Acquity UPLC BEH C_{18} 色谱柱（1.7 μm，100 mm × 2.1 mm），流动相为乙腈（A）、0.1% 甲酸-水（B），体积流量为 0.4 ml/min，柱温 35 ℃，进样浓度 10 mg/ml，进样量 2 μl，二元梯度洗脱：0 ~ 2 min，2%A；2 ~ 4 min，2% ~ 5%A；4 ~ 6 min，5% ~ 10%A；6 ~ 11 min，10% ~ 20%A；11 ~ 13 min，20% ~ 23%A；13 ~ 13.5 min，23% ~ 45%A；13.5 ~ 15 min，45% ~ 90%A。

质谱条件：采用正、负 2 种模式扫描测定。仪器参数如下：ESI；V 模式；毛细管电压 3.0 kV（正模式），2.5 kV（负模式）；锥孔电压 30 V；离子源温度 100 ℃；脱溶剂气温度 350 ℃，流量 600 L/h；锥孔气流量 50 L/h；采样频率 0.1 s；间隔 0.02 s；质量数扫描范围 m/z：100 ~ 1 200；内参校正液 Lockmass 采用亮氨酸-脑啡肽醋酸盐 LEA（555.2931 [M+H]$^+$；553.2775 [M-H]$^-$）。数据采集工作站为 MassLynx 4.1。

馏分收集：采用样品分流同时进行，90% 用于馏分制备，10% 用于质谱分析，使用 96 孔深孔板进行馏分收集，按照 UPLC 分离时间，每隔 30 s 收集 1 份。40 ℃ 减压干燥，残渣用 100 μl 细胞培养基溶解后进行抗炎活性分析。

（3）小鼠耳肿胀实验[25]

将雄性 ICR 小鼠随机分组，每组 10 只，分别以 0.5% 羧甲基纤维素（模型组）、Dex（Dex 组）及不同剂量的 MIS 提取物和芒果苷、没食子酸（给药组）灌胃。各组均每日灌胃给药 1 次，连续给药 3 d。末次给药 45 min 后，小鼠乙醚麻醉下将 100% 二甲苯 0.02 ml 均匀涂在小鼠右耳前后两面，左耳作对照。1.5 h 后将小鼠脱颈处死，沿耳郭基线剪下两耳，用 9 mm 直径打孔器分别在左、右耳的同一部位打下圆耳片，电子天平称质量，以两耳片的质量差作为耳肿胀度，计算耳肿胀抑制率。耳肿胀度、耳肿胀抑制率的计算公式如下。

$$耳肿胀度 = 右耳片质量 - 左耳片质量$$

$$耳肿胀抑制率（\%）=（模型组耳肿胀度 - 给药组耳肿胀度）/ 模型组耳肿胀度 \times 100\%$$

（4）MIS 对 NF-κB 抑制能力的测定[26]

HEK293 细胞培养于 96 孔板中，细胞融合至 60% ~ 70% 时用转染试剂 PEI 将 NF-κB 荧光素酶报告基因质粒 pGL4.32（每孔 100 ng）和内参海肾荧光素酶报告基因质粒 Renilla（每孔 9.6 ng）共转染入细胞内，转染试剂 PEI（1 mg/ml）与 pGL4.32 的比例为 8∶1，转染 24 h 后分别加入用培养基适当稀释的 Dex、不同质量浓度的 MIS 提取物或收集的馏分或芒果苷、没食子酸溶液孵育 6 h，再加入 TNF-α（10 ng/ml）造模 6 h，空白组加入等体积培养基，经细胞裂解液裂解细胞，用双荧光素酶报告基因试剂盒分别检测各组细胞 NF-κB 的荧光值和内参 Renilla 的荧光值。数据以相对荧光比值表示：相对荧光比值 = NF-κB 荧光值/内参 Renilla 荧光值。

（二）实验结果

1.芒果核仁水提物的体外抗炎作用

（1）芒果核仁水提物对小鼠 RAW264.7 巨噬细胞生长的影响

用不同浓度芒果核仁水提物作用 24 h 后，将 2.0 mg/ml 的芒果核仁水提物与空白对照组比较，其 OD 较低，两者比较有极显著性差异（$P<0.01$），且其细胞活力为 92.4%，表明其对 RAW264.7 巨噬细胞的生长增殖有明显的抑制作用。用 0.062 5 mg/ml、0.125 mg/ml、0.25 mg/ml、0.5 mg/ml、1.0 mg/ml、1.5 mg/ml 的药物，细胞活力分别为 101.8%、98.8%、103.3%、100.9%、100.5% 和 98.6%，但分别与空白对照组比较，OD 均无明显差异，表明 0.062 5 mg/ml、0.125 mg/ml、0.25 mg/ml、0.5 mg/ml、1.0 mg/ml、1.5 mg/ml 的药物对细胞的活力无影响（表 4-1-36）。因此，可采用 0.062 5 ~ 1.5 mg/ml 作为后续实验的浓度。

表 4-1-36　芒果核仁水提物对小鼠 RAW264.7 巨噬细胞的活力的影响（$\bar{x}\pm s$，$n=6$）

组别	剂量/（mg/ml）	OD 值	细胞活力/%
空白对照组	—	0.725 ± 0.085	—
芒果核仁组	0.062 5	0.738 ± 0.098	101.8
	0.125	0.716 ± 0.101	98.8
	0.25	0.749 ± 0.123	103.3
	0.5	0.732 ± 0.099	100.9
	1.0	0.729 ± 0.085	100.5
	1.5	0.715 ± 0.103	98.6
	2.0	0.674 ± 0.112*	92.4

注：与空白对照组比较，*$P<0.01$。

（2）芒果核仁水提物对 LPS 诱导的小鼠 RAW264.7 巨噬细胞生长和产生 NO 的影响

1.0 μg/ml 的 LPS 作用 24 h 后，与溶剂对照组比较，OD 显著增加（$P<0.01$），细胞活力为 118.3%，说明 1.0 μg/ml LPS 作用 RAW264.7 巨噬细胞 24 h 后能显著促进细胞活力。1.0 μg/ml LPS 和 0.062 5 ~ 1.5 mg/ml 芒果核仁水提物共同处理细胞 24 h 后，芒果核仁水提物 0.062 5 mg/ml、0.125 mg/ml、0.25 mg/ml、0.5 mg/ml、1.0 mg/ml、1.5 mg/ml 组 OD 与 LPS 模型组比较，均有显著或极显著性降低（$P<0.05$ 或 $P<0.01$）。芒果核仁 0.062 5 mg/ml、0.125 mg/ml、0.25 mg/ml、0.5 mg/ml、1.0 mg/ml、1.5 mg/ml 组细胞活力分别为 109.1%、104.2%、101.3%、98.4%、99.7% 和 100.2%，表明 0.062 5 ~ 1.5 mg/ml 可完全取消 LPS 对细胞活力的增强作用。表 4-1-37 结果提示：0.062 5 ~ 1.5 mg/ml 芒果核仁水提物可能对 LPS 诱导的小鼠 RAW264.7 巨噬细胞生长及增殖活性有抑制作用。

空白对照组的 RAW264.7 巨噬细胞释放出少量 NO，LPS 组 NO 释放量明显高于空白对照组，两者比较有极显著性差异（$P<0.01$），表明 LPS 能明显诱导 RAW264.7 巨噬细胞产生 NO；0.062 5 ~

1.5 mg/ml 的芒果核仁水提物，随浓度的增加，NO 的释放量依次减少，与 LPS 组比较，有显著或极显著性差异（$P<0.05$ 或 $P<0.01$），表明芒果核仁水提物对 LPS 诱导的 RAW264.7 巨噬细胞 NO 的释放均有抑制作用，并随着剂量的增加而增强（表 4-1-37）。

表 4-1-37　芒果核仁水提物对 LPS 诱导的小鼠 RAW264.7 巨噬细胞活力和 NO 释放的影响（$\bar{x} \pm s$，$n=6$）

组别	剂量/（mg/ml）	细胞活力		NO 释放量	
		OD 值	细胞活力/%	NO/μM	NO 抑制率/%
空白对照组	—	0.638 ± 0.058	—	22.21	—
LPS 组	0.001	0.755 ± 0.076*	118.3	71.47	—
芒果核仁组	0.062 5	0.696 ± 0.064▲	109.1	61.72	19.80
	0.125	0.665 ± 0.076▲	104.2	59.77	23.75
	0.25	0.646 ± 0.063▲	101.3	57.49	28.38
	0.5	0.628 ± 0.055▲▲	98.4	50.34	42.89
	1.0	0.636 ± 0.065▲▲	99.7	44.97	53.80
	1.5	0.639 ± 0.069▲▲	100.2	44.65	54.45

注：与空白对照组比较，*$P<0.01$；与 LPS 组比较，▲$P<0.05$，▲▲$P<0.01$。

2. 芒果核仁单体化合物的体外抗炎作用

（1）芒果核仁单体化合物对小鼠 RAW264.7 巨噬细胞生长的影响

各化合物在 5～50 μmol/L 浓度下对 RAW264.7 巨噬细胞活力无影响；在 100 μmol/L 浓度下，化合物 1、2、4、5、6、8 对 RAW264.7 巨噬细胞活力表现出微弱的细胞毒性。因此，评价化合物对 LPS 诱导的小鼠 RAW264.7 巨噬细胞活力的影响的合适浓度为 5～50 μmol/L。结果见表 4-1-38。

表 4-1-38　不同单体化合物对小鼠 RAW264.7 巨噬细胞活力的影响（$\bar{x} \pm s$，$n=9$）

化合物	不同浓度下的测定结果/%			
	100 μmol/L	50 μmol/L	25 μmol/L	5 μmol/L
1	46.5 ± 6.1	89.7 ± 7.6	102 ± 7.1	95.2 ± 6.3
2	60.1 ± 5.3	96.1 ± 8.5	92.5 ± 5.5	105 ± 7.1
3	88.5 ± 4.5	104 ± 9.5	106 ± 7.2	98.5 ± 6.4
4	60.5 ± 3.1	103 ± 5.2	99.1 ± 4.5	106 ± 7.1
5	51.1 ± 2.9	99.1 ± 6.7	101 ± 7.5	99.1 ± 5.9
6	44.2 ± 3.5	96.5 ± 6.8	110 ± 6.7	103 ± 4.5
7	85.9 ± 6.6	100 ± 7.2	95.3 ± 6.2	89.5 ± 8.1
8	49.1 ± 5.0	103 ± 5.8	100 ± 6.5	91.2 ± 5.5

（2）芒果核仁单体化合物对LPS诱导的小鼠RAW264.7巨噬细胞产生NO的影响

除化合物3（柠檬酸）外，其余化合物均对LPS诱导的RAW264.7巨噬细胞释放的NO具有抑制作用，尤其是化合物6和8，对LPS诱导的RAW264.7巨噬细胞释放的NO的抑制作用最强，其IC_{50}分别为16.5 μmol/L和19.5 μmol/L。即化合物4-O-乙基没食子酸、没食子酸、1,2,3,4,6-五-O-没食子酰葡萄糖、1,3,6-三-O-没食子酰葡萄糖、金丝桃苷、槲皮素-3-O-鼠李糖、芒果苷均可抑制LPS诱导的RAW264.7巨噬细胞释放NO，其中金丝桃苷和芒果苷的抑制作用最强。结果见表4-1-39。

表4-1-39　化合物对LPS诱导的RAW264.7巨噬细胞NO释放的影响（$\bar{x}\pm s$，$n=9$）

化合物	NO抑制率/%					IC_{50}/（μmol/L）
	50 μmol/L	40 μmol/L	25 μmol/L	15 μmol/L	5 μmol/L	
1	65.4 ± 4.6	52.3 ± 6.1	41.5 ± 4.5	30.1 ± 3.6	16.8 ± 2.5	35.8
2	68.5 ± 5.2	50.1 ± 5.5	35.6 ± 4.0	27.1 ± 2.6	18.2 ± 2.1	36.7
3	1.05 ± 0.2	4.25 ± 0.8	4.18 ± 1.0	3.76 ± 0.9	9.18 ± 1.3	—
4	72.9 ± 8.1	61.1 ± 5.4	52.4 ± 4.9	31.5 ± 3.8	22.2 ± 2.5	28.8
5	60.2 ± 5.5	48.1 ± 5.1	32.5 ± 4.0	20.6 ± 1.9	15.2 ± 2.0	41.3
6	88.2 ± 6.5	81.3 ± 4.9	65.2 ± 3.8	49.1 ± 3.9	30.5 ± 2.8	16.5
7	66.6 ± 5.8	53.1 ± 6.0	46.5 ± 4.1	35.1 ± 3.2	25.8 ± 2.6	32.5
8	79.5 ± 7.0	71.1 ± 6.3	58.9 ± 4.8	45.6 ± 4.6	32.1 ± 3.1	19.5

3. 生物活性结合UPLC-Q/TOF分析的芒果核仁中抗炎药效物质筛选

（1）MIS提取物抗炎的药效学评价

MIS提取物对小鼠耳肿胀抑制率的结果见图4-1-34，MIS提取物低、中、高剂量（生药0.17 g/kg、0.50 g/kg、1.50 g/kg）组均不同程度地抑制了二甲苯导致的小鼠耳肿胀（$P<0.05$、$P<0.01$、$P<0.001$），且小鼠耳肿胀抑制率与剂量呈正相关；10 mg/kg Dex对二甲苯诱导的小鼠耳肿胀具有显著抑制作用（$P<0.001$）；MIS提取物高剂量组与Dex组作用强度相当，差异无统计学意义。

MIS提取物在细胞水平上对NF-κB的抑制活性评价结果见图4-1-35，TNF-α刺激的模型组NF-κB的表达量与空白组相比显著升高（$P<0.001$）。与模型组相比，阳性药Dex（1×10^{-5} mol/L）组NF-κB的表达量显著降低（$P<0.01$）；虽然MIS提取物低剂量（0.01 mg/ml）组与模型组之间无显著性差异，但中剂量（0.10 mg/ml）和高剂量（1.00 mg/ml）组均显著抑制了NF-κB的表达（$P<0.05$、$P<0.01$）。这说明MIS提取物能够较好地抑制TNF-α刺激后细胞NF-κB的表达。

（2）MIS提取物中抗炎活性成分的筛选

为了进一步确认MIS提取物中的抗炎活性成分，将MIS提取物经UPLC分离，再进行细胞水平的NF-κB抑制实验的谱效分析，比较每个馏分对NF-κB的抑制效果。图4-1-35为MIS提取物的谱效关系图。图中显示了与UPLC保留时间相对应的馏分对NF-κB的抑制率，从中得到10个色谱峰，其中抑制率大于空白 3 倍的为抑制 NF-κB 表达的潜在活性物质。

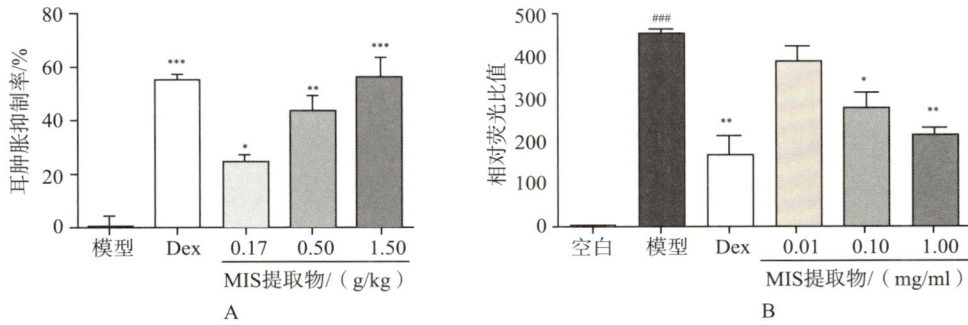

A. 对小鼠耳肿胀的影响；B. 对NF-κB的抑制活性评价。

与空白组比较，$^{###}P<0.001$；与模型组比较，$^{*}P<0.05$，$^{**}P<0.01$，$^{***}P<0.001$。

图 4-1-34　MIS 提取物抗炎药效学评价（$\bar{x}\pm s$，$n=6$）

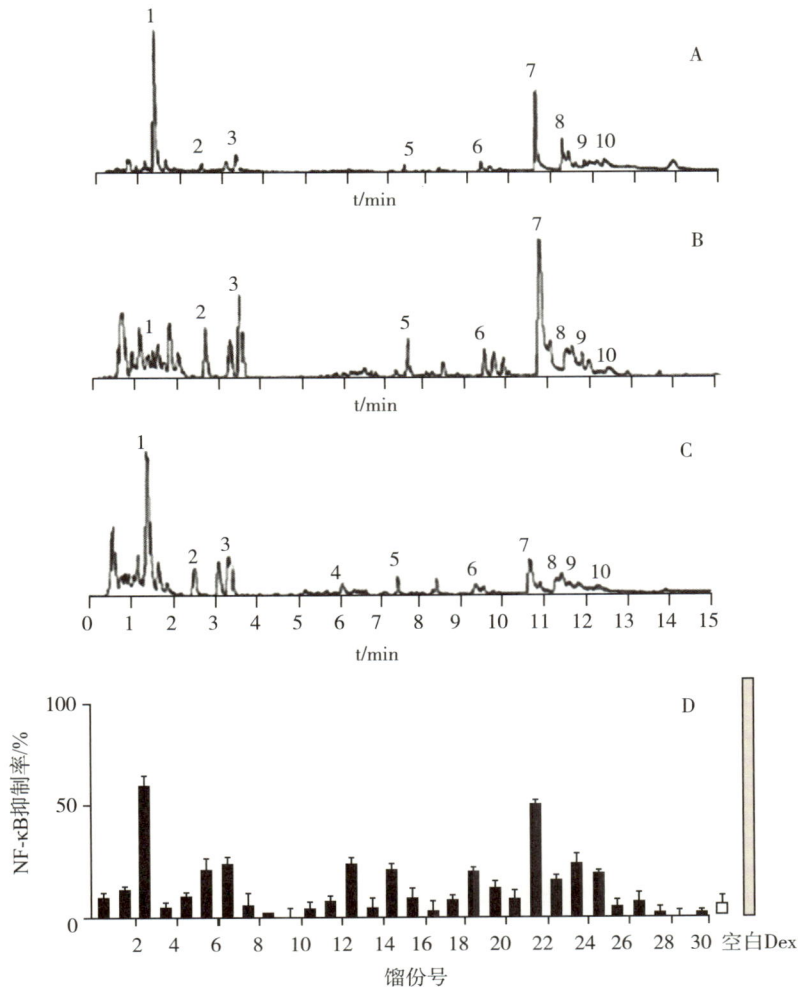

A. HPLC-PDA吸收谱图；B. 正离子模式BPI图；C. 负离子模式BPI图；D. NF-κB抑制率。

图 4-1-35　UPLC-Q/TOF 结合荧光素酶报告基因检测系统筛选

MIS 提取物中抑制 NF-κB 活性的单体成分

（3）抗炎活性成分的鉴定

为鉴定出 MIS 提取物中的抗炎活性成分，使用 UPLC-Q/TOF 对细胞实验所筛选出的几个抗炎活性单体进行二级质谱鉴定。经质谱信息分析和文献比对可知，活性成分主要分为 2 类：占吨酮（xanthone）类化合物芒果苷（5 号峰）和没食子酸鞣质类化合物（1~4、6~10 号峰），其中包括以没食子酸为母核、以糖基为取代基的化合物没食子酸（1）、1-没食子酰-β-D-吡喃葡萄糖基-（1→4）-β-D-半乳糖苷（2）、1-没食子酰-β-D-吡喃葡萄糖基-（1→6）-β-D-半乳糖苷（3）和以葡萄糖为母核、以没食子酰基为取代基的化合物 1,2,3-三-O-没食子酰-β-D-葡萄糖（4）、1,2,3,4-四没食子酰-β-D-葡萄糖（6）、1,2,3,4,6-五没食子酰葡萄糖（7）、六没食子酰葡萄糖混合物（8~10 号峰）。以 5 号峰化合物为例阐释其质谱解析过程。此化合物紫外光谱的最大吸收波长为 256 nm、316 nm 和 365 nm，这与酮类化合物的紫外光谱特征一致；通过一级质谱信息得知，其负离子模式的分子离子峰［M-H］$^-$ 为 421.075 4，正离子模式的分子离子峰［M+H］$^+$ 为 423.094 4。按照精确质量数推测化学式为 $C_{19}H_{18}O_{11}$；分析其二级质谱图可知，负离子模式下出现 301 的分子碎片，推断为［M-H-H_2O-C_4H_6O_3］$^-$；正离子模式下出现 405 和 303 的分子碎片，分别与［M+H-H_2O］$^+$ 和［M+H-H_2O-C_4H_6O_3］$^+$ 相一致。上述裂解规律与文献报道一致[27]，因此推断 5 号峰化合物为芒果苷，质谱数据见表 4-1-40。以此类推，解析其他活性成分，质谱解析图见图 4-1-36。此外，需要特殊说明的是，8~10 号峰的质谱数据完全一致，查阅文献可知，它们可能的结构为六没食子酰葡萄糖，但仅依靠质谱数据不能确定第 6 个半乳糖的连接位点，因此只能推测这一出峰时间段的化合物为六没食子酰葡萄糖混合物。

表 4-1-40　MIS 提取物中具有抗炎活性化合物的质谱数据

峰号	t_R/min	化合物	m/z（+）	MS/MS	m/z（-）	MS/MS	化学式	文献
1	1.48	没食子酸	171.028 4	171［M+H］$^+$, 1 727［M+H-CO_2］$^+$	169.014 1	169［M-H］$^-$, 125［M-H-CO_2］$^-$, 107［M-H-CO_2-H_2O］$^-$	$C_7H_6O_5$	12
2	2.63	1-没食子酰-β-D-吡喃葡萄糖基-（1→4）-β-D-半乳糖苷	477.125 3	477［M+H-H_2O］$^+$, 315［M+H-C_6H_{10}O_5］$^+$	493.121 2	987［2M-H］$^-$, 493［M-H］$^-$, 313［M-H-Glu］$^-$	$C_{19}H_{26}O_{15}$	13
3	3.22	1-没食子酰-β-D-吡喃葡萄糖基-（1→6）-β-D-半乳糖苷	477.125 3	477［M+H-H_2O］$^-$, 315［M+H-Glu］$^+$	493.121 2	987［2M-H］$^-$, 493［M-H］$^-$, 313［M-H-Glu］$^-$	$C_{19}H_{26}O_{15}$	13
4	6.15	1,2,3-三-O-没食子酰-β-D-葡萄糖	—	—	635.081 9	635［M-H］$^-$, 616［M-H-H_2O］$^-$, 483［M-H-C_7H_4O_4］$^-$, 465［M-H-C_7H_6O_5］$^-$, 169［C_7H_6O_5-H］$^-$	$C_{27}H_{24}O_{18}$	12

续表

峰号	t_R/min	化合物	m/z（+）	MS/MS	m/z（−）	MS/MS	化学式	文献
5	7.51	芒果苷	423.094 4	423［M+H］$^+$, 405［M+H−H$_2$O］$^+$, 387［M+H−2H$_2$O］$^+$, 369［M+H−3H$_2$O］$^+$, 351［M+H−4H$_2$O］$^+$, 303［M+H−H$_2$O−C$_4$H$_6$O$_3$］$^+$	421.075 4	421［M−H］$^-$, 301［M−H−H$_2$O−C$_4$H$_6$O$_3$］$^-$	C$_{19}$H$_{18}$O$_{11}$	11
6	9.41	1,2,3,4-四没食子酰-β-D-葡萄糖	771.109 3	771［M+H−H$_2$O］$^+$, 619［M+H−C$_7$H$_6$O$_5$］$^+$, 449［M+H−2C$_7$H$_6$O$_5$］$^+$, 279［M+H−3C$_7$H$_6$O$_5$］$^+$	787.093 4	787［M−H］$^-$, 635［M−H−C$_7$H$_4$O$_4$］$^-$, 617［M−H−C$_7$H$_6$O$_5$］$^-$, 465［M−H−C$_7$H$_6$O$_5$−C$_7$H$_4$O$_4$］$^-$	C$_{34}$H$_{28}$O$_{22}$	14
7	10.70	1,2,3,4,6-五没食子酰葡萄糖	923.124	8 923［M+H−H$_2$O］$^-$, 77［M+H−C$_7$H$_6$O$_5$］$^+$, 431［M+H−3C$_7$H$_6$O$_5$］$^+$	939.113 3	939［M−H］$^-$, 787［M−H−C$_7$H$_4$O$_4$］$^-$, 769［M−H−C$_7$H$_6$O$_5$］$^-$, 617［M−H−C$_7$H$_6$O$_5$−C$_7$H$_4$O$_4$］$^-$	C$_{41}$H$_{32}$O$_{26}$	14
8～10	11.50～12.20	六没食子酰葡萄糖	1 075.125 1	1 075［M+H−H$_2$O］$^+$, 923［M+H−C$_7$H$_6$O$_5$］$^+$, 771［M+H−C$_7$H$_6$O$_5$−C$_7$H$_4$O$_4$］$^+$	1 091.112 7	1 091［M−H］$^-$, 939［M−H−C$_7$H$_4$O$_4$］$^-$, 769［M−H−C$_7$H$_6$O$_5$−C$_7$H$_4$O$_4$］$^-$	C$_{43}$H$_{36}$O$_{30}$	14, 15

没食子酸

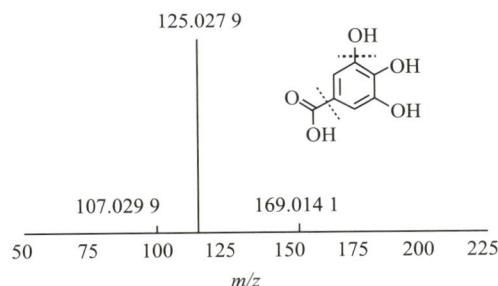

芒果苷

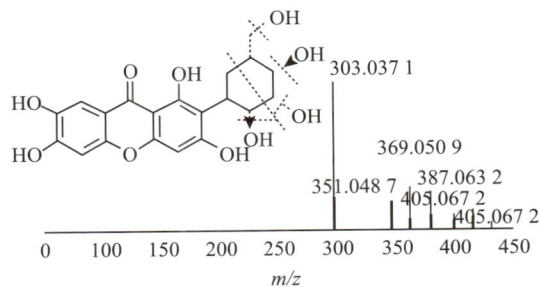

1-没食子酰-β-D-吡喃葡萄糖基-（1→4）-β-D-半乳糖苷

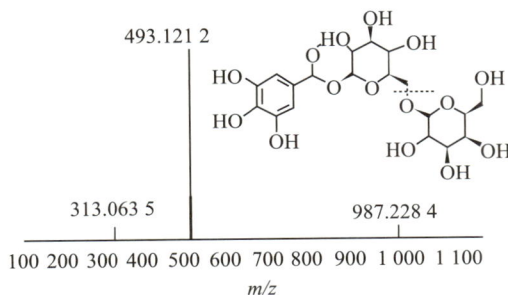

1,2,3-三-O-没食子酰-β-D-葡萄糖

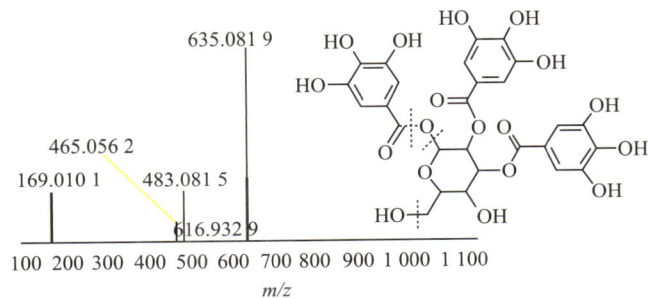

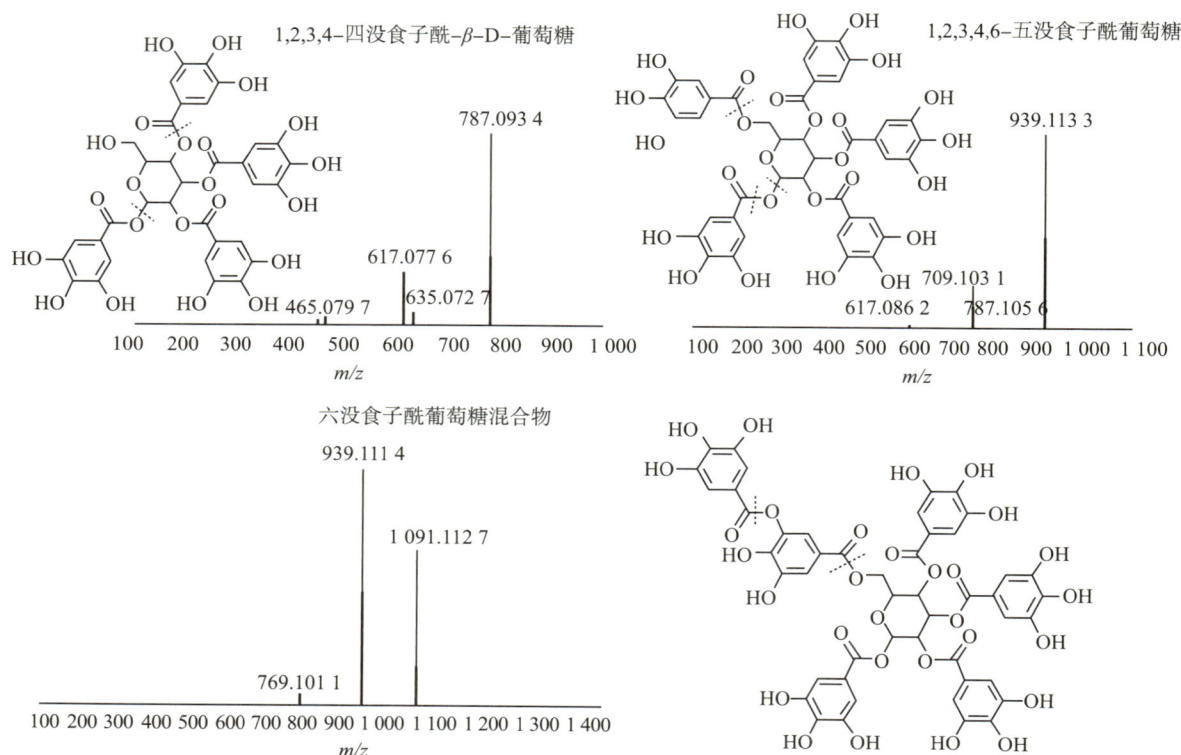

图 4-1-36　MIS 提取物抗炎活性成分质谱解析图

（4）代表性抗炎活性成分的验证

为了确证筛选结果的可信性，选取 MIS 提取物中代表性的抗炎活性成分进行验证。从上述结果可以看出，芒果核仁中的活性成分为芒果苷和没食子酸的衍生物，因此选取芒果苷和没食子酸作为代表活性成分进行验证，验证实验分为整体动物水平和细胞水平两部分。

芒果苷和没食子酸对小鼠耳肿胀的抑制作用见图 4-1-37A。与模型组相比，芒果苷低、中、高剂量组（3 mg/kg、10 mg/kg、30 mg/kg）均抑制了二甲苯致小鼠耳肿胀（$P<0.05$、$P<0.01$、$P<0.001$），且耳肿胀抑制率与剂量呈正相关。没食子酸低剂量（3 mg/kg）组呈现轻微抑制作用（$P<0.05$），但是中剂量（10 mg/kg）组和高剂量（30 mg/kg）组没食子酸均显著抑制了小鼠耳肿胀（$P<0.001$）。

芒果苷和没食子酸对 NF-κB 的抑制作用见图 4-1-37B，TNF-α 刺激的模型组 NF-κB 的表达比空白组明显升高（$P<0.001$），而与模型组相比，阳性药 Dex（1×10^{-5} mol/L）组 NF-κB 的表达显著降低（$P<0.001$）。芒果苷和没食子酸低剂量（1×10^{-7} mol/L）组对 NF-κB 的抑制作用不明显，但中剂量（1×10^{-6} mol/L）和高剂量（1×10^{-5} mol/L）组芒果苷和没食子酸均显著抑制了 NF-κB 的表达（$P<0.05$、$P<0.01$）。这说明芒果苷和没食子酸在细胞水平上可以很好地抑制 NF-κB 的表达，且两者的抑制活性相当。

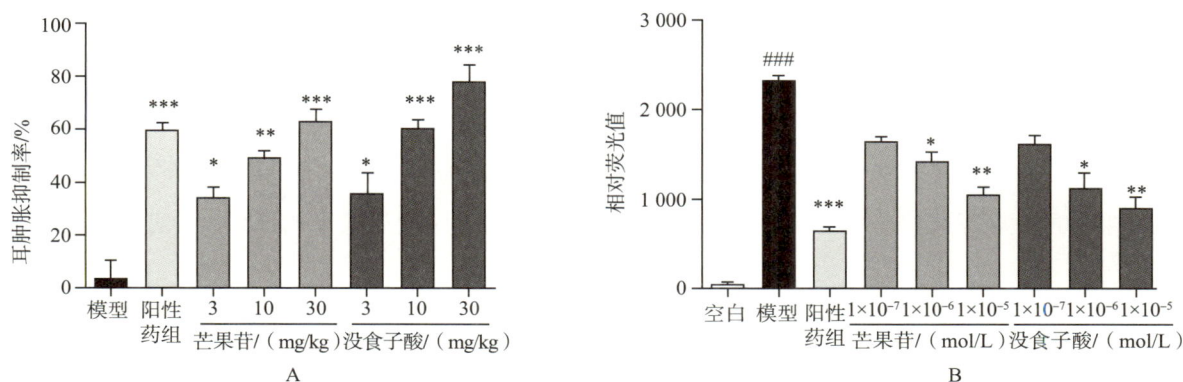

A. 对小鼠耳肿胀的影响；B. 对NF-κB的抑制作用。

与空白组比较，$^{\#\#\#}P<0.001$；与模型组比较，$^{*}P<0.05$；$^{**}P<0.01$；$^{***}P<0.001$。

图 4-1-37　芒果苷和没食子酸抗炎药效学评价（$\bar{x}\pm s$，$n=6$）

十、芒果苷抗乙肝病毒的药效与机制研究

据报道，芒果苷具有保肝利胆、平喘镇咳、抗病毒等作用[28]。为研究芒果苷体内外抗乙肝病毒的作用，分别采用2215细胞株及鸭乙型肝炎动物模型，对芒果苷体内外抗乙肝活性进行了实验。结果表明，芒果苷对乙型肝炎表面抗原（HBsAg）和乙型肝炎 e 抗原（HBeAg）具有一定的抑制作用；在体内抗鸭乙肝病毒实验中发现，芒果苷有良好的抑制鸭乙型肝炎病毒（DHBV）感染作用，其作用机制可能与增强机体的细胞免疫功能、影响 JNK/MAPK 信号通路等有关。

（一）实验方法

以 HBV-DNA 克隆转染的人肝癌细胞系 HepG2.2.15 细胞为模型，研究了芒果苷在 2215 细胞中对乙肝病毒 HBsAg、HBeAg 分泌的影响，探讨了芒果苷对 2215 细胞中 MAPK 信号通路、β-arrestins 信号通路的影响；以鸭乙肝动物为模型，探讨芒果苷抑制 DHBV 感染的免疫分子机制。

1. 芒果苷在 2215 细胞培养中对乙肝病毒 HBsAg、HBeAg 分泌的影响

（1）2215 细胞培养[29]

在长满 2215 细胞的培养瓶内用 0.25% 胰酶在 37 ℃ 环境中消化 3~4 min，加培养液吹散，1∶3 传代，10 d 长满。消化后计数，配制成 1.0×10^{5} 个细胞/ml，接种于 96 孔培养板，每孔 0.2 ml。在 37 ℃、含 5%CO₂ 环境中培养 24 h，细胞长成单层后进行以下实验。

（2）芒果苷在 2215 细胞培养中的细胞毒性试验

药物用培养液配制成 2 mg/ml 的溶液，2 倍稀释后加入 96 孔培养板，每浓度 4 孔，共 8 个浓度，分别为 1 000 μg/ml、500 μg/ml、250 μg/ml、125 μg/ml、62.5 μg/ml、31.3 μg/ml、15.6 μg/ml、7.81 μg/ml。每 4 d 换同浓度药液，8 d 后在显微镜下观察细胞病变，以细胞病变程度为指标，完全破坏为 4，75% 破坏为 3，50% 破坏为 2，25% 破坏为 1，无病变为 0。计算每浓度药液平均细胞病变程度和抑制率。按

Reed-Muench 法计算半数有毒浓度（TC_{50}）和最大无毒浓度（TC_0）。

（3）芒果苷在 2215 细胞培养中对 HBsAg、HBeAg 分泌的抑制作用

将药物用细胞培养液稀释，4 个稀释度分别为 125 μg/ml、62.5 μg/ml、31.3 μg/ml、15.6 μg/ml，每浓度 3 孔。在 37 ℃、含 5%CO_2 环境中培养，每 4 d 换原浓度药液培养，于第 4 d、第 8 d 时收取培养液，−20 ℃保存待测。用酶联免疫法分别测定 HBsAg 和 HBeAg 水平。药物效果按下式计算，并进行组间 t 检验。

$$抗原抑制百分率（\%）= \frac{细胞对照组 OD - 给药组 OD}{细胞对照组 OD - 空白组 OD} \times 100\%$$

$$药物抑制抗原半数有效浓度（IC_{50}）= Antilog\left[B + \frac{50-B}{A-B} \times C \right]$$

式中，$A = \log > 50\%$ 药物浓度；$B = \log < 50\%$ 药物浓度；$C = \log$ 稀释倍数。

$$药物治疗指数（SI）= 半数有毒浓度（TC_{50}）/ 半数有效浓度（IC_{50}）$$

2. 芒果苷在鸭体内抑制鸭乙型肝炎病毒感染的实验

（1）复制鸭乙型肝炎病毒感染模型[30]

取 1 日龄北京鸭 30 只，随机分成 5 组：模型对照组，阳性对照组，芒果苷高、中、低剂量组。每组 6 只，每只北京鸭经腿胫静脉注射 0.2 ml 上海麻鸭 DHBV-DNA 强阳性血清[14]。

（2）药物治疗

在感染 7 d 后自鸭腿胫静脉取血，分离血清，为治疗前样本（T0），−70 ℃保存待检。DHBV 感染雏鸭 7 d 后进行药物治疗试验，芒果苷低、中、高剂量组分别给予芒果苷 50 mg/kg、100 mg/kg 和 200 mg/kg，阳性对照组给予拉米夫定 50 mg/kg，模型对照组给予生理盐水。灌胃给药，每日 2 次，连续 10 d，在用药第 5 d（T5）、第 10 d（T10）和停药后第 3 d（P3），自鸭腿胫静脉取血，分离血清，−70 ℃保存待检。

（3）DHBV-DNA 的测定

参照文献[31]，将鸭血清样品用 ^{32}P 标记 DHBV-DNA 探针作斑点杂交，在 X 射线底片上得到放射自显影像，以酶标仪于 490 nm 处测定其 OD 值，采用半定量法计算 DNA 水平。

3. 芒果苷抑制鸭乙型肝炎病毒感染的免疫机制

（1）鸭乙型肝炎动物模型的制备

取 1 日龄北京鸭 36 只，每只经腿胫静脉注射含上海麻鸭 DHBV-DNA 的强阳性血清 0.2 ml，感染 7 d 后即可供实验研究用。采血，将鸭血清样品用 ^{32}P 标记 DHBV-DNA 探针作斑点杂交，在 X 射线底片上得到放射自显影像。以酶标仪于 490 nm 处测定其光密度 A 值，采用半定量法计算 DHBV-DNA 水平，以检测模型是否成功。

（2）给药剂量与方法[31]

选取造模成功的动物 30 只，分别设芒果苷高（200 mg/kg）、中（100 mg/kg）、低（50 mg/kg）剂量组，模型对照组（给予等体积生理盐水）和阳性对照组（给予拉米夫定 50 mg/kg），每组 6 只，另取 6 只北京鸭为正常对照组（给予等体积生理盐水），灌胃给药，给药容积 20 ml/kg，连续给药 14 d，

2 次/d。于末次给药后次日取脾脏，采用 Trizol 法提取脾细胞总 RNA。

（3）引物的设计

用 Premier 5.0 软件设计各基因的引物，以 β-actin 作内参（表 4-1-41）。

表 4-1-41 扩增细胞因子基因的引物序列

CK mRNA	核苷酸序列（5′-3′）	Tm	GC/%
β-actin	CCACCGCAAATGCTTCTAAAC	60.2	47.6
	GGGCGTTCGCTCCAACAT	61.3	61.1
IL-2	CTCTACACACCAAATGACACAAAGG	60.7	44.0
	ATCCTCACACAAAGTTCAGACAGC	60.2	45.8
TNF-α	CTATGCCAACAAATAACCCCGT	61.0	45.5
	CACATCTGAACTGGGCGGTC	60.8	60.0
IL-18	ATCCTCCATCGCTTCCTTCG	61.5	55.0
	TCATTCCGCTGCCAGATTTC	60.9	50.0
IFN-γ	ATCATACTGAGCCAGATTGTTACCC	60.9	44.0
	CAGCCTTGCGTTGGATTTTC	60.7	50.0

（4）逆转录反应

按照以下条件配制逆转录反应液（冰上操作）：5 × RT buffer 2 μl，10 mmol/L dNTP 1 μl，Oligo-dT 0.5 μl，RNase Inhibitor 0.5 μl，AMV 逆转录酶 0.5 μl，总 RNA 5 μl，RNase 自由水 0.5 μl。42 ℃反应 45 min，然后 95 ℃反应 5 min，冰浴 5 min。进行 PCR 反应前将反应溶液置于−20 ℃环境中保存。

（5）PCR 扩增

按照以下条件配制 PCR 反应溶液（冰上操作）：10 × PCR buffer 5 μl，dNTP 混合物（10 mmol/L）1 μl，上下游引物混合物 2 μl，Taq DNA 聚合酶 0.4 μl，模板 2 μl，RNase 自由水 39.6 μl。94 ℃预变性 5 min；94 ℃变性 30 s；56 ℃复性 30 s；72 ℃延伸 30 s，共 40 个循环后，于 72 ℃再延伸 8 min。

（6）RT-PCR 结果判断及半定量分析

将电泳结果置于 GelDoc2000 凝胶电泳成像分析系统进行扫描，使用 Alpha Ease FC 软件对各组 RT-PCR 产物的电泳条带进行灰度分析，以目的基因产物灰度值与 β-actin 内参灰度值的比值来反映目的基因的相对表达水平。

4. 芒果苷对 DHBV 感染鸭脾细胞内 cAMP、cGMP 水平影响的实验

（1）鸭乙型肝炎动物模型的制备[32]

参考"鸭乙型肝炎动物模型的制备"项制备模型。

（2）给药剂量与方法[31]

随机选取造模成功的动物 24 只，设芒果苷高（200 mg/kg）、中（100 mg/kg）、低（50 mg/kg）剂量组和模型组（给予等体积生理盐水），每组 6 只，另取 6 只北京鸭为正常对照组（给予等体积生理盐水），

灌胃给药，给药容积 20 ml/kg。连续给药 14 d，2 次/d。于末次给药后次日取脾脏，匀浆，备用。

（3）第二信使（ELISA 法）检测

严格按照 ELISA 试剂盒说明书进行操作，测定第二信使 cAMP 和 cGMP 水平。

5. 芒果苷对 2215 细胞 MAPK、β-arrestins 信号通路的影响

（1）细胞培养与分组

HBV-DNA 克隆转染的人肝癌细胞系 HepG2.2.15 细胞（以下简称"2215 细胞"）由广西中医药大学药理学教研室提供，用含 100 ml/L 胎牛血清、0.3 g/L 谷氨酰胺、380 μg/ml G418、50 U/ml 卡那霉素的 MEM 培养液（pH 7.1）于 37 ℃、50 ml/L CO_2 条件下培养，约 7 d 消化传代 1 次。取对数生长期的 2215 细胞，随机分为芒果苷高、中、低剂量组和细胞对照组。在不同时间段分别给予相应的药物进行干预。

（2）细胞总蛋白提取

使用细胞裂解液 200 μl 裂解 2215 细胞，收集细胞裂解液，振荡，于 4 ℃下，14 000 r/min 离心 10 min，取上清液，即为细胞总蛋白。采用 BCA 法检测蛋白浓度，每组取 60 μg 总蛋白加上 5 倍上样缓冲液，95 ℃变性 5 min，备用。

（3）Western blot 检测 ERK、JNK、p38 的表达及活性

将变性蛋白在 120 g/L SDS-PAGE 中电泳，堆积胶 80 V，30 min；分离胶 120 V，60 min，湿转 80 mA，120 min 到 PVDF 膜，用 50 g/L 的脱脂牛奶封闭 1 h，然后用一抗 ERK1/2（1：1 000）、JNK（1：10 000）、p38（1：1 000）、p-ERK1/2（1：1 000）、p-JNK（1：1 000）、p-p38（1：1 000）分别于 4 ℃孵育过夜，PVDF 用含 0.1% 吐温（Tween）的叔丁基二甲基硅基（TBS）洗涤 1 h，然后用辣根过氧化物酶结合的山羊抗兔（小鼠）IgG（1：1 000）孵育 1 h，PVDF 膜用含 10 ml/L Tween 的 TBS 洗涤 1 h，使用 Beyo ECL Plus 发光检测。检测完毕后免疫印迹清除，再检测内参 β-肌动蛋白，方法同上。采用 Alpha Ease FC 凝胶图像分析软件对 X 光片的条带进行灰度分析，以目的蛋白灰度值与 β-肌动蛋白内参灰度值的比值来反映目的蛋白的相对表达水平。

（4）报告基因实验检测 AP-1 的转录活性

将细胞分成细胞对照组、TGF 刺激组、TGF+芒果苷高剂量组，每组分 3 个复孔，用磷酸钙法进行细胞转染，具体配制如下：AP-1 luci 0.5 μg，PEF-lacZ 0.5 μg，PEF-BOS 3 μg，$CaCl_2$ 50 ml/L，加超纯水至 200 μl/孔，于 37 ℃、含 50 ml/L CO_2 培养箱中培养 12 h，去除培养基及 DNA 沉淀，PBS 洗 1 次，加入培养液继续培养 24 h。用药物分别对转染的细胞进行刺激后，PBS 清洗细胞 2 遍，加入报告基因细胞裂解液，收集细胞，以 12 000 r/min 离心 5 s，取上清液 20 μl，按 1：5 的比例溶于荧光素酶检测试剂，用化学发光仪检测 RLU（relative light unit）。内参 β-半乳糖苷酶报告基因检测方法参照试剂盒说明书。

（5）Western blot 检测 β-arrestins 及 p-β-arrestins 的水平

将变性蛋白在 12%SDS-PAGE 中电泳，堆积胶 80 V，30 min；分离胶 120 V，60 min；湿转 80 mA，120 min 到 PVDF 膜，用 5% 的脱脂牛奶封闭 1 h，然后用一抗 β-arrestins、p-β-arrestins 分别

于 4 ℃环境中孵育过夜，PVDF 用含 0.1%Tween 的 TBS 洗涤 1 h，然后用辣根过氧化物酶结合的山羊抗兔（小鼠）IgG（1∶1 000）孵育 1 h，PVDF 膜用含 0.1%Tween 的 TBS 洗涤 1 h，使用 Beyo ECL Plus 发光检测。检测完毕后免疫印迹清除，再检测内参 β-肌动蛋白，方法同上。采用 Alpha Ease FC 凝胶图像分析软件对 X 光片的条带进行灰度分析，以目的蛋白灰度值与 β-肌动蛋白内参灰度值的比值来反映目的蛋白的相对表达水平。

（二）实验结果

1. 芒果苷在 2215 细胞培养中对乙肝病毒 HBsAg、HBeAg 分泌的影响

（1）芒果苷在 2215 细胞培养中的细胞毒性试验

芒果苷在 2215 细胞培养中的细胞毒性 TC_{50} 为 250 μg/ml，TC_0 为 125 μg/ml。结果见表 4-1-42。

表 4-1-42　芒果苷在 2215 细胞培养中的细胞毒性

	不同药物浓度（μg/ml）细胞病变								TC_{50}/（μg/ml）	TC_0/（μg/ml）
	1 000	500	250	125	62.5	31.3	15.6	7.81		
细胞病变效应（CPE）	4	4	2	0	0	0	0	0	250	125
	4	4	2	0	0	0	0	0		
	4	4	2	0	0	0	0	0		
	4	4	2	0	0	0	0	0		
破坏/%	100	100	50	0	0	0	0	0	—	—

（2）芒果苷在 2215 细胞培养中对 HBsAg、HBeAg 分泌的抑制作用

表 4-1-43 结果显示，芒果苷对 2215 细胞 HBsAg 分泌有一定抑制作用，但与细胞对照组比较无显著性差异；表 4-1-44 结果显示，芒果苷对 HBeAg 分泌在 125 μg/ml、62.5 μg/ml、31.3 μg/ml、15.6 μg/ml 浓度时与细胞对照组比较均有显著性差异，表明芒果苷对 HBeAg 分泌有明显抑制作用，其半数有效剂量（IC_{50}）为 37.6 μg/ml，治疗指数（SI）为 6.65。

表 4-1-43　芒果苷在 2215 细胞培养中对乙肝 HBsAg 的抑制作用（$n=3$，$\bar{x}\pm s$）

组别	药物浓度/（μg/ml）	OD 值	抑制率/%	IC_{50}/（μg/ml）	SI
芒果苷	125	0.25 ± 0.022[#]	21.9	—	—
	62.5	0.26 ± 0.588[#]	18.8	—	—
	31.3	0.28 ± 0.093[#]	12.5	>125	—
	15.6	0.29 ± 0.110[#]	9.4	—	—
细胞对照组	—	0.32 ± 0.045	—	—	—

注：与细胞对照组比较，[#]$P>0.05$。

表 4-1-44　芒果苷在 2215 细胞培养中对乙肝 HBeAg 的抑制作用（n=3，$\bar{x}\pm s$）

组别	药物浓度/（μg/ml）	OD 值	抑制率/%	IC_{50}/（μg/ml）	SI
芒果苷	125	0.551 ± 0.036**	63.2	—	—
	62.5	0.639 ± 0.118**	57.3	—	—
	31.3	0.668 ± 0.165**	55.4	37.6	6.65
	15.6	0.853 ± 0.165**	43.1		
细胞对照组	—	1.498 ± 0.026	—	—	—

注：与细胞对照组比较，**$P<0.01$。

2. 芒果苷对鸭乙型肝炎病毒感染的抑制作用

雏鸭感染乙肝病毒后 DHBV-DNA 全部阳性，芒果苷 100 mg/kg、200 mg/kg 对 DHBV-DNA 有明显抑制作用（$P<0.01$ 或 $P<0.05$），且芒果苷在停药后未见明显反跳现象。阳性药拉米夫定在用药期间可显著抑制鸭 DHBV-DNA（$P<0.05$），但停药后出现病毒重新复制的反跳现象（$P<0.05$）。结果见表 4-1-45、表 4-1-46 及图 4-1-38。

表 4-1-45　芒果苷对鸭血清 DHBV-DNA 水平的影响（$\bar{x}\pm s$，n=6）

组别	剂量/（mg/kg）	DHBV-DNA 的 OD 值			
		T0	T5	T10	P3
模型对照组	—	0.677 ± 0.11	0.739 ± 0.07	0.742 ± 0.04	0.685 ± 0.07
芒果苷低剂量组	50	0.707 ± 0.04	0.677 ± 0.04	0.665 ± 0.05	0.766 ± 0.07
芒果苷中剂量组	100	0.689 ± 0.07	0.602 ± 0.04*	0.580 ± 0.04#	0.646 ± 0.07
芒果苷高剂量组	200	0.711 ± 0.06	0.504 ± 0.07#	0.540 ± 0.08#	0.646 ± 0.11
阳性对照组	50	0.759 ± 0.07	0.535 ± 0.07#	0.525 ± 0.07#	0.847 ± 0.03*

注：与治疗前（T0）比较，*$P<0.05$，#$P<0.01$。

表 4-1-46　芒果苷对鸭血清 DHBV-DNA 水平抑制率的影响（n=6）

组别	剂量/（mg/kg）	抑制率/%		
		T5	T10	P3
模型对照组	—	-9.16	-9.60	-1.18
芒果苷低剂量组	50	4.24*	5.94*	-8.35*
芒果苷中剂量组	100	12.63#	15.82#	6.24*
芒果苷高剂量组	200	29.11#	24.05#	9.14#
阳性对照组	50	29.51#	30.83#	-11.59#

注：与模型对照组相应时间段比较，*$P<0.05$，#$P<0.01$。

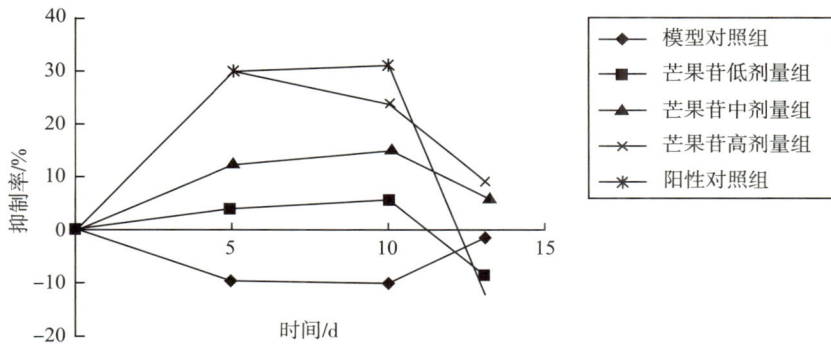

图 4-1-38　芒果苷对鸭血清 DHBV-DNA 水平抑制率的影响

3. 芒果苷抑制鸭乙肝病毒感染的免疫机制

（1）鸭乙肝动物模型的检测

雏鸭经 DHBV-DNA 强阳性血清感染 7 d 后，用斑点杂交法对血清中 DHBV-DNA 水平进行了检测。结果：A 值测定平均值为 1.28 ± 0.26，与文献[27]报道的感染率基本一致。

（2）芒果苷对感染鸭脾细胞 CK mRNA 水平的影响

模型组各指标与正常对照组相比都有下降趋势（$P > 0.05$，如图 4-1-39、表 4-1-47 所示）。同模型组相比，芒果苷高剂量组可增加鸭脾细胞中 IL-18、IL-2、IFN-γ 和 TNF-α mRNA 表达水平（$P < 0.05$ 或 $P < 0.01$）；芒果苷中剂量组可增强 IL-18 和 IFN-γ mRNA 表达水平（$P < 0.05$ 或 $P < 0.01$），同时对 IL-2 和 TNF-α mRNA 表达水平有上调的趋势；芒果苷低剂量组对 IL-18、IL-2、IFN-γ 和 TNF-α mRNA 的表达水平无影响（$P > 0.05$）。同正常对照组相比，芒果苷低、中、高剂量组对上述 CK mRNA 表达水平的影响无统计学意义（$P > 0.05$）。芒果苷高剂量组 IL-18、IL-2、IFN-γ、TNF-α mRNA 两两之间的表达水平均呈现正相关性（$P < 0.05$ 或 $P < 0.01$，各相关系数见表 4-1-48）；中剂量组 IFN-γ 和 IL-18 mRNA 表达水平亦呈正相关（$r = 0.813$，$P < 0.05$）。

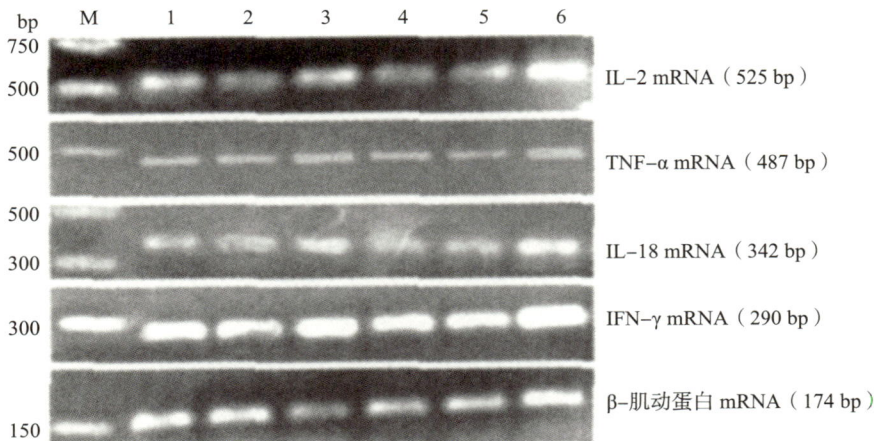

M. DNA 标记；1. 正常对照组；2. 模型对照组；3. 芒果苷高剂量组；
4. 芒果苷中剂量组；5. 芒果苷低剂量组；6. 阳性对照组。

图 4-1-39　芒果苷对脾细胞细胞因子 mRNA 表达的影响

表4-1-47　芒果苷对脾细胞细胞因子mRNA表达的影响（$\bar{x}\pm s$，$n=6$）

组别	IL-2 mRNA	IFN-γ mRNA	IL-18 mRNA	TNF-α mRNA
正常对照组	1.09 ± 0.27	1.52 ± 0.42	1.26 ± 0.25	1.03 ± 0.32
模型对照组	0.96 ± 0.20	1.22 ± 0.18	1.12 ± 0.07	1.01 ± 0.09
芒果苷高剂量组	1.22 ± 0.15*	1.60 ± 0.21#	1.36 ± 0.22*	1.26 ± 0.20*
芒果苷中剂量组	0.98 ± 0.13	1.40 ± 0.07*	1.30 ± 0.07#	1.13 ± 0.13
芒果苷低剂量组	0.86 ± 0.09	1.31 ± 0.05	1.02 ± 0.12	0.99 ± 0.07
阳性对照组	1.35 ± 0.28*	1.84 ± 0.36#	1.41 ± 0.19#	1.46 ± 0.18#△

注：与模型对照组比较，*$P<0.05$，#$P<0.01$；与正常对照组比较，△$P<0.05$。

表4-1-48　芒果苷高剂量组IL-18、IL-2、IFN-γ、TNF-α mRNA表达的相关性

CK mRNA	IL-18 mRNA		IL-2 mRNA		IFN-γ mRNA		TNF-α mRNA	
	r	P	r	P	r	P	r	P
IL-18	—	—	0.737	0.038	0.875	0.022	0.923	0.009
IL-2	0.737	0.038	—	—	0.843	0.035	0.802	0.045
IFN-γ	0.875	0.022	0.843	0.035	—	—	0.888	0.018
TNF-α	0.923	0.009	0.802	0.045	0.888	0.018	—	—

4. 芒果苷对DHBV感染鸭脾细胞内cAMP、cGMP水平的影响

（1）鸭乙肝动物模型的检测

雏鸭经DHBV-DNA强阳性血清感染7 d后，对其血清中DHBV-DNA水平进行了检测。图4-1-40中分别显示了36只鸭血清斑点杂交结果，平均OD值为1.28 ± 0.26，与文献报道的感染率基本一致[31]。

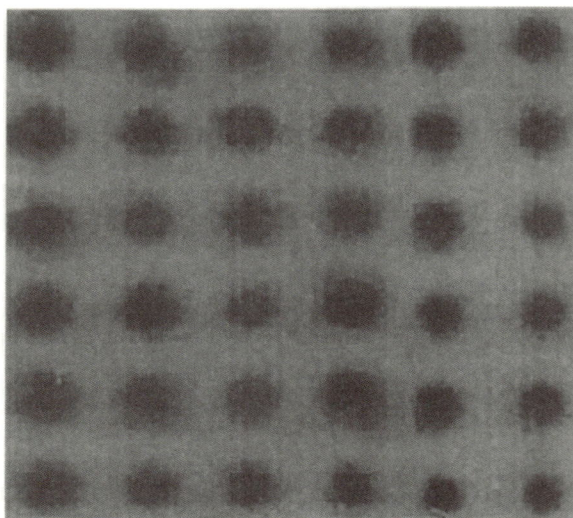

图4-1-40　斑点杂交检测结果

（2）芒果苷对脾细胞内 cAMP 和 cGMP 含量的影响

芒果苷对脾细胞内 cAMP 和 cGMP 含量的影响见表 4-1-49。从表中可以看出，模型组 cAMP 与正常对照组相比有明显下降的趋势，cGMP 无明显变化，cAMP/cGMP 比值降低。同模型组比较，芒果苷各剂量组均可增加 cAMP 的水平，有显著性差异（$P<0.05$），而对 cGMP 无明显影响；芒果苷中、低剂量组明显增加 cAMP/cGMP 比值，有显著性差异（$P<0.05$）。

表 4-1-49　芒果苷对脾细胞内 cAMP 和 cGMP 含量的影响（$\bar{x}\pm s$，$n=6$）

组别	剂量/（mg/kg）	cAMP/（pmol/mg）	cGMP/（pmol/mg）	cAMP/cGMP
正常对照组	—	17.371 ± 2.745*	1.859 ± 0.370	9.467 ± 3.286
模型组	—	13.654 ± 2.606	1.750 ± 0.333	7.339 ± 1.632
芒果苷高剂量组	200	20.204 ± 4.630*	1.643 ± 0.250	12.939 ± 5.921
芒果苷中剂量组	100	20.499 ± 6.360*	1.617 ± 0.252	12.697 ± 3.294*
芒果苷低剂量组	50	22.703 ± 0.742*	1.618 ± 0.129	12.701 ± 3.580*

注：与模型组比较，*$P<0.05$。

5. 芒果苷对 2215 细胞 MAPK 信号通路的影响

（1）芒果苷对 2215 细胞 MAPK 信号转导通路中 ERK、JNK、p38 蛋白含量及磷酸化水平的影响

从图 4-1-41 可以看出，使用芒果苷高、中、低剂量在 10 min、30 min、60 min、120 min 不同时间段对细胞进行干预，MAPK 信号通路中 ERK、JNK、p38 蛋白的含量与细胞对照组比较，无显著性变化（$P>0.05$）。芒果苷各剂量对 ERK、JNK、p38 的磷酸化水平亦无影响（检测不到任何磷酸化条带，故未附图）。

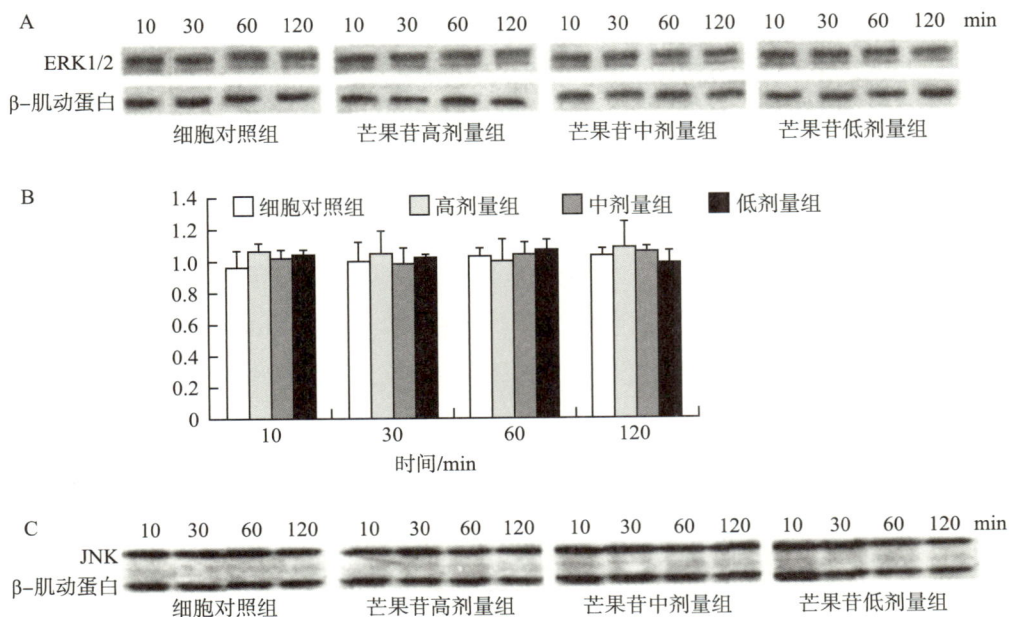

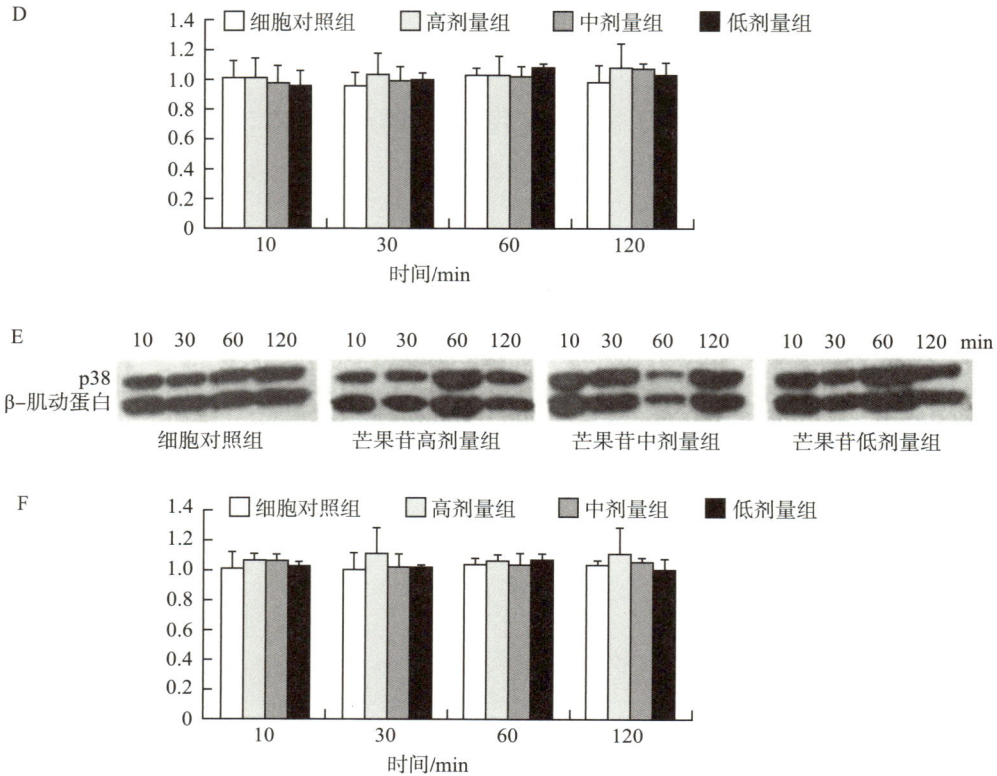

D

E

F

A、B. 芒果苷不同剂量对ERK蛋白水平的影响；C、D. 芒果苷不同剂量对JNK蛋白水平的影响；

E、F. 芒果苷不同剂量对p38蛋白水平的影响。

图 4-1-41　芒果苷对 2215 细胞 MAPK 信号转导通路蛋白表达水平的影响

（2）芒果苷对 2215 细胞 MAPK 信号转导通路中 ERK、JNK、p38 蛋白磷酸化水平抑制作用的影响

为了探讨芒果苷对 2215 细胞 MAPK 信号转导通路蛋白 ERK、JNK 及 p38 磷酸化水平的抑制作用，我们使用了 TGF-β 作为 MAPK 信号转导通路的激活剂，从图 4-1-42 可以看出，用 TGF-β 干预后，ERK、JNK 及 p38 的磷酸化水平均在 10 min 时开始增强，30 min 时达到最强，60 min 后随着时间的延长开始减弱。如果提前用芒果苷高、中、低剂量干预 2 h，再加入 TGF-β 刺激后，磷酸化 ERK 的变化趋势与 TGF-β 组比较无显著性差异（$P > 0.05$）（图 4-1-42A、B）。这说明芒果苷并没有影响到 TGF-β 对 ERK 的激活作用。而在芒果苷高剂量提前 2 h 干预下，在 TGF-β 刺激 10 min 时，磷酸化 JNK 开始减弱，与 TGF-β 组比较有显著性差异（$P < 0.05$），30 min 时磷酸化程度进一步减弱，与 TGF-β 组比较有显著性差异（$P < 0.01$），到 120 min 时已检测不到磷酸化 JNK，与 TGF-β 组比较有显著性差异（$P < 0.01$）；芒果苷中剂量提前 2 h 干预后，在 TGF-β 刺激后的各个相应时间段也均有抑制 JNK 磷酸化的趋势，与 TGF-β 组比较无显著性差异（$P > 0.05$）；芒果苷低剂量提前 2 h 干预后，在相应时间段对 JNK 的磷酸化无影响（图 4-1-42C、D）。这说明芒果苷对 JNK 磷酸化水平有一定抑制作用，且有一定的剂量依赖性。芒果苷低、中、高剂量对 p38 的磷酸化均无抑制现象（图 4-1-42E、F）。

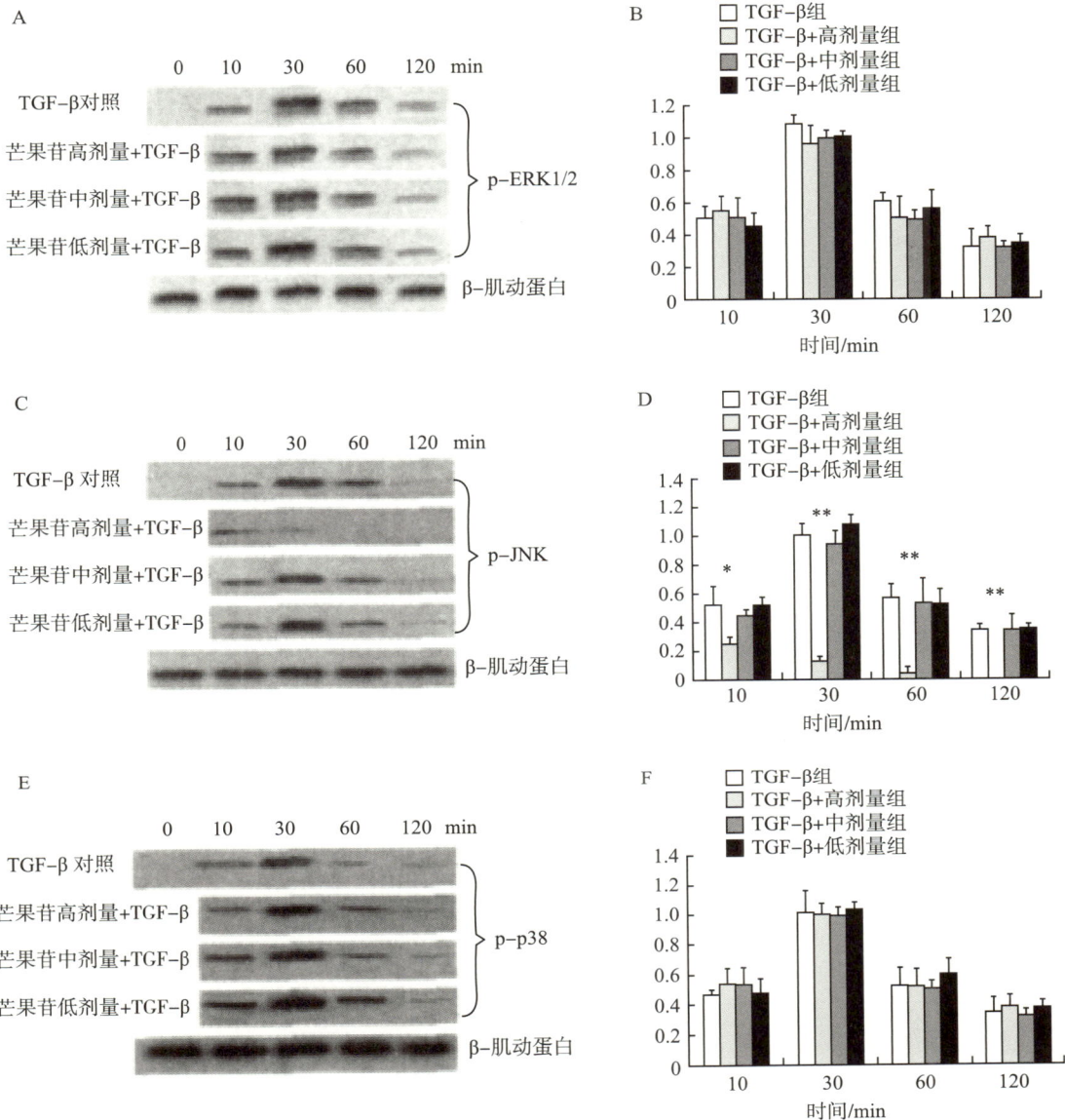

A、B. 芒果苷不同剂量对ERK磷酸化水平的影响；C、D. 芒果苷不同剂量对JNK磷酸化水平的影响；
E、F. 芒果苷不同剂量对p38磷酸化水平的影响。与TGF-β组比较，$^*P<0.05$，$^{**}P<0.01$。

图 4-1-42　芒果苷对 2215 细胞 MAPK 信号转导通路蛋白磷酸化水平的抑制作用

（3）芒果苷对 2215 细胞 AP-1 转录活性的影响

从表 4-1-50 可以看出，TGF-β 刺激后，AP-1 的活性明显增强，与细胞对照组比较有显著性差异（$P<0.01$）；使用芒果苷高剂量提前 2 h 干预，再用 TGF-β 刺激 30 min 后，AP-1 的活性明显比单独使用 TGF-β 刺激后活性低，与 TGF-β 激活组比较有显著性差异（$P<0.05$）。

表 4-1-50　芒果苷对 AP-1 转录活性的影响（$\bar{x}\pm s$，$n=3$）

组别	药物浓度/（ng/ml）	药物干预时间/min	RLU/B
细胞对照组	—	—	12.2 ± 0.6

组别	药物浓度/（ng/ml）	药物干预时间/min	RLU/B
TGF-β激活组	100	30	196.0 ± 55.6[#]
TGF-β+芒果苷高剂量组	100	30+120	92.7 ± 37.6[*#]

注：与 TGF-β 激活组比较，[*]$P<0.05$；与细胞对照组比较，[#]$P<0.01$。

6. 芒果苷对 2215 细胞 β-arrestins 信号通路的影响

（1）芒果苷体外对 2215 细胞 β-arrestins 总蛋白含量及磷酸化水平的影响

将各药物剂量组干预 2 h 后提取细胞总蛋白，用 Western blot 检测各组 β-arrestins 总蛋白含量，以 β-肌动蛋白作为细胞总蛋白上样量校准品。结果如图 4-1-43 和表 4-1-51 所示，与细胞对照组比较，芒果苷 100 μg/ml、50 μg/ml、25 μg/ml 对 β-arrestins 表达水平均无影响（$P>0.05$）。对 p-β-arrestins 进行检测时，细胞对照组及芒果苷各剂量组均未检测到明显条带。

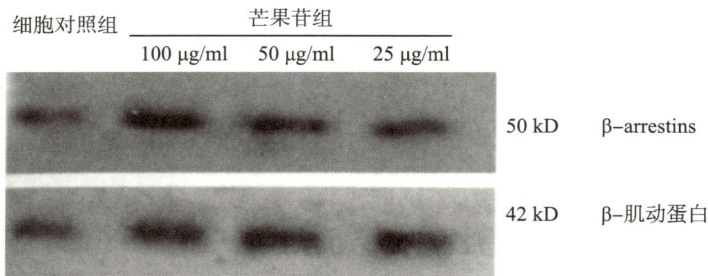

图 4-1-43　芒果苷对 2215 细胞中 β-arrestins 总蛋白含量的影响

表 4-1-51　芒果苷对 2215 细胞中 β-arrestins 总蛋白含量的影响（$\bar{x}\pm s$，$n=3$）

组别	剂量/（μg/ml）	时间/min	β-arrestins 总蛋白含量
对照组	—	120	1.02 ± 0.05
芒果苷高剂量组	100	120	1.02 ± 0.13
芒果苷中剂量组	50	120	1.01 ± 0.06
芒果苷低剂量组	25	120	1.06 ± 0.03

（2）芒果苷体外对 2215 细胞 β-arrestins 蛋白磷酸化水平抑制作用的影响

1）EGF 诱导 β-arrestins 蛋白磷酸化时间的摸索

取处于对数生长期的 2215 细胞（分 7 组），饥饿 24 h 后，用 EGF（终浓度 0.005 μg/ml）分时间段进行干预，时间分别是 0 min、10 min、20 min、30 min、1 h、2 h、3 h，干预后提取细胞总蛋白，采用 Western blot 法检测。结果如表 4-1-52 和图 4-1-44 所示，β-arrestins 的磷酸化程度在 EGF 干预 10 min 时明显增强，与 0 min 时比较有显著性差异（$P<0.01$），20 min 时开始减弱，30 min 时最弱，但 1 h 时又有所增强，2 h 时活性明显减弱，3 h 时就检测不到了，综合来看，选择 10 min 作为 β-arrestins 活性的诱导时间最佳。

表 4-1-52　EGF 诱导 β-arrestins 蛋白磷酸化时间的摸索（$\bar{x} \pm s$，$n=3$）

	EGF（0.005 μg/ml）作用时间/min						
	0	10	20	30	60	120	180
p-β-arrestins 表达水平	0.19 ± 0.09	0.84 ± 0.15**	0.64 ± 0.06**	0.38 ± 0.08	0.58 ± 0.12**	0.23 ± 0.07	0

注：与 EGF 作用 0 min 比较，**$P < 0.01$。

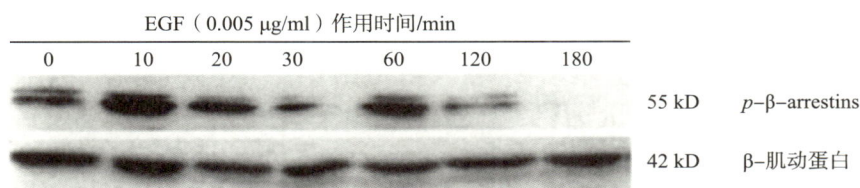

图 4-1-44　2215 细胞中 p-β-arrestins 表达水平

2）EGF 干预后芒果苷体外对 2215 细胞 β-arrestins 磷酸化水平的影响

由表 4-1-53 和图 4-1-45 可以看出，各药物剂量组干预 2 h，再行 EGF 干预 10 min 后，与 EGF 对照组比较，芒果苷低、中、高剂量对 β-arrestins 磷酸化活性有抑制作用，其中以高剂量抑制力最强（$P < 0.05$）。

表 4-1-53　芒果苷对 EGF 处理的 2215 细胞中 p-β-arrestins 表达水平的影响（$\bar{x} \pm s$，$n=3$）

组别	剂量/（μg/ml）	时间/min	p-β-arrestins 表达水平
细胞对照组	—	120+10	0.12 ± 0.06#
EGF 对照组	0.005	120+10	0.78 ± 0.15
芒果苷高剂量+EGF 组	100+0.005	120+10	0.35 ± 0.08*
芒果苷中剂量+EGF 组	50+0.005	120+10	0.68 ± 0.12
芒果苷低剂量+EGF 组	25+0.005	120+10	0.72 ± 0.15

注：与 EGF 对照组比较，*$P < 0.05$，#$P < 0.01$。

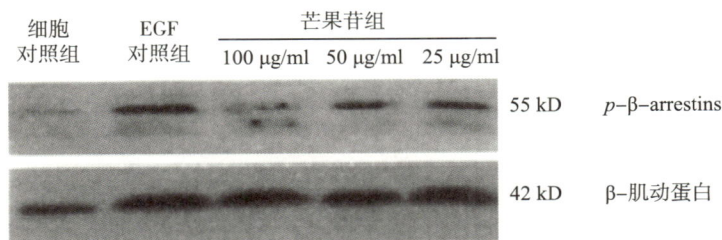

图 4-1-45　芒果苷对 EGF 处理的 2215 细胞中 p-β-arrestins 表达水平的影响

十一、芒果叶醇提取物对小鼠急性酒精性肝损伤的影响

本研究通过研究芒果叶 80% 乙醇提取物对小鼠急性酒精性肝损伤的影响，为开发解酒保肝新产品提供前期研究数据。结果表明，芒果叶醇提取物对小鼠急性酒精性肝损伤具有保护作用，可能与其抗脂质过氧化作用有关。

（一）实验方法

以小鼠急性酒精性肝损伤为动物模型，研究芒果叶醇提取物（MLE）对小鼠急性酒精性肝损伤的影响。

1. 分组、给药、造模

取昆明小鼠 60 只，雌雄各半，随机分为 6 组，每组 10 只。分为正常组，模型组，阳性组（护肝片 1.5 g/kg），MLE 高、中、低（15.0 g/kg、5.0 g/kg、2.5 g/kg）剂量组。灌胃给药（体积统一为 20 ml/kg），正常组、模型组给予等体积蒸馏水，每日 1 次，连续 7 d。第 7 d 除正常组外，其余各组小鼠一次性灌胃给予 50% 乙醇（12 ml/kg），建立急性肝损伤模型，正常组灌胃给予等体积蒸馏水。禁食 16 h，眼球取血，随后颈椎脱臼处死动物，解剖取肝组织，并进行各项指标检测及病理组织学检查。造模成功标志：①出现明显醉酒状态，但醉酒死亡动物数一般应小于 10%；②血清 ALT 与 TG 明显升高（与正常组比较应有统计学差异）；③肝脏应出现比较明显的病理损伤（如肝细胞出现肿胀、脂肪变性等）。

2. 生化指标检测

取小鼠血清，按试剂盒说明分别使用酶标仪测定丙氨酸氨基转移酶（ALT）、天冬氨酸氨基转移酶（AST）与 TG；取肝脏，用生理盐水制成 10% 的肝匀浆，按试剂盒说明分别使用酶标仪测定肝组织 MDA、T-SOD 和 GSH 活性或含量。

3. 病理学检查

眼球取血后颈椎脱臼处死小鼠，迅速剖取肝脏，在小鼠肝左叶中部进行横切面取材，用 10% 甲醛固定，HE 染色。镜检时从肝脏的一端视野开始记录细胞的病理变化，用 40 倍物镜连续观察整个组织切片，观察脂滴在肝脏的分布、范围和面积，并按以下标准进行评分：0 分，肝细胞内脂滴散在、稀少；1 分，含脂滴的肝细胞不超过 1/4；2 分，含脂滴的肝细胞不超过 1/2；3 分，含脂滴的肝细胞不超过 3/4；4 分，肝组织几乎被脂滴代替。

（二）实验结果

1. 动物的一般表现

造模前，各剂量组小鼠一般情况正常，饮食、体重逐日增长。造模后，正常组小鼠动作自如，反应灵敏，毛发光泽；模型组、阳性组和样品各剂量组小鼠步态不稳，活动减少，出现翻正反射消失、嗜睡等醉酒状态。

2. 生化指标检测结果

（1）MLE 对急性酒精性肝损伤小鼠血清 ALT、AST 与 TG 的影响

与正常组比较，模型组小鼠血清 ALT、AST 与 TG 水平明显升高（$P<0.01$），说明造模成功。与模型组相比，MLE 高、中剂量组与护肝片组小鼠血清 ALT、AST 水平均明显降低（$P<0.05$）；MLE 高、中、低剂量组小鼠血清 TG 水平均明显降低（$P<0.05$）；护肝片组小鼠血清 TG 水平降低不明显（$P>0.05$）。这表明 MLE 具有抑制急性酒精性肝损伤的转氨酶及 TG 升高的作用，而护肝片具有保肝降酶作用，但对 TG 升高影响不明显。结果见表 4-1-54。

表 4-1-54　MLE 对小鼠血清 ALT、AST 与 TG 的影响（$\bar{x}\pm s$，$n=10$）

组别	药物剂量/（g/kg）	ALT/卡门氏单位	AST/卡门氏单位	TG/（mmol/L）
正常组	—	27.24 ± 6.69**	49.02 ± 11.95**	1.07 ± 0.28**
模型组	—	48.06 ± 7.89	74.39 ± 6.81	2.48 ± 0.97
护肝片组	1.5	32.73 ± 14.68*	55.90 ± 21.09*	2.05 ± 0.58
MLE 高剂量组	15.0	37.05 ± 10.53*	54.51 ± 24.43*	1.54 ± 0.28*
MLE 中剂量组	5.0	39.11 ± 9.39*	61.12 ± 12.82*	1.63 ± 0.31*
MLE 低剂量组	2.5	40.26 ± 14.09	65.71 ± 15.82	1.67 ± 0.38*

注：与模型组比较，*$P<0.05$，**$P<0.01$。

（2）MLE 对急性酒精性肝损伤小鼠肝匀浆 MDA、T-SOD 与 GSH 的影响

与正常组比较，模型组急性酒精性肝损伤小鼠肝匀浆中 T-SOD 与 GSH 活性或含量明显降低（$P<0.01$），MDA 水平明显升高（$P<0.01$）。与模型组相比，MLE 高剂量组与护肝片组小鼠肝匀浆中 T-SOD 活性明显升高（$P<0.05$）；MLE 高、中剂量组与护肝片组小鼠肝匀浆中 GSH 水平明显升高（$P<0.05$）；MLE 高、中、低剂量组与护肝片组小鼠肝匀浆中 MDA 含量明显降低（$P<0.05$）。这表明 MLE 与护肝片对酒精引起的 GSH 水平与 T-SOD 活力下降及 MDA 升高具有不同程度的抑制作用，从而保护酒精导致的肝细胞氧化损伤。结果见表 4-1-55。

表 4-1-55　MLE 对小鼠肝组织 MDA、T-SOD 与 GSH 的影响（$\bar{x}\pm s$，$n=10$）

组别	药物剂量/（g/kg）	MDA/（nmol/mgprot）	T-SOD/（U/mgprot）	GSH/（mg/gprot）
正常组	—	8.59 ± 4.08**	328.32 ± 168.42**	4.57 ± 2.24**
模型组	—	35.06 ± 18.91	125.63 ± 48.64	1.86 ± 0.62
护肝片组	1.5	15.72 ± 11.41*	180.42 ± 42.23*	2.89 ± 1.16*
MLE 高剂量组	15.0	17.76 ± 6.06*	169.07 ± 24.86*	2.91 ± 0.90*
MLE 中剂量组	5.0	18.34 ± 8.55*	161.85 ± 32.25	2.76 ± 0.88*
MLE 低剂量组	2.5	19.39 ± 11.19*	153.62 ± 51.53	2.44 ± 0.81

注：与模型组比较，*$P<0.05$，**$P<0.01$。

3. 病理检查结果

（1）MLE 对小鼠肝损伤脂肪变性病理积分的影响

与正常组比较，模型组肝损伤病理积分明显升高（$P<0.01$），说明造模成功。与模型组比较，各实验组肝损伤病理积分明显降低（$P<0.05$），这表明 MLE 对小鼠急性酒精性肝损伤的肝细胞具有保护作用。结果见表 4-1-56。

表 4-1-56　MLE 对小鼠肝损伤脂肪变性病理积分的影响（$\bar{x}\pm s$，$n=10$）

组别	药物剂量/（g/kg）	脂肪变性病理积分/分
正常组	—	$0.30\pm0.46^{**}$
模型组	—	3.50 ± 0.50
护肝片组	1.5	$2.60\pm1.02^{*}$
MLE 高剂量组	15.0	$2.40\pm1.28^{*}$
MLE 中剂量组	5.0	$2.50\pm0.92^{*}$
MLE 低剂量组	2.5	$2.70\pm0.90^{*}$

注：与模型组比较，$^{*}P<0.05$，$^{**}P<0.01$。

（2）病理组织学检查结果

肝脏病理组织学检查结果显示，正常组小鼠肝脏结构清晰完整，肝细胞呈多边形，肝细胞内脂滴散在、稀少；模型组肝细胞呈现气球样肿胀，可见肝细胞脂肪变性，肝细胞周围出现大小不一的圆形脂滴空泡，含脂滴的肝细胞明显增加，肝组织几乎被脂滴代替，说明造模成功；护肝片组和样品各剂量组与模型组比较，肝细胞结构较清晰，肝细胞浊肿与脂滴明显减少，脂肪变性程度减轻。结果见图 4-1-46。

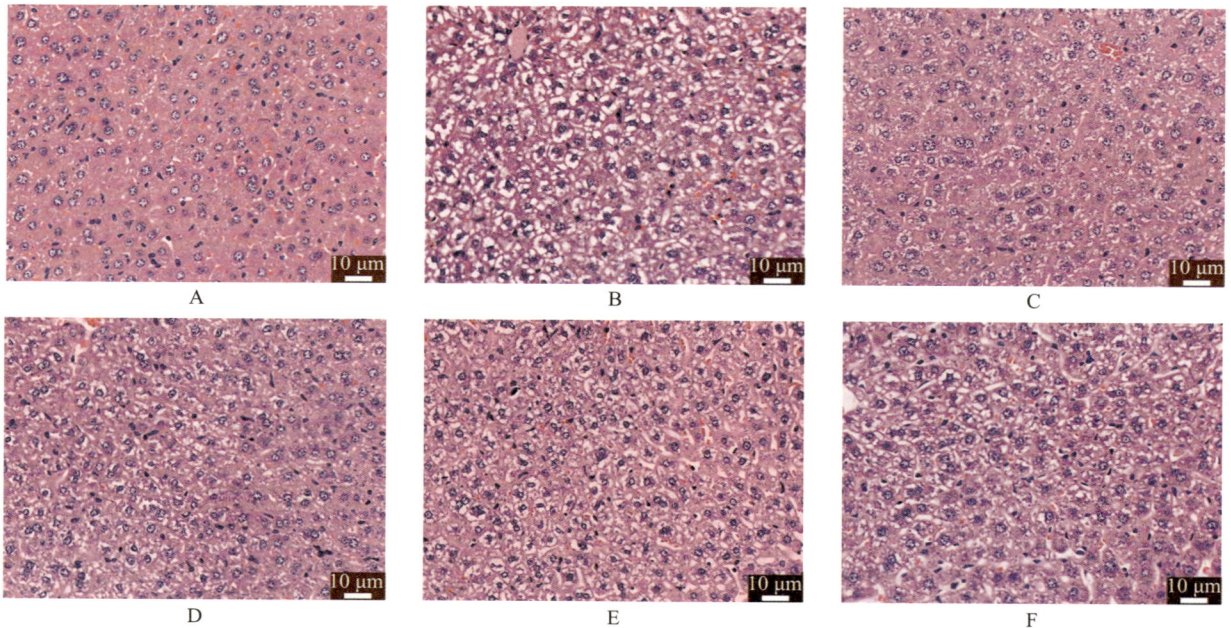

A. 正常组；B. 模型组；C. 护肝片（1.5 g/kg）组；D. 芒果叶提取物（15 g/kg）组；
E. 芒果叶提取物（5 g/kg）组；F. 芒果叶提取物（2.5 g/kg）组。

图 4-1-46　MLE 对小鼠肝脏病理学的影响（HE，×400）

十二、芒果苷对免疫抑制小鼠 T 淋巴细胞增殖的影响

研究发现芒果苷有保肝降酶、抗病毒、抗菌、抗炎、退热和免疫调节等作用[33]。本实验研究了芒果苷对刀豆蛋白 A（ConA）诱导的环磷酰胺所致免疫抑制小鼠 T 淋巴细胞增殖的影响。结果表明，在有丝分裂原 ConA 刺激下，芒果苷可促进环磷酰胺所致免疫抑制小鼠的 T 淋巴细胞增殖反应。

（一）实验方法

本实验以环磷酰胺复制免疫抑制小鼠模型，采用四甲基偶氮唑蓝（MTT）法测定芒果苷对 ConA 诱导 T 淋巴细胞增殖的影响。

动物分组及处理如下。

将小鼠随机分为空白对照组，环磷酰胺（40 mg/kg）免疫抑制模型组和芒果苷高、中、低剂量（200 mg/kg、100 mg/kg、50 mg/kg）组，灌胃给药或给予蒸馏水 20 ml/kg，每日 1 次，连续 10 d。模型组和芒果苷高、中、低剂量组隔天于小鼠背部皮下注射环磷酰胺 10 ml/kg。末次给药后 1 h 处死动物，置于 75% 酒精中浸泡 5 s，于无菌条件下取出脾脏，过 200 目细胞筛，用 RPMI-1640 不完全培养液制成细胞悬液，4 ℃下 1 000 r/min 离心 5 min，弃上清液。重悬一次，用 RPMI-1640 培养液调整细胞浓度为 5×10^6/ml。取 96 孔细胞培养板，每孔加入 150 μl 细胞悬液和 50 μl ConA 液（终浓度分别为 10 μg/ml 和 5 μg/ml）。将培养板置于 37 ℃、含 5%CO_2 培养箱中培养 48 h，于培养结束前 4 h，加入 5 mg/ml MTT 液 10 μl，振荡 2 min 后继续培养 4 h。取出培养板，2 000 r/min 离心 5 min，弃上清液，各孔加 DMSO 150 μl，振荡 10 min 后放置 1 h，以 DMSO 调零，用酶标仪测 OD 值（波长 492 nm）。

（二）实验结果

当以 10 μg/ml 和 5 μg/ml ConA 分别刺激 T 淋巴细胞时，与空白对照组比较，模型组 OD 值明显低于空白对照组（$P < 0.01$），这表明环磷酰胺能显著抑制 ConA 诱导的 T 淋巴细胞增殖。以 10 μg/ml ConA 刺激时，与模型组比较，芒果苷高、中、低剂量组 OD 值明显高于模型组（$P < 0.01$），以 5 μg/ml ConA 刺激时，与模型组比较，芒果苷高、中、低剂量组 OD 值明显高于模型组（$P < 0.01$），这表明芒果苷对环磷酰胺抑制的 T 淋巴细胞增殖有明显促进作用，结果见表 4-1-57。

表 4-1-57　芒果苷对免疫抑制小鼠 T 淋巴细胞增殖作用的影响（$\bar{x} \pm s$，$n = 10$）

组别	剂量/（mg/kg）	OD 值	
		5 μg/ml	10 μg/ml
空白对照组	—	1.578 ± 0.049**	1.370 ± 0.069**
环磷酰胺免疫抑制模型组	40	1.350 ± 0.049	1.241 ± 0.049
芒果苷高剂量+环磷酰胺组	200	1.656 ± 0.061**	1.595 ± 0.032**
芒果苷中剂量+环磷酰胺组	100	1.995 ± 0.276**	1.912 ± 0.153**

**续表**

组别	剂量/（mg/kg）	OD 值	
		5 μg/ml	10 μg/ml
芒果苷低剂量+环磷酰胺组	50	1.924 ± 0.198**	1.748 ± 0.212**

注：与模型组比较，**$P<0.01$。

十三、芒果苷抗肿瘤药效与机制研究

芒果苷又名知母宁，是一种天然黄酮碳苷类化合物，研究表明，芒果苷具有一定的防癌抗癌作用。本研究通过体外、体内实验对芒果苷单用及联合用药的抗肿瘤作用及其作用机制进行了研究。体外实验结果表明，芒果苷对人肺腺癌 A549 细胞具有抑制增殖的作用，并且通过 Caspase 依赖性途径诱导 A549 细胞凋亡；芒果苷与顺铂联用抑制 HepG2 细胞增殖具有明显的协同性与互补性，其机制与顺铂抑制癌细胞 DNA 复制和芒果苷抑制肿瘤细胞中蛋白酪氨酸激酶（PTK）活性有关。体内实验结果表明，芒果苷可拮抗环磷酰胺对机体的毒副作用，维持机体的免疫，联合使用可增强化疗药物的抗肿瘤效果。

（一）实验方法

体外实验采用 MTT 法测定受试药物对 A549 细胞、HepG2 细胞增殖作用的影响，采用 Western Blot 法检测芒果苷对 Caspase-3、Caspase-8、Caspase-9 蛋白分子表达水平的影响，采用 ELISA 法测定肝癌 HepG2 细胞中 PTK 活性，并计算芒果苷与顺铂相互作用系数，比较其协同性；体内实验通过建立肉瘤 S180 荷瘤小鼠模型，探讨芒果苷对化疗荷瘤小鼠细胞因子及 T 淋巴细胞内第二信使水平的影响。

1. 芒果苷抗人肺腺癌 A549 细胞

（1）细胞培养

人肺腺癌 A549 细胞购自上海生命科学研究院细胞库，使 A549 细胞悬浮生长于 10% 小牛血清的 RPMI-1640 培养液（100 U/ml 青霉素+100 U/ml 链霉素）中，于 37 ℃、饱和湿度、含 5%CO_2 培养箱中培养。2～3 d 换 1 次培养液，收集对数生长期的细胞用于实验。

（2）MTT 法测定芒果苷对 A549 细胞增殖作用的影响

以 5.0×10^4/ml 的细胞浓度，将 A549 细胞接种于 96 孔板中，每孔 100 μl 细胞悬液（每组设 3 个复孔）。待细胞贴壁后将培养液吸除。以不含细胞的 RPMI-1640 培养液为空白对照组，加入终浓度分别为 1 μmol/L、3 μmol/L、5 μmol/L、10 μmol/L 的芒果苷，同时分别培养 24 h、48 h、72 h，每组加入 10 μl、5 mg/ml 的 MTT 于每孔，继续培养 4 h 后，吸除上清液，加入 100 μl 的 DMSO。轻轻振荡以促进结晶的溶解，用酶标仪（于 492 nm 波长下）测定吸光度值 A，重复测定 3 次。

（3）使用相差显微镜观察细胞形态变化情况

收集对数生长期的细胞，加入终浓度为 1 μmol/L、3 μmol/L、5 μmol/L、10 μmol/L 的芒果苷，对照组加入新鲜 RPMI-1640 培养液，放置于 37 ℃、饱和湿度、含 5%CO_2 培养箱中培养，48 h 后收集细胞做涂片，以丙酮固定。采用相差显微镜（×100 倍）观察细胞形态的变化。

（4）Western Blot 法检测 Caspase 蛋白酶表达水平

按 2.0×10^5/ml 的细胞浓度，将 A549 细胞接种于直径 60 mm 培养皿中，以只含 RPMI-1640 培养液为空白对照组，加入终浓度分别为 3 μmol/L、5 μmol/L、10 μmol/L 的芒果苷，每组 3 个复皿，放置于 37 ℃、饱和湿度、含 $5\% CO_2$ 培养箱中培养，48 h 后，将培养皿取出，用 PBS 洗涤 2 遍，每皿中加入 600 μl 含蛋白酶抑制剂的细胞裂解液，于冰上裂解 15 min 后，将裂解物收集到 EP 管中后于 4 ℃、1 200 r/min 离心 10 min，将上清液转移到新的 EP 管中。检测各组蛋白浓度后进行 Western Blot 实验。

2. 芒果苷与顺铂联用抗肝癌 HepG2 细胞

（1）细胞培养[34]

HepG2 细胞常规培养于 DMEM 中，用接种传代第 3 d 的细胞做实验。实验分为 4 组。A 组，单纯加芒果苷，终浓度为 5 μg/ml、10 μg/ml、20 μg/ml 3 个浓度；B 组，单纯加顺铂，终浓度为 0.25 μg/ml、0.5 μg/ml、1 μg/ml、2 μg/ml 4 个浓度；C 组，A 组各浓度芒果苷分别加 B 组各浓度顺铂；D 组，对照组，只有肝癌 HepG2 细胞，不加药物。

（2）MTT 法测定药物对肝癌 HepG2 细胞生长增殖的抑制率[34]

收集处于对数生长期的人肝癌 HepG2 细胞，配制成 1×10^4/ml 细胞悬液，接种于 96 孔培养板中，每孔 180 μl。孵育，待细胞贴壁后，分别加入 A 组、B 组及 C 组药物各 20 μl，每组设 4 个复孔及空白对照孔，D 组空白对照孔只加等体积培养液，重复相同 3 个 96 孔板。置于 37 ℃、含 $5\% CO_2$ 培养箱内分别培养 24 h、48 h、72 h 后，每孔加入用生理盐水新鲜配制的 MTT（5 mg/ml）10 μl，继续培养 4 h，弃上清液，加入 DMSO 150 μl，振荡 10 min，以酶标仪在 490 nm 处测各孔吸光度（OD）值，按照下列公式计算细胞生长抑制率：抑制率（%）=（1-实验孔平均 OD 值/对照孔平均 OD 值）×100%。

采用两药相互作用系数（coefficient of drug in interaction，CDI）来评价两药相互作用性质。CDI 按下列公式进行计算：$CDI = AB/(A \times B)$。根据活细胞数（吸光度值）进行计算，AB 是联合组与对照组的比值，A 或 B 是各药单独使用组与对照组的比值。CDI < 1，两药相互作用的性质为协同；CDI < 0.7，两药相互之间的协同作用非常显著；CDI = 1，两药相互作用的性质为相加；CDI > 1，两药相互作用的性质为拮抗。

（3）ELISA 法检测药物对 PTK 的抑制率[35]

取对数生长期的 HepG2 细胞，接种于细胞培养板中，按上述"细胞培养"项方法分别加入不同浓度的芒果苷与顺铂，置于 37 ℃、含 $5\% CO_2$ 培养箱中培养一定时间（24 h、48 h、72 h）后，洗净细胞培养液后，再加入细胞裂解缓冲液充分重悬并冰浴裂解，12 000 r/min 离心 10 min，得到药物作用后的含 PTK 的细胞裂解液，取上清液，按 ELISA 法检测其 PTK 活性（用酶标仪于 450 nm 波长检测）。抑制率（%）=（对照孔 OD 值-药物孔 OD 值）/对照孔 OD 值 ×100%。

3. 芒果苷协同化疗药物的体内抗肿瘤实验

（1）对小鼠移植性肿瘤生长的接种

于无菌条件下抽取传第 3 代后接种 7 d 的含 S180 肉瘤细胞的小鼠腹水（黄色清亮液体），离心后弃去上清液，用无菌生理盐水调至细胞浓度为 1.0×10^7/ml，每只小鼠右腋部皮下接种 0.2 ml。

（2）分组及给药

接种次日将荷瘤小鼠随机分为 5 组（每组 7 只）：模型组（生理盐水灌胃 0.2 ml）；环磷酰胺（CTX）组（0.2%CTX 以 50 mg/kg 腹腔注射，生理盐水灌胃 0.2 ml）；CTX+芒果苷低剂量组［0.2%CTX 以 50 mg/kg 腹腔注射，芒果苷低剂量（75 mg/kg）灌胃 0.2 ml］；CTX+芒果苷中剂量组［0.2%CTX 以 50 mg/kg 腹腔注射，芒果苷中剂量（150 mg/kg）灌胃 0.2 ml］；CTX+芒果苷高剂量组［0.2%CTX 以 50 mg/kg 腹腔注射，芒果苷高剂量（300 mg/kg）灌胃 0.2 ml］。另取 7 只小鼠为正常组（生理盐水灌胃 0.2 ml）。每日 1 次，连续 10 d。每日观察肿瘤生长情况。

（3）取材与指标检测

末次给药 24 h 后称重小鼠，然后摘眼球取血，收集血液，放置 4 h 后离心，取血清，放于-20 ℃备用；颈椎脱臼处死小鼠，剥取瘤块、胸腺和脾脏并称重，用滤纸吸干残血后，称重。计算瘤重、胸腺指数和脾脏指数。采用 ELISA 法测定血清细胞因子 IL-2、TNF-α 水平。肉瘤组织用 4% 多聚甲醛固定，常规脱水，石蜡包埋，切片，HE 染色，光镜下观察肉瘤组织病理变化。采用 ELISPOT 法检测脾 T 淋巴细胞内第二信使 cAMP 水平。

（二）实验结果

1. 芒果苷对人肺腺癌 A549 细胞增殖的抑制作用及其机制

（1）芒果苷对 A549 细胞生长的抑制作用

将不同浓度（1 μmol/L、3 μmol/L、5 μmol/L、10 μmol/L）的芒果苷作用于人肺腺癌 A549 细胞株，以 RPMI-1640 培养基作空白对照组，24 h、48 h、72 h 后，细胞的生长受到不同程度的抑制，如图 4-1-47 所示，结果显示：芒果苷对人肺腺癌 A549 细胞的抑制率与浓度和时间均呈正相关性。当浓度为 1 μmol/L 时，芒果苷对细胞生长的抑制作用不明显。当浓度为 3 μmol/L、5 μmol/L、10 μmol/L 时，芒果苷明显抑制细胞的生长。

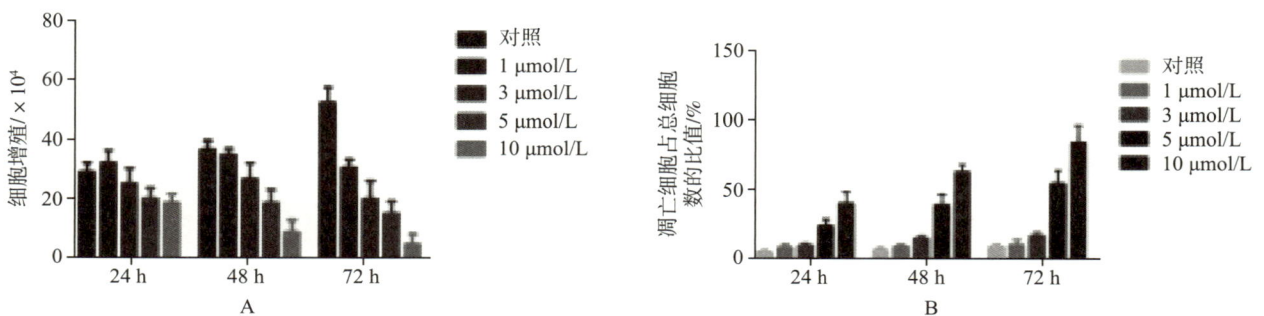

A.芒果苷干预下A549细胞的增殖；B.芒果苷干预下A549细胞的凋亡率。

图 4-1-47　芒果苷对 A549 细胞的生长抑制

（2）使用相差显微镜观察 A549 细胞形态学变化

未给予芒果苷之前，A549 细胞形态呈椭圆形或梭形，轮廓明晰，细胞间结构紧密，如图 4-1-48A

所示，当施予 1 μmol/L 浓度的芒果苷时，细胞形态变化不大，当以 3 μmol/L 芒果苷刺激 48 h 时，折光性及贴壁能力减弱，细胞边缘不规则，细胞结构（如胞体和细胞核结构）开始变模糊，并伴随有伪足伸出，以及细胞质内出现颗粒状物质，如图 4-1-48B 所示；芒果苷刺激 72 h 后，细胞逐渐变为圆形，体积缩小，细胞结构紊乱，部分细胞裂解，呈碎片状；而 5 μmol/L、10 μmol/L 芒果苷，作用时间为 48 h 后细胞形态亦发生以上的变化。

A. 未干预前A549细胞；B. 3 μmol/L芒果苷作用48 h后的A549细胞。

图 4-1-48　芒果苷作用下 A549 细胞的形态学变化

（3）芒果苷对 Caspase-9、Caspase-8、Caspase-3 蛋白酶分子表达的影响

与对照组比较，不同浓度（3 μmol/L、5 μmol/L、10 μmol/L）的芒果苷作用于 A549 细胞 48 h 后，导致 Caspase-9、Caspase-8、Caspase-3 的活性及其剪切小体数量增加，具有显著的剂量依赖性，如图 4-1-49 所示。

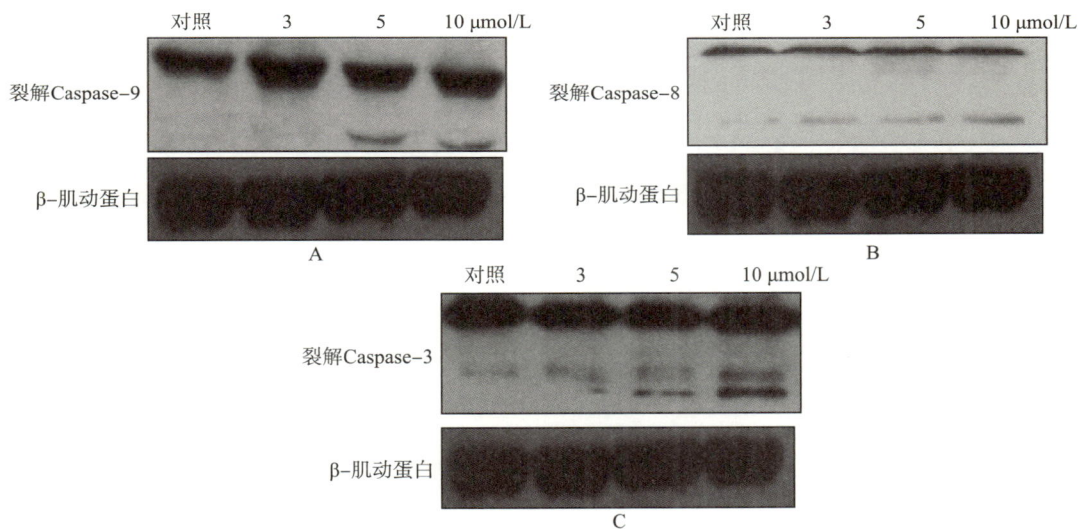

A. Caspase-9；B. Caspase-8；C. Caspase-3。

图 4-1-49　芒果苷作用下 Caspase-9、Caspase-8、Caspase-3 表达量的变化

2. 芒果苷与顺铂联用对肝癌细胞 HepG2 增殖及 PTK 活性的影响

（1）芒果苷和顺铂各用药浓度对肝癌细胞 HepG2 生长抑制率的影响

芒果苷和顺铂各用药浓度对肝癌细胞 HepG2 生长抑制率的影响见表 4-1-58 与图 4-1-50 ~图

4-1-52。不同浓度的芒果苷和顺铂单独用药或联合用药分别对 HepG2 细胞作用 24 h、48 h、72 h，均可抑制人肝癌 HepG2 细胞株的生长，并且具有较明显的剂量-时效关系，抑制作用随着药物浓度的提高、作用时间的延长而增强；同时从实验结果中能够观测到各浓度芒果苷与顺铂（DDP）联合用药对肝癌细胞的生长抑制率均比各相应的单独用药组显著增强（$P<0.05$）；用药 72 h 后，顺铂（2 μg/ml）、芒果苷（20 μg/ml）、顺铂+芒果苷［（2+20）μg/ml］对 HepG2 细胞生长的最大抑制率分别为 72.49%、36.49% 与 88.67%；且芒果苷与顺铂单独用药时，随着各自药物浓度的提高，顺铂对 HepG2 生长抑制率的影响明显大于芒果苷。

表 4-1-58　芒果苷与顺铂联用对人肝癌细胞 HepG2 的生长抑制率（$\bar{x} \pm s$，%）

作用时间/h	芒果苷浓度/（μg/ml）	DDP 浓度				
		0 μg/ml	0.25 μg/ml	0.50 μg/ml	1.00 μg/ml	2.00 μg/ml
24	0	0	5.29 ± 1.12	11.60 ± 1.00	20.13 ± 1.41	39.76 ± 1.97
	5.00	2.74 ± 1.76	24.81 ± 0.74	33.49 ± 1.22	34.32 ± 1.43	44.98 ± 0.75
	10.00	8.64 ± 1.50	36.91 ± 0.80	40.30 ± 0.98	44.76 ± 1.12	53.29 ± 0.80
	20.00	11.20 ± 0.68	39.86 ± 1.14	45.88 ± 1.01	47.61 ± 2.02	59.13 ± 0.96
48	0	0	14.33 ± 0.75	30.71 ± 0.80	48.99 ± 2.13	54.75 ± 0.85
	5.00	12.04 ± 1.66	45.77 ± 1.15	48.79 ± 1.80	56.35 ± 0.76	61.52 ± 1.81
	10.00	17.94 ± 1.23	53.05 ± 0.91	57.46 ± 0.82	65.02 ± 0.64	69.71 ± 1.23
	20.00	19.64 ± 1.93	56.77 ± 0.25	59.44 ± 0.84	67.87 ± 1.73	72.69 ± 1.83
72	0	0	32.24 ± 0.31	48.55 ± 0.68	66.76 ± 1.60	72.49 ± 0.51
	5.00	24.05 ± 2.10	63.55 ± 0.61	66.55 ± 1.44	74.08 ± 0.73	79.23 ± 1.90
	10.00	33.07 ± 2.28	70.80 ± 0.96	75.19 ± 0.72	82.72 ± 0.49	84.49 ± 1.19
	20.00	36.49 ± 2.00	74.50 ± 0.38	77.16 ± 0.52	85.56 ± 1.52	88.67 ± 1.57

注：在相同作用时间下，联合用药组与各单独用药组比较，$P<0.05$。

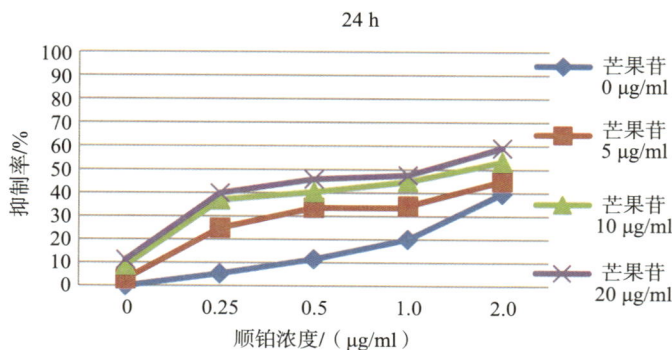

图 4-1-50　芒果苷和顺铂作用 24 h 对人肝癌细胞 HepG2 的生长抑制情况

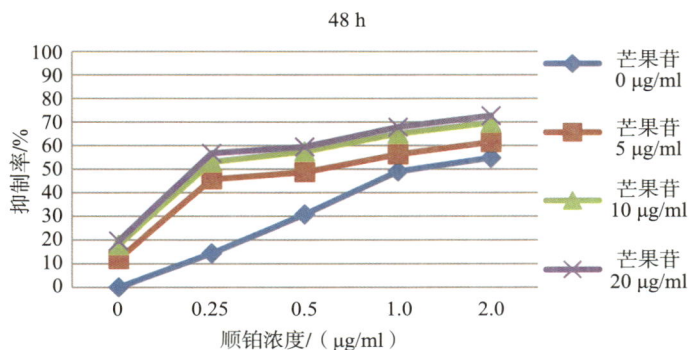

图 4-1-51　芒果苷和顺铂作用 48 h 对人肝癌细胞 HepG2 的生长抑制情况

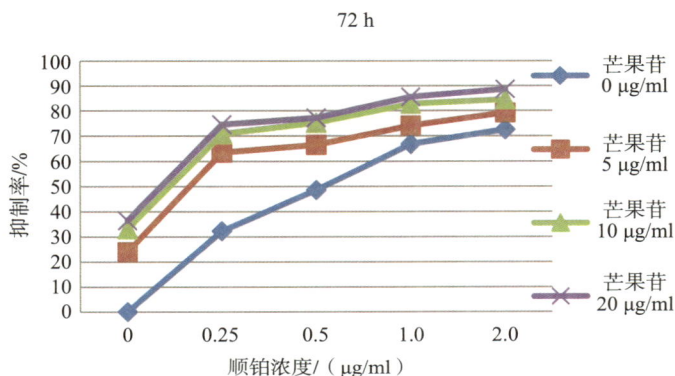

图 4-1-52　芒果苷和顺铂作用 72 h 对人肝癌细胞 HepG2 的生长抑制情况

（2）芒果苷与顺铂对人肝癌细胞 HepG2 生长抑制作用的药物相互作用情况

各浓度的芒果苷（5 μg/ml、10 μg/ml、20 μg/ml）与各浓度的顺铂（0.25 μg/ml、0.5 μg/ml、1.0 μg/ml、2.0 μg/ml）联合用药对肝癌细胞 HepG2 作用 24 h、48 h、72 h 时，各联合用药组的 CDI 值均小于 0.7，表明两药相互之间的协同作用显著。结果见表 4-1-59。

表 4-1-59　芒果苷与顺铂联用对人肝癌细胞 HepG2 增殖抑制作用的药物相互作用系数（CDI 值）

作用时间/h	芒果苷浓度/（μg/ml）	DDP 浓度			
		0.25 μg/ml	0.5 μg/ml	1.0 μg/ml	2.0 μg/ml
24	5	0.392	0.407	0.449	0.437
	10	0.379	0.461	0.441	0.424
	20	0.396	0.452	0.479	0.412
48	5	0.312	0.415	0.427	0.433
	10	0.344	0.433	0.406	0.412
	20	0.340	0.473	0.425	0.437
72	5	0.254	0.381	0.389	0.389
	10	0.282	0.396	0.341	0.408
	20	0.275	0.454	0.360	0.378

（3）芒果苷与 DDP 对人肝癌 HepG2 细胞中 PTK 活性的影响

不同浓度的芒果苷和顺铂单独用药或联合用药分别对 HepG2 细胞作用 24 h、48 h、72 h，各组随着药物浓度的增大与作用时间的延长，对 PTK 活性的抑制作用呈较明显的剂量−时效关系。且各浓度芒果苷与 DDP 联合用药对肝癌 HepG2 细胞中的 PTK 活性抑制率均比各相应的单独用药组显著增强（$P<0.05$）；用药 72 h 后，顺铂（2 μg/ml）、芒果苷（20 μg/ml）、顺铂+芒果苷［（2+20）μg/ml］对 HepG2 细胞中 PTK 活性的抑制率最大，分别为 36.47%、63.84% 与 76.27%；且芒果苷与顺铂单独用药时，随着各自药物浓度的提高，芒果苷对肝癌细胞 HepG2 中 PTK 活性抑制率的影响明显大于顺铂。结果见表 4-1-60 与图 4-1-53 ~图 4-1-55。

表 4-1-60   芒果苷与顺铂联用对人肝癌细胞 HepG2 中 PTK 活性抑制率的影响（$\bar{x}\pm s$，$n=4$）

作用时间/h	芒果苷浓度/（μg/ml）	不同 DDP 浓度的测定结果/%				
		0 μg/ml	0.25 μg/ml	0.50 μg/ml	1.00 μg/ml	2.00 μg/ml
24	0	0	2.72 ± 0.62	5.87 ± 0.54	10.13 ± 0.77	19.94 ± 1.05
	5.00	18.21 ± 1.61	21.53 ± 1.17	25.87 ± 1.42	26.29 ± 1.50	31.61 ± 0.72
	10.00	31.31 ± 1.28	34.13 ± 1.03	35.82 ± 0.84	38.05 ± 1.03	42.32 ± 0.99
	20.00	39.62 ± 0.97	39.76 ± 0.30	42.77 ± 0.22	43.63 ± 0.57	49.39 ± 0.24
48	0	0	7.68 ± 1.01	15.90 ± 1.35	25.08 ± 1.10	27.97 ± 1.22
	5.00	26.61 ± 1.87	36.08 ± 1.50	37.60 ± 1.95	41.40 ± 1.20	43.99 ± 1.04
	10.00	39.50 ± 1.22	46.19 ± 0.89	48.4 ± 0.69	52.19 ± 0.90	54.55 ± 1.08
	20.00	46.78 ± 1.77	51.69 ± 0.98	53.03 ± 1.34	57.26 ± 1.52	59.68 ± 1.63
72	0	0	16.41 ± 0.46	24.54 ± 0.60	33.61 ± 1.22	36.47 ± 0.63
	5.00	39.05 ± 2.28	51.36 ± 1.53	52.86 ± 1.82	56.61 ± 1.40	59.18 ± 1.57
	10.00	54.92 ± 1.95	62.91 ± 1.44	65.10 ± 1.26	68.85 ± 1.16	69.73 ± 1.34
	20.00	63.84 ± 1.79	69.21 ± 1.03	70.54 ± 0.61	74.72 ± 1.15	76.27 ± 1.39

注：在相同作用时间下，联合用药组与各单独用药组比较，$P<0.05$。

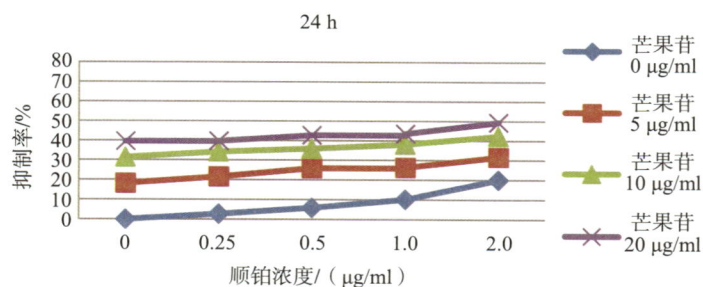

图 4-1-53   芒果苷和顺铂作用 24 h 对肝癌细胞 HepG2 中 PTK 活性的抑制情况

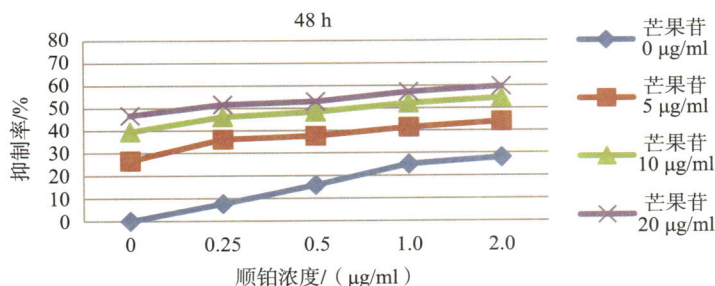

图 4-1-54　芒果苷和顺铂作用 48 h 对肝癌细胞 HepG2 中 PTK 活性的抑制情况

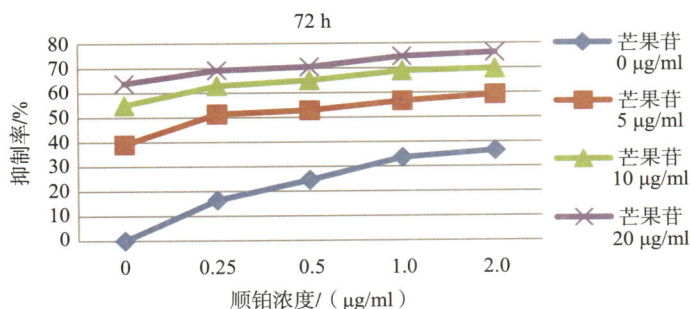

图 4-1-55　芒果苷和顺铂作用 72 h 对肝癌细胞 HepG2 中 PTK 活性的抑制情况

（4）芒果苷与顺铂对人肝癌细胞 HepG2 中 PTK 活性抑制作用的药物相互作用系数（CDI 值）

各浓度的芒果苷（5 μg/ml、10 μg/ml、20 μg/ml）与各浓度的顺铂（0.25 μg/ml、0.50 μg/ml、1.00 μg/ml、2.00 μg/ml）联合用药对肝癌细胞 HepG2 作用 24 h、48 h、72 h 时，各联合用药组的 CDI 值均小于 0.7，表明两药相互之间的协同作用显著。结果见表 4-1-61。

表 4-1-61　芒果苷与顺铂联用对人肝癌细胞 HepG2 中 PTK 活性抑制作用的药物相互作用系数（CDI 值）

作用时间/h	芒果苷浓度/（μg/ml）	不同 DDP 浓度的测定结果			
		0.25 μg/ml	0.50 μg/ml	1.00 μg/ml	2.00 μg/ml
24	5	0.438	0.429	0.449	0.445
	10	0.448	0.458	0.449	0.443
	20	0.477	0.460	0.473	0.444
48	5	0.386	0.422	0.427	0.429
	10	0.433	0.444	0.434	0.438
	20	0.451	0.470	0.451	0.457
72	5	0.337	0.380	0.382	0.382
	10	0.396	0.414	0.398	0.421
	20	0.420	0.448	0.417	0.427

3. 芒果苷对化疗荷瘤小鼠细胞因子及 T 淋巴细胞内第二信使水平的影响

（1）芒果苷对化疗荷瘤小鼠 S180 实体瘤的抑制及对机体的保护作用

CTX 可以抑制小鼠 S180 肿瘤的生长，抑制率达 44.2%，可降低荷瘤小鼠体重、脾脏指数及胸腺指数，与模型组比较差异有统计学意义（$P<0.05$）；而 CTX 与芒果苷联合应用，亦可抑制 S180 肿瘤的生长，芒果苷高、中剂量组的抑制率可达 48.3%，与 CTX 组比较，差异有统计学意义（$P<0.05$），同时芒果苷联合 CTX 应用能对抗 CTX 所致的体重下降，提高荷瘤小鼠胸腺指数和脾脏指数，减轻 CTX 的毒性，尤其是中剂量组作用显著，与 CTX 组比较差异明显（$P<0.05$），与正常组比较差异无统计学意义（$P>0.05$）。结果见表 4-1-62。

表 4-1-62　芒果苷对 S180 荷瘤小鼠瘤重的影响（$\bar{x}\pm s$，$n=7$）

组别	瘤重/g	抑制率/%	体重增加/g	脾脏指数/（mg/g）	胸腺指数/（mg/g）
正常组	—	—	4.35 ± 1.09	0.239 ± 0.06	0.079 ± 0.01
模型组	1.20 ± 0.07	—	2.86 ± 1.67[**]	0.209 ± 0.03[**]	0.079 ± 0.06[**]
CTX 组	0.67 ± 0.04[△]	44.2	3.32 ± 1.06[*△]	0.183 ± 0.02[*△]	0.041 ± 0.04[*△]
CTX+芒果苷低剂量组	0.65 ± 0.06[△]	45.1	3.44 ± 0.91	0.267 ± 0.06	0.060 ± 0.03
CTX+芒果苷中剂量组	0.62 ± 0.02[△#]	48.3	4.08 ± 1.52[#]	0.272 ± 0.05[#]	0.062 ± 0.05[#]
CTX+芒果苷高剂量组	0.62 ± 0.01[△#]	48.3	3.98 ± 1.45[#]	0.268 ± 0.04	0.059 ± 0.02

注：与正常组比较，[*]$P<0.05$，[**]$P<0.01$；与模型组比较，[△]$P<0.05$；与 CTX 组比较，[#]$P<0.05$。

（2）芒果苷联合 CTX 对小鼠 S180 肉瘤细胞的病理学影响

经 HE 染色后，将 S180 肉瘤组织置于显微镜下观察，可见瘤组织呈巢状或片状生长，肿瘤细胞密集排列，细胞大小不同，形态各异；细胞核大小不一，核质比例增大；染色质呈颗粒状，分布不均匀，可见不对称性、多极性核分裂等病理性核分裂象（图 4-1-56A）。CTX 化疗组可见肿瘤组织部分呈明显坏死，细胞核固缩（图 4-1-56B）；CTX 加芒果苷各组均可见不同程度的片状坏死区，瘤组织内及其周围微血管均减少（图 4-1-56C～E）。

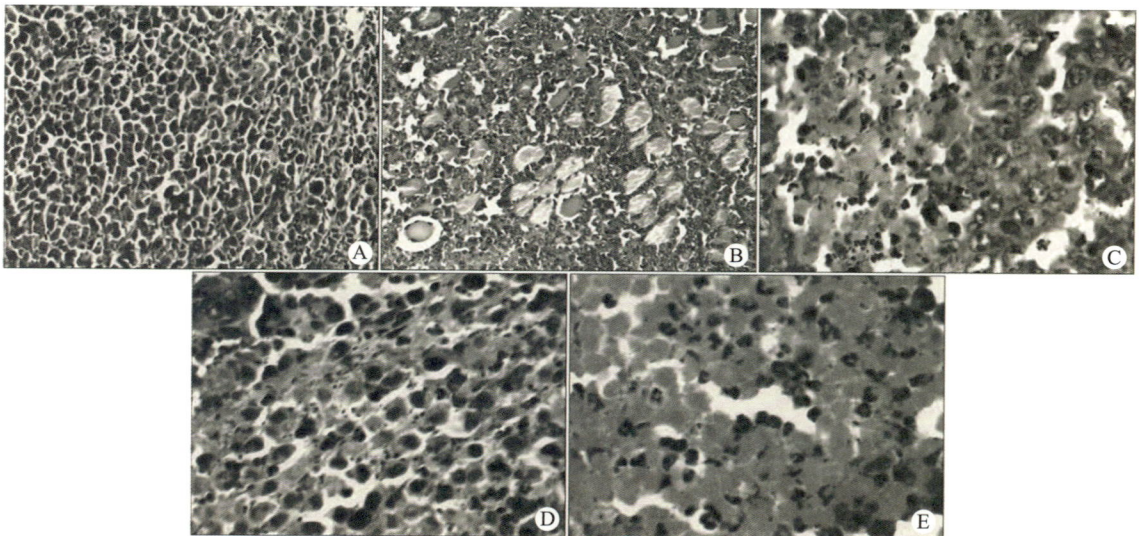

A. 模型组；B. CTX组；C. CTX+芒果苷低剂量组；D. CTX+芒果苷中剂量组；E. CTX+芒果苷高剂量组。

图 4-1-56　各组小鼠 S180 肉瘤组织病理切片（HE，×400）

（3）芒果苷对化疗荷瘤小鼠血清中细胞因子 IL-2、TNF-α 水平的影响

模型组 IL-2 水平显著降低，与正常组比较差异有统计学意义（$P<0.01$），TNF-α 水平显著升高，与正常组比较差异有统计学意义（$P<0.01$）；使用 CTX 治疗后，TNF-α 水平降低，与模型组比较差异有统计学意义（$P<0.01$）；使用芒果苷中、高剂量联合 CTX 治疗后，IL-2 水平明显升高，与模型组比较差异有统计学意义（$P<0.01$），与 CTX 组比较差异有统计学意义（$P<0.01$）。使用芒果苷高剂量联合 CTX 治疗后，TNF-α 水平升高，与 CTX 组比较差异有统计学意义（$P<0.05$）。结果见表 4-1-63。

表 4-1-63　芒果苷对化疗荷瘤小鼠血清中细胞因子 IL-2、TNF-α 水平的影响（$\bar{x}\pm s$，$n=7$）

组别	剂量/（mg/kg）	IL-2［ρ_B/（pg/ml）］	TNF-α［ρ_B/（pg/ml）］
正常组	—	4.44 ± 0.36	36.01 ± 4.5
模型组	—	$2.72\pm0.32^{**}$	$53.35\pm4.8^{**}$
CTX 组	50	2.40 ± 0.65	$38.23\pm4.66^{\triangle\triangle}$
CTX+芒果苷低剂量组	75	3.09 ± 0.63	38.93 ± 2.69
CTX+芒果苷中剂量组	150	$4.09\pm0.71^{\triangle\triangle\#\#}$	40.74 ± 4.55
CTX+芒果苷高剂量组	300	$4.10\pm0.62^{\triangle\triangle\#\#}$	$45.62\pm3.91^{\#}$

注：与正常组比较，$^{**}P<0.01$；与模型组比较，$^{\triangle\triangle}P<0.01$；与 CTX 组比较，$^{\#}P<0.05$，$^{\#\#}P<0.01$。

（4）芒果苷对化疗荷瘤小鼠脾 T 淋巴细胞内第二信使 cAMP 水平的影响

模型组 cAMP 水平明显增高，与正常组比较差异有统计学意义（$P<0.01$）；使用 CTX 可降低 cAMP 水平，与模型组比较差异有统计学意义（$P<0.01$）；芒果苷联合 CTX 应用亦达到同样的效果，与模型组比较差异有统计学意义（$P<0.01$），与 CTX 组比较差异有统计学意义（$P<0.01$），与正常组比较差异不明显（$P>0.05$）。结果见表 4-1-64。

表 4-1-64　芒果苷对化疗荷瘤小鼠脾 T 淋巴细胞内第二信使 cAMP 水平的影响（$\bar{x}\pm s$，$n=7$）

组别	剂量/（mg/kg）	cAMP/［ρ_B/（pg/ml）］
正常组	—	$0.107\ 7\pm0.07$
模型组	—	$0.477\ 3\pm0.09^{**}$
CTX 组	50	$0.399\ 4\pm0.08^{**\ \triangle\triangle}$
CTX+芒果苷低剂量组	75	$0.121\ 8\pm0.03^{\triangle\triangle\#\#}$
CTX+芒果苷中剂量组	150	$0.123\ 1\pm0.05^{\triangle\triangle\#\#}$
CTX+芒果苷高剂量组	300	$0.122\ 5\pm0.05^{\triangle\triangle\#\#}$

注：与正常组比较，$^{**}P<0.01$；与模型组比较，$^{\triangle\triangle}P<0.01$；与 CTX 组比较，$^{\#\#}P<0.01$。

十四、芒果苷磺酸钠抗白血病的实验研究

芒果苷是一种四羟基的吡酮碳糖苷（图 4-1-57），水溶性极差，难以制成合适浓度的稳定药液，因此影响了其疗效及应用。增加难溶性药物的溶解度以满足治疗需要，是中药制剂领域的重要课题。

前期我们通过结构修饰在芒果苷的4-位引入了-SO$_3$Na（磺酸钠基），制备得到芒果苷磺酸钠盐（图4-1-58），改善了芒果苷的水溶性。本实验通过噻唑蓝（MTT）方法研究其对白血病K562细胞株的增殖抑制作用，并通过体内实验验证其抗白血病的作用，为将其开发为抗白血病新药提供理论依据。结果表明，芒果苷磺酸钠有较好的体内外抗白血病作用。

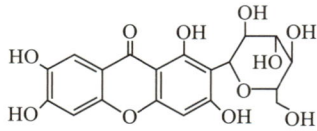

图4-1-57　芒果苷的化学结构式　　　　图4-1-58　芒果苷磺酸钠的化学结构式

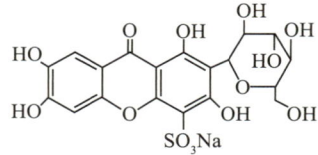

（一）实验方法

本实验采用MTT法，观察不同浓度芒果苷磺酸钠对K562细胞生长的影响；建立小鼠K562白血病模型，考察芒果苷磺酸钠对K562白血病小鼠的生命延长率。

1. 细胞生长抑制实验

取对数生长期的K562细胞，调整细胞浓度为$5×10^4$/ml，接种于96孔培养板，每孔加20 μl细胞液。药物（芒果苷磺酸钠和芒果苷）用培养液配成1 mg/ml，实验组分别以不同终浓度（31.3 g/ml、62.5 g/ml、125 g/ml、250 g/ml、500 g/ml）芒果苷磺酸钠和芒果苷处理，另设对照组（不加药）和空白组（只加培养液），每组设4个复孔，培养24 h、48 h、72 h和96 h后，加入MTT 10 μl，4 h后，离心，弃上清液，每孔加入DMSO 150 μl，轻轻振荡，待结晶完全溶解，10 min后，在酶标仪上以波长为550 nm[36]、参比波长为450 nm测定OD值，计算平均抑制率，并以改良寇式法计算半数抑制浓度IC_{50}，实验重复3次（$n=12$）。按如下公式计算抑制率和IC_{50}。

$$抑制率（\%）=（对照组平均OD值-实验组平均OD值）/对照组平均OD值 ×100\%$$

$$IC_{50}=\lg^{-1}\left[X_m-i\left(\textstyle\sum p-0.5\right)\right]$$

式中，X_m为设计的最大浓度的对数值；i为相邻两组浓度对数值之差；$\sum p$为各组生长抑制率之和；0.5为经验常数。

2. 芒果苷磺酸钠对荷瘤小鼠生存期的影响

无菌条件下抽取接种7 d、生长良好的K562白血病小鼠腹水，用灭菌生理盐水（1∶3）稀释，按0.2 ml/只经腹腔注射腹水[（5~6）×10^{6}个瘤细胞，活细胞率＞95%]，制备腹水型荷瘤小鼠模型。接种后24 h随机分成5组，每组15只，腹腔注射给药，0.4 ml/只，共计10 d。①模型组，生理盐水；②芒果苷磺酸钠3个剂量组分别为200 mg/kg、100 mg/kg、50 mg/kg；③阳性对照组，环磷酰胺20 mg/kg。连续30 d记录各鼠死亡时间，计算各组小鼠平均生存天数、生命延长率。生命延长率的计算公式如下。

$$生命延长率（\%）=（治疗组平均生存天数-模型组平均生存天数）/模型组平均生存天数 ×100\%$$

（二）实验结果

1. 芒果苷磺酸钠对 K562 细胞增殖的影响

MTT 实验结果表明，芒果苷磺酸钠和芒果苷对 K562 细胞均具有直接的细胞生长抑制作用，并且作用均随药物浓度升高及作用时间延长而增强，呈现良好的量效和时效关系，作用 96 h 时，500 g/ml 的芒果苷磺酸钠和芒果苷对白血病 K562 细胞的平均抑制率分别达到 75.6% 和 73.6%。芒果苷磺酸钠与芒果苷相比，对 K562 细胞的生长抑制作用稍弱，其半数抑制浓度 IC_{50} 分别为 151.6 g/ml 和 143.2 g/ml，但两者之间没有显著性差异。结果见表 4-1-65、表 4-1-66。

表 4-1-65　不同浓度芒果苷磺酸钠和芒果苷作用 72 h 对 K562 细胞增殖的影响（$\bar{x} \pm s$，$n=12$）

组别	OD 值	平均抑制率/%
空白组	0.065 ± 0.003	—
对照组	0.798 ± 0.023	—
31.3 μg/ml 芒果苷磺酸钠组	0.581 ± 0.012**	27.2
31.3 μg/ml 芒果苷组	0.568 ± 0.024**	28.8
62.5 μg/ml 芒果苷磺酸钠组	0.519 ± 0.021**	35.0
62.5 μg/ml 芒果苷组	0.508 ± 0.034**	36.3
125 μg/ml 芒果苷磺酸钠组	0.457 ± 0.035**	42.7
125 μg/ml 芒果苷组	0.468 ± 0.022**	41.4
250 μg/ml 芒果苷磺酸钠组	0.369 ± 0.033**	53.8
250 μg/ml 芒果苷组	0.332 ± 0.028*	58.4
500 μg/ml 芒果苷磺酸钠组	0.291 ± 0.042**	63.5
500 μg/ml 芒果苷组	0.275 ± 0.045**	65.5

注：与对照组比较，*$P < 0.05$，**$P < 0.01$。

表 4-1-66　500 μg/ml 芒果苷磺酸钠和芒果苷作用不同时间对 K562 细胞增殖的影响（$\bar{x} \pm s$，$n=12$）

组别	OD 值				平均抑制率/%			
	24 h	48 h	72 h	96 h	24 h	48 h	72 h	96 h
对照组	0.567 ± 0.029	0.695 ± 0.043	0.798 ± 0.023	0.838 ± 0.023	—	—	—	—
500 μg/ml 芒果苷磺酸钠组	0.357 ± 0.031**	0.303 ± 0.038**	0.291 ± 0.042**	0.204 ± 0.025**	37.0	56.4	63.5	75.6
500 μg/ml 芒果苷组	0.335 ± 0.045**	0.325 ± 0.029**	0.275 ± 0.045**	0.221 ± 0.045**	40.9	53.2	65.5	73.6

注：与对照组比较，**$P < 0.01$。

2. 芒果苷磺酸钠对荷瘤小鼠生存期的影响

对于有瘤细胞 K562 的白血病小鼠，采用腹腔注射时，芒果苷磺酸钠高、中、低 3 个剂量组与模型组比较，均能延长白血病小鼠的存活天数（$P<0.01$），其生命延长率分别为 124.5%、74.6% 和 42.1%。采用腹腔注射时，芒果苷磺酸钠高剂量（200 mg/kg）组与环磷酰胺（20 mg/kg）阳性对照组比较，对白血病的生命延长率没有显著差异，生命延长率分别为 124.5% 和 129.8%。结果见表 4-1-67。

表 4-1-67　芒果苷磺酸钠对荷瘤小鼠生存期的影响（$\bar{x} \pm s$，$n = 15$）

组别	剂量/（mg/kg）	存活时间/d	生命延长率/%
模型组	—	11.4 ± 2.1	—
芒果苷磺酸钠低剂量组	50	16.2 ± 3.6**	42.1
芒果苷磺酸钠中剂量组	100	19.9 ± 2.9**	74.6
芒果苷磺酸钠高剂量组	200	25.6 ± 4.0**	124.5
阳性对照组	20	26.2 ± 4.0**	129.8

注：与模型组比较，**$P<0.01$。

十五、芒果苷酰化衍生物的降血糖及抗炎作用研究

研究指出[37]，芒果苷属于生物药剂学分类系统（biopharmaceutics classification system，BCS）中的第 4 类药物，溶解性和跨膜通透性均很弱，生物利用度低，从而制约了芒果苷药理作用的发挥。为了提高芒果苷的生物利用度从而提高其药理活性，大多数研究从提高芒果苷的水溶性入手，但收效不明显[38-40]，另有一些研究从提高芒果苷的跨膜通透性入手，制备高脂溶性衍生物[37, 41-43]，虽有一些成效，但也不甚理想，所制备的衍生物至今均未开发成产品应用。本课题组在前期实验中，将芒果苷分别与乙酸酐、丙酸酐和丁酸酐反应，得到 3 个新结构的高脂溶性芒果苷酰化衍生物 PAM、HPM、HBM（图 4-1-59），本研究采用动物模型评价其降血糖和抗炎活性。结果表明，PAM、HPM 和 HBM 只需相当于芒果苷 1/4 的摩尔剂量，即可显示出与芒果苷相似的降血糖和抗炎作用，提示芒果苷酰化衍生物的降血糖和抗炎活性比芒果苷的高，其降血糖作用机制可能与对蛋白酪氨酸磷酸酶 1B（PTP1B）的抑制和促进受损胰岛细胞的恢复有关。

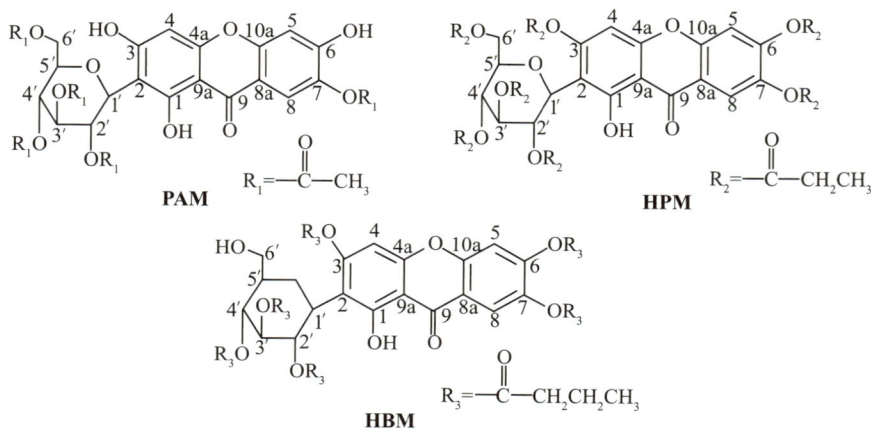

图 4-1-59　芒果苷酰化衍生物 PAM、HPM 和 HBM 的化学结构式

（一）实验方法

采用链脲佐菌素（STZ）所致糖尿病小鼠模型、肾上腺素（AD）所致高血糖小鼠模型和体外抑制蛋白酪氨酸磷酸酶 1B（PTP1B）试验评价 PAM、HPM 和 HBM 的降血糖作用；采用二甲苯致小鼠耳郭肿胀及醋酸致小鼠腹腔毛细血管通透性增加炎症模型评价 3 个芒果苷酰化衍生物的抗炎活性。

1. 3 个芒果苷酰化衍生物的降血糖实验

（1）对 STZ 所致糖尿病模型小鼠血糖的影响[44-45]

取昆明种小鼠 200 只，雄性，体重 18～22 g，适应性饲养 1 周后，随机分出 10 只为正常对照组；剩余的 190 只禁食不禁水 12 h 后，腹腔注射 STZ 溶液，剂量 150 mg/kg（临用前溶解于 0.1 mol/L、pH 4.2 的柠檬酸–柠檬酸钠缓冲溶液，现配现用，置于冰上），5 d 后动物禁食不禁水 5 h，尾静脉取血，按葡萄糖酶氧化法，用试剂盒测定每个小鼠的空腹血糖值。选取血糖值在 11～25 mmol/L 的小鼠作为糖尿病模型小鼠。

药物干预处理：各小鼠灌胃给药，每日 1 次，给药容积为 0.2 ml/10 g 体重，正常对照组、糖尿病高血糖模型组灌胃给予等体积的纯净水，疗程为 15 d。

开始实验的第 1 d，于给药前将各小鼠禁食不禁水 8 h，于尾静脉取血，测定每只小鼠的空腹血浆血糖值（FPG_1）。第 15 d，同样禁食不禁水 8 h，颈椎脱臼处死小鼠，采血，用试剂盒测定血浆血糖值（FPG_{15}）。按下式计算血糖下降百分率（R）。取胰岛组织固定于福尔马林中，用于胰岛组织切片检测。

$$R = （FPG_1 - FPG_{15}）/FPG_1 \times 100\%$$

（2）对 AD 所致高血糖模型小鼠血糖的影响[1]

取小鼠，随机分为空白对照组（纯净水）、肾上腺素组（纯净水）、盐酸二甲双胍（100 mg/kg）组、芒果苷高剂量（1 mmol/kg）组、PAM 高剂量（1 mmol/kg）组、HPM 高剂量（1 mmol/kg）组、HBM 高剂量（1 mmol/kg）组，每组 10 只。空白对照组和肾上腺素组给予等体积纯净水，其余各组按剂量每日经口灌胃给药 1 次，连续 7 d。于末次给药后 1 h，空白对照组腹腔注射生理盐水，其余各组均腹腔注射肾上腺素（240 μg/kg）。分别在腹腔注射后 0.5 h 和 1 h，从小鼠眼眶静脉丛取血，用试剂盒测定血糖值。

（3）体外对 PTP1B 酶的抑制作用[46]

将芒果苷、PAM、HPM 和 HBM 分别用 DMSO 溶解，然后将每种药物均配制成浓度分别为 20 μg/ml 和 5 μg/ml 的供试溶液。将供试溶液和底物混合，混合液中包含 10 mmol/L 的 pNPP、50 mmol/L 的 HEPES 缓冲液（pH 为 7.0）及 1 mmol/L 的 EDTA 和 DTT。37 ℃反应 15 min，然后向混合液中加入 0.1 mol/L 的 NaOH 水溶液终止反应，在 410 nm 处测定吸光度（OD），用不含 PTP1B 酶的实验组作对照。根据吸光度计算抑制率，公式如下。

$$抑制率（\%）=（不含酶组 OD - 含酶组 OD）/不含酶组 OD \times 100\%$$

2. 3 个芒果苷酰化衍生物的体内抗炎实验研究[47-48]

取雄性小鼠 140 只，随机分为空白对照组（生理盐水），阳性药物（地塞米松）组，芒果苷高、中、低剂量组，PAM 高、中、低剂量组，HPM 高、中、低剂量组，HBM 高、中、低剂量组，每组 10 只。

各组均灌胃给予相应剂量的药物或生理盐水，给药容积为 0.2 ml/10 g 体重，连续 5 d。末次给药 45 min 后，尾静脉注射 0.25% 伊文思蓝 0.1 ml/10 g，右耳滴二甲苯 0.02 ml 致炎，腹腔注射 0.6% 冰醋酸 0.2 ml/只。15 min 后颈椎脱臼处死小鼠，用 6 mm 打孔器沿左、右耳郭相同部位打下两侧耳片，分别称重（W）。另用 6 ml 生理盐水腹腔注射进行清洗，收集腹腔液，以 2 500 r/min 离心 10 min，取上清液，置酶标仪中，在 590 nm 处测定吸光度（A）。

按下式计算小鼠耳郭肿胀度：肿胀度（mg）＝ $W_{右耳} - W_{左耳}$。

按下式计算肿胀抑制率：抑制率（%）＝（$W_{空白组均值} - W_{给药组均值}$）/$W_{空白组均值}$ × 100%。

（二）结果

1. 芒果苷酰化衍生物降血糖实验结果

（1）对 STZ 所致高血糖模型小鼠血糖的影响

与糖尿病高血糖模型组比较，阳性药对照组（盐酸二甲双胍），芒果苷高、中剂量（1.0 mmol/kg、0.5 mmol/kg）组，PAM 高、中、低剂量（0.25 mmol/kg、0.125 mmol/kg、0.063 mmol/kg）组，HPM 高、中、低剂量（0.25 mmol/kg、0.125 mmol/kg、0.063 mmol/kg）组和 HBM 高、中、低剂量（0.25 mmol/kg、0.125 mmol/kg、0.063 mmol/kg）组均有显著的降血糖作用，有统计学显著性差异（$P < 0.01$ 或 $P < 0.05$）；芒果苷低剂量（0.25 mmol/kg）组有降血糖的作用趋势，但没有表现出统计学显著性差异（$P > 0.05$）。结果表明，芒果苷酰化衍生物的降血糖作用比芒果苷强，只需芒果苷剂量的 1/4（按摩尔数计），PAM、HPM 和 HBM 即可达到与芒果苷相似的体内降血糖效果。结果见表 4-1-68。

表 4-1-68　STZ 所致糖尿病模型小鼠的血糖下降率（$\bar{x} \pm s$，$n = 10$）

组别	剂量		FPG_1/（mmol/L）	FPG_{15}/（mmol/L）	血糖下降率/%
	/（mmol/kg）	/（mg/kg）			
正常对照组	—	—	7.51 ± 0.59	7.12 ± 0.77	4.96 ± 10.21
糖尿病高血糖模型组	—	—	17.77 ± 5.24	16.61 ± 5.18	3.54 ± 25.34
阳性药对照组（盐酸二甲双胍）	0.604	100	17.78 ± 5.75	7.50 ± 1.45	54.21 ± 14.36**
芒果苷高剂量组	1	422	16.56 ± 5.06	11.06 ± 3.92	28.27 ± 26.99*
芒果苷中剂量组	0.5	211	17.64 ± 5.07	12.69 ± 5.02	27.38 ± 18.09*
芒果苷低剂量组	0.25	105	17.21 ± 5.27	13.68 ± 4.98	19.48 ± 17.34
PAM 高剂量组	0.25	158	18.22 ± 6.09	10.19 ± 4.85	41.92 ± 22.23**
PAM 中剂量组	0.125	80	17.60 ± 5.41	10.58 ± 3.39	35.78 ± 24.18**
PAM 低剂量组	0.063	40	17.10 ± 5.38	11.81 ± 4.78	28.26 ± 24.72*
HPM 高剂量组	0.25	203	17.60 ± 5.88	10.54 ± 2.74	35.21 ± 18.53**
HPM 中剂量组	0.125	102	18.31 ± 5.71	11.94 ± 6.16	35.44 ± 20.96**
HPM 低剂量组	0.063	51	18.27 ± 6.28	12.25 ± 6.93	30.83 ± 21.74*

组别	剂量		FPG_1/（mmol/L）	FPG_{15}/（mmol/L）	血糖下降率/%
	/（mmol/kg）	/（mg/kg）			
HBM 高剂量组	0.25	210	18.03 ± 4.67	11.24 ± 3.53	37.16 ± 15.96[**]
HBM 中剂量组	0.125	105	18.52 ± 6.26	10.98 ± 2.86	35.03 ± 20.64[**]
HBM 低剂量组	0.063	53	16.93 ± 5.04	11.24 ± 3.65	34.21 ± 18.30[**]

注：经单因素方差分析，与糖尿病高血糖模型组比较，[*]$P<0.05$，[**]$P<0.01$。

（2）对 STZ 所致高血糖模型小鼠胰岛组织的影响

胰岛组织切片检查结果显示，与糖尿病高血糖模型组相比，阳性药、芒果苷、PAM、HPM、HBM 干预组的胰岛组织的染色更均匀，胰岛的数量和面积更大；胰岛细胞的边界较清晰，在视界内分布较均匀、规整，细胞密度有所提高，提示 STZ 致损胰岛细胞的形态和结构得到较好的恢复；其中，PAM、HPM、HBM 组比芒果苷组恢复得更好。结果见图 4-1-60。

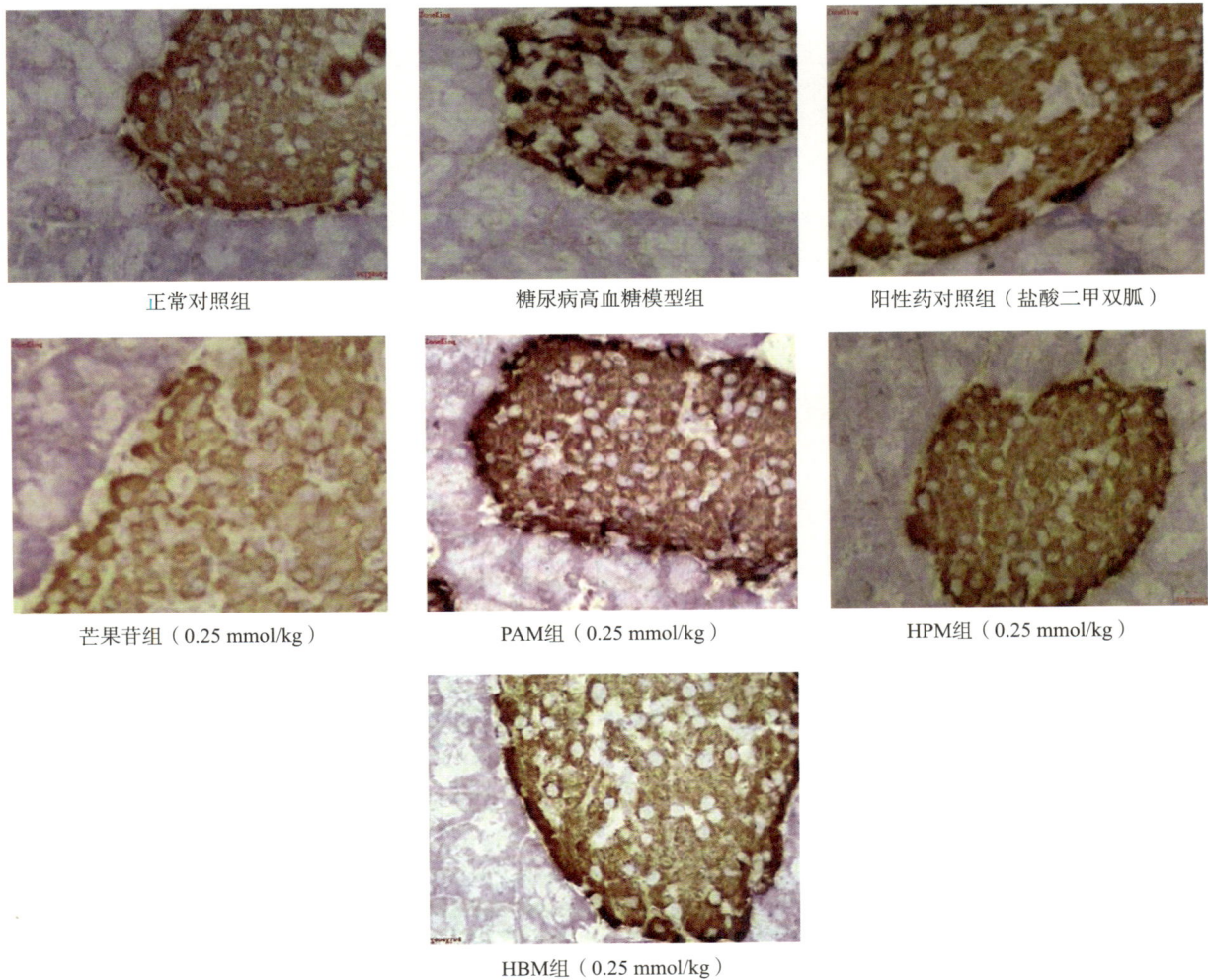

正常对照组

糖尿病高血糖模型组

阳性药对照组（盐酸二甲双胍）

芒果苷组（0.25 mmol/kg）

PAM组（0.25 mmol/kg）

HPM组（0.25 mmol/kg）

HBM组（0.25 mmol/kg）

图 4-1-60　胰岛组织切片

（3）对 AD 所致高血糖模型小鼠血糖的影响[1]

与肾上腺素组比较，阳性药组在 0.5 h 和 1 h 均能对抗肾上腺素所致的血糖急剧升高，显示出统计学显著性差异（$P<0.05$ 或 $P<0.01$）；芒果苷高剂量组、PAM 高剂量组、HPM 高剂量组和 HBM 高剂量组均不能对抗肾上腺素所致的血糖急剧升高，未显示出统计学显著性差异（$P>0.05$）。结果见表 4-1-69。

表 4-1-69　对 AD 所致高血糖模型小鼠血糖的影响（$\bar{x} \pm s$，$n=10$）

组别	剂量		血糖值/（mmol/L）	
	/（mmol/kg）	/（mg/kg）	0.5 h	1 h
空白对照组	—	—	6.62 ± 1.07	6.57 ± 1.12
肾上腺素组	—	—	16.69 ± 2.83	14.64 ± 3.25
盐酸二甲双胍组	0.6	100	12.78 ± 3.01**	11.33 ± 3.10*
芒果苷高剂量组	1.0	422	15.92 ± 3.98	14.24 ± 3.04
PAM 高剂量组	1.0	632	16.54 ± 4.24	15.69 ± 2.73
HPM 高剂量组	1.0	814	15.81 ± 3.11	14.54 ± 3.02
HBM 高剂量组	1.0	842	16.66 ± 3.93	14.79 ± 3.35

注：经单因素方差分析，与肾上腺素组比较，*$P<0.05$，**$P<0.01$。

（4）体外对 PTP1B 酶的抑制作用[46]

PAM、HPM 和 HBM 能明显抑制 PTP1B 酶，且随酰化基团的增加（也是随脂溶性的增加）而呈抑制率增大的趋势，表现出一定的构效依赖关系。在 20 μg/ml 浓度时，PTP1B 酶产生明显沉淀，提示 PAM、HPM 和 HBM 有极强的 PTP1B 酶抑制作用。结果见表 4-1-70。

表 4-1-70　PTP1B 酶的抑制作用

组别	药物浓度/（μg/ml）	抑制率/%
芒果苷	5	4.61
	20	38.94
PAM	5	11.73
	20	↓
HPM	5	24.45
	20	↓
HBM	5	40.67
	20	↓

注："↓"表示产生沉淀，没有测定吸光度，也不计算抑制率。

2. 芒果苷酰化衍生物体内抗炎实验结果

（1）对小鼠耳郭肿胀的抑制作用

与空白对照组比较，地塞米松组，芒果苷高、中剂量组，PAM 高、中剂量组，HPM 高、中、低剂量组和 HBM 高、中、低剂量组均能显著抑制二甲苯所致的小鼠耳郭肿胀,有显著性差异($P<0.05$)。结果见表 4-1-71。

表 4-1-71 对小鼠耳郭肿胀度及肿胀抑制率的影响($n=10$)

组别	剂量/(mmol/kg)	肿胀度/mg	抑制率/%
空白对照组(生理盐水)	—	3.55 ± 1.84	—
阳性药组(地塞米松)	0.115	1.82 ± 1.41*	48.73
芒果苷	1.0	1.76 ± 1.44*	50.42
	0.5	1.90 ± 1.15*	46.48
	0.25	2.18 ± 1.14	38.59
PAM	0.25	2.00 ± 0.61*	43.66
	0.125	2.10 ± 0.88*	40.85
	0.063	2.46 ± 0.84	30.70
HPM	0.25	1.57 ± 1.26*	55.77
	0.125	2.06 ± 0.87*	41.97
	0.063	2.09 ± 0.97*	52.39
HBM	0.25	1.67 ± 1.13*	52.96
	0.125	1.78 ± 1.49*	49.86
	0.063	1.82 ± 1.57*	48.73

注:与空白对照组比较,*$P<0.05$。

(2)对小鼠腹腔毛细血管通透性的影响

与空白对照组比较,地塞米松组,芒果苷高、中、低剂量组,PAM 高、中剂量组,HPM 高、中、低剂量组和 HBM 高、中剂量组均能明显抑制毛细血管的通透性,减少腹腔液渗出,显示出明显的抗炎作用($P<0.01$ 或 $P<0.05$)。具体见表 4-1-72。

表 4-1-72 对小鼠腹腔毛细血管通透性的影响($n=10$)

组别	剂量/(mmol/kg)	A
空白对照组(生理盐水)	—	0.319 ± 0.035
阳性药组(地塞米松)	0.115	0.243 ± 0.077*
芒果苷	1.0	0.246 ± 0.066**
	0.5	0.274 ± 0.036*
	0.25	0.287 ± 0.029*
PAM	0.25	0.265 ± 0.047*
	0.125	0.277 ± 0.041*
	0.063	0.282 ± 0.056

续表

组别	剂量/（mmol/kg）	A
HPM	0.25	0.239 ± 0.064**
	0.125	0.259 ± 0.054*
	0.063	0.278 ± 0.046*
HBM	0.25	0.257 ± 0.046**
	0.125	0.270 ± 0.050*
	0.063	0.298 ± 0.043

注：与空白对照组比较，*$P<0.05$，**$P<0.01$。

十六、芒果叶总苷片的主要药效学研究

芒果叶系漆树科植物芒果的干燥叶，味酸、甘，性凉或平，具有行气疏滞、祛瘀积的功能，用于热滞腹痛、气胀、小儿疳积、消渴等病证[49]，民间用于治疗咳嗽，临床证明芒果叶对支气管炎所致咳嗽、咳痰有效，并有一定的平喘作用[50]。芒果叶是生产芒果止咳片的主要原料[51]。本研究首次从芒果叶中提取芒果总苷，制成芒果叶总苷片，采用多种动物模型，对芒果叶总苷片的镇咳、祛痰、平喘、抗炎等主要功效进行药效学研究。结果表明，芒果叶总苷片在整体动物实验中具有镇咳、祛痰、平喘、抗炎的作用。

（一）实验方法

1. 小鼠浓氨水气雾引咳实验[52]

取体重 18～22 g 小鼠，按氨水引咳法进行预实验，选取收缩腹部并张口的小鼠供实验。供实验小鼠 40 只，雌雄各半，体重 18～22 g，随机分成 4 组，按表 4-1-73 所示药物及剂量灌胃，每日 1 次，连续 7 d，给药容积均为 20 ml/kg，末次给药 1 h 后按氨水引咳法将小鼠置于 4 L 玻璃罩内，用 25% 的氢氧化铵，通过超声雾化器恒压喷雾 10 s，立即取出小鼠，以小鼠收缩腹部并张口为咳嗽指标，记录咳嗽潜伏期和 2 min 内的咳嗽次数。

2. 小鼠气管段酚红实验[1]

取体重 25～28 g 小鼠 40 只，雌雄各半，随机分成 4 组，分组、给药剂量和方法同"小鼠浓氨水气雾引咳实验"项，末次给药 30 min 后每鼠腹腔注射 2% 酚红溶液 0.5 ml，腹腔注射 30 min 后处死动物，分离气管，剪下自甲状软骨下至气管分支处的气管，放入盛装有 2 ml 生理盐水的试管中浸泡 1 h，再加 0.1 ml 氢氧化钠溶液（1 mol/L），混匀离心，取上清液，于 546 nm 处测定吸光度（表 4-1-74）。

3. 豚鼠喷雾致喘实验[53]

将体重 150～200 g 豚鼠置于 4 L 玻璃罩内，用 0.4% 的磷酸组胺和 2% 氯化乙酰胆碱 1∶1 混合液，通过超声雾化器恒压喷雾 4 s，选取出现Ⅳ级哮喘反应（即呼吸困难和抽搐、跌倒）潜伏期在 2 min 内的合格豚鼠 40 只，雌雄各半，体重 150～200 g，随机分成 4 组，按表 4-1-75 所示药物及剂量灌胃给药，

每日 1 次，连续 7 d，给药容积均为 20 ml/kg。末次给药 1 h 后按上法喷雾致喘，记录出现Ⅳ级哮喘反应的潜伏期。

4. 小鼠巴豆油所致耳肿胀实验 [54]

取体重 18 ~ 22 g 小鼠 40 只，雌雄各半，随机分成 4 组，按表 4-1-76 所示药物和剂量灌胃给药，每日 1 次，连续 7 d，给药容积均为 20 ml/kg。末次给药 45 min 后，将 50 L 巴豆油合剂（2% 巴豆油、20% 乙醇、78% 乙醚）涂于右耳郭，3 h 后处死动物，剪下左、右耳郭，用 8 mm 直径的打孔器，于同一部位取下耳片，称重，左、右耳片重量的差为肿胀度。

5. 急性毒性试验 [55]

取体重 18 ~ 22 g 小鼠 30 只，雌雄各半，禁食 12 h，灌胃给予芒果叶总苷片，进行初步毒性试验，掌握 0% ~ 100% 动物死亡的剂量范围。另取小鼠 30 只，雌雄各半，体重 18 ~ 22 g，均分为 3 组，禁食 12 h，分别灌胃给予芒果叶总苷片 540 g/kg、432 g/kg、346 g/kg（0.3 ml/10 g），观察 7 d。

（二）实验结果

1. 小鼠浓氨水气雾引咳实验结果 [52]

结果表明，芒果叶总苷片 2 个剂量组均能显著减少 2 min 咳嗽次数，高剂量组还能明显延长小鼠氨水致咳的潜伏期（表 4-1-73）。

表 4-1-73　芒果叶总苷片对氨水引起的小鼠咳嗽反应的影响（$\bar{x} \pm s$，$n = 10$）

组别	剂量/（g/kg）	咳嗽潜伏期/s	咳嗽次数
芒果叶总苷片高剂量组	12.60	57.1 ± 43.8[*]	5.5 ± 5.0[**]
芒果叶总苷片低剂量组	6.30	47.1 ± 37.2	7.5 ± 6.5[**]
咳特灵	0.65	77.4 ± 44.6[**]	4.9 ± 5.3[**]
蒸馏水	—	23.6 ± 8.2	17.4 ± 7.7

注：与蒸馏水组比较，[*]$P < 0.05$，[**]$P < 0.01$。

2. 小鼠气管段酚红实验结果 [1]

结果表明，芒果叶总苷片高剂量组能显著促进小鼠气管排泌酚红量（表 4-1-74）。

表 4-1-74　芒果叶总苷片对小鼠气管段酚红排泌量的影响（$\bar{x} \pm s$，$n = 10$）

组别	剂量/（g/kg）	吸光度
芒果叶总苷片	12.60	0.308 ± 0.074[**]
芒果叶总苷片	6.30	0.258 ± 0.081
咳特灵	0.65	0.287 ± 0.077[*]
蒸馏水	—	0.212 ± 0.068

注：与蒸馏水组比较，[*]$P < 0.05$，[**]$P < 0.01$。

3. 豚鼠喷雾致喘实验结果[53]

结果表明，芒果叶总苷片 2 个剂量组均能显著延长豚鼠哮喘的潜伏期（表 4-1-75）。

表 4-1-75　芒果叶总苷片的平喘实验（$\bar{x} \pm s$，$n = 10$）

组别	剂量/（g/kg）	潜伏期/s
芒果叶总苷片	12.60	88.1 ± 35.0[*]
芒果叶总苷片	6.30	77.9 ± 41.5[*]
咳特灵	0.15	111.7 ± 26.2[**]
蒸馏水	—	46.2 ± 27.2

注：与蒸馏水组比较，[*]$P < 0.05$，[**]$P < 0.01$。

4. 小鼠巴豆油所致耳郭肿胀实验结果[54]

结果表明，芒果叶总苷片高剂量组能显著抑制巴豆油所致的小鼠耳郭肿胀（表 4-1-76）。

表 4-1-76　芒果叶总苷片对巴豆油所致小鼠耳郭肿胀的影响（$\bar{x} \pm s$，$n = 10$）

组别	剂量/（g/kg）	耳郭肿胀度/mg
芒果叶总苷片	12.60	12.9 ± 4.7[*]
芒果叶总苷片	6.30	14.8 ± 4.9
阿司匹林	0.15	11.4 ± 3.2[**]
蒸馏水	—	17.0 ± 3.7

注：与蒸馏水组比较，[*]$P < 0.05$，[**]$P < 0.01$。

5. 急性毒性试验结果[55]

给药后约 30 min 动物出现活动减少现象，进而出现昏睡、发绀，最后呼吸衰竭而死亡，经解剖，未见明显器质性病变。死亡时间均在 24 h 内，死亡率分别为 90%、60% 和 10%。用简化几率法[30]进行计算，LD_{50} 为 426 g/kg，95% 可信区间为 387 ~ 468 g/kg。

十七、芒果止咳片的药效学研究与临床疗效观察

芒果止咳片系广西中医药大学制药厂研制的中西药复方制剂，由芒果叶干膏、鱼腥草素钠、马来酸氯苯那敏等组成，具有宣肺化痰、止咳平喘的功效，主要用于咳嗽、气喘、多痰等病症。本实验对芒果止咳片的平喘、镇咳、祛痰、抗炎药理作用进行了研究，对 400 例风热犯肺型咳嗽病人进行了临床疗效观察。结果表明，芒果止咳片具有一定的平喘、止咳、化痰、抗炎作用，临床用于治疗风热犯肺型咳嗽疗效确切。

（一）药理实验方法

采用乙酰胆碱致豚鼠哮喘模型评价其平喘作用；采用二氧化硫致小鼠咳嗽模型和猫喉上神经电刺激

法评价其镇咳作用；采用酚红排泄法评价其祛痰作用；采用蛋清致小鼠足肿胀模型评价其抗炎作用。

1. 平喘实验——对豚鼠乙酰胆碱引喘的影响[56]

取体重 150 g 左右的幼年豚鼠，置于喷雾室内，恒压喷入 4% 乙酰胆碱，以喷入乙酰胆碱到豚鼠倒下的时间为引喘潜伏期，48 h 后将致喘的动物随机分组，灌胃给药，对照组灌胃等量生理盐水，1 h 后重新测定引喘潜伏期，观察给药后引喘潜伏期的变化。

取 400 g 以上豚鼠，处死后取出气管，制成气管链，用盛有克-亨氏液的 DC-001 离体器官测定仪测定药物作用，观察对离体豚鼠气管平滑肌的影响。

2. 镇咳实验[57]

（1）对小鼠二氧化硫致咳的影响

取用二氧化硫气体刺激能引起咳嗽反应的 18～22 g 小鼠均匀分组，灌胃给药，1 h 后用二氧化硫刺激小鼠 12 s，观察 1 min 内各组小鼠发生咳嗽反应的情况，记录发生咳嗽的潜伏期（除去二氧化硫刺激后至发生第一声咳嗽的时间）。

（2）对刺激猫喉上神经引咳的影响

取猫 6 只，用频率 40 次/s、波宽 4 ms、持续 10 s 的方波刺激猫喉上神经，找出引起咳嗽的电压数，用刺激 3 次的平均数作为对照值，以 4 g/kg 芒果止咳片灌胃给药 1 h 后，再按用药前的刺激强度刺激喉上神经，观察引起咳嗽的次数变化。

3. 祛痰实验[3]

取 25～30 g 小鼠，灌胃给药，30 min 后，各鼠腹腔注射 0.25% 酚红溶液 0.5 ml，注射 20 min 后颈椎脱臼处死，用 5% 碳酸氢钠溶液 1.5 ml 分 3 次冲洗气管，抽出冲洗液，与标准管进行目测比色。

4. 抗炎实验

取 100～200 g 大鼠，随机分组，灌胃给药，每日 2 次，连续 4 d，末次给药 30 min 后于大鼠右足足跖皮下注射 0.1 ml 蛋清，观察注射后不同时间大鼠右足踝关节的周长，以注射蛋清前后差值为肿胀度进行统计。

（二）临床疗效观察方法

1. 临床资料

400 例病例均来自三家省级医院门诊。治疗组 300 例中，男 110 例，女 190 例；年龄最小 27 岁，最大 60 岁，平均年龄为（34.30±13.58）岁。对照组 100 例中，男 42 例，女 58 例；年龄最小 25 岁，最大 63 岁。两组性别、年龄、病程分布及治疗前病情比较均无显著性差异（$P > 0.05$），具有可比性。按照《中医病证诊断疗效标准》[58]，凡中医辨证属风热犯肺型咳嗽、西医诊断为急性支气管炎等且不在排除标准之列者均纳入观察对象。排除标准：平均年龄在 18 岁以下或 65 岁以上；妊娠或哺乳期妇女；精神病病人；合并有心血管、肝、肾和造血系统等严重原发性疾病；合并有肺结核、肺肿瘤等疾病；未按规定用药，无法判断疗效，或资料不全等影响疗效或安全性判断者。

2. 治疗方法

治疗组 300 例，给予芒果止咳片，每次 4 片，每日 3 次，连用 7 d。对照组 100 例，使用市售的银黄片，每次 4 片，每日 3 次，连用 7 d。治疗前做详细体格检查，检测外周血白细胞（WBC），必要时做 X 线等检查。治疗后第 3 d、第 5 d、第 7 d 各随诊 1 次，询问用药情况及副作用。疗程结束后，复查外周血 WBC 及其他理化检查项目。治疗结果用计分法评定，各见症按无、轻、中、重分别计 0、2、4、6 分（见症分级标准见表 4-1-77）。观察期间不用其他类似药物。

表 4-1-77　见症及不良反应轻重程度分级标准

症状	轻度	中度	重度
咳嗽	轻，偶尔出现	较甚，间断出现	重，发作频繁
咳痰	量少，色白而稀	量较多，易咳	量多黄稠，咳出不爽
发热	37.1～37.5 ℃	37.5～38.0 ℃	38 ℃以上
口干欲饮	轻，偶尔出现	较甚，无灼热感	重，有灼热感

（三）实验结果

1. 平喘实验——对豚鼠乙酰胆碱引喘的影响 [56]

作组间 t 检验，结果表明，芒果止咳片具有延长引喘潜伏期的作用。结果见表 4-1-78。

表 4-1-78　芒果止咳片对豚鼠乙酰胆碱引喘的影响（$\bar{x}\pm s$，$n=10$）

组别	动物数/只	剂量/（g/kg）	引喘潜伏期差值/s
芒果止咳片	10	2.0	8.2±6.6*
芒果止咳片	10	4.0	14.3±7.6*
氨茶碱	10	0.125	25.4±10.6
对照组	10	—	3.0±2.8

注：与对照组比较，*$P<0.05$。

测定仪实验结果表明，0.02 g/ml 的芒果止咳片有舒张气管平滑肌的作用，并能对抗 1×10^{-7} g/ml 的乙酰胆碱引起的平滑肌收缩。

2. 镇咳实验 [57]

（1）对小鼠二氧化硫致咳的影响

作组间 t 检验，结果表明，芒果止咳片有明显镇咳作用。结果见表 4-1-79。

表 4-1-79　芒果止咳片对小鼠二氧化硫致咳的影响（$\bar{x}\pm s$，$n=20$）

组别	动物数/只	剂量/（g/kg）	咳嗽潜伏期/s
芒果止咳片	20	2.0	32.8±15.6*

组别	动物数/只	剂量/（g/kg）	咳嗽潜伏期/s
芒果止咳片	20	4.0	33.6 ± 12.1*
磷酸可待因	20	0.04	40.3 ± 14.2*
对照组	20	—	14.6 ± 5.0

注：与对照组比较，*$P < 0.05$。

（2）对刺激猫喉上神经引咳的影响

结果表明，6只猫用药前平均咳嗽频率为（3.1 ± 1.2）次/10 s，用药后平均（1.1 ± 0.4）次/10 s。经 t 检验，$P < 0.05$，表明芒果止咳片 4 g/kg 的剂量对猫有明显镇咳作用。

3. 祛痰实验[3]

作组间 t 检验，结果表明，芒果止咳片有明显祛痰作用。结果见表 4-1-80。

表 4-1-80　芒果止咳片对小鼠酚红排泌量的影响（$\bar{x} \pm s$）

组别	动物数/只	剂量/（g/kg）	洗出酚红浓度/（μg/ml）
芒果止咳片	18	2.0	0.66 ± 0.17*
芒果止咳片	20	4.0	0.78 ± 0.26*
桔梗煎剂	10	10.0	2.00 ± 1.20*
对照组	20	—	0.14 ± 0.12

注：与对照组比较，*$P < 0.05$。

4. 抗炎实验

结果表明，芒果止咳片有明显抗炎作用。结果见表 4-1-81。

表 4-1-81　芒果止咳片对小鼠蛋清致足肿胀度的影响（$\bar{x} \pm s$）

组别	动物数/只	剂量/（g/kg）	肿胀度/mm		
			1 h	2 h	3 h
芒果止咳片	8	4.00	2.05 ± 0.56*	1.27 ± 0.52*	0.95 ± 0.71
地塞米松	7	0.03	1.45 ± 0.78*	1.40 ± 0.56*	0.65 ± 0.61*
对照组	8	—	3.90 ± 1.01	3.02 ± 0.93	1.35 ± 0.61

注：与对照组比较，*$P < 0.05$。

5. 临床治疗结果

显效：症状、体征消失或基本消失，见症积分减少91%及以上，治疗组60例，对照组17例。有效：症状、体征明显好转，见症积分减少61%~90%，治疗组170例，对照组51例。好转：症状、体征好转，见症积分减少31%~60%，治疗组50例，对照组23例。无效：达不到以上标准者，治疗组20例，对照组 9 例。治疗组总有效率 93.3%，对照组 91.0%。见症积分及外周血 WBC 治疗前后比较结果，见表 4-1-82。

表 4-1-82　见症积分及外周血 WBC 治疗前后比较

症状及外周血 WBC	治疗组（n＝300）			对照组（n＝100）		
	n	治疗前	治疗后	n	治疗前	治疗后
咳嗽	300	4.53 ± 1.04	1.47 ± 1.20	100	4.70 ± 1.15	1.32 ± 1.16
咳痰	290	3.45 ± 1.18	0.83 ± 1.26	100	4.70 ± 1.15	3.37 ± 1.22
发热	140	3.14 ± 1.51	0.43 ± 0.05	54	3.37 ± 1.22	0.57 ± 0.92
口干欲饮	200	3.31 ± 1.34	0.95 ± 1.03	100	3.24 ± 1.36	1.02 ± 0.54
WBC/（×10^9/L）	300	10.83 ± 5.40	8.27 ± 2.09	100	9.67 ± 6.05	7.21 ± 2.29

十八、芒果苷片的药效学研究与临床疗效观察

药效学研究表明芒果苷具有良好的抗炎、化痰、止咳、平喘等作用[15, 28, 31, 59]，具有抗氧化、抗细菌、抗炎、抗病毒、免疫调节、抗肿瘤等多种生理活性和药理作用[60]。为研究芒果苷片的药效作用及临床疗效，本研究对芒果苷片、芒果苷泡腾片分别进行了体外抑菌试验；对芒果苷泡腾片、芒果苷口含片进行了体外杀虫实验研究；通过不同的动物模型，对芒果苷片的抗炎、解热、祛痰、止咳等药理作用进行了验证；并对芒果苷片治疗急性呼吸道感染的临床疗效进行了观察。结果表明，芒果苷片在测定浓度内几乎无抑菌、杀虫作用，芒果苷泡腾片在测定浓度内有一定抑菌、杀虫效果；芒果苷片有一定的抗炎、解热、祛痰、止咳作用，临床用于治疗急性上呼吸道感染疗效确切。

（一）药理实验方法

采用最小抑菌浓度测定法进行体外抑菌试验；采用体外杀灭阴道毛滴虫、口腔毛滴虫试验评价杀虫作用；采用二甲苯致小鼠耳肿胀及醋酸致小鼠腹腔毛细血管通透性增加炎症模型评价其抗炎作用；采用内毒素致热家兔发热模型评价其解热作用；采用小鼠酚红排泄法及大鼠毛细管排痰法评价其祛痰作用；采用氨水引咳法评价其止咳作用。

1. 体外抑菌试验（药物敏感性试验）[56]

（1）菌液的制备

取各菌 37 ℃、24 h 纯培养物，用无菌肉汤或盐水配制，调整菌液浓度至 0.5 麦氏单位，备用。

（2）含药培养基的制备

将待测的芒果苷片、芒果苷泡腾片，分别用无菌肉汤进行倍比稀释，稀释成若干个浓度的药液。按无菌操作要求，分别吸取稀释液与已熔化并冷却至 50 ℃左右的普通营养琼脂培养基，均匀混合，制成不同含药浓度的平板（培养基厚度为 4 mm，24 h 内应用），并设加空白片的培养基做阴性对照实验。

（3）接种

用定量接种环（$\varphi=2$ mm）把等量细菌接种到上述各平板上，置 37 ℃培养箱培养 24 h。

2. 体外杀灭阴道毛滴虫、口腔毛滴虫的试验

（1）虫株培养

采用肝胰糖培养基培养传代，收集传代后第 3 d 运动活泼的虫体，调整浓度至 1.0×10^6/ml。

（2）杀虫试验

各管加入 100 μl 浓集虫体的液体（含虫约 50 000 个），然后分别加入试样，再以肝胰糖培养液调整浓度，使用于对阴道毛滴虫的杀灭作用观察的 2 组试管（每组 6 支）中含芒果苷的浓度分别为 40 mg/ml、20 mg/ml、10 mg/ml、5 mg/ml、2.5 mg/ml、1.25 mg/ml，使用于对口腔毛滴虫的杀灭作用观察的 4 支试管内含芒果苷的浓度分别为 100 mg/ml、50 mg/ml、25 mg/ml、12.5 mg/ml，1 支对照试管内含甲硝唑的浓度为 100 μg/ml，设空白对照组；置培养试管于 37 ℃恒温箱中培养。用药后 12 h 内每隔 1 h 观察 1 次，至 24 h 时再观察 1 次。

3. 抗炎试验[61]

（1）芒果苷片对小鼠腹腔毛细血管通透性的影响

取小鼠 60 只，雄性，随机分为 5 组，每组 12 只，分别为空白对照组，阳性对照组，芒果苷片高、中、低剂量组。除空白对照组给予生理盐水外，其余各组均给予相应的药物，每日灌胃给药 1 次，给药容积 0.2 ml/10 g，连续 5 d。末次给药后 45 min 每鼠尾静脉注射 0.5% 伊文思蓝 0.1 ml/10 g，同时腹腔注射 0.6% 醋酸溶液 0.2 ml/只。15 min 后，颈椎脱臼处死小鼠，立即注入 6 ml 生理盐水冲洗腹腔，剪开腹腔，滤出腹腔洗出液，离心（2 000 r/min，10 min），取上清液，于 590 nm 处测定 OD 值。

（2）芒果苷片对二甲苯致小鼠耳郭肿胀度的影响

取小鼠 60 只，雄性，分组，给药同"芒果苷片对小鼠腹腔毛细血管通透性的影响"项。末次给药 45 min 后每只小鼠以 0.02 ml 二甲苯滴于右耳致炎，15 min 后颈椎脱臼处死，沿耳郭基线剪下两侧耳片。用 6 mm 直径打孔器分别在左、右耳同一部位打下圆耳片，称重。计算左、右耳片重量差，作为肿胀度。

4. 芒果苷片对内毒素致热家兔体温的影响[62]

取大耳白兔 48 只，雌雄不拘，要求雌兔无孕。随机分成 6 组，每组 8 只，即空白对照组，模型对照组，阳性对照组（阿司匹林），芒果苷片高、中、低剂量组。除空白对照组、模型对照组给予生理盐水外，其余各组均给予相应的药物。各组动物灌胃给药，给药容积为 7 ml/kg，1 次/d，连续 3 d。实验前两天，家兔自由摄食饮水，常规颗粒饲料喂食，并模拟实验条件，每日将家兔置兔盒适应环境 3～4 h。第 3 d［禁食禁水 1 d；实验环境控制为室温（23±2）℃，相对湿度 55%～65%］将家兔置于特定的兔盒，体温基本稳定后，连续测温 3 次，每次间隔 15 min，取 3 次均值作为基础体温，3 次平均体温波动大于 0.5 ℃者剔除不用。给药后 45 min，除空白对照组家兔耳缘静脉注射无菌生理盐水外，模型对照组及各给药组家兔耳缘静脉注射 0.003 g/L 内毒素，给药容积为 1 ml/kg。注射内毒素或生理盐水后，第 1～2 h 每隔 15 min，第 3～5 h 每隔 30 min，测体温 1 次。计算各组家兔不同时间点平均基础体温的温差及发热高峰均数 $\triangle T_{max}$。

5. 芒果苷片的祛痰作用

（1）芒果苷片对小鼠气管排泌酚红的影响[61]

取 18~22 g 小鼠 70 只，雌雄各半，随机分为 5 组，每组 14 只，分别为空白对照组，阳性对照组（氯化铵），芒果苷片高、中、低剂量组。除空白对照组给予生理盐水外，其余各组均给予相应的药物。每日灌胃给药 1 次，给药容积 0.2 ml/10 g，连续 3 d，末次给药后 45 min，各组小鼠腹腔注射 5% 酚红 0.5 ml/只，15 min 后，处死小鼠，钝性分离气管，用 5% 碳酸氢钠溶液洗涤 3 次，每次 0.5 ml，回收洗液，以紫外分光光度仪测定 OD 值。按 1 g/ml、2 g/ml、4 g/ml、6 g/ml、8 g/ml、10 g/ml 浓度配制酚红标准溶液，并测其吸光度，根据标准曲线计算各组动物气道洗液的酚红浓度。

（2）芒果苷片对大鼠痰液排泌的影响[63]

取 SD 大鼠 60 只，雌雄各半，随机分为 5 组，每组 12 只，分别为空白对照组，阳性对照组（氯化铵），芒果苷片高、中、低剂量组。除空白对照组给予生理盐水外，其余各组均给予相应的药物，每日灌胃给药 1 次，给药容积 1 ml/100 g，连续 3 d，末次给药后 45 min，分别腹腔注射 10% 乌拉坦 1 ml/100 g 麻醉，仰位固定，解剖分离气管，在甲状软骨下缘正中两软骨之间，插入已知重量的毛细玻璃管，管长 10 cm，内径 0.5 mm 左右，使气管分泌液沿毛细玻璃管上升，60 min 后，将收集气管分泌引流液后的毛细玻璃管称重，计算收集引流液前后毛细玻璃管重量的差值，即气管分泌液重量。

6. 芒果苷片对浓氨水致咳小鼠的影响[61]

取 18~22 g 小鼠 60 只，雌雄各半，分组同"芒果苷片对大鼠痰液排泌的影响"项。除空白对照组给予生理盐水外，其余各组均给予相应的药物，灌胃给药 1 次，给药容积 0.2 ml/10 g，给药后 45 min 将小鼠用浓氨水（25%~28%）喷雾 5 s，置于压力为 120~200 W 的密闭玻璃罩内 2 min，记录 2 min 内小鼠咳嗽次数和潜伏期。

（二）临床疗效观察方法

1. 临床资料

将 60 例病人随机分为两组。治疗组 30 例中，男 16 例，女 14 例；年龄最小 18 岁，最大 68 岁，平均 38 岁；病程最短 1 d，最长 7 d，平均 3 d。对照组 30 例中，男 15 例，女 15 例；年龄最小 19 岁，最大 66 岁，平均 37 岁；病程最短 1 d，最长 6 d，平均 3 d。两组临床资料比较无显著性差异（$P>0.05$），具有可比性。

西医诊断标准[64]：①有流行性感冒接触史；②局部症状有喷嚏、鼻塞、流清水样鼻涕，2~3 d 后鼻涕变稠，咳嗽、咽痛、声嘶、流泪；全身症状有畏寒发热、全身不适、乏力、头痛头昏、四肢腰背酸痛；③血常规：病毒性感染见白细胞计数多正常或偏低，淋巴细胞比例升高；细菌感染见白细胞与中性粒细胞增多。

中医证候诊断标准[65]：①主症：发热，微恶风寒，咽痛，口渴；②次症：头痛，鼻塞流涕，咳嗽，舌苔薄白或微黄，脉象浮数或滑数。凡具备主症 3 项和次症 1 项以上，并具备上述舌、脉象者，可诊断为感冒风热证。

纳入标准：①符合西医上呼吸道感染（扁桃体炎、咽炎）诊断标准；②符合感冒风热证中医证候诊断标准；③发病48 h内；④年龄18～68岁。

2. 治疗方法

治疗组口服芒果苷片，每次3片，每日3次；对照组口服银翘解毒丸，每次1丸，每日2次。两组均以5 d为1个疗程，1个疗程后统计疗效，试验期间不得使用与试验药物作用相近的中西药品。

3. 观察指标

临床观察指标：每日记录发热，微恶风寒，咽痛，口渴，头痛，鼻塞流涕，咳嗽，舌苔、脉象的变化。

实验室指标：检测治疗前后外周血白细胞计数和中性粒细胞计数。

病情积分标准：参照原卫生部《中药新药临床研究指导原则》[66]，将发热、咽痛、口渴、头痛、鼻塞流涕、咳嗽，分为4级，各计0、2、3、4分；有舌脉异常者计为1分，有外周血白细胞计数和中性粒细胞计数异常者计为1分。

4. 疗效标准[66]

临床痊愈：治疗5 d以内上呼吸道感染（扁桃体炎、咽炎）症状全部消失，证候积分减少不少于95%。显效：治疗5 d以内上呼吸道感染（扁桃体炎、咽炎）症状大部分消失，证候积分减少不少于70%。有效：治疗5 d以内上呼吸道感染（扁桃体炎、咽炎）症状部分消失，证候积分减少不少于30%。无效：治疗5 d以内上呼吸道感染（扁桃体炎、咽炎）症状无改善，证候积分减少不足30%。

（三）结果

1. 体外抑菌试验结果

对照组（含相同剂量辅料，不含芒果苷）平板上的细菌生长良好，芒果苷片、芒果苷泡腾片对大肠埃希菌、金黄色葡萄球菌、铜绿假单胞菌、白色念珠菌、乙型溶血性链球菌的最低抑菌浓度结果见表4-1-83。

表4-1-83　芒果苷片、芒果苷泡腾片对细菌的最低抑菌浓度（MIC）（mg/ml）

菌株	芒果苷片 MIC	芒果苷泡腾片 MIC
金黄色葡萄球菌敏感株（26003）	10.24	1.563
大肠埃希菌（44102）	>83.33	12.500
铜绿假单胞菌（10104）	>83.33	6.250
白色念珠菌（98001）	>83.33	25.000
乙型溶血性链球菌（32210）	>83.33	25.000

2. 杀虫结果

分级标准"-"表示整张装片中滴虫全部死亡，"+"表示整张装片中发现1～2个活虫（放大100倍观察），"++"表示每个视野1～2个滴虫（放大400倍观察），"+++"表示每个视野3个滴虫以上（放大400倍观察）。结果见表4-1-84～表4-1-86。

表 4-1-84　芒果苷口含片对阴道毛滴虫的杀灭作用

组别	浓度 C/（mg/ml）	不同时间段杀虫效果					
		2 h	4 h	6 h	8 h	12 h	24 h
芒果苷口含片组	40.00	+++	+++	+++	++	++	－
	20.00	+++	+++	+++	+++	+++	+
	10.00	+++	+++	+++	+++	+++	+
	5.00	+++	+++	+++	+++	+++	+++
	2.50	+++	+++	+++	+++	+++	+++
	1.25	+++	+++	+++	+++	+++	+++
空白对照组	—	+++	+++	+++	+++	+++	+++

表 4-1-85　芒果苷泡腾片对阴道毛滴虫的杀灭作用

组别	浓度 C/（mg/ml）	不同时间段杀虫效果					
		2 h	4 h	6 h	8 h	12 h	24 h
芒果苷泡腾片组	40.00	+++	+++	++	－	—	—
	20.00	+++	+++	++	－	—	—
	10.00	+++	+++	+++	+	+	+
	5.00	+++	++	++	++	++	++
	2.50	+++	++	++	++	++	++
	1.25	+++	+++	+++	+++	+++	+++
空白对照组	—	+++	+++	+++	+++	+++	+++

表 4-1-86　芒果苷口含片对口腔毛滴虫的杀灭作用

组别	浓度 C/（mg/ml）	不同时间段杀虫效果					
		2 h	4 h	6 h	8 h	12 h	24 h
芒果苷口含片组	100.00	+++	+++	+++	+++	+++	+++
	50.00	+++	+++	+++	+++	+++	+++
	25.00	+++	+++	+++	+++	+++	+++
	12.50	+++	++	+++	+++	+++	+++
甲硝唑组	0.1	+++	+	－	－	－	－
空白对照组	—	+++	+++	+++	+++	+++	+++

　　由表 4-1-84～表 4-1-86 结果得知：芒果苷口含片在本实验浓度范围 1.25～40 mg/ml 内对阴道毛滴虫无效；芒果苷口含片在本实验浓度范围 12.5～100 mg/ml 内对口腔毛滴虫也无效；芒果苷泡腾片在本实验浓度范围 1.25～40 mg/ml 内对阴道毛滴虫有一定的杀灭效果，但不显著，相同条件下，甲硝唑

（100 μg/ml）对口腔毛滴虫则有显著杀灭效果。

3. 芒果苷片对小鼠腹腔毛细血管通透性的影响

芒果苷片高、中、低剂量组均能明显减少腹腔渗出的伊文思蓝，与空白对照组比较，有显著性差异（$P < 0.01$），提示其可抑制冰醋酸所致的小鼠腹腔毛细血管通透性增加，结果见表4-1-87、图4-1-61。

表 4-1-87　芒果苷片对小鼠腹腔毛细血管通透性的影响（$\bar{x} \pm s$）

组别	动物数	剂量/（g/kg）	OD 值（$\bar{x} \pm s$）	抑制率/%
空白对照组	12	—	0.606 2 ± 0.151 2	—
阳性对照组	12	0.045	0.326 7 ± 0.128 9**	42.23
芒果苷片高剂量组	12	0.48	0.423 3 ± 0.098 4**	30.18
芒果苷片中剂量组	12	0.24	0.369 0 ± 0.180 4**	39.13
芒果苷片低剂量组	12	0.12	0.441 0 ± 0.105 2**	27.26

注：与空白对照组比较，**$P < 0.01$。

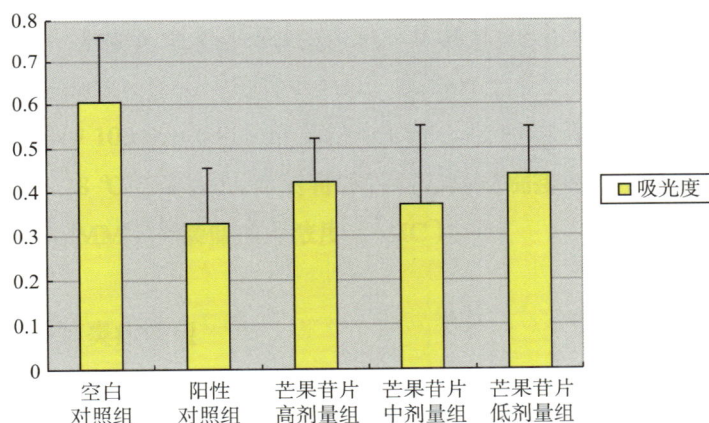

图 4-1-61　芒果苷片对小鼠腹腔毛细血管通透性的影响

4. 芒果苷片对二甲苯致小鼠耳郭肿胀度的影响

芒果苷片高、中剂量组均能抑制二甲苯所致的小鼠耳郭肿胀，与空白对照组比较，有显著性差异（$P < 0.01$）；芒果苷片低剂量组对小鼠耳郭肿胀度也有一定的抑制作用，但与空白对照组比较，无统计学差异（$P > 0.05$）。结果见表4-1-88、图4-1-62。

表 4-1-88　芒果苷片对小鼠耳郭肿胀度的影响（$\bar{x} \pm s$）

组别	动物数	剂量/（g/kg）	肿胀度/g	抑制率/%
空白对照组	12	—	0.010 5 ± 0.001 7	—
阳性对照组	12	0.045	0.004 6 ± 0.001 4**	56.28
芒果苷片高剂量组	12	0.48	0.007 8 ± 0.002 6**	26.25

组别	动物数	剂量/（g/kg）	肿胀度/g	抑制率/%
芒果苷片中剂量组	12	0.24	$0.007\,3 \pm 0.003\,0^{**}$	30.67
芒果苷片低剂量组	12	0.12	$0.009\,6 \pm 0.003\,4$	8.77

注：与空白对照组比较，$^{**}P<0.01$。

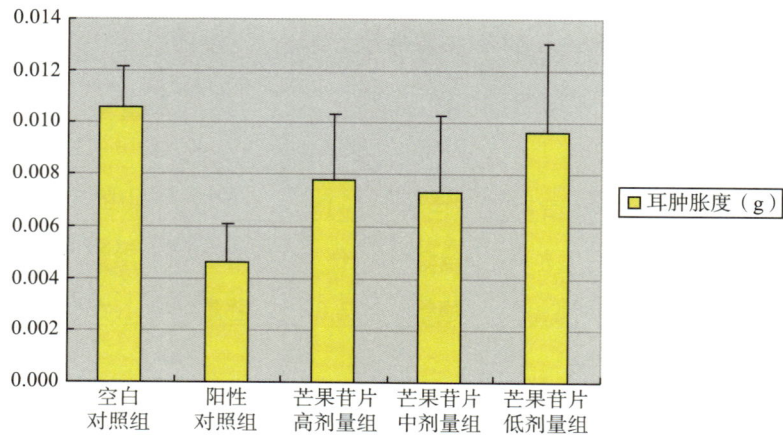

图 4-1-62　芒果苷片对小鼠耳郭肿胀度的影响

5. 芒果苷片对内毒素致热家兔体温的影响

芒果苷片高剂量组在给予内毒素后 30～210 min 各时间点，芒果苷片中剂量组在给予内毒素后 15～300 min 各时间点，芒果苷片低剂量组在给予内毒素后 75～300 min 各时间点，体温增高较模型对照组明显降低（$P<0.01$ 或 $P<0.05$）。与模型对照组比较，芒果苷片高、中、低剂量组均能明显降低家兔发热最高峰（$P<0.01$ 或 $P<0.05$）。结果见图 4-1-63、表 4-1-89～表 4-1-91。

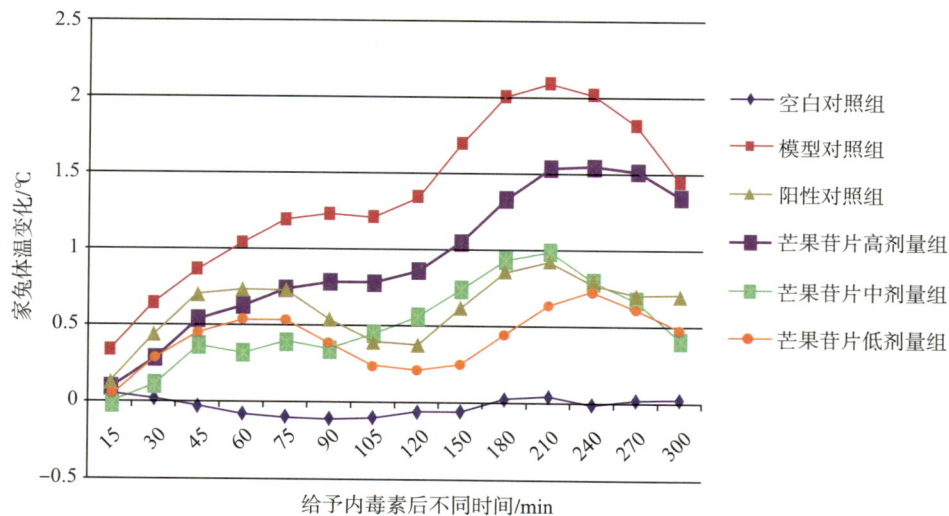

图 4-1-63　给予内毒素后不同时间家兔体温变化曲线

表 4-1-89 致热后 15~105 min 不同时间各组动物温差比较（$\bar{x} \pm s$）

组别	动物数	剂量/(g/kg)	致热后不同时间温差/℃						
			15 min	30 min	45 min	60 min	75 min	90 min	105 min
空白对照组	6	—	0.06 ± 0.20	0.03 ± 0.22	−0.02 ± 0.33	−0.07 ± 0.31	−0.09 ± 0.30	−0.11 ± 0.28	−0.09 ± 0.32
模型对照组	8	—	0.34 ± 0.31	0.64 ± 0.27**	0.86 ± 0.28**	1.04 ± 0.29**	1.19 ± 0.32**	1.23 ± 0.31**	1.21 ± 0.34**
阳性对照组	7	0.5	0.13 ± 0.30	0.45 ± 0.29	0.70 ± 0.29	0.73 ± 0.25△	0.72 ± 0.32△△	0.55 ± 0.40△△	0.39 ± 0.36△△
芒果苷片高剂量组	8	0.18	0.10 ± 0.17	0.28 ± 0.07△△	0.55 ± 0.26△	0.63 ± 0.34△	0.75 ± 0.34△	0.78 ± 0.32△	0.78 ± 0.34△
芒果苷片中剂量组	6	0.09	−0.01 ± 0.20△	0.11 ± 0.37△	0.38 ± 0.36△	0.33 ± 0.56△	0.39 ± 0.56△	0.34 ± 0.75△	0.44 ± 0.70△
芒果苷片低剂量组	7	0.045	0.05 ± 0.32	0.28 ± 0.40	0.45 ± 0.50	0.53 ± 0.54	0.53 ± 0.52△	0.38 ± 0.57△△	0.23 ± 0.65△△

注：与空白对照组比较，**$P<0.01$；与模型对照组比较，△$P<0.05$，△△$P<0.01$。

表 4-1-90 致热后 120~300 min 不同时间各组动物温差比较（$\bar{x} \pm s$）

组别	动物数	剂量/(g/kg)	致热后不同时间温差/℃						
			120 min	150 min	180 min	210 min	240 min	270 min	300 min
空白对照组	6	—	−0.06 ± 0.26	−0.06 ± 0.27	0.03 ± 0.33	0.04 ± 0.31	−0.01 ± 0.27	0.03 ± 0.30	0.03 ± 0.31
模型对照组	8	—	1.34 ± 0.42**	1.70 ± 0.45**	2.00 ± 0.46**	2.09 ± 0.47**	2.01 ± 0.54**	1.81 ± 0.60**	1.44 ± 0.64**
阳性对照组	7	0.5	0.38 ± 0.44△△	0.62 ± 0.70△△	0.86 ± 0.82△△	0.93 ± 0.67△△	0.78 ± 0.51△△	0.70 ± 0.34△△	0.70 ± 0.35△
芒果苷片高剂量组	8	0.18	0.86 ± 0.34△	1.05 ± 0.30△△	1.33 ± 0.39△△	1.53 ± 0.35△	1.55 ± 0.29	1.52 ± 0.31	1.35 ± 0.30
芒果苷片中剂量组	6	0.09	0.56 ± 0.73△	0.74 ± 0.92△	0.93 ± 0.99△	0.99 ± 1.05△	0.79 ± 1.09△	0.66 ± 0.96△	0.41 ± 0.72△
芒果苷片低剂量组	7	0.045	0.20 ± 0.75△△	0.25 ± 0.84△△	0.45 ± 0.92△	0.63 ± 0.94△△	0.73 ± 0.85△△	0.62 ± 0.80△△	0.48 ± 0.59△△

注：与空白对照组比较，**$P<0.01$；与模型对照组比较，△$P<0.05$，△△$P<0.01$。

表 4-1-91 各组动物最高发热高峰△T_{max}比较（$\bar{x} \pm s$）

组别	动物数	剂量/(g/kg)	基础体温/℃	△T_{max}/℃
空白对照组	6	—	38.8 ± 0.29	0.16 ± 0.30
模型对照组	8	—	39.4 ± 0.26	2.15 ± 0.42**
阳性对照组	7	0.5	39.2 ± 0.50	1.19 ± 0.51△△
芒果苷片高剂量组	8	0.18	39.5 ± 0.36	1.66 ± 0.29△
芒果苷片中剂量组	6	0.09	39.8 ± 0.88	1.14 ± 0.89△
芒果苷片低剂量组	7	0.045	39.4 ± 0.35	1.02 ± 0.75△△

注：与空白对照组比较，**$P<0.01$；与模型对照组比较，△$P<0.05$，△△$P<0.01$。

6. 芒果苷片对小鼠气管排泌酚红的影响

芒果苷片高、中、低剂量组均能增加小鼠气管酚红排泌量,与空白对照组比较,有显著性差异($P<0.01$ 或 $P<0.05$),提示芒果苷片有明显祛痰作用。结果见表4-1-92、图4-1-64。

表 4-1-92　芒果苷片对小鼠气管排泌酚红的影响($\bar{x}\pm s$)

组别	动物数	剂量/(g/kg)	酚红浓度/(μg/ml)
空白对照组	14	—	3.26 ± 1.26
阳性对照组	14	1.00	4.86 ± 1.32**
芒果苷片高剂量组	14	0.48	5.10 ± 1.45**
芒果苷片中剂量组	14	0.24	4.26 ± 0.98*
芒果苷片低剂量组	14	0.12	4.64 ± 1.44*

注:与空白对照组比较,$^*P<0.05$,$^{**}P<0.01$。

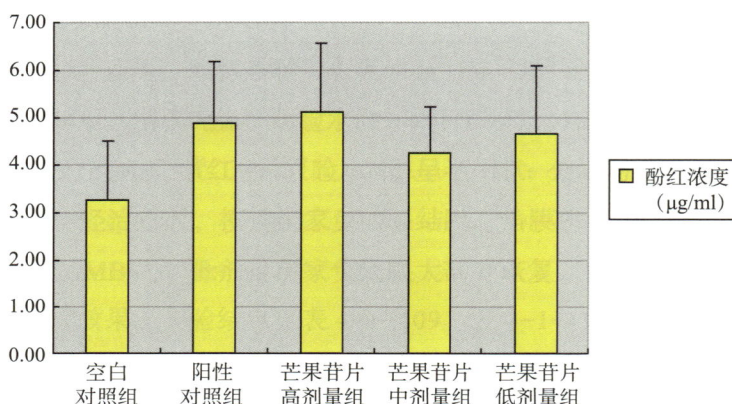

图 4-1-64　芒果苷片对小鼠气管排泌酚红的影响

7. 芒果苷片对大鼠痰液排泌的影响

芒果苷片高、中、低剂量组均能增加大鼠痰液排泌量,与空白对照组比较,有显著性差异($P<0.01$),提示芒果苷片有明显祛痰作用。结果见表4-1-93、图4-1-65。

表 4-1-93　芒果苷片对大鼠痰液排泌的影响($\bar{x}\pm s$)

组别	动物数	剂量/(g/kg)	痰液量/g
空白对照组	11	—	0.006 3 ± 0.003 2
阳性对照组	10	0.700	0.010 4 ± 0.003 2**
芒果苷片高剂量组	12	0.336	0.012 9 ± 0.004 9**
芒果苷片中剂量组	11	0.168	0.016 0 ± 0.008 9**
芒果苷片低剂量组	12	0.084	0.012 3 ± 0.005 8**

注:与空白对照组比较,$^{**}P<0.01$。

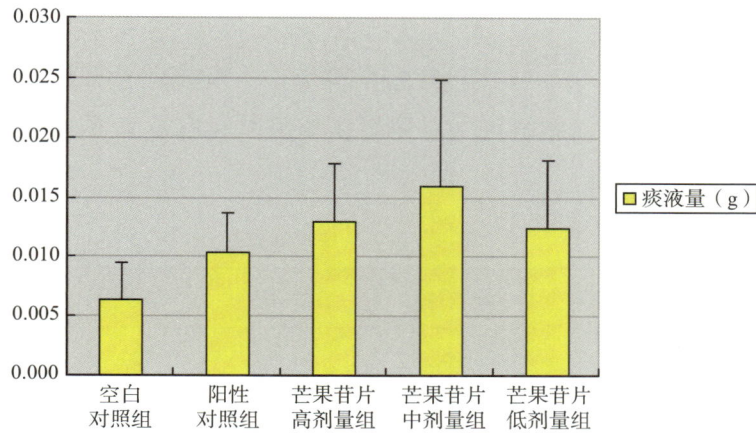

图 4-1-65　芒果苷片对大鼠痰液排泌的影响

8. 芒果苷片对浓氨水致咳小鼠咳嗽次数和潜伏期的影响

芒果苷片高、中、低剂量组均能明显减少浓氨水致咳小鼠的咳嗽次数和延长咳嗽潜伏期，与空白对照组比较，有显著性差异（$P < 0.01$），提示芒果苷片有明显的止咳作用。结果见表 4-1-94、图 4-1-66。

表 4-1-94　芒果苷片对浓氨水致咳小鼠咳嗽次数和潜伏期的影响（$\bar{x} \pm s$）

组别	动物数	剂量/（g/kg）	潜伏期/s	咳嗽次数/次
空白对照组	12	—	26.33 ± 16.21	23.33 ± 16.72
阳性对照组	12	0.05	64.50 ± 22.75**	3.58 ± 1.68**
芒果苷片高剂量组	12	0.48	76.83 ± 30.76**	2.50 ± 1.68**
芒果苷片中剂量组	12	0.24	65.17 ± 33.73**	4.42 ± 2.75**
芒果苷片低剂量组	12	0.12	68.75 ± 26.19**	4.67 ± 3.45**

注：与空白对照组比较，**$P < 0.01$。

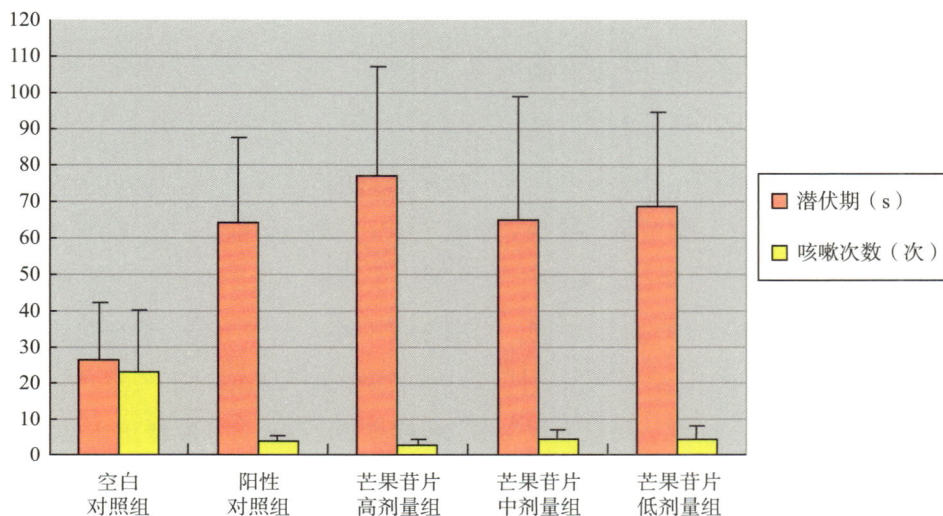

图 4-1-66　芒果苷片对浓氨水致咳小鼠咳嗽次数和潜伏期的影响

9. 临床治疗结果

两组临床疗效比较见表 4-1-95，本次治疗结果显示：芒果苷片可明显治愈急性上呼吸道感染（P＜0.05），芒果苷片治疗组和银翘解毒丸对照组在痊愈率和有效率方面比较，均无显著性差异（P＞0.05）。

表 4-1-95　两组临床疗效比较

组别	动物数	临床痊愈/例	显效/例	有效/例	无效/例	总有效率/%	P 值
治疗组	30	12	16	1	1	96.67	＜0.05
对照组	30	8	13	2	7	76.67	

十九、芒果苷滴丸对实验性肝损伤动物模型的保护作用及机制研究

目前肝损伤动物模型的建立主要有化学性、免疫性等方法。常见的化学方法致肝组织损伤模型有 CCl_4 模型、D-氨基半乳糖（D-GalN）模型等，其中 CCl_4 损伤模型最为常用[67]。本实验使用不同的动物模型来研究芒果苷滴丸（MDP）对实验性肝损伤模型的保护作用及其机制。结果表明，MDP 对慢性肝损伤大鼠具有显著保护作用，其作用机制可能与抗脂质过氧化和肝组织转化生长因子-β1（TGF-β1）的表达有关；MDP 对急性、免疫性肝损伤小鼠具有显著保护作用，其作用机制可能与抗脂质过氧化有关。

（一）实验方法

本实验采用 CCl_4 诱导大鼠慢性肝损伤模型研究芒果苷滴丸对慢性肝损伤的保护作用；采用 CCl_4、D-GalN 诱导小鼠急性肝损伤模型、卡介苗（BCG）加 LPS 联合诱导小鼠免疫性肝损伤模型研究芒果苷滴丸对小鼠实验性肝损伤的保护作用。

1. MDP 抗大鼠慢性肝损伤作用及机制研究

（1）分组、造模与给药

选用 SD 大鼠 140 只，雌雄各半，体重（200±20）g，将动物随机分为 7 组，每组 20 只，即空白对照组、基质对照组（阴性对照组）、CCl_4 模型组、联苯双酯组（BPD，50 mg/kg）、MDP 高、中、低剂量组。

将 CCl_4 与精花生油按 2：3 比例配成 40% CCl_4 油剂用于造模，除了空白对照组和基质对照组外，其余 5 组大鼠均皮下注射 3 ml/kg 40% CCl_4 油剂，每周 2 次（首次 5 ml/kg），空白对照组和基质对照组同时注射 3 ml/kg 的花生油，共 60 d。给药剂量根据 LD_{50} 或者最大耐受量的测定结果，结合其临床用药量，按体表面积折算，按体重 20 ml/kg 剂量每日灌胃 1 次，每周称重 2 次，按实际体重调整给药与造模剂量，空白对照组、基质对照组、CCl_4 模型组给予同等剂量的蒸馏水，联苯双酯组和 MDP 高、中、低剂量组分别给予 BPD（50 mg/kg），MDP 高（140 mg/kg）、中（70 mg/kg）、低（35 mg/kg）剂量。于第 6、8 周随机取空白对照组和模型对照组各几只大鼠，处死，取肝脏做病理切片。如果造模成功，则进行标本

采集；如果造模不成功，则继续延长造模时间，直到造模成功为止。

（2）标本采集

各组动物于第60 d时，禁食不禁水12 h，用蛙板固定大鼠，股动脉放血取血，分离血清。采血后处死，解剖，取肝大叶，用4%多聚甲醛固定，免疫组织化学观察TGF-β1表达，另取肝脏左叶相同部位组织1块，用4%多聚甲醛固定，按常规方法制备切片，在光镜下进行病理学检查。

（3）检测指标及方法

①血清生化学检查：采用赖氏法检测血清ALT、AST活性；采用考马斯亮蓝法和溴甲酚绿比色法测血清TP、ALB含量；采用Jamall法测血清中Hyp含量；采用放射免疫法测定血清中HA、PCⅢP含量。②肝脏组织生化检查：取新鲜肝左叶，用4%多聚甲醛溶液固定，制作病理石蜡切片，进行HE染色和马松三色染色（Masson染色），于显微镜下观察肝组织结构及纤维组织增生情况；按试剂盒说明测肝组织中SOD、MDA、GSH-Px等活性。③肝组织PCⅢP免疫组织化学观察：采用过氧化物酶-抗过氧化物酶复合物法（PAP法）进行3,3′-二氨基联苯胺（DAB）显色，表达程度应用HPIAAS2000彩色医学图像分析仪检测，对各组切片随机选取10个视野测量PCⅢP的吸光度，取其平均值作为该切片的平均吸光度（MOD）。④肝组织TGF-β1表达量的变化：采用ELISA法，根据试剂盒说明书进行操作。

2. 对小鼠实验性肝损伤的保护作用

（1）小鼠对MDP的最大耐受量试验[47]

取小鼠20只，雌雄各半，禁食（供水）12 h后，灌胃MDP 90 g/kg（相当于原药材最大浓度18 g/kg混悬液），灌胃容量为0.4 ml/10 g，间隔6 h给药1次，共2次。每日观察给药后各小鼠外观、行为、进食、四肢活动、呼吸、排泄、死亡等情况，并称重。

（2）MDP对CCl₄所致小鼠急性肝损伤的保护作用[47]

取体重18~22 g小鼠，共84只，雌雄各半，随机分为7组，每组12只，即空白对照组（正常对照组），基质对照组（阴性对照组），CCl₄模型组，联苯双酯（BPD，600 mg/kg）组，MDP高、中、低剂量（相当于原料药200 mg/kg、100 mg/kg、50 mg/kg）组。各给药组均灌胃给药，空白对照组、基质对照组和CCl₄模型组给予溶媒纯净水，每日1次，共12 d。第12 d除空白对照组、基质对照组注射等体积的花生油外，其余各组腹腔注射含0.08%CCl₄的花生油0.1 ml/10 g，同时禁食不禁水，16 h后取血，并检测下列指标：①血清中ALT、AST，肝组织匀浆中SOD、MDA、GSH-Px；②取肝组织，用10%福尔马林溶液固定，石蜡包埋切片，常规HE染色，观察肝组织病理改变，并进行病理切片评分分析。

（3）MDP对D-GalN所致小鼠急性肝损伤的保护作用[47]

取体重18~22 g小鼠，共84只，雌雄各半，随机分为7组，每组12只，即空白对照组（正常对照组），基质对照组（阴性对照组），D-GalN模型组，BPD（600 mg/kg）组，MDP高、中、低剂量（相当于原料药200 mg/kg、100 mg/kg、50 mg/kg）组。各给药组灌胃给药，空白对照组、基质对照组和D-GalN模型组给予溶媒纯净水，每日1次，共12 d。第12 d除空白对照组、基质对照组注射等体积的生理盐水外，其余各组腹腔注射500 mg/kg的D-GalN 0.1 ml/10 g，同时禁食不禁水，16 h后取血，检测指标同"MDP对CCl₄所致小鼠急性肝损伤的保护作用"项。

（4）MDP 对 BCG 加 LPS 所致小鼠急性免疫性肝损伤的保护作用[47]

取昆明种小鼠 84 只，雌雄各半，体重（23±2）g，随机分为 7 组，每组 12 只，即正常对照组、基质对照组（阴性对照组）、BCG 加 LPS 模型组、BPD（600 mg/kg）组、MDP 高、中、低剂量（相当于原料药 200 mg/kg、100 mg/kg、50 mg/kg）组。除正常对照组、基质对照组腹腔注射蒸馏水外，其余各组经鼠尾静脉注入 0.2 ml（每 1 ml 含 $1×10^8$ 活菌）的 BCG 溶液，12 d 后经鼠尾静脉注入 LPS（先取少量小鼠做预试验以摸出剂量）生理盐水溶液，10 h 后眼眶静脉取血，常规分离血清，检测指标同"MDP 对 CCl_4 所致小鼠急性肝损伤的保护作用"项。

（二）结果

1. MDP 对 CCl_4 所致慢性肝损伤大鼠的影响

（1）对血清中 ALT、AST 的影响

空白组与基质组无显著性差异（$P>0.05$），说明辅料基质对实验无影响；模型组血清 ALT、AST 水平显著升高，与空白组比较，模型建立成功（$P<0.01$）；与模型组比较，MDP 高、中、低剂量组均能不同程度地降低大鼠血清中升高的 ALT、AST 活性（$P<0.01$ 或 $P<0.05$）。这说明 MDP 对慢性肝损伤大鼠肝脏有一定的保护作用。结果见表 4-1-96。

表 4-1-96　MDP 对 CCl_4 所致慢性肝损伤大鼠血清中 ALT、AST 的影响（$\bar{x}±s$）

组别	n	剂量/（g/kg）	ALT/（U/L）	AST/（U/L）
空白组	14	—	41.20±13.19**	43.82±17.34**
基质组	14	0.56	20.70±13.89	43.16±14.02
模型组	14	—	384.30±90.34	327.42±155.95
BPD 组	14	0.05	99.32±27.04**	89.85±20.75**
MDP 高剂量组	14	0.140	215.48±90.27**	219.70±75.55**
MDP 中剂量组	14	0.070	250.42±123.04**	241.81±86.60**
MDP 低剂量组	14	0.035	280.77±128.04*	268.60±76.69*

注：与模型组比较，*$P<0.05$，**$P<0.01$。

（2）对肝匀浆 SOD、GSH-Px 活性和 MDA 含量的影响

空白组与基质组比较，$P>0.05$，说明辅料基质对实验无影响。模型组肝匀浆 MDA 含量极显著升高，同时 SOD、GSH-Px 水平降低，与空白组比较，$P<0.01$。与模型组比较，MDP 高、中、低剂量组均能不同程度地降低大鼠肝匀浆 MDA 的含量及明显升高大鼠肝匀浆 SOD、GSH-Px 活性（$P<0.01$ 或 $P<0.05$）。这提示 MDP 能降低慢性肝损伤大鼠肝匀浆 MDA 含量，并能使降低的肝匀浆 SOD、GSH-Px 活性升高。结果见表 4-1-97。

表 4-1-97　MDP 对 CCl₄ 所致慢性肝损伤大鼠肝组织匀浆中 SOD、GSH-Px 活性和 MDA 含量的影响（$\bar{x} \pm s$）

组别	n	剂量/（g/kg）	MDA/（nmol/ml）	SOD/（U/mgprot）	GSH-Px/（U/mgprot）
空白组	14	—	7.09 ± 1.04**	85.24 ± 7.08**	101.07 ± 5.47**
基质组	14	0.56	7.12 ± 1.10	85.49 ± 6.05	103.27 ± 7.94
模型组	14	—	16.41 ± 1.47	66.93 ± 5.87	68.27 ± 20.20
BPD 组	14	0.05	11.32 ± 1.75**	81.52 ± 6.40**	92.58 ± 10.01**
MDP 高剂量组	14	0.140	12.45 ± 2.24**	76.53 ± 6.24**	88.90 ± 11.61**
MDP 中剂量组	14	0.070	13.19 ± 1.78**	74.65 ± 6.92**	86.48 ± 10.74**
MDP 低剂量组	14	0.035	12.93 ± 1.77*	71.12 ± 4.24*	84.40 ± 12.92*

注：与模型组比较，*P＜0.05，**P＜0.01。

（3）对血清中 ALB、TP、A/G 的影响

与空白组比较，模型组血清中 TP、ALB 含量明显降低，A/G 比值倒置；与模型组比较，MDP 高、中、低剂量组均能不同程度地升高 TP、ALB 含量和 A/G 比值（P＜0.01 或 P＜0.05）。结果见表 4-1-98。

表 4-1-98　MDP 对 CCl₄ 所致慢性肝损伤大鼠血清中 ALB、TP、A/G 的影响（$\bar{x} \pm s$）

组别	n	剂量/（g/kg）	ALB/（g/L）	TP/（g/L）	A/G
空白组	14	—	42.28 ± 1.70**	84.44 ± 3.84**	1.010 ± 0.101 9**
基质组	14	0.56	42.15 ± 2.18	83.63 ± 3.89	1.024 ± 0.115 6
模型组	14	—	32.34 ± 2.81	76.03 ± 3.53	0.747 ± 0.102 1
BPD 组	14	0.05	39.17 ± 1.76**	82.44 ± 3.32**	0.912 ± 0.101 8**
MDP 高剂量组	14	0.140	36.58 ± 1.62**	79.74 ± 3.38**	0.855 ± 0.099 7**
MDP 中剂量组	14	0.070	36.02 ± 1.43**	79.26 ± 2.40**	0.835 ± 0.054 6**
MDP 低剂量组	14	0.035	34.73 ± 1.92*	77.49 ± 3.05*	0.818 ± 0.093 8*

注：与模型组比较，*P＜0.05，**P＜0.01。

（4）对肝纤维化血清学指标 HA、Hyp、PCⅢP 的影响

与空白组比较，模型组血清学指标 HA、Hyp、PCⅢP 含量显著增加（P＜0.01）；与模型组比较，MDP 高、中、低剂量组均能不同程度地降低 HA、Hyp、PCⅢP 的含量（P＜0.01 或 P＜0.05）。结果见表 4-1-99。

表 4-1-99　MDP 对 CCl₄ 所致慢性肝损伤大鼠血清中 HA、Hyp、PCⅢP 的影响（$\bar{x} \pm s$）

组别	n	剂量/（g/kg）	HA/（ng/ml）	Hyp/（mmol/L）	PCⅢP/（ng/ml）
空白组	14	—	220.38 ± 16.95**	12.00 ± 3.53**	2.74 ± 0.30**
基质组	14	0.56	220.20 ± 18.86	11.75 ± 3.71	2.78 ± 0.35
模型组	14	—	437.92 ± 46.56	27.54 ± 10.72	14.35 ± 1.17

组别	n	剂量/（g/kg）	HA/（ng/ml）	Hyp/（mmol/L）	PCⅢP/（ng/ml）
BPD 组	14	0.05	318.02 ± 30.09[**]	14.70 ± 9.60[**]	11.64 ± 0.94[**]
MDP 高剂量组	14	0.140	357.57 ± 33.06[**]	15.65 ± 8.89[**]	12.22 ± 1.39[**]
MDP 中剂量组	14	0.070	374.27 ± 33.06[**]	16.80 ± 9.23[**]	12.80 ± 1.46[**]
MDP 低剂量组	14	0.035	401.27 ± 26.35[*]	19.95 ± 8.01[*]	13.07 ± 1.59[*]

注：与模型组比较，[*]$P<0.05$，[**]$P<0.01$。

（5）对慢性肝损伤大鼠肝组织 TGF-β1 表达的影响

肝组织切片免疫组织化学染色结果显示：TGF-β1 蛋白在慢性肝损伤大鼠肝组织中广泛分布，大部分集中于肝脏汇管区和增生的胶原间质，着色呈均匀的浅棕色至深棕色。正常大鼠肝组织可见少量的 TGF-β1 蛋白表达，BPD 组和 MDP 高、中剂量组 TGF-β1 蛋白明显高于空白组而低于模型组。结果见图 4-1-67。

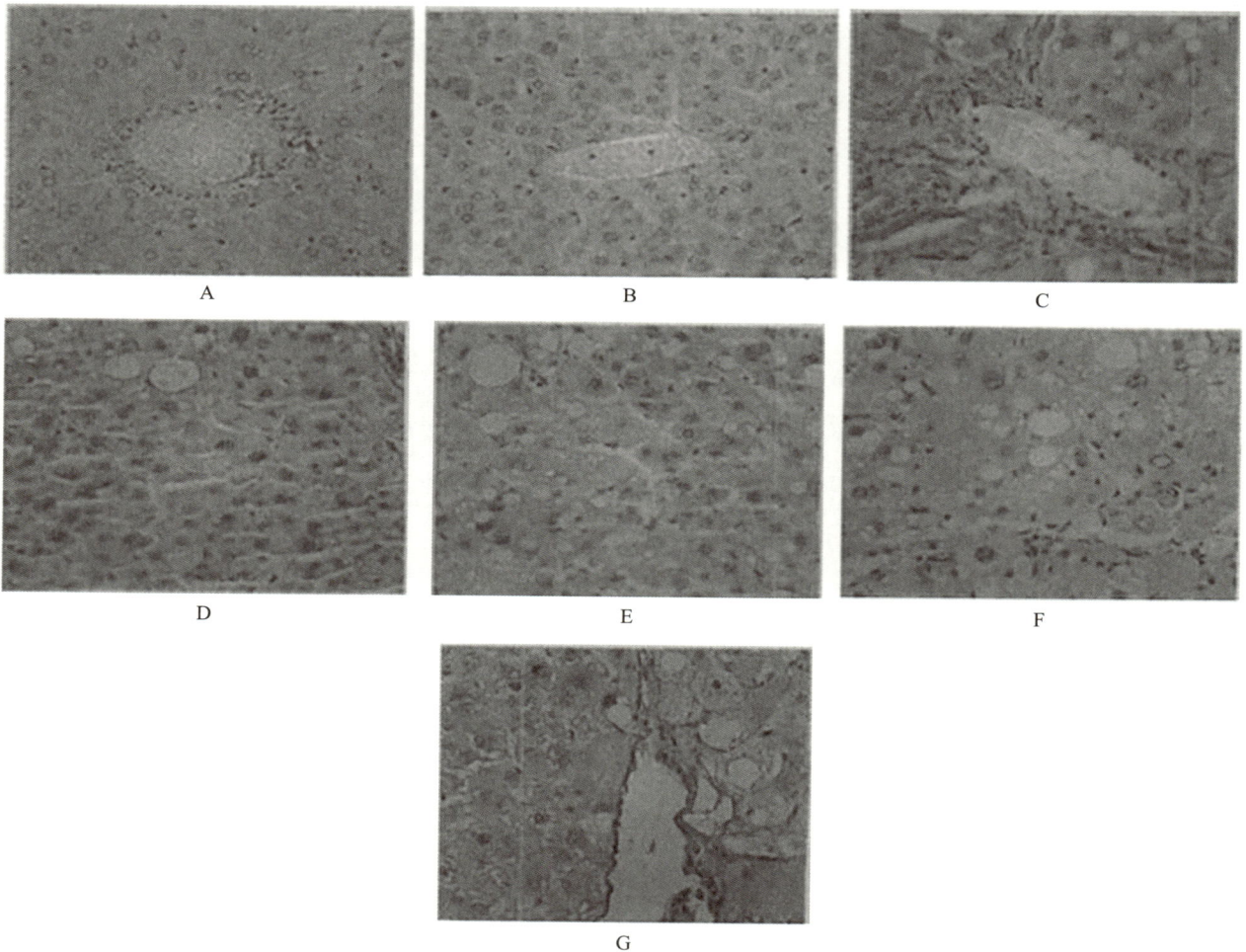

A. 空白组；B. 基质组；C. 模型组；D. BPD组；E. MDP高剂量组；F. MDP中剂量组；G. MDP低剂量组。

图 4-1-67　MDP 对慢性肝损伤大鼠肝组织 TGF-β1 表达的影响（×40）

（6）大鼠肝脏病理组织学检查结果

大鼠肝组织病理形态学观察结果显示，空白组、基质组肝小叶结构正常，无明显细胞水肿、脂肪变性、坏死现象；肝小叶内及汇管区无炎症细胞浸润、无纤维结缔组织增生。模型组肝小叶正常结构被破坏，肝细胞排列紊乱，肝细胞弥漫性水肿、脂肪变性伴有肝细胞气球样变，以肝小叶中央区病变严重；肝小叶中央区出现肝细胞片状坏死伴多量炎症细胞浸润，汇管区大量炎症细胞浸润，明显纤维结缔组织增生并分割肝小叶。BPD组和MDP高、中剂量组病变程度明显减轻，镜下见肝小叶结构存在，部分肝细胞水肿、脂肪变性、轻微坏死，汇管区见少量炎症细胞浸润，少量纤维结缔组织增生。MDP低剂量组镜下见肝小叶结构紊乱，肝细胞呈片状、水肿、脂肪变性伴有灶状坏死，坏死区及汇管区炎症细胞浸润伴有纤维结缔组织，并部分分割肝小叶。

2. MDP 对小鼠实验性肝损伤的保护作用

（1）小鼠对 MDP 的最大耐受量

小鼠外观、行为、进食、四肢活动、呼吸、排泄、死亡等情况均无异常，给药后除了极个别小鼠体重减轻外，其余大多数小鼠体重增长均无异常。MDP 的最大耐受量为 180 g/kg，相当于原料药 36 g/kg。

（2）MDP 对 CCl_4 所致急性肝损伤小鼠血清中 ALT、AST 和肝组织匀浆中 MDA、SOD、GSH-Px 的影响

与空白组比较，模型组血清中 ALT、AST 水平显著升高（$P < 0.01$），说明模型建立成功；与模型组比较，BPD 组和 MDP 高、中、低剂量组均能不同程度地降低小鼠血清中升高的 ALT、AST 活性（$P < 0.01$），提示 MDP 各给药组对 CCl_4 所致急性肝损伤小鼠肝脏均有一定的保护作用。与模型组比较，BPD 组和 MDP 高、中、低剂量组均能不同程度地降低小鼠肝组织匀浆中 MDA 的含量，同时均能明显升高小鼠肝组织匀浆中 SOD、GSH-Px 活性（$P < 0.01$），提示 MDP 各给药组均能减少 CCl_4 所致急性肝损伤小鼠肝组织匀浆中 MDA 含量，并能使降低的肝组织匀浆中 SOD、GSH-Px 活性升高，说明 MDP 有很好的抗脂质氧化作用，其护肝作用与抗脂质氧化有关。结果见表 4-1-100。

表 4-1-100　MDP 对 CCl_4 所致急性肝损伤小鼠血清中 ALT、AST 和肝组织匀浆中 MDA、SOD、GSH-Px 的影响（$\bar{x} \pm s$, $n = 12$）

组别	剂量/（g/kg）	ALT/（U/L）	AST/（U/L）	MDA/（nmol/ml）	SOD/（U/mg）	GSH-Px/（U/mg）
空白组	—	39.5 ± 5.3	31.5 ± 7.8	4.69 ± 0.69	55.75 ± 8.38	200.19 ± 29.11
基质组	0.8	36.3 ± 8.4	32.0 ± 10.1	4.75 ± 0.68	56.41 ± 8.33	198.79 ± 24.36
模型组	—	153.9 ± 38.4[#]	132.1 ± 26.6[#]	10.26 ± 1.01[#]	38.85 ± 5.94[#]	103.47 ± 16.76[#]
BPD组	0.6	54.6 ± 14.1[*]	63.7 ± 14.0[*]	6.52 ± 1.00[*]	51.37 ± 9.89[*]	177.98 ± 27.94[*]
MDP 高剂量组	0.20	110.1 ± 24.2[*]	99.0 ± 22.2[*]	7.71 ± 0.94[*]	48.61 ± 7.77[*]	146.87 ± 22.42[*]
MDP 中剂量组	0.10	114.8 ± 24.8[*]	101.8 ± 18.8[*]	7.96 ± 0.99[*]	47.07 ± 6.70[*]	138.65 ± 29.83[*]
MDP 低剂量组	0.05	102.4 ± 23.8[*]	98.3 ± 20.3[*]	8.36 ± 1.00[*]	45.64 ± 5.57[*]	130.69 ± 26.68[*]

注：与空白组比较，[#]$P < 0.01$；与模型组比较，[*]$P < 0.01$。

（3）MDP 对 D-GalN 所致急性肝损伤小鼠血清中 ALT、AST 和肝组织匀浆中 MDA、SOD、GSH-Px 的影响

与空白组比较，模型组血清中 ALT、AST 水平显著升高（$P<0.01$），说明模型建立成功；与模型组比较，BPD 组和 MDP 高、中、低剂量组均能不同程度地降低小鼠血清中升高的 ALT、AST 活性（$P<0.01$），表明 MDP 各给药组对 D-GalN 所致急性肝损伤小鼠肝脏均有一定的保护作用。与空白组比较，模型组肝组织匀浆中 MDA 水平极显著升高，同时 SOD、GSH-Px 活性降低（$P<0.01$）；与模型组比较，BPD 组和 MDP 高、中、低剂量组均能不同程度地降低小鼠肝组织匀浆中 MDA 的水平，同时均能明显升高小鼠肝组织匀浆中 SOD、GSH-Px 活性（$P<0.01$），提示 MDP 各给药组均能减少 D-GalN 所致急性肝损伤小鼠肝组织匀浆中 MDA 含量，并能使降低的肝组织匀浆中 SOD、GSH-Px 活性升高。结果见表 4-1-101。

表 4-1-101　MDP 对 D-GalN 所致急性肝损伤小鼠血清中 ALT、AST 和肝组织匀浆中 MDA、SOD、GSH-Px 的影响（$\bar{x}\pm s$，$n=12$）

组别	剂量/（g/kg）	ALT/（U/L）	AST/（U/L）	MDA/（nmol/ml）	SOD/（U/mg）	GSH-Px/（U/mg）
空白组	—	24.8 ± 7.6	27.1 ± 7.6	3.48 ± 0.58	161.65 ± 20.73	152.93 ± 21.43
基质组	0.8	25.0 ± 6.0	28.8 ± 9.0	3.41 ± 0.63	162.75 ± 17.43	151.52 ± 25.04
模型组	—	133.7 ± 51.0[#]	115.6 ± 24.1[#]	8.67 ± 0.97[#]	92.43 ± 11.78[#]	83.09 ± 10.64[#]
BPD 组	0.6	49.7 ± 17.4[*]	49.6 ± 17.3[*]	5.36 ± 0.56[*]	127.72 ± 19.54[*]	128.51 ± 19.25[*]
MDP 高剂量组	0.20	79.5 ± 24.6[*]	86.1 ± 22.4[*]	6.37 ± 0.83[*]	118.31 ± 12.52[*]	113.39 ± 13.13[*]
MDP 中剂量组	0.10	80.0 ± 22.1[*]	86.4 ± 22.4[*]	6.85 ± 0.98[*]	113.11 ± 16.65[*]	108.35 ± 14.55[*]
MDP 低剂量组	0.05	80.7 ± 19.4[*]	87.2 ± 21.5[*]	7.23 ± 0.90[*]	109.43 ± 16.72[*]	105.21 ± 19.25[*]

注：与空白组比较，[#]$P<0.01$；与模型组比较，[*]$P<0.01$。

（4）MDP 对 BCG 加 LPS 所致免疫性肝损伤小鼠血清中 ALT、AST 和肝组织匀浆中 MDA、SOD、GSH-Px 的影响

与空白组比较，模型组血清 ALT、AST 水平显著升高（$P<0.01$），说明模型建立成功；与模型组比较，BPD 组和 MDP 高、中、低剂量组均能不同程度地降低小鼠血清中升高的 ALT、AST 活性（$P<0.01$），提示 MDP 各给药组对免疫性肝损伤小鼠肝脏均有一定的保护作用。与模型组比较，BPD 组和 MDP 高、中、低剂量组均能不同程度地降低小鼠肝匀浆 MDA 的水平，同时均能明显升高小鼠肝匀浆 SOD、GSH-Px 活性（$P<0.01$），表明 MDP 各给药组均能减少免疫性肝损伤小鼠肝匀浆 MDA 含量，并能使降低的肝匀浆 SOD、GSH-Px 活性升高。结果见表 4-1-102。

表 4-1-102　MDP 对 BCG 加 LPS 所致免疫性肝损伤小鼠血清中 ALT、AST 和肝组织匀浆中 MDA、SOD、GSH-Px 的影响（$\bar{x}\pm s$，$n=12$）

组别	剂量/（g/kg）	ALT/（U/L）	AST/（U/L）	MDA/（nmol/ml）	SOD/（U/mg）	GSH-Px/（U/mg）
空白组	—	23.9 ± 6.2	27.3 ± 5.6	2.52 ± 0.59	103.74 ± 13.77	112.27 ± 11.04
基质组	0.8	25.5 ± 4.3	30.0 ± 6.8	2.42 ± 0.57	102.20 ± 13.81	110.61 ± 19.62

组别	剂量/（g/kg）	ALT/（U/L）	AST/（U/L）	MDA/（nmol/ml）	SOD/（U/mg）	GSH-Px/（U/mg）
模型组	—	71.3 ± 18.7#	70.6 ± 7.5#	7.43 ± 1.11#	71.70 ± 14.17#	77.77 ± 14.91#
BPD 组	0.6	35.3 ± 5.6*	43.1 ± 6.5*	4.68 ± 0.66*	99.24 ± 14.45*	104.98 ± 19.31*
MDP 高剂量组	0.20	47.0 ± 16.0*	50.7 ± 5.6*	5.13 ± 0.78*	94.74 ± 20.11*	98.28 ± 15.85*
MDP 中剂量组	0.10	49.1 ± 14.0*	51.1 ± 6.8*	5.34 ± 0.82*	93.01 ± 20.93*	96.59 ± 12.87*
MDP 低剂量组	0.05	50.0 ± 14.3*	51.9 ± 8.9*	5.86 ± 1.10*	91.44 ± 18.71*	94.87 ± 13.27*

注：与空白组比较，#$P<0.01$；与模型组比较，*$P<0.01$。

（5）小鼠肝脏病理组织学检查结果

小鼠肝组织病理形态学观察结果显示，空白组、基质组肝小叶结构正常，无肿胀，无明显水肿、脂肪变性现象；亦无坏死；肝小叶内及汇管区无炎症细胞浸润、无纤维结缔组织增生；与正常组相比，模型组肝小叶结构紊乱不清，肝细胞水肿明显，体积增大，呈弥漫性气球样变，小区出现肝细胞片状坏死伴炎症细胞浸润，汇管区亦见炎症细胞浸润，说明模型建立成功；BPD 组和 MDP 高、中剂量组均无明显坏死，除肝细胞稍有轻度水肿外，大部分肝细胞结构正常；低剂量组肝细胞仍见肿胀，大片肝细胞轻度至中度细胞水肿，偶见气球样变，灶性坏死及炎症细胞浸润。这提示 MDP 对免疫性肝损伤有保护作用。

二十、芒果三芪肺纤方对博来霉素致小鼠肺纤维化作用研究

本研究主要是通过使用芒果三芪肺纤方（由芒果叶、黄芪、三七组成）对抗肿瘤药博来霉素诱导的小鼠肺纤维化的药效及初步机制进行研究。从小鼠开始出现肺纤维化症状时给予药物干预，观察药物对肺纤维化的阻抑作用。结果表明，芒果三芪肺纤方对博来霉素诱导的小鼠肺纤维化具有很好的改善作用。

（一）实验方法

采用博来霉素诱导的小鼠肺纤维化模型研究芒果三芪肺纤方的抗肺纤维化作用。

1. 肺纤维化小鼠模型的制备及分组给药

小鼠乙醚吸入麻醉后，保持直立状，根据小鼠的呼吸，自鼻腔缓慢滴入 6 mg/kg 盐酸博来霉素溶液，对照组滴入等量的无菌生理盐水，滴完后保持直立 30 s，待其苏醒后给予水和饲料，肺纤维化小鼠模型制备完成。将 60 只昆明种雄性小鼠，随机分为 6 组：对照组，模型组，地塞米松（阳性药，1 mg/kg）组，芒果三芪肺纤方高、中、低剂量（以生药 5 mg/kg、3.3 mg/kg、1.65 mg/kg 计，分别取质量浓度为 0.075 g/ml、0.05 g/ml、0.025 g/ml 的芒果三芪肺纤方给药）组，每组 10 只。模型建立 14 d 后，小鼠开始出现咳嗽、挠鼻现象。研究表明[68-69]，造模后第 14 d 小鼠肺组织病理切片观察开始出现肺泡炎症和轻微的肺纤维化。造模 14 d 后开始每日灌胃给药 1 次，连续给药 14 d，对照组和模型组灌胃等量纯净水。

2. 观察指标

各组小鼠分别于给药 14 d 后处死，打开胸腔，取出肺脏，肺左大叶固定于 4% 多聚甲醛溶液中，

常规石蜡包埋、切片，采用 HE 和 Masson 染色观察肺组织病理改变以及肺纤维化程度。

HE 染色后的病理切片，根据 Szapiel 方法将肺泡炎分为 4 级：Ⅰ级，无肺泡炎症（0分）；Ⅱ级，轻度肺泡炎症（1分）：单核细胞浸润使肺泡隔增宽，仅限于局部和近胸膜部，面积小于全肺的 30%，肺泡结构一般正常；Ⅲ级，中度肺泡炎症（2~3分）：受累面积占全肺的 30%~70%，近胸膜部比较严重；Ⅳ级，重度肺泡炎症（4分）：受累面积大于 70%，偶然会见到肺泡腔内有单核细胞和出血造成的实质性变化。

Masson 染色后的病理切片，根据肺纤维化判断方法将肺纤维化程度分4级：Ⅰ级，无肺纤维化（0分）；Ⅱ级，轻度肺纤维化（1分），受累面积小于 20%；Ⅲ级，中度肺纤维化（2分），受累面积占全肺的 20%~50%；Ⅳ级，重度肺纤维化（3分），受累面积大于 50%，肺泡结构比较紊乱。

取右肺中叶，将其在生理盐水中充分漂洗后，用滤纸吸干表面水分，精密称取 30~50 mg 肺中叶，于 -80 ℃冰箱保存，待检测时，用生理盐水将其制备成 10% 肺组织匀浆，测定肺组织匀浆中的 SOD 活力和 MDA、IL-1β、Hyp 水平，严格按照试剂盒说明书操作。

（二）结果

1. 各组小鼠肺组织匀浆中总 SOD 活力和 MDA、Hyp、IL-1β 水平比较

模型组肺组织匀浆中 SOD 活力较对照组显著降低（$P<0.01$）；与模型组比较，各给药组 SOD 活力均显著升高（$P<0.05$ 或 $P<0.01$）；芒果三芪肺纤方高剂量组 SOD 活力升高较明显，与对照组比较差异不显著；芒果三芪肺纤方中、低剂量组与对照组比较，差异显著（$P<0.05$）。与对照组比较，模型组肺组织匀浆中 MDA、Hyp、IL-1β 水平均显著升高（$P<0.01$）；与模型组比较，地塞米松组和芒果三芪肺纤方高、中、低剂量组 MDA、HyP 和 IL-1β 水平均显著降低（$P<0.05$ 或 $P<0.01$）。高剂量组 MDA 和 HyP 水平与对照组比较，差异不显著；中、低剂量组与对照组比较，差异显著（$P<0.05$ 或 $P<0.01$）。高、中、低剂量组 IL-1β 水平与对照组比较，差异均不显著。结果见表 4-1-103。

表 4-1-103　各组小鼠肺组织中 SOD 活力、MDA、Hyp 和 IL-1β 水平比较（$\bar{x}\pm s$，$n=10$）

组别	剂量/（mg/kg）	SOD 活力/（U/ml）	MDA/（nmoL/ml）	Hyp/（μg/mg）	IL-1β/（pg/ml）
对照组	—	132.5 ± 2.75	2.13 ± 0.07	624.19 ± 28.44	43.84 ± 5.53
模型组	—	104.30 ± 2.30**	2.50 ± 0.04**	782.03 ± 15.90**	72.07 ± 6.53**
地塞米松组	1.00	117.47 ± 4.3*##	2.21 ± 0.09*##	701.02 ± 25.52**##	70.59 ± 2.25**#
芒果三芪肺纤方组	5.00	129.18 ± 2.53##	2.12 ± 0.08##	630.24 ± 32.41##	42.59 ± 2.31##
	3.30	114.21 ± 1.34*#	2.25 ± 0.05*#	665.02 ± 21.13**##	42.89 ± 1.23##
	1.65	110.08 ± 2.04*#	2.29 ± 0.07*#	674.07 ± 20.05**##	43.82 ± 3.78##

注：与对照组比较，*$P<0.05$，**$P<0.01$；与模型组比较，#$P<0.05$，##$P<0.01$。

2. 各组小鼠肺组织病理形态学观察

将各组小鼠肺组织置于光学显微镜下观察，对照组肺结构清晰，肺泡上皮细胞、肺间质血管上皮细胞未见或少见炎症细胞浸润，支气管、肺泡、血管壁均未见胶原纤维明显增生；肺泡炎症与肺纤维化

程度评分均为 0 分；模型组小鼠均有肺泡炎症，表现为肺泡充血、水肿，部分肺泡有透明膜形成，肺泡上皮细胞有中至重度损伤，肺泡炎症稍减轻；模型组肺纤维化程度最重，多呈Ⅲ级肺纤维化变化，胶原纤维组织增生、变厚，肺气肿严重；肺泡炎症与肺纤维化程度评分均为 3 分，与对照组比较，有显著性差异（$P<0.01$）。各给药组肺泡炎症与肺纤维化程度均有明显的改善，评分均为 2 分，与模型组比较，有显著性差异（$P<0.01$）。肺组织病理学分析结果见图 4-1-68、图 4-1-69 和表 4-1-104。

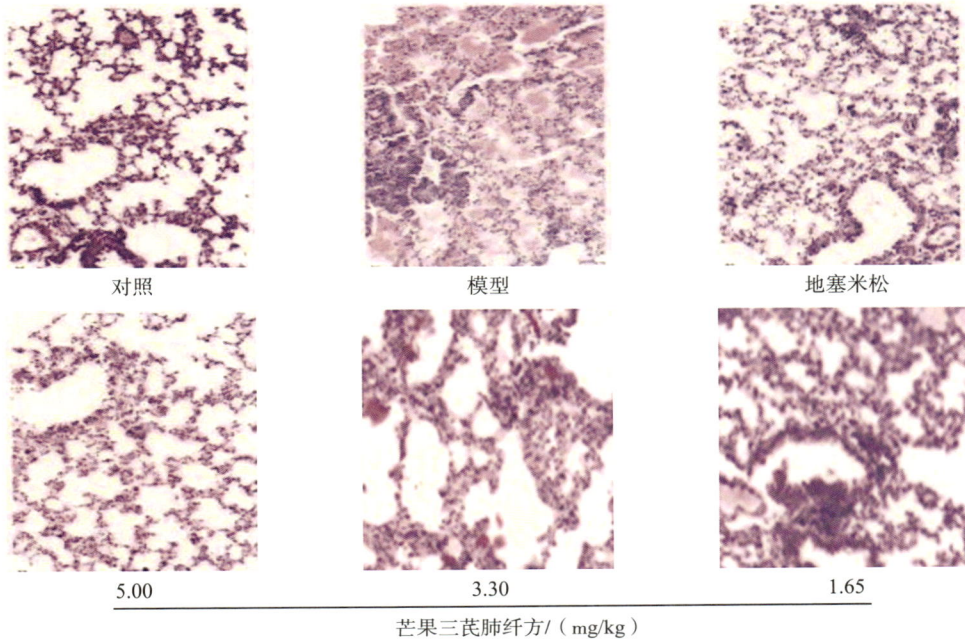

| 对照 | 模型 | 地塞米松 |
| 5.00 | 3.30 | 1.65 |

芒果三芪肺纤方/（mg/kg）

图 4-1-68 各组小鼠肺组织 HE 染色

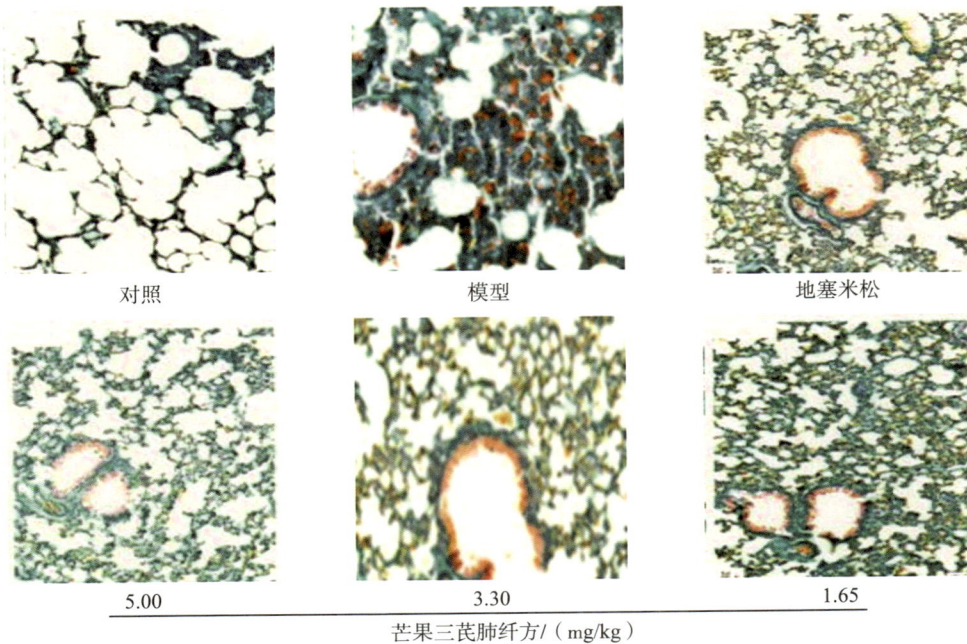

| 对照 | 模型 | 地塞米松 |
| 5.00 | 3.30 | 1.65 |

芒果三芪肺纤方/（mg/kg）

图 4-1-69 各组小鼠肺组织 Masson 染色

表 4-1-104　各组小鼠肺泡炎症、肺纤维化程度比较（$\bar{x}\pm s$, $n=10$）

组别	剂量/（mg/kg）	肺泡炎症（HE）	肺纤维化（Masson）
对照组	—	0	0
模型组	—	3[*]	3[*]
地塞米松组	1.00	2[**]	2[**]
芒果三芪肺纤方组	5.00	2[**]	2[**]
	3.30	2[**]	2[**]
	1.65	2[**]	2[**]

注：与对照组比较，[*]$P<0.01$；与模型组比较，[**]$P<0.01$。

二十一、芒果苷小檗碱组合物的药效学研究

小檗碱又称黄连素，药理作用广泛[70]，小檗碱易溶于水，但其盐类在水中的溶解度极低。芒果苷难溶于水，将芒果苷和盐酸小檗碱在一定条件下进行混合复配，分子以 1∶1 的比例通过范德华力结合，大大增加了两者的水溶性[71]。本实验通过不同动物模型及体外抑菌试验对芒果苷小檗碱组合物（MMB）的降血糖、抑菌、抗炎、镇痛效果进行了研究。结果表明，芒果苷小檗碱组合物对高血糖模型小鼠有明显的降血糖作用；对眼科致病菌有明显的抑制作用，对无水乙醇所致家兔眼睛炎症有明显的治疗作用，能明显抑制大鼠实验性子宫炎症模型的炎症；减少醋酸所致小鼠扭体次数；实验结果提示芒果苷小檗碱组合物具有显著的降血糖、抑菌、抗炎、镇痛作用。

（一）实验方法

采用四氧嘧啶糖尿病小鼠模型以及肾上腺素所致高血糖小鼠模型，观察 MMB 对试验动物的降血糖效果；采用液体试管二倍稀释法进行 MMB 体外抑菌试验；采用家兔眼结膜和角膜炎症模型及大鼠实验性子宫炎症模型进行 MMB 抗炎试验；采用醋酸所致小鼠扭体试验进行 MMB 镇痛研究。

1. 芒果苷小檗碱组合物降血糖作用试验[72]

（1）对四氧嘧啶所致糖尿病小鼠血糖的影响

取正常小鼠 65 只，随机取 10 只组成正常对照组，其余 55 只尾静脉注射四氧嘧啶（72 mg/kg），72 h 后测血清葡萄糖水平，选用血糖值在 18 mmol/L 以上的 40 只小鼠供研究。将小鼠分为正常对照组，模型组，二甲双胍（0.1 mg/kg）组，MMB 高、低剂量（0.3 g/kg、0.15 g/kg）组。每日灌胃给药 1 次，正常对照组和模型组给予等体积蒸馏水，连续 10 d。于末次给药 1 h 后，从小鼠眼眶静脉丛取血，离心取血清，用临床试剂盒测定血糖水平。

（2）对小鼠糖耐量的影响

取小鼠 50 只，随机分为蒸馏水组，葡萄糖加蒸馏水组，葡萄糖加二甲双胍（0.1 mg/kg）组，葡萄糖加 MMB 高、低剂量（0.3 g/kg、0.15 g/kg）组。每日灌胃给药 1 次，蒸馏水组、葡萄糖加蒸馏水组

给予等体积蒸馏水，其余各组按剂量给药，连续 10 d。于末次给药 1 h 后，蒸馏水组于腹腔注射等体积生理盐水，其余各组腹腔注射葡萄糖（2 g/kg）溶液，分别在腹腔注射葡萄糖 0.5 h、1.0 h、2.0 h 后，从小鼠眼眶静脉丛取血测定血糖水平。

（3）对肾上腺素引起的高血糖小鼠血糖的影响

取小鼠 50 只，随机分为正常对照组，模型组，二甲双胍（0.1 mg/kg）组，MMB 高、低剂量（0.3 g/kg、0.15 g/kg）组。每日灌胃给药 1 次，正常对照组和模型组给予等体积蒸馏水，连续 10 d。于末次给药 1 h 后，正常对照组腹腔注射生理盐水，其余各组均腹腔注射肾上腺素（240 μg/kg）。分别在腹腔注射 0.5 h 和 1 h 后，从小鼠眼眶静脉丛取血，测定血糖水平。

（4）对正常小鼠血糖水平的影响

正常小鼠 20 只，随机分为正常对照组、MMB 高剂量（0.3 g/kg）组。每日灌胃给药 1 次，对照组给予等体积蒸馏水，连续 10 d。于末次给药 1 h 后，从小鼠眼眶静脉丛取血，离心取血清，用试剂盒测定血糖水平。

2. 芒果苷小檗碱组合物的抑菌、抗炎、镇痛作用试验

（1）抑菌试验

取 MMB 原液，115 ℃高压灭菌 20 min，备用。采用液体试管二倍稀释法，用营养肉汤培养基、改良马丁培养基将供试液做系列稀释，使药液浓度为 1∶2、1∶4、1∶8、1∶16、1∶32、1∶64、1∶128、1∶256、1∶512、1∶1 024，将稀释液分装试管，每管 1.0 ml，取第 11 管作为阳性对照，第 12 管作为阴性对照。除阴性对照管外，每管接种 100 000 CFU/ml 菌液 0.1 ml，接种的菌种见表 4-1-108。将细菌置 35～37 ℃培养 24 h，真菌置 25～28 ℃培养 36 h，而后将各管培养物分别接种于不含药物的琼脂培养基平板上，以生长菌落不超过 5 个者为 MMB 的最低抑菌浓度（MIC）。

（2）抗炎实验

1）无水乙醇致家兔眼睛炎症模型

取家兔 30 只，随机分为空白对照组，模型组，牛磺酸组（5 mg/kg），MMB 高剂量组（2.5 mg/kg），MMB 低剂量组（1.25 mg/kg）。除空白对照组外，将其余各组家兔左眼下睑拉成杯状，用微量取样器滴无水乙醇于眼结膜囊内，第 1 d 滴入 0.135 ml（3 滴），第 2 d 0.09 ml（2 滴），第 3 d 0.045 ml（1 滴），右眼作对照。第 4 d，确定家兔眼结膜炎、角膜炎模型成立后，按组进行局部治疗。阳性药组（牛磺酸滴眼液）和 MMB 高、低剂量组分别滴入药液 0.1 ml（3 滴），空白对照组和模型组分别滴入等体积蒸馏水，每日 1 次，连续滴药 8 d。观察并逐日记录家兔眼结膜、角膜病变情况。记录表示方法如下。结膜充血：-，无充血；+，轻度充血；++，明显充血，呈深红色；+++，弥漫性充血，呈紫红色。眼睑水肿：-，无水肿；+，轻度水肿；++，明显水肿，部分眼睑外翻；+++，明显水肿，眼睑半闭。分泌物：-，无异常分泌物；+，少量分泌物；++，分泌物使眼睑和睫毛潮湿或黏着；+++，分泌物使整个眼区潮湿或黏着。角膜混浊：-，无混浊；+，散在或弥漫性混浊，虹膜可见；++，出现灰白色半透区，虹膜模糊不清；+++，混浊明显，虹膜无法辨认。

2）大鼠实验性子宫炎症模型[73]

取体重 200～300 g 雌性 Wistar 大鼠 40 只，随机分为空白对照组，妇炎康组（阳性药，0.78 g/kg），

MMB 高剂量组（0.13 g/kg），MMB 低剂量组（0.065 g/kg）。在乙醚麻醉下，剪去大鼠腹毛，消毒皮肤，切开腹部暴露子宫，在大鼠左侧子宫角上约 1 cm 处切小口，将一塑料管（管径 2 mm，长 0.5 mm，重 2 mg，用前消毒）置于子宫内缝合固定（防止脱落），并将子宫切口缝合，为防止感染，滴入浓度为 0.1 mg/ml 的青霉素液 0.2 ml，而后将腹腔分层缝合。术后 2 h 各组分别灌胃给药，连续 7 d 后，处死动物，取出大鼠两侧子宫，用微量组织天平称重，左侧子宫在计算前应先减去塑料管重量 2 mg，计算肿胀率和抑制率，计算公式如下。

$$肿胀率（\%）=（W_2-W_1）/W_1 \times 100\%$$
$$抑制率（\%）=（S_2-S_1）/S_2 \times 100\%$$

式中，W_1 为未致炎子宫重量；W_2 为致炎子宫重量；S_1 为给药组的肿胀率；S_2 为对照组的肿胀率。

（3）镇痛实验

取体重 18~22 g 昆明种小鼠 40 只，随机分为空白组、阿司匹林组（0.20 g/kg）、MMB 高剂量组（0.30 g/kg）、MMB 低剂量组（0.15 g/kg）。分别连续给药 10 d，每日 1 次，空白对照组给予等体积蒸馏水。于末次给药 40 min 后，各鼠腹腔注射 0.6% 冰醋酸溶液 0.2 ml，记录注射冰醋酸溶液后 20 min 内各鼠的扭体次数。

（二）实验结果

1. 芒果苷小檗碱组合物降血糖作用的试验结果

（1）对四氧嘧啶所致糖尿病小鼠血糖的影响

与模型组比较，MMB 高、低剂量组和二甲双胍组均能明显降低四氧嘧啶所致糖尿病小鼠血糖水平，高剂量组的降血糖作用与二甲双胍组的作用十分接近，低剂量组的作用与二甲双胍组的作用相似，提示 MMB 具有显著的降血糖作用。结果见表 4-1-105。

表 4-1-105　对四氧嘧啶所致糖尿病小鼠血糖的影响（$\bar{x} \pm s$，$n=10$）

组别	剂量/（g/kg）	血糖/（mmol/L）	
		给药前	给药后
正常对照组	—	5.35 ± 1.12	5.41 ± 1.17
模型组	—	$21.97 \pm 5.69^{***}$	$20.87 \pm 5.00^{***}$
二甲双胍组	0.10	21.84 ± 4.81	$10.59 \pm 7.48^{\#\#}$
MMB 高剂量组	0.30	21.64 ± 4.35	$10.19 \pm 3.52^{\#\#}$
MMB 低剂量组	0.15	21.04 ± 4.78	$11.29 \pm 3.75^{\#\#}$

注：与正常对照组比较，$^{***}P < 0.001$；与模型组比较，$^{\#\#}P < 0.01$。

（2）对小鼠糖耐量的影响

结果表明，与葡萄糖加蒸馏水组比较，葡萄糖加 MMB 高、低剂量组以及葡萄糖加二甲双胍组在腹腔注射葡萄糖后不同时间均能明显降低小鼠血糖水平，显示出显著的降血糖作用。结果见表 4-1-106。

表 4-1-106 对小鼠糖耐量的影响（$\bar{x}\pm s$，$n=10$）

组别	剂量/（g/kg）	血糖/（mmol/L）		
		0.5 h	1.0 h	2.0 h
蒸馏水组	—	4.27 ± 2.01	4.92 ± 2.73	5.16 ± 1.99
葡萄糖加蒸馏水组	—	11.74 ± 6.42**	11.52 ± 4.93**	10.36 ± 3.43**
葡萄糖加二甲双胍组	0.10	9.29 ± 3.83	7.06 ± 2.06#	7.70 ± 1.61#
葡萄糖加 MMB 高剂量组	0.30	7.21 ± 2.19*	4.80 ± 2.19##	5.07 ± 1.89##
葡萄糖加 MMB 低剂量组	0.15	6.98 ± 2.36*	5.87 ± 2.40##	6.12 ± 1.37##

注：与蒸馏水组比较，$^*P<0.05$，$^{**}P<0.01$；与葡萄糖加蒸馏水组比较，$^\#P<0.05$，$^{\#\#}P<0.01$。

（3）对肾上腺素引起的高血糖小鼠血糖的影响

结果表明，二甲双胍组和 MMB 高、低剂量组在 0.5 h 和 1 h 均能明显对抗肾上腺素的升血糖作用。结果见表 4-1-107。

表 4-1-107 对肾上腺素引起高血糖小鼠血糖的影响（$\bar{x}\pm s$，$n=10$）

组别	剂量/（g/kg）	血糖/（mmol/L）	
		0.5 h	1 h
正常对照组	—	4.49 ± 1.56	4.82 ± 1.57
模型组	—	11.86 ± 3.41**	11.32 ± 3.55**
二甲双胍组	0.10	7.29 ± 2.93#	8.38 ± 2.17#
MMB 高剂量组	0.30	7.74 ± 3.03#	8.81 ± 2.89#
MMB 低剂量组	0.15	8.76 ± 3.21#	9.24 ± 2.70#

注：与正常对照组比较，$^{**}P<0.01$；与模型组比较，$^\#P<0.05$。

（4）对正常小鼠血糖水平的影响

结果（数据略）表明，与正常对照组比较，MMB 高剂量组未对正常小鼠的血糖水平产生明显影响。

2. 芒果苷小檗碱组合物的抑菌、抗炎、镇痛作用试验

（1）抑菌试验

结果表明，MMB 对福氏志贺菌、金黄色葡萄球菌、表皮葡萄球菌、枯草芽孢杆菌、白色念珠菌具有明显的抑制作用，结果见表 4-1-108。

表 4-1-108 MMB 体外抑菌试验结果

试验菌种	菌号	药物最低抑菌浓度	
		稀释度	浓度/（mg/ml）
大肠埃希菌	44102	1：2	12.5

试验菌种	菌号	药物最低抑菌浓度	
		稀释度	浓度/（mg/ml）
乙型副伤寒沙门菌	50094	1∶2	12.5
福氏志贺菌	51572	1∶8	3.12
铜绿假单胞菌	10104	1∶2	12.5
金黄色葡萄球菌	26003	1∶16	1.56
表皮葡萄球菌	26069	1∶32	0.78
枯草芽孢杆菌	63501	1∶128	0.19
白色念珠菌	10104	1∶64	0.39

（2）抗炎实验

1）对无水乙醇所致家兔眼睛炎症的影响

实验结果表明，造模前后家兔一般状态和形态无明显差异。眼结膜、角膜局部病变的肉眼观察结果：实验家兔左眼滴入无水乙醇后，结膜充血，眼睑水肿，闭目畏光，分泌物增加，睫状肌充血，角膜混浊。第4 d，病变最为明显，结膜充血、呈紫红色；眼睑水肿，呈半闭状；分泌物量多，使整个眼区潮湿或黏着；角膜混浊，虹膜无法辨认。经治疗后，模型组家兔的眼结膜、角膜病变仍存在，与空白对照组比较，有显著性差异；阳性药组和 MMB 高、低剂量组家兔病眼大部分恢复，仅有少部分见有所好转但未恢复，提示 MMB 具有明显的治疗效果。实验结果见表 4-1-109、表 4-1-110。

表 4-1-109　MMB 对无水乙醇所致家兔眼结膜炎、角膜炎模型的影响（造模后）（$n=6$）

组别	剂量/（mg/kg）	造模后结膜												造模后角膜			
		充血				水肿				分泌物				混浊			
		−	+	++	+++	−	+	++	+++	−	+	++	+++	−	+	++	+++
空白对照组	—	6	0	0	0	6	0	0	0	6	0	0	0	6	0	0	0
模型组	—	0	0	0	6*	0	0	0	6*	0	0	0	6*	0	0	0	6*
牛磺酸组	5.00	0	0	0	6*	0	0	0	6*	0	0	0	6*	0	0	0	6*
MMB 低剂量组	1.25	0	0	0	6*	0	0	0	6*	0	0	0	6*	0	0	0	6*
MMB 高剂量组	2.50	0	0	0	6*	0	0	0	6*	0	0	0	6*	0	0	0	6*

注：与空白对照组比较，$^*P<0.05$。

表 4-1-110　MMB 对无水乙醇所致家兔眼结膜炎、角膜炎模型的影响（治疗后）（n=6）

组别	剂量/（mg/kg）	治疗后结膜												治疗后角膜			
		充血				水肿				分泌物				混浊			
		−	+	++	+++	−	+	++	+++	−	+	++	+++	−	+	++	+++
空白对照组	—	6	0	0	0	6	0	0	0	6	0	0	0	6	0	0	0
模型组	—	0	1	2	3*	0	0	2	4*	0	1	3	2*	0	0	2	4*
牛磺酸组	5.00	4	1	1	0**	5	1	0	0**	4	2	0	0**	5	1	0	0**
MMB 低剂量组	1.25	4	0	2	0**	4	1	1	0**	3	2	1	0**	3	3	0	0**
MMB 高剂量组	2.50	4	1	1	0**	5	1	0	0**	4	1	1**	0**	4	2	0	0**

注：与空白对照组比较，$^*P<0.05$；与模型组比较，$^{**}P<0.05$。

2）对大鼠实验性子宫炎症的影响

与空白组比较，MMB 高剂量组和阳性药妇炎康组均能明显降低子宫异物所致炎症的肿胀率，MMB 低剂量组也有一定作用但不明显，提示 MMB 具有抗炎作用。结果见表 4-1-111。

表 4-1-111　MMB 对子宫异物所致炎症肿胀的影响（$\bar{x}\pm s$，n=10）

组别	剂量/（g/kg）	动物数/只	肿胀率/%	抑制率/%
空白对照组	—	8	42.28 ± 26.8	—
妇炎康组	0.780	8	14.09 ± 14.42*	66.68
MMB 低剂量组	0.065	9	31.37 ± 17.60	25.80
MMB 高剂量组	0.130	9	17.64 ± 16.99*	58.27

注：与空白对照组比较，$^*P<0.05$。

（3）镇痛实验

实验结果表明，MMB 高、低剂量组均能明显减少醋酸所致小鼠扭体次数（$P<0.01$），结果见表 4-1-112。

表 4-1-112　各组小鼠扭体反应次数的比较（$\bar{x}\pm s$，n=10）

组别	剂量/（g/kg）	扭体次数/次
空白组	—	26.8 ± 9.9
阿司匹林组	0.20	8.8 ± 3.6**
MMB 低剂量组	0.15	8.7 ± 4.0**
MMB 高剂量组	0.30	5.8 ± 4.3**

注：与空白组比较，$^{**}P<0.01$。

二十二、芒果苷单钠盐的药效学研究

前期我们利用芒果苷中的 3-酚羟基酸性较强的性质，使其与碳酸氢钠反应成盐，再通过盐析使芒果苷单钠盐析出这一原理制备得到水溶性芒果苷单钠盐[74]。本研究对芒果苷单钠盐抑菌、止咳、化痰、平喘、抗炎的药效作用进行研究，为芒果苷单钠盐开发成抗呼吸系统疾病新药提供实验依据。结果表明，芒果苷经结构修饰转变成水溶性芒果苷单钠盐后，同样具有明显的抑菌、镇咳、祛痰、平喘和抗炎作用。

（一）实验方法

本实验通过体外抑菌和体内抑菌试验来观察芒果苷单钠盐的抑菌作用；采用二氧化硫致小鼠咳嗽模型评价其止咳作用；采用小鼠气管酚红排泌法评价其祛痰作用；采用乙酰胆碱和组胺混合液致豚鼠哮喘模型评价其平喘作用；采用二甲苯致小鼠耳郭肿胀炎症模型评价其抗炎作用。

1. 抑菌试验

（1）体外抑菌试验

预先将制备好的各受试菌种液体培养基分装于角烧瓶内进行高压灭菌。取容量为 5 ml 的玻璃试管，分别加入各菌种相应液体培养基 2 ml，每菌种 8 管，共 32 管。各菌种对应试管均在第 1 管中加入含 80 g/L 的芒果苷单钠盐 2 ml，混匀后，取出 2 ml 加入第 2 管中，依次将药液成倍稀释成 1∶2、1∶4、1∶8、1∶16、1∶32、1∶64、1∶128、1∶256 系列溶液，即含药量为 40.0 g/L、20.0 g/L、10.0 g/L、5.0 g/L、2.5 g/L、1.25 g/L、0.625 g/L、0.313 g/L。各管药液培养基最终量为 2 ml。将试验菌种接种于相应液体培养基中，于 37 ℃ 培养 20 ~ 22 h，用生理盐水稀释至 1×10^{-3} 浓度。将各管中分别加入 0.1 ml 菌液（含菌量约为 $2 \times 10^5 \sim 9 \times 10^5$ CFU/ml），同时分别设含药液不含菌液的阴性对照组和含菌液不含药液的阳性对照组。于（36 ± 1）℃培养 24 h 后观察菌种生长情况，并作平板划线，继续分离培养。

（2）体内抑菌试验

将上述菌种分别接种于相应液体培养基试管内，于 37 ℃ 培养 16 ~ 18 h，将此培养的菌液用生理盐水以 10 倍梯度依次稀释为 1×10^{-1}、1×10^{-2}、1×10^{-3}……1×10^{-8} 等不同浓度菌液，即 9 ml 无菌生理盐水加 1 ml 菌悬液为 1×10^{-1}，依此类推。预试时将不同浓度的每种受试菌悬液分别腹腔注射于体重为 20 g 左右的小鼠体内，每个浓度组 4 只，每只 0.5 ml，观察动物在 3 d 内的死亡情况。正式试验时选用小鼠 180 只，每菌种随机分为芒果苷单钠盐高剂量（300 mg/kg）组、芒果苷单钠盐低剂量（150 mg/kg）组和模型对照（生理盐水）组，每组 15 只，雌雄各半。正式试验时使用预试引起小鼠 80% ~ 90% 死亡的菌液浓度进行感染，每鼠腹腔注射 0.5 ml，于感染前一天以及感染后 6 h、12 h，各菌种所分 3 组分别腹腔注射给药 3 次，给药容积为 10 ml/kg。观察 3 d 内小鼠的死亡情况，所得数据统计用卡方检验，分析软件为 SPSS 13.0。

2. 镇咳试验——芒果苷单钠盐对二氧化硫所致小鼠咳嗽的影响

取小鼠 40 只,随机分为空白对照组(生理盐水),阳性对照组(磷酸可待因,30 mg/kg),芒果苷单钠盐高剂量(30 mg/kg)组,芒果苷单钠盐低剂量(15 mg/kg)组。分别腹腔注射给药,给药容积为 0.1 ml/10 g。给药 30 min 后,将小鼠放入通以 8 ml 二氧化硫气体的测试箱刺激小鼠 10 s,立即取出,记录小鼠咳嗽潜伏期和 2 min 内咳嗽次数。

3. 祛痰试验——芒果苷单钠盐对小鼠气管排泌酚红的影响

取小鼠 40 只,随机分为空白对照组(生理盐水),阳性对照组(氯化铵,1 000 mg/kg),芒果苷单钠盐高剂量(30 mg/kg)组,芒果苷单钠盐低剂量(15 mg/kg)组。分别腹腔注射给药,给药容积为 0.1 ml/10 g。给药 30 min 后,腹腔注射 2% 的酚红生理盐水 0.2 ml/只,30 min 后,处死小鼠,钝性分离小鼠气管,用 5% 的碳酸氢钠溶液洗涤 3 次,0.8 ml/次,回收洗液,并稀释 2 倍,于紫外可见分光光度计 558 nm 处测定吸收度(A)。

4. 平喘试验——芒果苷单钠盐对乙酰胆碱和组胺混合液引喘作用的影响

实验选用体重 170～220 g 的幼年健康豚鼠,将豚鼠逐个放入玻璃钟罩内,用引喘喷雾装置喷入 2% 氯化乙酰胆碱和 0.1% 磷酸组胺等容积混合液 20 s,观察豚鼠的引喘潜伏期(作为给药前引喘潜伏期),150 s 内出现间歇性全身痉挛、跌倒的豚鼠为合格的敏感动物。将筛选合格的豚鼠随机分为 4 组,每组 10 只,分别为空白对照组(生理盐水)、阳性对照组(氨茶碱,125 mg/kg)、芒果苷单钠盐高剂量(30 mg/kg)组和芒果苷单钠盐低剂量(15 mg/kg)组。24 h 后分别腹腔注射给药。30 min 后雾化吸入上述乙酰胆碱和组胺混合液 20 s,观察豚鼠的引喘潜伏期(作为给药后引喘潜伏期)。

5. 芒果苷单钠盐对二甲苯所致小鼠耳郭肿胀的影响

取小鼠 40 只,随机分为空白对照组(生理盐水),阳性对照组(醋酸可的松,20 mg/kg),芒果苷单钠盐高剂量(30 mg/kg)组,芒果苷单钠盐低剂量(15 mg/kg)组。分别腹腔注射给药,给药容积为 0.1 ml/10 g。给药 30 min 后,将 100% 二甲苯(0.1 ml/只)滴到小鼠左耳前后两面致炎,右耳不滴为正常耳。30 min 后颈椎脱臼处死小鼠,用直径 9 mm 的打孔器分别沿小鼠左右耳郭相同部位打下两侧耳片,分别于电子天平上称重。左耳重量减去右耳重量即为肿胀度。

(二)结果

1. 芒果苷单钠盐的抑菌试验

(1)芒果苷单钠盐的体外抑菌试验

表 4-1-113 结果显示,芒果苷单钠盐对肺炎双球菌、肺炎克雷伯菌、金黄色葡萄球菌和流感嗜血杆菌的最小抑菌质量浓度分别为 10.0 g/L、5.0 g/L、10.0 g/L、2.5 g/L,表明芒果苷单钠盐在一定浓度范围内对上述 4 种上呼吸道常见致病菌均有抑制作用,其中对流感嗜血杆菌抑制作用最强,其次为肺炎克雷伯菌,再次为肺炎双球菌和金黄色葡萄球菌。

表 4-1-113　芒果苷单钠盐的体外抑菌试验

菌种	稀释倍数								阴性对照	阳性对照	最小抑菌质量浓度/（g/L）
	2	4	8	16	32	64	128	256			
肺炎双球菌	－	－	（+）	+	+	+	+	+	－	+	10.0
肺炎克雷伯菌	－	－	－	（+）	+	+	+	+	－	+	5.0
金黄色葡萄球菌	－	－	（+）	+	+	+	+	+	－	+	10.0
流感嗜血杆菌	－	－	－	－	（+）	+	+	+	－	+	2.5

注：－，液体澄清，分离培养无菌；（+），液体澄清，分离培养有菌；+，液体混浊，分离培养有菌。

（2）芒果苷单钠盐的体内抑菌试验

表 4-1-114 结果显示，芒果苷单钠盐高、低剂量组对肺炎双球菌、肺炎克雷伯菌、金黄色葡萄球菌和流感嗜血杆菌感染均有明显的抗感染作用，能提高小鼠的存活数，与模型对照组比较有显著意义（$P<0.05$ 或 $P<0.01$）。

表 4-1-114　芒果苷单钠盐腹腔注射给药 3 次对感染小鼠的存活保护作用（$n=15$）

组别	剂量/（mg/kg）	肺炎双球菌		肺炎克雷伯菌		金黄色葡萄球菌		流感嗜血杆菌	
		存活	死亡	存活	死亡	存活	死亡	存活	死亡
芒果苷单钠盐高剂量组	300	13**	2	14**	1	12**	3	13**	2
芒果苷单钠盐低剂量组	150	9*	6	10**	5	9*	6	10*	5
模型对照组	—	3	12	2	13	3	12	4	11

注：与模型对照组比较，*$P<0.05$，**$P<0.01$。

2. 芒果苷单钠盐对二氧化硫所致小鼠咳嗽的影响

结果表明，芒果苷单钠盐组均能明显延长小鼠咳嗽潜伏期，减少咳嗽次数，与空白对照组比较有显著差异（$P<0.01$ 或 $P<0.05$），表明芒果苷单钠盐有明显的镇咳作用。见表 4-1-115。

表 4-1-115　芒果苷单钠盐对二氧化硫所致小鼠咳嗽的影响（$n=10$）

组别	剂量/（mg/kg）	潜伏期/s	咳嗽次数/次
空白对照组	—	54.30 ± 18.21	37.20 ± 9.40
磷酸可待因组	30	136.96 ± 15.85**	11.25 ± 6.42**
芒果苷单钠盐高剂量组	30	105.21 ± 14.78**	15.08 ± 8.63**
芒果苷单钠盐低剂量组	15	70.08 ± 17.65*	25.60 ± 10.35**

注：与空白对照组比较，**$P<0.01$，*$P<0.05$。

3. 芒果苷单钠盐对小鼠气管排泌酚红的影响

结果表明，芒果苷单钠盐高、低剂量组均能明显增加小鼠酚红排泌量，与空白对照组比较均有显著性差异（$P<0.01$ 或 $P<0.05$），提示芒果苷单钠盐有明显的祛痰作用。见表 4-1-116。

表 4-1-116　芒果苷单钠盐对小鼠气管酚红排泌量的影响（$n=10$）

组别	剂量/（mg/kg）	A
空白对照组	—	0.368 ± 0.041
氯化铵组	1 000	$0.646 \pm 0.164^{**}$
芒果苷单钠盐高剂量组	30	$0.568 \pm 0.165^{**}$
芒果苷单钠盐低剂量组	15	$0.491 \pm 0.174^{*}$

注：与空白对照组比较，$^*P<0.05$，$^{**}P<0.01$。

4. 芒果苷单钠盐对乙酰胆碱和组胺混合液引喘作用的影响

结果表明，芒果苷单钠盐高、低剂量组均能明显延长乙酰胆碱和组胺混合液引喘潜伏期，与空白对照组比较均有显著性差异（$P<0.01$ 或 $P<0.05$）；芒果苷单钠盐高、低剂量组与各自用药前比较有极显著性差异（$P<0.01$ 或 $P<0.05$），引喘潜伏期明显延长，提示芒果苷单钠盐有明显的平喘作用。结果见表 4-1-117。

表 4-1-117　芒果苷单钠盐对乙酰胆碱和组胺混合液引喘作用的影响（$n=10$）

组别	剂量/（mg/kg）	给药前引喘潜伏期/s	给药后引喘潜伏期/s
空白对照组	—	58.2 ± 10.9	63.4 ± 12.3
氨茶碱组	125	60.1 ± 9.3	$170.7 \pm 28.3^{**\#\#}$
芒果苷单钠盐高剂量组	30	56.4 ± 12.7	$126.5 \pm 25.4^{**\#\#}$
芒果苷单钠盐低剂量组	15	62.8 ± 11.7	$80.3 \pm 20.6^{*\#}$

注：与空白对照组比较，$^*P<0.05$，$^{**}P<0.01$；与给药前同组比较，$^\#P<0.05$，$^{\#\#}P<0.01$。

5. 芒果苷单钠盐对二甲苯所致小鼠耳郭肿胀的影响

结果表明，芒果苷单钠盐高、低剂量组均能明显减轻二甲苯所致小鼠炎症，与空白对照组比较有极显著性差异（$P<0.01$），提示芒果苷单钠盐有明显的抗炎作用。结果见表 4-1-118。

表 4-1-118　芒果苷单钠盐对二甲苯所致小鼠耳郭肿胀的影响（$n=10$）

组别	剂量/（mg/kg）	肿胀度/mg
空白对照组	—	9.03 ± 1.01
醋酸可的松组	20	$5.21 \pm 1.60^{**}$
芒果苷单钠盐高剂量组	30	$5.35 \pm 1.68^{**}$
芒果苷单钠盐低剂量组	15	$7.05 \pm 1.22^{**}$

注：与空白对照组比较，$^{**}P<0.01$。

二十三、芒果苷的代谢转化与吸收转运研究

目前，用芒果苷为原料的制剂以片剂[75]、滴丸剂[76]等口服制剂为主，但芒果苷制剂的口服生物利用度并不高，口服后血药浓度偏低。大鼠原位灌注实验也表明灌注的芒果苷浓度在部分肠段有变化，但无血药浓度的增加，提示芒果苷可能在肠道中发生降解或生物转化[77]。以芒果苷为原料的口服制剂涉及的制剂辅料有羟丙基-β-环糊精、聚乙二醇4000、聚乙二醇6000等。付翔等[78]指出芒果苷的跨膜转运表现为被动扩散且有外排蛋白参与，其中P-GP外排蛋白可能是芒果苷口服吸收差的因素之一。本研究采用离体代谢研究的方法，考察细菌对芒果苷的分解代谢作用，探讨芒果苷在消化道中生物转化的一般规律；并采用Caco-2细胞模型考察不同辅料对芒果苷吸收转运的影响。结果表明，在离体条件下，芒果苷可被人肠道菌群代谢，主要代谢物为芒果苷的苷元；羟丙基-β-环糊精和聚乙二醇4000能促进芒果苷的口服吸收；而聚乙二醇6000则无此作用。

（一）实验方法

采用离体代谢研究法考察细菌对芒果苷的分解代谢作用；采用Caco-2细胞模型考察不同辅料对芒果苷吸收转运的影响。

1. 离体人肠道菌对芒果苷的代谢

（1）取样

取健康志愿者的新鲜粪便，按1 g粪便中加入5 ml TSB培养液混合，加入玻璃珠振荡5 min，经纱布过滤得到含有人肠道菌的培养液，在培养液上部加入约0.5 cm厚的液体石蜡以达到厌氧目的[79]。加入芒果苷使培养液中的浓度达0.1 mmol/L，并做空白对照，置37 ℃恒温培养。分别于0 h、4 h、8 h、12 h、24 h、32 h各取样0.2 ml，加甲醇1.8 ml，涡旋5 min，12 000 r/min离心15 min，吸取上清液采用高效液相色谱-质谱联用法（HPLC-MS）分析。

（2）HPLC-MS色谱条件

Welchrom™C$_{18}$色谱柱（5 μm，4.6 mm×250 mm）。流动相为甲醇（A）-1%冰醋酸（B），梯度洗脱，0~18 min，12%→60%（A）；18~20 min，60%→12%（A）；20~22 min，12%（A）。流速1.0 ml/min，检测波长258 nm，柱温35 ℃。

质谱条件：负离子检测；离子喷射电压5.0 kV；毛细管温度350 ℃；毛细管电压3 V；氮气（N$_2$）流速0.414 MPa；辅助气流速0.035 MPa。芒果苷 m/z 422，t_R 13.0 min峰的 m/z 260。

（3）代谢产物的分离与纯化

按（1）项条件配制1 000 ml人肠道菌培养液，加入芒果苷培养24 h后，培养液用水饱和正丁醇萃取，减压回收正丁醇，残渣用水混悬后，加到处理好的D101树脂柱上，用水、30%乙醇和70%乙醇洗脱，收集70%乙醇洗脱部分，进一步用制备液相纯化，得到代谢产物。

2. 不同辅料对芒果苷吸收转运的影响

（1）Caco-2 细胞模型的建立

Caco-2 细胞株，使用高糖 DMEM（含 10%FBS，1%NEAA，1% 谷氨酰胺）为培养基，在 37 ℃、含 5%CO_2、相对湿度 90% 的培养箱中培养。隔天换培养基 1 次，每 3~4 d 按 1:3 的比例传代。选取对数生长期细胞，按 1×10^5/孔的密度，吸取 0.5 ml 细胞悬液加入 Transwell 培养板顶端（AP 侧），在底端（BL 侧）加入 1.5 ml 新鲜的培养基。种板后隔天换液 1 次，7 d 后每日换 AP 侧液，隔天换 BL 侧液，连续培养 21 d。按操作规程[80]检测碱性磷酸酶活性和各孔跨膜电阻值（$> 500 \ \Omega/cm^2$），选择符合转运条件且细胞生长形态完好的 Transwell 培养孔用于吸收转运实验。实验前用 37 ℃空白 HBSS 溶液清洗细胞单层 3 次，之后放入 37 ℃、含 5%CO_2 培养箱中培养 30 min。

（2）色谱条件[81]

Welchrom™C_{18} 色谱柱（5 μm，4.6 mm × 250 mm），流动相为甲醇（A）-1% 冰醋酸（B），进行梯度洗脱。洗脱程序为 0~18 min 12%→60%（A）；19~20 min，60%→12%（A）；21~22 min，12%（A）。流速为 1.0 ml/min，检测波长为 258 nm，柱温为 35 ℃。

（3）吸收转运实验

1）吸收实验

取"Caco-2 细胞模型的建立"项下培养箱放置 30 min 的 Transwell 培养板，吸去缓冲液，在 AP 侧加入含有芒果苷（310 μg/ml）与辅料（1:0，1:0.5，1:1，2:1）的 HBSS 供给液 0.5 ml；在 BL 侧加入空白 HBSS 溶液 1.5 ml。将 Transwell 培养板置微孔板恒温振荡器（37 ℃，50 r/min）中，分别于 30 min、60 min、90 min 和 120 min 从 BL 侧吸取转运液 0.1 ml，同时补加 0.1 ml 空白 HB-SS 溶液到 BL 侧。将吸取的 BL 侧转运液按"色谱条件"项色谱条件测定芒果苷的浓度。

2）外排实验

取"Caco-2 细胞模型的建立"项下培养箱放置 30 min 的 Transwell 培养板，吸去缓冲液，在 BL 侧加入含芒果苷（310 μg/ml）的 HBSS 溶液 1.5 ml；在 AP 侧加入含有辅料（1:0，1:0.5，1:1，2:1）的 HBSS 接收液 0.5 ml。将 Transwell 培养板置微孔板恒温振荡器（37 ℃，50 r/min）中，分别于 30 min、60 min、90 min 和 120 min 从 AP 侧吸取转运液 0.1 ml，同时补加 0.1 ml 含不同浓度辅料的 HBSS 液到 AP 侧。将吸取的 AP 侧转运液按"色谱条件"项色谱条件测定芒果苷的浓度。

3）数据处理

表观渗透系数（apparent permeability coefficient，P_{app}）按如下公式计算。

$$P_{app} = dQdt \times 1A \times C_0$$

式中，$dQdt$ 为通透速率，以累积转运量为纵坐标，时间为横坐标做直线回归，直线的斜率即为通透速率；A 为 Transwell 板膜孔面积；C_0 为芒果苷在供给室的初始浓度。每数据点为平行 3 孔的平均值，用 $\bar{x} \pm s$ 表示。

渗透方向率（permeability direction，P_{DR}）按如下公式计算。

$$P_{DR} = \frac{P_{app}(\text{Basal-to-Apical})}{P_{app}(\text{Apical-to-Basal})}$$

式中，P_{app}（Basal-to-Apical）为芒果苷从 BL 侧向 AP 侧转运的表观渗透系数；P_{app}（Apical-to-Basal）为芒果苷从 AP 侧向 BL 侧转运的表观渗透系数。

（二）结果

1. HPLC-MS 分析结果

结果显示，芒果苷的 t_R 在 7 min 左右；芒果苷与离体人肠道菌孵育一段时间后，在 13 min 左右出现 1 个明显吸收峰；经 200～400 nm 紫外分析，二者具有相近的吸收曲线，提示可能有相同的母核（图 4-1-70）。

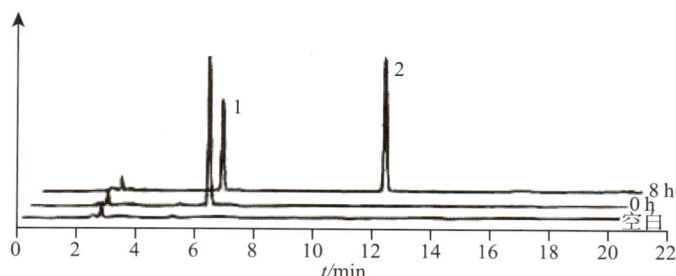

1. 芒果苷；2. 代谢物峰。

图 4-1-70　芒果苷与离体人肠道菌孵育后的 HPLC 图

代谢产物为淡黄色无定形粉末，ESI-MS m/z 259［M-H］⁻，与芒果苷（m/z 422）相差 162 Da（脱去 1 分子 -$C_6H_{11}O_5$），推测其可能为芒果苷的碳-糖键断裂后的苷元。^{1}H-NMR（DMSO-d_6，600 MHz）δ：6.15（1H，d，$J=2.04$ Hz，H-2），6.32（1H，d，$J=2.04$ Hz，H-4），6.86（1H，s，H-5），7.37（1H，s，H-8）。^{13}C-NMR（DMSO-d_6，150 MHz）δ：163.1（C-1），98.1（C-2），165.1（C-3），94.1（C-4），157.8（C-4a），154.7（C-4b），103.1（C-5），151.4（C-6），144.3（C-7），108.4（C-8），112.2（C-8a），102.0（C-8b），179.3（C-CO）。以上数据与文献［82］报道的一致，代谢产物确定为 1,3,6,7-tetrahydroxyxanthen，即为芒果苷的苷元。

2. 芒果苷在离体人肠道菌中的代谢情况

浓度为 0.1 mmol/L 的芒果苷在与人肠道菌共同孵育 12 h 后，芒果苷全部转化为苷元（图 4-1-71）。此外，还进行了浓度为 0.5 mmol/L、2.5 mmol/L 的芒果苷与人肠道菌共同孵育试验。结果表明在孵育 12 h 后，苷元生成的量趋于平衡，分别为 27.53%、6.65%。

3. 辅料对芒果苷吸收转运的影响

随着 AP 侧羟丙基-β-环糊精浓度的增加，芒果苷在 Caco-2 细胞模型的吸收 P_{app}（AP→BL）也显著增加，尤其是在中高浓度（1:1，1:2）；而外排 P_{app}（BL→AP）则不断降低，导致渗透方向率 P_{DR} 发生改变。随着 AP 侧聚乙二醇 4000 浓度的增加，芒果苷在 Caco-2 细胞模型的吸收 P_{app}（AP→BL）

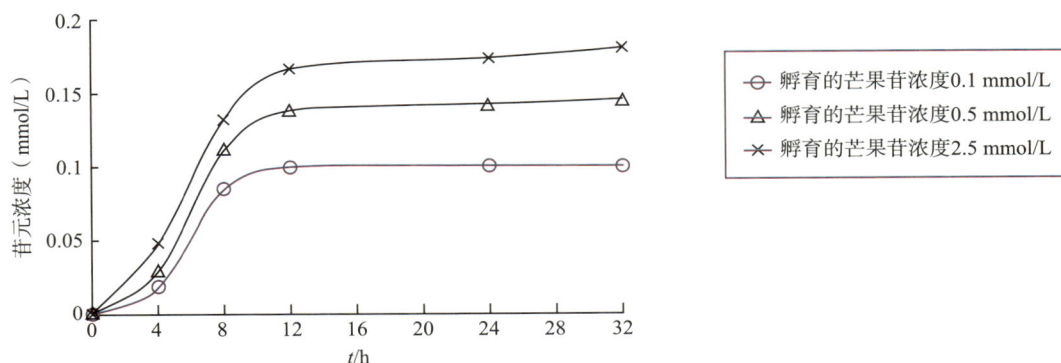

图 4-1-71 芒果苷在离体人肠道菌中的代谢情况

也增加，而外排 P_{app}（BL → AP）则不断降低，在高浓度（1：2）时导致渗透方向率 P_{DR} 发生改变。聚乙二醇 6000 不仅抑制芒果苷在 Caco-2 细胞模型的外排 P_{app}（BL → AP），还抑制其吸收 P_{app}（AP → BL），导致渗透方向率 P_{DR} 增大。结果见表 4-1-119。

表 4-1-119　羟丙基-β-环糊精对芒果苷吸收转运的影响

芒果苷：辅料		P_{app}（AP → BL）/（$\times 10^{-8}$ cm/sec）	P_{app}（BL → AP）/（$\times 10^{-8}$ cm/sec）	P_{DR}
空白（无辅料）	1：0	2.63 ± 0.58	4.77 ± 0.76	1.81
芒果苷：羟丙基-β-环糊精	1：0.5	2.82 ± 0.48	4.69 ± 1.48	1.66
	1：1	$5.14 \pm 1.56^{*}$	3.34 ± 0.90	0.65^{*}
	1：2	$10.30 \pm 2.40^{*}$	$1.82 \pm 0.34^{*}$	0.18^{*}
芒果苷：聚乙二醇 4000	1：0.5	2.35 ± 0.90	4.32 ± 0.99	1.84
	1：1	2.83 ± 1.57	3.76 ± 1.77	1.33
	1：2	$5.66 \pm 1.79^{*}$	2.26 ± 0.34	0.40^{*}
芒果苷：聚乙二醇 6000	1：0.5	1.41 ± 1.00	4.66 ± 0.47	3.30^{*}
	1：1	$0.85 \pm 0.52^{*}$	2.83 ± 0.52	3.33^{*}
	1：2	$0.66 \pm 0.37^{*}$	$1.92 \pm 0.25^{*}$	2.91

注：与空白组（无辅料，1：0）比较，$^{*}P < 0.05$。

二十四、芒果苷的安全性评价

本研究对芒果苷进行了系统药理学试验以评价其安全性，研究内容包括神经系统、心血管系统和呼吸系统毒性、急性毒性、长期毒性、遗传与生殖毒性试验。结果表明，芒果苷对小鼠精神和神经系统，对犬心血管系统和呼吸系统均无明显影响，芒果苷按临床拟推荐剂量用药是较安全的，且无致突变性，对孕鼠胚胎期胎鼠生长发育指标未见有生殖毒性反应的致畸变影响。

（一）实验方法

采用一次灌胃给药法观察芒果苷对小鼠神经系统、Beagle 犬神经系统的影响；采用最大给药量法进行小鼠和犬的急性毒性试验研究；对 Beagle 犬连续给予芒果苷 1 个月及停药恢复 2 周观察芒果苷的长期毒性；采用微生物回复突变试验、啮齿动物骨髓微核试验、哺乳动物培养细胞染色体畸变试验检测芒果苷的遗传毒性。

1. 芒果苷对神经系统毒性的影响观察 [15, 47, 83-87]

（1）对小鼠一般行为活动的影响观察

取小鼠 80 只，雌雄各半，随机分为 4 组，即空白对照组及芒果苷低、中、高剂量组，每组 20 只，灌胃给药 1 次，给药体积 0.2 ml/10 kg，观察给药后 1 h 及 24 h 小鼠的一般行为表现、姿势、步态，有无出现流涎、流汗、暴躁、抽搐、肌颤等。

（2）对小鼠自主活动的影响观察

取小鼠 100 只，雌雄各半，随机分为 5 组，即空白对照组、阳性对照组及芒果苷低、中、高剂量组，每组 20 只，灌胃给药 1 次，给药体积 0.2 ml/10 kg，给药 60 min 后放入自主活动箱，每小箱 1 只，适应 5 min 后，记录 10 min 内小鼠自主活动次数。

（3）对小鼠协调运动的影响观察

小鼠、分组、给药方法同"对小鼠一般行为活动的影响观察"项。给药后 60 min 将小鼠放在一根光滑的金属棒顶端，头朝下，让其自然向下爬行，观察小鼠的运动情况。

（4）对小鼠戊巴比妥钠阈下睡眠剂量的影响观察

小鼠、分组、给药方法同"对小鼠一般行为活动的影响观察"项。给药后 60 min 腹腔注射阈下睡眠剂量戊巴比妥钠 30 mg/kg，以 60 min 内翻正反射消失 1 min 以上作为入睡指标，观察各组入睡动物数。

（5）对 Beagle 犬神经系统毒性的影响观察 [2-3, 14-15, 30, 88-89]

将 Beagle 犬随机分为 4 组，即空白对照组及低、中、高剂量组，每组 6 只，雌雄各半。取犬，静脉注射 3% 戊巴比妥钠溶液 1 ml/kg 麻醉，连接 Ⅱ 导联，测定心电图；连接呼吸传感器，测定呼吸深度及频率；手术分离股动脉，插入动脉导管，连接压力传感器，测定动脉血压；分离十二指肠，以备给药。分析测定心率、P-R 间期、Q-T 间期、Q-Tc、QRS 间期、ST 段偏移量、T 波、收缩压、舒张压、平均压、呼吸深度、呼吸频率。

（6）统计方法

分析软件：SPSS13.0。对小鼠一般行为活动的观察结果进行秩和检验；对小鼠入睡率进行 χ^2 检验；其余均进行方差分析。

2. 芒果苷的急性毒性试验 [56, 84, 90]

（1）小鼠急性毒性试验

采用最大给药量法进行。即用药时选用本品的最大溶解度，常用最大给药容积单次给药。取小鼠 40 只，雌雄各半，隔夜禁食不禁水，随机分为 2 组，即给药组和对照组各 20 只。给药组给予芒果苷 0.5%

羧甲基纤维素钠溶液（芒果苷用 0.5% 羧甲基纤维素钠配制成混悬液）54 g/kg，即 0.4 ml/10 g；对照组给予等体积 0.5% 羧甲基纤维素钠溶液。各动物均采取灌胃给药，24 h 给药 3 次，第 2 次与第 1 次间隔 6 h，第 3 次于次日早晨给予。分别于给药后 0 h、2 h、4 h、6 h，第 2～14 d 的上、下午，观察动物一般形态外观、行为活动、饮食情况、粪便形状。给药前及给药后第 4 d、第 7 d、第 14 d，称取小鼠的体重，并用 SPSS13.0 软件单因素方差分析进行 t 检验。观察结束后，所有动物均进行尸检，记录病变情况，对肉眼观察有病变的脏器进行病理组织学检查。

（2）犬急性毒性试验[56, 84, 90]

采用最大给药量法进行。选用本品的最大溶解度，常用最大给药容积多次给药。犬随机取 4 只作为给药组，其余 2 只作为对照组。给药组给予芒果苷 0.5% 羧甲基纤维素钠溶液 0.45 g/ml，为 10 ml/kg；对照组给予等体积 0.5% 羧甲基纤维素钠溶液。各犬均采用灌胃给药，24 h 给药 2 次，间隔 4 h。给药后第 2～14 d 连续观察其饮食、外观、行为、分泌物、死亡情况和中毒反应等。首次给药前、给药后第 4 d 及第 7 d、观察期结束称取犬体重，各测 1 次心电图，检测血液学指标和血液生化指标。观察结束后，所有犬均进行尸检，观察其器官体积、颜色、质地等的变化。

3. 芒果苷的长期毒性试验

（1）动物分组及处理

Beagle 犬按体重、性别随机分为 4 组，每组 6 只，雌雄各半，分别为对照组及芒果苷低、中、高剂量组。芒果苷配制成不同浓度药液后，按 0.2 g/kg、1 g/kg、4 g/kg 剂量灌服给予 Beagle 犬，对照组给予 0.5% 羧甲基纤维素钠，每日给药 1 次，每周给药 7 d，连续 1 个月。

（2）观察指标

1）一般症状、体重

每日观察 Beagle 犬外观体征、行为活动、腺体分泌、粪便情况、摄食量等。观察期共 2 次，开始给药后每周测定体重 1 次。

2）心电图

首次给药前（观察适应期）测 2 次，给药结束和恢复结束时各测 1 次，共计 4 次。检测心率、T 波振幅、P-R 间期、QRS 间期、Q-T 间期、ST 段偏移量。

3）血液学指标

首次给药前（观察适应期）测 2 次，给药结束和恢复结束时各测 1 次，共计 4 次。检测红细胞（RBC）、白细胞及分类（WBC，DC）、血小板（PLT）、血小板压积（PCT）、血红蛋白（Hb）、红细胞比容（HCT）、平均红细胞体积（MCV）、平均血红蛋白量（MCH）、平均血红蛋白浓度（MCHC）、网织红细胞（Ret）、中性粒细胞（N）、淋巴细胞（L）、嗜酸性粒细胞（E）、嗜碱性粒细胞（B）、单核细胞（M）、凝血酶原时间（PT）。

4）血液生化指标

首次给药前（观察适应期）测 2 次，给药结束和恢复结束时各测 1 次，共计 4 次。检测丙氨酸氨基转移酶（ALT）、天冬氨酸氨基转移酶（AST）、碱性磷酸酶（ALP）、血糖（GLU）、血尿素氮（Urea）、总蛋白（TP）、白蛋白（ALB）、总胆红素（TBIL）、肌酐（Crea）、总胆固醇（TC）、甘油三酯（TG）、肌酸激酶（CK）、γ-谷氨酰转移酶（GGT）、钾离子（K^+）浓度、钠离子（Na^+）浓度、氯离子（Cl^-）浓度。

5）眼科检查

首次给药前（观察适应期）测 2 次，给药结束和恢复结束时各测 1 次，共计 4 次。检测眼睛分泌物、视网膜、视网膜血管、视神经乳头、屈光介质透明度。

6）骨髓检查

活体抽取犬骨髓，涂片，染色，镜检。给药结束和恢复结束时各测 1 次，共计 2 次。检测巨核细胞系、粒细胞系、单核细胞系、红细胞系、有核细胞增生程度、巨核细胞数。

7）系统尸解

肉眼观察动物各器官、组织病理变化情况。给药结束和恢复结束时各测 1 次，共计 2 次。

8）脏器重量及脏器系数

给药结束和恢复结束时各测 1 次，共计 2 次。检测脑、心、肝、脾、肺、肾、肾上腺、胸腺、睾丸、附睾、卵巢、子宫等脏器重量。

9）组织病理学检查

给药结束和恢复结束时各测 1 次，共计 2 次。检测脑、视神经、垂体、心、肝、脾、肺、肾、肾上腺、脊髓、胸腺、胃、胰腺、大肠和小肠、膀胱、淋巴结、甲状旁腺、坐骨神经、唾液腺、主动脉、睾丸、附睾、前列腺、卵巢、子宫、乳腺、气管、咽、喉、支气管、食管、胸骨、胆囊、眼等脏器病理变化。

（3）统计方法

心电图、血液学检查、血液生化检查、脏器重量及脏器系数等，用 SPSS 统计软件进行统计，组间比较采用方差分析，尿液指标采用秩和检验。

4. 芒果苷的遗传毒性试验

（1）微生物回复突变试验

选用鉴定合格鼠伤寒沙门菌 TA$_{97}$、TA$_{98}$、TA$_{100}$、TA$_{102}$、TA$_{1535}$ 五菌株，分为阴性对照组、处理组、阳性对照组，阴性对照组加入 0.9% 氯化钠注射液；处理组采用 0.5 μg/皿、5 μg/皿、50 μg/皿、500 μg/皿、5 000 μg/皿不同浓度芒果苷；阳性对照组，不加 S9 混合液时：TA$_{100}$、TA$_{1535}$ 加入 1.5 μg/皿叠氮化钠，TA$_{97}$ 加入 9-氨基吖啶 50 μg/皿，TA$_{98}$ 加入 4-硝基喹啉氧化物 0.5 μg/皿，TA$_{102}$ 加入 2-氨基芴 20 μg/皿；加 S9 混合液时：TA$_{1535}$ 加入环磷酰胺 200 μg/皿。加或不加肝微粒体复合因子（S9 mix），37 ℃培养 48～72 h，观察五菌珠平板回变菌落数变化并观察菌苔存在。

（2）啮齿动物骨髓微核试验

芒果苷 1.44 g/kg、3.60 g/kg、9.00 g/kg 3 个剂量组及溶媒对照组和阳性对照组（环磷酰胺，50 mg/kg），每日给药 1 次，连续 4 d，阳性对照组于芒果苷最后一次给药腹腔注射环磷酰胺 50 mg/kg，给药 24 h 后取骨髓制片。用吉姆萨染色法染片，油镜下观察，每只小鼠计数 2 000 个多染红细胞中微核数，计算微核发生率（‰），同时计数 200 个骨髓细胞，求出多染红细胞/正染红细胞的比值。

（3）哺乳动物培养细胞染色体畸变试验[56, 84, 90-92]

取对数生长期 CHL 细胞，分为芒果苷低、中、高剂量组，空白对照组和阳性对照组。芒果苷 24 h 剂量（终浓度）为 100 μg/ml、200 μg/ml、400 μg/ml，48 h 为 75 μg/ml、150 μg/ml、300 μg/ml，加或不加肝微粒体复合因子，与细胞作用 6 h、24 h、48 h，同时设空白对照组和阳性对照组。加入秋水仙碱后，依次收集细胞，并进行低渗、固定、制片、染色处理，显微镜下观察中期相细胞染色体数目和结构的改变。

5. 生殖毒性试验

（1）分组给药

取孕鼠 32 只，随机分 4 组，每组 8 只。即空白对照组用生理盐水 0.1/（100 g·d），骆驼蓬总碱低、中、高剂量组用 72.125 mg/（kg·d）、144.25 mg/（kg·d）、288.5 mg/（kg·d）。以上各组孕鼠逐只按上述所示剂量在妊娠第 7 d 开始灌胃给药，每日 1 次，连续 10 d，至妊娠第 17 d。开始给药后，每 3 d 各组逐只称体重 1 次，根据体重变化，调整给药量。在自然分娩前一天颈椎脱臼处死孕鼠，各组逐窝逐只仔细检查。

（2）观测指标

1）孕鼠检查。处死后，立即从腹中线解剖，暴露子宫和卵巢。仔细检查黄体数、着床数、吸收数、死胎数、活胎数及胎盘重量，按窝进行数量统计。

2）胎鼠外观检查。对每个活胎测量身长、体重、鉴定性别。观察头部有无脑积水、露脑、脑膜膨出、无眼、小眼、无耳、小耳、腭裂等；四肢有无并趾、少趾、无趾、多趾、足内外翻、短肢等；躯干有无脐疝、腹裂、内脏和脊髓膨出、脊柱裂、脊柱侧突等；有无短尾、卷尾、无尾、尾分叉等；有无肛门闭锁等。

3）骨骼检查。将每窝 2/3 的活胎鼠剥皮去内脏后放入 Bouin 氏液中固定数日，取出，流水冲洗干净，移至 1% 透明液中，2～3 d 见肌肉完全透明、能清晰看见骨骼为止。用小镊子将透明后的胎鼠放在滤纸上，用单面刀片和镊子轻轻地、仔细地将被腐蚀的剩余脏器和组织除去，然后将胎鼠放入茜素红染色液中 2～3 d，见胎鼠骨骼全部着色（其间更换 1～2 次新鲜染液）。将染色后的胎鼠再置透明液中 1 d，即成肌肉透明而骨骼为殷红色的胎鼠标本，用放大镜观察其骨骼的形态。观察内容为：头部骨骼是否完整、骨化状况；是否有多肋（正常 13 对）、少肋、肋骨分叉、肋骨融合等；有无胸骨节缺失和骨化不全（正常胸骨有 6 块）；颈、胸、腰、尾椎有无异常；骨化程度，及有无短肢或无肢、畸形、多趾、少趾等。

4）内脏检查。将每窝另 1/3 活胎鼠不剥皮浸泡于福尔马林溶液中 2～3 周固定。标本固定期满后冲洗，将胎鼠放在蜡板上用刀片切片检查内脏。首先将胎鼠头部切四刀，即沿口经耳做水平切面，检查有无腭裂、舌异常。然后，沿顶部做三个纵切面，即眼球前沿切面，观察鼻道是否扩大，是否单鼻道等；眼球正中垂直切面，检查眼球大小；眼球后沿垂直切面，检查有无脑水肿等。接着，沿腹中线和肋下缘水平各切一刀，检查各脏器大小、位置等，再取出心、肝、脾、肺、肾、子宫和睾丸等重要器官以观察有无畸形改变。

（二）结果

1. 芒果苷对神经系统毒性的影响观察结果

（1）一次灌胃给药芒果苷对小鼠神经系统的影响观察

一次灌胃分别给予 0.24 g/kg、1.0 g/kg、3.0 g/kg 芒果苷后，各给药组与空白对照组比较，小鼠的一般行为表现、姿势、步态未见异常，未见流涎、流汗、暴躁、抽搐、肌颤等现象发生，说明芒果苷对小鼠一般行为无明显影响。小鼠一次灌胃给予 5 mg/kg 的盐酸氯丙嗪后，阳性对照组与空白对照组比较，小鼠自主活动次数显著降低；一次灌胃给予 0.24 g/kg、1.0 g/kg、3.0 g/kg 芒果苷后，各给药组与空白对照组比较，10 min 内小鼠活动次数无明显差异（表 4-1-120），说明芒果苷对小鼠自主活动无明显影响；各给药组与空白对照组比较协调运动能力无显著性差异（表 4-1-121），表明芒果苷对小鼠协调运动无明显影响；各给药组与空白对照组比较戊巴比妥钠阈下睡眠剂量的入睡率无显著性差异（表 4-1-122），表明芒果苷对小鼠戊巴比妥钠阈下睡眠剂量的入睡率无明显影响。

表 4-1-120　芒果苷对小鼠自主活动的影响

组别	剂量/（g/kg）	动物数/只	自主活动数/10 min
空白对照组	—	20	304 ± 50
阳性对照组	0.005	20	58 ± 46**
芒果苷低剂量组	0.240	20	344 ± 68
芒果苷中剂量组	1.000	20	344 ± 56
芒果苷高剂量组	3.000	20	319 ± 81

注：与空白对照组比较，**$P < 0.01$。

表 4-1-121　芒果苷对小鼠协调运动的影响

组别	剂量/（g/kg）	动物数/只	协调运动分类计数/只						
			$n < 0.5$	$0.5 \leq n < 1.0$	$1.0 \leq n < 1.5$	$1.5 \leq n < 2.0$	$2.0 \leq n < 2.5$	$2.5 \leq n < 3.0$	$n = 3.0$
空白对照组	—	20	16	4	0	0	0	0	0
芒果苷低剂量组	0.24	20	11	9	0	0	0	0	0
芒果苷中剂量组	1.00	20	11	9	0	0	0	0	0
芒果苷高剂量组	3.00	20	11	8	1	0	0	0	0

注：经 χ^2 检验，$P < 0.05$。

表 4-1-122　芒果苷对小鼠戊巴比妥钠阈下睡眠剂量的影响

组别	剂量/（g/kg）	动物数/只	入睡动物数/只	未睡动物数/只	入睡率/%
空白对照组	—	20	2	18	10

组别	剂量/（g/kg）	动物数/只	入睡动物数/只	未睡动物数/只	入睡率/%
芒果苷低剂量组	0.24	20	2	18	10
芒果苷中剂量组	1.00	20	1	19	5
芒果苷高剂量组	3.00	20	0	20	0

注：经 χ^2 检验，$P<0.05$。

（2）一次灌胃给药芒果苷对 Beagle 犬神经系统的影响

Beagle 犬经十二指肠给予芒果苷 0.1 g/10 kg、0.7 g/10 kg、4.0 g/10 kg 后 180 min 内，无论是各组给药前后自身比较，还是各给药组与对照组平行比较，心率、T 波、P-R 间期、QRS 间期、Q-T 间期、ST 段偏移量均未见有明显改变（表 4-1-123），动脉收缩压、舒张压、平均压均未见有明显改变（表 4-1-124），呼吸频率、深度均未见明显改变（表 4-1-125）。

表 4-1-123　芒果苷对 Beagle 犬心电图的影响（$\bar{x}\pm s$，$n=6$）

指标	组别	给药前	给药后 30 min	给药后 60 min	给药后 120 min	给药后 180 min
心率/（次/分）	空白对照组	195.23 ± 17.16	185.81 ± 20.77	177.26 ± 21.68	191.55 ± 16.04	201.40 ± 28.24
	芒果苷低剂量组	206.35 ± 17.33	206.76 ± 24.30	201.95 ± 32.08	195.46 ± 41.93	201.95 ± 42.20
	芒果苷中剂量组	198.31 ± 11.90	195.24 ± 21.01	188.11 ± 24.13	202.56 ± 21.87	207.54 ± 24.25
	芒果苷高剂量组	188.07 ± 26.16	195.64 ± 17.50	185.31 ± 31.25	176.08 ± 40.33	197.38 ± 42.46
T 波/mV	空白对照组	0.23 ± 0.08	0.30 ± 0.09	0.30 ± 0.10	0.34 ± 0.18	0.34 ± 0.14
	芒果苷低剂量组	0.19 ± 0.07	0.21 ± 0.09	0.20 ± 0.09	0.20 ± 0.09	0.20 ± 0.13
	芒果苷中剂量组	0.25 ± 0.14	0.31 ± 0.15	0.31 ± 0.16	0.33 ± 0.15	0.31 ± 0.16
	芒果苷高剂量组	0.22 ± 0.11	0.24 ± 0.08	0.25 ± 0.05	0.27 ± 0.07	0.29 ± 0.08
P-R 间期/ms	空白对照组	78 ± 7	81 ± 7	81 ± 6	79 ± 7	77 ± 7
	芒果苷低剂量组	76 ± 12	74 ± 8	75 ± 9	78 ± 10	79 ± 9
	芒果苷中剂量组	80 ± 10	76 ± 7	75 ± 6	74 ± 8	72 ± 7
	芒果苷高剂量组	81 ± 9	80 ± 11	82 ± 7	86 ± 10	84 ± 12
QRS 间期/ms	空白对照组	66 ± 6	67 ± 7	66 ± 8	65 ± 5	66 ± 5
	芒果苷低剂量组	70 ± 16	71 ± 19	71 ± 19	69 ± 12	67 ± 5
	芒果苷中剂量组	67 ± 9	70 ± 11	73 ± 10	70 ± 12	68 ± 11
	芒果苷高剂量组	69 ± 7	66 ± 9	67 ± 4	68 ± 5	64 ± 6
Q-T 间期/ms	空白对照组	218 ± 15	228 ± 22	239 ± 22	220 ± 15	190 ± 54
	芒果苷低剂量组	210 ± 23	212 ± 35	214 ± 41	224 ± 49	209 ± 48
	芒果苷中剂量组	221 ± 11	224 ± 21	225 ± 17	223 ± 32	207 ± 23
	芒果苷高剂量组	211 ± 11	215 ± 24	228 ± 36	244 ± 44	225 ± 46

指标	组别	给药前	给药后 30 min	给药后 60 min	给药后 120 min	给药后 180 min
ST 段偏移量/mV	空白对照组	0.04 ± 0.03	0.03 ± 0.02	0.03 ± 0.03	0.04 ± 0.01	0.04 ± 0.01
	芒果苷低剂量组	0.06 ± 0.02	0.06 ± 0.04	0.04 ± 0.04	0.06 ± 0.02	0.06 ± 0.02
	芒果苷中剂量组	0.07 ± 0.06	0.07 ± 0.04	0.08 ± 0.05	0.08 ± 0.03	0.08 ± 0.03
	芒果苷高剂量组	0.03 ± 0.01	0.03 ± 0.02	0.05 ± 0.03	0.05 ± 0.03	0.05 ± 0.03

表 4-1-124　芒果苷对 Beagle 犬动脉血压的影响（$\bar{x} \pm s$，$n = 6$）

指标	组别	给药前	给药后 30 min	给药后 60 min	给药后 120 min	给药后 180 min
收缩压/mmHg	空白对照组	157.77 ± 17.16	167.23 ± 21.00	163.80 ± 22.81	168.27 ± 17.22	168.09 ± 12.23
	芒果苷低剂量组	131.75 ± 55.46	172.24 ± 28.80	171.79 ± 17.40	172.56 ± 23.90	172.19 ± 17.90
	芒果苷中剂量组	170.10 ± 22.80	172.90 ± 18.54	169.27 ± 20.13	166.51 ± 13.05	178.76 ± 13.31
	芒果苷高剂量组	155.43 ± 6.04	168.30 ± 8.89	167.03 ± 15.14	160.25 ± 20.50	167.26 ± 17.96
舒张压/mmHg	空白对照组	111.77 ± 11.78	116.73 ± 15.30	117.74 ± 15.20	122.43 ± 7.07	122.46 ± 8.27
	芒果苷低剂量组	110.96 ± 11.07	120.16 ± 10.88	120.78 ± 11.23	119.94 ± 15.12	125.66 ± 15.36
	芒果苷中剂量组	115.39 ± 15.24	120.65 ± 9.79	122.76 ± 6.70	126.54 ± 5.79	130.51 ± 8.44
	芒果苷高剂量组	104.81 ± 5.46	115.47 ± 6.00	114.68 ± 12.01	114.46 ± 16.17	120.27 ± 18.88
平均压/mmHg	空白对照组	127.10 ± 13.49	133.56 ± 17.10	133.10 ± 17.50	137.71 ± 9.55	137.67 ± 8.51
	芒果苷低剂量组	127.89 ± 14.19	137.52 ± 16.69	137.78 ± 12.71	137.53 ± 17.81	141.17 ± 14.73
	芒果苷中剂量组	133.63 ± 17.31	138.07 ± 11.57	137.60 ± 10.78	139.87 ± 7.11	146.59 ± 7.89
	芒果苷高剂量组	121.68 ± 4.86	133.08 ± 5.76	132.13 ± 12.88	129.72 ± 17.43	135.90 ± 17.82

表 4-1-125　芒果苷对 Beagle 犬呼吸的影响（$\bar{x} \pm s$，$n = 6$）

指标	组别	给药前	给药后 30 min	给药后 60 min	给药后 120 min	给药后 180 min
呼吸频率/（次/分）	空白对照组	10 ± 3	14 ± 5	16 ± 6	21 ± 6	24 ± 6
	芒果苷低剂量组	13 ± 6	16 ± 5	16 ± 6	16 ± 12	17 ± 10
	芒果苷中剂量组	13 ± 4	16 ± 6	16 ± 7	19 ± 7	19 ± 5
	芒果苷高剂量组	10 ± 5	14 ± 8	16 ± 10	15 ± 10	18 ± 9
呼吸深度/（L/s）	空白对照组	26.21 ± 11.97	21.59 ± 5.59	21.71 ± 9.71	23.18 ± 7.35	28.80 ± 10.06
	芒果苷低剂量组	35.43 ± 11.11	32.63 ± 14.20	33.47 ± 20.84	28.56 ± 13.06	31.27 ± 7.25
	芒果苷中剂量组	35.14 ± 19.21	27.42 ± 13.12	26.16 ± 11.12	29.02 ± 11.83	29.07 ± 12.13
	芒果苷高剂量组	36.03 ± 9.23	36.49 ± 10.86	34.60 ± 9.71	29.27 ± 4.53	26.69 ± 6.76

2. 急性毒性试验结果

（1）小鼠急性毒性试验结果

给药组小鼠给药后外观、行为活动、饮食等均未见明显异常，只见粪便呈黄色，但大便形状、软硬等均未见异常，停药次日恢复正常颜色。实验期间给药组小鼠体重与对照组比较无显著性差异，见表4-1-126。实验终点进行动物系统尸检，小鼠全身各脏器均无肉眼可见病理变化。

表 4-1-126　芒果苷对小鼠体重的影响（$n=10$）

组别	性别	剂量/（g/kg）	给药前/g	第 4 d/g	第 7 d/g	第 14 d/g
给药组	雄	54	19.43 ± 0.83	23.02 ± 0.88	25.69 ± 0.84	28.90 ± 1.01
	雌	54	18.36 ± 0.30	21.27 ± 1.10	22.70 ± 1.19	23.84 ± 1.15
对照组	雄	—	19.42 ± 0.94	22.98 ± 1.04	25.26 ± 0.99	28.46 ± 0.78
	雌	—	18.42 ± 0.27	21.81 ± 0.96	23.54 ± 1.13	24.45 ± 1.78

（2）犬急性毒性试验结果

犬给药后出现一过性灰白色粪便，其余外观、饮食、饮水、一般行为、分泌物连续观察14 d均无异常，无动物死亡。各犬给药9.0 g/kg后，其体重、心率、Q-T间期无明显异常（表4-1-127）；给药组与对照组各犬血液学指标均无明显异常（表4-1-128）。各犬给药9.0 g/kg后，给药组01号犬在给药后次日总胆红素有明显升高，观察结束后恢复至给药前水平；对照组06号犬恢复期谷氨酰转移酶有明显下降，但无生物学意义，其他血液生化指标未见明显异常（表4-1-129）。

表 4-1-127　芒果苷单次给药毒性试验对 Beagle 犬体重和心电图的影响（$\bar{x} \pm s$）

时点	组别	体重/kg	心率/（次/分）	Q-T 间期/s
给药前	对照组	7.28 ± 0.74	137.60 ± 4.05	225 ± 13
	给药组	7.53 ± 0.44	128.28 ± 18.62	223 ± 19
给药后次日	对照组	7.68 ± 1.24	147.56 ± 4.99	227 ± 18
	给药组	8.13 ± 0.28	138.02 ± 22.25	224 ± 15
观察结束	对照组	7.83 ± 1.24	155.59 ± 32.31	214 ± 28
	给药组	8.31 ± 0.45	143.83 ± 20.57	208 ± 16

注：对照组 $n=2$，给药组 $n=4$。

表 4-1-128　芒果苷单次给药毒性试验对 Beagle 犬血液学指标的影响（$\bar{x} \pm s$）

组别		动物数	WBC/（$\times 10^9$/L）	RBC/（$\times 10^{12}$/L）	HGB/（g/L）	HCT/%	PLT/（$\times 10^9$/L）
对照组	给药前	2	13.3 ± 1.7	6.71 ± 0.78	135.50 ± 10.61	40.85 ± 2.62	356 ± 83
	给药后次日	2	12.0 ± 0.1	6.45 ± 0.59	136.00 ± 2.83	39.40 ± 1.56	355 ± 93
	观察结束	2	15.4 ± 3.4	6.50 ± 0.08	135 ± 0.00	40.20 ± 1.84	362 ± 6

组别		动物数	WBC/（×10⁹/L）	RBC/（×10¹²/L）	HGB/（g/L）	HCT/%	PLT/（×10⁹/L）
给药组	给药前	4	12.9 ± 1.9	6.67 ± 0.38	137.00 ± 11.75	40.48 ± 3.19	385 ± 78
	给药后次日	4	14.5 ± 4.4	6.87 ± 0.29	141.00 ± 11.49	41.95 ± 3.44	381 ± 28
	观察结束	4	11.9 ± 3.5	7.11 ± 0.43	144.25 ± 11.09	43.95 ± 3.20	376 ± 89

组别		动物数	PCT/%	MCV/fL	MCH/（g/L）	MCHC/（g/L）
对照组	给药前	2	0.36 ± 0.08	61.10 ± 3.25	20.25 ± 0.78	331.50 ± 4.95
	给药后次日	2	0.35 ± 0.06	61.25 ± 3.18	21.15 ± 1.48	245.50 ± 6.36
	观察结束	2	0.38 ± 0.03	61.85 ± 3.61	20.80 ± 0.28	336.00 ± 15.56
给药组	给药前	4	0.40 ± 0.05	60.70 ± 2.43	20.55 ± 0.86	338.25 ± 3.40
	给药后次日	4	0.37 ± 0.04	61.03 ± 2.50	20.53 ± 0.83	336.25 ± 1.89
	观察结束	4	0.39 ± 0.09	61.80 ± 2.17	20.28 ± 0.85	328.00 ± 1.83

表 4-1-129　芒果苷单次给药毒性试验对 Beagle 犬血液生化指标的影响（$\bar{x} \pm s$）

组别		动物数	ALT/（IU/L）	AST/（IU/L）	TP/（g/L）	ALB/（g/L）	TC/（mmol/L）	GLU/（mmol/L）	GGT/（IU/L）
对照组	给药前	2	0.36 ± 0.08	61.10 ± 3.25	20.25 ± 0.78	331.50 ± 4.95	5.56 ± 1.48	5.55 ± 0.59	4.54 ± 0.25
	给药后次日	2	0.35 ± 0.06	61.25 ± 3.18	21.15 ± 1.48	245.50 ± 6.36	5.72 ± 1.07	5.55 ± 0.27	6.04 ± 0.53
	观察结束	2	0.38 ± 0.03	61.85 ± 3.61	20.80 ± 0.28	336.00 ± 15.56	5.45 ± 0.95	4.25 ± 0.07	3.54 ± 4.41
给药组	给药前	4	0.40 ± 0.05	60.70 ± 2.43	20.55 ± 0.86	338.25 ± 3.40	7.25 ± 1.62	5.70 ± 0.84	4.09 ± 1.93
	给药后次日	4	0.37 ± 0.04	61.03 ± 2.50	20.53 ± 0.83	336.25 ± 1.89	7.38 ± 1.94	5.49 ± 0.80	4.91 ± 1.73
	观察结束	4	0.39 ± 0.09	61.80 ± 2.17	20.28 ± 0.85	328.00 ± 1.83	6.82 ± 1.56	4.05 ± 0.93	3.87 ± 1.56

组别		动物数	TBIL/（mol/L）	ALP/（IU/L）	TG/（mmol/L）	CREA/（mol/L）	UREA/（mmol/L）	CK/（IU/L）
对照组	给药前	2	6.15 ± 0.92	149.37 ± 69.47	0.66 ± 0.21	114.00 ± 9.14	3.54 ± 1.51	179.71 ± 27.48
	给药后次日	2	3.60 ± 0.03	161.49 ± 51.07	0.65 ± 0.03	106.53 ± 5.53	3.75 ± 0.52	184.05 ± 38.65
	观察结束	2	4.34 ± 0.25	161.99 ± 84.46	0.72 ± 0.11	105.17 ± 0.67	3.03 ± 0.15	234.00 ± 2.04
给药组	给药前	4	6.16 ± 3.17	178.20 ± 21.10	0.58 ± 0.28	107.88 ± 7.75	3.27 ± 1.26	206.65 ± 14.17
	给药后次日	4	11.21 ± 4.98	208.25 ± 36.36	1.09 ± 0.32	111.67 ± 6.60	6.02 ± 2.24	191.88 ± 51.90
	观察结束	4	4.89 ± 1.20	181.46 ± 36.68	0.83 ± 0.28	104.82 ± 11.62	3.94 ± 1.24	276 ± 72.72

3. 长期毒性试验结果

（1）一般症状、体重的影响

给药期间，给药犬粪便颜色加深，但粪便形状、排便次数、排便量均正常。其余外观体征、行为活动、腺体分泌、摄食情况等无明显异常。对 Beagle 犬连续给予芒果苷 1 个月，犬体重增长正常。各给药组在各时点与对照组比较，均无明显差异。

（2）对心电图的影响

对 Beagle 犬连续给予芒果苷 1 个月，犬心率、T 波、P-R 间期、QRS 间期、Q-T 间期、ST 段偏移量均正常。各给药组在各时点与对照组比较，均无明显差异。具体见表 4-1-130。

表 4-1-130   芒果苷对 Beagle 犬心电图的影响（$\bar{x} \pm s$，$n=6$）

指标	组别	观察期第 1 次	观察期第 2 次	给药结束	恢复结束（$n=2$）
心率/（次/分）	空白对照组	129.39 ± 26.33	132.10 ± 31.71	130.73 ± 35.39	141.65 ± 19.27
	低剂量组	144.90 ± 29.77	144.82 ± 17.35	133.09 ± 15.87	167.70 ± 1.53
	中剂量组	123.71 ± 14.37	145.51 ± 9.68	128.76 ± 21.96	14.06 ± 19.66
	高剂量组	136.86 ± 20.93	121.48 ± 14.00	120.21 ± 28.23	161.80 ± 23.72
T 波/mV	空白对照组	0.32 ± 0.11	0.21 ± 0.08	0.25 ± 0.13	0.21 ± 0.06
	低剂量组	0.29 ± 0.11	0.26 ± 0.14	0.20 ± 0.11	0.16 ± 0.06
	中剂量组	0.21 ± 0.06	0.13 ± 0.03	0.13 ± 0.05	0.10 ± 0.04
	高剂量组	0.20 ± 0.17	0.20 ± 0.12	0.13 ± 0.05	0.12 ± 0.05
P-R 间期/ms	空白对照组	73 ± 8	73 ± 11	74 ± 8	79 ± 4
	低剂量组	80 ± 12	74 ± 15	73 ± 17	86 ± 4
	中剂量组	79 ± 14	76 ± 9	75 ± 5	88 ± 9
	高剂量组	87 ± 15	77 ± 7	81 ± 13	88 ± 8
QRS 间期/ms	空白对照组	83 ± 11	84 ± 15	86 ± 6	71 ± 18
	低剂量组	83 ± 22	84 ± 10	86 ± 16	74 ± 9
	中剂量组	76 ± 11	74 ± 11	73 ± 12	60 ± 2
	高剂量组	74 ± 17	72 ± 13	76 ± 7	62 ± 1
Q-T 间期/ms	空白对照组	227 ± 33	255 ± 28	247 ± 51	211 ± 18
	低剂量组	245 ± 28	255 ± 53	255 ± 29	212 ± 14
	中剂量组	258 ± 34	237 ± 33	244 ± 52	220 ± 3
	高剂量组	235 ± 52	234 ± 42	252 ± 30	198 ± 6
ST 段偏移量/mV	空白对照组	0.03 ± 0.01	0.03 ± 0.02	0.04 ± 0.02	0.05 ± 0.03
	低剂量组	0.04 ± 0.01	0.05 ± 0.02	0.07 ± 0.04	0.04 ± 0.01
	中剂量组	0.03 ± 0.02	0.03 ± 0.02	0.04 ± 0.03	0.04 ± 0.00
	高剂量组	0.05 ± 0.02	0.04 ± 0.03	0.04 ± 0.02	0.03 ± 0.01

（3）对 Beagle 犬血液学指标的影响

对 Beagle 犬连续给予芒果苷 1 个月，各犬血液学指标均正常；给药组在各时点与对照组比较，各指标均无明显差异。具体见表 4-1-131。

表 4-1-131　芒果苷对 Beagle 犬血液学指标的影响（$\bar{x} \pm s$，$n=6$）

指标	组别	观察期第 1 次	观察期第 2 次	给药结束	恢复结束（$n=2$）
白细胞/ （×10⁹/L）	空白对照组	12.9 ± 4.2	14.4 ± 3.1	11.5 ± 1.3	16.0 ± 8.0
	低剂量组	13.4 ± 2.1	13.2 ± 3.2	12.4 ± 5.1	12.3 ± 0.6
	中剂量组	10.8 ± 1.5	13.0 ± 2.8	9.7 ± 1.4	11.1 ± 6.2
	高剂量组	12.9 ± 3.7	10.9 ± 1.7	9.9 ± 1.7	10.5 ± 3.7
红细胞/ （×10¹²/L）	空白对照组	6.63 ± 0.53	6.42 ± 0.51	7.40 ± 0.52	7.23 ± 0.37
	低剂量组	6.37 ± 0.25	6.31 ± 0.36	7.08 ± 0.42	6.96 ± 1.05
	中剂量组	6.35 ± 0.56	6.15 ± 0.34	7.09 ± 0.73	6.95 ± 0.21
	高剂量组	6.47 ± 0.20	6.26 ± 0.24	7.06 ± 0.40	6.64 ± 0.44
血红蛋白/ （g/L）	空白对照组	136 ± 11	133 ± 11	158 ± 10	154 ± 1
	低剂量组	130 ± 7	130 ± 6	150 ± 6	149 ± 11
	中剂量组	130 ± 15	126 ± 9	152 ± 16	152 ± 11
	高剂量组	130 ± 6	126 ± 5	150 ± 8	146 ± 12
红细胞比容/%	空白对照组	40.9 ± 3.7	39.9 ± 3.5	45.1 ± 2.6	44.2 ± 0.0
	低剂量组	38.9 ± 2.0	38.6 ± 1.5	42.9 ± 2.1	42.7 ± 5.7
	中剂量组	38.7 ± 4.6	37.7 ± 2.8	43.4 ± 5.0	43.5 ± 4.2
	高剂量组	39.0 ± 1.6	38.0 ± 1.8	43.3 ± 2.5	40.9 ± 3.5
血小板/ （×10⁹/L）	空白对照组	390 ± 130	370 ± 96	376 ± 86	352 ± 257
	低剂量组	437 ± 97	477 ± 65	455 ± 85	506 ± 144
	中剂量组	344 ± 90	370 ± 93	383 ± 66	347 ± 161
	高剂量组	444 ± 97	437 ± 146	442 ± 84	477 ± 28
血小板压积/%	空白对照组	0.32 ± 0.09	0.31 ± 0.03	0.31 ± 0.04	0.26 ± 0.11
	低剂量组	0.38 ± 0.10	0.38 ± 0.08	0.38 ± 0.11	0.45 ± 0.17
	中剂量组	0.32 ± 0.05	0.34 ± 0.05	0.35 ± 0.03	0.30 ± 0.10
	高剂量组	0.34 ± 0.10	0.33 ± 0.11	0.32 ± 0.07	0.31 ± 0.04
平均红细胞 体积/fL	空白对照组	61.8 ± 2.9	62.1 ± 2.5	61.0 ± 2.2	61.2 ± 3.1
	低剂量组	61.1 ± 1.7	61.2 ± 2.0	60.7 ± 1.6	61.4 ± 1.1
	中剂量组	60.9 ± 3.0	61.3 ± 2.6	61.2 ± 2.3	62.6 ± 4.2
	高剂量组	60.3 ± 1.1	60.6 ± 1.0	61.4 ± 1.1	61.6 ± 1.2

续表

指标	组别	观察期第 1 次	观察期第 2 次	给药结束	恢复结束（n=2）
平均血红蛋白量/pg	空白对照组	20.5 ± 1.0	20.7 ± 0.9	21.4 ± 1.0	21.4 ± 0.9
	低剂量组	20.4 ± 0.6	20.6 ± 0.7	21.2 ± 0.5	21.5 ± 1.7
	中剂量组	20.4 ± 0.9	20.5 ± 0.9	21.5 ± 0.9	21.8 ± 0.9
	高剂量组	20.1 ± 0.4	20.1 ± 0.3	21.3 ± 0.4	21.9 ± 0.4
平均血红蛋白浓度/（g/L）	空白对照组	332 ± 4	333 ± 6	349 ± 8	349 ± 4
	低剂量组	334 ± 3	337 ± 3	350 ± 4	350 ± 22
	中剂量组	334 ± 3	335 ± 3	350 ± 5	349 ± 10
	高剂量组	333 ± 3	332 ± 2	347 ± 5	356 ± 1
网织红细胞/%	空白对照组	0.42 ± 0.20	0.41 ± 0.09	0.40 ± 0.23	0.33 ± 0.04
	低剂量组	0.49 ± 0.17	0.40 ± 0.06	0.25 ± 0.09	0.40 ± 0.21
	中剂量组	0.63 ± 0.29	0.58 ± 0.13	0.37 ± 0.16	0.25 ± 0.00
	高剂量组	0.54 ± 0.29	0.53 ± 0.33	0.42 ± 0.10	0.20 ± 0.00
中性粒细胞/%	空白对照组	62 ± 11	67 ± 11	70 ± 5	76 ± 1
	低剂量组	69 ± 6	68 ± 6	71 ± 6	67 ± 6
	中剂量组	64 ± 6	66 ± 4	67 ± 4	69 ± 1
	高剂量组	71 ± 9	70 ± 8	70 ± 7	71 ± 4
淋巴细胞/%	空白对照组	36 ± 11	32 ± 11	28 ± 4	23 ± 1
	低剂量组	29 ± 7	30 ± 6	28 ± 6	32 ± 7
	中剂量组	34 ± 6	32 ± 5	32 ± 5	30 ± 2
	高剂量组	27 ± 9	28 ± 8	29 ± 7	28 ± 4
嗜酸性粒细胞/%	空白对照组	0 ± 0	0 ± 0	0 ± 1	0 ± 0
	低剂量组	0 ± 1	1 ± 1	0 ± 0	0 ± 0
	中剂量组	0 ± 1	0 ± 0	0 ± 0	1 ± 1
	高剂量组	0 ± 1	0 ± 0	0 ± 0	0 ± 0
嗜碱性粒细胞/%	空白对照组	0 ± 0	0 ± 0	0 ± 0	0 ± 0
	低剂量组	1 ± 1	0 ± 0	0 ± 0	0 ± 0
	中剂量组	0 ± 0	0 ± 0	0 ± 0	0 ± 0
	高剂量组	0 ± 0	0 ± 0	0 ± 0	0 ± 0
单核细胞/%	空白对照组	2 ± 1	1 ± 1	1 ± 1	2 ± 0
	低剂量组	2 ± 1	2 ± 1	1 ± 0	2 ± 1
	中剂量组	2 ± 0	2 ± 0	2 ± 1	1 ± 0
	高剂量组	2 ± 1	2 ± 1	2 ± 1	2 ± 1

续表

指标	组别	观察期第 1 次	观察期第 2 次	给药结束	恢复结束（n=2）
凝血酶原时间/s	空白对照组	11.1 ± 3.4	9.8 ± 2.1	15.5 ± 7.6	13.7 ± 0.9
	低剂量组	9.3 ± 1.8	10.0 ± 1.3	10.0 ± 1.7	13.3 ± 6.9
	中剂量组	11.0 ± 3.0	10.3 ± 2.5	15.2 ± 5.8	11.9 ± 3.5
	高剂量组	9.4 ± 1.3	9.6 ± 1.0	12.9 ± 3.9	10.8 ± 1.4

（4）对 Beagle 犬血液生化指标的影响

对 Beagle 犬连续给予芒果苷 1 个月，给药组与对照组比较，血液生化学各指标均正常；各给药组在各时点与对照组比较，各指标均无明显差异。具体见表 4-1-132。

表 4-1-132　芒果苷对 Beagle 犬血液生化指标的影响（$\bar{x} \pm s$，$n=6$）

指标	组别	观察期第 1 次	观察期第 2 次	给药结束	恢复结束（n=2）
丙氨酸氨基转移酶/（IU/L）	空白对照组	27.67 ± 2.92	28.15 ± 1.66	31.62 ± 2.49	36.11 ± 5.75
	低剂量组	31.86 ± 5.21	38.04 ± 15.52	33.80 ± 6.77	39.72 ± 7.25
	中剂量组	29.71 ± 2.27	31.48 ± 3.82	32.20 ± 2.20	34.34 ± 2.06
	高剂量组	33.81 ± 8.90	33.15 ± 5.30	34.82 ± 5.77	30.49 ± 3.38
天冬氨酸氨基转移酶/（IU/L）	空白对照组	33.84 ± 3.40	35.60 ± 3.42	36.15 ± 9.54	32.96 ± 3.10
	低剂量组	33.12 ± 1.44	45.05 ± 21.28	33.35 ± 4.60	34.62 ± 7.69
	中剂量组	33.58 ± 6.39	38.39 ± 8.32	32.60 ± 3.92	34.61 ± 2.47
	高剂量组	32.00 ± 5.51	36.10 ± 6.92	37.19 ± 6.25	37.53 ± 1.32
总蛋白/（g/L）	空白对照组	59.82 ± 3.11	54.19 ± 2.11	59.87 ± 3.41	55.68 ± 3.97
	低剂量组	59.29 ± 2.18	55.10 ± 2.01	59.48 ± 2.20	57.62 ± 1.02
	中剂量组	57.75 ± 2.13	53.92 ± 1.09	58.00 ± 1.80	58.22 ± 2.06
	高剂量组	59.20 ± 2.13	54.56 ± 3.14	58.29 ± 2.24	53.00 ± 1.90
白蛋白/（g/L）	空白对照组	33.19 ± 1.66	31.56 ± 1.61	33.30 ± 1.70	30.34 ± 1.57
	低剂量组	32.28 ± 0.92	31.55 ± 0.96	33.25 ± 1.14	31.80 ± 2.66
	中剂量组	32.70 ± 0.95	31.75 ± 0.82	32.51 ± 1.10	33.78 ± 0.91
	高剂量组	32.04 ± 2.21	30.06 ± 2.55	31.32 ± 2.22	31.22 ± 2.52
总胆固醇/（mmol/L）	空白对照组	6.50 ± 1.50	6.33 ± 1.43	6.48 ± 1.22	4.82 ± 0.70
	低剂量组	6.96 ± 0.51	6.90 ± 0.74	6.83 ± 0.62	7.29 ± 0.42
	中剂量组	6.52 ± 0.76	6.07 ± 0.43	6.22 ± 0.87	6.42 ± 1.04
	高剂量组	6.72 ± 1.80	6.35 ± 2.06	4.85 ± 0.64	4.98 ± 0.79

指标	组别	观察期第1次	观察期第2次	给药结束	恢复结束（n=2）
血糖/ （mmol/L）	空白对照组	5.09 ± 0.44	4.73 ± 0.47	5.07 ± 0.60	5.21 ± 0.17
	低剂量组	5.42 ± 0.41	5.31 ± 0.56	5.56 ± 0.36	5.79 ± 0.47
	中剂量组	5.49 ± 0.44	5.21 ± 0.74	5.41 ± 0.77	5.40 ± 0.95
	高剂量组	5.60 ± 0.37	5.26 ± 0.25	5.28 ± 0.35	5.90 ± 0.35
γ-谷氨酰转移酶/ （IU/L）	空白对照组	3.30 ± 0.89	2.83 ± 1.47	7.71 ± 2.21	8.25 ± 2.18
	低剂量组	3.20 ± 1.03	3.61 ± 1.20	5.93 ± 1.81	6.72 ± 0.86
	中剂量组	3.39 ± 1.67	3.95 ± 1.37	6.07 ± 2.18	9.50 ± 3.78
	高剂量组	3.11 ± 1.41	4.34 ± 2.14	6.56 ± 2.12	8.81 ± 2.40
总胆红素/ （μmol/L）	空白对照组	4.48 ± 0.35	4.41 ± 0.90	6.14 ± 1.86	4.26 ± 0.00
	低剂量组	4.13 ± 0.49	4.64 ± 1.07	4.57 ± 0.26	4.93 ± 0.59
	中剂量组	4.21 ± 0.60	4.06 ± 0.61	5.55 ± 1.30	4.90 ± 0.04
	高剂量组	4.36 ± 0.46	4.06 ± 1.11	5.01 ± 0.49	5.86 ± 2.13
碱性磷酸酶/ （IU/L）	空白对照组	164.14 ± 35.22	144.60 ± 56.35	167.84 ± 35.91	159.80 ± 53.46
	低剂量组	156.03 ± 23.20	169.04 ± 35.21	153.96 ± 29.41	118.65 ± 40.97
	中剂量组	171.09 ± 25.74	180.42 ± 32.77	187.42 ± 27.09	211.17 ± 21.61
	高剂量组	179.76 ± 36.86	171.56 ± 44.33	161.99 ± 40.89	148.69 ± 20.89
甘油三酯/ （mmol/L）	空白对照组	0.60 ± 0.12	0.68 ± 0.20	0.48 ± 0.16	0.67 ± 0.25
	低剂量组	0.66 ± 0.15	0.84 ± 0.26	0.60 ± 0.10	0.83 ± 0.17
	中剂量组	0.66 ± 0.17	0.72 ± 0.16	0.58 ± 0.09	0.83 ± 0.18
	高剂量组	0.70 ± 0.20	0.73 ± 0.15	0.58 ± 0.19	0.98 ± 0.02
肌酐/ （μmol/L）	空白对照组	103.85 ± 13.30	93.35 ± 8.02	120.36 ± 11.27	113.69 ± 11.70
	低剂量组	92.89 ± 8.72	88.80 ± 9.57	111.63 ± 11.41	124.64 ± 12.49
	中剂量组	96.72 ± 9.52	89.33 ± 8.75	115.98 ± 5.08	122.55 ± 4.74
	高剂量组	97.97 ± 21.26	92.59 ± 24.56	109.20 ± 12.36	101.37 ± 5.37
血尿素氮/ （mmol/L）	空白对照组	2.59 ± 0.55	2.72 ± 0.47	3.05 ± 1.16	2.50 ± 0.38
	低剂量组	2.17 ± 0.84	2.54 ± 0.72	2.73 ± 1.11	5.07 ± 2.87
	中剂量组	2.65 ± 0.55	2.47 ± 0.37	2.79 ± 0.48	4.22 ± 0.35
	高剂量组	3.07 ± 2.05	3.81 ± 3.38	2.92 ± 0.44	2.78 ± 0.47
肌酸激酶/ （IU/L）	空白对照组	190.84 ± 29.40	172.83 ± 35.73	241.01 ± 188.77	170.87 ± 17.75
	低剂量组	202.29 ± 49.94	223.53 ± 108.83	182.83 ± 44.58	224.58 ± 71.22
	中剂量组	185.11 ± 59.18	204.95 ± 99.02	179.62 ± 48.18	164.85 ± 3.05
	高剂量组	171.65 ± 38.04	193.22 ± 45.89	223.12 ± 43.60	211.11 ± 14.65

指标	组别	观察期第1次	观察期第2次	给药结束	恢复结束（n=2）
钾离子浓度/（mmol/L）	空白对照组	4.91 ± 0.14	5.06 ± 0.21	5.19 ± 0.26	4.91 ± 0.34
	低剂量组	4.63 ± 0.21	4.90 ± 0.18	5.09 ± 0.26	4.75 ± 0.07
	中剂量组	4.71 ± 0.16	4.91 ± 0.18	5.12 ± 0.32	5.00 ± 0.06
	高剂量组	4.69 ± 0.24	5.00 ± 0.11	5.06 ± 0.17	4.84 ± 0.03
钠离子浓度/（mmol/L）	空白对照组	148.7 ± 4.7	150.2 ± 1.6	148.2 ± 1.1	151.3 ± 1.4
	低剂量组	149.5 ± 1.3	150.8 ± 0.8	149.0 ± 1.7	150.0 ± 1.3
	中剂量组	149.0 ± 1.5	150.6 ± 1.1	147.4 ± 1.1	150.0 ± 0.5
	高剂量组	150.0 ± 1.3	150.7 ± 1.3	147.4 ± 1.2	149.7 ± 0.9
氯离子浓度/（mmol/L）	空白对照组	110.9 ± 6.2	110.1 ± 5.0	104.0 ± 1.1	103.6 ± 2.3
	低剂量组	112.4 ± 0.6	108.1 ± 5.2	103.5 ± 0.8	102.5 ± 0.7
	中剂量组	112.1 ± 1.5	113.0 ± 1.6	102.6 ± 2.8	102.5 ± 0.7
	高剂量组	112.4 ± 1.2	113.5 ± 0.6	104.4 ± 1.0	101.7 ± 0.4

（5）对 Beagle 犬眼科检查的影响

无论给药前，还是给药后，各犬左右两眼曲光介质透明度、视网膜、视网膜血管、视神经乳头均基本正常，未见芒果苷引起的明显改变。停药恢复 2 周后，也未见以上各指标有明显改变。

（6）芒果苷对 Beagle 犬骨髓检查的影响

对 Beagle 犬连续给予芒果苷 1 个月，与对照组比较，给药犬骨髓增生活跃，粒系细胞与红系有核细胞比例正常，粒系及红系各阶段细胞比例未见异常，淋巴系和巨核细胞系亦无特殊骨髓象，属正常骨髓象；各给药组在各时点与对照组比较，骨髓各类细胞均无明显异常。具体见表 4-1-133。

表 4-1-133　芒果苷对 Beagle 犬骨髓检查的影响（$\bar{x} \pm s$，%）

检查时点	组别	原粒细胞	早幼粒细胞	中幼粒细胞	晚幼粒细胞	杆幼粒细胞
给药结束（n=4）	空白对照组	0.2 ± 0.3	1.8 ± 0.5	4.6 ± 1.2	8.5 ± 2.7	43.8 ± 1.3
	低剂量组	0.1 ± 0.2	1.8 ± 0.3	4.6 ± 0.9	8.9 ± 1.1	42.0 ± 3.0
	中剂量组	0.0 ± 0.0	1.6 ± 0.5	4.4 ± 0.9	8.2 ± 0.6	41.2 ± 4.1
	高剂量组	0.1 ± 0.2	1.1 ± 0.2	4.9 ± 0.8	8.4 ± 2.0	41.0 ± 2.2
恢复结束（n=2）	空白对照组	0.0 ± 0.0	1.0 ± 0.7	4.5 ± 2.1	10.8 ± 0.4	39.2 ± 2.5
	低剂量组	0.2 ± 0.4	1.2 ± 1.1	5.2 ± 0.4	10.2 ± 1.1	39.5 ± 1.4
	中剂量组	0.2 ± 0.4	2.2 ± 0.4	4.0 ± 0.7	10.8 ± 0.4	41.5 ± 2.1
	高剂量组	0.0 ± 0.0	2.0 ± 0.0	4.8 ± 1.8	10.8 ± 1.1	41 ± 0.7

检查时点	组别	嗜酸性粒细胞	嗜碱性粒细胞	原红细胞	早幼红细胞	中幼红细胞
给药结束 （n=4）	空白对照组	0.0 ± 0.0	0.0 ± 0.0	0.2 ± 0.3	3.0 ± 0.7	14.1 ± 1.0
	低剂量组	0.4 ± 0.2	0.1 ± 0.2	0.2 ± 0.3	2.6 ± 0.2	15.8 ± 1.8
	中剂量组	0.1 ± 0.2	0.2 ± 0.3	0.2 ± 0.3	2.6 ± 1.0	15.9 ± 3.1
	高剂量组	0.1 ± 0.2	0.1 ± 0.2	0.1 ± 0.2	2.9 ± 0.6	16.8 ± 0.8
恢复结束 （n=2）	空白对照组	0.2 ± 0.4	0.2 ± 0.4	0.0 ± 0.0	1.5 ± 1.4	17.8 ± 0.4
	低剂量组	0.0 ± 0.0	0.0 ± 0.0	0.2 ± 0.4	1.8 ± 0.4	17.0 ± 0.7
	中剂量组	0.2 ± 0.4	0.2 ± 0.4	0.2 ± 0.4	1.5 ± 0.7	15.8 ± 1.8
	高剂量组	0.2 ± 0.4	0.0 ± 0.0	0.0 ± 0.0	2.8 ± 0.4	15.8 ± 1.8

检查时点	组别	晚幼红细胞	淋巴细胞	单核细胞	巨核细胞
给药结束 （n=4）	空白对照组	13.9 ± 0.9	8.1 ± 0.6	1.6 ± 0.5	0.1 ± 0.2
	低剂量组	13.4 ± 1.9	8.4 ± 0.8	1.5 ± 0.7	0.2 ± 0.3
	中剂量组	15.4 ± 0.6	8.2 ± 0.6	1.5 ± 0.4	0.2 ± 0.3
	高剂量组	14.8 ± 1.2	8.1 ± 0.5	1.5 ± 0.4	0.1 ± 0.2
恢复结束 （n=2）	空白对照组	15.2 ± 1.1	7.8 ± 1.1	1.8 ± 0.4	0.0 ± 0.0
	低剂量组	15.5 ± 1.4	7.2 ± 1.8	1.8 ± 0.4	0.0 ± 0.0
	中剂量组	13.0 ± 2.1	8.5 ± 1.4	1.5 ± 0.7	0.2 ± 0.4
	高剂量组	13.5 ± 2.8	7.8 ± 0.4	1.5 ± 0.0	0.0 ± 0.0

（7）对 Beagle 犬脏器重量及脏器系数的影响

对 Beagle 犬连续给予芒果苷 1 个月及停药恢复 2 周，与对照组比较，给药犬脏器重量基本正常；各给药组在各时点与对照组比较，高剂量组在给药结束时睾丸和附睾重量明显高于对照组，有统计学意义（$P < 0.05$）。具体见表 4-1-134。

表 4-1-134　芒果苷对 Beagle 犬脏器重量的影响（$\bar{x} \pm s$，g）

检查时点	组别	脑	胸腺	心脏	肝脏
给药结束 （n=4）	空白对照组	84.0 ± 5.1	5.43 ± 1.52	58.6 ± 3.3	229.1 ± 18.9
	低剂量组	82.9 ± 6.5	5.42 ± 2.44	56.3 ± 8.0	240.0 ± 11.1
	中剂量组	91.1 ± 5.6	3.91 ± 1.57	59.2 ± 5.6	210.1 ± 16.6
	高剂量组	83.8 ± 5.3	2.81 ± 1.29	57.1 ± 5.3	206.8 ± 20.2
恢复结束 （n=2）	空白对照组	83.3 ± 5.5	3.00 ± 2.62	59.3 ± 5.2	264.4 ± 33.2
	低剂量组	78.4 ± 4.5	1.74 ± 0.52	55.7 ± 0.5	255.1 ± 35.1
	中剂量组	79.1 ± 0.6	2.39 ± 0.91	53.0 ± 3.6	243.7 ± 26.9
	高剂量组	89.9 ± 6.2	2.16 ± 0.75	51.6 ± 1.7	260.2 ± 27.3

检查时点	组别	脾脏	肺脏	肾脏	肾上腺
给药结束 （n=4）	空白对照组	16.7 ± 2.5	68.6 ± 8.7	37.3 ± 2.4	1.18 ± 0.08
	低剂量组	16.5 ± 2.1	68.1 ± 5.0	38.8 ± 2.1	1.23 ± 0.21
	中剂量组	19.8 ± 6.1	71.0 ± 7.7	39.6 ± 4.2	1.16 ± 0.03
	高剂量组	18.1 ± 2.0	67.9 ± 6.5	37.3 ± 4.3	1.24 ± 0.06
恢复结束 （n=2）	空白对照组	17.7 ± 4.0	68.1 ± 4.7	39.5 ± 2.8	1.02 ± 0.01
	低剂量组	15.3 ± 2.5	64.6 ± 11.7	39.7 ± 0.7	1.21 ± 0.09
	中剂量组	18.4 ± 5.4	66.6 ± 67.4	36.1 ± 2.1	1.23 ± 0.06
	高剂量组	13.3 ± 2.3	59.5 ± 6.0	41.5 ± 0.1	1.43 ± 0.11
检查时点	组别	睾丸	附睾	卵巢	子宫
给药结束 （n=2）	空白对照组	4.92 ± 0.21	1.03 ± 0.01	1.13 ± 0.08	1.26 ± 0.27
	低剂量组	5.49 ± 0.18	1.38 ± 0.28	1.15 ± 0.08	0.88 ± 0.28
	中剂量组	4.35 ± 0.87	0.85 ± 0.04	1.13 ± 0.10	0.94 ± 0.50
	高剂量组	8.73 ± 1.65	1.75 ± 0.17	0.89 ± 0.33	1.70 ± 0.25
恢复结束 （n=1）	空白对照组	7.36	1.64	1.00	1.21
	低剂量组	5.35	1.25	1.20	1.00
	中剂量组	4.74	1.17	1.09	1.15
	高剂量组	5.46	1.30	0.84	0.87

对 Beagle 犬连续给予芒果苷1个月及停药恢复2周，与空白对照组比较，给药犬脏器系数基本正常；各给药组在各时点与对照组比较，均无明显差异。结果见表4-1-135。

表 4-1-135　芒果苷对 Beagle 犬脏器系数的影响（$\bar{x} \pm s$，%）

检查时点	组别	脑	胸腺	心脏	肝脏
给药结束 （n=4）	空白对照组	10.25 ± 1.36	0.66 ± 0.18	7.12 ± 0.29	27.79 ± 1.63
	低剂量组	10.31 ± 0.55	0.66 ± 0.27	6.98 ± 0.64	29.92 ± 1.91
	中剂量组	9.88 ± 0.77	0.48 ± 0.21	7.23 ± 0.90	25.57 ± 1.41
	高剂量组	10.47 ± 1.14	0.35 ± 0.18	7.12 ± 0.75	25.70 ± 1.65
恢复结束 （n=2）	空白对照组	11.48 ± 0.54	0.41 ± 0.35	8.18 ± 0.87	36.42 ± 3.86
	低剂量组	10.84 ± 1.25	0.24 ± 0.09	7.69 ± 0.38	35.38 ± 6.92
	中剂量组	10.91 ± 0.03	0.33 ± 0.12	7.28 ± 0.53	33.48 ± 3.54
	高剂量组	12.88 ± 0.30	0.31 ± 0.12	7.40 ± 0.09	37.25 ± 2.21
检查时点	组别	脾脏	肺脏	肾脏	肾上腺
给药结束 （n=4）	空白对照组	2.00 ± 0.33	8.30 ± 0.58	4.53 ± 0.30	0.14 ± 0.01
	低剂量组	2.05 ± 0.18	8.48 ± 0.66	4.83 ± 0.23	0.15 ± 0.02
	中剂量组	2.14 ± 0.76	8.63 ± 0.64	4.81 ± 0.35	0.14 ± 0.00
	高剂量组	2.26 ± 0.27	8.46 ± 0.71	4.63 ± 0.37	0.15 ± 0.01

检查时点	组别	脾脏	肺脏	肾脏	肾上腺
恢复结束 （n=2）	空白对照组	2.45 ± 0.59	9.39 ± 0.84	5.44 ± 0.27	0.14 ± 0.00
	低剂量组	2.12 ± 0.48	8.87 ± 1.09	5.49 ± 0.42	0.17 ± 0.00
	中剂量组	2.53 ± 0.75	9.16 ± 1.06	4.95 ± 0.26	0.17 ± 0.01
	高剂量组	1.90 ± 0.24	8.51 ± 0.47	5.95 ± 0.28	0.20 ± 0.01

4.遗传毒性试验结果

（1）微生物回复突变试验

加与不加肝微粒体复合因子，TA_{97}、TA_{98}、TA_{100}、TA_{102}、TA_{1535} 空白对照组和芒果苷各剂量组回变菌落数均在正常范围内，未超过自发回变菌落数的 2 倍，而阳性对照组回变菌落数均超过自发回变菌落数的 2 倍。见表 4-1-136。

表 4-1-136 芒果苷对五菌株平板回变菌落数的影响

组别	S_9	TA_{97}	TA_{98}	TA_{100}	TA_{102}	TA_{1535}
空白对照组	−	151 ± 9	36 ± 2	167 ± 10	273 ± 21	17 ± 2
	+	157 ± 16	34 ± 1	171 ± 17	295 ± 18	15 ± 2
芒果苷（0.5 μg/皿）	−	134 ± 12	33 ± 2	180 ± 11	268 ± 17	14 ± 3
	+	165 ± 16	33 ± 3	156 ± 22	267 ± 20	12 ± 3
芒果苷（5 μg/皿）	−	159 ± 15	36 ± 6	141 ± 12	275 ± 27	16 ± 4
	+	160 ± 24	34 ± 4	131 ± 13	261 ± 16	15 ± 3
芒果苷（50 μg/皿）	−	168 ± 16	39 ± 3	166 ± 11	270 ± 27	8 ± 2
	+	155 ± 19	38 ± 3	147 ± 33	269 ± 26	10 ± 1
芒果苷（500 μg/皿）	−	165 ± 10	33 ± 3	167 ± 20	279 ± 16	14 ± 1
	+	166 ± 12	35 ± 4	154 ± 40	274 ± 17	14 ± 3
芒果苷（5 000 μg/皿）	−	142 ± 12	34 ± 5	171 ± 5	264 ± 47	13 ± 1
	+	160 ± 23	36 ± 4	167 ± 37	266 ± 23	12 ± 2
叠氮化钠（1.5 μg/皿）	−	—	—	>1 000	—	>1 000
9-氨基吖啶（50 μg/皿）	−	>1 000	—	—	—	—
4-硝基喹啉氧化物（0.5 μg/皿）	−	—	947 ± 46	—	—	—
丝裂霉（0.5 μg/皿）	−	—	—	—	>1 000	—
2-氨基芴（0.5 μg/皿）	+	>1 000	>1 000	>1 000	>1 000	—
环磷酰胺（0.5 μg/皿）	+	—	—	—	—	569 ± 126

（2）啮齿动物骨髓微核试验

芒果苷各剂量组多染红细胞和正染红细胞比例均未低于溶媒对照组的 20%，提示其对骨髓无抑制作用。芒果苷各剂量组及溶媒对照组多染红细胞微核发生率均在 5‰ 以下，而阳性对照组多染红细胞微核发生率为 18.55‰。结果见表 4-1-137。

表 4-1-137   芒果苷对 NIH 小鼠骨髓微核发生率的影响

组别	药物	剂量/（g/kg）	PCE/NCE	微核率/‰
溶媒对照组	0.5%CMC-Na	—	1.1 ± 0.2	2.45 ± 0.69
阳性对照组	环磷酰胺	0.05	1.1 ± 0.2	18.55 ± 3.58*
芒果苷低剂量组	芒果苷	1.44	1.1 ± 0.2	2.55 ± 0.69
芒果苷中剂量组	芒果苷	3.60	1.1 ± 0.2	2.50 ± 0.58
芒果苷高剂量组	芒果苷	9.00	1.1 ± 0.2	2.50 ± 0.62

注：与溶媒对照组比较，*$P<0.05$。

（3）芒果苷哺乳动物培养细胞染色体畸变试验

加或不加肝微粒体复合因子，芒果苷和细胞作用 6 h、24 h 和 48 h，CHL 细胞染色体畸变率均在 5% 以下。结果见表 4-1-138。

表 4-1-138   芒果苷体外 CHL 细胞染色体畸变试验

剂量组	剂量/（μg/mg）	S$_{9\,mix}$	作用时间/h	计数细胞数/个	畸变率/%	结果判定
空白对照组	—	-	6	200	3.0	-
丝裂霉素组	0.4	-	6	200	17.5*	+
浓度组 1	100	-	6	200	1.0	-
浓度组 2	200	-	6	200	1.5	-
浓度组 3	400	-	6	200	2.0	-
空白对照组	—	-	24	200	2.5	-
丝裂霉素组	0.4	-	24	200	22.5*	++
浓度组 1	100	-	24	200	2.0	-
浓度组 2	200	-	24	200	3.0	-
浓度组 3	400	-	24	200	2.5	-
空白对照组	—	-	48	200	2.5	-
丝裂霉素组	0.4	-	48	200	13.0*	+
浓度组 1	75	-	48	200	2.0	-
浓度组 2	150	-	48	200	1.5	-
浓度组 3	300	-	48	200	2.5	-
空白对照组	—	+	6	200	1.5	-
环磷酰胺组	40	+	6	200	21.5*	++
浓度组 1	100	+	6	200	1.5	-
浓度组 2	200	+	6	200	1.0	-
浓度组 3	400	+	6	200	2.5	-

注：与空白对照组比较，*$P<0.05$。

5. 生殖毒性试验

芒果苷 0.6 g/kg、1.2 g/kg、2.4 g/kg 灌胃妊娠 6～15 d 敏感期孕大鼠，除芒果苷高剂量组（2.4 g/kg）1 只大鼠出现一过性腹胀不良反应后自行恢复外，其他怀孕大鼠体重增加，摄食量正常，黄体数、胎仔着床数、活胎数、死胎、吸收胎、胎仔体重、身长、胎盘重量、性别比、骨骼和内脏等均无影响，与对照组比较均无显著性差异。骨骼及内脏检查，与对照组比较无显著性差异。其他各指标亦无明显影响。结果见表 4-1-139～表 4-1-150。

表 4-1-139 芒果苷对胚胎胎仔发育的影响（子宫胎仔重及子宫重量情况）（$\bar{x} \pm s$）

组别	孕鼠数/只	子宫胎仔重/g	子宫重/g
溶媒对照组	20	66.82 ± 22.65	5.47 ± 1.54
芒果苷低剂量组	21	63.85 ± 33.97	5.04 ± 2.40
芒果苷中剂量组	21	72.75 ± 27.65	6.06 ± 1.81
芒果苷高剂量组	23	81.25 ± 21.65	6.71 ± 1.79

表 4-1-140 孕鼠平均妊娠黄体数及平均着床数（$\bar{x} \pm s$）

组别	孕鼠数/只	妊娠黄体数/个			着床数/个			着床率/%
		左	右	合计	左	右	合计	
溶媒对照组	20	7.95 ± 2.36	7.19 ± 2.19	15.14 ± 2.75	5.70 ± 3.29	6.00 ± 2.38	11.70 ± 4.23	76.22 ± 25.41
芒果苷低剂量组	21	7.67 ± 2.61	7.43 ± 2.56	15.10 ± 3.62	5.57 ± 3.28	5.24 ± 3.67	10.81 ± 5.72	67.95 ± 29.81
芒果苷中剂量组	21	7.86 ± 2.01	7.90 ± 1.61	15.76 ± 2.84	6.14 ± 3.00	6.33 ± 2.56	12.48 ± 4.84	76.92 ± 25.29
芒果苷高剂量组	23	8.52 ± 2.61	8.87 ± 1.71	17.30 ± 2.69	6.78 ± 3.38	7.39 ± 2.82	14.17 ± 4.09	80.83 ± 16.80

表 4-1-141 芒果苷对胚胎胎仔发育的影响（活胎数及吸收胎数）（$\bar{x} \pm s$）

组别	孕鼠数/只	每窝平均活胎数/个			每窝平均吸收胎数/个		
		左侧子宫	右侧子宫	合计	左侧子宫	右侧子宫	合计
溶媒对照组	20	5.05 ± 2.95	5.65 ± 2.30	10.70 ± 3.97	0.65 ± 0.88	0.35 ± 0.49	1.00 ± 1.08
芒果苷低剂量组	21	7.67 ± 2.61	7.43 ± 2.56	15.10 ± 3.62	5.57 ± 3.28	5.24 ± 3.67	10.81 ± 5.72
芒果苷中剂量组	21	7.86 ± 2.01	7.90 ± 1.61	15.76 ± 2.84	6.14 ± 3.00	6.33 ± 2.56	12.48 ± 4.84
芒果苷高剂量组	23	8.52 ± 2.61	8.87 ± 1.71	17.30 ± 2.69	6.78 ± 3.38	7.39 ± 2.82	14.17 ± 4.09

表 4-1-142 芒果苷对胚胎胎仔发育的影响（吸收胎数及吸收胎率）

组别	孕鼠数/只	吸收胎数/只	胎仔总数/只	有吸收胎窝数/窝	吸收胎率/%
溶媒对照组	20	20	234	12	8.55
芒果苷低剂量组	21	9	222	5	4.05
芒果苷中剂量组	21	10	261	7	3.83
芒果苷高剂量组	23	19	325	13	5.85

表 4-1-143　芒果苷对胚胎胎仔发育的影响（死胎数及死胎率）

组别	孕鼠数/只	死胎数/只		胎仔总数/只	死胎率/%
		早期死胎数	后期死胎数		
溶媒对照组	20	0	0	234	0
芒果苷低剂量组	21	0	0	222	0
芒果苷中剂量组	21	1	0	261	0.38
芒果苷高剂量组	23	0	0	325	0

表 4-1-144　芒果苷对胚胎胎仔发育的影响（活胎仔总数及活胎率）

组别	孕鼠数/只	活胎仔总数/只	胎仔总数/只	活胎率/%
溶媒对照组	20	214	234	91
芒果苷低剂量组	21	213	222	96
芒果苷中剂量组	21	251	261	96
芒果苷高剂量组	23	306	325	94

表 4-1-145　芒果苷对胚胎胎仔发育的影响（活胎体重，$\bar{x}\pm s$）

组别	孕鼠数/只	胎仔数/只	雌性胎仔重/g	雄性胎仔重/g	平均胎仔重/g
溶媒对照组	20	212（雌：雄=103：109）	3.64±0.34	3.85±0.38	3.74±0.37
芒果苷低剂量组	21	211（雌：雄=112：99）	3.78±0.44*	3.98±0.47	3.87±0.46*
芒果苷中剂量组	21	241（雌：雄=131：110）	3.73±0.37	3.99±0.41	3.84±0.41
芒果苷高剂量组	23	306（雌：雄=165：141）	3.64±0.53	3.88±0.46	3.75±0.51

注：与溶媒对照组比较，*P<0.05。

表 4-1-146　芒果苷对胚胎胎仔发育的影响（活胎身长，$\bar{x}\pm s$）

组别	孕鼠数/只	胎仔数/只	雌性胎鼠身长/cm	雄性胎鼠身长/cm	胎鼠平均身长/cm
溶媒对照组	20	212（雌：雄=103：109）	4.107±0.164	4.235±0.205	4.172±0.196
芒果苷低剂量组	21	211（雌：雄=112：99）	4.168±0.209	4.286±0.244	4.223±0.233
芒果苷中剂量组	21	241（雌：雄=131：110）	4.144±0.219	4.299±0.155	4.212±0.208
芒果苷高剂量组	23	306（雌：雄=165：141）	4.132±0.216	4.256±0.199	4.189±0.217

表 4-1-147　芒果苷对胚胎胎仔发育的影响（胎仔性别）

组别	孕鼠数/只	雌性胎仔数/只	雄性胎仔数/只	雌雄比/%
溶媒对照组	20	103	109	94.5
芒果苷低剂量组	21	112	99	113.1
芒果苷中剂量组	21	131	110	119.1
芒果苷高剂量组	23	163	141	115.6

表 4-1-148　芒果苷对胚胎胎仔发育的影响（胎仔外观）

组别	外观检查胎仔数/只	无头无脑畸形数/只	其他/只	外观畸形总数/只	发生率/%
溶媒对照组	214	0	0	0	0
芒果苷低剂量组	213	0	0	0	0
芒果苷中剂量组	251	1	0	1	0.398
芒果苷高剂量组	306	0	0	0	0

表 4-1-149　仔鼠骨骼异常情况统计

骨骼异常表现	溶媒对照组骨骼检查胎仔数（102 只）		高剂量组骨骼检查胎仔数（151 只）	
	异常数/只	骨骼畸形率/%	异常数/只	骨骼畸形率/%
胸骨缺失	12	11.76	26	17.22
胸骨骨化不全	53	51.96	87	57.62
肋骨（多肋）	14	13.73	24	15.89
肋骨短小	1	0.98	0	0
颅顶骨骨化不全	3	2.94	2	1.32

表 4-1-150　芒果苷对仔鼠内脏的影响

内脏异常表现	溶媒对照组内脏检查胎仔数（112 只）		高剂量组内脏检查胎仔数（155 只）	
	异常数/只	窝发生率（$\bar{x}\pm s$）/%	异常数/只	窝发生率（$\bar{x}\pm s$）/%
内脏畸形	2	1.62 ± 5.70	1	0.57 ± 3.77
脑积液	1	1.93 ± 5.81	0	0
腭裂	1	1.32 ± 5.74	1	1.14 ± 5.33
内脏变异	7	9.15 ± 15.29	13	7.56 ± 10.87
肾脏位置变异	7	9.15 ± 15.29	13	7.56 ± 10.87

二十五、芒果苷在衰老加速小鼠 SAMP8 模型中的抗痴呆作用机制

（一）实验方法[93]

1. 动物分组和治疗

将快速老化痴呆模型小鼠 SAMP8 随机分为模型对照组、石杉碱甲组（阳性对照组）、芒果苷高剂量组和芒果苷低剂量组，另取 SAMR1 小鼠（老化过程中相对较少表现出认知和行为功能下降）10 只为正常对照组。采用蒸馏水溶解芒果苷与石杉碱甲。小鼠分别给予低剂量［（100 mg/（kg·d）］和高剂

量[200 mg/（kg·d）]芒果苷，石杉碱甲 0.05 mg/（kg·d），正常对照组与模型对照组灌胃等量蒸馏水。小鼠每日灌胃 1 次，连续 60 d，灌胃容积为 0.02 ml/g。

2. 样品采集

治疗 60 d 后，进行行为学检查，然后脱臼处死小鼠，取出完整的脑组织。脑组织被分成两个对称的部分：一部分用于病理免疫组织化学分析，染色前用 4% 多聚甲醛固定组织；另一部分用于生化指标测定，称重后用于检测神经和脑组织中的酶。将脑组织直接转移到含 PBS（4 ml/g）的 2 ml 玻璃管中，完全匀浆 6 ~ 8 min，离心，保存在 -80 ℃ 冰箱中备用。

3. 莫里斯水迷宫测试

连续给药 60 d 后，于第 61 d 将小鼠转移至水迷宫中进行适应/游泳能力训练测试，于第 62 ~ 66 d 进行定位航行测试，于第 67 d 进行空间探索测试。莫里斯（Morris）水迷宫圆形水池直径 200 cm，高度 50 cm，深度 30 cm。水池装满水并保持水温在 23 ~ 25 ℃。水池被分成 4 个面积相等的象限。一个透明的塑料平台（直径 4.5 cm，高度 14.5 cm）位于游泳池第二象限的中心。在适应/游泳能力训练测试中，移除透明塑料平台，让被测小鼠自由探索环境，记录了 2 min 的游泳轨迹与距离，并使用 WMT-200 软件跟踪 XY 轨迹。在定位航行测试中，在第二象限的中心点放置一个透明塑料平台，使其位置保持在水面以下 1 cm。将小鼠随机从某一个象限点放入水迷宫，并进行 60 s 的视频跟踪录像。小鼠在 60 s 内某个时间点找到平台，记为其逃避潜伏期。在每日的实验中，将小鼠随机从某一入水点（三个象限之一）放入水迷宫中，让其去寻找隐藏的平台。小鼠发现并爬上平台后，试验停止。测试时间为 60 s，如果动物在 60 s 内未找到平台，用竹竿将其引导到平台上，并在平台上停留 10 s，将其逃避潜伏期记为 60 s。在空间探索测试中，撤掉透明塑料平台，将经历前面实验的小鼠转移到水迷宫中，对其运动活动进行 120 s 的录像，记录小鼠在原象限内游泳的时间百分比和小鼠跨越平台次数。

4. HE 染色和免疫组织化学染色

石蜡切片，将脑组织固定于 4% 多聚甲醛中 1 d，然后用梯度乙醇脱水，用 Neo-clear 清洗，以 7∶3 的比例（vol/vol）包埋于石蜡中。将石蜡包埋组织用旋转切片机以 5 μm 的间隔切片，然后根据试剂盒说明进行 HE 染色。免疫组织化学测试：将脱石蜡的载玻片在 95 ℃ 下用 1 mmol/L EDTA（PH8.0）溶液孵育 30 min 进行抗原修复，并用原代抗体（抗 APP、抗 $A\beta_{1-40}$、抗 $A\beta_{1-42}$、山羊抗兔 IgG）进行抗体染色。将 HRP 结合的山羊抗鼠 IgG 二抗以 1∶500 稀释，以 DAB 显色。最后，用苏木精对载玻片进行 5 s 的复染，并使用 Neo-Mount 封片胶进行封片。采用奥林巴斯 GX71 对小鼠海马区进行观察和图像采集，图像处理采用图像处理软件 Image Pro Plus 7.0。

5. 透射电子显微镜观察

解剖脑组织，取海马组织，切成 2 mm × 2 mm 小块，用多聚甲醛固定。然后将组织包埋于环氧树脂（Epon）中，以 70 nm 的厚度进行切片。将组织切片置于网格上（一个网格上 3 ~ 4 个切片），用醋酸铀和柠檬酸铅染色 3 min。用水冲洗格栅 1 min 并完全干燥。在透射电镜下，采用相同的放大倍数观察海马 CA1 区线粒体形态并拍照。

6. 生化指标的测定

称取大脑组织，加 50 体积（v/w）冰冷 PBS，将匀浆器调至中速，匀浆大脑组织。样品在 13 000 g 下离心 10 min，取上清液，在 -80 ℃下储存，用于后续相关酶活性测定。采用相关酶试剂盒测定小鼠脑组织中总 SOD（A015-1）、GSH-Px（A005）和丙二醛（A003-1）的相对活性或含量。

（二）实验结果

1. 芒果苷对 SAMP8 小鼠学习记忆的影响

水迷宫实验常用来检查啮齿动物的空间学习能力及评估海马依赖的导航和记忆能力（图 4-1-72G）[94]。对正常对照组、模型对照组、石杉碱甲组、芒果苷组小鼠进行 Morris 水迷宫实验测试。结果：与模型对照组相比，给予石杉碱甲或芒果苷治疗后，SAMP8 小鼠的游泳距离显著缩短（图 4-1-72A、B）。通常采用成功游向迷宫平台所需时间（潜伏期）与次数来评估学习和记忆能力（图 4-1-72C~F）。结果表明，高剂量芒果苷治疗后小鼠导航平台能力恢复，说明芒果苷有利于学习记忆能力的恢复。

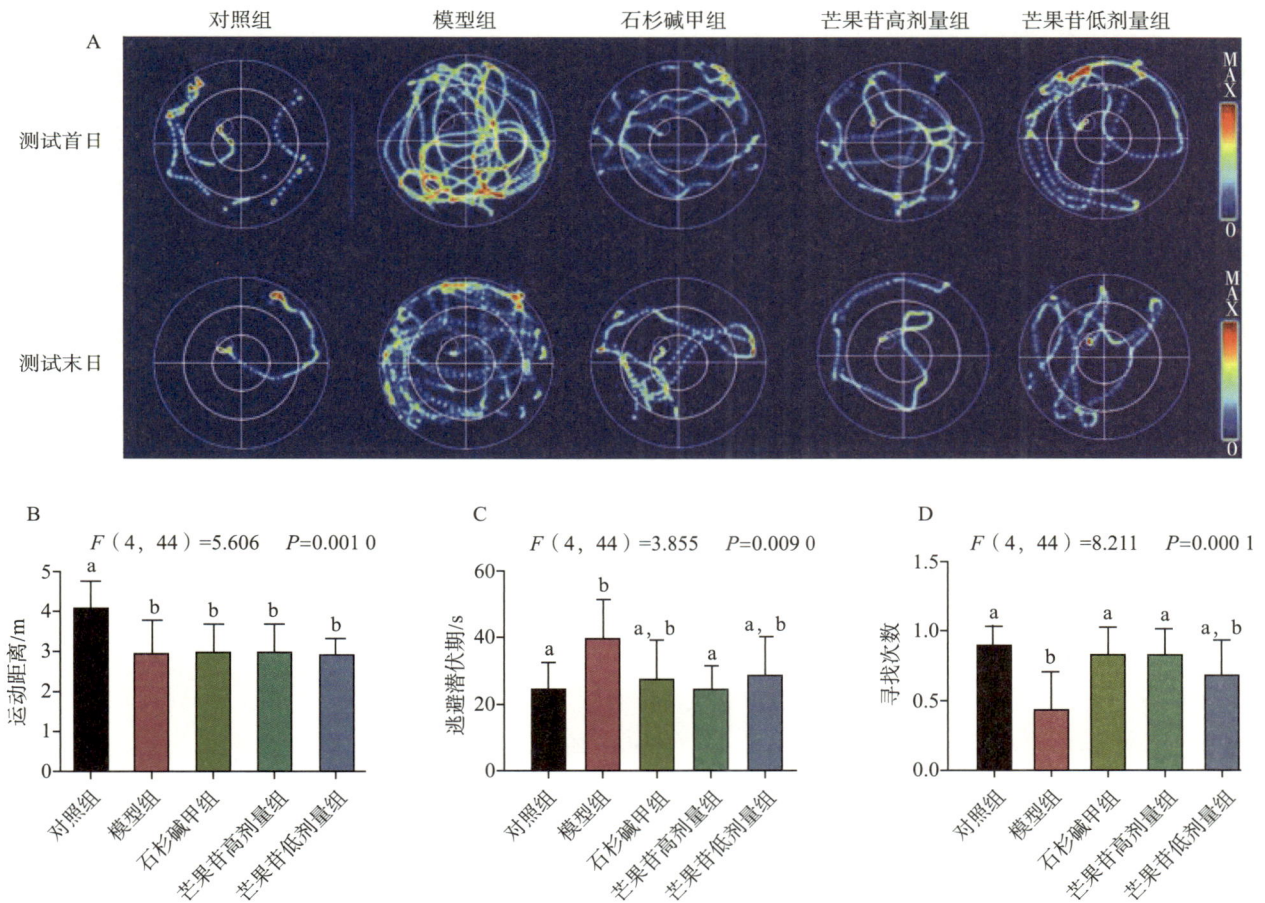

E

F（4, 44）=8.188　$P<0.0001$

F

F（4, 44）=5.056　$P=0.0019$

G

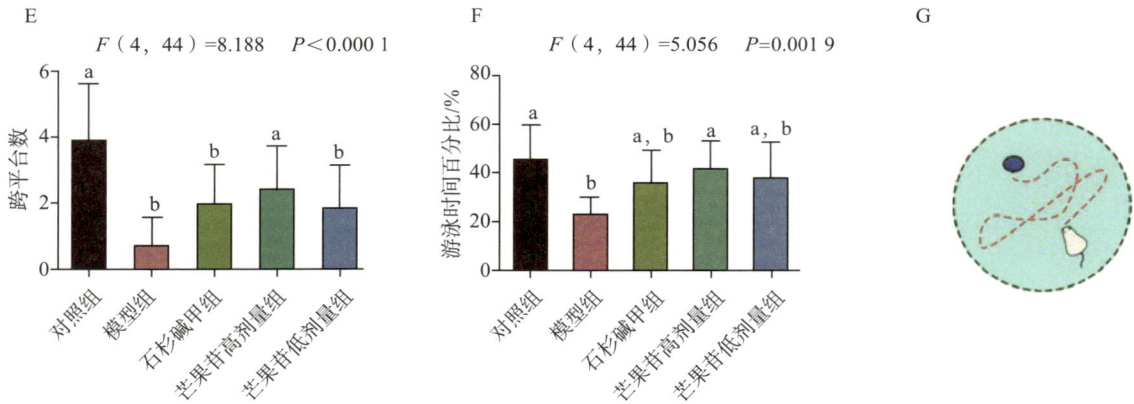

A为正常对照组SAMR1和SAMP8模型小鼠在Morris水迷宫中的游泳轨迹；B为游泳距离；C为逃避潜伏期；D为寻找次数（小鼠成功地找到平台的次数）；E为跨平台次数（小鼠游泳穿过平台次数）；F为在原平台象限游泳时间百分比；G为Morris水迷宫的基本原理和设置。$n=9\sim10$，mean ± SEM。不同实验组间采用单因素方差分析和图基（tukey）事后检验法进行比较。显著性差异水平设定为$P<0.05$。单因素方差分析的F值和P值也在B~F图顶部标示。

图 4-1-72　芒果苷对 SAMP8 模型小鼠学习记忆的影响

2. 芒果苷对海马病理的影响

通过 HE 病理切片检测海马区神经元排列，可发现神经元病理状态，评价脑功能。正常对照组小鼠海马内大小与形态相似的神经元排列紧密，没有缠结和空泡（图 4-1-73A）。然而，在 SAMP8 模型对照组中，神经元变薄、中断、收缩、核固缩，且 HE 染色加深（图 4-1-73B）。与模型对照组比较，石杉碱甲和芒果苷对 SAMP8 小鼠大脑皮质和海马的形态均有不同程度的恢复。神经元排列整齐，结构紧凑，分布均匀，组织学染色正常（图 4-1-73C～E）。电镜观察结果显示，正常对照组脑内线粒体呈椭圆形，结构完整，排列整齐，无肿胀，无空泡变性征象（图 4-1-73F）。相反，在 SAMP8 模型对照组脑中观察到线粒体肿胀、膜增厚、模糊、嵴断裂等现象（图 4-1-73G）。给药组石杉碱甲或芒果苷处理 SAMP8 小鼠时，脑线粒体嵴的结构恢复到正常、有序或仅有轻度肿胀的形态（图 4-1-73H～J）。这提示芒果苷具有修复海马神经元和线粒体损伤的作用。

3. 芒果苷对 SAMP8 小鼠脑组织自由基代谢的影响

衰老被认为与氧化应激有关，总超氧化物歧化酶（T-SOD）和谷胱甘肽过氧化物酶（GSH-Px）的表达随着寿命的延长而降低[95]。在正常对照组中，T-SOD 和 GSH-Px 的表达量明显高于 SAMP8 老化组（图 4-1-73K、L）。用石杉碱甲或芒果苷治疗后，T-SOD 和 GSH-Px 水平与模型对照组小鼠相似（图 4-1-73K、L）。丙二醛（MDA）是评价组织脂质过氧化水平的标志物[96]。我们观察到 SAMP8 小鼠经芒果苷治疗后 MDA 含量显著降低，提示芒果苷具有降低脂质过氧化应激作用（图 4-1-73M）。

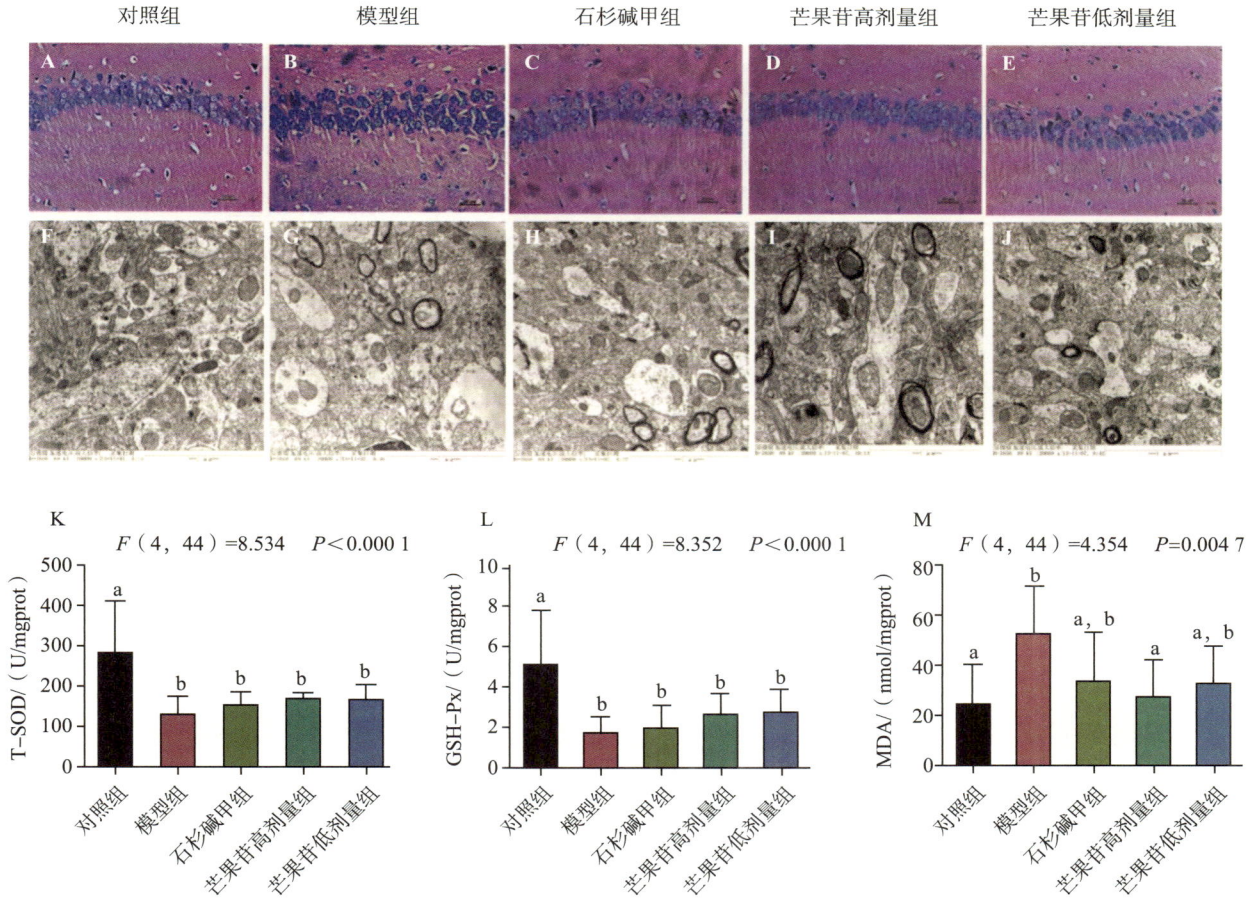

A~E为HE染色显示的海马CA1区的组织形态；F~J为透射电镜显示的海马CA1区的组织形态；K为小鼠大脑组织总SOD活性；L为小鼠大脑组织GSH-Px活性；M为小鼠大脑脂质过氧化产物MDA含量。$n=9\sim10$，mean ± SEM。不同实验组间采用单因素方差分析和图基（tukey）事后检验法进行比较。显著性差异水平设定为$P<0.05$。单因素方差分析的F值和P值在K~M的图顶部标示。

图 4-1-73　芒果苷对 SAMP8 小鼠的病理组织学影响

4. 芒果苷对 SAMP8 小鼠脑内 APP 和 Aβ 表达的影响

β 淀粉样前体蛋白（APP）、$A\beta_{1-40}$ 和 $A\beta_{1-42}$ 主要分布在大脑顶叶皮质、海马 CA1 和 CA3 区[97]。与正常对照组（图 4-1-74A）相比，在 SAMP8 小鼠（模型对照组，图 4-1-74B）海马内 APP 的表达显著增加。与正常对照组（图 4-1-74F、K）相比，SAMP8 模型对照组 $A\beta_{1-40}$ 和 $A\beta_{1-42}$ 蛋白的表达显著升高（图 4-1-74G、L）。当用石杉碱甲或芒果苷治疗 SAMP8 小鼠后，$A\beta_{1-40}$（图 4-1-74H~J 和 Q）与 $A\beta_{1-42}$（图 4-1~74M~O 和 R）的量降低，说明芒果苷对 $A\beta$ 的形成有抑制作用。相反，当用石杉碱甲或芒果苷治疗 SAMP8 小鼠后，APP 水平没有显著变化（图 4-1-74C~E 和 P）。

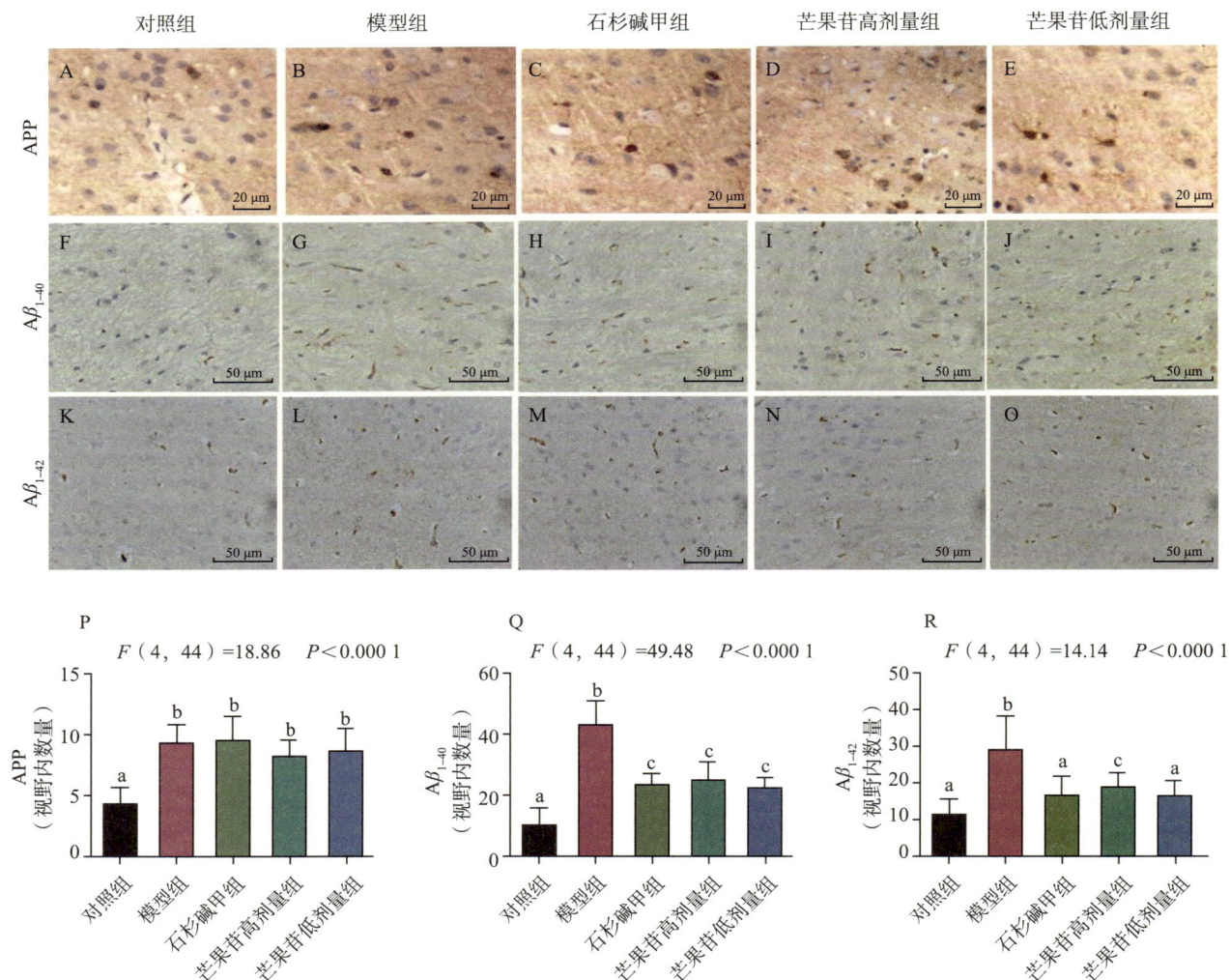

A~E为APP蛋白表达的免疫染色；F~J为Aβ_{1-40}蛋白表达的免疫染色；K~O为Aβ_{1-42}蛋白表达的免疫染色；P为APP蛋白表达的定量比较；Q为Aβ_{1-40}蛋白表达的定量比较；R为和Aβ_{1-42}蛋白表达的定量比较。$n=9\sim10$，mean ± SEM。不同实验组间采用单因素方差分析和图基（tukey）事后检验法进行比较。显著性差异水平设定为$P<0.05$。单因素方差分析的F值和P值在P~R图顶部标示。

图 4-1-74　芒果苷对 SAMP8 衰老小鼠 APP 和 Aβ 蛋白的影响

二十六、芒果苷通过抑制 MCP-1/CCR2 信号通路减轻自发性高血压大鼠肾炎性损伤的实验研究

（一）实验方法

1. 动物分组及处理

将自发性高血压大鼠（SHRs）随机分为 5 组，每组 8 只，分别为模型组、贝那普利组、芒果苷（MGF）10 mg/（kg·d）组、MGF 20 mg/（kg·d）组和 MGF 40 mg/（kg·d）组。对照组为 Wistar-Kyoto

（WKY）正常血压大鼠。贝那普利组给予贝那普利［10 mg/（kg·d），灌胃］。将 MGF 溶解于加热蒸馏水中，分别溶解至所需浓度 1 g/L、2 g/L、4 g/L。MGF 组大鼠分别给予低、中、高剂量 MGF ［10 mg/（kg·d）、20 mg/（kg·d）、40 mg/（（kg·d）］进行治疗。对照组和模型组大鼠灌胃三蒸水 ［10 mg/（（kg·d）］，连续治疗 8 w。

2. 收集尿液、血液和肾脏

在治疗方案的最后一周，将大鼠放在单独的代谢笼中 48 h。前 24 h 用于适应，接下来的 24 h 用于收集产生的所有尿液[98]。将样品立即放在 −20 ℃ 下冷冻，以备后续分析。末次给药后禁食 12 h，腹腔注射水合氯醛（0.3 mg/kg）麻醉。采集血液和肾组织 5 ml。将血液样本在 4 ℃、1 400 r/min 下离心 15 min，血清在装有凝血激活剂的试管中分离。肾脏被取出，解囊，迅速加重重量，用冷盐水冲洗。将血清和右肾组织液氮快速冷冻，−80 ℃ 保存待分析。取左肾组织进行组织学检查。

3. 测量收缩压

治疗前、治疗 4 w 后、治疗 8 w 后采用尾筛造影法测量收缩压（SBP）。动物被允许适应容器 10 min，传感器的尾袖信号被自动收集，使用一种连接到专用计算机的无创血压仪。测量 3 次，计算每只大鼠的收缩压平均值[99]。

4. 测定肾功能

血尿素氮（BUN）浓度采用二乙酰二肟显化法测定[100]，血肌酐（SCr）浓度采用 Jaffé assay 法测定[101]。采用放射免疫分析法测定尿中微量白蛋白（mAlb）和 $\beta 2$-微球蛋白（$\beta 2$-MG）的浓度。所有套件都是按照制造商的说明使用的。

5. 组织学分析

将肾组织用 4% 多聚甲醛磷酸盐缓冲液固定，石蜡包埋。切片厚度 5 μm。取切片，采用苏木精-伊红（HE）染色来评估肾脏组织病理学变化[102]。

6. IL-6 及 TNF-α 表达的测定

采用免疫组织化学法和 ELISA 法检测 IL-6、TNF-α 的表达。免疫组织化学染色 IL-6 和 TNF-α 使用链霉亲和素-生物素-过氧化物酶复合物（SABC）技术[103]。简单地说，切片脱蜡，室温下用 3% H_2O_2 孵育 5 min 可抑制内源性过氧化物酶活性。将切片放入 10 mmol/L 柠檬酸缓冲液中，微波加热 30 min 后冷却至室温。将切片放入 PBS 中 10 min 后，进行蛋白质封闭 10 min。然后将载玻片分别与 1∶100 稀释的抗 IL-6 和抗 TNF-α 在 37 ℃ 下孵育 1 h。将生物素标记的二抗加入切片中，在 37 ℃ 下孵育 20 min。然后将载玻片在室温下与含有 0.01% H_2O_2 的 0.05% 3,3-二氨基联苯胺（DAB）混合物一起孵育，进行显色。最后，利用计算机辅助形态分析对阳性免疫染色区域进行量化。阳性染色程度由每张载玻片上 10 个不同随机高倍视野的平均值确定。采用 ELISA 试剂盒检测肾组织中 IL-6 和 TNF-α 的水平，按照 ELISA 试剂盒厂家说明进行操作。

7. MCP-1 和 CCR2 蛋白的免疫印迹分析

使用总蛋白质提取试剂盒，按照制造商的方案从肾组织中提取 MCP-1 和 CCR2 蛋白。然后使用

BCA 蛋白质检测试剂盒测定蛋白质浓度。将等量的蛋白质样品加载到十二烷基硫酸钠-聚丙烯酰胺凝胶电泳（SDS-PAGE）上，并电转移到聚偏二氟乙烯膜上[104]。用 5% 脱脂牛奶和 Tn's-磷酸盐缓冲盐水（TPBS）封闭膜 2 h 后，与兔抗 MCP-1（1:250）和兔抗 CCR2（1:250）在 4 ℃条件下孵育，轻轻摇匀过夜，用兔抗 GAPDH 吸干，以验证每个通道的蛋白装载量相等。在与适当的过氧化物酶偶联二抗孵育后，使用计算机辅助形态学分析扫描图像（Image Quant LAS 4 000 mini），最终结果以每个波段强度除以 GAPDH 强度的比值计算。

8. MCP-1 和 CCR2 mRNA 的实时 RT-PCR 分析

采用 RT-PCR 法检测 SHR 大鼠肾脏 MCP-1、CCR2 mRNA 表达水平，从肾组织中提取总 RNA，用 oligo（dT）引物和逆转录试剂盒作为 cDNA 合成的模板。实时荧光定量 PCR 采用 Applied Biosystems Step One™ 和 Step One Plus™ 实时荧光定量 PCR 系统，SYBR 绿色 DNA 检测试剂盒（Platinum SYBR green qPCR Super Mix-UDG）。使用 5 ng 的 cDNA 定量 GAPDH mRNA。

MCP-1 的 PCR 引物如下：正向引物 5'-GATCTGTGCTGACCCCAATAAGG-3'，反向引物 5'-GGT-GCTGAAGTCCTTAGGGTTGA-3'。扩增子大小为 123 bp。

CCR2 的 PCR 引物如下 正向引物 5'-AAGAGGCATAGGGCTGTGAGG-3'，反向引物 5'-CCTG-CATGGCCTGGTCTAAGT-3'。扩增子大小为 157 bp。

GAPDH 的 PCR 引物如下：正向引物 5'-CAAGTTCAACGGCACAGTCAAG-3'，反向引物 5'-AC-GCCAGTAGACTCCACGACAT-3'。扩增子大小为 141 bp。

目的基因的参考序列号见表 4-1-151。反应条件：95 ℃ 2 min，1 个循环；95 ℃ 15 s，62.5 ℃ 30 s，72 ℃ 30 s，共 40 个循环。测定 MCP-1 和 CCR2 的相对 mRNA 值，并用 GAPDH 的相对 mRNA 值进行标准化。数据采用之前描述的 $2^{-\triangle\triangle Ct}$ 法进行分析[105]。

表 4-1-151　目的基因的参考序列登录号

基因		引物序列（5'-3'）	扩增子大小/bp
MCP1	正向	GATCTGTGCTGACCCCAATAAGG	123
	逆向	GGTGCTGAAGTCCTTAGGGTTGA	
CCR2	正向	AAGAGGCATAGGGCTGTGAGG	157
	逆向	CCTGCATGGCCTGGTCTAAGT	
GAPDH	正向	CAAGTTCAACGGCACAGTCAAG	141
	逆向	ACGCCAGTAGACTCCACGACAT	

9. 统计学分析

结果以平均值 ± 标准差表示。多个治疗组之间的差异通过单因素方差分析进行比较。$P < 0.05$ 或 $P < 0.01$ 为显著结果。

（二）结果

1. MGF 对自发性高血压大鼠收缩压的影响

模型组灌胃前后 SBP 水平均较对照组明显升高（$P<0.01$）。贝那普利组与模型组比较，收缩压明显降低（$P<0.01$）。与模型组相比，MGF 各剂量组 SBP 水平无明显变化（$P>0.05$）。MGF 各剂量组 SBP 水平均明显高于贝那普利组（$P<0.01$）。结果见表 4-1-152、图 4-1-75。

表 4-1-152　各组的收缩压（平均值 ± 标准差，$n=8$）

组别	收缩压/mmHg		
	给药前	给药 4 w 后	给药 8 w 后
对照组	113.05 ± 2.34	112.36 ± 3.45	114.33 ± 4.58
模型组	162.43 ± 8.55 △△	174.39 ± 8.33 △△	187.59 ± 8.77 △△
贝那普利组	164.37 ± 8.45 △△	147.36 ± 8.35 **	155.25 ± 9.54 **
MGF 10 mg/（kg·d）组	163.38 ± 8.47 △△	170.21 ± 8.52 ##	181.21 ± 10.40 ##
MGF 20 mg/（kg·d）组	162.56 ± 8.54 △△	171.26 ± 8.42 ##	183.26 ± 10.60 ##
MGF 40 mg/（kg·d）组	165.49 ± 8.57 △△	172.45 ± 9.76 ##	184.45 ± 10.58 ##

注：与对照组相比，△△$P<0.01$；与模型组相比，**$P<0.01$；与贝那普利组相比，##$P<0.01$。

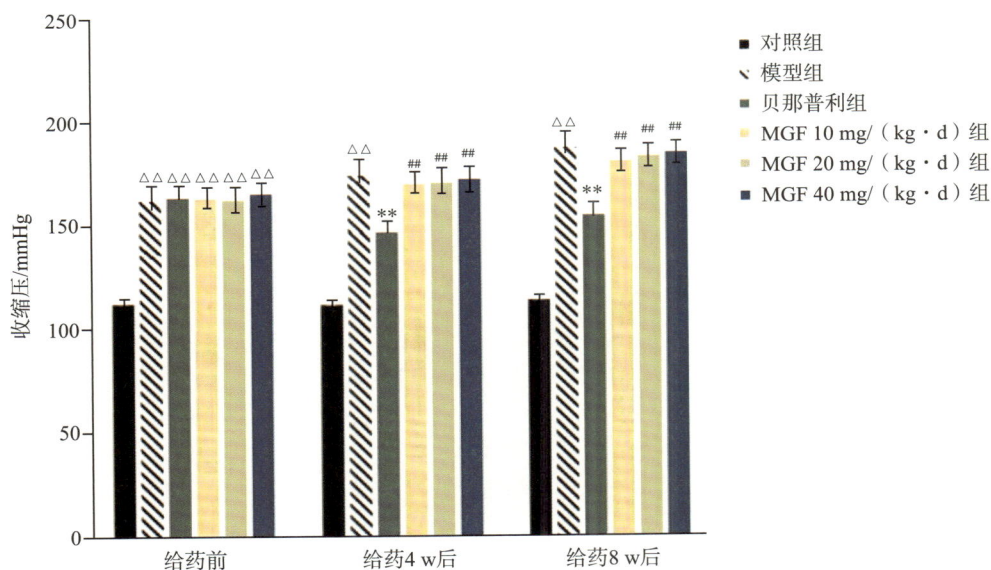

与对照组比较，△△$P<0.01$；与模型组比较，**$P<0.01$；与贝那普利组比较，##$P<0.01$。

图 4-1-75　各组收缩压（平均值 ± 标准差，$n=8$）

2. MGF 对 SHR 肾功能的影响

模型组尿液 β2-MG 浓度较对照组明显升高（$P<0.01$），贝那普利及各剂量 MGF 均能明显抑制 β2-MG 蓄积（$P<0.05$ 或 $P<0.01$）。

与对照组相比，模型组大鼠尿 mAlb 浓度显著升高（P＜0.01）。贝那普利及 MGF 40 mg/（kg·d）可显著抑制 mAlb 浓度升高（P＜0.05）。

与对照组相比，模型组大鼠 BUN 浓度显著升高（P＜0.05）。贝那普利对 BUN 浓度无明显影响（P＞0.05）。MGF 20 mg/（kg·d）可显著抑制模型组 BUN 浓度的升高（P＜0.05）。

模型组大鼠 SCr 浓度较对照组明显升高，但无统计学差异（P＞0.05）。贝那普利及各剂量 MGF 对 SCr 浓度均无显著影响（P＞0.05）。

结果见表 4-1-153。

表 4-1-153　各组的肾功能指标（平均值 ± 标准差，$n＝8$）

组别	尿液 $\beta2$-MG/（ng/L）	尿液 mAlb/（mg/L）	BUN/（mg/dl）	SCr（mg/dl）
对照组	51.20 ± 9.38	22.88 ± 3.35	6.64 ± 0.38	30.20 ± 2.17
模型组	$132.45 \pm 20.87^{**}$	$40.56 \pm 6.45^{**}$	$9.27 \pm 0.37^{*}$	31.25 ± 3.77
贝那普利组	$62.34 \pm 7.86^{\#\#}$	$24.37 \pm 7.23^{\#}$	8.38 ± 0.84	25.25 ± 2.06
MGF 10 mg/（kg·d）组	$72.88 \pm 12.34^{\#}$	30.56 ± 8.47	8.05 ± 0.72	34.75 ± 2.36
MGF 20 mg/（kg·d）组	$67.45 \pm 9.43^{\#}$	29.67 ± 7.34	$7.67 \pm 0.26^{\#}$	32.67 ± 2.31
MGF 40 mg/（kg·d）组	$64.38 \pm 8.97^{\#\#}$	$25.23 \pm 6.32^{\#}$	8.11 ± 0.72	29.00 ± 4.55

注：与对照组比较，$^{*}P$＜0.05，$^{**}P$＜0.01；与模型组比较，$^{\#}P$＜0.05，$^{\#\#}P$＜0.01。

3. MGF 对 SHR 肾组织病理变化的影响

对照组肾小球状态良好，腔内无管，间质无炎症细胞浸润，纤维结缔组织平整。模型组肾小球萎缩坏死，管腔稍窄。结果表明，贝那普利和各剂量 MGF 均能明显减轻 SHR 肾组织病理改变，结果见图 4-1-76。

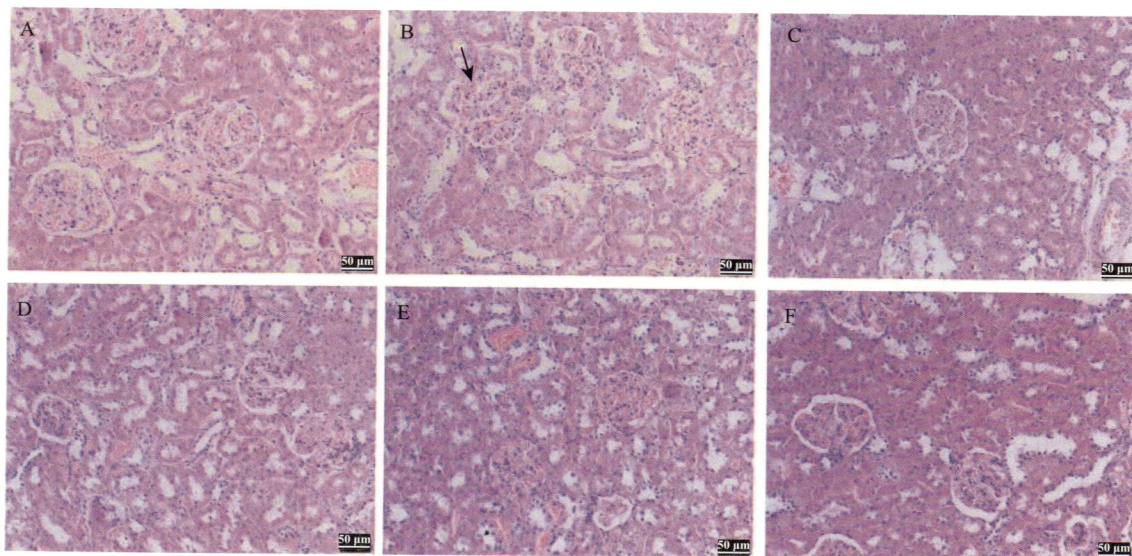

A. 对照组；B. 模型组；C. 贝那普利组；D. MGF 10 mg/（kg·d）组；
E. MGF 20 mg/（kg·d）组；F. MGF 40 mg/（kg·d）组。

图 4-1-76　SHR 肾组织病理变化（HE，×200）

4. MGF 对 SHR 肾组织 IL-6、TNF-α 表达水平的影响

模型组与对照组相比，IL-6、TNF-α 表达水平显著升高（$P < 0.01$）。贝那普利对模型组 IL-6、TNF-α 表达有抑制作用（$P < 0.01$）。MGF 各剂量组均能抑制模型组 IL-6 的表达（$P < 0.01$），各剂量组均能抑制模型组 TNF-α 的表达（$P < 0.05$ 或 $P < 0.01$）。结果见图 4-1-77。图 4-1-77A 中，棕色区域表示蛋白阳性表达，主要位于细胞膜上。蓝色区域表示蛋白阴性表达，主要位于细胞核中。基质为白色。

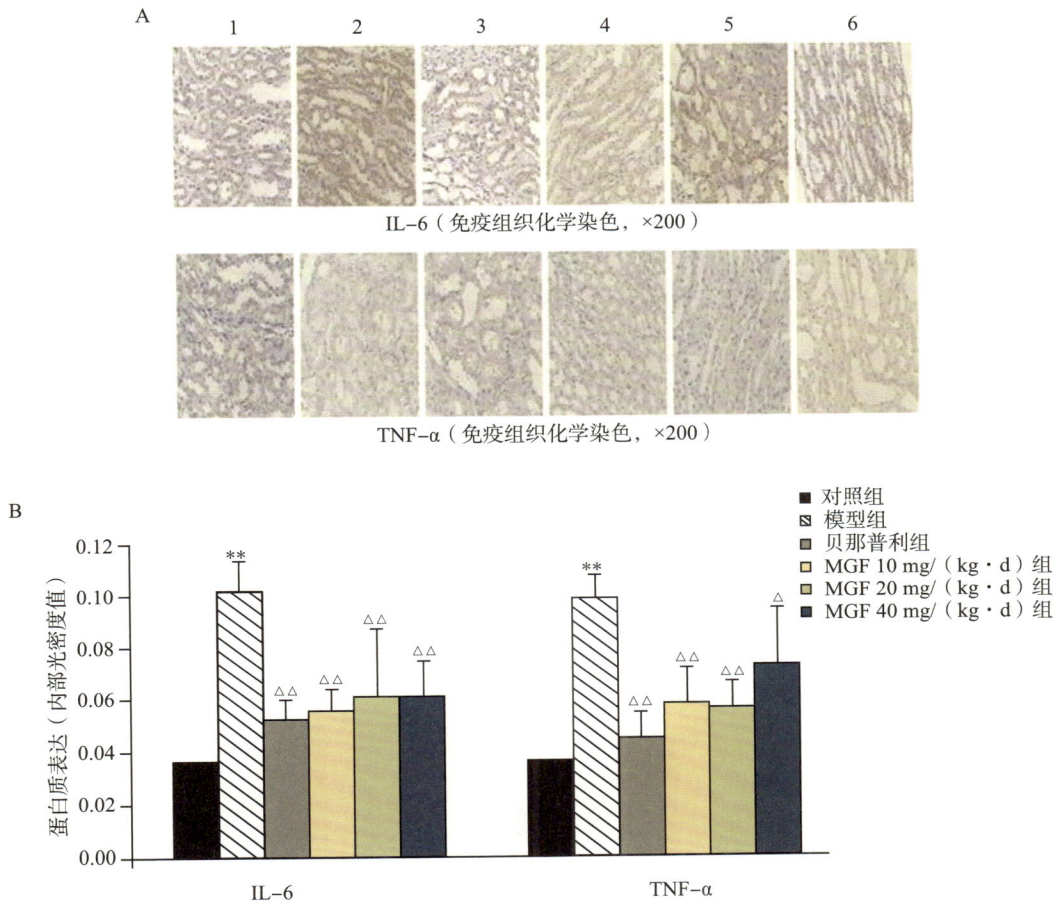

A 为各组肾组织 IL-6 和 TNF-α 表达的免疫组织化学染色结果，其中 1~6 号图分别代表对照组、模型组、贝那普利组、MGF 10 mg/（kg·d）组、MGF 20 mg/（kg·d）组、MGF 40 mg/（kg·d）组蛋白表达情况；B 为各组肾组织 IL-6 和 TNF-α 免疫组织化学染色定量分析。与对照组相比，**$P < 0.01$；与模型组比较，^△$P < 0.05$，^△△$P < 0.01$。

图 4-1-77 MGF 对 SHR 肾组织 IL-6 和 TNF-α 表达水平的影响

5. MGF 对 SHR 肾组织 IL-6、TNF-α 含量的影响

模型组与对照组相比，IL-6、TNF-α 含量均显著升高（$P < 0.05$ 或 $P < 0.01$）；贝那普利可显著抑制模型组 IL-6、TNF-α 含量的升高（$P < 0.05$）；MGF 10mg/（kg·d）组、MGF 20 mg/（kg·d）组可显著抑制模型组 IL-6、TNF-α 含量的升高（$P < 0.05$ 或 $P < 0.01$）（表 4-1-154）。

表 4-1-154　各组肾组织中 IL-6 和 TNF-α 的含量（平均值 ± 标准差，$n=8$）

组别	IL-6/（ng/L）	TNF-α/（ng/L）
对照组	1.84 ± 0.83	58.22 ± 9.89
模型组	2.94 ± 1.12**	74.14 ± 9.98*
贝那普利组	1.86 ± 0.61#	53.03 ± 8.19#
MGF 10 mg/（kg·d）组	1.90 ± 1.08#	56.43 ± 9.59#
MGF 20 mg/（kg·d）组	1.47 ± 0.67##	52.38 ± 7.47#
MGF 40 mg/（kg·d）组	2.50 ± 0.74	69.25 ± 9.46

注：与对照组比较，*$P<0.05$，**$P<0.01$；与模型组比较，#$P<0.05$，##$P<0.01$。

6. MGF 对 SHR 肾组织 MCP-1 和 CCR2 mRNA 表达水平的影响

模型组 MCP-1 和 CCR2 mRNA 表达量较对照组明显增高（$P<0.05$ 或 $P<0.01$）。贝那普利能显著抑制模型组 MCP-1 mRNA 表达（$P<0.01$），但对 CCR2 mRNA 表达无明显影响。MGF 各剂量组均明显抑制模型组 MCP-1 mRNA 表达（$P<0.05$ 或 $P<0.01$），仅 MGF 10 mg/（kg·d）组可显著抑制模型组 CCR2 mRNA 表达。结果见图 4-1-78。

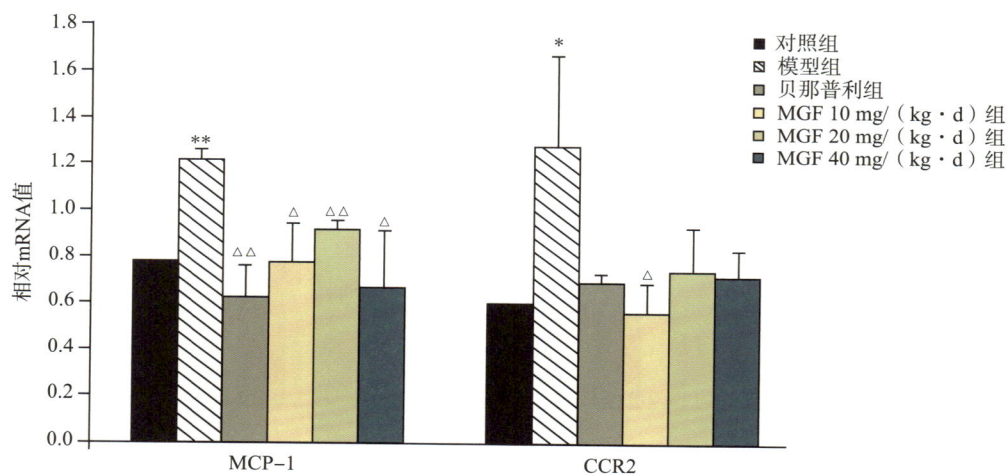

MCP-1 和 CCR2 的相对 mRNA 值由 GAPDH 的相对 mRNA 值确定和标准化，采用 $2^{-\triangle\triangle ct}$ 法分析数据。与模型组比较，△$P<0.05$，△△$P<0.01$；与对照组比较，*$P<0.05$，**$P<0.01$。

图 4-1-78　MGF 对 MCP-1 和 CCR2 mRNA 表达水平的影响（平均值 ± 标准差，$n=8$）

7. MGF 对 SHR 肾组织 MCP-1 和 CCR2 表达水平的影响

模型组 MCP-1 和 CCR2 表达水平较对照组明显升高（$P<0.05$ 或 $P<0.01$），贝那普利可抑制 MCP-1 和 CCR2 表达（$P<0.05$ 或 $P<0.01$）。MGF 40 mg/（kg·d）组可抑制模型组 MCP-1 表达（$P<0.05$），MGF 20 mg/（kg·d）组可抑制模型组 CCR2 表达（$P<0.05$）。结果见图 4-1-79。

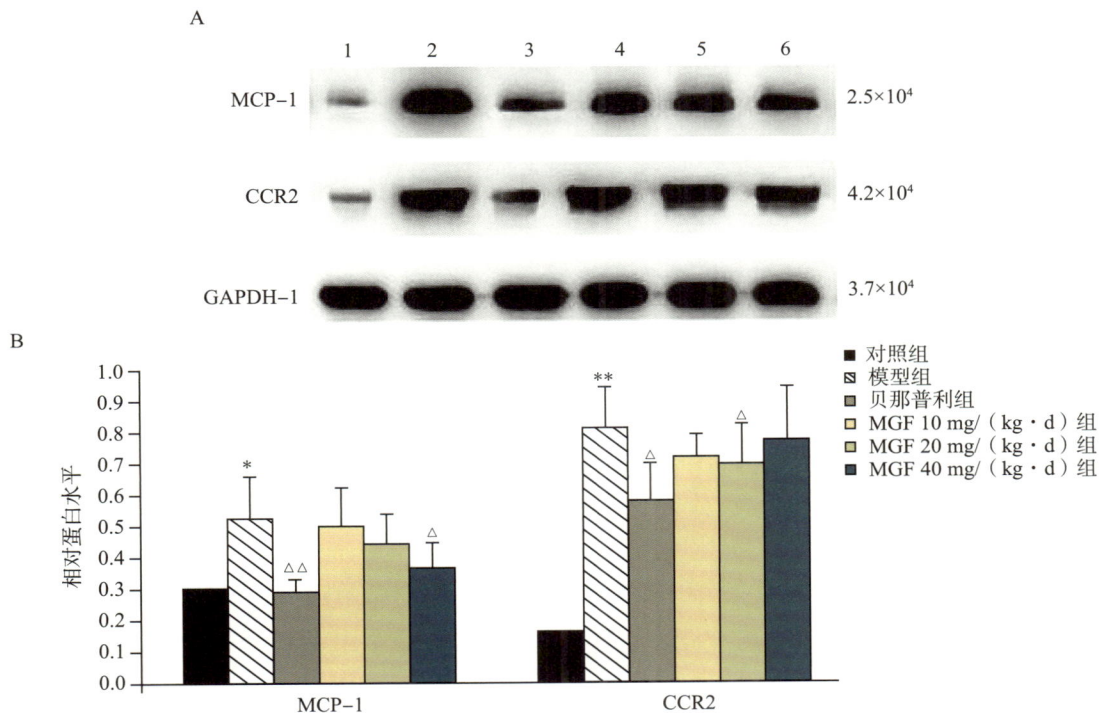

A为代表性 MCP-1、CCR2 带和相应的 GAPDH 带，其中 1~6 号图分别代表对照组、模型组、贝那普利组、MGF 10 mg/（kg·d）组、MGF 20 mg/（kg·d）组、MGF 40 mg/（kg·d）组蛋白表达情况；B 为各 Western blot 定量分析 MCP-1 和 CCR2 表达量。与对照组比较，$^*P<0.05$，$^{**}P<0.01$；与模型组比较，$^{\triangle}P<0.05$，$^{\triangle\triangle}P<0.01$。

图 4-1-79　MGF 对 SHR 肾组织中 MCP-1 和 CCR2 表达水平的影响（平均值 ± 标准差，$n=8$）

二十七、芒果苷通过降低 Th9、Th17 反应和增加 Treg 反应来抑制过敏性哮喘症状的实验研究

（一）实验方法

1. 实验动物

雌性 BALB/c 小鼠［（18±2）g，4~5 周龄］由湖南 SJA 实验动物有限公司（中国长沙）提供，环境温度（22±2）℃，光照周期 12 h，置于通风室内。实验前，让小鼠自由摄取不含卵清蛋白（ovalbumin，OVA）的食物和水，并适应 2 周。所有程序均经过广西医科大学实验动物伦理委员会审核（IAEC，NO.201606015）。动物研究设计遵循 ARRIVE 指南[106]。

2. 分组及造模[107]

将小鼠随机分为 5 组（12 只/组）：正常对照组（不进行 OVA 诱导），OVA 致哮喘模型组，芒果苷（来自实验室前期制备，高效液相检测纯度为 98.39%[106]）处理实验组（剂量分别为 100 mg/kg 和 200 mg/kg），地塞米松（DEX）治疗组。如图 4-1-80 所示，在第 1 d、第 8 d 和第 15 d 分别对小鼠腹腔注射 0.2 ml 造模剂［将 OVA 和氢氧化铝溶于磷酸盐缓冲液（PBS，pH 7.4）中，使 0.2 ml 造模剂

含 20 μg OVA 及 0.15 ml 氢氧化铝凝胶〕造模。致敏小鼠连续 5 d（第 25～29 d）反复暴露于 OVA 气雾剂（1%）中。其余 1 组小鼠作为正常对照组，腹腔注射 0.2 ml 的 PBS（含 0.15 ml 氢氧化铝凝胶，pH 7.4）。

为了评价芒果苷的保护作用，OVA 诱导的哮喘模型小鼠造模完成后，连续灌胃芒果苷（100 mg/kg 和 200 mg/kg）14 d（第 16～29 d），正常小鼠灌胃生理盐水作为对照，阳性组灌胃地塞米松（1.25 mg/kg）作为对照。所有样本在最后一次致敏原激发后 24 h（即第 30 d）处理。

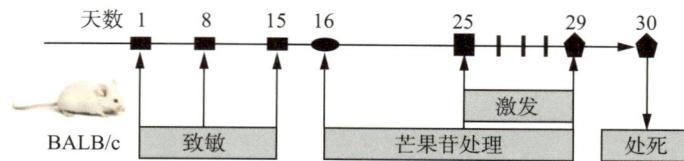

图 4-1-80　小鼠造模给药流程示意图

3. 小鼠哮喘症状的评价

评估吸入 OVA 后的小鼠的呼吸症状和全身反应，包括面部瘙痒、打喷嚏和窒息、呼吸短促、烦躁不安、发绀、腹式呼吸、俯卧、毛发颜色等变化。在最后一次过敏原攻击时（第 29 d），以 0～3 分的主观评分对哮喘发作症状进行评分[108]，如表 4-1-155 所示。

表 4-1-155　小鼠哮喘发作症状的评估评分系统

评分	哮喘发作症状
0	没有哮喘发作的症状
1	搔耳朵，打喷嚏或咳嗽，轻微的腹式呼吸
2	刺激性咳嗽，气短，明显腹式呼吸，烦躁不安
3	呼吸困难，发绀，兴奋弓背或俯卧，反应迟钝，大小便失禁，颜色差，被毛暗沉

4. 肺功能评价

采用 AniRes2005 动物肺功能分析系统（版本 3.5，北京贝兰博科技有限公司）进行肺功能评价。根据制造商的说明，在最后一次致敏原激发 24 h 后，用 50 mg/kg 戊巴比妥钠麻醉小鼠，并通过气管插管连接计算机控制的呼吸机。呼气/吸气时间设定为 1.5：1，呼吸频率设定为 90 次/min。记录肺阻力（Ri）、呼气阻力（Re）和动态肺顺应性（Cldyn），评估小鼠对 PBS 和 4 种剂量（0.025 mg/kg、0.05 mg/kg、0.1 mg/kg、0.2 mg/kg 体重）乙酰甲胆碱的反应；用细针每隔 5 min 将甲胆碱注射到颈静脉中。

5. 收集支气管肺泡灌洗液和血液样本

在最后一次致敏原激发 24 h 后，采集支气管肺泡灌洗液（bronchoalveolar lavage fluid, BALF）和血液样本[107]。通过眼眶采血法采集血液样品，并在 4 ℃下以 1 500 g 离心 10 min 以分离血清。将血清样本保存在 -80 ℃冰箱中备用，待检测分析。随后对小鼠实施安乐死，切开气管后，使用小注射器向每只小鼠注入 0.6 ml 冷磷酸缓冲盐水（PBS）。PBS 滴注 30 s 后收集 BALF，重复 2 次。将冷冻 BALF 样品在 4 ℃下以 800 g 离心 10 min，分离悬浮细胞和上清液。将细胞重悬于 300 μl 的冰 PBS（4 ℃存放）中，离心后涂布到载玻片上，采用赖特-吉姆萨（Wright-Giemsa）染色。在 40 倍放大镜下，每张载玻片共计数 300 个细胞，对载玻片进行细胞计数，使用血细胞计数板计数 BALF 细胞总数。

6. 肺组织学检查

通过组织学方法评估各组动物肺组织的炎症变化。将肺固定在 4% 多聚甲醛中，通过增加乙醇的浓度脱水，进行石蜡包埋，并切成 4 μm 厚度切片，然后用苏木精、伊红（HE）和周期性酸希夫（PAS）染色，用白细胞和杯状细胞密度评价杯状细胞增生程度，切片用显微镜成像。

7. 脾细胞（Th9、Th17、Treg）的流式细胞术分析

脾脏标本采集于 RPMI 1640 培养基中，制备单细胞悬液并进行免疫染色。对于 Treg 分析，将细胞表面分别用抗-CD4（10 μg/ml）、抗-CD25（5 μg/ml）在 4 ℃、黑暗环境中染色 30 min，表面染色后，用 BD cytofix/cytoperm 试剂盒在 4 ℃、黑暗环境中固定并渗透 30 min，用 1% 胎牛血清（FBS）洗涤并阻断后，用抗-Foxp3（5 μg/ml）抗体在 4 ℃、黑暗环境中染色 30 min。为了分析细胞内细胞因子 Th17 和 Th9 的产生，用白细胞活化鸡尾酒刺激并分离细胞 6 h，将细胞表面用抗-CD4（10 μg/ml）抗体在 4 ℃、黑暗环境中染色 30 min。表面染色后，同样使用 BD cytofix/cytoperm 试剂盒在 4 ℃、黑暗环境中固定并渗透 30 min，水洗后用 1% FBS 阻断，细胞内用抗-IL-9（5 μg/ml）、抗-IL-17A（5 μg/ml）抗体在 4 ℃、黑暗环境中染色 30 min，使用合适的 κ 同型对照单抗评估背景荧光染色。最后用 1% 多聚甲醛固定染色细胞，并使用流式细胞仪进行分析。

8. 实时荧光定量 PCR 检测肺组织细胞因子 mRNA 水平

取 50 mg 肺样本进行均质化处理，用 Trizol 试剂提取总 RNA，根据制造商的方案，用高容量 cDNA 逆转录试剂盒反转录为互补 DNA（cDNA）。随后在 ABI 7 300 Real-time PCR 系统（Applied Biosystems，CA，USA）上使用 SYBR Green 试剂进行实时荧光定量 PCR（Q-PCR）。15 μl 反应混合物由 1.2 μl 10 倍稀释第一链 cDNA、7.5 μl 2×SYBR Green、0.3 μl 10 μM 正反向引物和 5.7 μl DEPC 处理过的水组成。采用循环阈值法（$2^{-\Delta\Delta CT}$）测定 mRNA 水平，并归一化为甘油醛-3-磷酸脱氢酶（GAPDH）水平，详细引物信息见表 4-1-156。

表 4-1-156 实时荧光定量 PCR 的引物序列

基因		引物序列（5'-3'）
IL-9	正向	TCTTCAGTICTGTGCTGGGC
IL-10	反向	CAGCTGCATTTTGACGGTGG
	正向	ATAACTGCACCCACTTCCCA
IL-17A	反向	TTGTCCAGCTGGTCCTTTGTT
	正向	ATCAGGACGCGCAAACATGA
TGF-β1	反向	TTGGACACGCTGAGCTTTGA
	正向	GCTGCGCTTGCAGAGATTAAA
GAPDH	反向	CACTCAGGCGTATCAGTGGG
	正向	TATGTCGTGGAGTCTACTGGT

9. ELISA 法分析血清和 BALF 样品中细胞因子水平

根据制造商的说明书，使用商用 ELISA 试剂盒检测血清和 BALF 中 IL-9、IL-10、IL-17、TGF-β 的水平。将血清样本在适当的缓冲液中稀释 10 倍，并对 BALF 样本分别进行两份评估。每孔加入 100 μl 标准品和样品，用胶条覆盖，于 37 ℃孵育 2 h。然后分别弃去孔内液体，每孔加生物素抗体 100 μl（1x），盖上新胶条，于 37 ℃孵育 1 h。每孔抽吸后，每孔加酶标亲和素 100 μl（1x），用新胶条覆盖孔板，于 37 ℃孵育 1 h，重复吸洗 5 次，每孔加入 90 μl TMB 底物，于 37 ℃孵育 20 min，每孔加入 50 μl 停止液，轻拍板以确保充分混合，5 min 内测定每孔光密度，并在酶标仪 450 nm 下测定吸光度值。

10. 肺组织（PU.1、ROR-γt 和 Foxp3）的免疫组织化学分析

用肺叶石蜡包埋切片进行免疫组织化学分析。在切片二甲苯中脱烃，在酒精中再水化，然后在 3% 过氧化氢中孵育 10 min，接着在 5% BSA 阻断液中孵育 20 min。载玻片在 4 ℃下用抗-PU.1（1∶50）、抗-ROR-γt（1∶2 000）或抗-Foxp3（1∶100）抗体孵育过夜。PBS 洗涤后，用生物素化二抗和辣根过氧化物酶（Streptavidin-HRP）孵育 20 min，然后使用 3,3'-二氨基联苯胺盐酸盐（DAB）孵育 10 min。将载玻片清洗后用苏木精反染，用显微镜对载玻片成像。

11. Western-blot 分析肺组织 PU.1、ROR-γt 和 Foxp3 蛋白水平

Western blot 检测肺组织中 PU.1、ROR-γt、Foxp3 的表达水平。将肺样品在含有磷酸酶和蛋白酶抑制剂的组织裂解试剂中均质化，然后用 BCA 蛋白法测定蛋白浓度。将 50 μg 蛋白样品在 12% SDS-PAGE 上分离，然后转移到 PVDF 膜上。用 5% 脱脂牛奶封闭膜后，在 4 ℃下用指定浓度的一抗［包括抗-PU.1（1∶1 000）、抗-ROR-γt（1∶1 000）或抗-Foxp3（1∶2 000）抗体］进行免疫印迹过夜。洗涤后，用辣根过氧化物酶（HRP）偶联二抗（1∶5 000）在室温下孵育 1 h，使用 ChemiDoc（BioRad Laboratories）通过化学发光对信号进行可视化。用 Restore Western Blot Strippin g Buffer 剥离膜，并用抗-GAPDH（1∶2 000）抗体进行修饰，以显示每个通道的蛋白质负载相等。

12. 统计分析

所有数据点均为技术重复或三重复，实验独立重复至少 2 次，以生物重复的均数 ± 标准差报告，并使用 SPSS 17.0 版软件进行分析。采用多样本秩和检验（Kruskal-Wallis 检验）分析各组小鼠哮喘症状的差异。采用曼-惠特尼测试来比较两组参与者评估哮喘症状得分的平均水平。为了调整统计检验的水平，将原标准 $P < 0.05$ 改为 $P < 0.012\ 5$（考虑到 $0.05/4 = 0.012\ 5$），认为 $P < 0.012\ 5$ 具有统计学意义。其余试验采用单因素方差分析（ANOVA）后再进行 LSD 或 Dunnett's T3 多重比较检验（$P < 0.05$，认为差异均有统计学意义）。

（二）实验结果

1. 芒果苷减轻了哮喘发作的症状

芒果苷可缓解 OVA 诱导哮喘小鼠的哮喘症状。正常对照组小鼠呼吸相对平稳，偶尔打喷嚏或咳嗽。

当 OVA 刺激时，OVA 可使哮喘小鼠的症状进一步恶化，表现为烦躁、抓耳、打喷嚏或咳嗽、呼吸短促、腹部明显收腹，并随着刺激次数的增加而加重。鼻、耳、趾发绀明显，兴奋弓背或俯卧，反应迟钝，色差，被毛暗沉。用芒果苷治疗 OVA 致哮喘模型小鼠，症状明显减轻。地塞米松作为抗炎作用的阳性对照，在缓解哮喘症状方面显示出与芒果苷相当的有效性。对哮喘发作症状进行评分后，模型组中位评分在 3 分左右，提示模型组哮喘症状严重。当小鼠接受芒果苷和地塞米松治疗后，该评分从 3 降至 1，见表 4-1-157。

表 4-1-157　芒果苷缓解哮喘症状评分

组别	评分				平均值
	0	1	2	3	
正常对照组[*]	8	4	0	0	0
模型组（OVA 诱导）	0	1	4	7	3
芒果苷（100 mg/kg）治疗组[*]	0	8	2	2	1
芒果苷（200 mg/kg）治疗组[*]	2	5	3	2	1
阳性组（地塞米松）[*]	5	5	1	1	1

注：x^2 为 23.592；与模型组（OVA 诱导）比较，[*]$P<0.0125$。

2. 芒果苷能恢复哮喘小鼠的肺功能

肺功能检测结果如图 4-1-81 所示。随着乙酰甲胆碱剂量的逐渐增加，OVA 诱导哮喘模型组吸气、呼气阻力较对照组明显升高（$P<0.01$），结果见图 4-1-81A、B、D，Cldyn 明显降低（$P<0.01$），结果见图 4-1-81C、E。与模型组比较，芒果苷显著降低大鼠呼气、吸气阻力（$P<0.01$ 或 $P<0.05$），结果见图 4-1-81A、B、D，两剂量下 Cldyn 均轻度恢复（$P<0.01$ 或 $P<0.05$），结果见图 4-1-81C、E。

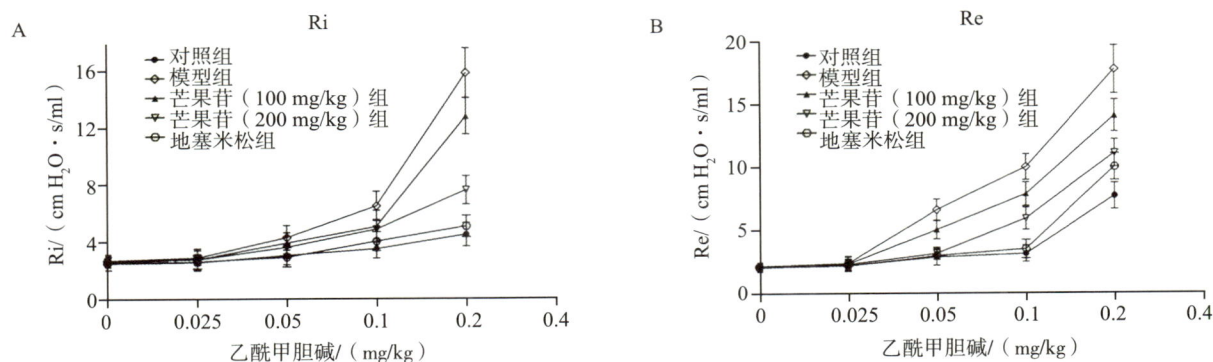

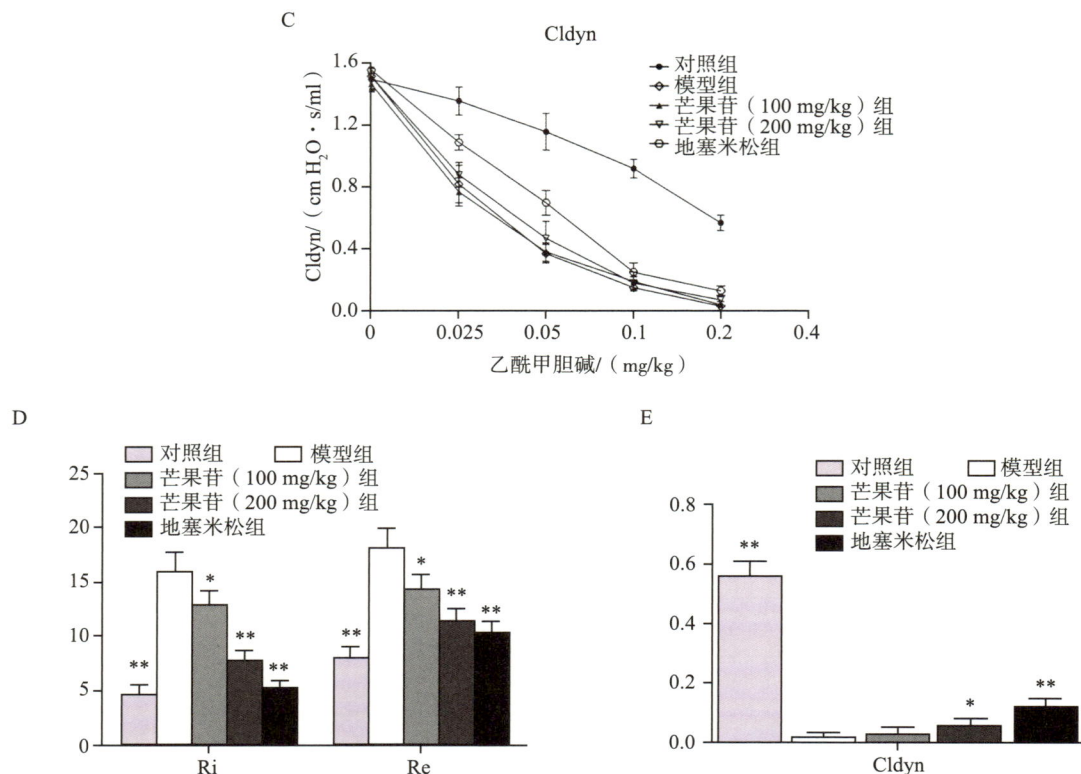

本研究采用AniRes2005动物肺功能分析系统，采用Ri、Re、Cldyn评价气道高反应性。A、B、C分别为Ri、Re、Cldyn对乙酰甲胆碱浓度（0 mg/kg、0.025 mg/kg、0.05 mg/kg、0.1 mg/kg、0.2 mg/kg）的倍增效应。D、E分别为Ri、Re和Cldyn对乙酰甲胆碱浓度（0.2 mg/kg）的柱状图。数据用均数±标准差表示（$n=12$）。与模型组比较，$^*P<0.05$，$^{**}P<0.01$。

图 4-1-81　芒果苷能恢复哮喘小鼠的肺功能

3. 芒果苷降低 BALF 中白细胞和嗜酸性粒细胞（EOS）的浸润

本研究进一步证实了芒果苷在 OVA 诱导的过敏性哮喘小鼠模型中的作用。与正常对照组相比，OVA 诱导的白细胞显著浸润 BALF，且白细胞中 EOS 数量显著增加（$P<0.01$）。与模型组比较，芒果苷显著降低白细胞和 EOS 数量，且呈剂量依赖性（$P<0.01$ 或 $P<0.05$）（图 4-1-82A、B）。

4. 芒果苷可减轻气道炎症和肺部黏液分泌过多

通过 HE 染色评估芒果苷是否能减轻气道炎症，通过 PAS 染色评估芒果苷是否能减少肺组织黏液分泌。结果表明，与正常对照组相比，OVA 诱导哮喘模型组小鼠出现严重的细支气管周围和肺泡炎症，表现为小气道和脉管周围炎症细胞浸润过多、肺泡间隔增多、杯状细胞增多以及黏液生成增多。我们发现与未处理的 OVA 诱导哮喘模型小鼠相比，在低剂量（100 mg/kg）芒果苷处理的 OVA 诱导哮喘模型小鼠中，白细胞浸润和黏液分泌明显减少。更有趣的是，高剂量（200 mg/kg）芒果苷和地塞米松处理组肺中几乎没有发现炎症细胞和杯状细胞（图 4-1-82C、D）。结果提示，芒果苷能显著减轻 OVA 诱导的变应性炎症，表现为气道和肺泡间隔炎症细胞浸润减少、杯状细胞增生和黏液分泌减少。

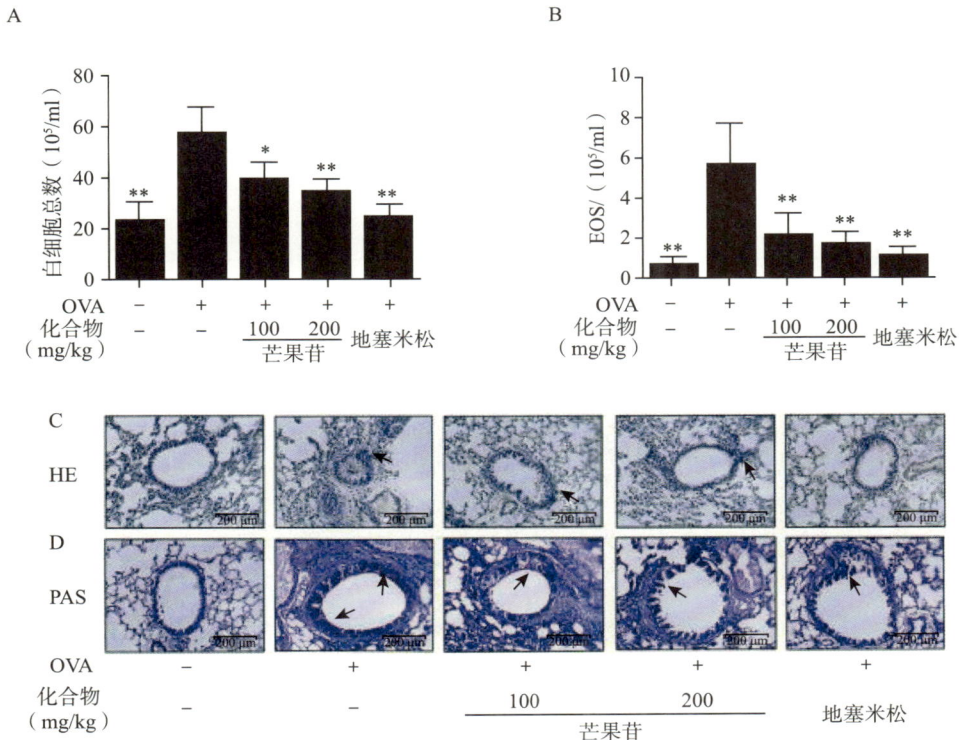

在最后一次OVA干预24 h后收集BALF，并对各组气道炎症及肺组织黏液分泌情况进行组织学观察。A、B分别为BALF中总白细胞和EOS数量。C、D分别为肺组织H&E和PAS染色结果。数据用均数±标准差表示（$n=12$）。与模型组比较，$^*P<0.05$，$^{**}P<0.01$。

图 4-1-82　芒果苷减轻气道炎症和肺嗜酸性粒细胞浸润

5. 芒果苷改变了脾脏中 Th9、Th17 和 Treg 的数量

通过蛋白阵列分析检测到芒果苷处理 OVA 诱导哮喘小鼠模型的血清样本中 IL-9 和 IL-17 水平降低，IL-10 水平升高[107]。这促使我们检测脾脏中 Th9、Th17 和 Treg 细胞的数量。流式细胞术分析显示，与正常对照组相比，OVA 诱导的哮喘小鼠 Th9、Th17 细胞比例升高，而 Treg 细胞比例降低。芒果苷干预后，Th9、Th17、Treg 细胞比例得到恢复（图 4-1-83）。

6. 芒果苷对肺、血清和 BALF 中 Th9、Th17 和 Treg 相关细胞因子的表达有交互作用

为了更好地了解芒果苷对 Th9、Th17 和 Treg 细胞相关细胞因子的作用，我们分别测定了肺、血清和 BALF 中 IL-9、IL-17A、IL-10 和 TGF-β1 的 mRNA 和蛋白水平，结果见图 4-1-84、图 4-1-85。与正常对照组相比，OVA 诱导哮喘模型组小鼠血清 IL-9、IL-17A mRNA 和蛋白水平显著升高（$P<0.01$），IL-10、TGF-β1 水平显著降低（$P<0.01$ 或 $P<0.05$）。芒果苷显著降低了 OVA 诱导哮喘模型组升高的 IL-9 和 IL-17A 水平（$P<0.05$），恢复了降低的 IL-10 和 TGF-β1 水平（$P<0.01$ 或 $P<0.05$）。结果表明，芒果苷对 OVA 诱导的哮喘小鼠模型中 Th9、Th17 和 Treg 细胞相关细胞因子的表达具有交互作用。

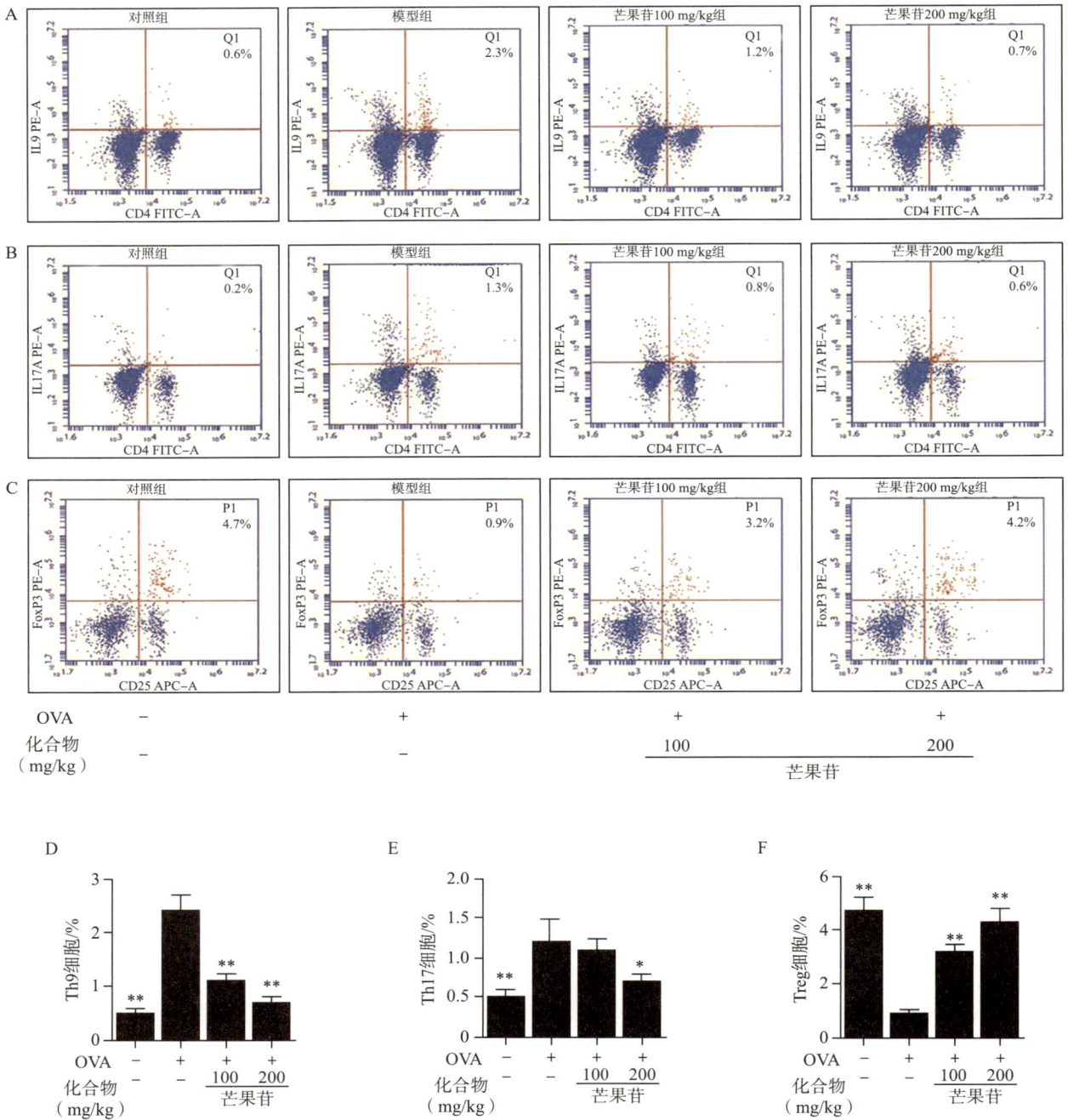

流式细胞术检测脾脏CD4+T细胞中Th9、Th17和Treg细胞的百分比。A~C为脾脏中Th9、Th17、Treg细胞比例代表性图；D~F为Th9、Th17和Treg细胞平均百分比条形图。数据用均数±标准差表示（$n=12$）。与模型组比较，$^*P<0.05$，$^{**}P<0.01$。

图 4-1-83　芒果苷可减轻脾脏中 Th9/Treg 和 Th17/Treg 细胞的失衡

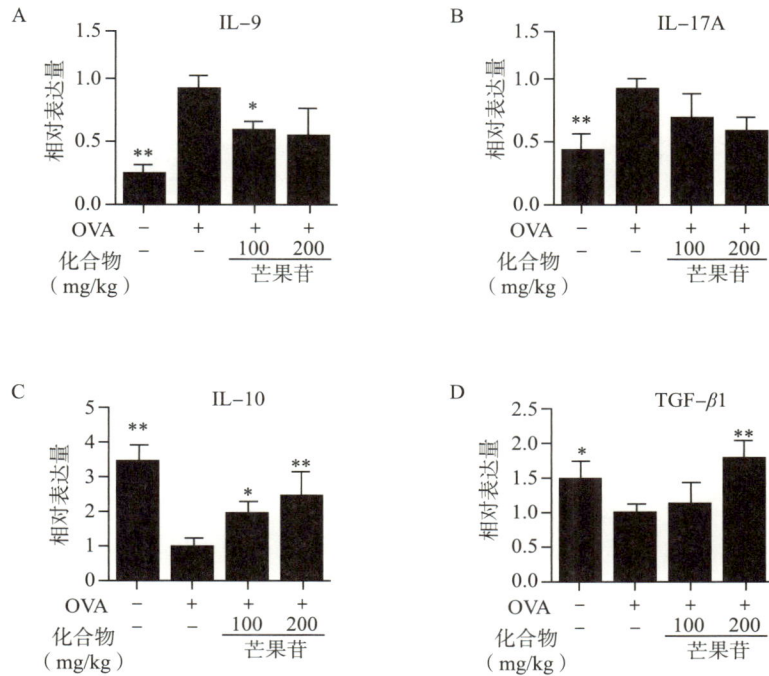

实时荧光定量PCR检测肺组织中IL-9、IL-17A、IL-10、TGF-β1 的相对表达量。数据用均数 ± 标准差表示（$n=12$）。与模型组比较，$^*P<0.05$，$^{**}P<0.01$。

图 4-1-84 芒果苷调节肺组织中 IL-9、IL-17A、IL-10 和 TGF-β1 mRNA 水平

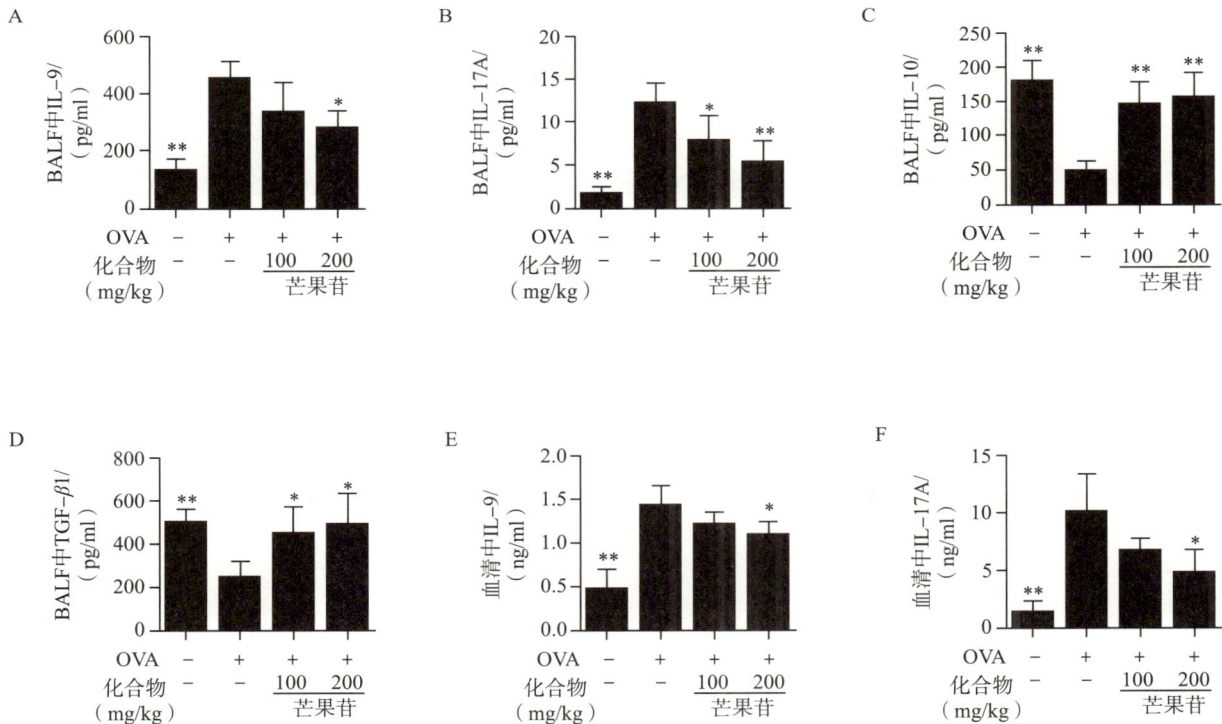

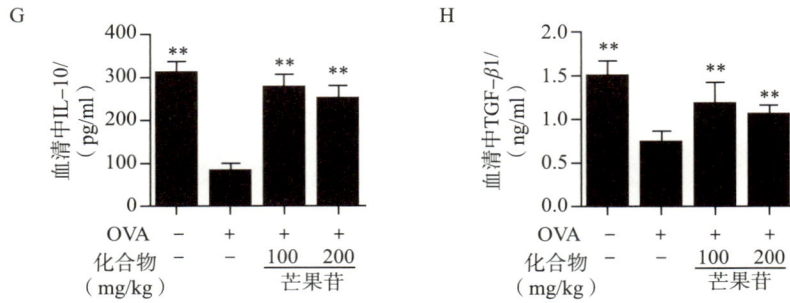

最后一次OVA干预24 h后采集BALF和血清，采用ELISA试剂盒检测。A~D、E~H分别为BALF和血清中IL-9、IL-17A、IL-10和TGF-β1的水平。数据用均数±标准差表示（n=12）。与模型组比较，*P＜0.05，**P＜0.01。

图 4-1-85　芒果苷对 BALF 和血清中 IL-9、IL-17A、IL-10 和 TGF-β1 的分泌有交互作用

7. 芒果苷调节肺组织中 PU.1、ROR-γt 和 Foxp3 的表达

PU.1、ROR-γt 和 Foxp3 作为特异性转录因子，在 Th9、Th17 和 Treg 细胞的分化过程中起着至关重要的作用。我们采用 Western blot 和 IHC 检测肺组织中 PU.1、ROR-γt 和 Foxp3 的表达。Western blot 结果如图 4-1-86 D~G 所示。与正常对照组相比，OVA 致哮喘小鼠模型中 PU.1 和 ROR-γt 水平过高，Foxp3 水平过低。而芒果苷显著抑制 PU.1 和 ROR-γt 的表达（$P＜0.01$ 或 $P＜0.05$），升高 Foxp3 的表达（高剂量组 $P＜0.05$）。IHC 显示蛋白表达变化与 WB 相似，结果见图 4-1-86A~C。与正常对照组比较，模型组 PU.1、ROR-γt 阳性表达明显升高，Foxp3 阳性表达明显降低。芒果苷能恢复哮喘小鼠肺组织中 PU.1、ROR-γt 和 Foxp3 的异常表达。

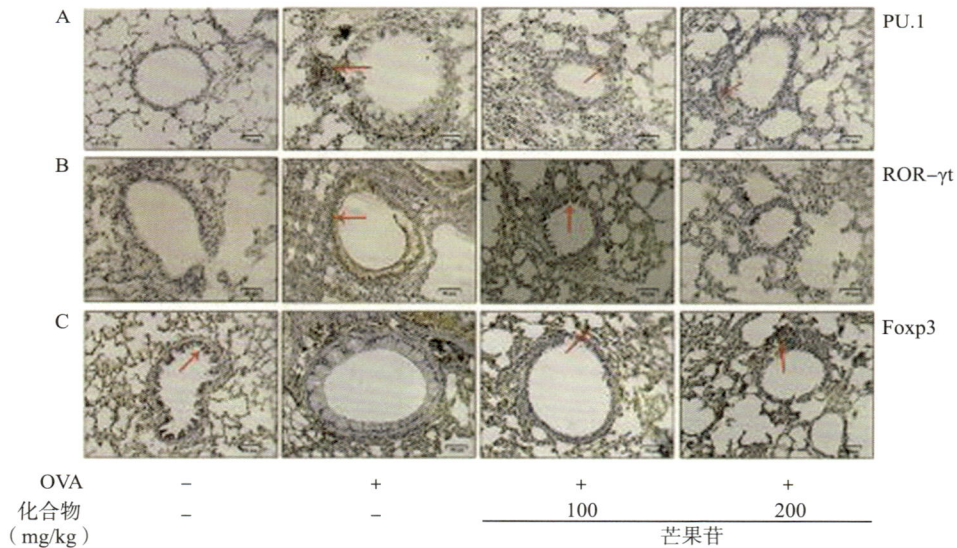

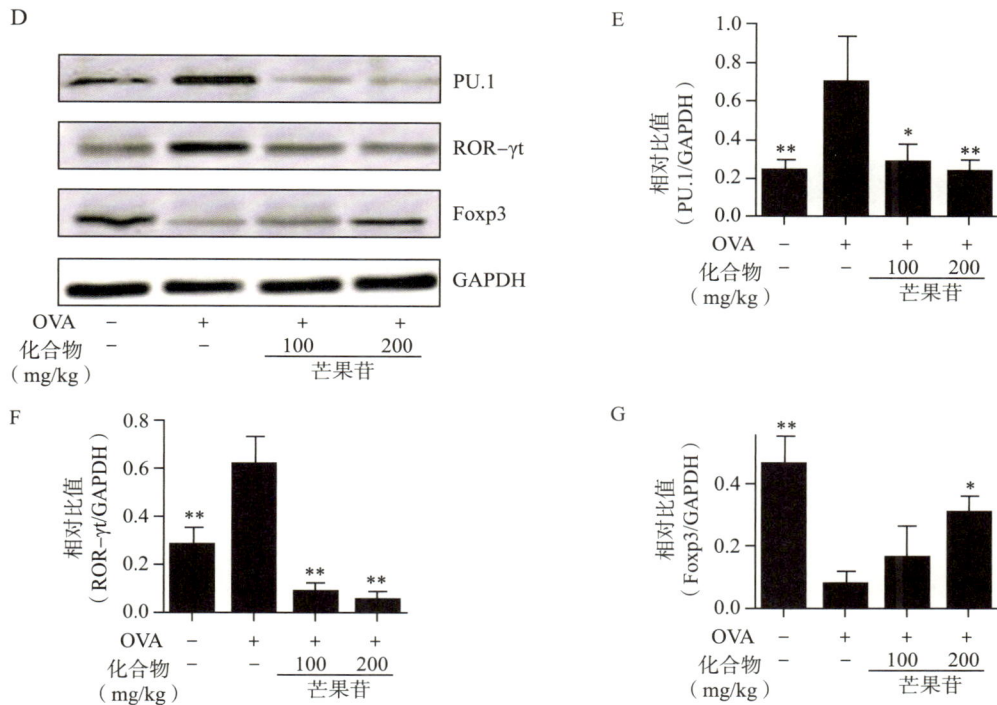

A~C为免疫组织化学法检测肺组织中PU.1、ROR-γt、Foxp3的表达（放大400倍）；D为Western blot法检测肺组织中PU.1、ROR-γt、Foxp3水平；E~G为PU.1、ROR-γt和Foxp3平均相对比值的条形图；数据用均数±标准差表示（$n=12$）。与模型组比较，$^*P<0.05$，$^{**}P<0.01$。

图 4-1-86　芒果苷调节肺组织中 PU.1、ROR-γt 和 Foxp3 的表达

二十八、芒果苷对哮喘小鼠模型中 Th1、Th2 细胞因子失衡的改善作用

（一）实验方法

1. 动物造模和给药[109]

将小鼠随机分为 6 组，每组 12 只，即正常组、模型组、芒果苷治疗组（50 mg/kg、100 mg/kg 和 200 mg/kg）和地塞米松组。模型组、芒果苷治疗组和地塞米松组的动物腹膜内（i.p）用 20 mg OVA 和 0.15 ml 氢氧化铝凝胶在 0.2 ml 磷酸盐缓冲盐水（PBS，pH 7.4）中致敏。注射在第 1 d、第 8 d 和第 15 d 进行 3 次。将致敏小鼠单独放置在有机玻璃室中，通过反复暴露于 OVA（1%）气溶胶进行攻击，该气溶胶由雾化器输送，压缩空气以 20 L/min 的速度驱动。攻击每日进行 1 次，每次 20 min，连续 5 d（第 25～29 d）。正常组腹膜内注射 0.2 ml PBS（pH 7.4），其中含有 0.15 ml 氢氧化铝凝胶，并仅用 PBS 进行攻击以评估保护作用。第 16～29 d（连续 14 d）每日给小鼠口服 1 次芒果苷（50 mg/kg、100 mg/kg 和 200 mg/kg）。以生理盐水为载体。地塞米松（1.25 mg/kg）作为阳性对照的参考药物，第 16～29 d 口服给药。正常组和模型组仅给予生理盐水。在最后一次攻击 24 h（即第 30 d）后处死动物，以研究芒果苷对哮喘的抑制作用。实验药物及治疗计划如图 4-1-87 所示。

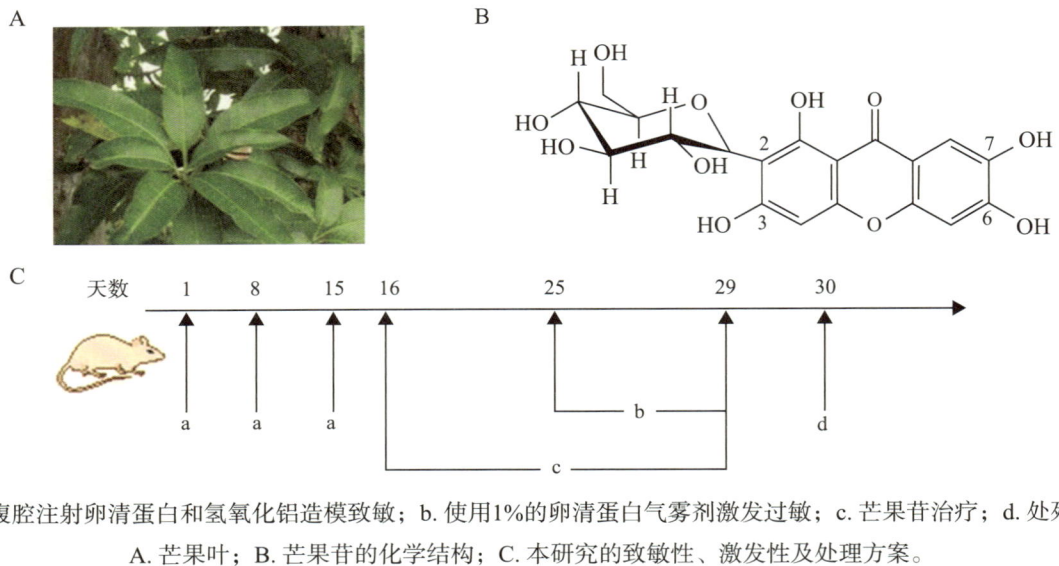

a. 腹腔注射卵清蛋白和氢氧化铝造模致敏；b. 使用1%的卵清蛋白气雾剂激发过敏；c. 芒果苷治疗；d. 处死。

A. 芒果叶；B. 芒果苷的化学结构；C. 本研究的致敏性、激发性及处理方案。

图 4-1-87　实验药物及治疗计划

2. 支气管肺泡灌洗液（BALF）和血液的收集

最后一次暴露于 DVA（1%）气溶胶攻击后 24 h，通过眼眶后丛对小鼠进行放血，随后离心 10 min（3 000 r/min，4 ℃以分离血清，并保持在-20 ℃下直至分析细胞因子和 OVA 特异性免疫球蛋白 E（IgE）。然后，腹腔注射戊巴比妥钠（50 mg/kg）处死小鼠，并进行气管切开术。气管插管，将 0.6 ml 冰冷 PBS 灌注到肺中进行灌洗。每只小鼠重复此过程 1 次。每只小鼠获得约 1 ml 支气管肺泡灌洗液（BALF）。将 BALF 离心 10 min（3 000 r/min，4 ℃），将上清液保持在-20 ℃，直到分析白三烯 C_4（LTC_4）和前列腺素 D_2（PGD_2）。将沉淀物悬浮在 300 μl 冰冷 PBS 中，离心到载玻片上，用瑞氏-姬姆萨染色法染色 5 min。通过在 40× 放大倍数下计数，每张载玻片总共 300 个细胞来量化载玻片的分化细胞计数。使用血细胞计数器计数 BALF 细胞总数。

3. 组织学评估

对每只动物的肺组织炎症变化进行组织学评估。完整切除肺组织，然后用 4% 多聚甲醛灌注固定过夜，随后嵌入石蜡中。从中叶、颅叶、副叶和尾叶取出样本。从每个样本切下 4 mm 厚的横切片，并用苏木精和伊红（HE）染色。通过显微镜观察载玻片，并由两名独立研究人员以双盲方式对炎症变化进行评分。Underwood 等人（1995）指出，支气管周围和血管周围炎症的程度可通过 0～5 分的主观量表进行评估，如表 4-1-158 所述[110]。

表 4-1-158　用于评估肺部炎症变化的组织病理学评分表

组织病理学评分	血管周围和细支气管周围嗜酸性粒细胞增多	水肿	上皮损伤
0	正常	正常	正常
1	低级别细胞内流，无组织病变	低度弥漫性水肿	低度细胞损失
2	少量到中度细胞流入，轻度组织损伤	中度肺泡和细支气管水肿	低度细胞损失

续表

组织病理学评分	血管周围和细支气管周围嗜酸性粒细胞增多	水肿	上皮损伤
3	中度细胞流入，轻度组织损伤	区域和局部性水肿	中度细胞损失
4	细胞大量涌入，明显的组织损伤	明显水肿	中度细胞损失
5	细胞大量涌入，组织病变显著	肺炎型水肿	上皮化生、黏液细胞增生

4. 用 ELISA 检测 BALF 中的 LTC$_4$ 和 PGD$_2$

使用 ELISA 测量 BALF 中的 LTC$_4$ 和 PGD$_2$ 水平，所有测量均重复进行。简而言之，将血清样品重复加入 96 孔板中，每孔 100 ml。向每个孔中添加适当的生物素偶联抗体。将样品在室温下孵育 2 h，然后抽吸孔，并将每个孔清洗 5 次。接着将底物溶液添加到每个孔中，并在室温下于黑暗中孵育 30 min。在 450 nm 下用微孔板读数器测定每个孔的吸光度值（OD），根据 OD 重复读数的平均值创建标准曲线。

5. 血清中 OVA 特异性 IgE 水平的测量

血清中 OVA 特异性 IgE 水平通过 ELISA 分析，如前所述[111]，使用 OVA 捕获抗体，绵羊抗鼠 IgE 作为二抗，HRP 偶联兔抗绵羊 IgG 作为三抗。将样品在适当的缓冲液中稀释 100 倍，然后分别进行重复测定，最终于 492 mm 处测定吸光度值。

6. 抗体阵列检测血清中的细胞因子水平

使用 Quantibody 小鼠细胞因子阵列试剂盒测量血清样本中的所有细胞因子水平，共定量检测了 20 种细胞因子/趋化因子：白细胞介素 IL-1a、IL-1b、IL-2、IL-3、IL-4、IL-5、IL-6、IL-9、IL-10、IL-12、IL-13、IL-17，角质形成细胞衍生趋化因子（KC），单核细胞趋化蛋白-1（MCP-1），巨噬细胞集落刺激因子（M-CSF），活化后调节、正常 T 细胞表达和分泌因子（RANTES），肿瘤坏死因子 α（TNF-α），血管内皮生长因子（VEGF），粒细胞-巨噬细胞集落刺激因子（GM-CSF）和干扰素-γ（IFN-γ）。检测按照试剂盒说明书进行，并使用公司提供的软件分析数据。

7. 半定量逆转录聚合酶链式反应（RT-PCR）

使用 RNAprep pure Tissue Kit 从肺组织匀浆中提取总 RNA，并使用寡聚 dT 和随机引物转化为 cDNA。取 2 ml cDNA 样本进行 PCR 扩增。针对每个引物对优化扩增循环数和退火温度。将 PCR 产物在 1.5% 琼脂糖凝胶上进行电泳，并用溴化乙锭染色。IL-4、IL-5、IL-12、IL-13、IFN-γ 和 β-actin 的 PCR 引物的寡核苷酸序列列于表 4-1-159 中。

表 4-1-159 半定量 RT-PCR 的寡核苷酸序列

基因		引物序列（5'-3'）	放大的片段大小/bp
β-actin	正向	TGGAATCCTGTGGCATCCATGAAAC	349 bp
	逆向	TAAAACGCAGCTCAGTAACAGTCCG	
IL-4	正向	CCTGCTCTTCTTTCTCGAATGT	165 bp
	逆向	CTCTCTGTGGTGTTCTTCGTTG	

基因		引物序列（5′–3′）	放大的片段大小/bp
IL–5	正向	TCAGCTGTGTCTGGGCCACT	133 bp
	逆向	TTATGAGTAGGGACAGGAAGCCTCA	
IL–12	正向	ATTATTCCTGCACTGCTGAAGAC	394 bp
	逆向	TTCACTCTGTAAGGGTCTGCTTC	
IL–13	正向	TGACCAACATCTCCAATTGCA	132 bp
	逆向	TTGTTATAAAGTGGGCTACTTCGATTT	
IFN–γ	正向	GGGACAGCCAAGCGGCTGAC	98 bp
	逆向	CACCTCCCGGGGTCACTGCA	

8. Th1 和 Th2 细胞的流式细胞术分析

在无菌条件下从每只处死小鼠身上取出脾脏，并放入含有 RPMI 1 640 培养基的试管中。使用细胞破碎器破碎脾脏，制备单细胞悬浮液，然后将细胞均匀分布到 96 孔板中，并在含 5%CO_2 加湿培养箱中与（PMA）（50 ng/ml）和离子霉素（1 mg/ml）孵育 5 h。然后在 4 ℃下用抗小鼠 CD3 和 CD4 抗体标记细胞 30 min。细胞表面染色后，将其在 Perm/Wash 缓冲液中固定、透化 20 min，4 ℃避光，然后与抗 IL–4 抗体、抗 IFN–γ 抗体在 4 ℃下避光孵育 30 min。在 1% 多聚甲醛中固定后，用流式细胞仪检测染色的细胞。

9. STAT4 和 STAT6 的免疫组织化学（IHC）分析

免疫组织化学分析实验步骤如下。首先将石蜡包埋的肺组织切片用二甲苯脱蜡，然后重新水化。切片载玻片用 3% H_2O_2 孵育 10 min，然后在 PBS 封闭溶液中的 5%BSA 中孵育 20 min，并在封闭溶液中用抗 STAT4 或抗 STAT6 抗体在 4 ℃下孵育过夜。用 PBS 清洗后，将载玻片用生物素化的二抗处理 20 min，用链霉亲和素–HRP（辣根过氧化物酶）处理 20 min，用 3,3N–二氨基联苯胺四盐酸盐处理 10 min。然后清洗载玻片并用苏木精复染。通过显微镜对载玻片进行评估，阳性细胞在细胞质中显示黄色或棕色颗粒或团块，并带有蓝色细胞核。

10. 用 Western blot 检测 p–STAT4/6、GATA3 和 T–bet 的蛋白质水平

用 Western blot 检测肺组织中磷酸化 STAT4（p–STAT4）、磷酸化 STAT6（p–STAT6）、GATA3 和 T–bet 的表达。首先将肺组织匀浆化，用 PBS 清洗，并在蛋白酶抑制剂混合物存在下在裂解缓冲液中孵育，以获得肺蛋白提取物。将样品上样至 10% SDS–PAGE 凝胶并转移到聚偏氟乙烯膜上。将印迹与适当浓度的特定一抗在 4 ℃下孵育过夜。洗涤后，将印迹与过氧化物酶偶联的二抗孵育。将膜剥离并用 GAPDH 抗体（或 α–微管蛋白抗体）重新印迹，以验证每条泳道中蛋白质的负载是否相等。

（二）实验结果

1. 芒果苷降低了 OVA 诱导的嗜酸性粒细胞增多的比例

嗜酸性粒细胞在哮喘等过敏性疾病中起着关键作用[112]。为了确定芒果苷对气道炎症的影响，计数了

支气管肺泡灌洗液中的总细胞和分化细胞，包括嗜酸性粒细胞、中性粒细胞、淋巴细胞和单核细胞。与正常组相比，OVA 诱导大量白细胞流入支气管肺泡灌洗液，白细胞中嗜酸性粒细胞的比例显著增加，结果见图 4-1-88A、B。用芒果苷治疗的 OVA 致敏和受试小鼠的白细胞增多和嗜酸性粒细胞增多的比例显著降低。芒果苷治疗所产生的这些效果是剂量依赖性的，与地塞米松治疗效果相当。地塞米松被列为抗炎作用的阳性对照，并将被纳入其他实验，以显示芒果苷在某些情况下具有相似的功效或更好的效果。

2. 芒果苷抑制了 IgE、LTC_4 和 PGD_2 的释放

气道炎症与过敏原特异性 IgE 和炎症介质（如 LTC_4 和 PGD_2）水平升高有关[113]。在本研究中，在最后一次 OVA 攻击后 24 h，通过 ELISA 测量血清中的 OVA 特异性 IgE 水平、BALF 中的 LTC_4 和 PGD_2 水平。在接受 OVA 治疗的小鼠（模型组）中观察到 OVA 特异性 IgE 以及 LTC_4 和 PGD_2 异常增加。相反，芒果苷治疗以剂量依赖性方式显著降低血清中的 OVA 特异性 IgE 水平，结果见图 4-1-88C。此外，如图 4-1-88D 所示，100 mg/kg 和 200 mg/kg 的芒果苷显著抑制了 BALF 中的 PGD_2 表达。然而，芒果苷略微抑制了 LTC_4 的表达，但没有显示出统计学差异。

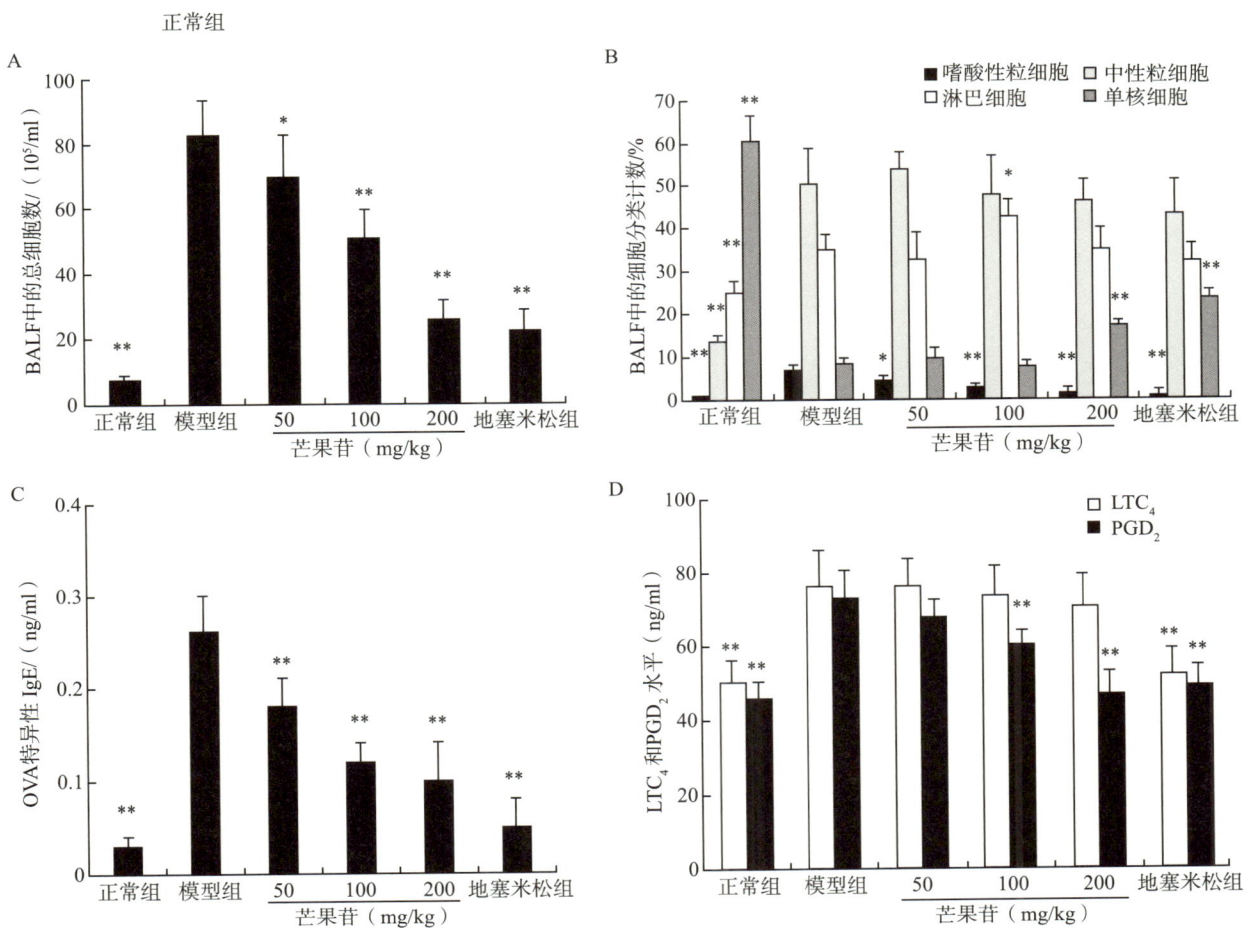

最后一次 OVA 刺激 24 h 后收集 BALF 和血清。按照材料和方法中所述计数 BALF 中的总细胞（A）和分化细胞（B）。C 和 D 为用 ELISA 测量血清中的 OVA 特异性 IgE 水平、BALF 中的 LTC_4 和 PGD_2 水平。与模型组比较，$^*P<0.05$，$^{**}P<0.01$。

图 4-1-88 芒果苷对实验小鼠 OVA 诱导的嗜酸性粒细胞浸润、BALF 组成以及 IgE、LTC_4 和 PGD_2 水平的影响

3. 芒果苷减轻了肺组织中由 OVA 引起的嗜酸性粒细胞增多

鉴于芒果苷能够抑制炎症细胞募集到支气管肺泡灌洗液（BALF），本试验通过 HE 染色评估了芒果苷是否能对肺组织产生抗炎作用。正常组肺组织中几乎没有发现炎症细胞，如图 4-1-89A 所示。然而，如图 4-1-89B 所示，在由 OVA 诱导的哮喘肺组织中，与正常组织相比，观察到炎症细胞大量浸润到支气管周围和血管周围结缔组织中。根据 OVA 诱导的哮喘肺组织在显微镜下的形态，炎症组织中的浸润细胞似乎是白细胞。此外，大多数白细胞都是嗜酸性粒细胞。在接受芒果苷和地塞米松治疗的小鼠中，与模型组相比，富含嗜酸性粒细胞的白细胞浸润明显减弱，如图 4-1-89C ~ F 所示。此外，模型组的炎症评分约为 4，表明嗜酸性粒细胞浸润程度为中度至高度水平。当小鼠接受芒果苷治疗时，该评分降低。芒果苷的最高剂量（200 mg/kg）与地塞米松具有相似的效果，结果见图 4-1-89G。

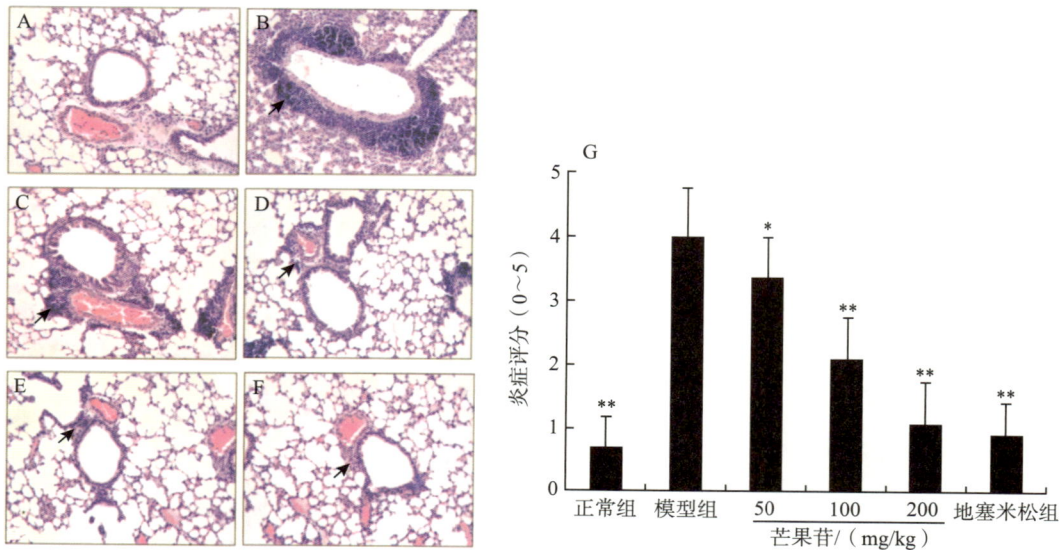

A. 正常组；B. 模型组；C. 芒果苷 50 mg/kg组；D. 芒果苷 100 mg/kg组；E. 芒果苷 200 mg/kg组；F. 地塞米松组；G. 根据材料和方法中所述的炎症评分定性分析芒果苷的抗炎作用。与模型组比较，$^*P<0.05$，$^{**}P<0.01$。

图 4-1-89　芒果苷对实验小鼠 OVA 诱导肺组织学变化的影响

4. 芒果苷对 Th1 和 Th2 相关细胞因子/趋化因子的分泌有相互作用

炎性细胞因子，如 Th2 细胞因子（IL-4、IL-5 和 IL-13）、Th1 细胞因子（IFN-γ、IL-2 和 IL-12）、促炎性细胞因子（IL-1、IL-6 和 TNF-α）、IL-9、IL-10、IL-17 和趋化因子（RANTES 和 MCP-1）参与慢性过敏性哮喘的发病机制[114-116]。为了探讨芒果苷抗哮喘的潜在免疫调节机制，用抗体阵列检测了与气道炎症相关的细胞因子和趋化因子的血清水平。如图 4-1-90 所示，在模型组小鼠中，血清中的几种细胞因子/趋化因子水平，包括 IL-3、IL-4、IL-5、IL-9、IL-13、IL-17、RANTES 和 TNF-α，均高于正常组小鼠，而 IFN-γ、IL-2、IL-10 和 IL-12 的水平显著降低。在此条件下，芒果苷治疗显著减弱了 IL-3、IL-4、IL-5、IL-9、IL-13、IL-17、RANTES 和 TNF-α 水平的增加。此外，芒果苷还提高了 IFN-γ、IL-2、IL-10 和 IL-12 的表达。然而，芒果苷并不影响其他细胞因子和趋化因子的表达，如 GM-CSF、IL-1a、IL-1b、IL-6、MCP-1、KC、M-CSF 和 VEGF。

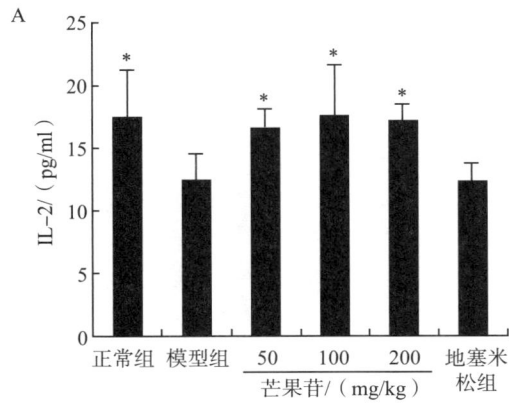

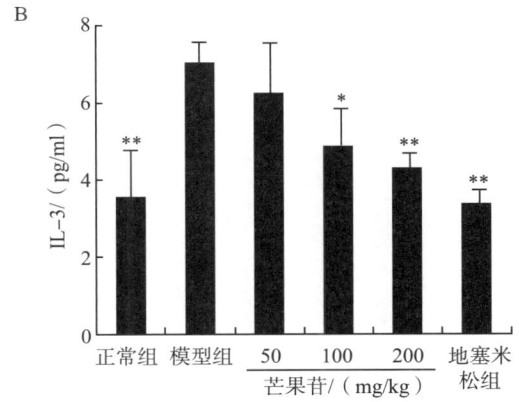

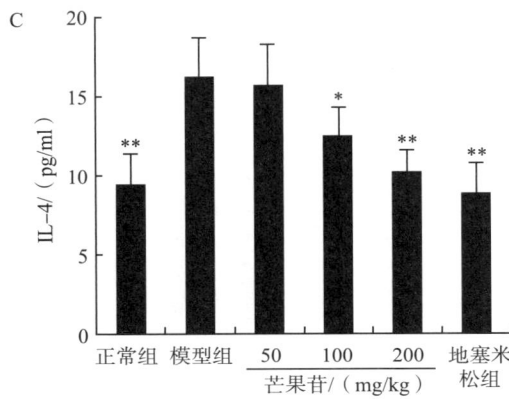

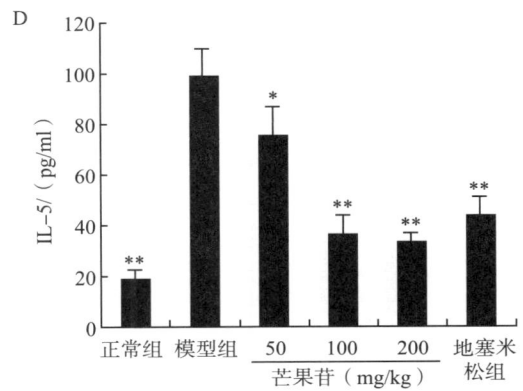

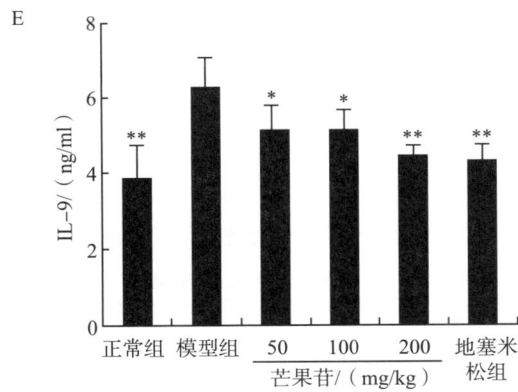

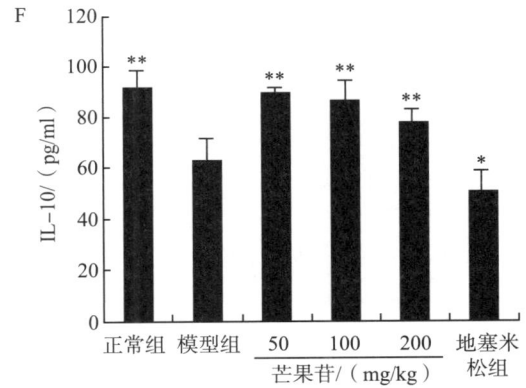

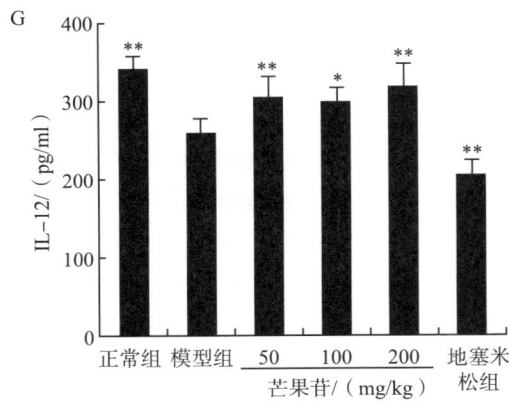

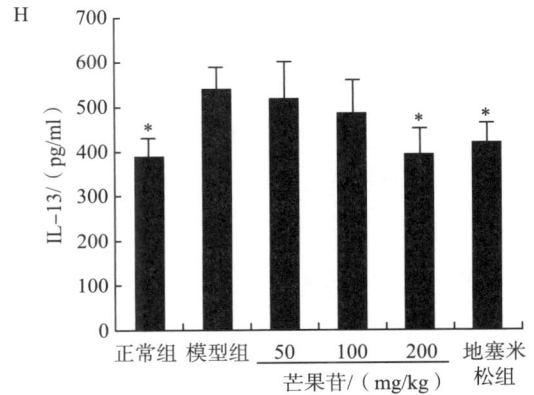

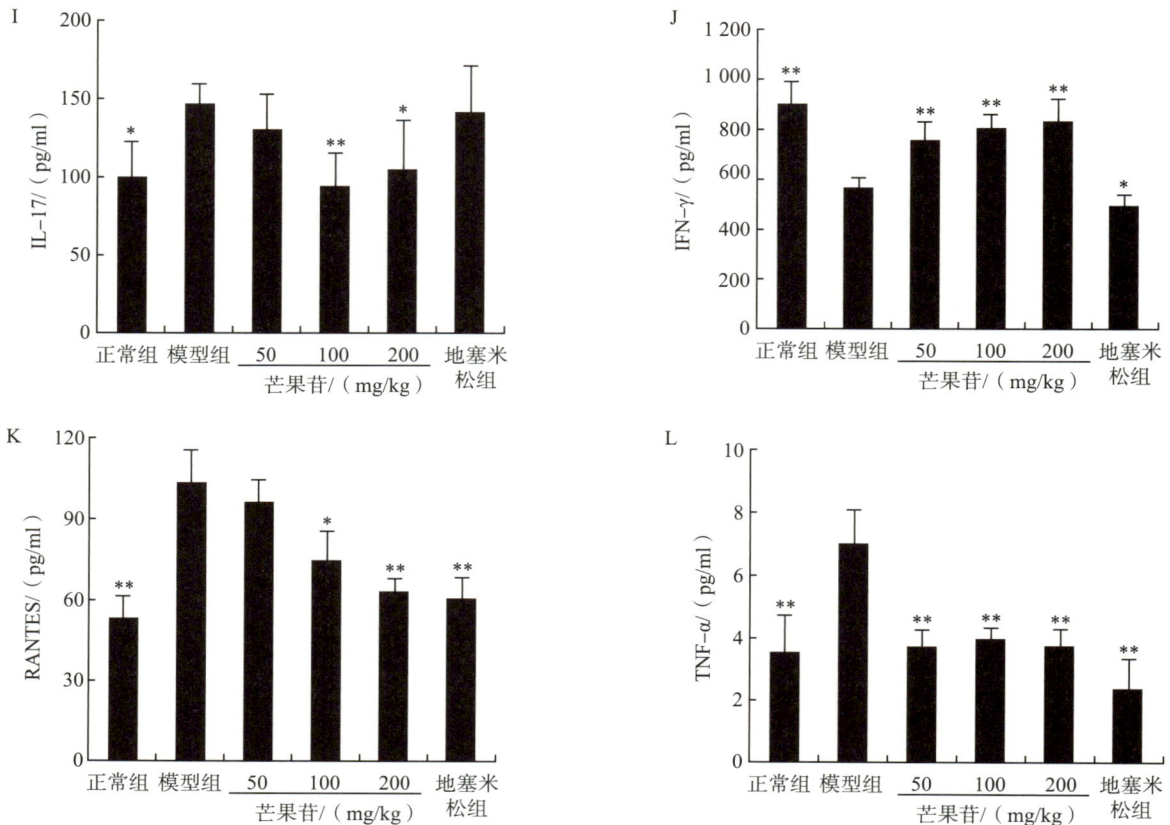

用Quantibody小鼠细胞因子阵列试剂盒定量检测血清样本中 20 种细胞因子/趋化因子的水平，并在每幅图中标出。与模型组比较，*P＜0.05，有显著性差异；**P＜0.01，有极显著差异。

图 4-1-90　芒果苷对实验小鼠血清炎症细胞因子/趋化因子的影响

5. 芒果苷减弱了 Th1 和 Th2 细胞因子 mRNA 水平的失衡

抗体阵列显示芒果苷抑制了 Th1/Th2 细胞分泌的特征性细胞因子，如 IFN-γ、IL-12 和 IL-4、IL-5、IL-13，这些细胞因子在哮喘中起着关键作用。为了证实这一点，从肺组织中扩增并测定了 IFN-γ、IL-12、IL-4、IL-5 和 IL-13 的 mRNA，采用半定量 RT-PCR 进行测定。正如预期的结果，用芒果苷治疗后，IFN-γ 和 IL-12 的 mRNA 表达显著增加，IL-4、IL-5 和 IL-13 的 mRNA 水平明显受到抑制，尤其是在高剂量组，结果如图 4-1-91 所示。这些结果证实芒果苷可以缓解 Th1/Th2 细胞因子的失衡。

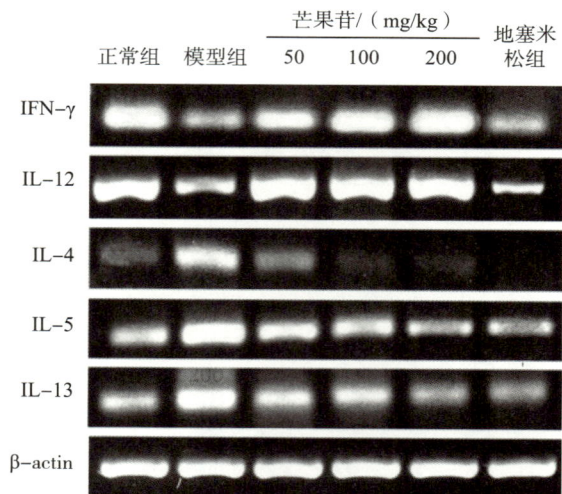

从每个肺中提取总RNA，并通过RT-PCR测定Th1细胞因子（IFN-γ、IL-12）和Th2细胞因子（IL-4、IL-5和IL-13）的mRNA表达，如材料和方法中所述。使用β-actin作为每个PCR反应的内部对照。

图 4-1-91　芒果苷对肺组织中 Th1 和 Th2 细胞因子 mRNA 水平的影响

6. 芒果苷恢复了 CD4 细胞群中 Th1 和 Th2 细胞的比例

研究表明，Th1 和 Th2 细胞在哮喘发生时起着重要作用。例如，在支气管哮喘时 Th1/Th2 细胞状态不平衡。当 Th1 细胞活性降低或 Th2 细胞活性增强时，可能会发生一系列过敏反应[117]。在本研究中，模型组的 $CD4^+IL-4^+T$（Th2）细胞百分比高于正常组，相反，$CD4^+IFN-\gamma^+T$（Th1）细胞百分比显著下降。与模型组相比，芒果苷以剂量依赖性方式降低 Th2 细胞的比例并增加 Th1 细胞的比例，高剂量组效果最明显，结果见图 4-1-92A ~ D。此外，治疗组的 Th1/Th2 比例显著增加。用芒果苷治疗后，Th1/Th2 比率恢复（图 4-1-92E）。

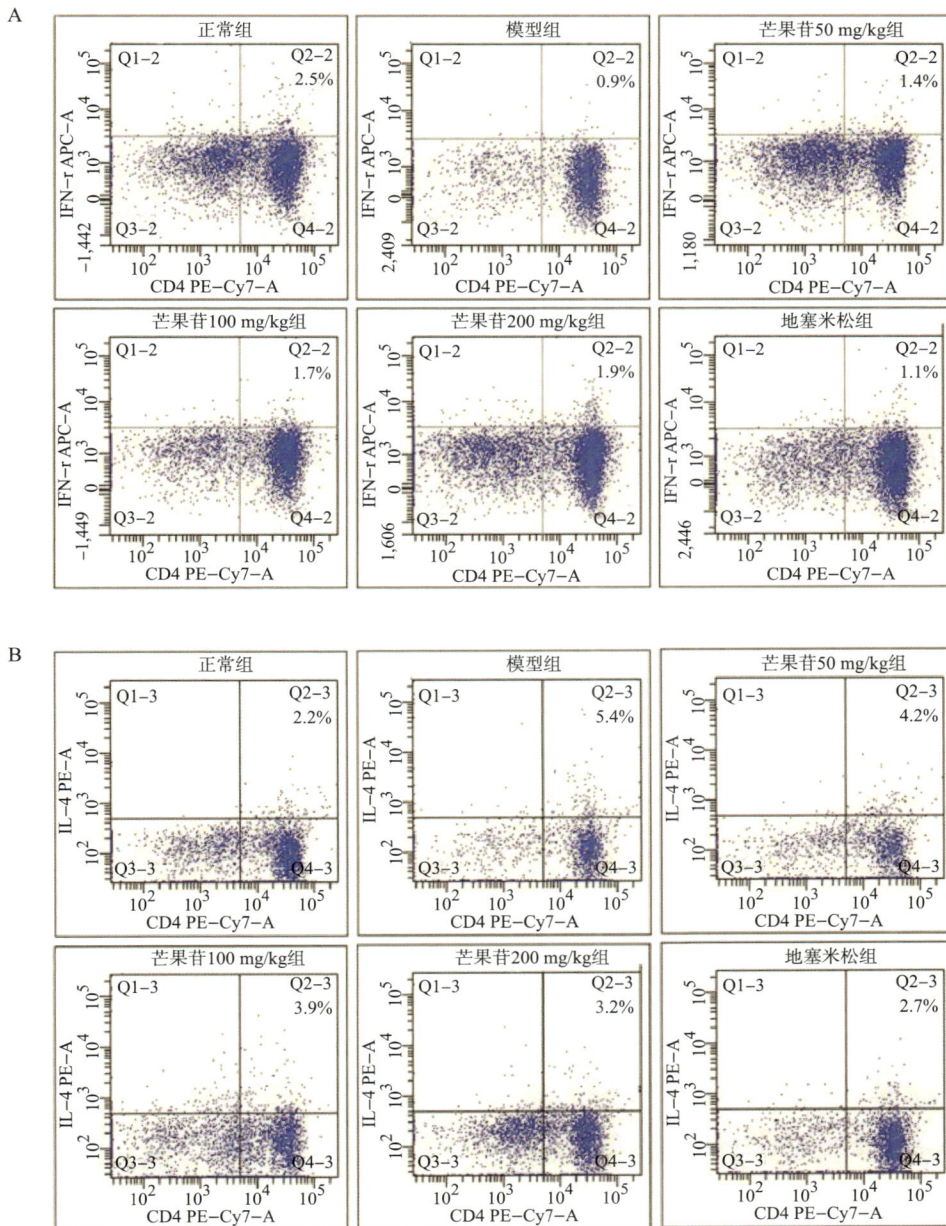

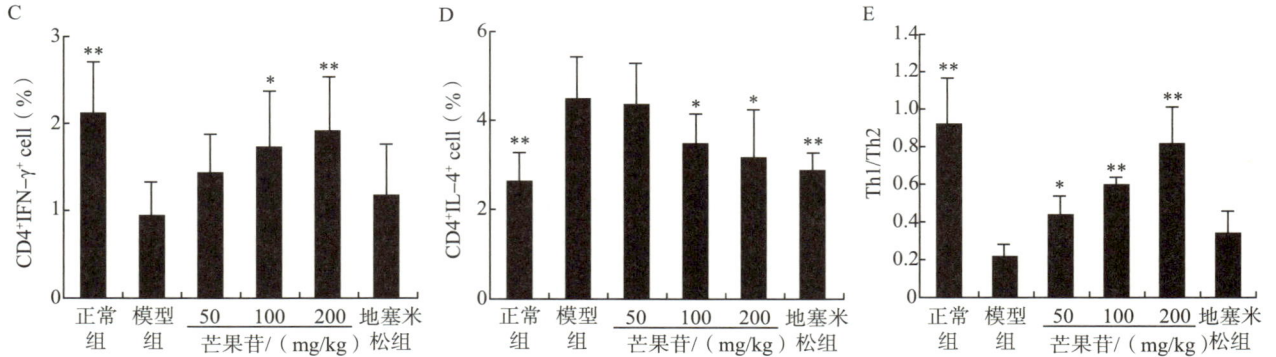

A为用抗-CD3（FITC）、抗-CD4（PE-Cy7）和抗-IFN-γ（APC）依次染色的脾细胞的流式细胞术分析；B为用抗-CD3（FITC）、抗-CD4（PE-Cy7）和抗-IL-4（PE）依次染色的脾细胞的流式细胞术分析；C为CD4$^+$IFN-γ$^+$细胞平均百分比的条形图；D为CD4$^+$IL-4$^+$细胞平均百分比的条形图；E为CD4$^+$IFN-γ$^+$T（Th1）细胞和CD4$^+$IL-4$^+$T（Th2）细胞的比例。

图4-1-92　芒果苷对实验小鼠脾脏CD4$^+$T细胞中Th1和Th2细胞百分比的影响

7. 芒果苷的作用机制可能是抑制STAT-6和GATA-3的激活和表达

据报道，STAT-4、STAT-6、T-bet和GATA-3在天然CD4$^+$T（Th0）细胞分化为Th1和Th2细胞的过程中起着关键作用[118-119]。因此，分别使用IHC和蛋白质印迹法检查芒果苷是否会调节STAT-4、STAT-6、GATA-3和T-bet的激活和蛋白质表达。蛋白质印迹结果显示，与正常组相比，模型组的p-STAT6和GATA-3水平显著升高，而p-STAT4和T-bet水平显著降低。芒果苷抑制了芒果苷治疗组中p-STAT6和GATA-3水平的升高，但没有抑制p-STAT4和T-bet水平的升高，结果见图4-1-93A～7D。此外，免疫组织化学分析显示的结果与Western blot结果类似。芒果苷持续降低肺组织中STAT6的蛋白质表达，结果见图4-1-93E。然而，芒果苷对STAT4表达没有表现出显著影响。

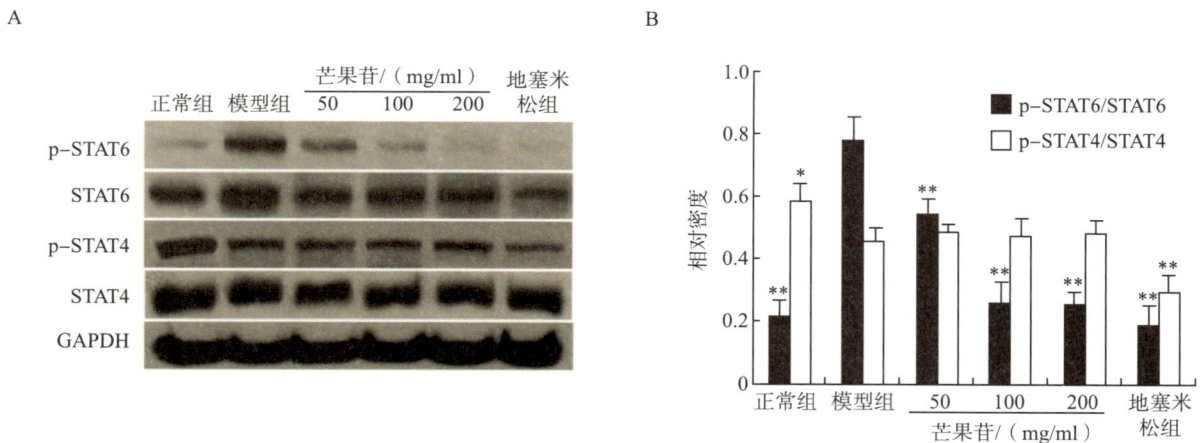

C

D

E

A为Western blot法检测肺组织p-STAT6、p-STAT4水平；B为p-STAT4、p-STAT6平均相对密度条形图；C为Western blot法检测肺组织GATA3、T-bet水平；D为GATA3、T-bet平均相对密度条形图；E为免疫组织化学法检测肺组织STAT6表达（放大400倍），各组仅展示一张代表性图片。a为正常组；b为模型组；c为芒果苷 50 mg/kg组；d为芒果苷100 mg/kg组；e为芒果苷 200 mg/kg组；f为地塞米松 1.25 mg/kg组。

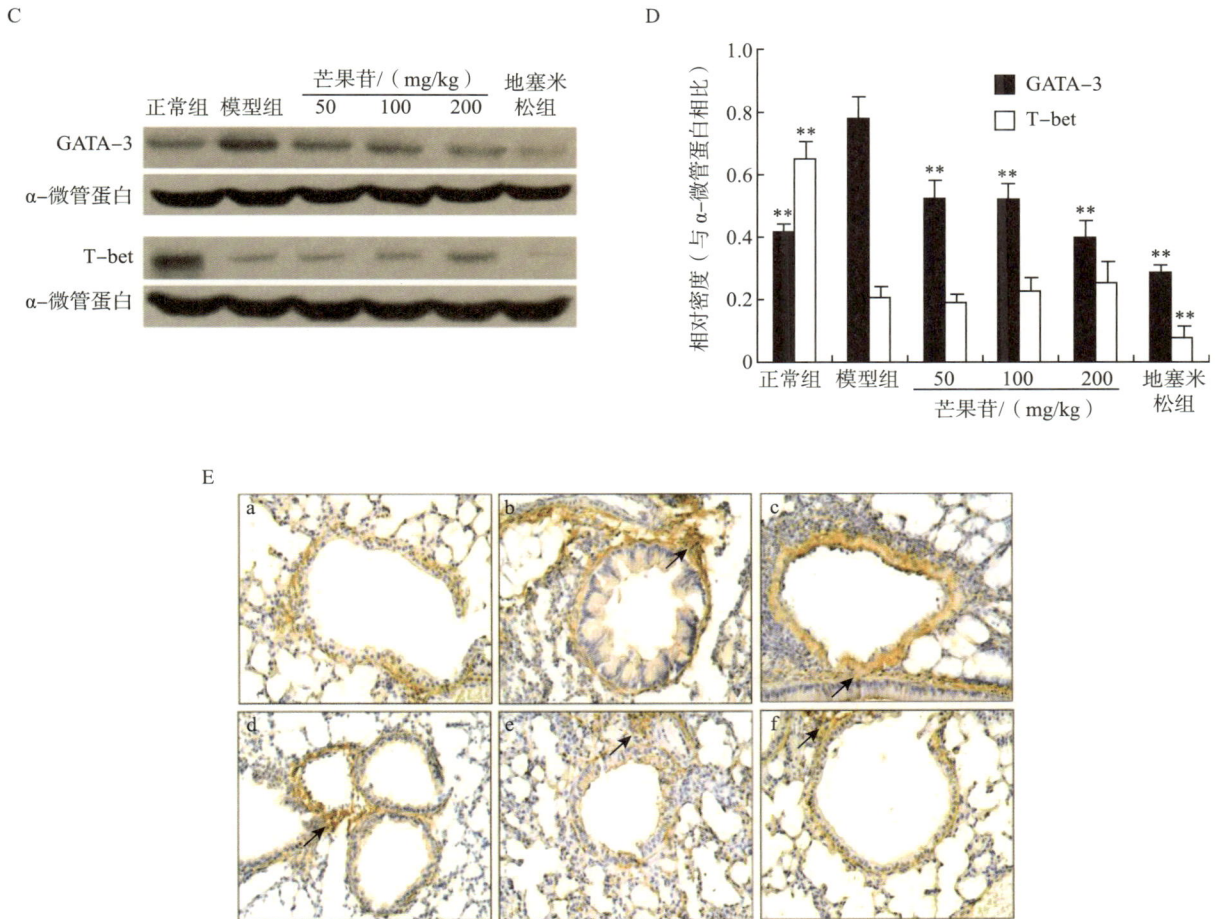

图 4-1-93　芒果苷对实验小鼠肺组织 STAT4、STAT6 蛋白质表达及磷酸化水平的影响

第二节　甘蔗叶的药理作用研究

甘蔗为禾本科甘蔗属多年生植物，在我国主要分布在广西、广东、台湾、福建及云南等省区[120]，其中广西甘蔗产量占全国一半以上[121]。甘蔗具有很高的综合利用价值，除了作为重要制糖原料外，茎秆、秆梢与叶片还可作药用，此外还具有制酒精、养酵母等多种用途[122]。甘蔗叶为甘蔗收获后的副产品，含有大量叶绿素、维生素C、甘乌头酸、甘蔗多糖等多种化学成分[123-125]。药理研究表明，甘蔗叶对小鼠血糖有抑制作用[126]；甘蔗叶醇提取物有较好的抑菌活性[127]，其乙酸乙酯部位是体外抗肿瘤的主要活性部位[128]。本节以甘蔗叶为研究对象，对甘蔗叶总黄酮进行了体内抗炎作用研究，探讨了甘蔗叶不同提取物、甘蔗叶多糖颗粒剂对糖尿病大鼠的降糖效果以及甘蔗叶多糖治疗大鼠心肌梗死的药效与

机制，对甘蔗叶不同提取物的体外抑菌、抗肿瘤作用进行了研究。

一、甘蔗叶总黄酮抗炎活性的研究

甘蔗叶含有丰富的黄酮类成分，LC-MS 在线测定甘蔗叶中含 11 种黄酮类化合物[129-130]。因此，本实验采用 3 种炎症模型对甘蔗叶总黄酮进行体内抗炎作用研究。结果表明，甘蔗叶总黄酮能明显抑制二甲苯所致的小鼠耳郭肿胀、拮抗醋酸所致的小鼠腹腔毛细血管通透性增加、明显抑制小鼠棉球肉芽肿。

（一）实验方法

采用二甲苯致小鼠耳郭肿胀、小鼠腹腔毛细血管通透性增加、小鼠棉球肉芽肿形成 3 种炎症模型对甘蔗叶总黄酮进行抗炎作用研究。

1. 甘蔗叶总黄酮对二甲苯致小鼠耳郭肿胀度的影响[1]

取雄性小鼠 50 只，体质量 18~22 g，随机分为 5 组，每组 10 只，分别为空白对照组（生理盐水）、阳性对照组（阿司匹林 0.2 g/kg）、甘蔗叶总黄酮高剂量组（4 g/kg）、甘蔗叶总黄酮中剂量组（2 g/kg）、甘蔗叶总黄酮低剂量组（1 g/kg）。除空白组给予生理盐水外，其余各组均给予相应的药物，每日灌胃给药 1 次，连续 5 d。末次给药 45 min 后每只小鼠以 0.02 ml 二甲苯滴于右耳致炎，15 min 后颈椎脱臼处死，沿耳郭基线剪下两侧耳片。用 6 mm 直径打孔器分别在左、右耳同一部位打下圆耳片，称定质量，以左、右耳片质量差值表示肿胀程度，并计算肿胀抑制率。

$$抑制率＝[（空白组肿胀度-给药组肿胀度）/空白组肿胀度]×100\%$$

2. 甘蔗叶总黄酮对小鼠腹腔毛细血管通透性的影响[1]

动物、分组、给药方法同"甘蔗叶总黄酮对二甲苯致小鼠耳郭肿胀度的影响"项。末次给药 45 min 后每只小鼠尾静脉注射 0.25% 伊文思蓝-生理盐水 0.1 ml/10 g，同时腹腔注射 0.6% 乙酸溶液 0.2 ml/只。15 min 后，脱颈椎处死小鼠，立即注入 6 ml 生理盐水冲洗腹腔，剪开腹腔，滤出腹腔洗出液，离心（2000 r/min，10 min），取上清液，于 590 nm 处测定光密度（OD）值，以 A 值判断小鼠腹腔毛细血管的通透性。

$$抑制率＝[（空白组 OD 值-给药组 OD 值）/空白组 OD 值]×100\%$$

3. 甘蔗叶总黄酮对小鼠棉球肉芽肿形成的影响[1]

取小鼠麻醉，在各鼠的背部正中央去毛，并用 75% 的乙醇消毒，然后用手术剪开 0.5 cm 长的小口，用眼科镊子将已精密称取质量为 10 mg 的灭菌棉球从小切口植入皮下，之后用手术针缝合小鼠皮肤。然后随机分成 5 组，按"甘蔗叶总黄酮对二甲苯致小鼠耳郭肿胀度的影响"项给药剂量给药，从手术当天开始，每日灌胃给药 1 次，连续 7 d。末次给药 5 h 后脱颈椎处死小鼠，用剪刀和镊子打开原切口，将棉球连同周围结缔增生组织一起取出，剔除脂肪组织，放入烘箱中 60 ℃烤至恒定质量，称定质量（mg）。将称得的质量减去棉球原质量即得肉芽肿的质量，计算肉芽肿胀抑制率。

肉芽肿胀抑制率＝［（对照组平均肉芽肿质量−给药组平均肉芽肿质量）/

对照组平均肉芽肿质量］×100%

（二）实验结果

1. 甘蔗叶总黄酮对二甲苯致小鼠耳郭肿胀度的影响

由表 4-2-1 可知，甘蔗叶总黄酮 1 g/kg、2 g/kg 组与对照组相比，小鼠耳郭肿胀程度显著下降（$P < 0.05$），甘蔗叶总黄酮 4 g/kg 组与对照组相比，小鼠耳郭肿胀程度极显著下降（$P < 0.01$），说明甘蔗叶总黄酮能显著抑制二甲苯致小鼠耳郭肿胀。

表 4-2-1 甘蔗叶总黄酮对二甲苯所致小鼠耳郭肿胀的影响（$\bar{x} \pm s$, $n = 8$）

组别	剂量/（g/kg）	肿胀度/mg	抑制率/%	P
对照组	生理盐水	24.25 ± 5.28	—	—
阳性对照组	0.2	14.25 ± 5.78	41.23	**
甘蔗叶总黄酮低剂量组	1	17.50 ± 5.55	27.83	*
甘蔗叶总黄酮中剂量组	2	15.88 ± 5.17	33.15	*
甘蔗叶总黄酮高剂量组	4	15.12 ± 5.51	36.41	**

注：与对照组比较，$^{**}P < 0.01$，$^{*}P < 0.05$。

2. 甘蔗叶总黄酮对小鼠腹腔毛细血管通透性的影响

由表 4-2-2 可知，甘蔗叶总黄酮 1 g/kg、2 g/kg、4 g/kg 组与对照组相比，伊文思蓝渗出量显著下降（$P < 0.05$），说明甘蔗叶总黄酮能显著抑制醋酸致小鼠毛细血管通透性增加。

表 4-2-2 甘蔗叶总黄酮对小鼠腹腔毛细血管通透性的影响（$\bar{x} \pm s$, $n = 10$）

组别	剂量/（g/kg）	OD 值	抑制率/%
对照组	生理盐水	0.343 ± 0.094	—
阳性对照组	0.2	0.233 ± 0.029	32.07
甘蔗叶总黄酮低剂量组	1	0.264 ± 0.050*	23.03
甘蔗叶总黄酮中剂量组	2	0.262 ± 0.033*	23.61
甘蔗叶总黄酮高剂量组	4	0.257 ± 0.027*	25.07

注：与对照组比较，$^{*}P < 0.05$。

3. 甘蔗叶总黄酮对小鼠棉球肉芽肿形成的影响

实验结果显示，甘蔗叶连续灌胃 7 d 能抑制小鼠棉球肉芽肿的形成，与空白对照组比较，差异显著。其中甘蔗叶总黄酮低剂量组有作用趋势，但无统计学意义。结果见表 4-2-3。

表 4-2-3　甘蔗叶总黄酮对小鼠棉球肉芽肿形成的影响（$\bar{x} \pm s$，$n = 8$）

组别	剂量/（g/kg）	肉芽肿质量/mg	抑制率/%	P
对照组	生理盐水	35.500 ± 5.928	—	—
阳性对照组	0.2	22.750 ± 4.928	35.91	**
甘蔗叶总黄酮低剂量组	1	31.123 ± 5.640	12.33	—
甘蔗叶总黄酮中剂量组	2	29.750 ± 5.884	16.20	*
甘蔗叶总黄酮高剂量组	4	27.125 ± 5.503	23.59	*

注：与对照组比较，$^{*}P < 0.05$，$^{**}P < 0.01$。

二、甘蔗叶对糖尿病的药效与机制研究

甘蔗的药用历史久远[123]，但历代中医药文献中关于甘蔗叶的药用价值鲜有记载。甘蔗叶具有抗菌、降血糖、抗肿瘤等药理作用[126-128]，现采用不同高血糖动物模型对甘蔗叶提取物、甘蔗叶多糖颗粒剂的降血糖作用进行研究。结果表明，甘蔗叶不同提取物对肾上腺素、四氧嘧啶、链脲佐菌素（STZ）所致的糖尿病小鼠有不同程度的抑制血糖升高的作用，甘蔗叶多糖制剂具有一定的抑制血糖升高的作用。

（一）实验方法

采用肾上腺素、四氧嘧啶、链脲佐菌素诱导的 3 种糖尿病模型研究甘蔗叶不同提取物的降血糖作用，采用链脲佐菌素诱导糖尿病模型研究甘蔗叶多糖制剂的降血糖作用。

1. 甘蔗叶不同提取物的降血糖试验

（1）对肾上腺素所致高血糖小鼠血糖的影响[1, 48]

取小鼠，随机均分为 9 组，即空白组、模型组（等体积生理盐水）、阳性对照组（二甲双胍 750 mg/kg）及甘蔗叶各种提取物组（给药剂量均为 40 g/kg，腹腔注射给药 0.02 g/ml，每日 1 次，连续 10 d）。于末次给药前禁食不禁水 8 h，给药后禁食不禁水 2 h，造模前取血 1 次。随即腹腔注射 0.5 mg/kg 肾上腺素，30 min 后从小鼠眼眶静脉丛取血 0.15 ml。血样置室温静待凝固，3.5×10^3 r/min 离心 10 min，分离血清，取血清 10 μl，按血糖葡萄糖氧化酶（GOD-PAP）法检测试剂盒的操作步骤与方法，于 505 nm 处测定吸光度（OD 值）。

（2）对四氧嘧啶所致高血糖小鼠血糖的影响

取小鼠，禁食不禁水 12 h 后，尾静脉注射四氧嘧啶生理盐水（给药剂量 60 mg/kg）进行造模。尾静脉注射 72 h 后，禁食不禁水 8 h，从小鼠眼眶静脉丛取血，置室温待血液凝固后，3.5×10^3 r/min 离心 10 min，分离血清，取血清 10 μl，采用 GOD-PAP 法测定小鼠的血糖值。

取空腹血糖在 10 mmol/L 以上的合格小鼠，随机分为 8 组，即模型组（给予等体积生理盐水）、阳性对照组（二甲双胍 600 mg/kg）及甘蔗叶各种提取物组（给药剂量均为 40 g/kg，腹腔注射给药 0.02 g/ml）；

另取同批的正常小鼠 15 只作为空白组（给予等体积的生理盐水）。每日给药 1 次，连续给药 21 d，给药后分别于第 7 d、第 14 d、第 21 d 检测血糖值。每次测血糖前禁食不禁水 8 h，给药后继续禁食不禁水 2 h 后取血测定。

（3）对链脲佐菌素所致高血糖小鼠血糖的影响[1, 48]

取小鼠，分为 9 组，禁食 24 h，空白组腹腔注射生理盐水 0.01 g/ml，其余组腹腔注射链脲佐菌素（STZ）150 mg/kg，48 h（禁食 12 h）后于小鼠眼眶静脉丛取血，置室温待血液凝固，3.5×10^3 r/min 离心 10 min，分离血清。取血清 10 μl，采用 GOD-PAP 法测血糖值。

取空腹血糖值大于 8 mmol/ml 的合格小鼠，随机分成 8 组，每组 10～12 只，即模型组（给予等体积生理盐水）、阳性对照组（二甲双胍 600 mg/kg）及甘蔗叶各种提取物组（给药剂量均为 40 g/kg，腹腔注射给药 0.02 g/ml）；另取同批的正常小鼠 10 只作为空白组（给予等体积生理盐水），连续给药 21 d，于给药后第 7 d、第 14 d、第 21 d 从小鼠眼眶静脉丛取血，置室温待血液凝固，3.5×10^3 r/min 离心 10 min，分离血清。取血清 10 μl，空白 1、2 管各取超纯水 10 μl，采用 GOD-PAP 法测定小鼠的血糖值。

2. 甘蔗叶多糖颗粒剂对链脲佐菌素所致高血糖小鼠的影响

取一批小鼠，随机分组，禁食 24 h，除空白组外，其余组腹腔注射 STZ 150 mg/kg［STZ 溶解于 0.1 mol/L 的柠檬酸-柠檬酸钠缓冲溶液（pH = 4.2）中，现配现用，置于冰上，避光］，空白组小鼠腹腔注射等量上述缓冲液。72 h 后（小鼠采血前禁食 12 h）眼内眦采血，用葡萄糖试剂盒测定小鼠空腹血糖（FBG），凡 FBG 大于 11 mmol/ml 视为高血糖动物模型。将造模成功（FBG 大于 11 mmol/ml）的小鼠随机分成 6 组，除二甲双胍组 11 只外，其余每组 14 只。

小鼠测血糖前禁食 12 h。取血后，血样离心（3 500 r/min）10 min，分离血清，样品管取血清 2 μl，标准管各取工作液 2 μl，空白管取超纯水 2 μl。各取葡萄糖试剂盒 R 试剂 A、B 等体积混合，各管分别加入 200 μl，放入 37 ℃恒温箱中反应 10 min，取出，用酶标仪在 505 nm 处测量吸光度，计算各管中血糖浓度。

腹腔注射给药，每日 1 次（甘蔗叶多糖颗粒剂高剂量组给药剂量为 10 g/kg、甘蔗叶多糖颗粒剂中剂量组给药剂量为 5 g/kg、甘蔗叶多糖颗粒剂低剂量组给药剂量为 2.5 g/kg、二甲双胍组给药剂量为 0.6 g/kg、消渴丸组给药剂量为 0.65 g/kg[131]，连续给药 14 d），每隔 3 d 进行称重。于给药后第 7 d、第 14 d 取血，测血糖值，并统计各组小鼠死亡率。

（二）实验结果

1. 甘蔗叶不同提取物对肾上腺素所致高血糖小鼠血糖的影响

表 4-2-4 结果显示：小鼠腹腔注射肾上腺素后，血糖浓度与空白组比较明显升高（$P < 0.01$）。除阳性对照组外，各用药组对造模前小鼠血糖无明显影响；而对肾上腺素所致的高血糖模型小鼠，水提物、30% 醇提物、50% 醇提物、石油醚提取物、正丁醇提取物均具有抑制血糖升高作用，且与模型组比较具有显著性差异（$P < 0.01$ 或 $P < 0.05$）。

表 4-2-4   甘蔗叶提取物对肾上腺素所致高血糖小鼠血糖的影响（$\bar{x} \pm s$）

组别	动物数	血糖/（mmol/L）	
		造模前	造模后
空白组	11	—	5.62 ± 1.14
模型组	11	5.45 ± 0.98	$23.39 \pm 4.22^{\triangle}$
阳性对照组	10	$4.23 \pm 0.524^{\triangle}$	$15.81 \pm 4.41^{**}$
水提物组	11	5.01 ± 0.81	$19.05 \pm 4.36^{*}$
50% 醇提物组	10	5.27 ± 1.62	$16.61 \pm 4.95^{**}$
30% 醇提物组	11	6.52 ± 0.86	$20.01 \pm 2.54^{*}$
石油醚提取物组	10	4.53 ± 1.62	$17.07 \pm 5.02^{**}$
乙酸乙酯提取物组	11	5.74 ± 1.01	20.63 ± 4.18
正丁醇提取物组	11	4.29 ± 0.83	$17.71 \pm 3.45^{**}$

注：与空白组比较，$^{\triangle}P<0.01$；与模型组比较，$^{*}P<0.05$，$^{**}P<0.01$。

2. 甘蔗叶不同提取物对四氧嘧啶所致高血糖小鼠血糖的影响

表 4-2-5 结果显示：台糖 22 号甘蔗叶各种溶剂提取物对四氧嘧啶所致的糖尿病模型小鼠有不同程度的抑制血糖升高的作用，各用药组与模型组比较或各用药组自身给药前后比较有显著性差异。

表 4-2-5   台糖 22 号甘蔗叶提取物对四氧嘧啶所致高血糖小鼠血糖的影响（$\bar{x} \pm s$）

组别	动物数	剂量/（g/kg）	给药前血糖值/（mmol/L）	给药后血糖值/（mmol/L）		
				d_7	d_{14}	d_{21}
空白组	15	—	3.34 ± 0.70	4.55 ± 1.30	6.51 ± 1.20	5.13 ± 1.20
模型组	16	—	$24.32 \pm 8.67^{\triangle\triangle}$	$19.34 \pm 7.82^{\triangle}$	$16.16 \pm 6.09^{\triangle\triangle}$	$17.98 \pm 8.12^{\triangle}$
阳性对照组	15	0.6	24.39 ± 8.61	$3.43 \pm 3.68^{**##}$	$5.52 \pm 3.08^{**##}$	$1.45 \pm 1.54^{**##}$
水提物组	19	40.0	25.21 ± 6.74	$17.96 \pm 6.59^{##}$	$19.60 \pm 4.35^{#}$	$11.75 \pm 5.77^{##}$
50% 醇提物组	18	40.0	24.13 ± 4.56	$15.73 \pm 3.36^{##}$	$17.91 \pm 7.06^{##}$	$17.51 \pm 5.64^{##}$
30% 醇提物组	19	40.0	23.79 ± 6.35	$17.50 \pm 7.72^{##}$	$18.67 \pm 4.77^{#}$	$15.18 \pm 5.38^{##}$
石油醚提取物组	18	40.0	24.33 ± 4.44	$15.35 \pm 8.55^{##}$	$17.60 \pm 4.53^{##}$	$16.60 \pm 5.53^{##}$
正丁醇提取物组	18	40.0	24.55 ± 5.42	$18.52 \pm 11.97^{#}$	19.91 ± 6.96	19.06 ± 15.92
乙酸乙酯提取物组	18	40.0	25.12 ± 6.37	$17.24 \pm 9.14^{##}$	$18.55 \pm 4.66^{#}$	16.55 ± 5.56

注：与空白组比较，$^{\triangle}P<0.05$，$^{\triangle\triangle}P<0.01$；与模型组比较，$^{**}P<0.01$；用药前后自身比较，$^{#}P<0.05$，$^{##}P<0.01$。

3. 甘蔗叶不同提取物对链脲佐菌素所致高血糖小鼠血糖的影响

表 4-2-6 结果显示：甘蔗叶水提物、30% 醇提物、50% 醇提物、乙酸乙酯提取物对链脲佐菌素所

致高血糖小鼠有不同程度的抑制血糖升高的作用。石油醚提取物组亦有降低血糖的趋势，但无统计学意义。各用药组自身给药前后比较无显著性差异。

表 4-2-6　甘蔗叶提取物对链脲佐菌素所致高血糖小鼠血糖的影响（$\bar{x}\pm s$）

组别	动物数	剂量/（g/kg）	血糖（mmol/L）			
			造模后 d_0	造模后 d_7	造模后 d_{14}	造模后 d_{21}
空白组	10	—	5.51 ± 0.74	5.92 ± 1.21	5.89 ± 0.72	6.88 ± 1.17
模型组	10	—	21.62 ± 11.85 △	26.07 ± 6.36 △	27.35 ± 6.45 △	28.19 ± 12.97 △
阳性对照组	11	0.6	21.26 ± 9.09 △	13.54 ± 7.89 **#	14.48 ± 7.43 **	11.56 ± 6.33 **#
水提物组	12	40.0	21.87 ± 9.74 △	16.19 ± 7.96 **	14.26 ± 6.85 **	17.86 ± 10.68
50%醇提物组	12	40.0	21.97 ± 9.83 △	16.17 ± 4.64 **	19.51 ± 7.02 *	21.92 ± 6.04
30%醇提物组	12	40.0	21.33 ± 9.78 △	16.22 ± 4.33 **	19.11 ± 6.82 *	20.11 ± 5.84
石油醚提取物组	12	40.0	21.19 ± 10.60 △	21.14 ± 13.40	19.21 ± 11.84	16.77 ± 12.24
正丁醇提取物组	12	40.0	21.47 ± 10.12 △	20.35 ± 8.68	22.72 ± 13.41	26.83 ± 10.52
乙酸乙酯提取物组	12	40.0	21.63 ± 10.92 △	19.35 ± 8.01 *	20.98 ± 6.77	21.88 ± 7.79

注：与空白组比较，△$P<0.01$；与模型组比较，*$P<0.05$，**$P<0.01$；用药前后自身比较，#$P<0.05$。

4. 甘蔗叶多糖颗粒剂对链脲佐菌素所致高血糖小鼠的影响

（1）对一般状况的影响

造模前小鼠精神状态好，饮水、进食及大小便皆正常。造模成功后小鼠出现精神萎靡、形体消瘦、毛色暗淡不整、大小便明显增多且多饮多食等症状。灌胃给药后各剂量组和阳性药组相对于模型组来说状态有较明显的改善。

（2）给药过程中各组小鼠死亡情况

实验中，小鼠未出现大量死亡的情况，雌性模型组在第 14 d 死亡 1 只，而雄性高剂量组在第 6 d 死亡 1 只后未有小鼠死亡，雌性高剂量组在给药第 5 d、第 10 d、第 13 d 分别死亡 1 只，而其他组小鼠均未出现死亡情况。

（3）对链脲佐菌素所致高血糖小鼠血糖的影响

表 4-2-7 结果表明，多糖颗粒制剂与两种阳性药小鼠灌胃给药对链脲佐菌素所致高血糖小鼠有不同程度的抑制血糖升高的作用，但是各组较空白组血糖值仍显著升高（$P<0.01$）。

造模给药 7 d 后，中剂量组较模型组有统计学意义（$P<0.05$），阳性药消渴丸组较模型组有统计学意义（$P<0.05$），高剂量组和低剂量组较模型组无统计学意义。高、中、低剂量组相比阳性药组无统计学意义，高、中、低剂量组间相比无统计学意义。

造模给药 14 d 后，高剂量组较模型组有统计学意义（$P<0.05$），而中、低剂量组相比模型组有显著差异（$P<0.01$），甘蔗叶多糖制剂各剂量组较阳性药组无统计学意义，阳性药组较模型组有统计学意义（$P<0.05$ 或 $P<0.01$），高、中、低剂量组间相比无统计学意义。

表 4-2-7　甘蔗叶多糖颗粒剂对链脲佐菌素所致高血糖小鼠血糖的影响

组别	动物数	剂量（g/kg）	血糖/（mmol/L）		
			造模后 d_0	造模后 d_7	造模后 d_{14}
空白组	10	—	9.07 ± 1.07	6.39 ± 1.44 $^\triangle$	5.00 ± 1.00 $^\triangle$
模型组	14	—	13.30 ± 2.00 $^\triangle$	13.71 ± 3.01 $^\triangle$	18.19 ± 3.41 $^\triangle$
二甲双胍组	11	0.6	15.46 ± 3.17 $^\triangle$	13.12 ± 2.92	10.32 ± 2.82 $^{\triangle **}$
消渴丸组	14	0.65	15.67 ± 2.70 $^\triangle$	16.08 ± 3.58 $^{\triangle *}$	15.46 ± 3.42 $^{\triangle *}$
甘蔗叶多糖颗粒剂高剂量组	14	10	13.91 ± 3.35 $^\triangle$	14.25 ± 3.50 $^\triangle$	15.12 ± 3.417 $^{\triangle *}$
甘蔗叶多糖颗粒剂中剂量组	14	5	14.48 ± 2.36 $^\triangle$	16.18 ± 1.27 $^{\triangle *}$	14.62 ± 2.00 $^{\triangle **}$
甘蔗叶多糖颗粒剂低剂量组	14	2.5	14.37 ± 1.65 $^\triangle$	15.07 ± 2.30 $^\triangle$	13.46 ± 2.98 $^{\triangle **}$

注：与空白组比较，$^\triangle P < 0.01$；与模型组比较，$^* P < 0.05$，$^{**} P < 0.01$。

（4）对链脲佐菌素所致高血糖小鼠体重的影响

表 4-2-8 结果显示，造模后给药各组与空白组小鼠对比，体重均有下降趋势（$P < 0.01$）。

在造模给药后 11 d，甘蔗叶多糖颗粒剂中剂量组较模型组体重有增加趋势（$P < 0.01$）。其他各给药组小鼠体重与模型组比较无显著性差异。

表 4-2-8　甘蔗叶多糖颗粒剂对链脲佐菌素所致高血糖小鼠体重的影响

组别	动物数	剂量/（g/kg）	体重/g				
			造模前	造模后 d_4	造模后 d_7	造模后 d_{11}	造模后 d_{14}
空白组	10	—	20.19 ± 0.77	31.12 ± 5.32	33.58 ± 6.26	34.44 ± 6.93	34.11 ± 7.20
模型组	14	—	0.26 ± 1.75	24.82 ± 2.76 $^\triangle$	25.15 ± 3.13 $^\triangle$	20.53 ± 3.85 $^\triangle$	26.28 ± 3.23 $^\triangle$
二甲双胍组	11	0.6	20.46 ± 1.40	22.89 ± 3.00 $^\triangle$	23.43 ± 2.92 $^\triangle$	23.53 ± 2.64 $^\triangle$	24.37 ± 3.36 $^\triangle$
消渴丸组	14	0.65	20.38 ± 1.60	23.69 ± 3.29 $^\triangle$	24.09 ± 3.41 $^\triangle$	24.02 ± 3.35 $^\triangle$	24.69 ± 3.74 $^\triangle$
甘蔗叶多糖颗粒剂高剂量组	14	10	22.03 ± 2.87	24.59 ± 4.24 $^\triangle$	24.55 ± 4.02 $^\triangle$	22.38 ± 6.07 $^\triangle$	23.81 ± 3.18 $^\triangle$
甘蔗叶多糖颗粒剂中剂量组	14	5	20.75 ± 1.72	24.80 ± 3.40 $^\triangle$	24.89 ± 3.09 $^\triangle$	24.42 ± 3.28 $^{\triangle **}$	25.85 ± 3.85 $^\triangle$
甘蔗叶多糖颗粒剂低剂量组	14	2.5	20.29 ± 1.82	24.40 ± 3.68 $^\triangle$	24.01 ± 5.22 $^\triangle$	23.23 ± 4.94 $^\triangle$	25.04 ± 4.15 $^\triangle$

注：与空白组比较，$^\triangle P < 0.01$；与模型组比较，$^{**} P < 0.01$。

三、甘蔗叶多糖治疗大鼠心肌梗死的药效与机制研究

心肌梗死是危害人类健康的重大疾病，其发病机制、预防及治疗措施等是国内外学者研究的重点内

容，而这些研究须通过建立稳定的动物模型，模拟人体心肌梗死的病理、生理过程来开展[132]。有研究发现甘蔗叶多糖可改善心肌梗死大鼠心电图表现，对大鼠心肌梗死具有一定保护作用[133]。但结扎大鼠左前降支（LAD）后较长时间内心电图如何持续演变及甘蔗叶多糖的作用机制鲜有报道。因此，本研究对甘蔗叶多糖治疗大鼠心肌梗死的药效与作用机制进行探讨。实验结果表明：①甘蔗叶多糖可改善大鼠心肌梗死 24 h 内的心电图表现及其心功能，其机制可能与提高 SOD 活性、清除氧自由基、提高机体的抗氧化能力有关。②甘蔗叶多糖能抑制大鼠心肌梗死后心肌细胞凋亡，其机制可能与增加抑制凋亡基因 BCL-2 的表达，减少促凋亡基因 BAX、Caspase-3 的表达，上调 p-AKT/AKT、p-PI3K/PI3K 蛋白的表达有关。③甘蔗叶多糖可促进血管内皮生长因子（VEGF）的表达及微血管的生成，改善心肌梗死大鼠心电图表现，对大鼠心肌梗死具有一定保护作用。

（一）实验方法

通过结扎大鼠冠状动脉 LAD 复制心肌梗死模型，探讨甘蔗叶多糖治疗大鼠心肌梗死的药效与作用机制。

1. 甘蔗叶多糖对心肌梗死大鼠动态心电图、心功能的影响

（1）大鼠心肌梗死模型建立、分组及给药

将 40 只大鼠随机分为 3 组：实验组（$n=15$）、模型组（$n=15$）和假手术组（$n=10$）。于手术前 24 h、30 min 和术后连续 4 周，实验组灌胃给予 4 g/L 的甘蔗叶多糖（给药剂量 1 ml/100 g），每日 1 次，模型组和假手术组给予等量生理盐水。

麻醉后，将大鼠仰卧固定于手术台上，行气管插管，连接小动物呼吸机。实验组和模型组参照文献[134]的方法复制心肌梗死模型，开胸结扎大鼠冠状动脉 LAD，以结扎部位以下心肌颜色变白、心电图出现 ST 段弓背向上明显抬高为造模成功标志，假手术组只开胸不结扎 LAD。

（2）心电图检查和动态心电图安装

依照研究中的方法[135]放置电极，记录开胸前及术后心电图，观察肢导联（Ⅰ、Ⅱ、aVL）和胸导联（V_1、V_2、V_5）ST 段偏移程度，术后较术前 ST 段抬高 ≥ 0.1 mV，提示出现心肌梗死。

造模后安装动态心电图：动态心电图的两个上肢导联安放在大鼠上胸部靠近上肢处，两个下肢导联安放在大鼠腹部靠近下肢处，V_1 导联安放在大鼠胸骨右缘剑突上一肋间隙，V_5 导联安放在左腋前线。所有导联线均埋在皮下，经血管钳扩张的皮下通道从背部穿出，避免大鼠挣脱或咬断动态心电图导联线。

（3）心脏超声心动图评价心功能

术后 4 周时进行超声心动图检查。大鼠麻醉后固定于手术台上，取胸骨旁左室长轴切面，使用高频超声探头（12 MHz）进行心脏超声检查，测量 3 个连续心动周期，取平均值，计算左室射血分数（LVEF）、左室舒张末期内径（LVEDD）及左室收缩末期内径（LVESD）。

（4）大鼠心肌组织氧化应激指标的检测

超声心动图检查后处死大鼠，取左心室梗死周边区组织，用冷生理盐水冲洗干净后吸干水分，立

即取心肌组织 100 mg，剪碎后加预冷生理盐水制成 10% 组织匀浆 2 ml（所有操作在冰浴中进行），3 000 r/min 离心 15 min，取上清液按试剂盒说明书检测心肌组织超氧化物歧化酶（SOD）和丙二醛（MDA）含量。

2. 甘蔗叶多糖对心肌梗死大鼠心肌细胞凋亡的抑制作用

（1）大鼠心肌梗死模型建立、分组及给药

按照"甘蔗叶多糖对心肌梗死大鼠动态心电图、心功能的影响"项中的方法建立大鼠心肌梗死模型。术后 24 h 将造模成功的 30 只大鼠随机分为模型对照组（MI 组，15 只）和甘蔗叶多糖处理组（SLP 组，15 只），另外设假手术组（Sham 组，10 只），Sham 组只穿线未给予结扎。造模后第 1 d 开始灌胃给药（给药剂量 1 ml/100 g），SLP 组灌入 4 mg/ml 的甘蔗叶多糖溶液，MI 组及 Sham 组灌入相同剂量的生理盐水，灌胃 4 周后处死大鼠。

（2）心肌梗死边缘区细胞凋亡检测

取大鼠心肌梗死边缘区组织，经 4% 多聚甲醛固定，石蜡包埋切片，采用 TUNEL 法检测心肌梗死边缘区细胞凋亡。正置荧光显微镜下观察，绿色荧光代表凋亡的细胞，蓝色荧光代表正常的细胞核，每张切片在 10×20 倍视野下随机选取 3～5 个视野，采用 Image-pro plus 6.0 软件计算每张切片的凋亡指数。凋亡率的计算公式如下。

$$凋亡率 = [凋亡细胞数/（正常细胞核数+凋亡细胞数）] \times 100\%$$

（3）组织病理学观察

取大鼠心肌梗死边缘区组织，经 4% 多聚甲醛固定，石蜡包埋制成切片，HE 染色，在光学显微镜下进行组织病理学观察。

（4）大鼠心肌梗死边缘区组织 BCL-2 mRNA、BAX mRNA、Caspase-3 mRNA 表达检测

采用实时荧光定量 PCR 法。取 50 mg 梗死边缘区心肌组织，剪碎、超声匀浆后采用 Trizol 法提取 RNA，经 PrimeScript™ RT Master 试剂盒反转录成 cDNA，TaKaRa SYBR ExScript RT-PCR 试剂盒进行 qPCR 反应，引物序列：甘油醛-3-磷酸脱氢酶（GAPDH）上游引物序列 5′-GGAGATTACTGCCCTG-GCTCCTA-3′，下游引物序列 5′-GACTCATCGTACTC-CTGCTTGCTG-3′；BCL-2 上游引物序列 5′-GGTGGA-CAACATCGCTCTG-3′，下游引物序列 5′-AGACAGC-CAGGAGAAATCAAAC-3′；BAX 上游引物序列 5′-TTGCTACAGGGTTTCATCCAG-3′，下游引物序列 5′-ATGTTGTTGTCCAGTTCATCG-3′；Caspase-3 上游引物序列 5′-GCACTGGAATGTCAGCTCGCAA-3′，下游引物序列 5′-GCCACCTTCCGGTTAACACGAG-3′。GAPDH 为相对定量参照物，以 $2^{-\Delta\Delta CT}$ 法计算各基因相对表达量。

（5）大鼠心肌梗死边缘区组织

P-AKT/AKT、p-PI3K/PI3K 蛋白表达检测采用蛋白质印迹法（Western blotting）。取 50 mg 梗死边缘区心肌组织，剪碎，经超声匀浆破碎后提取蛋白。经电泳、转膜、孵育一抗（GAPDH、p-AKT、AKT、p-PI3K、PI3K 均为 1∶1 000）、二抗（1∶5 000）、ECL 化学发光底物显色后，使用 FliorChem HD2 成像系统观察，通过使用 DRAFT-alphaview 扣除条带背景值后计算蛋白条带灰度值，计算 p-AKT/AKT、p-PI3K/PI3K。

3. 甘蔗叶多糖对心肌梗死大鼠心电图及微血管生成的影响

（1）大鼠心肌梗死模型建立、分组及给药

取 SD 大鼠 70 只，雌雄不限，体重 230～250 g，随机分为甘蔗叶多糖组（实验组，$n=28$）和生理盐水组（对照组，$n=42$）。在术前 24 h、30 min，术后 24 h、48 h 分别对实验组灌胃给予 4 g/L 的甘蔗叶多糖溶液、对照组灌胃给予生理盐水。按照"甘蔗叶多糖对心肌梗死大鼠动态心电图、心功能的影响"项中的方法建立大鼠心肌梗死模型，于术后第 4 d 处死大鼠并取心脏用 10% 甲醛溶液固定、包埋、切片，并行病理检测以确定心肌梗死是否形成。

（2）心电图的检测

依照研究中的方法[135]放置电极，记录开胸前及术后 1 h 内每间隔 5 min 的心电图，测量肢导联（Ⅰ、Ⅱ、aVL、aVF）和胸导联（V_1、V_2、V_5），除 aVR 外各导联 ST 段偏移幅度。

（3）免疫组织化学染色检测 VEGF、CD34 的表达

术后第 4 d 经颈动脉注射氯化钾处死大鼠后，取出心脏，切除结扎线以上心肌组织，制成石蜡切片，进行免疫组织化学染色检测，抗体浓度均为 1∶100。

（4）微血管计数

以 CD34 的表达标记血管内皮细胞，凡着色为棕黄色的单个内皮细胞或内皮细胞簇均作为一个微血管计数（MVC）。管腔大于 8 个红细胞大小，或有较厚肌层的血管均不计数。取 5 个高倍视野微血管计数的平均值作为 MVC，以个/HP 表示。

（5）VEGF 阳性表达判断标准

心肌细胞胞质着色为黄色或黄棕色颗粒。采用 Image Pro-Plus 6.0 图像分析系统进行定量分析，阳性反应强度用平均光密度表示。平均光密度越大，阳性反应强度越强，则 VEGF 表达越多。

4. 统计学方法

采用 SPSS 17.0 统计软件。计量资料以 $\bar{x}\pm s$ 表示，多组间均数比较采用单因素方差分析，多组间两两比较采用 LSD-t 检验，$P<0.05$ 为差异有统计学意义。

（二）实验结果

1. 甘蔗叶多糖对心肌梗死大鼠动态心电图、心功能的影响

（1）大鼠基本情况

实验成功构建大鼠心肌梗死模型。实验过程中，大鼠因各种原因死亡 9 只，装动态心电图后咬断导联线致结果缺失 1 只。大鼠至实验终点存活情况：实验组 13 只、模型组 9 只、假手术组 8 只。

（2）动态心电图分析 ST 段偏移幅度

术前 3 组大鼠心电图正常，术后假手术组大鼠心电图 ST 段较术前无明显抬高。实验组术后连续 24 h 内 Ⅰ 导联、Ⅱ 导联、V_5 导联 ST 段抬高幅度均小于模型组，差异均有统计学意义（$P<0.05$），提示甘蔗叶多糖可明显改善心肌梗死大鼠心电图表现；而 aVL 导联、V_1 导联与模型组比较，差异无统计学意义（$P>0.05$）。结果见表 4-2-9。

表 4-2-9　2 组术后各时刻 ST 段抬高幅度（mV，$\bar{x} \pm s$）

组别	时间	I 导联	II 导联	V₅ 导联	aVL 导联	V₁ 导联
实验组（n=13）	术后 2 h	0.22 ± 0.09*	0.15 ± 0.09*	0.41 ± 0.09*	0.16 ± 0.05	0.38 ± 0.14
	术后 4 h	0.31 ± 0.12*	0.24 ± 0.09*	0.35 ± 0.11*	0.19 ± 0.06	0.43 ± 0.16
	术后 6 h	0.32 ± 0.13*	0.22 ± 0.08*	0.28 ± 0.08*	0.22 ± 0.09	0.42 ± 0.18
	术后 8 h	0.29 ± 0.12*	0.20 ± 0.07*	0.22 ± 0.10*	0.18 ± 0.10	0.35 ± 0.13
	术后 16 h	0.15 ± 0.12*	0.12 ± 0.07*	0.12 ± 0.08*	0.10 ± 0.03	0.25 ± 0.13
	术后 24 h	0.07 ± 0.07*	0.05 ± 0.05*	0.06 ± 0.05*	0.08 ± 0.03	0.17 ± 0.07
模型组（n=9）	术后 2 h	0.46 ± 0.09	0.27 ± 0.13	0.62 ± 0.17	0.20 ± 0.06	0.42 ± 0.16
	术后 4 h	0.53 ± 0.11	0.27 ± 0.07	0.59 ± 0.13	0.22 ± 0.09	0.48 ± 0.18
	术后 6 h	0.53 ± 0.16	0.26 ± 0.07	0.52 ± 0.14	0.25 ± 0.08	0.45 ± 0.15
	术后 8 h	0.48 ± 0.18	0.22 ± 0.04	0.37 ± 0.14	0.19 ± 0.08	0.38 ± 0.16
	术后 16 h	0.28 ± 0.17	0.13 ± 0.05	0.19 ± 0.08	0.11 ± 0.04	0.27 ± 0.12
	术后 24 h	0.18 ± 0.16	0.08 ± 0.04	0.12 ± 0.07	0.09 ± 0.03	0.18 ± 0.08

注：与模型组同一时间点比较，*$P < 0.05$。

（3）心脏彩超分析

术后实验组和模型组大鼠的 LVEDD 及 LVESD 均明显高于假手术组，LVEF 低于假手术组（$P < 0.05$）；与术后模型组相比，术后实验组大鼠的 LVEDD 及 LVESD 明显下降，LVEF 显著升高（$P < 0.05$）。结果见表 4-2-10。

表 4-2-10　3 组大鼠 LVEF、LVEDD 和 LVESD 比较（$\bar{x} \pm s$）

组别	LVEF/%		LVEDD/cm		LVESD/cm	
	术前	术后	术前	术后	术前	术后
假手术组（n=8）	89.12 ± 2.42	87.57 ± 3.20	0.71 ± 0.06	0.75 ± 0.06	0.33 ± 0.03	0.35 ± 0.04
模型组（n=9）	88.30 ± 3.11	62.79 ± 7.01*	0.72 ± 0.06	0.98 ± 0.09*	0.32 ± 0.03	0.65 ± 0.07*
实验组（n=13）	88.49 ± 13.47	74.27 ± 3.18*#	0.70 ± 0.07	0.86 ± 0.07*#	0.33 ± 0.04	0.55 ± 0.06*#

注：与假手术组比较，*$P < 0.05$；与模型组比较，#$P < 0.05$。

（4）心肌 SOD 和 MDA 含量

与假手术组比较，模型组、实验组大鼠心肌组织匀浆中 SOD 水平降低，MDA 水平升高（$P < 0.05$）；与模型组比较，实验组大鼠心肌组织匀浆中 SOD 水平升高，MDA 水平降低（$P < 0.05$），提示甘蔗叶多糖可以增强氧自由基清除能力，减少氧自由基的生成，提高机体抗氧化能力，从而在一定程度上抑制心室重构，对心肌梗死大鼠心肌起到保护作用。结果见表 4-2-11。

表 4-2-11　3 组大鼠心肌组织 SOD 和 MDA 含量比较（$\bar{x} \pm s$）

组别	SOD/（U/mg）	MDA/（nmol/mg）
假手术组（$n=8$）	47.02 ± 7.26	3.35 ± 0.63
模型组（$n=9$）	15.92 ± 3.86[*]	7.85 ± 1.12[*]
实验组（$n=13$）	30.55 ± 6.32[*#]	4.96 ± 0.83[*#]

注：与假手术组比较，[*]$P<0.05$；与模型组比较，[#]$P<0.05$。

2. 甘蔗叶多糖对心肌梗死大鼠心肌细胞凋亡的抑制作用

（1）各组组织病理学观察比较

Sham 组心肌细胞排列整齐，细胞界限清晰，显示为正常心肌细胞形态。心肌梗死后，在 MI 组中观察到心肌细胞排列紊乱，细胞间隙不清，细胞核大而深染，周围可见炎性细胞浸润，心肌纤维增粗、变长。而甘蔗叶多糖处理后，SLP 组中观察到梗死区心肌细胞排列比较整齐，炎性细胞浸润较 MI 组减少，细胞间隙较 MI 组清晰，可见少量心肌细胞肥大增生。结果见图 4-2-1。

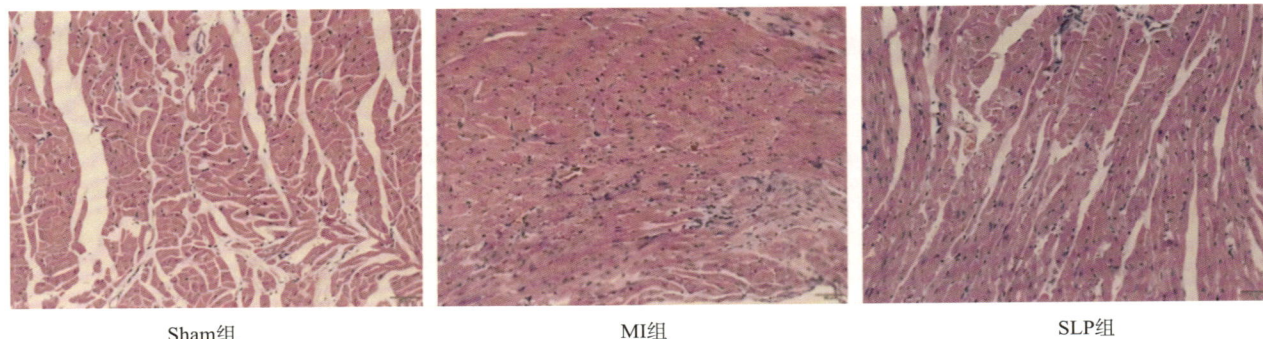

Sham组　　　　　MI组　　　　　SLP组

图 4-2-1　各组大鼠心肌梗死边缘区组织 HE 染色结果比较（×200）

（2）各组心肌细胞凋亡比较

Sham 组无心肌细胞凋亡现象，均为蓝色正常心肌细胞细胞核，未见绿色凋亡细胞；MI 组和 SLP 组均有心肌细胞凋亡，而 SLP 组凋亡细胞较 MI 组明显减少。TUNEL 测心肌细胞凋亡结果显示，Sham 组、MI 组、SLP 组的凋亡率分别为 0.017% ± 0.007%、0.307% ± 0.048%、0.109% ± 0.034%，各组间心肌细胞凋亡指数差异均有统计学意义（$P<0.05$）；与 Sham 组比较，MI 组和 SLP 组心肌细胞凋亡指数升高，而 SLP 组相对 MI 组心肌细胞凋亡指数降低（$P<0.05$）。这提示甘蔗叶多糖能增强心肌梗死后心肌细胞的存活力，减少心肌梗死后心肌细胞丢失，从而保护因缺血、缺氧而受损的心肌。

（3）各组大鼠心肌梗死边缘区组织 BCL-2 mRNA、BAX mRNA、Caspase-3 mRNA 表达比较

在各组大鼠心肌梗死边缘区组织中 BAX mRNA、BCL-2 mRNA、Caspase-3 mRNA 均表达。与 Sham 组比较，MI 组中 BAX mRNA、BCL-2 mRNA、Caspase-3 mRNA 表达升高，差异均有统计学意义（$P<0.05$）。与 MI 组比较，SLP 组中 BCL-2 mRNA 表达升高，BAX mRNA、Caspase-3 mRNA 表达降低，差异均有统计学意义（$P<0.05$）。本实验结果显示，甘蔗叶多糖能增加 BCL-2 mRNA 的表达，

减少 BAX mRNA、Caspase-3 mRNA 的表达，提示甘蔗叶多糖减少心肌梗死后细胞凋亡可能与促进抑凋亡基因 BCL-2 的表达，抑制促凋亡基因 BAX、Caspase-3 的表达有关。结果见表 4-2-12。

表 4-2-12　各组大鼠心肌梗死边缘区组织 BCL-2 mRNA、BAX mRNA、Caspase-3 mRNA 表达比较（$\bar{x} \pm s$）

组别	n	BCL-2 mRNA	BAX mRNA	Caspase-3 mRNA
Sham 组	10	1.008 ± 0.056	1.048 ± 0.069	1.086 ± 0.068
MI 组	15	1.674 ± 0.116*	2.035 ± 0.213*	2.396 ± 0.179*
SLP 组	15	2.275 ± 0.206#	1.436 ± 0.103#	1.708 ± 0.152#

注：与 Sham 组比较，*$P<0.05$；与 MI 组比较，#$P<0.05$。

（4）各组大鼠心肌梗死边缘区组织 p-AKT/AKT、p-PI3K/PI3K 蛋白表达比较

在各组大鼠心肌梗死边缘区组织中 p-AKT/AKT、p-PI3K/PI3K 蛋白均表达。与 Sham 组比较，MI 组中 p-AKT/AKT、p-PI3K/PI3K 蛋白表达降低，差异均有统计学意义（$P<0.05$）。与 MI 组比较，SLP 组中 p-AKT/AKT、p-PI3K/PI3K 蛋白表达升高，差异均有统计学意义（$P<0.05$）。本实验结果显示，甘蔗叶多糖能使 p-AKT/AKT、p-PI3K/PI3K 蛋白的表达均增加，这进一步表明甘蔗叶多糖减少心肌梗死后心肌细胞凋亡，亦可能与上调 p-AKT/AKT、p-PI3K/PI3K 蛋白的表达有关。结果见表 4-2-13。

表 4-2-13　各组大鼠心肌梗死边缘区组织 p-AKT/AKT、p-PI3K/PI3K 蛋白表达比较（$\bar{x} \pm s$）

组别	n	p-AKT/AKT	p-PI3K/PI3K
Sham 组	10	1.013 ± 0.051	1.025 ± 0.055
MI 组	15	0.284 ± 0.105*	0.430 ± 0.139*
SLP 组	15	0.653 ± 0.092#	0.755 ± 0.085#

注：与 Sham 组比较，*$P<0.05$；与 MI 组比较，#$P<0.05$。

3. 甘蔗叶多糖对心肌梗死大鼠心电图及微血管生成的影响

至实验结束，实验组 28 只大鼠中有 23 只存活，经病理证实发生心肌梗死的有 21 只。对照组 42 只大鼠中有 26 只存活，经病理证实发生心肌梗死的有 20 只。

（1）心电图 ST 段偏移

实验组 I 导联、II 导联、aVL 导联及 V₅ 导联 ST 段抬高幅度小于对照组，差异均有统计学意义（$P<0.05$），其余导联与对照组比较，差异无统计学意义（$P>0.05$），结果见表 4-2-14。

表 4-2-14　2 组各时刻 ST 段抬高幅度（U/mV，$\bar{x} \pm s$）

时刻/min	I 导联		II 导联		aVL 导联		V₅ 导联	
	实验组*	对照组	实验组*	对照组	实验组*	对照组	实验组*	对照组
5	0.31 ± 0.11	0.37 ± 0.13	0.06 ± 0.16	0.16 ± 0.10	0.24 ± 0.18	0.29 ± 0.13	0.63 ± 0.41	0.85 ± 0.48

时刻/min	Ⅰ导联		Ⅱ导联		aVL 导联		V₅ 导联	
	实验组*	对照组	实验组*	对照组	实验组*	对照组	实验组*	对照组
10	0.32 ± 0.13	0.42 ± 0.14	0.13 ± 0.20	0.22 ± 0.14	0.23 ± 0.16	0.33 ± 0.12	0.67 ± 0.32	0.96 ± 0.48
15	0.32 ± 0.14	0.42 ± 0.13	0.12 ± 0.15	0.26 ± 0.12	0.16 ± 0.22	0.30 ± 0.11	0.68 ± 0.31	1.02 ± 0.44
20	0.31 ± 0.16	0.39 ± 0.13	0.12 ± 0.15	0.24 ± 0.12	0.20 ± 0.19	0.26 ± 0.10	0.71 ± 0.34	0.93 ± 0.41
25	0.33 ± 0.15	0.39 ± 0.13	0.19 ± 0.18	0.26 ± 0.14	0.22 ± 0.20	0.26 ± 0.11	0.73 ± 0.35	0.92 ± 0.44
30	0.27 ± 0.12	0.40 ± 0.15	0.17 ± 0.18	0.27 ± 0.14	0.16 ± 0.19	0.24 ± 0.11	0.66 ± 0.33	0.91 ± 0.42
35	0.26 ± 0.14	0.36 ± 0.12	0.19 ± 0.14	0.26 ± 0.15	0.15 ± 0.18	0.22 ± 0.11	0.59 ± 0.33	0.85 ± 0.40
40	0.23 ± 0.17	0.32 ± 0.12	0.17 ± 0.15	0.26 ± 0.15	0.17 ± 0.17	0.17 ± 0.08	0.59 ± 0.31	0.78 ± 0.37
45	0.23 ± 0.14	0.31 ± 0.13	0.18 ± 0.15	0.26 ± 0.14	0.14 ± 0.18	0.17 ± 0.08	0.57 ± 0.31	0.74 ± 0.32
50	0.21 ± 0.14	0.30 ± 0.11	0.16 ± 0.17	0.32 ± 0.17	0.13 ± 0.16	0.16 ± 0.08	0.55 ± 0.31	0.72 ± 0.32
55	0.23 ± 0.12	0.30 ± 0.10	0.16 ± 0.15	0.26 ± 0.14	0.13 ± 0.16	0.15 ± 0.07	0.54 ± 0.31	0.70 ± 0.32
60	0.21 ± 0.15	0.30 ± 0.11	0.11 ± 0.17	0.25 ± 0.15	0.12 ± 0.17	0.16 ± 0.08	0.51 ± 0.32	0.70 ± 0.32

注：与对照组比较，*$P<0.05$。

（2）VEGF 蛋白的表达及 MVC

光镜下见梗死区周围心肌细胞胞质内被染成棕黄色颗粒状的 VEGF 蛋白，实验组平均光密度大于对照组，即 VEGF 蛋白的含量高于对照组，差异有统计学意义（$P<0.05$）。以 CD34 标记血管内皮细胞，光镜下可见着色为棕黄色，分布于梗死灶周围的心肌细胞之间，与对照组比较，实验组 CD34 阳性表达强，MVC 多，差异有统计学意义（$P<0.05$），表明甘蔗叶多糖能增加梗死区周围 VEGF 的表达，进而增加血管内皮细胞生成，可促进侧支循环的建立，改善缺血心肌的血液供应，减少心肌细胞损伤，这可能是采用甘蔗叶多糖后 ST 段抬高幅度降低、心肌梗死面积缩小的原因；对照组的 VEGF 表达应是由急性缺血、缺氧诱导所致。结果见表 4-2-15。

表 4-2-15　2 组大鼠 VEGF 及 MVC 比较

组别	VEGF	MVC/（个/HP）
实验组	0.113 5 ± 0.033 5*	19.45 ± 1.86*
对照组	0.095 8 ± 0.017 1	14.80 ± 3.70

注：与对照组比较，*$P<0.05$。

四、甘蔗叶体外抗菌试验研究

甘蔗叶水提物能抑制金黄色葡萄球菌和大肠埃希菌[127]。在此基础上，本研究对甘蔗叶提取物进行了全面的体外抑菌试验研究。实验结果表明，甘蔗叶提取物在体外有抑菌活性，在抑菌方面有一定的开发前景。

（一）实验方法

采用琼脂稀释法对甘蔗叶提取物进行体外抑菌试验。

1. 甘蔗叶的提取物和药液的制备

水提浸膏、50% 及 70% 醇提浸膏、正丁醇提浸膏、石油醚提浸膏，1 g 浸膏相当于 5.9 g、6.5 g、5.7 g、32.3 g、63.3 g 生药。称取水提浸膏及 50%、70% 醇提浸膏各 2 g，分别加 2 ml 二甲基亚砜（DMSO）溶解后用无菌生理盐水稀释到 10 ml，配成 20% 的浓度；称取正丁醇提浸膏、石油醚提浸膏各 2 g，分别用 4 ml DMSO 溶解后加无菌生理盐水定容至 20 ml，配成 10% 的浓度。

2. 菌悬液和含药平皿的制备

采用直接菌落法制备菌悬液。取各菌于 37 ℃ 下 18～24 h 的纯培养物，用无菌生理盐水校正浓度到 0.5 麦氏比浊标准，无菌生理盐水 1∶10 稀释备用。每药取 10 个 75 mm 培养皿，编号后按顺序分别加入配好的药液 1.00 ml、0.80 ml、0.60 ml、0.40 ml、0.20 ml、0.10 ml、0.05 ml、0.025 ml、0.01 ml、0.01 ml；另取 2 个平皿，各加 1 ml 无菌生理盐水和 1 ml 含 20% DMSO 的无菌生理盐水。每药每个浓度制双份。M-H 琼脂经 120 ℃ 高压灭菌 20 min 后，水浴中平衡到 60 ℃ 备用。加好药液的各组平皿，一份加 M-H 琼脂至 10 ml，另一份加含 5% 无菌绵羊全血的 M-H 琼脂至 10 ml，轻轻振摇使药液和琼脂充分混匀，放置，冷却，琼脂厚度 4～5 mm。

3. 抑菌试验[57]

琼脂平皿使用前应使表面干燥，精确吸取 2 μl 菌液，接种于琼脂平皿表面，形成直径为 5～8 mm 的菌斑，每个菌斑含菌数约为 1.0×10^4 CFU，链球菌接种在含绵羊血的平皿上，其他菌接种在不含血的平皿上。每药第 10 个平皿不接菌种作为药物对照，生理盐水组和 DMSO 组作为生长对照，均有菌斑生成。将接种好菌液的平皿于室温下放置，待菌液被琼脂吸收后（一般不超过 30 min），把琼脂平皿倒置放入（35±2）℃ 培养箱中孵育 16～20 h，链球菌 20～24 h。

（二）实验结果

甘蔗叶水提物的体外抑菌试验结果表明：试验方法重复性良好。表 4-2-16 中药物浓度为最后作用的药物浓度，即 1 ml 培养基中所含提取物的相当生药量。甘蔗叶提取物对金黄色葡萄球菌、大肠埃希菌、铜绿假单胞菌、伤寒沙门菌、枯草芽孢杆菌和肺炎克雷伯菌均有不同程度的抑制作用，而对溶血性链球菌和肺炎链球菌无作用。其中，70% 醇提物抑制金黄色葡萄球菌的最低浓度（MIC）为 22.8 mg/ml，抑制铜绿假单胞菌和伤寒沙门菌的 MIC 均为 45.6 mg/ml，作用相对较强。结果见表 4-2-16。

五、甘蔗叶提取物的体外抗肿瘤活性研究

有学者对甘蔗叶药理作用进行研究，发现其具有抗菌和抑制血糖升高的作用[126]。为进一步揭示它

表 4-2-16　各种提取物的抑菌作用

提取物	细菌	C/（mg/ml）									对照组	MIC/（mg/ml）
		118	94.4	70.8	47.2	23.6	11.8	5.9	2.95	1.18		
水提物	金黄色葡萄球菌	−	−	−	+	+	+	+	+	+	—	47.2
	大肠埃希菌	−	+	+	+	+	+	+	+	+	—	118
	铜绿假单胞菌	−	−	−	+	+	+	+	+	+	—	47.2
	枯草芽孢杆菌	+	+	+	+	+	+	+	+	+	—	—
	伤寒沙门菌	−	−	+	+	+	+	+	+	+	—	70.8
	肺炎克雷伯菌	+	+	+	+	+	+	+	+	+	—	—
	甲型溶血性链球菌	+	+	+	+	+	+	+	+	+	—	—
	乙型溶血性链球菌	+	+	+	+	+	+	+	+	+	—	—
	肺炎链球菌	+	+	+	+	+	+	+	+	+	—	—
50% 醇提物	金黄色葡萄球菌	−	−	−	−	−	+	+	+	+	—	26
	大肠埃希菌	−	−	+	+	+	+	+	+	+	—	104
	铜绿假单胞菌	−	−	−	−	+	+	+	+	+	—	52
	枯草芽孢杆菌	−	−	−	+	+	+	+	+	+	—	104
	伤寒沙门菌	−	−	−	−	+	+	+	+	+	—	52
	肺炎克雷伯菌	−	−	+	+	+	+	+	+	+	—	104
	甲型溶血性链球菌	+	+	+	+	+	+	+	+	+	—	—
	乙型溶血性链球菌	+	+	+	+	+	+	+	+	+	—	—
	肺炎链球菌	+	+	+	+	+	+	+	+	+	—	—
70% 醇提物	金黄色葡萄球菌	−	−	−	−	+	+	+	+	+	—	22.8
	大肠埃希菌	−	−	+	+	+	+	+	+	+	—	91.2
	铜绿假单胞菌	−	−	−	+	+	+	+	+	+	—	45.6
	枯草芽孢杆菌	−	−	−	+	+	+	+	+	+	—	68.4
	伤寒沙门菌	−	−	−	−	+	+	+	+	+	—	45.6
	肺炎克雷伯菌	+	+	+	+	+	+	+	+	+	—	—
	甲型溶血性链球菌	+	+	+	+	+	+	+	+	+	—	—
	乙型溶血性链球菌	+	+	+	+	+	+	+	+	+	—	—
	肺炎链球菌	+	+	+	+	+	+	+	+	+	—	—
正丁醇提物	金黄色葡萄球菌	−	−	−	+	+	+	+	+	+	—	193.8
	大肠埃希菌	+	+	+	+	+	+	+	+	+	—	—
	铜绿假单胞菌	−	−	+	+	+	+	+	+	+	—	258.4

提取物	细菌	C/（mg/ml）									对照组	MIC/（mg/ml）
		118	94.4	70.8	47.2	23.6	11.8	5.9	2.95	1.18		
正丁醇提物	枯草芽孢杆菌	+	+	+	+	+	+	+	+	+	—	—
	伤寒沙门菌	－	+	+	+	+	+	+	+	+	—	323
	肺炎克雷伯菌	+	+	+	+	+	+	+	+	+	—	—
	甲型溶血性链球菌	+	+	+	+	+	+	+	+	+	—	—
	乙型溶血性链球菌	+	+	+	+	+	+	+	+	+	—	—
	肺炎链球菌											
石油醚提物	金黄色葡萄球菌	+	+	+	+	+	+	+	+	+	—	—
	大肠埃希菌	+	+	+	+	+	+	+	+	+	—	—
	铜绿假单胞菌	+	+	+	+	+	+	+	+	+	—	—
	枯草芽孢杆菌	－	－	－	+	－	－	－	－	－	—	379.8
	伤寒沙门菌	+	+	+	+	+	+	+	+	+	—	—
	肺炎克雷伯菌	+	+	+	+	+	+	+	+	+	—	—
	甲型溶血性链球菌	+	+	+	+	+	+	+	+	+	—	—
	乙型溶血性链球菌	+	+	+	+	+	+	+	+	+	—	—
	肺炎链球菌	+	+	+	+	+	+	+	+	+	—	—

注："+"示有细菌生长，"－"示无细菌生长。

的药理作用，本实验采用系统溶剂法对甘蔗叶 95% 乙醇粗提物进行分离，运用 MTT 法和集落形成法观察分离得到的不同部位对人胃癌细胞株 SGC7901、宫颈癌细胞株 Hela、肝癌细胞株 BEL7404 的生长抑制影响，发现其在体外对肿瘤细胞生长有一定的抑制作用。

（一）实验方法

采用系统溶剂法对甘蔗叶进行提取分离，得到石油醚、乙酸乙酯、正丁醇和 95% 乙醇 4 个提取部位，运用 MTT 法和集落形成法观察甘蔗叶 4 个提取部位对体外培养的肿瘤细胞株的生长抑制作用。

1. 样品的提取分离

将甘蔗叶洗净，去除杂质，阴干后粉碎成粗粉，称取 1.25 kg 药材粗粉，用 95% 乙醇加热回流提取 4 次后，合并乙醇提取液，减压回收乙醇，干燥后得粗提物 170 g（得膏率 13.6%）。将所得粗提物用硅胶拌匀后，依次用石油醚、乙酸乙酯、正丁醇和 95% 乙醇回流提取，回收溶剂，真空干燥后得石油醚部位 9.2 g，乙酸乙酯部位 21.8 g，正丁醇部位 31.2 g，95% 乙醇部位 70.3 g。

2. MTT 法[136]

取对数生长期细胞，用 0.25% 胰蛋白酶消化后，接种于 96 孔细胞培养板上（细胞数 3×10⁴/ml），每孔 100 μl。置 37 ℃、含 5%CO$_2$ 培养箱中培养 24 h 后，实验组分别加入终浓度为 250 μg/ml、125 μg/ml、62.5 μg/ml、31.25 μg/ml 提取物的培养液，对照组则加入等体积溶剂的培养液，每组 3 孔，重复 3 次。同时设空白对照孔（只加 RPMI-1640 培养液和药物，不加细胞）。在 37 ℃、含 5%CO$_2$ 培养箱中培养 3 d，加入 MTT（5 mg/ml）20 μl 继续培养 4 h，弃上清液，加入 DMSO 150 μl，震荡 15 min，以酶标仪在 490 nm 处测各孔吸光度值（OD），测定时减去空白对照，按下式计算药物对肿瘤细胞生长的抑制率。

$$肿瘤细胞生长抑制率 = （1-实验组平均 OD 值/对照组平均 OD 值）× 100\%$$

3. 集落形成法[137]

取对数生长期细胞，用 0.25% 胰蛋白酶消化后，接种于 24 孔细胞培养板上（细胞数 100 /ml），每孔 1 ml。摇匀后置 37 ℃、含 5%CO$_2$ 培养箱中培养 24 h，实验组分别加入终浓度为 250 μg/ml、125 μg/ml、62.5 μg/ml、31.25 μg/ml 提取物的培养液，对照组则加入等体积溶剂的培养液，每组 3 孔，每孔 1 ml。然后将 24 孔培养板移入 37 ℃、含 5%CO$_2$ 培养箱中静置 7 d，弃培养液，用 PBS（0.01 mol/L，pH=7.4）小心浸洗 1 次，甲醇固定 10 min，弃固定液，用瑞氏-吉姆萨试剂染色后计数含 50 个细胞以上的细胞集落。按下式计算药物对肿瘤细胞集落形成的抑制率。

$$肿瘤细胞集落形成抑制率 = （1-实验组平均集落数/对照组平均集落数）× 100\%$$

4. 统计学处理

以 SPSS 统计软件分析，两组间的均数比较采用 t 检验。

（二）实验结果

1. MTT 法

用 SGC7901、Hela、BEL7404 3 种肿瘤细胞株对甘蔗叶提取物在浓度为 31.25 ~ 250 μg/ml 的范围内进行筛选，结果见表 4-2-17。

表 4-2-17　甘蔗叶提取物对 3 种肿瘤细胞株增殖抑制的影响

提取部位	剂量/（μg/ml）	抑制率/%		
		SGC7901	Hela	BEL7404
石油醚	31.25	7.37	9.93	2.16
	62.5	10.53	9.55	9.71
	125	25.26**	9.90	15.18**
	250	36.84**	16.69*	18.44**
乙酸乙酯	31.25	11.58	11.80	14.71**
	62.5	15.79**	14.75*	14.96**
	125	36.32*	27.12**	36.83**
	250	54.74**	68.37**	52.18**

提取部位	剂量/（μg/ml）	抑制率/%		
		SGC7901	Hela	BEL7404
正丁醇	31.25	9.47	6.67	13.48**
	62.5	11.58	13.77	15.98**
	125	27.37*	12.72*	16.79**
	250	36.84**	22.79	19.42**
95% 乙醇	31.25	10.53	8.08	5.72*
	62.5	11.58*	−1.09	6.57*
	125	10.53	17.79*	16.15**
	250	16.84*	23.02	23.27**

注：与正常对照组比较，*$P < 0.05$，**$P < 0.01$。

表 4-2-17 结果显示，在 31.25～250 μg/ml 浓度范围内，乙酸乙酯提取部位对 3 种肿瘤细胞株均有明显的抑制作用，且随着提取物浓度的增加，其抑制率越来越高，存在剂量依赖性。在浓度为 250 μg/ml 时，对 SGC7901、Hela、BEL7404 等 3 种肿瘤细胞的抑制率分别为 54.74%、68.37% 和 52.18%，通过改良寇氏法[37]计算，其半数抑制浓度（IC_{50}）分别为 219.18 μg/ml、188.53 μg/ml 和 244.15 μg/ml。石油醚、正丁醇和 95% 乙醇提取部位对 3 种肿瘤细胞也有一定抑制作用，但在同一测定浓度范围内其抑制作用明显不如乙酸乙酯提取部位。由此提示，甘蔗叶提取物在体外具有一定的抗肿瘤作用，其中乙酸乙酯提取物是最主要的活性部位。

2. 集落形成法

为进一步证实 MTT 法的初筛结果，采用集落形成法观察甘蔗叶提取物对 3 种肿瘤细胞株集落形成的影响，结果见表 4-2-18。

表 4-2-18　甘蔗叶提取物对 3 种肿瘤细胞株集落形成的影响

提取部位	剂量/（μg/ml）	抑制率/%		
		SGC7901	Hela	BEL7404
石油醚	31.25	40.50*	22.77	3.55
	62.5	45.09**	23.76	4.73
	125	53.24**	33.66	20.12*
	250	71.19**	78.22**	75.24**
乙酸乙酯	31.25	59.42**	21.64**	22.16
	62.5	87.70**	29.10*	55.09**
	125	99.74**	85.07**	100.00**
	250	100.00**	100.00**	100.00**

续表

提取部位	剂量/（μg/ml）	抑制率/%		
		SGC7901	Hela	BEL7404
正丁醇	31.25	30.33**	−12.17	−24.24
	62.5	47.39**	−14.35	14.39
	125	64.69**	−4.35	52.27*
	250	88.56**	53.04**	90.23**
95% 乙醇	31.25	−1.45	16.67	8.05
	62.5	7.75*	19.84	0.00
	125	18.64**	22.22	21.26*
	250	30.75**	47.62**	47.70**

注：与正常对照组比较，*$P<0.05$，**$P<0.01$。

表 4-2-18 结果显示，石油醚、正丁醇和 95% 乙醇提取部位对 3 种肿瘤细胞也有一定抑制作用，但在同一测定浓度范围内其抑制作用明显不如乙酸乙酯提取部位，其中 95% 乙醇提取部位的抑制作用与其他两个部位比较相对较弱。所得结果与 MTT 法所得结果基本吻合。

六、甘蔗叶多糖对大鼠心肌缺血-再灌注损伤的保护作用

（一）实验方法[138]

1. 甘蔗叶多糖粉末提取方法

将甘蔗叶样品（10 g）研磨成粗粉，用 30 倍量的纯水提取，在 100 ℃下提取 3 次，每次 2 h。将总滤液浓缩至饱和，然后向滤液中加入 500 ml 80% 乙醇。12 h 后，将溶液混合物离心，收集沉淀物，然后依次用乙醇、丙酮和乙醚各洗涤 1 次。通过真空干燥获得甘蔗叶多糖粉末（SLP）。通过苯酚-硫酸比色法测定 SLP 纯度。

2. 细胞培养

将 H9c2 细胞培养在补充有 10%FBS 和 1% 青霉素/链霉素的 DMEM 中，每 2 d 补充一次培养基。

3. 细胞活力测定

使用 MTT 测定法检测细胞活力。将 H9c2 细胞以每孔 3.5×10^3 个细胞的密度接种在 96 孔板中过夜。随后，用 SLP（25 μg/ml、50 μg/ml 和 100 μg/ml）预处理细胞 3 h，然后用叔丁基过氧化氢 TBHP（50 μmol/L、100 μmol/L 和 150 μmol/L）诱导 8 h。然后使用酶标仪在 570 nm 处测定吸光度。

4. 乳酸脱氢酶（LDH）释放测定

使用 LDH 测定试剂盒检测细胞毒性。该测试对 TBHP 诱导的细胞膜损伤后释放到培养基中的 LDH

进行测定。处理后，根据说明书对细胞培养基进行分析。使用酶标仪在 490 nm 处测定吸光度。

5. 活性氧（ROS）水平检测

使用 FITC 通道通过流式细胞术测量 H9c2 细胞中的 ROS 水平。将细胞以每孔 6.0×10^4 个细胞的密度在 12 孔板中培养过夜，随后用 SLP（25 μg/ml、50 μg/ml 和 100 μg/ml）预处理 3 h，并用 TBHP（100 μmol/L）诱导。将 ROS 敏感染料 DCFH2-DA（1 μmol/L）与细胞在 37 ℃下共孵育 30 min，使用 BDFACS 软件对结果进行量化。

6. 细胞线粒体膜电位检测分析

线粒体功能障碍可诱发心血管疾病的发生。本实验将 H9c2 细胞在 96 孔板中以每孔 4×10^3 个细胞的密度培养过夜，处理后，将荧光亲脂性羰花青染料（JC-1，5 μg/ml）与细胞在 37 ℃下共孵育 1 h。染色后，使用荧光显微镜捕获图像。

7. 免疫荧光测定

将 H9c2 细胞在共聚焦培养皿中以每孔 6.0×10^4 个细胞的密度培养过夜，然后用 100 μg/ml SLP 预处理 3 h，并用 100 μmol/L TBHP 刺激 8 h。分别进行固定、打孔和封闭后，将培养皿中的细胞与 Nrf2 抗体（1∶500 稀释）在 4 ℃下孵育过夜。最后，将细胞与二抗（AlexaFluor 488）共同孵育，采用 Hoechst 33342 染色来检测细胞核。在共聚焦显微镜下捕获荧光图像。

8. 动物实验及模型建立

取雄性 SD 大鼠，适应性喂养 1 w，在适宜温度（25 ℃）和湿度（50%）的控制条件下，将大鼠饲养在标准的无特定病原体的环境条件下，明暗周期为 12 h∶12 h，自由饮水和饮食。

向大鼠腹腔注射 10% 水合氯醛（4 ml/kg）进行麻醉，麻醉成功后，将所有大鼠均固定四肢，并进行气管插管。将针头连接到专门用于小动物的呼吸机，切开大鼠第三、第四根肋骨并暴露心脏，用 6-0 丝线在心脏远端 1/3 处结扎左冠状动脉前降支（LAD），使心尖部迅速变白。30 min 后，松开结扎，再灌注 2 h[139]。采用 BL-420N 生物信号采集和分析系统监测和记录整个实验过程中心电图（ECG）的变化。

9. 治疗方法

将 SD 大鼠随机均匀分为 5 组。①假手术组（Sham）：在相应时间给予等量 0.9% 生理盐水（NS）预处理，麻醉后，缝合在 LAD 冠状动脉下，不阻塞。② MI/R 组：大鼠同时给予 0.9% NS，缝合 LAD 冠状动脉，恢复闭塞。③ SLP-L 组：大鼠腹腔灌胃 SLP（10 mg/kg），每日 1 次，缝合 LAD 冠状动脉，恢复闭塞。④ SLP-H 组：大鼠腹腔灌胃 SLP（20 mg/kg），每日 1 次，缝合 LAD 冠状动脉，恢复闭塞。⑤阳性对照药盐酸维拉帕米（Ver）组：大鼠腹腔灌胃 Ver（20 mg/kg），每日 1 次，缝合 LAD 冠状动脉，恢复闭塞。建模前预给药 1 w。冠状动脉闭塞长达 30 min，然后再灌注 2 h。再灌注后，从腹主动脉采集血样。

10. 苏木精和伊红（HE）染色

采集心脏组织并依次用 4% 多聚甲醛固定后包埋在石蜡中，将包埋的组织切成 4 mm 厚的切片，然后用浓度梯度的酒精和二甲苯将切片进行脱蜡和透明化，然后使用苏木精溶液对细胞核进行染色，并使用伊红溶液对细胞质进行染色。采用光学显微镜进行组织病理学检查，观察心脏组织切片的病理变化。

11. 心肌梗死面积的测定

采用伊文思蓝和2,3,5-三苯基氯化四唑（TTC）染色和测量心肌梗死面积（INF）。再灌注后，将1.5 ml 1% 伊文思蓝注入股静脉染色。作为标志性特征，心脏组织的右侧呈现蓝色，之后立即将其取出并用NS清洗。处理后，样品在低温下保存。将心脏切片（2 mm）在37 ℃下与2% TTC一起孵育20 min，随后用2,3,5-三苯基氯化四唑染成红色的活组织检查表明存在危险区域（AAR）。用伊文思蓝染色时，非缺血心肌呈现深蓝色。染色后INF呈现苍白色。梗死面积以INF与AAR的百分比（INF/AAR）进行评估。

12. SOD、丙二醛、MPO、IL-6 和 TNF-α 的测定

收获心脏组织后，立即将其储存在-80 ℃下，并使用组织研磨机匀浆。根据试剂盒制造商的说明，使用相应的试剂盒测量SOD、丙二醛和MPO的水平，并使用相应的ELISA试剂盒测定IL-6和TNF-α的水平。

13. 蛋白印迹分析

在体外实验中将H9c2细胞在培养皿中培养过夜，并先用SLP（25 μg/ml、50 μg/ml和100 μg/ml）预处理3 h，随后用TBHP预处理8 h。在体内实验中，采集心脏组织以检测相关蛋白的表达。使用含有1% 苯甲基磺酰氟和1% 混合物的放射免疫沉淀测定缓冲液从细胞和心脏组织中提取的总蛋白。根据试剂盒制造商的说明，使用二辛可宁酸试剂盒测定总蛋白浓度。蛋白质经过变性处理后，使用10% 十二烷基硫酸钠-聚丙烯酰胺凝胶电泳分离蛋白质，然后将其从凝胶转移到聚偏二氟乙烯（PVDF）膜上。为防止非特异性抗原、抗体结合，用5% 脱脂牛奶封闭PVDF膜2 h。将膜与一抗（1∶1 000稀释）在4 ℃下孵育12 h。用含有吐温20的Tris缓冲盐水洗膜3次，然后与二抗（1∶5 000稀释）室温孵育2 h，然后使用ChemiDocT线粒体膜电位成像系统检测膜上的抗体。在此过程中，GAPDH作为细胞质中的管家蛋白，La min B1作为细胞核中的管家蛋白。

（二）实验结果

1. SLP 可减轻 H9c2 细胞中 TBHP 刺激的细胞死亡

采用MTT法检测SLP的毒性。SLP组（25 μg/ml、50 μg/ml和100 μg/ml）和对照组之间的细胞活力没有显著差异，结果见图4-2-2A。用不同浓度的TBHP（50 μmol/L、100 μmol/L和150 μmol/L）诱导细胞模拟MI/R损伤。与对照组相比，100 μmol/L和150 μmol/L TBHP组的细胞活力显著降低（图4-2-2B），故选择100 μmol/L作为造模浓度。为了检测SLP的作用，用不同浓度的SLP预处理H9c2细胞，然后暴露于100 μmol/L TBHP。SLP以剂量依赖性方式减弱TBHP刺激的细胞死亡，结果见图4-2-2C。SLP逆转了H9c2细胞中TBHP刺激的LDH释放，结果见图4-2-2D。

A

B

C

D

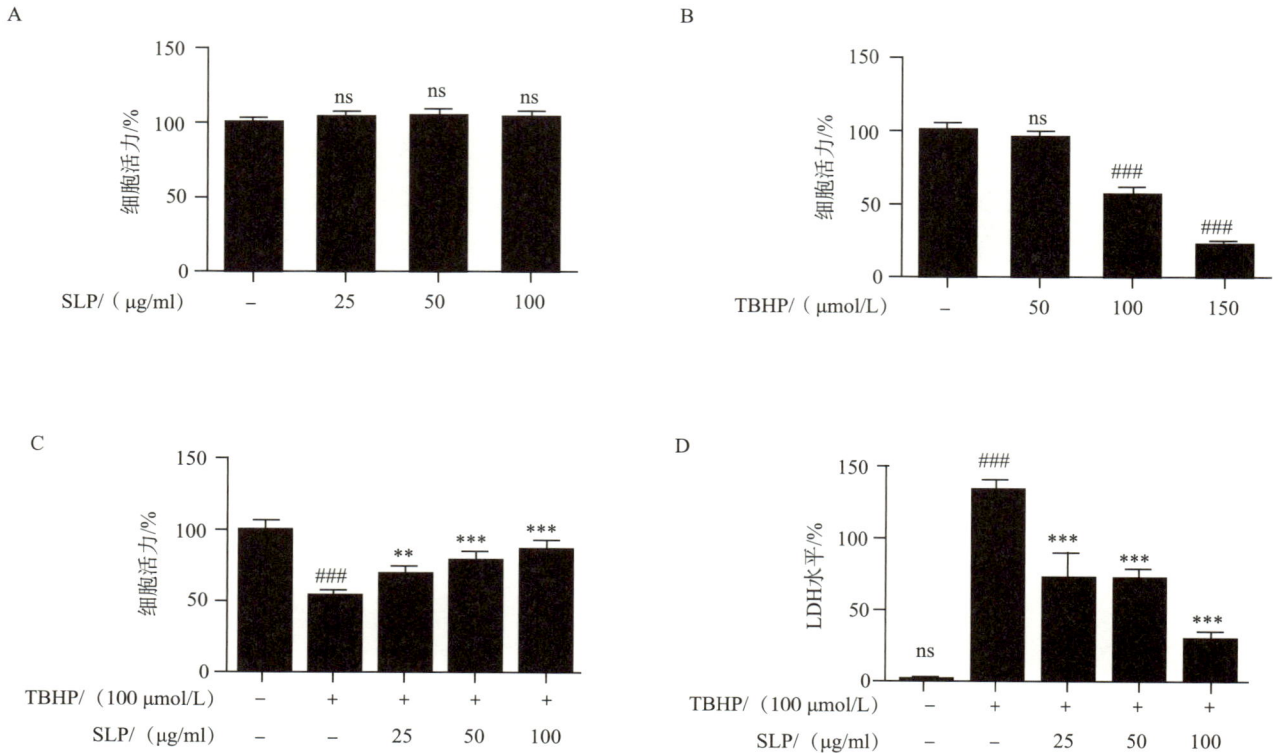

A为用一系列浓度的SLP处理细胞长达24 h后，通过MTT测定 H9c2 细胞的细胞活力；B为用一系列浓度的TBHP处理细胞长达8 h后，通过MTT测量 H9c2 细胞的细胞活力；C为将细胞用SLP预处理3 h，然后暴露于TBHP 8 h后，通过MTT检测H9c2细胞的细胞活力；D为治疗后采用LDH试剂盒检测LDH释放水平。$n = 3$。与对照组相比，$^{ns}P > 0.05$，$^{###}P < 0.001$；与 TBHP 组相比，$^{**}P < 0.01$，$^{***}P < 0.001$。

图 4-2-2　SLP 减弱了 H9c2 细胞中 TBHP 刺激的细胞死亡和 LDH 释放

2. SLP 减轻了 H9c2 细胞中 TBHP 诱导的 ROS 生成和线粒体膜电位损失

使用流式细胞术测定 ROS 的产生。当 H9c2 细胞受到 TBHP 刺激 1 h 时，ROS 水平急剧上升，而 SLP 则明显抑制了 TBHP 刺激的 ROS 产生（图 4-2-3A 和 B）。总之，SLP 逆转了 TBHP 诱导的氧化应激。线粒体膜电位通过氧化磷酸化在能量储存过程中发挥着关键的生理作用，其减少表明线粒体功能发生障碍[140]。TBHP 导致线粒体膜电位不稳定，进而不利于细胞正常生理活动的维持[141]。通过 JC-1 染色技术检测线粒体膜电位后，使用荧光显微镜观察 H9c2 细胞的图像。结果显示，在正常生理条件下，JC-1 以聚合物的形式存在于细胞线粒体中，并呈现鲜红色荧光；然而，在接触 TBHP 后，JC-1 并未以聚合物形式出现在线粒体基质中[142]。因此，细胞质中红色荧光的强度显著降低，而绿色荧光的强度显著提高。对于经 SLP（100 μg/ml）预处理的细胞，其荧光强度出现了明显逆转，结果见图 4-2-3C。综上所述，SLP（100 μg/ml）能够有效缓解由 TBHP 刺激的 ROS 水平升高和线粒体膜电位损失。

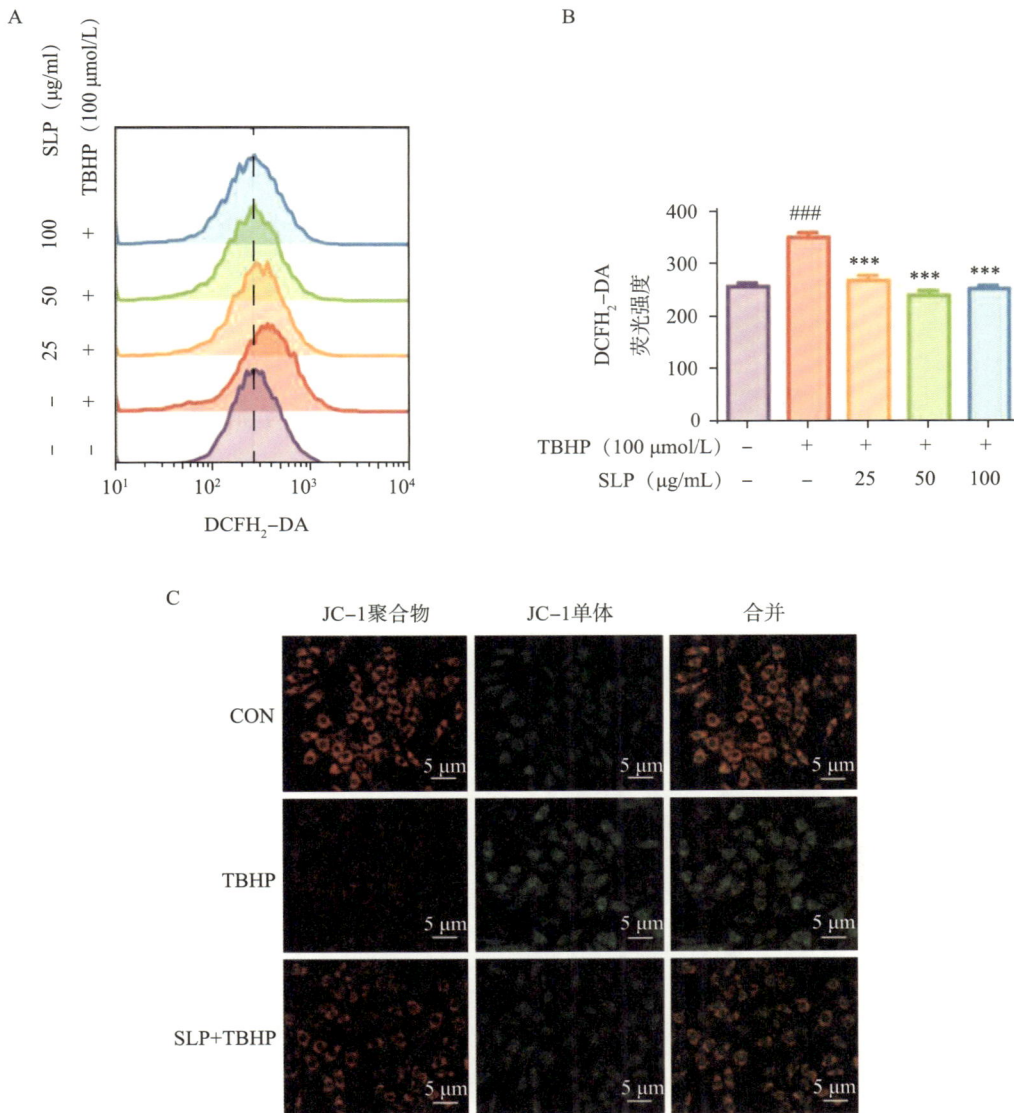

A为SLP（25 μg/ml、50 μg/ml和100 μg/ml）预处理3 h，TBHP（100 μmol/L）刺激1 h，H9c2细胞用DCFH$_2$-DA（1 μmol/L）染色30 min所监测的ROS水平；B为各组ROS水平的统计分析图；C为SLP（100 μg/ml）预处理3 h，TBHP（100 μmol/L）刺激2 h，H9c2细胞用JC-1（5 μg/ml）染色1 h，通过荧光显微镜拍摄的相关照片。$n=3$。与对照组相比，[###]$P<0.001$。与TBHP组相比，[***]$P<0.001$。

图 4-2-3　通过流式细胞术和荧光显微镜图像检测到 SLP 减轻了
TBHP 诱导的 ROS 生成和线粒体膜电位损失

3. SLP 通过激活 Nrf2/HO-1 信号通路减轻氧化应激损伤

结果表明，SLP 显著促进了 Nrf2、HO-1 和 NQO-1 的蛋白表达，结果见图 4-2-4A ~ D。SLP 通过增加抗氧化蛋白的表达来减轻氧化应激损伤。丙二醛（MDA）是具有细胞毒性的脂质过氧化产物，其水平反映了机体潜在的抗氧化能力。MDA 的含量不仅与脂质过氧化的强度和速率直接相关，还间接反映了组织过氧化损伤程度。与对照组相比，TBHP 组的丙二醛水平明显升高，而 SLP 逆转了这种影响，结果见图 4-2-4E。此外 SLP 还上调了 Nrf2 的核转位。转录因子 Nrf2 是调控 HO-1 等抗氧化基因的表达的关键因子[143]。为了探究 SLP 通过 Nrf2/HO-1 信号通路发挥抗氧化作用的具体机制，我们通过蛋白质印迹和免疫荧光分析技术监测了 Nrf2 的核转位情况。结果显示，SLP 促进了 Nrf2 从细胞质转位到细胞核，这表明 SLP 激活了 Nrf2 并在抗氧化应激中发挥了重要作用，结果见图 4-2-5A、B。与 TBHP 刺激组相比，SLP 组细胞核中的 Nrf2 蛋白表达增加，而细胞质中表达减少，这一结果与免疫荧光分析的结果一致，如图 4-2-5C 所示。

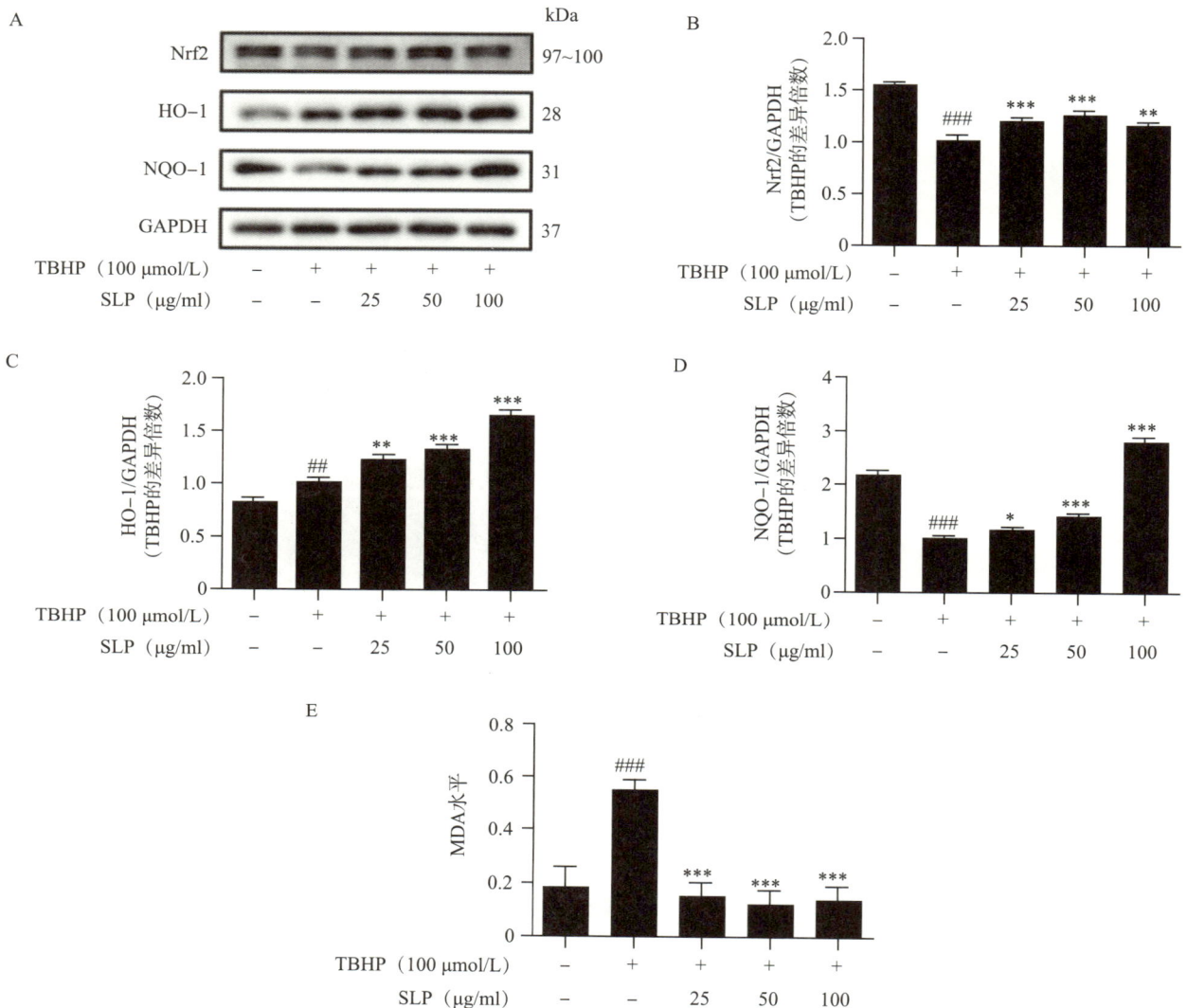

A 为将 H9c2 细胞分别用 SLP（25 μg/ml、50 μg/ml 和 100 μg/ml）预处理 3 h，然后暴露于 TBHP（100 μmol/L）8 h，采用蛋白质印迹法检测的 Nrf2、HO-1 和 NQO-1 蛋白的表达；B～D 为 Nrf2、HO-1 和 NQO-1 蛋白表达的统计分析；E 为使用 MDA 试剂盒测定的各组的 MDA 水平。$n = 3$。与对照组相比，$^{##}P < 0.01$，$^{###}P < 0.001$。与 TBHP 组相比，$^{*}P < 0.05$，$^{**}P < 0.01$，$^{***}P < 0.001$。

图 4-2-4　SLP 通过 Nrf2/HO-1 信号通路减轻 H9c2 细胞中的氧化应激

A

B

TBHP（100 μmol/L）
SLP（μg/ml）

C

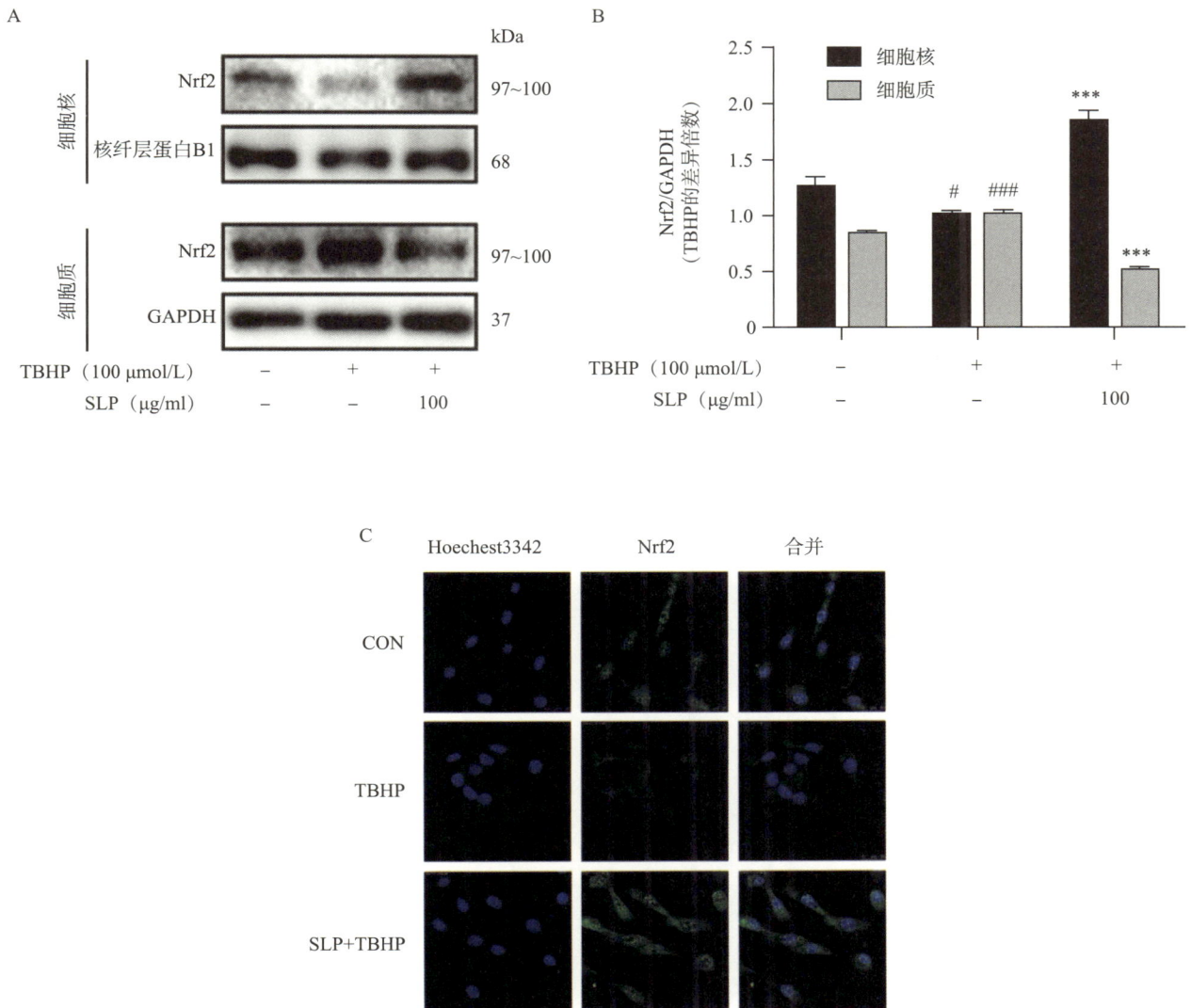

A为将H9c2细胞与SLP（100 μg/ml）一起孵育并用TBHP（100 μmol/L）处理，使用蛋白质印迹法测定的Nrf2的细胞核和细胞质蛋白表达；B为对细胞核和细胞质中蛋白质表达的数据进行的统计分析；C为检测到Nrf2的核易位后拍摄的免疫荧光分析结果的照片。$n=3$。与对照组相比，$^{#}P<0.05$，$^{###}P<0.001$；与TBHP组相比，$^{***}P<0.001$。

图 4-2-5　SLP 上调 H9c2 细胞中 Nrf2 的核转位

4. SLP 通过 RIP1/RIP3/MLKL 信号通路减轻 TBHP 刺激的细胞坏死性凋亡

与对照组相比，TBHP 促进了 RIP1、RIP3 和 MLKL 的磷酸化，而 SLP 则逆转了这种作用，结果见图 4-2-6A ~ D。结果表明，SLP 改善了 TBHP 刺激的细胞坏死性凋亡。

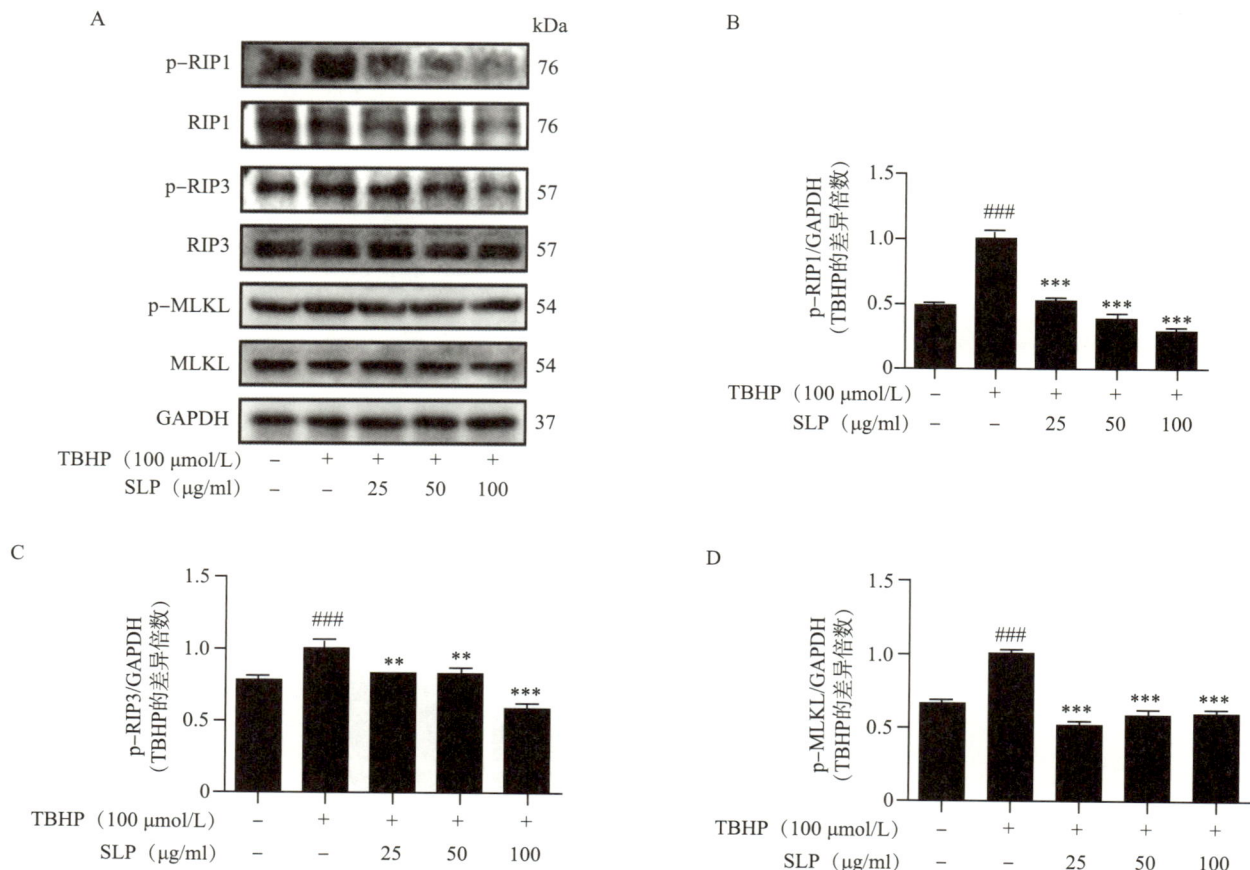

A为将H9c2细胞与SLP（25 μg/ml、50 μg/ml和100 μg/ml）一起孵育，然后用TBHP（100 μmol/L）处理，使用蛋白质印迹法测定的p-RIP1、RIP1、p-RIP3、RIP3、p-MLKL和MLKL的蛋白表达；B~D为上述蛋白表达的统计分析。$n=3$。与对照组相比，### $P<0.001$；与TBHP组相比，** $P<0.01$，*** $P<0.001$。

图 4-2-6　SLP 通过 H9c2 细胞中的 RIP1／RIP3／MLKL 信号通路
减轻 TBHP 刺激的细胞坏死性凋亡

5. SLP 可减轻 SD 大鼠 MI／R 损伤并改善心功能

采用心电图监测 MI/R 损伤各阶段大鼠的心功能。结果显示，缺血导致所有大鼠的心电图 ST 段明显抬高，但再灌注逐渐降低，结果见图 4-2-7A。与 MI/R 组相比，SLP 治疗组和 Ver 治疗组的大鼠 2 h 后心电图显示再灌注后病情有所改善。使用 HE 染色评估心肌组织过氧化造成的损伤程度。结果表明，假手术组的大鼠心肌组织观察结果正常，未出现出血或中性粒细胞浸润现象。然而，在 MI/R 损伤后，缺血区域的心肌严重受损，表现为心肌纤维溶解并与中性粒细胞等炎症细胞聚集。而经过 SLP 和 Ver 治疗的大鼠，其心肌损伤得到了明显恢复，结果见图 4-2-7B。为了评估 SLP 对 MI/R 损伤的保护作用，我们采用了伊文思蓝和 TTC 双染色来测量心肌梗死面积。与 MI/R 组相比，SLP 低剂量组（SLP-L）和 SLP 高剂量组（SLP-H）的 INF/AAR 比值显著降低，这表明 SLP 可以缩小心肌梗死面积，结果见图 4-2-7C、D。

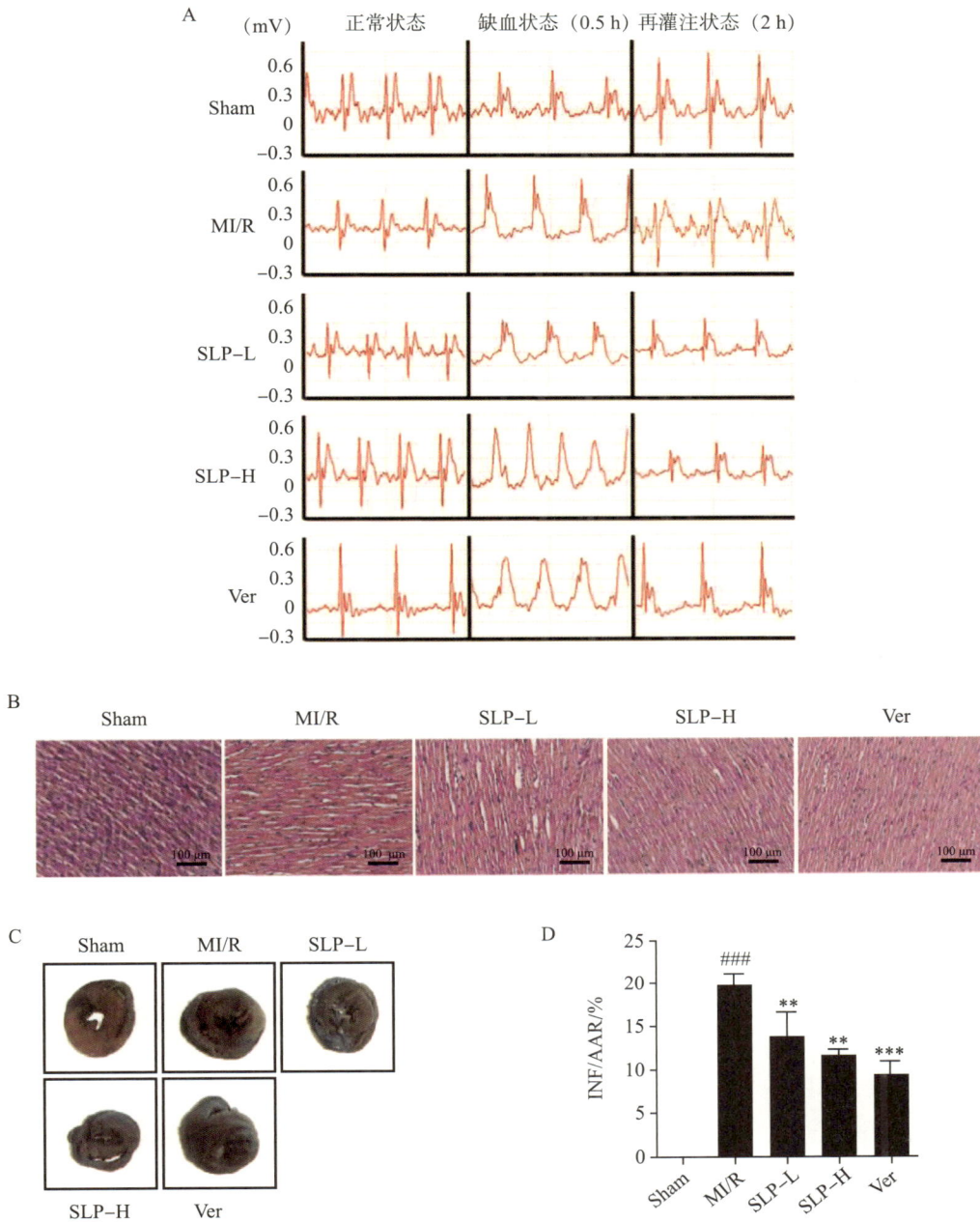

A为每组的代表性心电图记录；B为HE染色测定的大鼠心肌组织损伤程度；C为标志性图像：正常区域（蓝色）、危险区域（AAR，红色和白色）和梗死区域（INF，白色）；D为各组的INF/AAR比值。$n = 3$。与假手术组相比，### $P < 0.001$；与MI/R组相比，** $P < 0.01$，*** $P < 0.001$。

图 4-2-7　SLP 可减轻 SD 大鼠的 MI/R 损伤并改善心功能

6. SLP 抑制 MI/R 大鼠中氧化应激和炎症细胞因子的释放

本研究中心肌缺血再灌注（MI/R）会导致超氧化物歧化酶（SOD）活性降低、丙二醛和髓过氧化物酶（MPO）活性升高，而经 SLP 预处理后可逆转上述效应，结果见图 4-2-8A-C。此外，用 ELISA 试剂盒检测，心脏组织中的炎性细胞因子 TNF-α 和 IL-6 在 MI/R 损伤后水平升高，而 SLP（10 mg/kg 和 20 mg/kg）可降低这些细胞因子的水平，结果见图 4-2-8D、E。

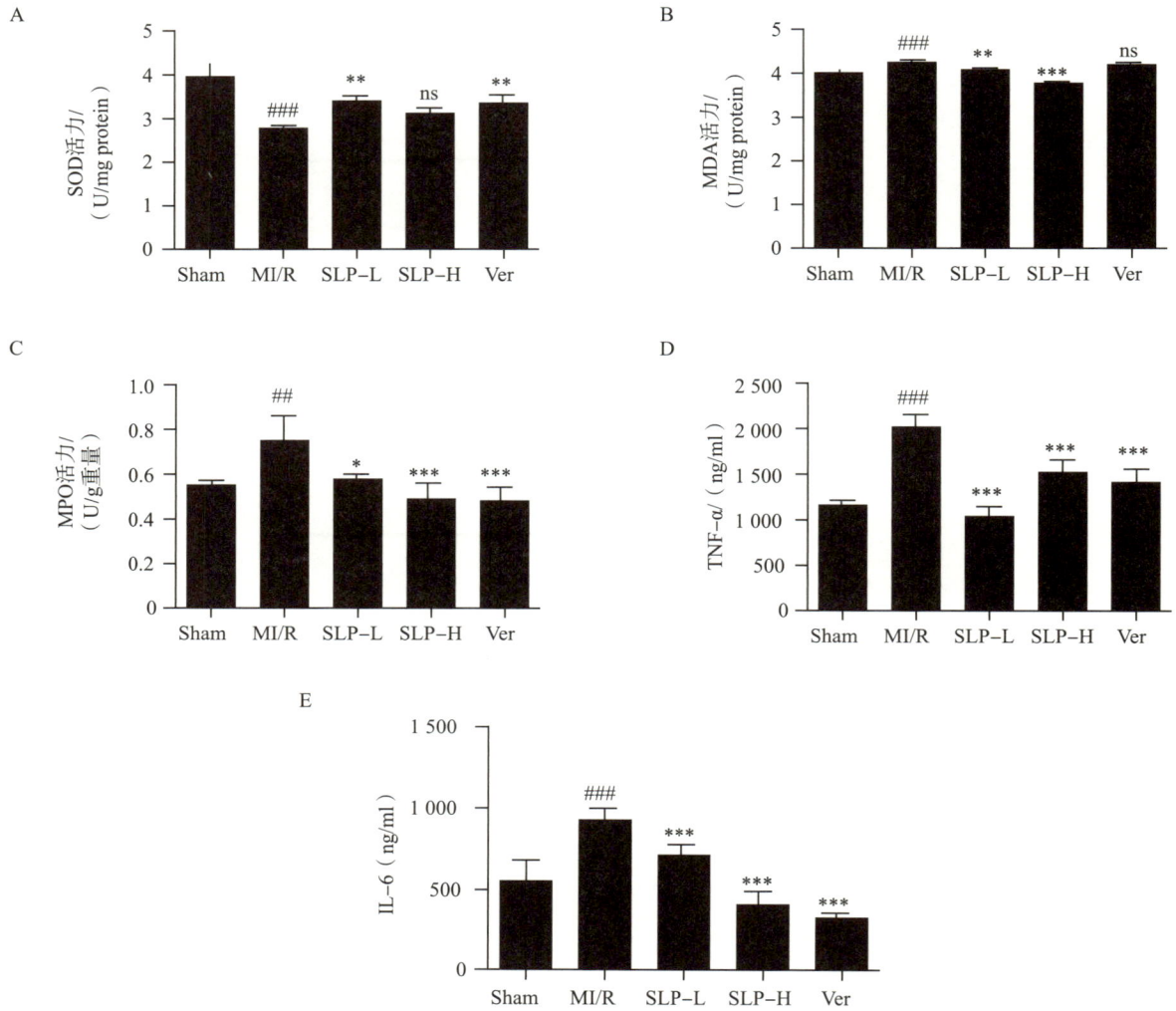

A~C为分别使用SOD、MDA和MPO试剂盒测定的SOD活性、MDA水平和MPO活性；D、E为通过相应的ELISA试剂盒测定的心脏中的TNF-α和IL-6水平。$n=5$。与MI/R组相比，$^{ns}P>0.05$，$^*P<0.05$，$^{**}P<0.01$，$^{***}P<0.001$；与假手术组相比，$^{\#\#}P<0.01$，$^{\#\#\#}P<0.001$。

图 4-2-8　SLP 抑制 SD 大鼠的氧化应激和炎症细胞因子的释放

7. SLP 通过减少氧化应激减轻 MI/R 损伤

SLP 激活 Nrf2/HO-1 信号通路，以减少氧化应激引起的 MI/R 损伤。SLP 增加了 MI/R 损伤诱导的 Nrf2、HO-1 和 NQO-1 蛋白表达。结果见图 4-2-9。

8. SLP 通过减少心肌坏死性凋亡改善 MI/R 损伤

体外实验结果表明，SLP 通过 RIP1/RIP3/MLKL 信号通路逆转细胞坏死性凋亡。体内实验中，SLP 通过降低 RIP1、RIP3、MLKL 蛋白的磷酸化水平，减轻了 MI/R 诱导的细胞坏死性凋亡。结果见图 4-2-10。

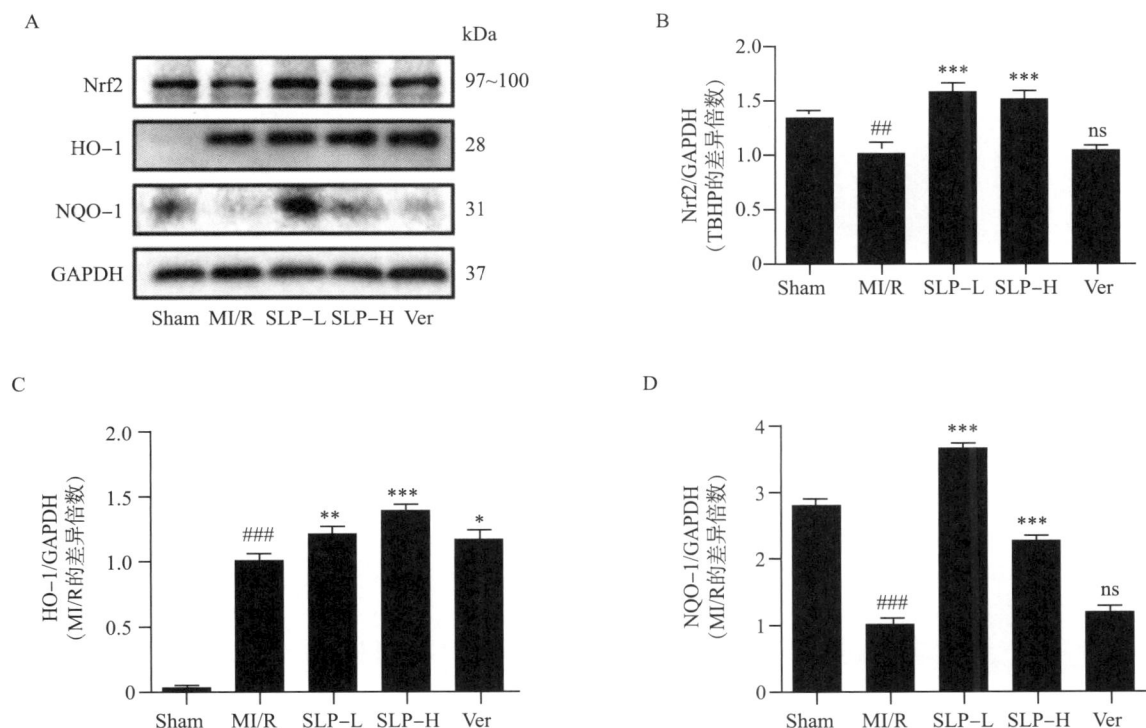

缺血30 min并诱导再灌注2 h后，收获大鼠心脏并在-80 ℃下冷冻保存。为了测定相关的抗氧化蛋白，将组织匀浆并收集上清液。A为使用蛋白质印迹法测定的Nrf2、HO-1和NQO-1的蛋白表达；B~D为Nrf2、HO-1和NQO-1蛋白表达的统计分析结果。$n=5$。与假手术组相比，$^{\#\#}P<0.01$，$^{\#\#\#}P<0.001$；与MI/R组相比，$^{ns}P>0.05$，$^{*}P<0.05$，$^{**}P<0.01$，$^{***}P<0.001$。

图 4-2-9　SLP 通过激活 Nrf2/HO-1 信号通路减轻 MI/R 损伤诱导的氧化应激

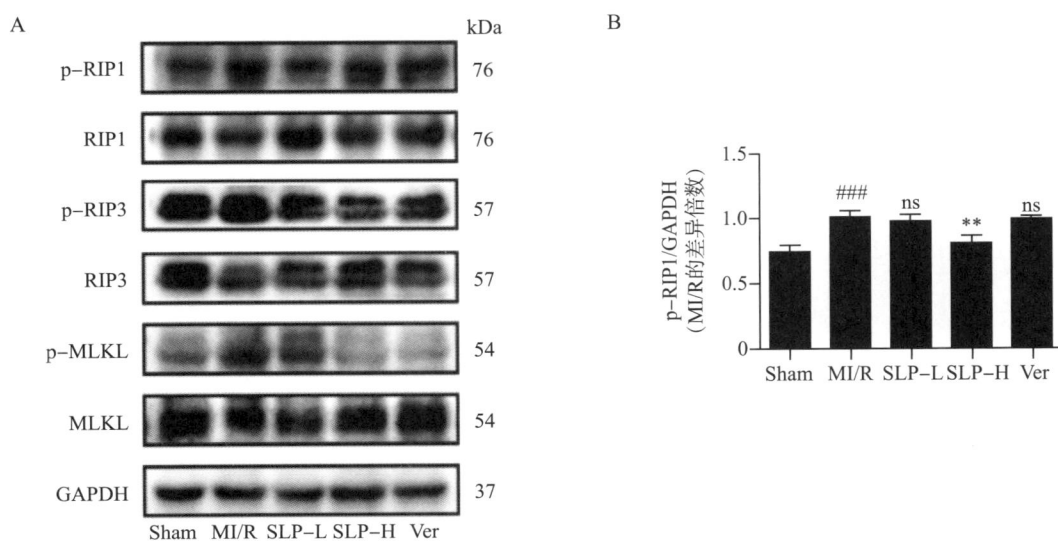

C

D

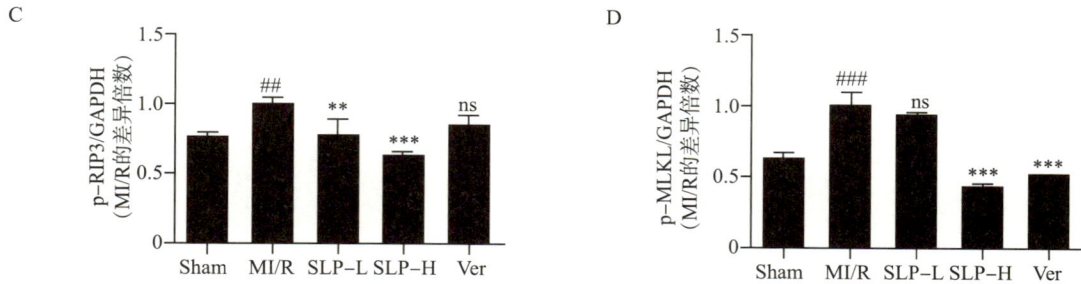

缺血30 min并诱导再灌注2 h后，收获大鼠心脏并在−80 ℃下冷冻保存。为了确定相关的坏死性凋亡蛋白，将组织匀浆并收集上清液。A为使用蛋白质印迹法测量的p-RIP1、RIP1、p-RIP3、RIP3、p-MLKL和MLKL的蛋白表达。B~D为p-RIP1、p-RIP3和p-MLKL蛋白表达的统计分析。$n=5$。与假手术组相比，$^{\#\#}P<0.01$，$^{\#\#\#}P<0.001$；与MI/R组相比，$^{ns}P>0.05$，$^{**}P<0.01$，$^{***}P<0.001$。

图 4-2-10　SLP 通过抑制 RIP1/RIP3/MLKL 信号通路改善 MI/R 损伤诱导的心肌坏死性凋亡

第三节　西瓜藤的药理作用研究

西瓜藤为葫芦科 Cucurbitaceae 植物西瓜 Citrullus lauatus 的藤。作为一种农作物废弃部分，其资源非常丰富，开展其药用价值研究，对开发新的药用资源，实现中药资源的可持续发展具有重要意义[144]。本节开展了西瓜藤不同部位提取物抗炎镇痛、降血糖、抑菌等几个方面的药效学筛选研究，为西瓜藤的进一步开发研究提供了理论依据。

一、西瓜藤不同部位提取物的抗炎镇痛作用及其机制探讨

本实验对西瓜藤总提取物、石油醚提取物的抗炎镇痛作用进行研究，结果表明，西瓜藤总提取物、石油醚提取物具有一定的抗炎镇痛活性，其抗炎机制可能与影响炎症介质的产生和抗氧化作用有关。

（一）实验方法

采用二甲苯致小鼠耳肿胀模型、小鼠腹腔毛细血管通透性增高模型、鸡蛋清致小鼠足肿胀模型、棉球致大鼠肉芽肿模型、角叉菜胶致大鼠足肿胀模型、佐剂性关节炎小鼠模型，观察西瓜藤提取物的抗炎作用；采用热板法和扭体法，观察西瓜藤提取物的镇痛作用。

1. 急性毒性试验

根据预实验结果，未能测出 LD_{50}，因此只做最大给药量实验。一日最大给药量测定：取小鼠 40 只，随机分为 2 组，雌雄各半。给药组：以西瓜藤总提取物（EWRL）可供小鼠灌胃的最大浓度，一次灌胃 0.8 ml/20 g 体重，连续 2 次，间隔 6 h。灌胃前禁食不禁水 14 h，间隔期间不供食，给药后常规饲养，

观察 14 d。记录受试小鼠一般状态、各组死亡率及主要脏器病理形态学变化。对照组：灌胃等量饮用水，余同给药组。

2. 西瓜藤总提取物的抗炎实验

（1）对二甲苯致小鼠耳郭肿胀的影响

取 50 只小鼠，随机分为 5 组，每组 10 只，雌雄各半。EWRL 低、中、高剂量组灌胃剂量分别为 5.0 g/kg、10.0 g/kg、20.0 g/kg，阳性对照组地塞米松（DXM）灌胃剂量为 0.02 g/kg，模型对照组灌胃同体积的 CMC-Na 溶液，每日 1 次，连续 5 d。末次给药 60 min 后，用二甲苯棉球接触小鼠右耳 15 min 后脱颈椎处死，用直径 8 mm 打孔器取等面积左耳、右耳并称重。右耳与左耳质量之差即为肿胀度。肿胀抑制率（%）=（模型组平均肿胀度－给药组平均肿胀度）/模型组平均肿胀度 ×100%。

（2）对大鼠棉球肉芽肿的影响

取 SD 大鼠，随机分为模型对照组，阳性对照组，EWRL 低、中、高剂量组，每组 10 只。口服灌胃给药，每日 1 次，连续 7 d，EWRL 的剂量分别为 3.5 g/kg、7.0 g/kg 和 14.0 g/kg，阳性对照组地塞米松剂量为 0.002 g/kg，模型对照组灌胃等体积 CMC-Na 溶液。在实验大鼠乙醚浅麻醉状态下，将已高温灭菌并称重的 5.0 mg 左右的棉球植入大鼠腋窝下，缝合。自手术当日起开始给予相应药物。给药第 7 d 将大鼠处死，剥离取出棉球肉芽组织，置于 60 ℃ 烘箱内干燥直至恒重，精密称取质量，将此质量（实验末）减去原棉球质量（实验前）即为肉芽肿组织净重。肉芽肿胀抑制率（%）=（模型组平均肉芽肿胀质量－给药组平均肉芽肿胀质量）/模型组平均肉芽肿胀质量 ×100%。

（3）对角叉菜胶致炎大鼠足跖肿胀率的影响

按"对大鼠棉球肉芽肿的影响"项下方法将实验动物分组，灌胃给药。末次给药 30 min 后，大鼠右后肢足跖皮下注射 1.0% 角叉菜胶致炎（0.1 ml/只）。每隔 1 h 检测大鼠足跖肿胀 1 次，连续 4 h，计算足跖肿胀率。

3. 西瓜藤石油醚提取物的抗炎实验

（1）对二甲苯致小鼠耳肿胀模型的影响

取小鼠 50 只，按体质量随机分为 5 组，即模型对照组，地塞米松（DXM）组，西瓜藤石油醚提取物（PEECLV）低、中、高剂量组。灌胃给药，每日 1 次，连续 10 d。末次给药 30 min 后，用移液枪将 100% 二甲苯 20 μl 用棉球均匀涂在小鼠右耳前后两面，左耳作对照。30 min 后将小鼠脱颈椎处死，沿耳郭基线剪下两耳，用直径 8 mm 打孔器分别在左、右耳的同一位置打下圆耳片，称重。计算肿胀度和肿胀抑制率。肿胀度（mg）=右耳片重（mg）－左耳片重（mg）；肿胀抑制率（%）=［模型组平均肿胀度（mg）－给药组平均肿胀度（mg）］/模型组平均肿胀度（mg）×100%[145]。

（2）对冰醋酸致小鼠皮肤毛细血管通透性增高模型的影响

接上实验，涂抹二甲苯后，立即鼠尾静脉注射 0.25% 伊文思蓝 0.1 ml/10 g，同时腹腔注射 0.6% 冰醋酸 0.2 ml/只。30 min 后脱颈椎处死小鼠，用 6 ml 生理盐水腹腔注射，轻揉小鼠腹部，收集冲洗液，10 000 r/min 离心 10 min，取上清液，于紫外分光光度计 590 nm 处测定吸光度[145]。

（3）对蛋清致小鼠足肿胀模型的影响

取小鼠 50 只，按体质量随机分为 5 组，方法和剂量同"对二甲苯致小鼠耳肿胀模型的影响"项，于第 10 d 用卷尺测量所有小鼠右后肢足跖周长，作为造模前的正常值，末次给药 45 min 后在小鼠右后肢足跖皮下注入 0.1 ml 新鲜配制的鸡蛋清（10%），同时灌胃给予 0.2 ml/只进行水负荷。于注入后 0.5 h、1 h、2 h、3 h、4 h 用卷尺测量足踝周长，4 h 后于踝关节上 0.5 cm 处剪下炎足，称重，计算肿胀程度和肿胀抑制率。肿胀度（mm）=致炎后右后足周长（mm）-致炎前右后足周长（mm）；肿胀抑制率（%）=［模型组平均肿胀度（mg）-给药组平均肿胀度（mg）］/模型组平均肿胀度（mg）×100%[146]。

（4）对大鼠棉球肉芽肿模型的影响

取大鼠 50 只，按体质量随机分为 6 组，即空白组，模型对照组，DXM 组，PEECLV 低、中、高剂量组。灌胃给药，每日 1 次，连续 20 d。在实验大鼠 10% 水合氯醛麻醉状态下，将已高温灭菌并称重的 30 mg 棉球植入大鼠腋窝下，随即缝合皮肤，用碘液消毒后常规饲养备用。其他各实验组均采用同样方法造模，正常组常规饲养。各给药组自手术次日起开始给予相应药物，连续灌胃给药 20 d。于第 20 d 灌胃用药 1 h 后，在 10% 水合氯醛麻醉下腹主动脉取血，40 ℃、3 000 r/min 离心 10 min，分离血清备用，分别按试剂盒使用说明测肿瘤坏死因子-α（TNF-α）、白细胞介素-1β（IL-1β）、一氧化氮（NO）和一氧化氮合酶（NOS）。取血后在原切口处切开皮肤，观察棉球肉芽肿周围血管形态，将棉球连同周围结缔组织一起剥离取出，置于 50 ℃烘箱内干燥至恒重，精密称取干重，将此干重（实验后）减去原棉球质量（实验前）即为肉芽肿组织净重。肉芽肿胀抑制率（%）=（模型组平均肉芽肿胀质量-给药组平均肉芽肿胀质量）/模型组平均肉芽肿胀质量×100%[147-148]。

（5）对角叉菜胶致大鼠足肿胀模型的影响

取大鼠 50 只，按体质量随机分为 5 组，即模型对照组，DXM 组，PEECLV 低、中、高剂量组。灌胃给药，每日 1 次，连续 20 d。实验当天用检测仪器（精密度 0.05 ml）测量所有小鼠右后肢足跖周长，作为造模前的正常值，末次给药 45 min 后，于每只大鼠右足跖皮下注射 1.0% 角叉菜胶致炎（0.1 ml/只），同时灌胃给予 5 ml/只进行水负荷。于注入后 0.5 h、1 h、2 h、3 h、4 h 检测大鼠足踝肿胀 1 次，计算足跖肿胀率[149]。4 h 后用水合氯醛液麻醉大鼠，腹主动脉取血，3 000 r/min 离心 10 min，取上清液，按试剂盒说明书测定 NO、NOS 和总超氧化物歧化酶（T-SOD）。取血后立即于踝关节上 0.5 cm 处剪下炎足，称重[150]，划破皮肤组织后，放入 5 ml 4 ℃的冷生理盐水浸泡过夜，弃鼠足，将浸泡液 3 000 r/min 离心 5 min，取上清液，按试剂盒说明书测定前列腺素 E_2（PGE_2）、5-羟色胺（5-HT）、组织胺（His）及丙二醛（MDA）的含量。

（6）对佐剂性关节炎小鼠模型的影响

1）建立佐剂性关节炎小鼠模型

取 60 只昆明种小鼠，雌雄各半，随机分为 6 组，即空白组，模型组，DXM 组和 PEECLV 低、中、高剂量组，每组动物 10 只。除正常对照组小鼠左后足跖垫部皮内注射生理盐水 50 μl 外，其余各组小鼠均于左后足跖皮内注射 50 L FCA 致炎；于致炎后 11～17 d 分别连续灌胃给药（每 10 g 体重灌胃药液 0.1 ml），每日 1 次，空白组与模型组给予等体积的 0.2%CMC-Na 溶液，连续给药 7 d。

2）检测佐剂性关节炎模型小鼠足肿胀度

根据"建立佐剂性关节炎小鼠模型"项下模型，在致炎前及致炎后第 8 d、第 11 d、第 14 d、第 17 d，采用排水法分别测量小鼠左后肢（致炎侧）、右后肢（继发侧）厚度。以造模前厚度作为基础值，以各时间点的厚度与基础值的差值表示肿胀度（反应强度）。

3）评价佐剂性关节炎模型小鼠关节病变程度

根据"建立佐剂性关节炎小鼠模型"项下模型，以造模第 11 d（给药前）和第 14 d、第 17 d（给药后）肿胀度的差值进行药物作用效果评价，观察并记录小鼠全身关节病变程度，按 5 级评分法分别评价，即 0＝无红肿，1＝趾关节红，2＝趾关节和足趾肿胀，3＝踝关节以下的足爪肿胀，4＝包括踝关节在内的全部足爪肿胀。根据每只小鼠除注射佐剂外的其余 3 个足爪关节的病变程度进行累计积分，即为每只小鼠的关节评分指数（AI）。

4）检测佐剂性关节炎模型小鼠血清中 TNF-α、PGE_2、IL-1β、RF、COX-1、COX-2 的含量和脏器指数变化

根据"建立佐剂性关节炎小鼠模型"项下模型，于实验末次给药 2 h 后，每只小鼠摘眼球取血 1 ml，10 000 r/min 离心 10 min，取上清液，按试剂盒说明用 ELISA 法测定血清中 TNF-α、PGE_2、IL-1β、RF、COX-1 和 COX-2 的含量。取血后，立即解剖小鼠，摘取胸腺和脾脏，称湿重，按公式计算脏器指数。脏器指数＝脏器质量（g）/体重（g）。

5）观察佐剂性关节炎模型小鼠踝关节病理学改变

根据"建立佐剂性关节炎小鼠模型"项下模型，处死小鼠后，取踝关节进行福尔马林固定、脱钙、脱水、包埋、切片及 HE 染色等处理后，在显微镜（100 倍）下观察病理学改变。

4. 西瓜藤总提取物的镇痛实验

（1）热板实验

取 50 只小鼠，随机分为 5 组，每组 10 只，雌雄各半。EWRL 低、中、高剂量组灌胃剂量分别为 5.0 g/kg、10.0 g/kg、20.0 g/kg，阳性对照组阿司匹林为 0.2 g/kg，模型对照组灌胃同体积的 CMC-Na 溶液，每日 1 次，连续 7 d。在第 7 d 给药后分别将 50 只小鼠置于（55.0＋0.5）℃热板上，测定给药后 30 min、60 min、90 min 小鼠的痛阈值。将延迟的不适反应（舔后爪）作为小鼠的痛阈值。截止时间为 60 s。

（2）扭体实验

按"热板实验"项下方法给小鼠分组、灌胃，将小鼠分养于透明塑料观察笼（35 cm×25 cm×15 cm）。末次灌胃给药后 60 min，将 0.6% 冰醋酸以 0.1 ml/10 g 的比例腹腔注射入小鼠体内。观察并记录 15 min 内小鼠因疼痛引起的扭体次数，并计算镇痛抑制率。镇痛抑制率（%）＝（模型组平均扭体次数－给药组平均扭体次数）/模型组平均扭体次数 ×100%。

（二）实验结果

1. 急性毒性试验

实验期间无小鼠死亡，即在此实验中未能测出半数致死量（LD_{50}）。因此本研究进行了最大耐受量

的测定。结果发现，给药组20只小鼠在第1 d的两个时间点单次灌胃最大剂量为43.5 g/kg，动物生长良好，未见体重受到影响，受试小鼠均未见有中毒症状，观察14 d，无动物死亡，因此最大给药量为87 g/kg。试验结束解剖动物、大体观察，肝、肾、脾、心、肺、胃、肠等主要脏器均未见明显异常改变。

2. 西瓜藤总提取物的抗炎实验

（1）对二甲苯致小鼠耳郭肿胀的影响

与模型对照组比较，EWRL组能显著降低小鼠耳郭肿胀度（$P<0.01$），且呈剂量依赖性，抑制率分别为55.39%、63.90%和71.22%。阳性对照组地塞米松（0.002 g/kg）也能显著抑制小鼠耳郭肿胀（$P<0.01$），抑制率为66.17%。结果见表4-3-1。

表4-3-1　对二甲苯致小鼠耳郭肿胀的影响（$\bar{x} \pm s$）

组别	剂量/（g/kg）	n	肿胀度/mg	抑制率/%
模型对照组	—	10	10.11 ± 3.65	—
阳性对照组	0.002	10	3.42 ± 2.83**	66.17
EWRL 低剂量组	5.0	10	4.51 ± 2.19**	55.39
EWRL 中剂量组	10.0	10	3.65 ± 3.50**	63.90
EWRL 高剂量组	20.0	10	2.91 ± 1.64**	71.22

注：与模型对照组比较，**$P<0.01$。

（2）对大鼠棉球肉芽肿的影响

与模型对照组比较，EWRL组能显著降低大鼠棉球肉芽肿胀度（$P<0.05$ 或 $P<0.01$），抑制率分别为16.56%、22.40%和23.58%。阳性对照组地塞米松（0.002 g/kg）也能显著抑制肉芽肿（$P<0.01$），抑制率为26.49%。结果见表4-3-2。

表4-3-2　对大鼠棉球肉芽肿的影响（$\bar{x} \pm s$）

组别	剂量/（g/kg）	n	肿胀度/mg	抑制率/%
模型对照组	—	10	49.41 ± 9.64	—
阳性对照组	0.002	10	36.32 ± 7.39**	26.49
EWRL 低剂量组	3.5	10	41.23 ± 6.55*	16.56
EWRL 中剂量组	7.0	10	38.34 ± 5.49**	22.40
EWRL 高剂量组	14.0	10	37.76 ± 6.54**	23.58

注：与模型对照组比较，*$P<0.05$，**$P<0.01$。

（3）对角叉菜胶致大鼠足跖肿胀的影响

与模型对照组相比，EWRL组能显著降低大鼠足跖肿胀度（$P<0.05$ 或 $P<0.01$），肿胀率分别为8.36%、14.60%和30.92%。阳性对照组地塞米松（0.002 g/kg）也能显著抑制足跖肿胀（$P<0.01$），肿胀率为44.71%。结果见表4-3-3、表4-3-4。

表 4-3-3 对角叉菜胶致炎大鼠足跖肿胀度的影响（$\bar{x}\pm s$，$n=10$）

组别	剂量/（g/kg）	致炎后不同时间足跖肿胀度/ml			
		1 h	2 h	3 h	4 h
模型对照组	—	0.94 ± 0.11	1.03 ± 0.17	1.32 ± 0.20	1.23 ± 0.18
阳性对照组	0.002	0.41 ± 0.21**	0.58 ± 0.27**	0.75 ± 0.28**	0.68 ± 0.21**
EWRL 低剂量组	3.5	0.70 ± 0.31*	0.83 ± 0.21*	1.14 ± 0.19*	1.12 ± 0.20
EWRL 中剂量组	7.0	0.72 ± 0.26*	0.81 ± 0.26*	1.06 ± 0.27*	1.05 ± 0.24
EWRL 高剂量组	14.0	0.56 ± 0.19**	0.70 ± 0.18**	0.99 ± 0.18**	0.85 ± 0.17**

注：与模型对照组比较，$^*P<0.05$，$^{**}P<0.01$。

表 4-3-4 对角叉菜胶致炎大鼠足跖肿胀率的影响（$\bar{x}\pm s$，$n=10$）

组别	剂量/（g/kg）	致炎后不同时间足跖肿胀率/%			
		1 h	2 h	3 h	4 h
阳性对照组	0.002	56.42	43.47	43.27	44.71
EWRL 低剂量组	3.5	25.56	19.47	13.65	8.36
EWRL 中剂量组	7.0	23.41	21.33	19.73	14.60
EWRL 高剂量组	14.0	40.49	32.02	25.11	30.92

3. 西瓜藤石油醚提取物的抗炎实验

（1）对二甲苯致小鼠耳肿胀模型的影响

由表 4-3-5 可知，与模型对照组比较，PEECLV 高、中剂量组对二甲苯所致的耳肿胀均有一定程度的抑制作用，但其抑制作用弱于 DXM 组。

表 4-3-5 对小鼠耳肿胀的影响（$\bar{x}\pm s$，$n=10$）

组别	剂量/（g/kg）	肿胀度/g	抑制率/%
模型对照组	—	0.003 1 ± 0.001 4	—
DXM 组	0.02	0.001 0 ± 0.000 7**	67.57
高剂量组	4.0	0.001 7 ± 0.000 9**	45.94
中剂量组	2.0	0.001 8 ± 0.000 9*	40.54
低剂量组	1.0	0.002 2 ± 0.000 1	29.73

注：与模型对照组比较，$^*P<0.05$，$^{**}P<0.01$。

（2）对冰醋酸致小鼠皮肤毛细血管通透性增高模型的影响

以伊文思蓝染料渗出情况来判断 PEECLV 对小鼠毛细血管通透性的影响。由表 4-3-6 可知，与模型对照组比较，各剂量组均可抑制冰醋酸致小鼠腹腔毛细血管通透性增高，有显著性差异。

表 4-3-6　对小鼠皮肤毛细血管通透性的影响（$\bar{x} \pm s$，$n = 10$）

组别	剂量/（g/kg）	OD 值（$A_{590\,nm}$）	抑制率/%
模型对照组	—	0.198 ± 0.022	—
DXM 组	0.02	$0.101 \pm 0.031^{**}$	48.93
高剂量组	4.0	$0.159 \pm 0.038^{**}$	19.08
中剂量组	2.0	$0.170 \pm 0.030^{*}$	13.50
低剂量组	1.0	$0.171 \pm 0.033^{*}$	13.41

注：与模型对照组比较，$^{*}P < 0.05$，$^{**}P < 0.01$。

（3）对蛋清致小鼠足肿胀模型的影响

由表 4-3-7、表 4-3-8 可知，蛋清能明显诱导小鼠足跖肿胀，2 h 达峰值。PEECLV 各剂量组在炎症的全程均有较强的抗炎作用，与模型对照组比较，各剂量组均有显著性差异（$P < 0.01$）。

表 4-3-7　对小鼠足跖肿胀率的影响（$\bar{x} \pm s$，$n = 10$）

组别	剂量/（g/kg）	4 h 后足重/g	抑制率/%
模型对照组	—	0.092 ± 0.006	—
DXM 组	0.02	$0.070 \pm 0.008^{**}$	24.15
高剂量组	4.0	$0.074 \pm 0.004^{**}$	20.22
中剂量组	2.0	$0.076 \pm 0.008^{**}$	17.10
低剂量组	1.0	$0.082 \pm 0.006^{**}$	9.50

注：与模型对照组比较，$^{**}P < 0.01$。

表 4-3-8　对小鼠足跖肿胀度的影响（$\bar{x} \pm s$，$n = 10$）

组别	剂量/（g/kg）	肿胀度/mm				
		0.5 h	1 h	2 h	3 h	4 h
模型对照组	—	3.59 ± 0.97	4.33 ± 0.96	4.47 ± 0.92	3.94 ± 0.67	3.58 ± 0.80
DXM 组	0.02	$2.49 \pm 0.85^{*}$	$2.82 \pm 0.88^{**}$	$3.02 \pm 0.70^{**}$	$2.79 \pm 0.75^{**}$	$2.54 \pm 0.78^{**}$
高剂量组	4.0	$2.81 \pm 0.39^{*}$	$3.03 \pm 0.93^{**}$	$3.07 \pm 0.46^{**}$	$2.87 \pm 0.54^{**}$	$2.72 \pm 0.61^{**}$
中剂量组	2.0	$2.82 \pm 0.56^{*}$	$3.09 \pm 0.42^{**}$	$3.27 \pm 0.59^{**}$	$2.98 \pm 0.86^{**}$	$2.79 \pm 0.80^{*}$
低剂量组	1.0	2.98 ± 0.42	$3.19 \pm 0.64^{**}$	$3.51 \pm 0.45^{**}$	$3.01 \pm 0.57^{*}$	$2.98 \pm 0.49^{*}$

注：与模型对照组比较，$^{*}P < 0.05$，$^{**}P < 0.01$。

（4）对大鼠棉球肉芽肿模型的影响

由表4-3-9可知，与模型对照组比较，PEECLV高、中剂量组和DXM组均可明显抑制棉球肉芽组织增生。由表4-3-10可知，与模型对照组比较，PEECLV高、中、低剂量组均显著降低血清TNF-α、IL-1β含量和NOS、NO水平（$P<0.05$或$P<0.01$）；与空白组比较，模型对照组可明显降低血清TNF-α和IL-1β含量（$P<0.05$），显著降低NOS和NO水平（$P<0.01$）。

表4-3-9　对大鼠棉球肉芽肿的影响（$\bar{x}\pm s$，$n=10$）

组别	剂量/（g/kg）	4 h后足重/g	抑制率/%
模型对照组	—	70.02 ± 5.33	—
DXM组	0.001	$26.56\pm8.71^{**}$	62.07
高剂量组	2.8	$63.38\pm2.30^{**}$	9.49
中剂量组	1.4	$64.21\pm4.82^{**}$	8.31
低剂量组	0.7	$66.24\pm4.47^{*}$	5.41

注：与模型对照组比较，$^{*}P<0.05$，$^{**}P<0.01$。

表4-3-10　对大鼠血清中TNF-α、IL-1β、NOS、NO水平的影响（$\bar{x}\pm s$，$n=10$）

组别	剂量/（g/kg）	TNF-α/（pg/ml）	IL-1β/（pg/ml）	NOS/（U/ml）	NO/（μmol/L）
空白组	—	31.57 ± 1.09	69.97 ± 8.53	19.03 ± 0.10	2.72 ± 0.10
模型对照组	—	$42.30\pm0.84^{\Delta}$	$90.75\pm4.84^{\Delta}$	$20.93\pm0.77^{\Delta\Delta}$	$2.72\pm0.10^{\Delta\Delta}$
DXM组	0.001	$32.79\pm1.79^{**}$	$70.43\pm6.52^{**}$	$19.07\pm0.07^{**}$	$2.25\pm0.06^{**}$
高剂量组	2.8	$31.90\pm0.57^{**}$	$73.55\pm9.65^{**}$	$19.04\pm0.42^{**}$	$2.26\pm0.05^{**}$
中剂量组	1.4	$32.44\pm0.84^{**}$	$74.27\pm8.65^{**}$	$19.12\pm0.55^{**}$	$2.28\pm0.05^{**}$
低剂量组	0.7	$36.11\pm0.95^{**}$	$78.57\pm5.86^{**}$	$19.20\pm0.22^{*}$	$2.32\pm0.08^{**}$

注：与模型对照组比较，$^{*}P<0.05$，$^{**}P<0.01$；与空白组比较，$^{\Delta}P<0.05$，$^{\Delta\Delta}P<0.01$。

（5）对角叉菜胶致大鼠足肿胀模型的影响

由表4-3-11可知，角叉菜胶能明显诱导大鼠足跖肿胀，3 h达峰值。各剂量组对角叉菜胶引起的大鼠足肿胀均有不同程度的抑制作用。由表4-3-12可知，对大鼠足肿胀模型4 h后足重的影响，与模型对照组比较，PEECLV高剂量组有非常显著性差异（$P<0.01$），PEECLV中剂量组有明显差异（$P<0.05$）。由表4-3-13可知，与模型对照组比较，PEECLV各剂量组均能不同程度地抑制大鼠肿足渗出液中蛋白、5-HT、His、MDA、PGE$_2$含量升高。由表4-3-14可知，与模型对照组比较，PEECLV各剂量组均能显著降低大鼠血清中NO的含量（$P<0.01$），高剂量组可显著降低大鼠血清中NOS的含量和提高T-SOD活性（$P<0.01$），中、低剂量组明显降低NOS的含量（$P<0.05$）。

表 4-3-11　对大鼠足跖肿胀度的影响（$\bar{x} \pm s$，$n = 10$）

组别	剂量/（g/kg）	肿胀度/mm				
		0.5 h	1 h	2 h	3 h	4 h
模型对照组	—	0.54 ± 0.20	0.73 ± 0.20	0.92 ± 0.19	0.99 ± 0.21	0.89 ± 0.24
DXM 组	0.001	0.35 ± 0.12	0.45 ± 0.15[*]	0.47 ± 0.19[**]	0.53 ± 0.19[**]	0.35 ± 0.19[**]
高剂量组	2.8	0.38 ± 0.13	0.49 ± 0.14[**]	0.67 ± 0.56[**]	0.70 ± 0.17[**]	0.59 ± 0.22[*]
中剂量组	1.4	0.42 ± 0.17	0.53 ± 0.17[*]	0.73 ± 0.18[*]	0.85 ± 0.20[**]	0.79 ± 0.20
低剂量组	0.7	0.42 ± 0.11	0.55 ± 0.13[*]	0.80 ± 0.19	0.95 ± 0.16	0.84 ± 0.14

注：与模型对照组比较，[*]$P < 0.05$，[**]$P < 0.01$。

表 4-3-12　对大鼠足跖肿胀率的影响（$\bar{x} \pm s$，$n = 10$）

组别	剂量/（g/kg）	4 h 后足重/g	抑制率/%
模型对照组	—	0.620 ± 0.072	—
DXM 组	0.001	0.270 ± 0.021[**]	48.18
高剂量组	2.8	0.491 ± 0.094[**]	35.93
中剂量组	1.4	0.550 ± 0.065[*]	20.05
低剂量组	0.7	0.612 ± 0.075	10.48

注：与模型对照组比较，[*]$P < 0.05$，[**]$P < 0.01$。

表 4-3-13　对大鼠肿足渗出液蛋白、5-HT、His、MDA、PGE_2 含量的影响（$\bar{x} \pm s$，$n = 10$）

组别	蛋白（$A_{570\,nm}$）/（g/L）	5-HT（$A_{570\,nm}$）/（ng/ml）	His（$A_{570\,nm}$）/（pg/ml）	MDA（$A_{570\,nm}$）/（nmol/mgprot）	PGE_2（$A_{570\,nm}$）/（pg/ml）
模型对照组	32.09 ± 2.27	75.62 ± 1.77	99.44 ± 6.09	3.78 ± 0.49	53.09 ± 3.53
DXM 组	19.39 ± 3.45[**]	70.64 ± 2.13[**]	61.57 ± 9.41[**]	2.43 ± 0.30[**]	46.78 ± 2.68[**]
高剂量组	26.17 ± 5.82[*]	70.13 ± 2.42[**]	82.55 ± 5.93[**]	3.16 ± 0.35[*]	49.84 ± 1.26[*]
中剂量组	28.79 ± 3.17[*]	72.25 ± 2.76[*]	84.37 ± 9.39[**]	3.35 ± 0.47	50.21 ± 1.69
低剂量组	29.54 ± 8.06	73.54 ± 3.08	91.99 ± 4.00[*]	3.62 ± 0.48	51.99 ± 3.54

注：与模型对照组比较，[*]$P < 0.05$，[**]$P < 0.01$。

表 4-3-14　对大鼠血清中 T-SOD、NO、NOS 水平的影响（$\bar{x} \pm s$，$n = 10$）

组别	剂量/（g/kg）	T-SOD（$A_{570\,nm}$）/（U/ml）	NO（$A_{570\,nm}$）/（μmol/L）	NOS（$A_{570\,nm}$）/（U/ml）
模型对照组	—	100.38 ± 5.08	3.39 ± 0.75	22.39 ± 0.99
DXM 组	0.001	125.84 ± 13.04[**]	2.14 ± 0.11[**]	18.03 ± 0.72[**]
高剂量组	2.8	117.85 ± 13.96[**]	1.41 ± 0.27[**]	17.01 ± 0.69[**]
中剂量组	1.4	115.40 ± 11.50[*]	1.45 ± 0.23[**]	18.81 ± 0.88[*]
低剂量组	0.7	107.21 ± 19.36	1.49 ± 0.30[**]	21.09 ± 0.80[*]

注：与模型对照组比较，[*]$P < 0.05$，[**]$P < 0.01$。

（6）对佐剂性关节炎小鼠模型的影响

1）对佐剂性关节炎小鼠关节肿胀度的影响

造模第 2 d 左后足（致炎侧）关节肿胀达高峰，表现为早期的炎症反应，持续 2~3 d 后逐渐减轻，7~8 d 后再度肿胀；继发病变于致炎后 10 d 左右出现，表现为对侧（继发侧，右后足）和前足肿胀，且进行性加重，小鼠行动不便。与空白组比较，关节炎小鼠在致炎后 14 d、17 d，继发侧足肿胀度显著增加（$P<0.05$ 或 $P<0.01$）；与模型组比较，PEECLV 高剂量组治疗 4 d（致炎后 14 d）后可显著减轻关节炎小鼠的足肿胀度（$P<0.05$ 或 $P<0.01$），而中、低剂量组抑制作用不明显；DXM 组可显著减轻关节炎小鼠足肿胀度（$P<0.05$ 或 $P<0.01$）。结果见表 4-3-15、表 4-3-16。

表 4-3-15　对佐剂性关节炎小鼠致炎侧（左后足）关节肿胀度的影响（$\bar{x}\pm s$，$n=10$）

组别	剂量/（g/kg）	左后足关节肿胀度差异/mm			
		d_8	d_{11}	d_{14}	d_{17}
空白组	—	0.056 ± 0.046	0.056 ± 0.050	0.091 ± 0.061	0.096 ± 0.061
模型组	—	0.149 ± 0.038 △△	0.159 ± 0.045 △△	0.194 ± 0.043 △△	0.219 ± 0.052 △△
DXM 组	0.02	0.149 ± 0.034	0.152 ± 0.043	0.111 ± 0.048**	0.109 ± 0.046*
PEECLV 组	20.0	0.142 ± 0.043	0.152 ± 0.060	0.159 ± 0.032**	0.168 ± 0.033*
	10.0	0.147 ± 0.040	0.158 ± 0.075	0.174 ± 0.044	0.175 ± 0.054**
	5.0	0.147 ± 0.037	0.157 ± 0.030	0.191 ± 0.034	0.197 ± 0.046

注：与空白组比较，△△$P<0.01$；与模型组比较，**$P<0.01$，*$P<0.05$。

表 4-3-16　对佐剂性关节炎小鼠继发侧（右后足）关节肿胀度的影响（$\bar{x}\pm s$，$n=10$）

组别	剂量/（g/kg）	右后足关节肿胀度差异/mm			
		d_8	d_{11}	d_{14}	d_{17}
空白组	—	0.057 ± 0.038	0.058 ± 0.034	0.059 ± 0.044	0.068 ± 0.039
模型组	—	0.059 ± 0.038	0.061 ± 0.040	0.110 ± 0.056 △	0.116 ± 0.039 △△
DXM 组	0.02	0.059 ± 0.032	0.060 ± 0.032	0.055 ± 0.033*	0.035 ± 0.046**
PEECLV 组	20.0	0.052 ± 0.043	0.060 ± 0.034	0.072 ± 0.020*	0.075 ± 0.034**
	10.0	0.057 ± 0.040	0.064 ± 0.036	0.088 ± 0.025	0.085 ± 0.039*
	5.0	0.059 ± 0.044	0.064 ± 0.047	0.094 ± 0.048	0.087 ± 0.053

注：与空白组比较，△$P<0.05$，△△$P<0.01$；与模型组比较，*$P<0.05$，**$P<0.01$。

2）对佐剂性关节炎小鼠关节评分指数的影响

模型组小鼠在致炎后 11 d、14 d、17 d，其关节红肿程度明显增加；与模型组比较，给药 4 d（致炎后第 14 d）后，PEECLV 高、中剂量组可显著降低关节炎小鼠的 AI（$P<0.05$ 或 $P<0.01$），给药 7 d（致炎后第 17 d）后，PEECLV 各剂量组均可显著降低关节炎小鼠的 AI（$P<0.05$ 或 $P<0.01$）。结果见表 4-3-17。

表 4-3-17   对佐剂性关节炎小鼠关节评分指数的影响（$\bar{x} \pm s$，$n=10$）

组别	剂量/（g/kg）	关节评分指数		
		d_{11}	d_{14}	d_{17}
空白组	—	2.93 ± 0.28	3.00 ± 0.55	3.64 ± 0.50
模型组	0.02	2.88 ± 0.81	$2.25 \pm 0.77^{**}$	$1.81 \pm 0.91^{**}$
PEECLV 组	20.0	2.92 ± 0.67	$2.33 \pm 0.49^{**}$	$2.42 \pm 0.51^{**}$
	10.0	2.83 ± 0.72	$2.42 \pm 0.51^{*}$	$2.50 \pm 0.67^{**}$
	5.0	3.00 ± 0.60	2.83 ± 0.39	$2.92 \pm 0.67^{*}$

注：与模型组比较，$^{*}P < 0.05$，$^{**}P < 0.01$。

3）对佐剂性关节炎小鼠胸腺及脾脏指数的影响

与空白组比较，模型组小鼠胸腺指数降低（$P < 0.05$），与模型组比较，PEECLV 高剂量组胸腺指数升高（$P < 0.05$），中、低剂量组无显著性差异。与空白组比较，模型组小鼠脾脏指数升高（$P < 0.05$），与模型组比较，PEECLV 高剂量组脾脏指数降低（$P < 0.05$），中、低剂量组无显著性差异。DXM 组小鼠脾脏及胸腺指数均显著降低（$P < 0.01$）。结果见表 4-3-18。

表 4-3-18   对佐剂性关节炎小鼠胸腺及脾脏指数的影响（$\bar{x} \pm s$，$n=10$）

组别	剂量/（g/kg）	脾脏指数/（g/g）	胸腺指数/（g/g）
空白组	—	4.73 ± 0.62	4.74 ± 0.86
模型组	—	$5.34 \pm 0.65^{\triangle}$	$4.08 \pm 0.55^{\triangle}$
DXM 组	0.02	$1.94 \pm 0.27^{**}$	$1.67 \pm 0.57^{**}$
PEECLV 组	20.0	$4.86 \pm 0.43^{*}$	$4.47 \pm 0.48^{*}$
	10.0	4.87 ± 0.55	4.31 ± 0.01
	5.0	5.01 ± 0.53	4.05 ± 0.90

注：与空白组比较，$^{\triangle}P < 0.05$；与模型组比较，$^{*}P < 0.05$，$^{**}P < 0.01$。

4）对佐剂性关节炎小鼠血清中 PGE_2、TNF-α、RF 和 IL-1β 含量的影响

与空白组比较，模型组可显著升高血清 PGE_2、TNF-α、IL-1β 和 RF 的含量（$P < 0.05$ 或 $P < 0.01$）。与模型组比较，PEECLV 高剂量组显著降低血清 PGE_2 和 IL-1β 的含量（$P < 0.05$ 或 $P < 0.01$）；PEECLV 各剂量组均能降低 IL-1β 和 RF 的水平。结果见表 4-3-19。

表 4-3-19   对佐剂性关节炎小鼠血清中 PGE_2、TNF-α、RF 和 IL-1β 含量的影响（$\bar{x} \pm s$，$n=10$）

组别	剂量/（g/kg）	ρ（PGE_2）/（pg/ml）	ρ（TNF-α）/（pg/ml）	ρ（IL-1β）/（pg/ml）	ρ（RF）/（pg/ml）
空白组	—	30.01 ± 4.08	90.13 ± 32.35	120.17 ± 31.91	29.72 ± 4.72
模型组	—	$37.52 \pm 6.70^{\triangle}$	$199.15 \pm 55.06^{\triangle\triangle}$	$225.03 \pm 35.86^{\triangle\triangle}$	$70.73 \pm 9.57^{\triangle\triangle}$
DXM 组	0.02	$23.89 \pm 6.47^{**}$	$106.73 \pm 26.75^{**}$	$49.71 \pm 27.71^{**}$	$16.62 \pm 1.44^{**}$

组别	剂量/（g/kg）	ρ（PGE_2）/（pg/ml）	ρ（TNF-α）/（pg/ml）	ρ（IL-1β）/（pg/ml）	ρ（RF）/（pg/ml）
PEECLV 组	20.0	$28.91 \pm 5.58^{*}$	153.39 ± 56.22	$131.13 \pm 48.30^{**}$	$49.40 \pm 7.54^{**}$
	10.0	$30.44 \pm 3.38^{*}$	171.16 ± 14.13	$142.20 \pm 840.61^{**}$	$50.99 \pm 9.49^{**}$
	5.0	32.02 ± 2.55	174.40 ± 60.36	$152.45 \pm 56.75^{*}$	$51.71 \pm 8.04^{4)}$

注：与空白组比较，$^{\triangle}P<0.05$，$^{\triangle\triangle}P<0.01$；与模型组比较，$^{*}P<0.05$，$^{**}P<0.01$。

5）对佐剂性关节炎小鼠血清中 COX-1、COX-2 含量的影响

与空白组比较，模型组可显著升高血清中 COX-1 和 COX-2 的含量（$P<0.05$，$P<0.01$）。与模型组比较，PEECLV 高剂量组可降低血清中 COX-1 含量（$P<0.05$），中、低剂量组无显著作用；高、中剂量组可显著降低血清中 COX-2 含量（$P<0.01$，$P<0.05$）。结果见表 4-3-20。

表 4-3-20　对佐剂性关节炎小鼠血清中 COX-1、COX-2 含量的影响（$\bar{x} \pm s$，$n = 10$）

组别	剂量/（g/kg）	ρ（COX-1）/（pg/ml）	ρ（COX-2）/（pg/ml）
空白组	—	472.9 ± 28.6	213.8 ± 7.3
模型组	—	$560.4 \pm 52.9^{\triangle}$	$236.5 \pm 4.8^{\triangle\triangle}$
DXM 组	0.02	$461.6 \pm 47.7^{*}$	$220.3 \pm 6.3^{**}$
PEECLV 组	20.0	$479.6 \pm 25.3^{*}$	$222.7 \pm 4.6^{**}$
	10.0	514.4 ± 56.5	$225.6 \pm 4.9^{*}$
	5.0	528.5 ± 49.9	233.7 ± 3.3

注：与空白组比较，$^{\triangle}P<0.05$，$^{\triangle\triangle}P<0.01$；与模型组比较，$^{*}P<0.05$，$^{**}P<0.01$。

6）对佐剂性关节炎模型小鼠踝关节病理学改变的影响

病理观察可见，空白组关节面完整，关节滑膜腔组织内未见炎性细胞；模型组关节滑膜腔组织内与空白组相比有大量炎性细胞浸润，关节面不完整，关节腔内可见退化、脱落的滑膜组织碎片；DXM 组关节滑膜腔组织内炎性细胞浸润与模型组相比明显减轻；PEECLV 高剂量组关节滑膜腔组织内炎性细胞与模型组相比明显减少，滑膜增厚不明显；PEECLV 中剂量组关节滑膜腔组织内炎性细胞与模型组相比有所减少，但比高剂量组明显增多；PEECLV 低剂量组关节滑膜腔组织与模型组相比无显著差异。结果见图 4-3-1。

4. 西瓜藤总提取物的镇痛实验

（1）对热板实验小鼠痛阈值的影响

与模型对照组比较，EWRL 组能显著提高给药后 30 min、60 min 和 90 min 的痛阈值（$P<0.05$，$P<0.01$），阿司匹林（0.2 g/kg）在给药后也能显著提高痛阈值（$P<0.05$，$P<0.01$），结果见表 4-3-21。

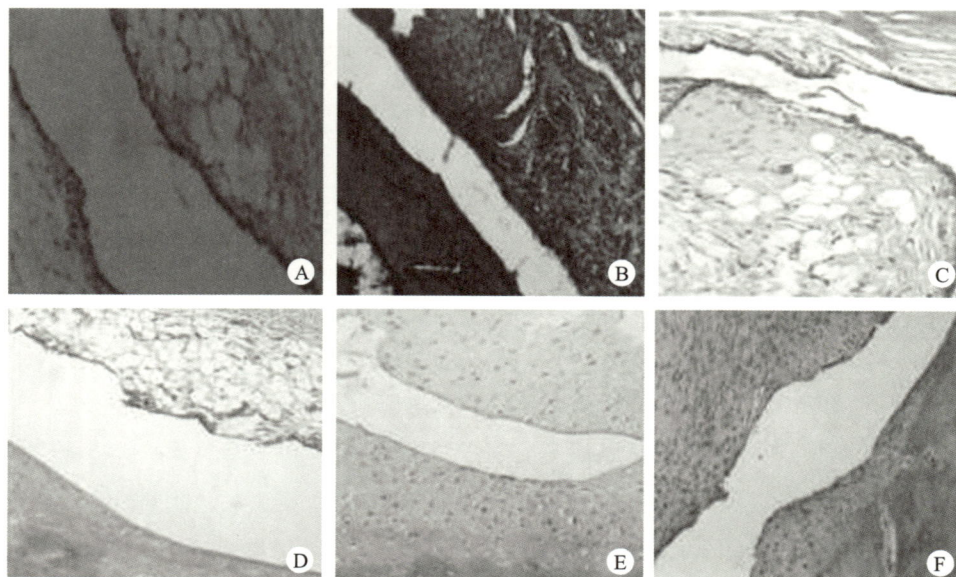

A. 空白组；B. 模型组；C. DXM组；D. PEECLV高剂量组；E. PEECLV中剂量组；F. PEECLV低剂量组。

图 4-3-1　佐剂性关节炎小鼠踝关节病理光镜检查结果（×40）

表 4-3-21　对热板实验小鼠痛阈值的影响（$\bar{x} \pm s$，$n=10$）

组别	剂量/（g/kg）	痛阈值/s			
		实验前	实验后		
			30 min	60 min	90 min
模型对照组	—	16.3 ± 5.43	15.6 ± 5.16	14.3 ± 5.54	15.9 ± 4.17
阿司匹林组	0.2	15.7 ± 6.63	20.1 ± 7.76*	25.6 ± 4.12**	32.8 ± 9.71**
EWRL 组	5.0	16.1 ± 6.21	17.8 ± 4.34	19.8 ± 5.80*	23.1 ± 3.66*
	10.0	15.8 ± 26.01	25.8 ± 9.22**	33.2 ± 9.98**	31.4 ± 11.34**
	20.0	15.2 ± 5.65	27.5 ± 7.53**	36.9 ± 11.71**	37.4 ± 12.41**

注：与模型对照组比较，*$P<0.05$，**$P<0.01$。

（2）对冰醋酸致小鼠扭体实验中痛阈值的影响

与模型对照组比较，腹腔注射 0.6% 冰醋酸 15 min 后，EWRL 组能显著提高痛阈值（$P<0.05$ 或 $P<0.01$），且具有剂量依赖性，抑制率分别为 29.41%、50.26% 和 59.89%。阿司匹林（0.2 g/kg）也具有显著的镇痛作用（$P<0.01$），抑制率为 79.14%。结果见表 4-3-22。

表 4-3-22　对冰醋酸致小鼠扭体实验中痛阈值的影响（$\bar{x} \pm s$）

组别	剂量/（g/kg）	n	扭体痛阈值	抑制率/%
模型对照组	—	10	18.7 ± 7.54	—
阿司匹林组	0.2	10	3.9 ± 3.64**	79.14

组别	剂量/（g/kg）	n	扭体痛阈值	抑制率/%
EWRL 组	5.0	10	12.2 ± 5.12[*]	29.41
	10.0	10	9.3 ± 6.65[**]	50.26
	20.0	10	7.5 ± 5.57[**]	59.89

注：与模型对照组比较，[*]$P<0.05$，[**]$P<0.01$。

二、西瓜藤不同部位提取物对糖尿病及其并发症的药效与机制研究

本实验对西瓜藤不同部位提取物进行了体内降血糖作用的初步探讨，并对西瓜藤乙酸乙酯提取物对糖尿病肾病大鼠肾小管的保护作用进行了研究。结果表明，西瓜藤乙酸乙酯部位、石油醚部位提取物对四氧嘧啶致糖尿病小鼠具有一定的降血糖作用，其作用机制可能与促进胰岛素的释放及降低一氧化氮和一氧化氮合酶含量有关；西瓜藤乙酸乙酯提取物具有保护糖尿病肾病大鼠肾小管的作用。

（一）实验方法

采用小鼠腹腔注射四氧嘧啶法建立糖尿病小鼠模型，观察西瓜藤不同部位提取物对糖尿病小鼠的降血糖作用；采用腹腔注射链脲佐菌素（STZ）建立糖尿病肾病大鼠模型，探讨西瓜藤乙酸乙酯提取物对糖尿病肾病大鼠肾小管的保护作用。

1. 对四氧嘧啶诱导糖尿病小鼠模型的影响

（1）糖尿病小鼠模型的建立

取体质量 22 ~ 24 g 昆明种小鼠 1 批，雌雄各半，称重，编号，分笼饲养。采用高脂饲料喂养 1 周后，禁食不禁水 16 h，腹腔内注射 200 mg/kg 四氧嘧啶溶液（ALX）枸橼酸缓冲液（间隔 48 h，分 2 次完成）。5 d 后，取尾部全血，用血糖测定仪（德国罗氏）测定禁食不禁水空腹血糖浓度。空腹血糖浓度大于 11 mmol/L 的小鼠被认为造模成功，入选下一步实验。取正常小鼠 10 只和糖尿病小鼠 100 只，分为 11 组，每组 10 只，连续灌胃 15 d。具体分组和灌胃剂量如下：第 1 组为空白对照组（生理盐水）；第 2 组为糖尿病模型组（生理盐水）；第 3 组为阳性药物组（格列苯脲 0.015 g/kg）；第 4、5 组为乙酸乙酯提取物高、低剂量组（相当于生药材 20 g/kg、10 g/kg，最低剂量相当于预实验最低有效剂量，以下同）；第 6、7 组为石油醚提取物高、低剂量组（20 g/kg、10 g/kg）；第 8、9 组为正丁醇提取物高、低剂量组（20 g/kg、10 g/kg）；第 10、11 组为水提取物高、低剂量组（20 g/kg、10 g/kg），灌胃体积均为 2.0 g/kg。

（2）样品的采集及测定

分别于给药前、给药后、给药第 7 d、给药第 15 d 前 12 h 禁食不禁水，于尾静脉取血，用血糖仪测小鼠的血糖值。小鼠体质量分别于造模前、造模后、给药 7 d、给药 15 d 各测定 1 次。末次给药后小鼠禁食 12 h，尾静脉取微血测定血糖值，作为 0 h 的血糖值，灌胃给予葡萄糖，每千克体质量为 2.0 g，测

定给葡萄糖 0.5 h、1 h、2 h 后的血糖值，观察各组小鼠给葡萄糖后的血糖变化，比较各组之间是否存在差异，并用梯形面积法计算糖耐量曲线下面积（AUC）。

血糖指标检测结束后摘除眼球取血，3 000 r/min，离心 15 min 后分离血清。用化学比色法测定小鼠血清 TG、TC、NO 和 iNOS 的含量；用放射免疫法测血清胰岛素：在试管中加入标准品、待测上清液、一抗、胰岛素，37.0 ℃水浴 2 h，加入二抗，室温放置 30 min，离心 20 min（3 500 r/min），弃上清液，沉淀用 γ-免疫计数器测量[151]。迅速摘取肝脏，制成 10% 匀浆并测定其 NO 和 iNOS 水平。取出胰腺组织，在解剖镜下解剖胰腺组织，用 10% 福尔马林溶液固定，常规石蜡包埋，制成 4 μm 石蜡切片，染色，按 S-P 试剂盒说明进行操作，DBA 染色，苏木素复染，脱水，透明，封片，显微镜观察。

2. 对糖尿病肾病大鼠肾小管的保护作用

（1）DN 大鼠模型制备及干预

取体质量 220 ~ 250 g SD 大鼠 1 批，雌雄各半，分笼饲养。禁食不禁水 12 h 后，称重，编号。适应性饲养 1 周后，大鼠禁食、禁水 12 h 后，给予 STZ 枸橼酸钠缓冲液 55 mg/kg，一次性空腹注射。72 h 后监测空腹血糖、尿糖、尿量、24 h 尿微量白蛋白排泄率的变化，若达到下列标准，即认为 DN 大鼠模型制作成功，入选下一步实验：①空腹血糖超过 16.65 mmol/L；②尿糖强阳性；③尿量大于对照组 150%；④ 24 h 尿微量白蛋白排泄率超过 30 mg/24 h。

将正常大鼠 10 只和 DN 大鼠 50 只分为 6 组，每组 10 只，分别为空白组，模型组，阳性药物组，西瓜藤乙酸乙酯提取物高、中、低剂量组。全部大鼠除空白组外喂食高糖高脂饲料，不使用胰岛素及其他降糖药物。DN 模型建立后，西瓜藤乙酸乙酯提取物高、中、低剂量组给予西瓜藤提取物 14 g/kg、7 g/kg、3.5 g/kg，阳性药物组给予盐酸二甲双胍片 0.09 g/kg，空白组和模型组同时给予等量的生理盐水，灌胃 8 周，体积均为 5 ml/kg。

（2）样本的收集与处理

实验期间，大鼠体质量每隔 5 d 测定 1 次，每隔 5 d 大鼠尾静脉微量取血，测定其血糖值。于 8 周末，各组大鼠用代谢笼收集 24 h 尿，-30 ℃保存，次日用乙醚麻醉，从心脏采血，留取血、尿标本后立即打开腹腔，游离并取出双肾，以 4 ℃生理盐水洗净，小心剥去肾包膜，再以 4 ℃生理盐水冲洗肾血管 3 次，右肾称质量后，以 10% 中性甲醛固定，石蜡包埋，制成 2 μm 厚切片。

（3）生化指标检测

留取的血、尿标本检测血糖、血肌酐、尿肌酐、尿清蛋白（免疫散射比浊法）、血胰岛素（放射免疫法）等指标，并计算内生肌酐清除率（Ccr）。Ccr（ml/min）= U（尿肌酐）× V（全部尿量）/P（血肌酐）。

（4）组织病理学观察

石蜡切片，PAS 染色，光镜下观察肾组织形态学改变，采用 HPIAS-1000 型医学图像分析系统 6.0，每只动物选 2 张切片，每张切片在高倍镜下连续观察 50 个视野，按肾小管上皮细胞扩张、萎缩、炎性细胞浸润、肾间质纤维化等病变程度，将肾小管损伤分为 4 级：（-）为无肾小管病变；（+）为轻度，病变范围小于 20；（++）为中度，病变范围 20 ~ 40；（+++）为重度，病变范围大于 40。记录连续不重叠的 20 个高倍镜视野内积分，取均值作为肾小管损伤的指数。

（二）实验结果

1. 对四氧嘧啶诱导糖尿病小鼠模型的影响

（1）对糖尿病小鼠体质量的影响

造模成功后，各组小鼠的体质量显著下降，与空白组相比有显著性的差异（$P<0.01$）。给药 7 d 后，各组小鼠体质量变化不明显。给药 15 d 后，阳性组、乙酸乙酯高剂量组、石油醚高剂量组小鼠体质量均明显增加（$P<0.05$）。结果见表 4-3-23。

表 4-3-23 西瓜藤不同提取物对糖尿病小鼠体质量的影响（$\bar{x} \pm s$，$n=10$）

组别	剂量/（g/kg）	体质量/g			
		造模前	造模后	给药 7 d 后	给药 15 d 后
空白组	—	25.51 ± 0.68	30.01 ± 1.32	32.79 ± 1.21	36.03 ± 1.32
模型组	—	25.23 ± 1.37	23.88 ± 1.14**	23.67 ± 1.17	23.96 ± 1.23
阳性组	0.015	25.44 ± 1.45	23.71 ± 1.33**	23.98 ± 1.31	25.13 ± 1.19#
乙酸乙酯提取物组	20	25.35 ± 1.26	22.97 ± 1.36**	23.11 ± 1.58	24.28 ± 1.36#
	10	25.28 ± 1.32	22.69 ± 1.66**	22.50 ± 1.41	22.12 ± 1.36
石油醚提取物组	20	25.55 ± 0.99	23.03 ± 1.53**	23.50 ± 1.44	24.10 ± 1.23#
	10	25.24 ± 1.33	23.24 ± 1.21**	22.60 ± 1.13	22.78 ± 1.52
正丁醇提取物组	20	25.48 ± 1.52	23.11 ± 1.23**	22.77 ± 1.34	22.30 ± 1.42
	10	25.39 ± 1.21	22.84 ± 1.61**	22.40 ± 1.39	22.15 ± 1.88
水提取物组	20	25.29 ± 1.43	23.09 ± 1.33**	22.89 ± 1.14	22.47 ± 1.49
	10	25.42 ± 1.38	22.55 ± 1.28**	22.30 ± 1.26	22.00 ± 1.59

注：造模后，与空白组比较，**$P<0.01$；给药 15 d 后，与模型组比较，#$P<0.05$。

（2）对糖尿病小鼠空腹血糖的影响

与模型组相比，给药 15 d 后阳性组及乙酸乙酯高剂量组、石油醚高剂量组小鼠血糖含量均显著性降低（$P<0.05$），结果见表 4-3-24。

表 4-3-24 西瓜藤提取物对糖尿病小鼠空腹血糖的影响（$\bar{x} \pm s$，$n=10$）

组别	剂量/（g/kg）	c（血糖）/（mmol/L）	
		给药前	给药后
空白组	—	4.6 ± 1.9	4.6 ± 2.1
模型组	—	30.1 ± 2.3	29.9 ± 3.7
阳性组	0.015	29.7 ± 1.7	11.6 ± 3.4*
乙酸乙酯提取物组	20	28.8 ± 2.8	13.8 ± 2.0*
	10	28.5 ± 3.4	26.6 ± 3.8

续表

组别	剂量/（g/kg）	c（血糖）/（mmol/L）	
		给药前	给药后
石油醚提取物组	20	29.3 ± 2.4	13.1 ± 4.5*
	10	27.9 ± 4.2	27.0 ± 5.2
正丁醇提取物组	20	29.9 ± 2.3	28.3 ± 5.6
	10	30.2 ± 3.5	29.1 ± 2.7
水提取物组	20	28.7 ± 5.1	27.5 ± 3.4
	10	28.9 ± 4.9	28.1 ± 4.2

注：与模型组比较，*$P<0.05$。

（3）对糖尿病小鼠糖耐量的影响

空白组小鼠在口服葡萄糖后的 30 min 血糖值达到最大，2 h 血糖值已基本恢复到给药前水平；而高血糖模型组小鼠在 30 min 血糖值达到最大值，此后虽然有所下降，但一直保持在较高的水平；乙酸乙酯高剂量组、石油醚高剂量组小鼠在 30 min 血糖值也达到最大值，2 h 血糖值有明显的下降，小鼠的糖耐量有了较大的改善，且乙酸乙酯高剂量组比石油醚高剂量组作用更强。结果见表 4-3-25。

表 4-3-25　西瓜藤不同提取物对糖尿病小鼠耐糖量的影响（$\bar{x}\pm s$，$n=10$）

组别	剂量/（g/kg）	c（血糖）/（mmol/L）				AUC/[mmol/(h·L)]
		空腹	0.5 h	1 h	2 h	
空白组	—	4.7 ± 0.1	9.8 ± 1.8	8.1 ± 1.6	6.8 ± 21.6	23.6 ± 2.2
模型组	—	26.0 ± 24	37.2 ± 4.4	34.1 ± 3.2	30.3 ± 5.0	96.9 ± 4.3##
阳性组	0.015	12.3 ± 3.8	29.8 ± 3.3	27.7 ± 4.9	18.1 ± 5.5	71.7 ± 2.9**
乙酸乙酯提取物组	20	14.7 ± 3.1	37.5 ± 2.6	35.5 ± 3.4	22.1 ± 5.7	88.7 ± 4.6**
	10	25.5 ± 5.2	37.9 ± 3.5	35.9 ± 2.7	30.2 ± 1.7	95.2 ± 3.3
石油醚提取物组	20	18.8 ± 4.6	35.1 ± 2.8	33.7 ± 2.2	25.3 ± 3.3	90.1 ± 4.5**
	10	25.7 ± 3.2	36.6 ± 2.3	33.5 ± 4.2	29.9 ± 5.4	93.7 ± 5.1
正丁醇提取物组	20	25.3 ± 5.3	36.9 ± 3.8	36.0 ± 3.4	29.7 ± 4.6	93.5 ± 2.7
	10	26.0 ± 2.5	37.2 ± 2.9	36.1 ± 2.7	30.0 ± 1.8	94.2 ± 3.6
水提取物组	20	25.9 ± 3.2	37.9 ± 3.5	35.9 ± 2.3	30.2 ± 3.6	93.4 ± 3.7
	10	26.1 ± 3.4	38.0 ± 4.6	36.0 ± 5.0	30.3 ± 2.9	93.9 ± 4.5

注：与模型组比较，**$P<0.01$；与空白组比较，##$P<0.01$。

（4）对四氧嘧啶诱导糖尿病小鼠血清生化指标的影响

ALX 诱导的糖尿病模型成功后，模型组小鼠血糖与空白组比较，血糖明显升高且稳定，虽然模型组小鼠血糖随时间的延长，会有一定的降低，但不具有统计学意义，这表明 ALX 诱导的糖尿病模型具有一定的稳定性。西瓜藤乙酸乙酯、石油醚高剂量组和阳性对照药格列苯脲均能降低 ALX 诱导的糖尿病模型小鼠的血糖，升高模型组小鼠血清胰岛素含量。与空白组比较，模型组 TG、TC 含量均显著升高，阳性药物组、西瓜藤乙酸乙酯高剂量组和石油醚高剂量组 TG 显著降低，TC 值也有所降低，结果见表 4-3-26。

表 4-3-26 西瓜藤不同提取物对糖尿病小鼠生化指标的影响（$\bar{x} \pm s$, $n = 10$）

组别	剂量/（g/kg）	胰岛素/（mu/L）	c（TG）/（mmol/L）	c（TC）/（mmol/L）
空白组	—	24.10 ± 2.53	1.25 ± 0.21	2.05 ± 0.16
模型组	—	18.96 ± 2.84	2.11 ± 0.37	2.40 ± 0.22
阳性组	0.015	23.47 ± 1.76*	1.30 ± 0.45*	2.12 ± 0.36
乙酸乙酯提取物组	20	22.88 ± 3.93*	1.32 ± 0.32*	2.24 ± 0.41
	10	18.87 ± 1.14	2.06 ± 0.19	2.38 ± 0.33
石油醚提取物组	20	20.56 ± 5.50*	1.35 ± 0.38*	2.25 ± 0.12
	10	18.90 ± 2.13	2.04 ± 0.15	2.38 ± 0.27
正丁醇提取物组	20	18.72 ± 1.74	2.09 ± 0.24	2.39 ± 0.39
	10	18.95 ± 2.49	2.10 ± 0.52	2.37 ± 0.30
水提取物组	20	18.80 ± 1.58	2.01 ± 0.39	2.34 ± 0.25
	10	18.86 ± 4.33	2.07 ± 0.27	2.36 ± 0.18

注：与模型组比较，*$P < 0.05$。

（5）对四氧嘧啶诱导糖尿病小鼠血清、肝脏 NO 及 iNOS 含量的影响

与空白组比较，模型组血清、肝脏 NO 及 iNOS 含量均有明显升高（$P < 0.05$）。西瓜藤乙酸乙酯高剂量组、石油醚高剂量组和阳性对照药格列苯脲均能降低升高的血清、肝脏 NO 及 iNOS 含量。结果见表 4-3-27。

表 4-3-27 西瓜藤不同提取物对糖尿病小鼠血清、肝脏 NO 及 iNOS 的影响（$\bar{x} \pm s$, $n = 10$）

组别	剂量/（g/kg）	c（血清）/（μmol/L）		c（肝脏）/[μmol/（L·gpro）]	
		NO	iNOS	NO	iNOS
空白组	—	4.15 ± 0.21	18.6 ± 1.35	1.64 ± 0.95	3.17 ± 0.60
模型组	—	9.78 ± 1.47*	23.8 ± 0.78*	2.62 ± 1.23*	4.43 ± 0.89*
阳性组	0.015	6.60 ± 0.99#	19.1 ± 1.18#	1.99 ± 1.04#	3.41 ± 0.26#
乙酸乙酯提取物组	20	6.87 ± 2.45#	19.6 ± 0.26#	2.42 ± 1.53#	3.67 ± 1.69[1]
	10	9.68 ± 1.40	23.1 ± 1.18	2.60 ± 0.77	4.40 ± 1.03
石油醚提取物组	20	7.18 ± 1.49#	20.1 ± 0.26#	2.50 ± 0.51#	3.88 ± 1.15#
	10	9.61 ± 0.88	23.4 ± 0.68	2.62 ± 1.30	4.38 ± 0.67
正丁醇提取物组	20	9.71 ± 1.62	23.7 ± 0.16	2.60 ± 1.57	4.42 ± 0.91
	10	9.69 ± 1.54	23.3 ± 1.36	2.59 ± 0.80	4.40 ± 1.26
水提取物组	20	9.77 ± 2.47	23.9 ± 0.56	2.61 ± 0.92	4.41 ± 0.75
	10	9.67 ± 1.56	23.6 ± 0.63	2.62 ± 1.22	4.43 ± 0.87

注：与空白组比较，*$P < 0.05$；与模型组比较，#$P < 0.05$。

（6）对糖尿病小鼠胰腺病理形态学的影响

正常对照组胰岛细胞免疫组织化学染色均匀，境界清晰，胰岛细胞呈椭圆形，胞浆丰富，核圆居中，胰岛面积大，胰岛细胞数量多，岛内细胞分布均匀；糖尿病模型组胰岛细胞免疫组织化学染色不均匀，胰岛面积、胰岛细胞数量明显减少，岛内细胞尤其是中心部细胞明显空泡化、减少，甚至消失；与模型组相比，阳性对照组与乙酸乙酯组、石油醚组胰岛细胞免疫组织化学染色比较均匀，胰岛数量、面积有改善，胰岛细胞边界尚清晰，细胞排列尚规则、整齐，细胞致密度略增加；水与正丁醇高、低剂量组对胰岛细胞影响不明显，其胰岛形态和数量变化与模型组类似，具体情况见图4-3-2。

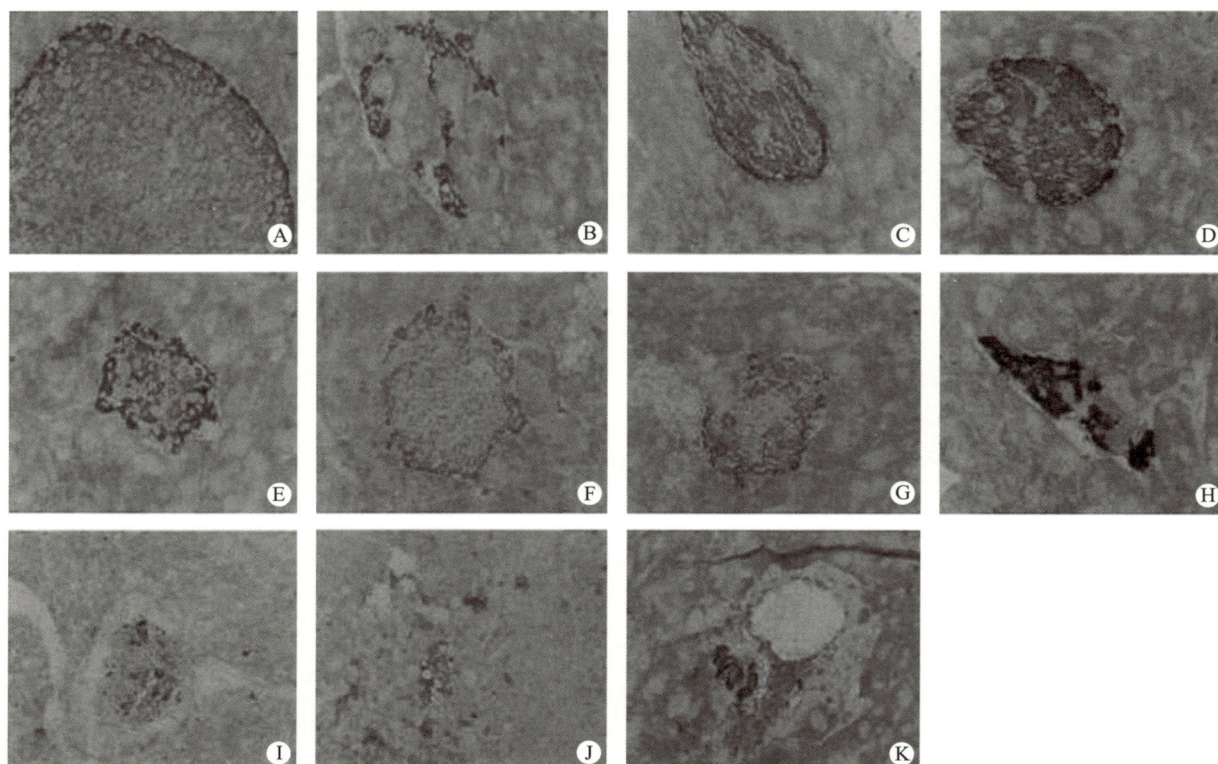

A. 空白对照组；B. 模型对照组；C. 阳性对照组；D. 乙酸乙酯高剂量组；E. 乙酸乙酯低剂量组；F. 石油醚高剂量组；G. 石油醚低剂量组；H. 正丁醇高剂量组；I. 正丁醇低剂量组；J. 水高剂量组；K. 水低剂量组。

图4-3-2　对糖尿病小鼠胰腺病理形态学的影响（DBA，×400）

2. 对糖尿病肾病大鼠肾小管的保护作用

（1）各组动物生化指标变化情况

模型组大鼠空腹血糖值明显升高，给药20 d开始，模型组体重明显低于空白组（$P<0.05$）。给药20 d，阳性药物组与模型组比较，空腹血糖值显著下降（$P<0.01$）。给药30 d，西瓜藤乙酸乙酯高、中剂量组对模型组的体重下降具有明显的改善作用（$P<0.05$）。给药40 d，西瓜藤乙酸乙酯高、中剂量组与模型组比较，空腹血糖值显著下降（$P<0.01$，$P<0.05$），西瓜藤乙酸乙酯低剂量组对模型组的体重下降也具有明显的改善作用（$P<0.05$）。与模型组比较，阳性药物组与西瓜藤乙酸乙酯高、中剂量组大鼠血胰岛素、24 h尿清蛋白排泄量、肾重指数及肾小管损伤指数均明显下降（$P<0.01$，$P<0.05$），内

生肌酐清除率升高（$P<0.01$，$P<0.05$）。结果见表 4-3-28、表 4-3-29。

表 4-3-28　西瓜藤乙酸乙酯提取物各剂量组对糖尿病肾病（DN）大鼠体重和血糖的影响（$\bar{x}\pm s$，$n=10$）

组别	剂量/（g/kg）	体重/g				c（血糖）/（mmol/L）			
		d_{10}	d_{20}	d_{30}	d_{40}	d_{10}	d_{20}	d_{30}	d_{40}
空白组	—	234.1±3.6	256.4±2.2	294.3±5.8	335.8±1.9	6.72±0.6	6.75±0.5	6.70±0.9	6.78±0.2
模型组	—	238.7±6.9	224.5±8.1*	210.5±5.2*	198.2±3.3*	28.34±1.7	28.50±0.9	28.75±1.2	28.79±1.4*
阳性药组	0.09	230.5±5.5	242.5±3.4	257.6±6.1	277.2±8.7##	25.12±1.1	21.36±1.8##	19.34±1.3##	16.58±0.8##
高剂量组	14	229.9±7.2	239.9±1.5	248.9±2.4#	266.7±4.4##	27.02±1.8	25.49±1.5	24.36±0.7	19.12±1.5##
中剂量组	7	231.3±8.1	235.5±5.3	241.3±4.7#	252.3±2.8##	28.11±0.8	27.67±1.3	25.07±1.2	23.49±1.5#
低剂量组	3.5	225.9±6.3	226.4±7.2	231.6±6.6	240.3±1.4#	28.40±1.4	28.06±0.7	27.16±0.8	26.89±1.3

注：与空白组比较，*$P<0.05$；与模型组比较，#$P<0.05$，##$P<0.01$。

表 4-3-29　西瓜藤乙酸乙酯提取物各剂量组对 DN 大鼠血肌酐、尿肌酐、尿清蛋白、血胰岛素的影响（$\bar{x}\pm s$，$n=10$）

组别	血胰岛素/（mmol/L）	Ccr/（ml/min）	m（24 h 尿清蛋白排泄量）/mg	肾重指数/（mg/g）	肾小管损伤指数
空白组	21.37±0.21	3.48±0.12	1.30±1.12	0.36±0.02	0.11±0.32
模型组	39.03±1.12*	1.24±0.17*	8.56±1.03*	1.05±0.06*	4.85±0.37*
阳性药组	30.56±0.36##	3.01±0.42##	1.30±0.99##	0.86±0.12##	1.69±0.21##
高剂量组	33.12±1.45##	2.50±0.33##	1.78±0.64##	0.91±0.47##	2.44±0.17##
中剂量组	35.15±0.68#	2.28±0.18#	4.87±1.23#	0.95±0.16#	3.50±0.58#
低剂量组	38.39±0.49	1.56±0.57	7.37±1.67	1.02±0.28	4.70±0.23

注：与空白组比较，*$P<0.05$；与模型组比较，#$P<0.05$，##$P<0.01$。

（2）各组动物肾脏病变情况

PAS 染色空白组肾小球未见病理改变；模型组肾小球体积增大，基底膜增厚，细胞外基质（ECM）增多，系膜区扩大，部分肾小管轻度萎缩或管腔扩张，上皮细胞水肿，呈区域性分布，胞浆内可见脂肪空泡，多位于基底部；阳性药物组及西瓜藤乙酸乙酯高、中剂量组则上述病理变化有所改善，见图 4-3-3。模型组肾小管损伤指数较空白组明显增高，差异具有统计学意义（$P<0.05$），西瓜藤乙酸乙酯高、中剂量组肾小管损伤指数虽较空白组增高，但与模型组比较则明显减少，差异具有统计学意义（$P<0.01$，$P<0.05$），见表 4-3-29。

三、西瓜藤不同部位提取物的抑菌活性筛选研究

前期研究发现，西瓜藤总提取物具有较好的抗炎镇痛作用，其主要化学成分苯甲酸、对羟基苯甲酸、琥珀酸等均具有较好的抑菌作用[152-154]。本研究在前期研究基础上，开展了西瓜藤不同提取物的体内外

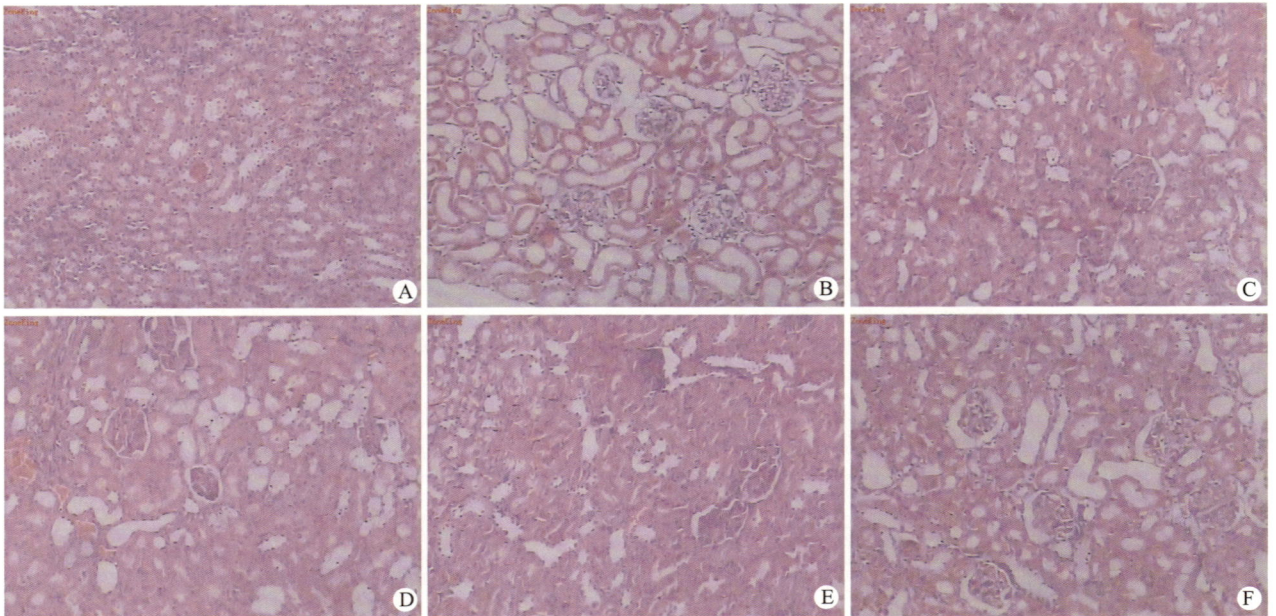

A. 空白对照组；B. 模型对照组；C. 阳性对照组；D. 乙酸乙酯高剂量组；

E. 乙酸乙酯中剂量组；F. 乙酸乙酯低剂量组。

图 4-3-3　各组大鼠肾脏病变情况（HE，×400）

抑菌活性研究。体外抑菌实验结果表明，西瓜藤 5 种不同提取物对除链球菌外的 7 种临床常见致病菌均有不同程度的抑制作用，其中 80% 醇提物抑制金黄色葡萄球菌活性最好，其次为乙酸乙酯萃取物；体内实验结果表明，西瓜藤 80% 醇提物对金黄色葡萄球菌感染小鼠具有一定的降低死亡率的作用。

（一）实验方法

采用琼脂稀释法研究西瓜藤提取物的体外抑菌作用，用小鼠腹腔注射金黄色葡萄球菌法研究 80% 醇提物的体内抑菌作用。

1. 体外抑菌试验

（1）菌悬液和含药平皿的制备

采用直接菌落法制备菌悬液[155-157]。取各菌于 37 ℃下 18~24 h 的纯培养物，用无菌生理盐水校正到浓度相当于 0.5 麦氏比浊标准，无菌生理盐水 1∶10 稀释备用。每药取 10 个 75 mm 培养皿，编号后按顺序分别加入配好的药液 1.00 ml、0.80 ml、0.60 ml、0.40 ml、0.20 ml、0.10 ml、0.05 ml、0.025 ml、0.012 5 ml、0.01 ml；另取 2 个平皿，各加 1 ml 的无菌生理盐水和 1 ml 含 20%DMSO 的无菌生理盐水。M-H 琼脂经 120 ℃高压灭菌 20 min 后，在水浴中平衡到 60 ℃备用。加好药液的各组平皿，一份加 M-H 琼脂至 10 ml，另一份加含 5% 无菌绵羊全血的 M-H 琼脂至 10 ml，轻轻地振摇，使药液和琼脂充分混匀，放置，冷却，琼脂厚度为 4~5 mm。

（2）最小抑菌浓度（MIC）的测定

参照 NCCLS 推荐的液体稀释法进行，通过琼脂平板抑菌法观察西瓜藤不同萃取物的 MIC 结果。

具体应用 2 倍稀释法对药物进行稀释，稀释液为 MH 液体培养基，每种中草药的剂量分别为 0.100 mg/L、0.050 mg/L、0.025 mg/L、0.012 5 mg/L、0.006 25 mg/L，在每个试管中加入 1.5×10^8 CFU/L 的细菌 10 μl，35 ℃培养 24 h，分别转种普通平板培养基，24 h 后无细菌生长的试管则为 MIC。

（3）体外抑菌试验

精确吸取 2 μl 菌液，接种于琼脂平皿表面，形成直径为 5~8 mm 的菌斑。每个菌斑含菌数约为 1.0×10^4 CFU/L，链球菌接种在含绵羊血的平皿上，其他菌接种在不含血的平皿上。每药第 10 个平皿不接菌种作为药物对照，生理盐水组和 DMSO 组作生长对照，均有菌斑生成。将接种好菌液的平皿于室温下放置，待菌液被琼脂吸收后（一般不超过 30 min），把琼脂平皿倒置放入（35±2）℃培养箱中孵育 16~20 h[158-160]，链球菌孵育 20~24 h。

2. 体内抑菌试验

选体重 18~20 g 小鼠，随机分组，设西瓜藤 80% 醇提物高、中、低剂量组，氧氟沙星 0.06 g/kg 组和模型对照组，每组 10 只，每日灌胃 1 次，连续 5 d，末次给药 1 h 后腹腔注射浓度为 6×10^8 个/ml 金黄色葡萄球菌悬液 0.5 ml。然后继续每日给药 1 次，观察记录 7 d 内各组动物的存活时间及死亡动物数，与模型组比较，用 χ^2 检验法检验死亡率差异性，用 t 检验法检验存活时间差异的显著性[154]。

（二）实验结果

1. 体外抑菌试验

结果表明：试验方法重复性良好。表 4-3-30 中药物浓度为最后作用的药物浓度，即每毫升培养基中所含提取物的相当生药量。西瓜藤提取物对金黄色葡萄球菌、大肠埃希菌、铜绿假单胞菌、伤寒沙门菌、枯草芽孢杆菌和肺炎克雷伯菌均有不同程度的抑制作用。其中，80% 醇提物和乙酸乙酯萃取物抑制金黄色葡萄球菌活性最好，其最低浓度（MIC）分别为 4.2 mg/ml、8.4 mg/ml。各部分提取物对敏感菌的 MIC 结果见表 4-3-30。

表 4-3-30　西瓜藤提取物体外抑菌作用

提取物	细菌	C/（mg/ml）									对照组	MIC/（mg/ml）
		84	67.2	50.4	33.6	16.8	8.4	4.2	2.1	1.05		
水提物	金黄色葡萄球菌	−	−	−	−	+	+	+	+	+	—	33.6
	大肠埃希菌	−	+	+	+	+	+	+	+	+	—	84
	铜绿假单胞菌	−	−	−	−	+	+	+	+	+	—	33.6
	枯草芽孢杆菌	+	+	+	+	+	+	+	+	+	—	—
	伤寒沙门菌	−	−	−	+	+	+	+	+	+	—	50.4
	肺炎克雷伯菌	+	+	+	+	+	+	+	+	+	—	—
	甲型溶血性链球菌	+	+	+	+	+	+	+	+	+	—	—
	乙型溶血性链球菌	+	+	+	+	+	+	+	+	+	—	—

提取物	细菌	C/（mg/ml）									对照组	MIC/（mg/ml）
		84	67.2	50.4	33.6	16.8	8.4	4.2	2.1	1.05		
80%醇提物	金黄色葡萄球菌	−	−	−	−	−	−	−	+	+	—	4.2
	大肠埃希菌	−	−	−	−	+	+	+	+	+	—	33.6
	铜绿假单胞菌	−	−	+	+	+	+	+	+	+	—	67.2
	枯草芽孢杆菌	−	−	−	+	+	+	+	+	+	—	50.4
	伤寒沙门菌	−	−	+	+	+	+	+	+	+	—	67.2
	肺炎克雷伯菌	−	−	−	+	+	+	+	+	+	—	67.2
	甲型溶血性链球菌	+	+	+	+	+	+	+	+	+	—	—
	乙型溶血性链球菌	+	+	+	+	+	+	+	+	+	—	—
乙酸乙酯萃取物	金黄色葡萄球菌	−	−	−	−	−	+	+	+	+	—	8.4
	大肠埃希菌	−	−	−	+	+	+	+	+	+	—	33.6
	铜绿假单胞菌	−	−	+	+	+	+	+	+	+	—	67.2
	枯草芽孢杆菌	−	−	−	+	+	+	+	+	+	—	50.4
	伤寒沙门菌	−	−	+	+	+	+	+	+	+	—	67.2
	肺炎克雷伯菌	−	−	−	+	+	+	+	+	+	—	67.2
	甲型溶血性链球菌	+	+	+	+	+	+	+	+	+	—	—
	乙型溶血性链球菌	+	+	+	+	+	+	+	+	+	—	—
石油醚萃取物	金黄色葡萄球菌	−	+	+	+	+	+	+	+	+	—	84
	大肠埃希菌	−	−	+	+	+	+	+	+	+	—	67.2
	铜绿假单胞菌	−	−	−	+	+	+	+	+	+	—	50.4
	枯草芽孢杆菌	−	−	+	+	+	+	+	+	+	—	67.2
	伤寒沙门菌	−	+	+	+	+	+	+	+	+	—	84
	肺炎克雷伯菌	−	−	+	+	+	+	+	+	+	—	67.2
	甲型溶血性链球菌	+	+	+	+	+	+	+	+	+	—	—
	乙型溶血性链球菌	+	+	+	+	+	+	+	+	+	—	—
正丁醇萃取物	金黄色葡萄球菌	−	−	−	+	+	+	+	+	+	—	50.4
	大肠埃希菌	+	+	+	+	+	+	+	+	+	—	—
	铜绿假单胞菌	−	−	+	+	+	+	+	+	+	—	67.2
	枯草芽孢杆菌	+	+	+	+	+	+	+	+	+	—	—
	伤寒沙门菌	−	+	+	+	+	+	+	+	+	—	84

续表

提取物	细菌	C/（mg/ml）									对照组	MIC/（mg/ml）
		84	67.2	50.4	33.6	16.8	8.4	4.2	2.1	1.05		
正丁醇萃取物	肺炎克雷伯菌	+	+	+	+	+	+	+	+	+	—	—
	甲型溶血性链球菌	+	+	+	+	+	+	+	+	+	—	—
	乙型溶血性链球菌	+	+	+	+	+	+	+	+	+	—	—

注："+"示有细菌生长，"–"示无细菌生长。

2. 体内抑菌试验

结果表明，西瓜藤 80% 醇提物高、中剂量组有明显降低金黄色葡萄球菌感染小鼠死亡率的作用（$P<0.05$），结果见表 4-3-31。

表 4-3-31　西瓜藤 80% 醇提物体内抗菌作用

组别	剂量（g/kg/d）	动物数	死亡数/总数	死亡率/%	存活时间/h
模型组	—	10	9/10	90	62.70 ± 29.46
阳性组	0.06	10	1/10[**]	10	167.50 ± 34.36[**]
高剂量组	20	10	5/10[*]	50	104.94 ± 60.69[*]
中剂量组	10	10	5/10[*]	50	99.56 ± 39.18[*]
低剂量组	5	10	8/10	80	71.50 ± 54.63

注：与模型组比较，[*]$P<0.05$，[**]$P<0.01$。

第四节　木薯叶的药理作用研究

木薯 Manihot esculenta Crantz 又叫树薯、木番薯，地下部结薯，属于大戟科木薯属植物[161]。木薯是我国主要的热带作物之一，已被确认为广西重要的非粮食能源作物，其种植面积迅速扩大，成为我国"十一五"重点发展的产业之一。然而，大规模的种植和加工利用产生大量的茎杆和叶等农副产品，它们因没有得到充分利用而成为废弃物，这些废弃物往往被丢弃或是直接焚烧，既污染了环境，又浪费了资源。研究表明，食用木薯叶可提高抗病能力，减少患癌症及糖尿病、高血压等疾病的几率[162]。可见木薯除其块根部分外，其他没有被充分利用的部分有可能含有有效的药用成分。

木薯叶总黄酮的抗菌性研究内容如下。

本研究对木薯叶总黄酮进行了抗菌性试验，结果表明，木薯叶乙酸乙酯萃取药液对金黄色葡萄球菌、金黄色葡萄球菌耐药株、宋氏痢疾杆菌、绿脓杆菌 4 种菌种均有抑制作用，其中对金黄色葡萄球菌的抑菌作用最为明显。

（一）实验方法

采用琼脂平板打孔法测定抗菌活性。

1. 培养基的制备

将营养琼脂 33 g 加入 1 000 ml 去离子水中，加热溶解并调节 pH 至 7.4～7.6，于 0.15 MPa 下高压灭菌 25 min。

2. 菌液的制备

金黄色葡萄球菌、金黄色葡萄球菌耐药株、宋氏痢疾杆菌和绿脓杆菌使用前用接种环分别取新鲜菌苔接种于琼脂培养基中，置于 37 ℃恒温培养箱中培养 18 h，将经培养基传代的各菌种于试管壁上研磨并溶于 2 ml 灭菌注射用水中，配制成 1×10^8 CFU/ml 菌液备用。

3. 抗菌性供试液的制备

将在优化工艺条件下提取的木薯叶总黄酮提取液，用乙酸乙酯萃取后浓缩制成稠膏，取木薯叶乙酸乙酯稠膏 0.1 g，精确称量，用已灭菌注射用水溶解，加入适量灭菌 DMSO 助溶，配制成 0.1 g/ml 的木薯叶总黄酮乙酸乙酯萃取药液。

4. 琼脂平板打孔法测定抗菌活性

于直径 9 cm 的无菌平皿内加入 30 ml 熔化的灭菌营养琼脂培养基，使其厚度约为 0.5 cm，待其冷却凝固后作为底层；再取熔化的营养琼脂培养基 15 ml，铺在底层之上，冷却凝固后作为上层。用直径为 5 mm 的灭菌不锈钢打孔器在琼脂平板上均匀且垂直地打 5 个孔。将 100 μl 供试验菌液均匀地涂布于琼脂平板的表面。用移液器吸取木薯叶总黄酮乙酸乙酯萃取药液约 50 μl，加入各琼脂孔内，并用 30%DMSO 无菌溶液作为空白对照，于 37 ℃培养 18～24 h。观察孔周围有无抑菌圈，并以游标卡尺测量抑菌圈两个垂直方向的直径（扣除孔径 5 mm），取其平均值作为测定结果[163-164]。

（二）实验结果

木薯叶乙酸乙酯萃取部位抗菌试验结果见表 4-4-1。由表 4-4-1 可见，木薯叶乙酸乙酯萃取药液对金黄色葡萄球菌、金黄色葡萄球菌耐药株均有明显的抑菌作用，对宋氏痢疾杆菌、绿脓杆菌的生长亦有一定的抑菌作用。4 种菌种的抑菌圈直径分别为 16.58 mm、11.02 mm、5.48 mm、4.22 mm；抑菌效果为金黄色葡萄球菌＞金黄色葡萄球菌耐药株＞宋氏痢疾杆菌＞绿脓杆菌，其中对金黄色葡萄球菌为高敏感。

表 4-4-1　木薯叶乙酸乙酯萃取部位对 4 种菌株生长的抑制作用

菌株	抑菌圈直径/mm
金黄色葡萄球菌	16.58**
金黄色葡萄球菌耐药株	11.02*
宋氏痢疾杆菌	5.48

菌株	抑菌圈直径/mm
绿脓杆菌	4.22

注：体外抑菌定性结果的判定标准如下，抑菌圈直径 d≥20 mm 为极敏，15≤d≤19 mm 为高敏，10≤d≤14 mm 为中敏，d<10 mm 为低敏，无抑菌圈为耐药[8]；"**"表示高敏，"*"表示中敏。

第五节　五眼果的药理作用研究

五眼果是漆树科植物南酸枣 *Choerospondias axillaris* (Roxb.) Burtt et Hill 的干燥果核。据《中华本草》记载：其味甘、酸，性平，具有行气活血、养心安神、消积解毒等功效，主治气滞血瘀、胸痛、心悸气短、神经衰弱、失眠、支气管炎、食滞腹满、腹泻、疝气及烫火伤等。民间使用五眼果治疗泌尿系统结石具有良好临床效果。尿石症在泌尿外科住院病人中的发病率居首位[165]，且 95% 的病人是以草酸钙结石为主的上尿路结石[166]。本节对五眼果提取物体外抗草酸钙结晶形成、体内抗小鼠泌尿系统结石以及对急性肝损伤的保护作用进行了研究。

一、五眼果提取物抗草酸钙结晶形成及抗泌尿系统结石作用的研究

通过体外实验对五眼果不同提取部位抗草酸钙结晶形成的作用进行研究，结果表明，五眼果水溶性成分可能是其抗草酸钙型结石的有效部位；通过体内实验进一步对五眼果水提物抗小鼠泌尿系统结石的作用进行研究，结果表明，五眼果水提物对小鼠泌尿系统结石具有显著的作用。

（一）实验方法

采用一维琼脂凝胶体外草酸钙肾结石模型，在光学显微镜下观察五眼果不同提取部位对草酸钙晶体晶型生成类型和比例的影响，以筛选出作用较好的提取部位。同时，以 1% 乙二醇和阿法骨化醇 [1α(OH)VitD₃] 为诱石液建立小鼠泌尿系统结石模型，研究五眼果水提物对小鼠泌尿系统结石的影响。

1. 五眼果不同提取部位体外对草酸钙结晶的影响

（1）药物制备与配制

按系统溶剂分离法提取、分离五眼果，得到乙酸乙酯部位、正丁醇部位和水部位，于 4 ℃冰箱放置备用。

分别向五眼果不同提取部位溶液中加入琼脂粉，定容后使各提取部位的药物浓度分别为 0.1 g、0.05 g、0.025 g 生药/ml，琼脂浓度为 1%，加热至完全溶解，作为药物高、中、低剂量组，备用。

（2）模型制作

参照前期优化方法构建一维琼脂凝胶体外草酸钙肾结石模型[167]，即把含 0.2 mol/L 草酸钠的 1%

琼脂溶液趁热注入玻璃试管（长度 10 cm，口径 2 cm）中，每管 10 ml，作为系统的 1 区。待凝后将含 0.1 g、0.05 g、0.025 g 生药/ml 的乙酸乙酯部位、正丁醇部位、水部位的 1% 琼脂溶液注入，每管 10 ml，作为系统的 2 区。每个提取部位不同浓度重复 3 管。待凝后，加入 0.1 mol/L 氯化钙溶液，每管 10 ml，作为系统的 3 区。另设模型对照管，即在系统的 2 区注入等量的无药物的 1% 琼脂溶液。以上溶液均用 0.4 mol/L 的 Tris 液调 pH 至 7.4。封好管口，置于 37 ℃培养箱中培养。

（3）观察指标

于培养 3 d 后取出结晶置于载玻片上，在显微镜下随机观察 5 个视野，分析生成草酸钙结晶的类型和大小，并计数 200 个晶体，按以下公式计算一水草酸钙（COM）、二水草酸钙（COD）、三水草酸钙（COT）晶体和聚集体的比例，判断五眼果不同提取部位对草酸钙晶型形成的影响。

$$某种晶型比例（\%）= 5 个视野中某种晶型数量总和/200 \times 100\%$$

2. 五眼果对泌尿系统结石动物模型的影响

（1）动物分组及处理

取 78 只健康小白鼠，雌雄各半，体重 18～22 g，随机分成 6 组，每组 13 只，即空白对照组（蒸馏水）、模型对照组（蒸馏水）、阳性对照组（荡石片，2 g/kg）、五眼果高、中、低剂量组（20 g 生药/kg、10 g 生药/kg、5 g 生药/kg），除空白对照组外，其余各组小鼠上、下午分别灌胃给予 1% 乙二醇 0.5 ml/只，间隔 1 h 后，再分别给予饮用水 1 ml/只，于每日下午固定时间灌胃给予阿法骨化醇 0.5 μg/只 1 次，每周给予处理 6 d。于每日下午固定时间灌胃给予相应药物和蒸馏水，给药容积 20 ml/kg。连续进行 4 周，每周第 7 d 给予相应药物或蒸馏水后，收集 24 h 尿液测定尿草酸和尿钙含量。末次收集 24 h 尿液后，处死小鼠，取右侧肾脏进行匀浆，测定肾草酸、肾钙含量。

（2）尿草酸、肾草酸、尿钙、肾钙含量测定方法

尿草酸测定：应用铬酸钾氧化甲基红催化光度法测定尿草酸排泄量[168]，以超纯水作参比，在 515 nm 处测吸光度。按下列公式计算尿草酸含量[169]。

$$C（mmol/L）=（空白管-样品管）/（空白管-标准管）\times 0.01$$

肾草酸测定：用变色酸比色法测定草酸含量[170]，以空白管作参比，在 570 nm 处测其余管吸光度[171]，按下列公式计算。

$$C（mmol/L）=样品管/标准管 \times 0.57。$$

尿钙、肾钙检测[172]：应用 EDTA 络合滴定法测定。

（二）实验结果

1. 五眼果不同提取部位体外对草酸钙结晶的影响

（1）对草酸钙结晶类型的影响

显微镜观察结果显示，在各实验条件下均未见典型的 COT 晶体出现；模型对照组有大量体积较大的 COM 晶体，甚至有聚集体出现，而 COD 的形成几乎未见；五眼果乙酸乙酯部位和正丁醇部位也有大量 COM 晶体形成，但相对模型对照组而言，其数量较少，体积也较小，几乎无聚集体出现，偶见

COD晶体；水部位出现大量体积较小的COD晶体，几乎无COM晶体形成，无聚集体出现。这一结果表明五眼果水部位能有效抑制一维琼脂凝胶体外草酸钙肾结石模型体系中稳态COM晶体的形成，仅生成亚稳态的COD晶体；乙酸乙酯部位和正丁醇部位有一定的延缓COM晶体形成的作用。结果见图4-5-1。

图4-5-1　五眼果不同提取部位在体外对草酸钙晶体晶型的影响（40×10）

（2）对草酸钙晶体构成比例的影响

分类计数结果表明，模型对照组中COM晶体、COD晶体和聚集体的比例分别为（90.0±3.0）%、（1.0±0.6）%和（9.0±3.6）%，与模型对照组比较，乙酸乙酯部位对COM晶体、COD晶体和聚集体的比例无明显影响（$P>0.05$）；正丁醇部位高、中浓度能显著降低聚集体的比例（$P<0.05$），对COM及COD晶体比例无明显影响（$P>0.05$）；水部位能显著降低COM晶体和聚集体的比例，升高COD晶体比例（$P<0.01$ 或 $P<0.05$）。结果见表4-5-1。

表4-5-1　五眼果不同提取部位对草酸钙晶体晶型比例的影响（$\bar{x} \pm s$，$n=3$）

组别	浓度/（g/ml）	晶体类型比例/%		
		COM	COD	聚集体
模型对照组	—	90.0 ± 3.0	1.0 ± 0.6	9.0 ± 3.6
乙酸乙酯组	0.1	94.0 ± 3.6	3.0 ± 1.2	3.0 ± 2.5
	0.05	94.0 ± 2.5	2.0 ± 1.2	4.0 ± 2.6
	0.025	95.0 ± 3.6	1.0 ± 1.2	4.0 ± 2.5
正丁醇组	0.1	95.0 ± 4.2	3.0 ± 3.1	$2.0 \pm 2.0^{*}$
	0.05	95.0 ± 2.1	2.0 ± 1.5	$2.0 \pm 1.2^{*}$
	0.025	92.0 ± 2.1	2.0 ± 1.0	6.0 ± 1.2
水部位组	0.1	$4.0 \pm 2.5^{**}$	$96.0 \pm 2.1^{**}$	$1.0 \pm 0.6^{**}$
	0.05	$6.0 \pm 4.0^{**}$	$91.0 \pm 3.1^{**}$	$3.0 \pm 1.0^{*}$
	0.025	$11.0 \pm 3.1^{**}$	$87.0 \pm 3.0^{**}$	$2.0 \pm 0.6^{*}$

注：与模型对照组比较，$^{*}P<0.05$，$^{**}P<0.01$。

2. 五眼果对泌尿系统结石动物模型的影响

（1）五眼果水提物对尿草酸的影响

结果表明，模型对照组与空白对照组比较，造模期间尿草酸明显升高（$P<0.05$）。与模型组比较，高、中剂量组的尿草酸在实验期间均明显降低（$P<0.05$），低剂量组的尿草酸在给药后第3、4周明显降低（$P<0.05$）。结果见表4-5-2。

表4-5-2　五眼果水提物对尿草酸的影响（$\bar{x} \pm s$，$n=13$）

组别	剂量/（g生药/kg）	尿草酸浓度/（μmol/ml）			
		第1周	第2周	第3周	第4周
空白对照组	—	$0.084 \pm 0.014^{*}$	$0.096 \pm 0.018^{*}$	$0.100 \pm 0.019^{*}$	$0.103 \pm 0.016^{*}$
模型对照组	—	0.131 ± 0.019	0.132 ± 0.021	0.131 ± 0.021	0.128 ± 0.024
阳性对照组	2	$0.111 \pm 0.013^{*}$	$0.100 \pm 0.009^{*}$	$0.113 \pm 0.014^{*}$	$0.113 \pm 0.013^{*}$
高剂量组	20	$0.110 \pm 0.011^{*}$	$0.106 \pm 0.013^{*}$	$0.109 \pm 0.010^{*}$	$0.113 \pm 0.010^{*}$
中剂量组	10	$0.107 \pm 0.022^{*}$	$0.110 \pm 0.012^{*}$	$0.115 \pm 0.012^{*}$	$0.113 \pm 0.011^{*}$
低剂量组	5	0.119 ± 0.017	0.119 ± 0.009	$0.116 \pm 0.016^{*}$	$0.113 \pm 0.012^{*}$

注：与模型对照组比较，$^{*}P<0.05$。

（2）五眼果水提物对尿钙的影响

结果表明，模型对照组与空白对照组比较，在造模期间尿钙明显升高（$P<0.05$）。高、中剂量组

与模型组比较，在实验期间尿钙均明显降低（$P < 0.05$），低剂量组的尿钙在给药后第3、4周明显降低（$P < 0.05$）。结果见表4-5-3。

表4-5-3　五眼果水提物对尿钙的影响（$\bar{x} \pm s$，$n = 13$）

组别	剂量/（g生药/kg）	尿钙浓度/（μmol/ml）			
		第1周	第2周	第3周	第4周
空白对照组	—	$0.616 \pm 0.147^*$	$0.618 \pm 0.176^*$	$0.650 \pm 0.146^*$	$0.615 \pm 0.185^*$
模型对照组	—	1.743 ± 0.188	1.693 ± 0.294	1.560 ± 0.241	1.599 ± 0.263
阳性对照组	2	$1.319 \pm 0.178^*$	$1.438 \pm 0.224^*$	$1.356 \pm 0.256^*$	$1.369 \pm 0.296^*$
高剂量组	20	$1.201 \pm 0.259^*$	$1.274 \pm 0.300^*$	$1.296 \pm 0.173^*$	$1.371 \pm 0.286^*$
中剂量组	10	$1.516 \pm 0.303^*$	$1.406 \pm 0.384^*$	$1.306 \pm 0.330^*$	$1.347 \pm 0.334^*$
低剂量组	5	1.583 ± 0.320	1.532 ± 0.379	$1.344 \pm 0.285^*$	$1.398 \pm 0.228^*$

注：与模型对照组比较，$^*P < 0.05$。

（3）五眼果水提物对肾钙、肾草酸的影响

结果表明，模型对照组与空白对照组比较，造模期间肾钙、肾草酸明显升高（$P < 0.05$）。与模型组比较，高、中、低剂量组的肾钙、肾草酸在实验期间均明显降低（$P < 0.05$），各剂量对肾钙、肾草酸均有明显降低作用（$P < 0.05$）。结果见表4-5-4。

表4-5-4　五眼果水提物对肾钙、肾草酸的影响（$\bar{x} \pm s$，$n = 13$）

组别	剂量/（g生药/kg）	肾钙浓度/（μmol/ml）	肾草酸浓度/（μmol/ml）
空白组	—	$0.502 \pm 0.151^*$	$0.481 \pm 0.110^*$
模型组	—	0.776 ± 0.144	1.171 ± 0.222
阳性组	2	$0.174 \pm 0.003^*$	$0.944 \pm 0.219^*$
高剂量组	20	$0.144 \pm 0.002^*$	$0.954 \pm 0.171^*$
中剂量组	10	$0.200 \pm 0.408^*$	$0.971 \pm 0.269^*$
低剂量组	5	$0.193 \pm 0.035^*$	$0.968 \pm 0.273^*$

注：与模型对照组比较，$^*P < 0.05$。

二、五眼果对急性肝损伤保护作用的实验研究

本研究开展了五眼果对小鼠急性肝损伤的保护作用实验研究，结果表明，五眼果对CCl_4和D-GalN所致的小鼠急性肝损伤有明显的保护作用。

（一）实验方法

采用腹腔注射CCl_4和D-GalN建立小鼠急性肝损伤模型，观察五眼果对小鼠急性肝损伤的保护作用。

1. 对 CCl₄ 所致小鼠急性肝损伤的保护作用[173]

取健康昆明种小鼠 72 只，随机分为 6 组，即空白对照组（蒸馏水），模型对照组（蒸馏水），联苯双酯组（600 mg/kg），五眼果水提液高、中、低剂量组（分别为 20 g/kg、10 g/kg、5 g/kg），每组 12 只。用药各组均灌胃给予相应药物，给药容积为 20 ml/kg，空白对照组、模型对照组给予等量蒸馏水，连续给药 7 d。末次给药后禁食不禁水，8 h 后除空白对照组外，其余各组小鼠均腹腔注射 0.08%CCl₄ 0.1 ml/10 g。注射 12 h 后摘眼球取血，分离血清，测定血清 ALT、AST 活性。

2. 对 D-GalN 所致小鼠急性肝损伤的保护作用[173]

实验分组及给药同"对 CCl₄ 所致小鼠急性肝损伤的保护作用"项。末次给药后禁食不禁水，8 h 后除空白对照组外，其余各组小鼠均腹腔注射 5%D-GalN 10 ml/kg。注射 16 h 后摘眼球取血，分离血清，测定血清 ALT、AST 活性。

3. 指标检测方法

按试剂盒说明书的赖氏法分别测定小鼠血清 ALT、AST 的活性。

（二）实验结果

1. 五眼果对 CCl₄ 所致小鼠急性肝损伤血清 ALT 及 AST 的影响

结果显示，模型对照组血清中 ALT 及 AST 的含量明显高于空白对照组（$P < 0.05$），表明本次实验小鼠的 CCl₄ 的急性肝损伤模型造模成功；与模型对照组比较，五眼果水提液高、中剂量均能显著降低 CCl₄ 所致急性肝损伤小鼠中血清 ALT、AST 的含量（$P < 0.05$），且作用效果有优于联苯双酯的趋势，但无显著性差异。结果见表 4-5-5。

表 4-5-5　对 CCl₄ 所致小鼠急性肝损伤 ALT 及 AST 升高的抑制作用（$\bar{x} \pm s$）

组别	n	剂量/（g/kg）	ALT/（U/L）	AST/（U/L）
空白对照组	12	—	142.5 ± 24.4	53.4 ± 22.3
模型对照组	12	—	256.6 ± 68.1 △	106.8 ± 41.2 △
联苯双酯组	11	0.6	193.8 ± 34.1 *	77.0 ± 19.4 *
高剂量组	10	20	161.7 ± 41.7 *	72.9 ± 22.5 *
中剂量组	12	10	157.9 ± 38.5 *	69.6 ± 28.0 *
低剂量组	11	5	157.6 ± 27.0 *	79.3 ± 17.7

注：与空白对照组比较，△$P < 0.05$；与模型对照组比较，*$P < 0.05$。

2. 五眼果对 D-GalN 所致小鼠急性肝损伤血清 ALT 及 AST 的影响

结果显示，模型对照组血清中 ALT 及 AST 的含量明显高于空白对照组（$P < 0.05$），表明本次实验小鼠的 D-GalN 的急性肝损伤模型造模成功；与模型对照组比较，五眼果水提液高剂量能明显降低

D-GalN 所致急性肝损伤小鼠血清中 ALT 及 AST 的含量（$P<0.05$），作用与联苯双酯相当（$P>0.05$）。结果见表 4-5-6。

表 4-5-6 对 D-GalN 所致小鼠急性肝损伤 ALT 及 AST 升高的抑制作用（$\bar{x} \pm s$）

组别	n	剂量/（g/kg）	ALT/（U/L）	AST/（U/L）
空白对照组	11	—	131.7 ± 15.0	83.7 ± 36.0
模型对照组	12	—	222.8 ± 58.4 △	135.9 ± 48.5 △
联苯双酯组	12	0.6	173.4 ± 35.2 *	89.8 ± 51.1 *
高剂量组	12	20	176.4 ± 35.2 *	90.5 ± 56.9 *
中剂量组	12	10	191.8 ± 48.7	136.8 ± 31.8
低剂量组	10	5	190.4 ± 67.6	114.5 ± 35.3

注：与空白对照组比较，△$P<0.05$；与模型对照组比较，*$P<0.05$。

第六节 番茄叶的药理作用研究

番茄 *Lycopersicon esculentum* Mill. 又名西红柿、洋柿子，古名六月喜、喜报三元，在国外还有"金苹果""爱情果"的美称[174]。番茄叶散发着特殊气味，这些气味来自一些特殊的天然产物，早在 20 世纪 70 年代，国外就开始研究其气味的组成[175-176]。从番茄叶中分离出的挥发性成分多为含氮化合物和酯类化合物，这些化合物具有特殊气味，有较强水溶性[177]。此外，相关学者还发现番茄叶中含有多种农用抑菌活性成分，这些活性物质既有强极性的，又有非极性和弱极性的，可用多种溶剂提取[178]。本研究通过建立体外抗氧化试验模型，考察番茄叶不同极性部位清除超氧阴离子自由基、羟自由基的能力及还原能力，初步探究番茄叶的抗氧化活性。

本研究对番茄叶提取物不同极性部位的体外抗氧化作用进行了研究，结果表明，番茄叶提取物具有较强的抗氧化活性，可作为天然抗氧化剂的良好来源。

（一）实验方法

通过建立体外抗氧化试验模型，考察番茄叶不同极性部位清除超氧阴离子自由基、羟自由基的能力及还原能力。

1. 番茄叶乙醇提取液的制备

取干燥洁净的番茄叶 10 kg，粉碎，以 95% 乙醇为溶剂，采用渗漉法进行提取，渗漉液于 50 ℃下减压浓缩，浓缩液置于蒸发皿中，70 ℃水浴浓缩至干，得浸膏 2 266 g，避光低温保存备用。

2. 提取物不同极性部位的分离

取上述浸膏 1 056 g 溶于蒸馏水中，得到水悬浮液，依次用石油醚、乙酸乙酯、正丁醇萃取，萃取液经减压浓缩后，水浴蒸干，分别得到石油醚部位浸膏 136.0 g、乙酸乙酯部位浸膏 52.3 g、正丁醇部位浸膏 258.5 g 和水部位浸膏 455.0 g。

3. 番茄叶不同极性部位不同浓度样品液的制备

分别取石油醚部位、乙酸乙酯部位、正丁醇部位、水部位的浸膏适量，加适当的溶剂溶解，定容于 100 ml 的容量瓶中，均配制成相当于番茄叶 0.80 g/ml 的溶液，作为各个部位的母液，每个部位稀释为相当于番茄叶 0.10 g/ml、0.20 g/ml、0.30 g/ml、0.40 g/ml、0.50 g/ml。石油醚部位和乙酸乙酯部位以 95% 乙醇为溶剂，正丁醇部位和水部位以去离子水为溶剂。

4. 超氧阴离子自由基清除率的测定

采用邻苯三酚自氧化法，邻苯三酚自氧化产物于 320 nm 处有强烈的光吸收，且在短时间内线性好，灵敏度高。O_2^- 清除剂能使邻苯三酚自氧化产物在 320 nm 处的吸收峰减弱，可通过吸光度（$A_{320 nm}$）的变化评价受试物抑制 O_2^- 的能力。

向待测液中加入 Tris-HCl 缓冲液（pH8.2）4.5 ml、蒸馏水 3.2 ~ 3.5 ml 和 95% 乙醇 0.3 ml，于 25 ℃水浴中保温 20 min，取出后立即加入 25 ℃预热的邻苯三酚溶液（空白管用 10 mmol/L 盐酸代替），总体积 8.60 ml，加入后快速摇匀，倒入 1 cm 比色杯中，在 320 nm 每隔 30 s 测定吸光度一次，测定 3.5 min 内吸光度值的变化，计算线性范围内每分钟吸光度的增加值 V。通过吸光度的变化来计算其对 O_2^- 的消除能力，按上述方法计算石油醚部位和乙酸乙酯部位清除 O_2^- 的能力。样品 O_2^- 的清除能力可表示如下。

$$清除率 = （V_0 - V）/V_0 \times 100\%$$

式中，V_0 为自氧化管氧化速率；V 为样品管氧化速率。

5. 羟自由基清除率的测定

羟自由基是活性氧中最活泼的自由基，也是毒性最大的自由基，几乎能与活细胞中任何分子发生反应。参照文献［179］的方法，用邻二氮菲比色法检测 H_2O_2/Fe^{2+} 体系产生的 -OH。Fe^{2+} 与邻二氮菲生成红色配合物，该配合物在 509 nm 处有最大吸收峰。H_2O_2/Fe^{2+} 体系可通过芬顿反应产生·OH，当邻二氮菲-Fe^{2+} 水溶液被·OH 氧化为邻二氮菲-Fe^{3+} 后，吸光度（A）明显降低，当向反应体系中加入·OH 清除剂时，吸光度（A）降低不明显。通过计算可得到样品对·OH 的清除能力。

采用邻二氮菲比色法，向试管中依次加入磷酸盐缓冲溶液、邻二氮菲、硫酸亚铁、样品液及 H_2O_2，每加入一种试剂即迅速摇匀，将各反应管放入 37 ℃恒温水浴锅中保温 1 h，作为 $A_样$。按同样的方法分别取番茄叶提取物不同极性部位不同浓度进行试验。以 1 ml 去离子水代替样品液，混匀后加入 0.5 ml H_2O_2 作为 $A_损$。所加其他试剂同前，以 1.5 ml 去离子水补足总体积作为 $A_{未损}$。样品的·OH 的清除能力可表示如下。

$$清除率 = ［（A_样 - A_损）/（A_{未损} - A_损）］\times 100\%$$

6. 还原能力的测定

还原能力是反映物质抗氧化能力的重要方面，本试验采用普鲁士蓝法对番茄叶的还原能力进行测定，当体系中存在还原性物质时，铁氰化钾被还原成亚铁氰化钾，亚铁氰化钾在酸性条件下与三氯化铁反应，生成普鲁士蓝，在 700 nm 处有最大吸收峰，$A_{700\ nm}$ 值越大表示待测物质的还原能力越强。

采用普鲁士蓝法于试管中分别加入磷酸盐缓冲溶液（0.2 mol/L，pH 6.6）、去离子水、95% 乙醇、样品液、铁氰化钾溶液，各管混匀后，在 50 ℃ 水浴中保温 20 min，取出试管速冷，然后加入三氯乙酸，混匀后 3 000 r/min 离心 10 min，吸取上清液 1 ml，加二氯化铁 0.5 ml 摇匀，静置 10 min，不加样品管作为空白参比液，在 700 nm 处测定各管的吸光度。样品液设定 5 个不同浓度，每个浓度平行做 3 管，取其平均值。

（二）实验结果

1. 番茄叶提取物不同极性部位、不同浓度对超氧阴离子的清除能力

通过每隔 30 s 所测邻苯三酚自氧化速率吸光度值结果计算得邻苯三酚自氧化速率为 0.062 1/min，在 0.060 ~ 0.070/min 范围内，满足要求。

由图 4-6-1 可知，番茄叶提取物 4 个极性部分对超氧自由基有一定的清除作用，清除能力与其浓度呈正量效关系，即随着浓度的增加，其清除效果不断增强。当浓度为 0.10 g/ml 时，正丁醇相的清除率小于乙酸乙酯相和水相，随着浓度的增加，正丁醇相清除率急剧上升，且清除率均高于其他 3 相；当浓度在 0.10 ~ 0.30 g/ml 时，水相和乙酸乙酯相的清除能力相差不大，且水相的清除能力弱于乙酸乙酯相；当浓度大于 0.30 g/ml 时，水相的清除能力迅速上升且强于乙酸乙酯相；当浓度在 0.10 ~ 0.20 g/ml 时，石油醚相的清除率为负值，说明没有清除作用。

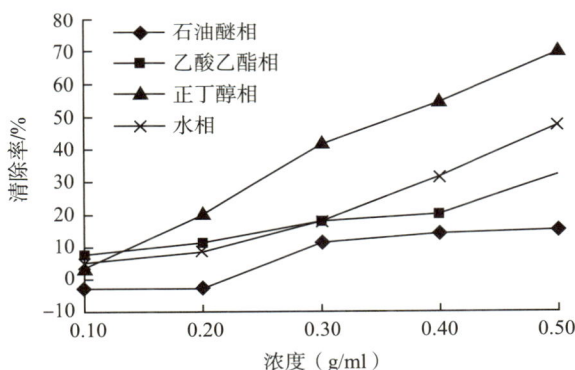

图 4-6-1　番茄叶提取物不同极性部位对超氧阴离子的清除能力

2. 番茄叶不同极性部位、不同浓度对羟自由基的清除能力

由图 4-6-2 可知，随着番茄叶乙酸乙酯相、正丁醇相、水相 3 个极性部位浓度的升高，清除率呈上升趋势，且正丁醇部位清除·OH 的效果最好，水相次之，乙酸乙酯相最弱；石油醚部位出现了负清除，说明石油醚相对·OH 没有清除能力。

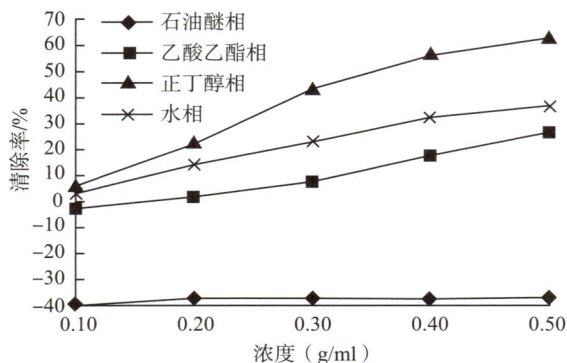

图 4-6-2　番茄叶提取物不同极性部位对羟自由基的清除能力

3. 番茄叶提取物不同极性部位、不同浓度的还原能力

由图 4-6-3 可知，番茄叶提取物 4 个极性部分均有一定的还原能力，在所测定的浓度范围内，乙酸乙酯相、正丁醇相和水相的还原能力均随着浓度的增加而增强，其中乙酸乙酯相呈良好的量效关系。当浓度在 0.10 ~ 0.30 g/ml 时，水相和正丁醇相的还原能力迅速升高，之后逐渐趋于稳定；当浓度大于 0.30 g/ml 时，正丁醇相和水相的还原能力相近；在 0.10 ~ 0.50 g/ml 浓度范围内，石油醚相体现了微弱的还原能力，且随着浓度的增加，还原能力变化不大。总体上看，还原能力强弱顺序依次为水相、正丁醇相、乙酸乙酯相、石油醚相。

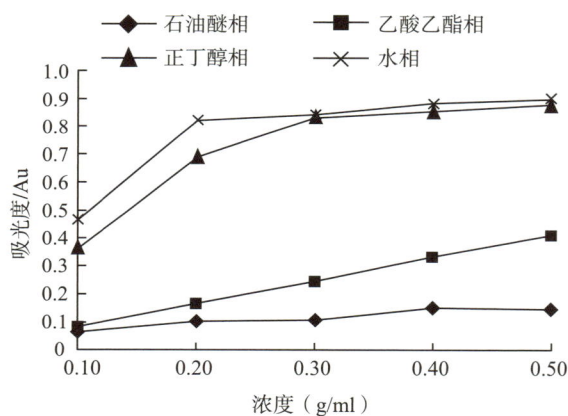

图 4-6-3　番茄叶提取物不同极性部位的还原能力

第七节　柿叶的药理作用研究

柿叶为柿树科柿树属植物柿 *Diospyros kaki* L. f. 的新鲜或干燥叶。柿叶含有丰富的维生素 C、芦丁、胆碱、黄酮苷、胡萝卜素、多种氨基酸及铁、锌、钙等对人体健康有益的营养成分。本节对柿叶黄酮的抗自由基氧化性能进行了研究，为柿叶的保健功能和开发利用提供参考。

本研究对柿叶黄酮类物质进行了体外抗氧化作用研究，结果表明，柿叶黄酮提取液能有效地清除超氧阴离子自由基和羟自由基，其抗氧化性优于维生素 C，是一种有开发潜力的天然抗氧化保健品。

（一）实验方法

通过超氧阴离子自由基清除试验、羟自由基清除试验对柿叶黄酮类物质进行体外抗氧化作用研究。

1. 超氧阴离子自由基清除试验

采用邻苯三酚自氧化法。分别移取 0.05 mol/L 的 Tris-HCl 缓冲溶液（pH＝8.2）4.00 ml，加入 5 支 10 ml 容量瓶中，置于 40 ℃水浴中预热 20 min，再分别加入 1.00 ml 不同质量浓度（20～100 μg/ml）的柿叶黄酮溶液或维生素 C 溶液，立即加入 40 ℃预热的 3 mmol/L 邻苯三酚 1.00 ml，在 40 ℃水浴中准确反应 4 min，立即加入 8 mol/L HCl 2 d 终止反应，取出，定容到刻度。以 1.00 ml 10 mmol/L 的 HCl 代替邻苯三酚溶液作为空白调零，以 1 ml 的纯水代替样品作为对照组，在 320 nm 处测定吸光度。每个处理试样均做 3 个平行试验，按以下公式计算 $O_2 \cdot$ 清除率。

$$O_2 \cdot \text{清除率} = \left[(\triangle A_{\text{对}} - \triangle A_{\text{样}}) / \triangle A_{\text{对}} \right] \times 100\%$$

2. 羟自由基清除试验

参照芬顿反应的方法建立 $\cdot OH$ 自由基产生体系模型。取 7 支 10 ml 容量瓶，分别加入 0.75 mmol/L 邻二氮菲溶液 1 ml、pH＝7.4 的 PBS 缓冲液 2 ml，充分混匀后再加 0.75 mmol/L $FeSO_4$ 溶液 1 ml，立即混匀。然后向其中 5 支试管分别加入 1.00 ml 不同质量浓度（20～100 μg/ml）的柿叶黄酮溶液或维生素 C 溶液，混匀，另 2 支分别为损伤管和未损伤管，都不加样品溶液，在损伤管中加入 0.01% H_2O_2 1 ml，未损伤管不加 H_2O_2，用蒸馏水定容到刻度，将 7 支容量瓶置于 37 ℃水浴中保温 60 min，以损伤管为参比，未损伤管为对照，在 510 nm 处分别测吸光度，按下式计算 $\cdot OH$ 清除率。

$$\cdot OH \text{清除率} = A_{\text{样}} / A_{\text{对}} \times 100\%$$

（二）实验结果

用不同浓度的柿叶黄酮提取液对自由基 $O_2 \cdot$、$\cdot OH$ 进行清除，结果如图 4-7-1、图 4-7-2 所示。

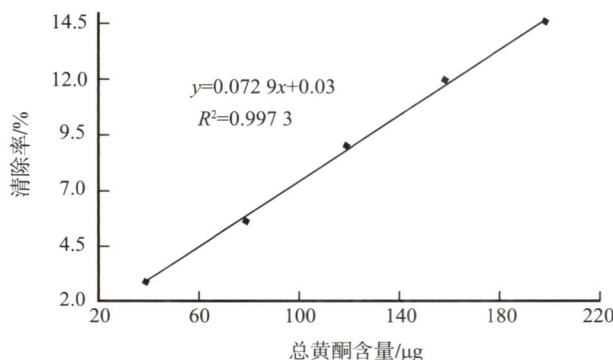

图 4-7-1 黄酮提取液对超氧阴离子自由基的清除作用

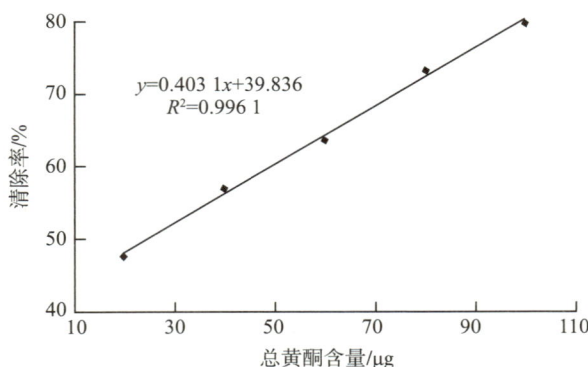

$$y = 0.403\ 1x + 39.836$$
$$R^2 = 0.996\ 1$$

图 4-7-2　柿叶黄酮提取液对羟自由基的清除作用

由图 4-7-1、图 4-7-2 可知：柿叶总黄酮的用量与超氧阴离子自由基和羟自由基的清除率呈良好的线性关系，在低浓度时，清除率随柿叶总黄酮用量的增大而增大，说明柿叶总黄酮对超氧阴离子自由基和羟自由基具有清除作用。与同等用量的维生素 C 相比，对超氧阴离子自由基的清除作用相对较弱，对羟自由基的清除作用较强，当用量为 20 μg 时，清除率达到维生素 C 的 7 倍。

第八节　广山楂叶的药理作用研究

一、广山楂叶不同提取物对急性高脂血症小鼠的药效筛选

高脂血症主要表现为血清中总胆固醇（TC）、甘油三酯（TG）、低密度脂蛋白胆固醇（LDL-C）浓度过高，或高密度脂蛋白胆固醇（HDL-C）水平过低[180]。痰瘀互结是动脉粥样硬化（AS）的主要病机之一[181]。因此，化痰祛瘀为抗 AS 的主要治疗原则。广山楂叶性平，味微苦、微甘，具有开胃消滞和祛湿的功效，多用于食积，暑湿厌食等[182]。为了进一步发掘广山楂叶不同提取物的药用功效，本试验通过注射蛋黄乳剂诱导建立急性高脂血症小鼠模型，研究广山楂叶提取物对急性高脂血症模型小鼠血脂水平的影响，为后期研究广山楂叶抗 AS 作用提供实验基础。结果显示，广山楂叶 50% 乙醇提取物总黄酮质量含量高于山楂叶，推测广山楂叶 50% 乙醇提取物可能具有降血脂作用，且对急性高脂血症动物模型的 TC、TG、LDL-C 具有明显的降低作用，而对 HDL-C 水平无明显影响，并且提取物降血脂效果优于广山楂叶其他给药组。同时广山楂叶 50% 醇提组小鼠血清中的动脉粥样硬化指数（AI）和 LDL-C/HDL-C 值都出现了明显的下降。

（一）实验方法

1. 实验样品药物的制备

广山楂叶提取的方法在参考文献［183，184］的基础上进行改良，采用水提取方法，制备广山楂叶

水提物；采用回流提取方法，制备广山楂叶 50% 乙醇提取物和广山楂叶 95% 乙醇提取物。

（1）广山楂叶水提物

称取广山楂叶药材共 1 kg，浸泡 1 h。第一次加 10 倍量纯水，加热提取 2 h，第二次加 8 倍量纯水，加热提取 2 h，合并两次滤液，浓缩至 1 000 ml（1 g/ml），抽滤后分装备用，生药量为 2.275 g/kg。

（2）广山楂叶 50% 乙醇提取物

称取广山楂叶共 1 kg，在固定提取温度 55～60 ℃下，加入料液比 1∶18 的 50% 乙醇溶液提取两次，每次提取时间 2 h，合并滤液，浓缩至 1 000 ml（1 g/ml），抽滤后分装备用，生药量为 2.275 g/kg。

（3）广山楂叶 95% 乙醇提取物

称取广山楂叶共 1 kg，在固定提取温度 55～60 ℃下，加入料液比 1∶18 的 95% 乙醇溶液提取两次，每次提取时间 2 h，合并滤液，浓缩至 1 000 ml（1 g/ml），抽滤后分装备用，生药量为 2.275 g/kg。

2. 实验动物与造模分组

（1）实验动物与分组

参考文献 [185] 的方法，取 7～8 周龄、雄性、体质量 18～22 g 的 KSPF 级 KM 小鼠 60 只，在实验室环境下用基础饲料适应性喂养 1 w 后，随机分为 A、B、C、D、E、F 共 6 组，每组 10 只小鼠。采用随机数列分组法按体重将 6 组小鼠均匀分组，分为空白对照组、急性模型组、阳性药组、广山楂叶水提组、广山楂叶 50% 醇提组、广山楂叶 95% 醇提组。除空白对照组、急性模型组给予纯水灌胃，阳性药组给予辛伐他汀混悬液 5 mg/kg 灌胃外，其他广山楂叶提取组均给予相应样品溶液 2.275 g/kg 灌胃。实验干预时间为 1 w，每日灌胃 1 次，灌胃剂量为 0.2 ml/10 g，实验期间小鼠自由饮水取食。

（2）急性高脂血症小鼠模型的建立

1）蛋黄乳剂的配制

取适量新鲜鸡蛋，将蛋清和蛋黄分离，保留蛋黄。向 50 ml 离心管中加入 15 ml 蛋黄和 5 ml 生理盐水，制成 20 ml 75% 的蛋黄乳剂。于 4 ℃下保存备用 [186]。

2）急性高脂血症小鼠造模

给药 6 d 后，除空白对照组小鼠外，其他组小鼠腹腔注射蛋黄乳剂 0.2 ml/10 g 以建立急性高脂血症模型。

3. 指标检测

（1）行为、状况观察

实验期间观察各组小鼠精神状态、活动情况、毛色等，并记录进食量和饮水量。

（2）体重测定

试验期间每 2 d 称重 1 次，并根据体重调整给药量。

（3）血液生化学指标检测

给药第 6 d 17 时开始，禁食 18 h，于第 7 d 早上 10 时进行眼球取血，将血浆置于 4 ℃冰箱静置 2 h 后，在 4 ℃下以 3 000 r/min 离心 15 min 以分离出上层血清，即为待测样品。测定血清中总胆固醇（TC）、甘油三酯（TG）、高密度脂蛋白胆固醇（HDL-C）和低密度脂蛋白胆固醇（LDL-C）水平[187]。

按照试剂盒说明书的要求，采用酶法测定血清中 TG、TC、HDL-C、LDL-C 的含量。

（4）统计学分析

应用 SPSS19.0 统计软件分析，各组数据以均数 ± 标准差（$\bar{x} \pm s$）表示，组间比较采用单因素方差分析。检验水准为当 $P < 0.05$ 时，差异有统计学意义。

（二）实验结果

1. 广山楂叶不同提取物对急性高脂血症小鼠的药效影响

在实验中发现，从小鼠基本状况上来说，小鼠精神良好、活泼，无搏斗现象，且实验期间无小鼠死亡状况。通过腹腔注射蛋黄乳剂后，摘除眼球采血测定血清 TC、TG 值。由表 4-8-1 可知，急性模型组与空白对照组相比，TC、TG 含量明显升高，差异极显著（$P < 0.01$）。因此可以判断，小鼠急性高脂血症模型建模成功。

实验期间每 2 d 称量小鼠体重并计算平均值。通过表 4-8-2 与图 4-8-1 可知，急性模型组与空白对照组小鼠相比，体重增长不显著（$P > 0.05$）；阳性药组、广山楂叶各剂量给药组与急性模型组的小鼠体重也无显著差异（$P > 0.05$）。这说明在实验的较短时间内，各试验组小鼠体重均有一定增长，但阳性药物和广山楂叶提取物对小鼠体重并没有产生非常显著的影响。

表 4-8-1　小鼠急性高脂血症模型建立（$\bar{x} \pm s$，$n = 8$）

组别	TC/（mmol/L）	TG/（mmol/L）
空白对照组	7.45 ± 0.89	1.71 ± 0.25
急性模型组	17.87 ± 1.28**	10.89 ± 2.16**

注：与空白对照组比较，**$P < 0.01$，有极显著差异。

表 4-8-2　各组小鼠体重的变化（$\bar{x} \pm s$，$n = 8$）

实验分组	第 0 d	第 2 d	第 4 d	第 6 d
空白对照组（C）	24.9 ± 1.1	24.9 ± 1.1	29.9 ± 1.3	29.1 ± 1.6
急性模型组（M）	24.4 ± 1.2	24.3 ± 1.2	28.2 ± 1.5	27.2 ± 1.8
阳性药组（P）	24.5 ± 1.0	23.8 ± 0.9	28.3 ± 1.3	31.0 ± 1.6
广山楂叶水提组（YS）	24.6 ± 0.9	23.8 ± 1.0	28.9 ± 1.8	28.9 ± 1.5
广山楂叶 50% 醇提组（Y50）	24.5 ± 1.0	24.1 ± 1.0	27.5 ± 1.4	30.4 ± 2.0
广山楂叶 95% 醇提组（Y95）	24.2 ± 1.3	23.8 ± 1.1	28.0 ± 2.0	29.2 ± 2.4

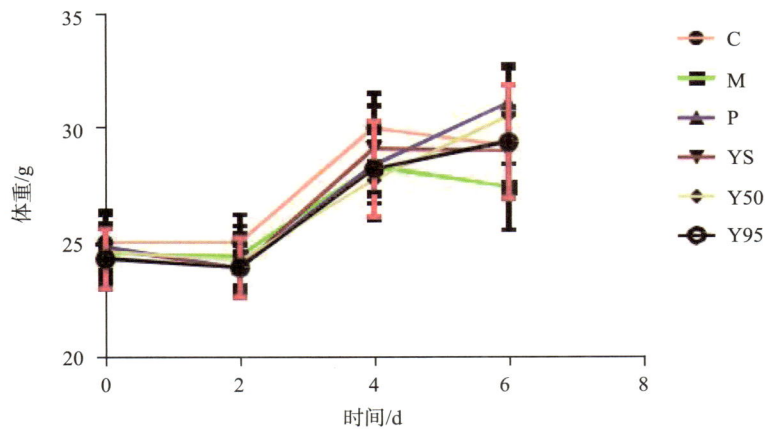

图 4-8-1 各组小鼠体重的变化

2. 各组对急性高脂血症小鼠血脂水平的影响

由表 4-8-3 和图 4-8-2 可知，急性模型组与空白对照组相比，TC、TG 和 LDL-C 含量显著升高，HDL-C 降低，说明造模成功。与急性模型组相比，辛伐他汀能降低血清 TG、TC 值（$P<0.01$），且能升高 HDL-C、降低 LDL-C，因此说明辛伐他汀具有较好的降脂作用，可作为实验的阳性对照药物。广山楂叶 50% 醇提物对 TC、TG、LDL-C 含量有降低作用（$P<0.01$ 或 $P<0.01$）；但对 HDL-C 无显著差异。广山楂叶水提物对 LDL-C 含量有降低作用（$P<0.05$）。结果表明，不同溶剂提取物组组间呈一定的量效关系，其中广山楂叶 50% 醇提物对 TC、TG 和 LDL-C 含量具有较好的降低作用。

表 4-8-3 各组对急性高脂血症小鼠 TC、TG、HDL-C 和 LDL-C 水平的影响（$\bar{x}\pm s$, $n=8$）

实验分组	TC/（mmol/L）	TG/（mmol/L）	HDL-C/（mmol/L）	LDL-C/（mmol/L）
空白对照组（C）	7.45 ± 0.89**	1.71 ± 0.25**	2.21 ± 0.21*	0.23 ± 0.05**
急性模型组（M）	17.87 ± 1.28	10.89 ± 2.16	1.72 ± 0.07	2.64 ± 0.38
阳性药组（P）	10.58 ± 2.20**	3.90 ± 2.77**	2.29 ± 0.29**	1.05 ± 0.75**
广山楂叶水提组（YS）	16.61 ± 4.58	7.48 ± 3.18	1.53 ± 0.12	2.39 ± 1.00*
广山楂叶 50% 醇提组（Y50）	12.07 ± 3.05*	2.61 ± 1.24**	2.09 ± 0.22	1.25 ± 0.65*
广山楂叶 95% 醇提组（Y95）	15.68 ± 2.83	6.36 ± 2.43*	1.64 ± 0.37	2.51 ± 0.81

注：与急性模型组比较，*$P<0.05$，有显著性差异；**$P<0.01$，有极显著差异。

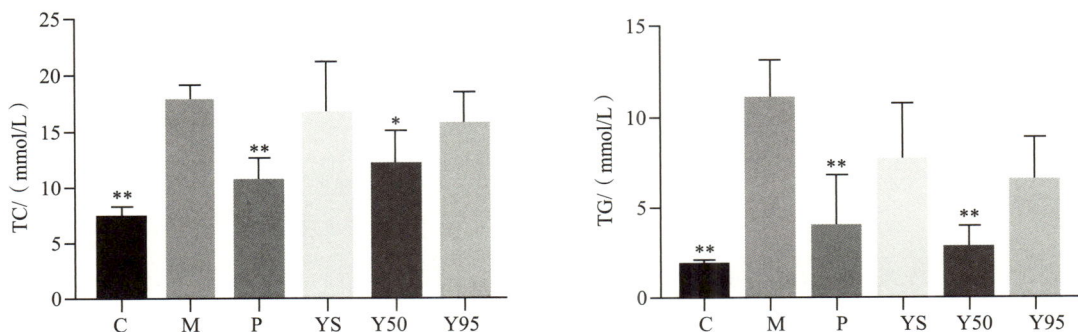

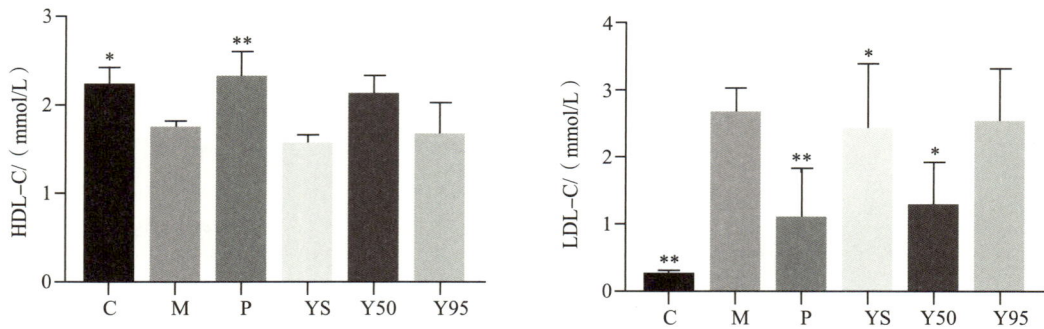

与急性模型组比较，*P＜0.05，有显著性差异；**P＜0.01，有极显著差异。

图 4-8-2　各组对急性高脂血症小鼠血脂水平的影响

3. 各组对急性高脂血症小鼠血清动脉粥样硬化指数的影响

由表 4-8-4 和图 4-8-3 可见，与空白对照组相比，急性模型组小鼠血清中的 AI 值升高了 295.7%，LDL-C/HDL-C 值也升高了 15.2 倍。与急性模型组相比，阳性药组与广山楂叶 50% 醇提组小鼠血清中的 AI 值和 LDL-C/HDL-C 值都出现了明显的下降，其中，AI 值分别下降了 61.8% 和 49.8%，均达到极显著水平（P＜0.01）；LDL-C/HDL-C 值也分别下降了 71.7% 和 62.5%，阳性药组与广山楂叶 50% 醇提组达到极显著水平（P＜0.01）。

表 4-8-4　各组对急性高脂血症小鼠 AI 和 LDL-C/HDL-C 值水平的影响（$\bar{x} \pm s$，$n = 8$）

实验分组	AI/%	LDL-C/HDL-C 值
空白对照组（C）	2.36 ± 0.17**	0.10 ± 0.01**
急性模型组（M）	9.34 ± 0.38	1.52 ± 0.16
阳性药组（P）	3.57 ± 0.40**	0.43 ± 0.24**
广山楂叶水提组（YS）	9.66 ± 2.25	1.52 ± 0.55
广山楂叶 50% 醇提组（Y50）	4.69 ± 0.96**	0.57 ± 0.26**
广山楂叶 95% 醇提组（Y95）	8.63 ± 0.91	1.50 ± 0.31

注：与急性模型组比较，*P＜0.01，有极显著差异。

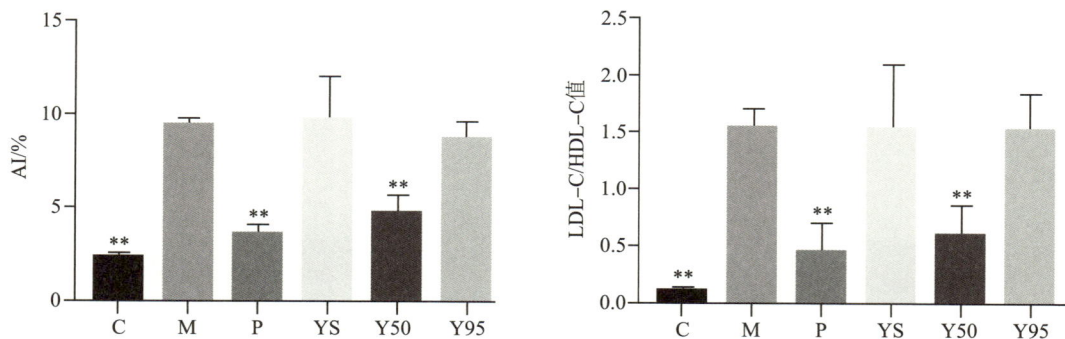

与急性模型组比较，**P＜0.05，有极显著差异。

图 4-8-3　各组对急性高脂血症小鼠 AI 和 LDL-C/HDL-C 值水平的影响

二、广山楂叶总黄酮对 ApoE$^{-/-}$ 基因敲除小鼠动脉粥样硬化病变形成的影响

人类肠道微生物菌群超过 3 500 种[188]，其中 95% 以上主要包括厚壁菌门、拟杆菌门和放线菌门[189]。有文献报道，高脂饮食会导致小鼠脂质代谢产生次要的胆酸、硫化氢和其他物质，这些物质会破坏结肠黏膜并破坏细菌组生存微环境[190]，进而允许肠道菌群间接调节细胞脂肪摄入。同时，高脂饮食可促进脂肪组织中甘油三酯（TG）的积累[191]并促进小鼠血脂升高；此外，高脂饮食还会导致 ApoE$^{-/-}$ 小鼠肠道中产生三甲胺氮氧化物（TMAO），TMAO 是肠道菌群中磷脂酰胆碱代谢的产物，可促进高脂饮食喂养的载脂蛋白 E 缺陷 (ApoE$^{-/-}$) 小鼠动脉粥样硬化病变的进展[192]。

本研究通过体内实验对广山楂叶黄酮类物质抗 ApoE$^{-/-}$ 基因敲除小鼠动脉粥样硬化病变的影响进行研究，结果表明，广山楂叶总黄酮各剂量组和辛伐他汀组能够显著降低模型小鼠血清中的 TC、TG、LDL-C 含量，表明广山楂叶总黄酮与辛伐他汀对高脂膳食诱导的动脉粥样硬化小鼠的血脂具有一定的改善作用。其中，广山楂叶总黄酮高剂量组小鼠血清 TC、TG、LDL-C 水平显著低于低剂量组，表明广山楂叶总黄酮高剂量组在降低模型小鼠血清胆固醇水平方面优于低剂量组。辛伐他汀作为羟甲基戊二酰辅酶 A（HMG-C$_0$A）还原酶抑制剂，通过抑制机体中内源性胆固醇的合成，达到降低血脂以及预防动脉粥样硬化（AS）的作用。同时，有文献报道，山楂叶总黄酮对羟甲基戊二酰辅酶 A（HMG-C$_0$A）还原酶具有一定的抑制作用，与辛伐他汀的作用机制相似，因此，将辛伐他汀作为本实验的阳性对照是合理的。另外，实验发现模型组小鼠粪便中拟杆菌门（Bacteroidetes）和变形菌门（Proteobacteria）的相对丰度显著下降，而厚壁菌门（Firmicutes）的相对丰度显著增加。经药物干预后，辛伐他汀组及广山楂叶总黄酮各剂量组小鼠粪便内拟杆菌门的相对丰度显著增加，并接近于正常组小鼠，广山楂叶总黄酮各剂量组小鼠粪便中厚壁菌门和变形菌门的相对丰度显著下降。而辛伐他汀组与模型组对比无明显差异。此外，高脂诱导的载脂蛋白 E 缺陷（ApoE$^{-/-}$）小鼠肠道菌群的多样性明显多于正常对照组小鼠，但当通过广山楂叶总黄酮和辛伐他汀药物干预后，模型小鼠的肠道菌群多样性接近于正常对照组。说明广山楂叶总黄酮对模型小鼠的肠道菌群多样性具有调节作用，能够使模型小鼠肠道菌群趋于正常化，对模型小鼠肠道菌群具有保护作用。

（一）实验方法

采用高脂饲料喂养 ApoE$^{-/-}$ 基因敲除小鼠 8 w，建立小鼠动脉粥样硬化模型，造模完成后，给予不同浓度的广山楂叶总黄酮治疗 8 w，探讨广山楂叶总黄酮对 ApoE$^{-/-}$ 基因敲除小鼠动脉粥样硬化病变形成的影响[192]。

1. 实验动物

ApoE$^{-/-}$ 基因敲除小鼠及同种属 C57BL/6J 小鼠 7～8 周龄，雄性，体重 18～22 g，许可证号 SCXK（京）2016-0006，由北京维通利华实验动物技术有限公司提供。实验小鼠进入动物房适应 7 d 后开始实验。实验室按昼夜节律采光 12 h，动物饲养环境符合 SPF 级实验动物环境设施标准，保持通风良好，室温保持在 20～26 ℃，定期消毒。

2. 动物分组与给药

C57BL/6J 小鼠 10 只为 A 组，作为正常对照组，给予基础饲料和纯水灌胃；ApoE$^{-/-}$小鼠 50 只随机分为 B、C、D、E、F 5 组，给予高脂饲料。其中，B 组为模型组，C 组为阴性组，给予纯水灌胃；D 组为阳性组，给予辛伐他汀（5 mg/kg）灌胃；E 组为广山楂叶总黄酮低剂量组，给予样品溶液 5 g/kg 灌胃；F 组为广山楂叶总黄酮高剂量组，给予样品溶液 20 g/kg 灌胃。实验干预时间为 16 w，其中造模 8 w 后开始给药，每日灌胃 2 次，灌胃剂量为 0.2 ml/10 g，实验期间小鼠自由饮水取食[192]。

3. ApoE$^{-/-}$基因敲除小鼠动脉粥样硬化模型的制备

除空白对照组小鼠外，其余各组 ApoE$^{-/-}$基因敲除小鼠采用高脂饲料喂养 8 w，建立小鼠动脉粥样硬化模型[192]。

4. 小鼠实验标本的采集与处理

小鼠处死前禁食 18 h 以上，采用 10% 水合氯醛生理盐水溶液 0.2～0.3 ml 腹腔注射麻醉，固定四肢，剪开胸腹正中皮肤，分离皮下组织及肌肉，剪开胸骨，暴露心脏，使用生理盐水及 PBS 灌注固定主动脉 15 min 后，完全分离心脏及主动脉，将心脏和主动脉根部至髂动脉分叉段离断取出。取全部小鼠主动脉根部 1.0 cm 主动脉，用 4% 多聚甲醛固定，并制备石蜡切片[192]。

5. 行为、状况观察

实验期间观察各组小鼠精神状态、活动情况、毛色状况、进食量和饮水量等。试验期间每 4 w 称重一次，并根据体重调整给药量。

6. 血液生化学指标检测

禁食 18 h 后，眼球取血，置于 4 ℃冰箱静置 2 h 后，于 4 ℃下以 3 000 r/min 离心 15 min，分离出上层血清即为待测样品。测定血脂四项 TC、TG、HDL-C 和 LDL-C 水平。计算 LDL-C/HDL-C 比值及动脉粥样硬化指数 AI[193]。

7. 胸主动脉样本处理

主动脉在 4% 多聚甲醛中脱水 24 h 后，将组织用纱布包裹好置于脱水篮中，平放在水槽中小水冲洗 2 h。冲洗完毕后置于全自动生物脱水机中，设置好程序，12 h 后滤干取出，在包埋机上包埋，待冷却后用切片机切出 4 μm 的薄片，每隔 100 μm 取 8 张切片置于防脱玻片上，置于 40 ℃恒温箱放置 2 h 后冷藏备用。肝脏及主动脉的取材置于 10% 中性福尔马林溶液中，固定 24 h 并流水冲洗 24 h 以备后续处理[194]。

分析病理切片，判定造模是否成功。随后采用 HE 染色对其胸主动脉切片进行病理性分析，观察小鼠是否可见明显较大斑块，斑块处细胞排列是否紊乱，内皮及内皮下是否可见多量泡沫样细胞（脂质堆积），以及这些泡沫样细胞是部分已融合成片。HE 染色后在光学显微镜下观察到细胞核呈蓝色，而主动脉管腔、粥样斑块（胆固醇结晶）、炎症细胞、泡沫细胞、平滑肌细胞呈现不同程度的红色。利用计算机辅助图像分析软件（Image Pro Plus 6.0）进行形态学测量。采用 200 倍放大图像拍摄。

8. 小鼠粪便样品采集[195]

取空白组野生型小鼠与其他各组 ApoE$^{-/-}$小鼠的新鲜粪便样品，每种各取 1.0 g，用 35.0 ml 无菌

PBS（0.1 mol/L，pH 7.4）分 3 次悬浮这些样品：首先加 15.0 ml PBS 充分漩涡振荡 5 min，然后将剩余PBS 再分 2 次加入并振荡，使粪样悬浮均匀，并以 1 300 r/min 离心 5 min，弃沉淀，收集上清液。重复洗涤 2 次去除粗颗粒后，以 8 700 r/min 离心 3 min，收集沉淀，之后用 30.0 ml PBS 洗涤 2 次，收集沉淀，于-80 ℃保存，用于后续 DNA 提取。其余粪样应在采集后即时置于-80 ℃超低温冰箱中冻存。

（1）小鼠粪便 DNA 提取

采用SDS 裂解液冻融法进行DNA 提取，基因组DNA 通过 PowerMax 提取试剂盒（MoBioLaboratories，Carlsbad，CA，USA）提取，在-20 ℃储存。采用 NanoDropND-1000 分光光度计（ThermoFisherScientific，Waltham，MA，USA）测定 DNA 的数量和质量，并进行琼脂糖凝胶电泳。

（2）PCR 扩增与产物纯化

PCR 反应体系为 50 μl，其中包含 25 μl 的 Phusion High-Fidelity PCR Master Mix with HF Buffer（高保真酶），各 3 μl（10 μmol/L）前后 F/R 引物，10 μl DNA 模板以及 6 μl dd H_2O。配置好的 PCR 体系按照如下反应条件进行 PCR 扩增：98 ℃预变性 30 s，接下来进行 25 个循环，每个循环包括 98 ℃变性15 s、58 ℃退火 15 s、72 ℃延伸 15 s，72 ℃最终延伸 1 min。PCR 产物用 AMPure XP Beads（Beckman Coulter，Indianapolis，IN）纯化，并且使用 PicoGreen dsDNA，Assay Kit（Invitro gen，Carlsbad，CA，USA）进行量化。定量后使用 Illlumina HiSeq4000 pair-end 2 × 150 bp 平台测序。

（3）序列分析

根据 Barcode 序列和引物序列从原始数据中拆分出各个样本的数据。截去 Barcode 和引物序列后使用 Vsearchv2.4.4 对每个样品的 reads 进行拼接，得到原始 Tags 数据（raw Tags）。同时对序列质量进行质控和过滤。筛选掉低质量序列的标准是：序列小于 150 bp，平均质量值低于 20，含有不明确碱基的序列，以及含有大于 8 bp 的单核苷酸重复序列，去除嵌合体序列，得到最终有效数据（effective Tags）。

（4）16SrDNA 基因测序

将扩增后的各组粪样 DNA 产物送至上海谷禾生物科技有限公司，进行 16SrDNA 基因 V3-V4 区高通量测序。

（5）统计分析

采用 SPSS19.0 软件分析数据，使用 Excel 绘制图表，数据以平均值 ± 标准差表示。组间比较采用 ANOVA 单因素方差分析，肠道菌群与血脂水平的相关性采用双变量相关性分析，以 $P<0.05$ 为统计学判断标准。

（二）结果与分析

1. 基本状况

小鼠精神状态良好，活泼无搏斗现象，实验期间无小鼠死亡。

2. 各组对 ApoE$^{-/-}$基因敲除动脉粥样硬化小鼠体重的影响

由表 4-8-5 及图 4-8-4 可知，8 周龄时，各组小鼠体重无明显差异。高脂喂养 4 w 后（12 周龄），各组小鼠体重无明显差异。然而，给予广山楂叶总黄酮和阳性药 4 w 后（16 周龄），阳性组和广山楂叶总黄酮各剂量组小鼠体重比模型组小鼠显著减轻（$P<0.01$ 或 $P<0.05$）。这表明广山楂叶总黄酮可使 ApoE$^{-/-}$ 基因敲除动脉粥样硬化小鼠体重减轻。

表 4-8-5　各组小鼠体重水平的变化（$\bar{x}\pm s$，$n=8$）

组别	8周龄/g	12周龄/g	16周龄/g
正常对照组（C）	23.07 ± 0.97	25.48 ± 0.71	27.16 ± 1.30*
模型组（M）	23.08 ± 1.57	25.05 ± 1.05	30.53 ± 2.35
阴性组（N）	24.03 ± 0.89	24.62 ± 1.45	27.91 ± 2.10*
阳性组（P）	21.76 ± 1.26	25.48 ± 1.81	27.27 ± 1.05**
广山楂叶总黄酮低剂量组（GSZYL）	21.92 ± 1.17	24.58 ± 0.70	26.96 ± 1.47*
广山楂叶总黄酮高剂量组（GSZYH）	23.68 ± 0.05	24.93 ± 0.46	26.21 ± 1.74**

注：与模型组比较，*$P<0.05$，有显著性差异；**$P<0.01$，有极显著差异。

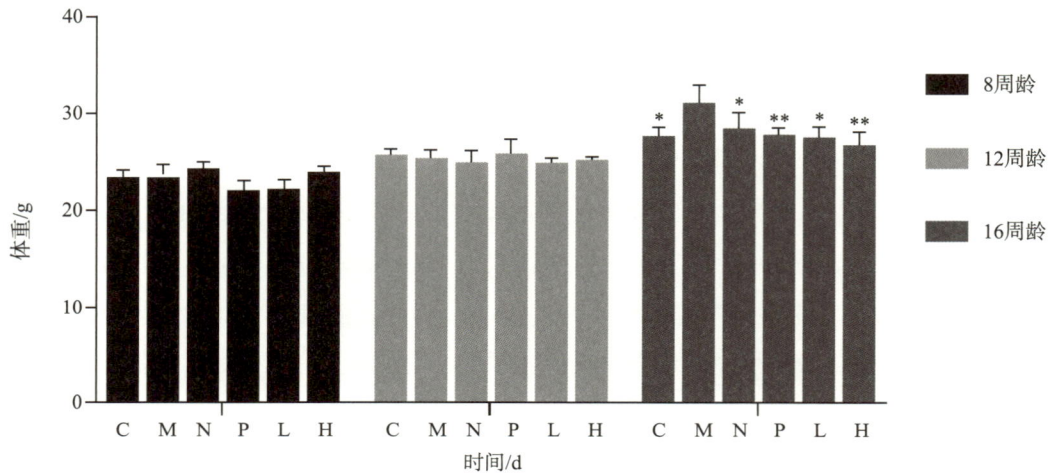

与模型组比较，*$P<0.05$，有显著性差异；**$P<0.01$，有极显著差异。

图 4-8-4　各组小鼠体重水平的变化

3. 各组对 TC、TG、HDL-C 及 LDL-C 水平的影响

如表 4-8-6 及图 4-8-5 所示，将小鼠用高脂饮食喂养 8 w 后，与正常对照组比较，模型组 TC、TG、LDL-C 值均升高，差异有统计学意义（$P<0.01$）；而 HDL-C 值降低，差异有统计学意义（$P<0.01$）。与模型组比较，阴性组 TC、TG、LDL-C 值均升高缓慢，差异有统计学意义（$P<0.01$），而 HDL-C 值有升高的趋势。阳性组和广山楂叶总黄酮高、低剂量组的 TC、TG、LDL-C 值均降低，差异有统计学意义（$P<0.05$ 或 $P<0.01$）；同时，这些组的 HDL-C 值均升高，差异有统计学意义（$P<0.01$）。

表 4-8-6　各组小鼠 TC、TG、HDL-C 及 LDL-C 水平的变化（$\bar{x}\pm s$，$n=8$）

实验分组	TC/（mmol/L）	TG/（mmol/L）	HDL-C/（mmol/L）	LDL-C/（mmol/L）
正常对照组（C）	5.85 ± 0.74**	2.55 ± 0.29**	5.92 ± 1.65**	0.34 ± 0.07**

续表

实验分组	TC/（mmol/L）	TG/（mmol/L）	HDL-C/（mmol/L）	LDL-C/（mmol/L）
模型组（M）	82.87 ± 6.91	9.97 ± 2.48	1.78 ± 0.39	16.35 ± 0.28
阴性组（N）	29.46 ± 2.85**	5.26 ± 0.99**	2.65 ± 0.29	3.65 ± 0.41**
阳性组（P）	56.05 ± 9.81**	6.69 ± 1.21*	6.50 ± 1.25**	11.21 ± 2.59**
广山楂叶总黄酮低剂量组（GSZYL）	69.21 ± 4.40*	7.02 ± 1.56*	7.46 ± 1.81**	13.09 ± 2.09*
广山楂叶总黄酮高剂量组（GSZYH）	65.07 ± 12.30**	4.66 ± 2.27**	10.07 ± 3.47**	12.76 ± 1.93*

注：与模型组比较，*P＜0.05，有显著性差异；**P＜0.01，有极显著差异。

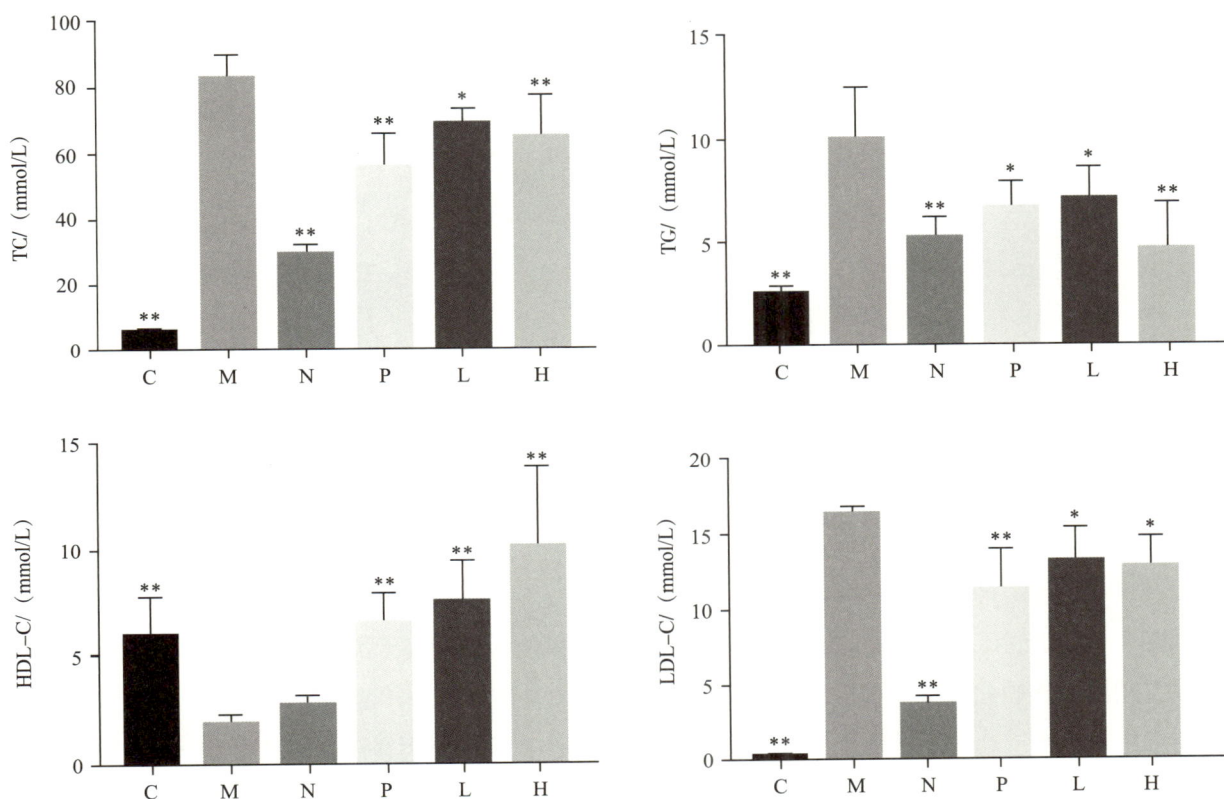

与模型组比较，*P＜0.05，有显著性差异；**P＜0.01，有极显著差异。

图 4-8-5　各组小鼠 TC、TG、HDL-C 及 LDL-C 水平的变化

4. 各组对 ApoE$^{-/-}$ 模型小鼠血清 AI 和 LDL-C/HDL-C 值水平的影响

由表 4-8-7 及图 4-8-6 可见，与正常对照组相比，模型小鼠血清中的 AI 显著升高（P＜0.01），LDL-C/HDL-C 值也升高了 159.6 倍。与模型组相比，给高模型小鼠分别灌胃的广山楂叶总黄酮高、低剂量组以及阳性药的 AI 和 LDL-C/HDL-C 值都出现了明显的下降，并呈现剂量依赖效应，其中，AI 值分别下降了 87.6%、81.3%、83.6%，均达到极显著水平（P＜0.01）；LDL-C/HDL-C 值也分别下降了 85.9%、81.3%、82.1%，广山楂叶总黄酮高、低剂量组以及阳性药处理组达到极显著水平（P＜0.01）。

表 4-8-7　各组对 ApoE$^{-/-}$模型小鼠血清 AI 和 LDL-C/HDL-C 值水平的影响（$\bar{x} \pm s$，$n=8$）

实验分组	AI	LDL-C/HDL-C 值
正常对照组（C）	0.11 ± 0.53**	0.06 ± 0.02**
模型组（M）	47.00 ± 7.24	9.58 ± 1.93
阴性组（N）	10.10 ± 0.50**	1.37 ± 0.12**
阳性组（P）	7.68 ± 0.75**	1.71 ± 0.24**
广山楂叶总黄酮低剂量组（GSZYL）	8.72 ± 2.02**	1.79 ± 0.18**
广山楂叶总黄酮高剂量组（GSZYH）	5.80 ± 1.19**	1.35 ± 0.31**

注：与模型组比较，*$P<0.05$，有显著性差异；**$P<0.01$，有极显著差异。

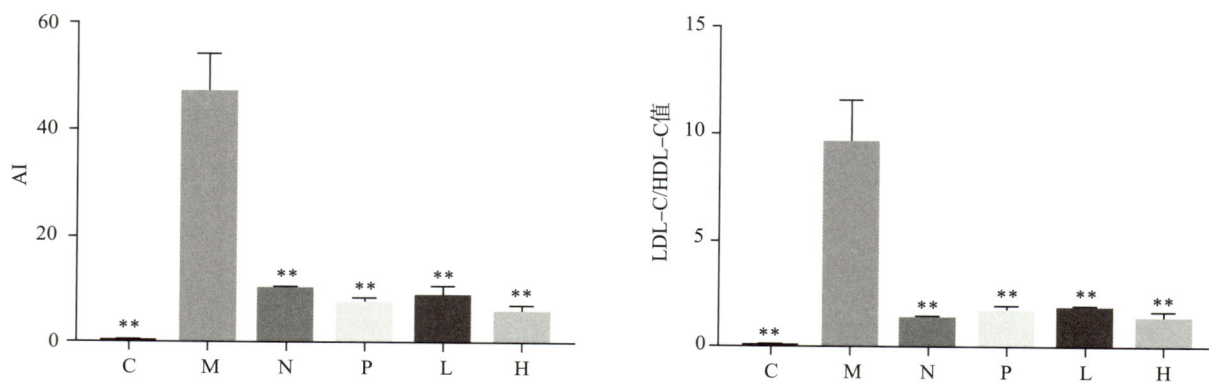

与模型组比较，**$P<0.01$，有极显著差异。

图 4-8-6　各组对 ApoE$^{-/-}$模型小鼠血清 AI 和 LDL-C/HDL-C 值水平的影响

5. 各组小鼠主动脉动脉粥样硬化病变情况

如图 4-8-7 所示，正常组小鼠主动脉未形成动脉粥样硬化病变、无粥样斑块（胆固醇结晶）。阴性组小鼠主动脉粥样硬化病变程度已达到粥样病变、出现大量粥样斑块（胆固醇结晶），说明普通饲料喂养模型小鼠也可造成动脉粥样硬化模型的形成。模型组的小鼠主动脉粥样硬化病变程度已达到粥样病变、管腔堵塞，平滑肌排列紊乱，伴有大量泡沫细胞形成和堆积，以及大量的炎症细胞、粥样斑块（胆固醇结晶），说明高脂饲料喂养造成动脉粥样硬化模型的形成。与模型组相比，阳性组和广山楂叶总黄酮高、低剂量组的小鼠主动脉粥样硬化病变程度较轻，尽管这些组的小鼠主动脉管腔也存在一定程度的堵塞和平滑肌紊乱，但泡沫细胞和炎症细胞形成数量较少，粥样斑块（胆固醇结晶）数量也相对较少。

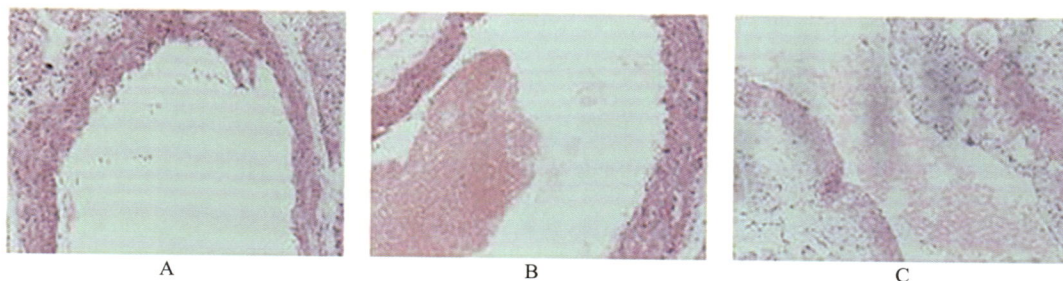

A　　　　　　　　B　　　　　　　　C

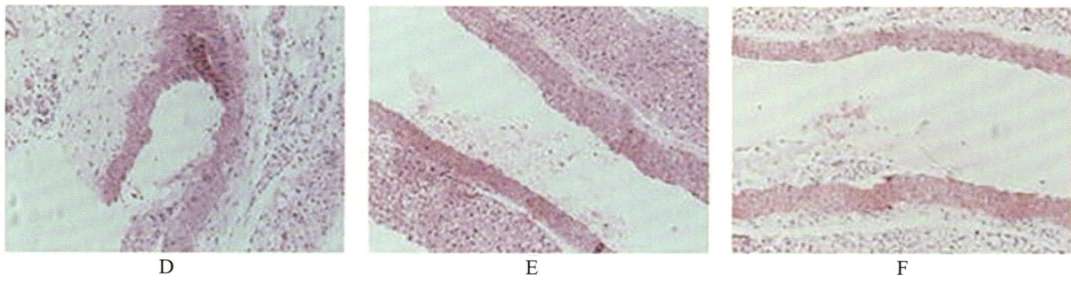

A~F分别为正常对照组、阴性组、模型组、阳性组、广山楂叶总黄酮低剂量组、广山楂叶总黄酮高剂量组。

图 4-8-7　各组小鼠的主动脉粥样硬化病变程度病理切片（×200）

6. 小鼠肠道菌群多样性分析

（1）优质序列长度分布

应用高通量测序技术对不同处理组小鼠粪便的肠道菌群进行分析，通过 Barcode 软件对 36 个样品序列进行疑问序列识别和剔除，并对样品有效序列数进行统计。结果显示：正常对照组有效序列117 123 个，其中优势序列 106 323 个，优势序列占比为 90.78%；阴性组有效序列 123 553 个，其中优势序列 119 245 个，优势序列占比为 96.51%；模型组有效序列 139 731 个，其中优势序列 135 300 个，优势序列占比为 96.82%；阳性辛伐他汀组有效序列 130 646 个，其中优势序列 125 588 个，优势序列占比为 96.13%；广山楂叶总黄酮低剂量组有效序列 129 995 个，其中优势序列 125 791 个，优势序列占比为 96.76%。广山楂叶总黄酮高剂量组有效序列 139 920 个，其中优势序列 135 944 个，优势序列占比为 97.15%。在各组样品的有效序列中，其余优质序列比例均占 90% 以上，表明样品质量较优，符合后续实验要求。

（2）小鼠肠道微生物物种组成差异性分析

应用 Barcode 软件获取各样本在门、属水平上的组成和丰度分布表，并通过柱状图呈现。由图4-8-8 可知，在细菌门水平上共检测出多个菌门。各试验小鼠肠道菌在门水平上整体的群落结构差异不大，均主要由拟杆菌门（Bacteroidetes）、厚壁菌门（Firmicutes）、变形菌门（Proteobacteria）、疣微

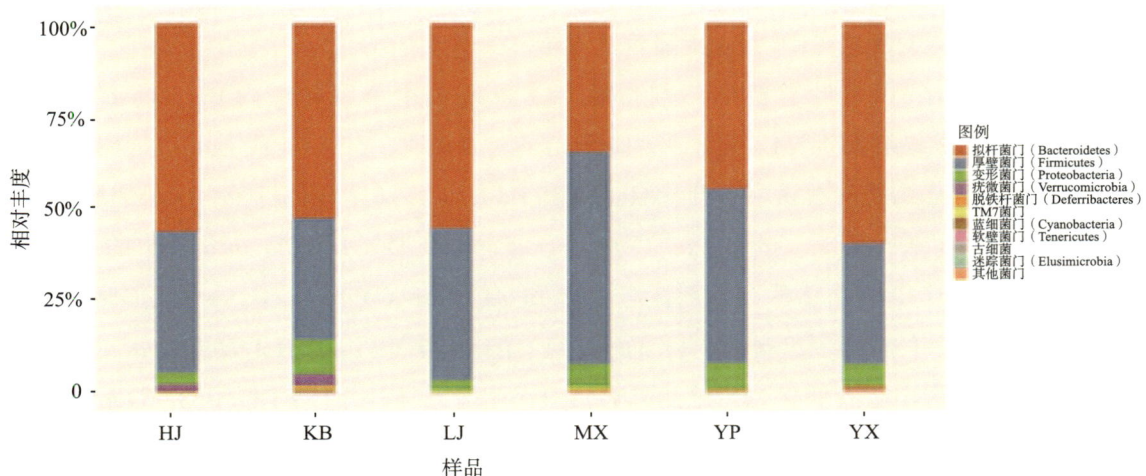

图 4-8-8　小鼠肠道微生物门水平相对丰度变化（n＝6）

菌门（Verrucomicrobia）及脱铁杆菌门（Deferribacteres）组成，其中拟杆菌门、厚壁菌门及变形菌门相对丰度之和大于 80%，是小鼠粪便中的主要优势菌门。

实验共检测到小鼠肠道内的 143 个属的微生物，其中以属为分类选取相对丰度改变共有的前 10 个物种，并将其他归为 "other" 做柱状图。如图 4-8-9 所示，小鼠肠道在属水平上的微生物主要为 Bac_*Bacteroides* spp.、Rum_*Oscillospira* spp.、Hel_*Helicobacter* spp.、Rum_*Ruminococcus* spp.、Pre_*Prevotella* spp.、［Pa_*Prevotella*］spp.、Od_*Odoribacter* spp.、Lac_*Coprococcus* spp.、Des_*Desulfovibrio* spp. 和 Por_*Parabacteroides* spp.。

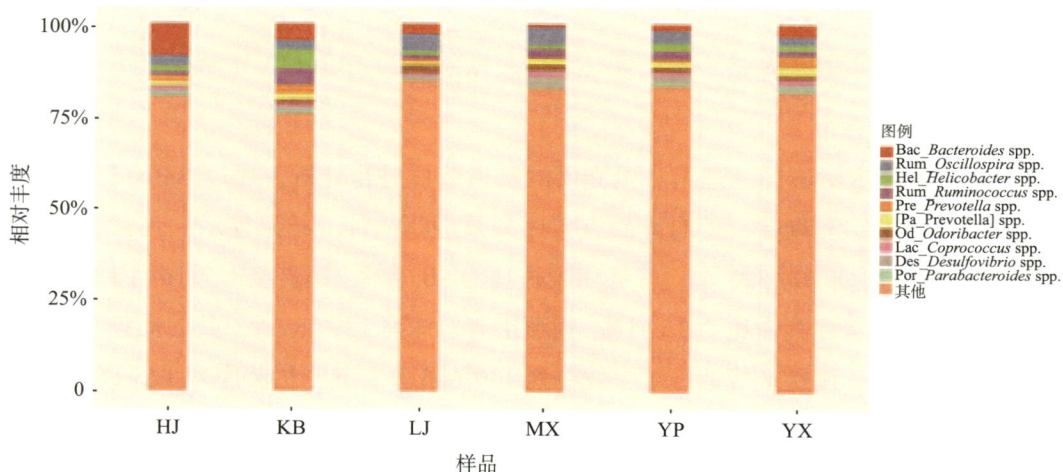

图 4-8-9　小鼠肠道微生物属水平相对丰度变化（*n*＝6）

由表 4-8-8 可知，在菌门水平上，模型组（MX 组）小鼠粪便中拟杆菌门（Bacteroidetes）和变形菌门（Proteobacteria）的相对丰度显著下降，而厚壁菌门（Firmicutes）的相对丰度显著增加；经药物干预后，辛伐他汀组（YP 组）及广山楂叶总黄酮各剂量组（LJ 组和 HJ 组）小鼠粪便内拟杆菌门的相对丰度显著增加，同时广山楂叶总黄酮各剂量组小鼠粪便中厚壁菌门和变形菌门的相对丰度显著下降。而辛伐他汀组与模型组对比无明显差异。其中，与模型组相比，各给药组小鼠粪便中脱铁杆菌门（Deferribacteres）相对丰度增加，而广山楂叶总黄酮低剂量组小鼠粪便中放线菌门（Actinobacteria）、TM7 菌相对丰度与空白对照组（KB 组）无显著性差异。

在菌属水平上，广山楂叶总黄酮各剂量组（LJ 和 HJ）中小鼠肠道内 Bac_*Bacteroides* spp. 和 Pre_*Prevotella* spp. 的丰度高于 MX 组（$P < 0.05$ 或 $P < 0.01$）。YP（辛伐他汀）组有增加的趋势，但无明显差异。广山楂叶总黄酮各剂量组（LJ 和 HJ）和 YP（辛伐他汀）组中小鼠肠道内 Rum_*Oscillospira* spp.、［Pa_*Prevotella*］spp.、Lac_*Coprococcus* spp. 及 Des_*Desulfovibrio* spp. 的丰度有低于 MX 组的趋势，其中广山楂叶总黄酮各剂量组（LJ 和 HJ）Lac_*Coprococcus* spp. 及 Des_*Desulfovibrio* spp. 的丰度有明显的降低（$P < 0.01$）；而 HJ 组、LJ 组与 YP 组的 Hel_*Helicobacter* spp.、Por_*Parabacteroides* spp. 的丰度有低于 MX 组的趋势，但无明显差异。并且 LJ 组中 Od_*Odoribacter* spp. 的丰度有高于 MX 组的趋势，而 HJ 组与 YP 组的 Od_*Odoribacter* spp. 的丰度有低于 MX 组的趋势，其中，HJ 组有显著差异（$P < 0.01$）。说明广山楂叶总黄酮对模型小鼠的肠道菌群具有保护作用，能

够减缓其肠道中菌群的损伤。

表 4-8-8　各组小鼠肠道菌群主要差异物（$\bar{x} \pm s$，$n=6$）

分类	实际丰度（占总序列百分比）/%					
	KB（C）	YX（N）	MX（M）	YP（P）	LJ（L）	HJ（H）
门水平						
Bacteroidetes	53.12 ± 19.96[*]	60.02 ± 14.73[**]	34.32 ± 7.70	44.63+21.28	55.77 ± 21.33[*]	56.75 ± 19.55[*]
Firmicutes	32.38 ± 20.37[*]	32.43 ± 12.70[**]	57.68 ± 7.08	47.48 ± 20.26	40.63 ± 20.71[*]	37.62 ± 20.59[*]
Proteobacteria	9.55 ± 5.29	5.62 ± 1.77	6.28 ± 1.52	6.83 ± 3.55	2.79 ± 0.66[**]	3.20 ± 1.02[*]
Verrucomicrobia	2.84 ± 3.33[*]	0.00 ± 0.00	0.00 ± 0.00	0.00 ± 0.00	0.00 ± 0.00	2.00 ± 3.15
Deferribacteres	0.70 ± 0.70[*]	0.43 ± 0.55	0.05 ± 0.03	0.41 ± 0.52	0.14 ± 0.26	0.32 ± 0.32[*]
TM7	0.42 ± 0.34	0.05 ± 0.05[**]	0.80 ± 0.44	0.32 ± 0.18[*]	0.44 ± 0.22	0.02 ± 0.03[**]
Cyanobacteria	0.38 ± 0.37[*]	0.32 ± 0.20[**]	0.06 ± 0.07	0.07 ± 0.06	0.03 ± 0.06	0.00 ± 0.01[*]
Tenericutes	0.12 ± 0.09	0.28 ± 0.29	0.11 ± 0.10	0.08 ± 0.15	0.00 ± 0.00[*]	0.00 ± 0.00[*]
Actinobacteria	0.11 ± 0.22	0.03 ± 0.02	0.07 ± 0.04	0.10 ± 0.13	0.12 ± 0.05[*]	0.05 ± 0.04
Elusimicrobia	0.04 ± 0.10	0.00 ± 0.00	0.00 ± 0.00	0.00 ± 0.00	0.00 ± 0.00	0.00 ± 0.00
属水平						
Bac_*Bacteroides* spp.	36.00 ± 1.94[**]	3.18 ± 2.32	0.68 ± 0.22	1.51 ± 1.13	2.78 ± 1.53[**]	8.65 ± 4.70[**]
Rum_*Oseillospira* spp.	2.64 ± 1.44[*]	2.23 ± 0.73[**]	4.85 ± 2.05	3.45 ± 122	4.51 ± 2.62	2.73 ± 0.64[**]
Hel_*Helicobacter* spp.	5.07 ± 3.66[**]	1.58 ± 1.60	1.13 ± 1.20	2.26 ± 2.86	1.09 ± 0.17	1.66 ± 0.76
Pre_*Prevotella* spp.	2.76 ± 1.93[**]	3.16 ± 4.01	0.53 ± 0.30	0.85 ± 0.99	0.85 ± 0.31[*]	1.63 ± 1.16[*]
［Pa_*Prevotella*］spp.	1.56 ± 2.05	2.09 ± 2.87	128.00 ± 132	1.19 ± 1.71	0.78 ± 0.46	0.91 ± 0.54
Od_*Odoribacter* spp.	0.98 ± 0.49[*]	1.14 ± 0.44[*]	1.74 ± 0.70	1.33 ± 0.86	2.19 ± 1.94	0.40 ± 0.44[**]
Lac_*Coprococcus* spp.	0.87 ± 0.70[*]	1.14 ± 0.42[*]	1.80 ± 0.51	1.18 ± 1.00	0.84 ± 0.67[**]	0.85 ± 0.43[**]
Des_*Desulfovibrio* spp.	0.44 ± 0.47[**]	0.69 ± 0.75[*]	2.33 ± 1.32	1.57 ± 1.74	0.43 ± 0.41[**]	0.60 ± 0.52[**]
Por_*Parabacteroides* spp.	1.36 ± 1.42	1.63 ± 1.24	0.64 ± 0.56	0.83 ± 0.66	0.51 ± 0.22	0.94 ± 0.37

注：与模型组比较，[*]$P<0.05$，有显著性差异；[**]$P<0.01$，有极显著差异。

（3）小鼠肠道微生物物种主成分分析

Beta 多样性分析用于衡量菌群之间的相似度。由图 4-8-10 可知，主成分/（PC1）解释了 50.47%的变异，主成分 2（PC2）解释了 12.3% 的变异，共解释了总变异的 62.77%。尽管各组小鼠肠道菌群样品存在个别明显的交叉和重叠，但整体来看，各组小鼠肠道菌群结构有明显的区分，这也说明持续高脂诱导和给药干预都会对小鼠肠道菌群的多样性造成一定的扰动。其中，广山楂叶总黄酮低、高剂量组（LJ组、HJ 组）中小鼠肠道菌群距离接近，又都远离高脂模型组（MX 组），这表明广山楂叶总黄酮对改善高脂模型组情况有较好效果，使其有向正常对照组（KB 组）恢复的趋势，且广山楂叶总黄酮两个剂量组对小鼠菌群的影响较为接近，无显著区别。另外，KB 组与阴性组（YX 组）较为接近，说明野生型小鼠与模型小鼠在喂养普通饲料时，其肠道菌群无明显变化，而辛伐他汀组（YP 组）则与 MX 组接近，有重叠部分，说明 YP 组和 MX 组小鼠的肠道菌群无明显差异。

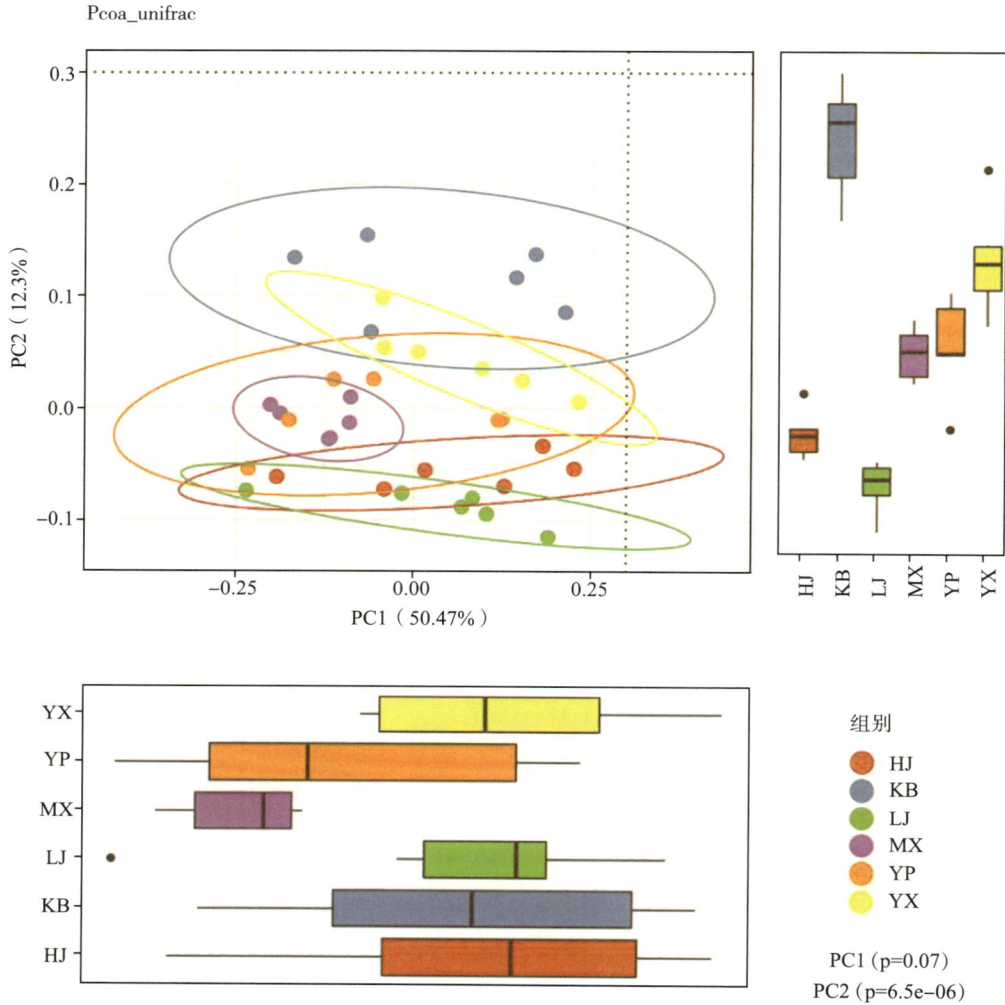

每个点代表1个个体菌群，不同点间距离越近则物种组成越相似，反之则差异越大。

图 4-8-10　小鼠肠道微生物多样性的主成分分析

（4）小鼠肠道微生物物种聚类分析

将属水平上的分类信息绘制成热图（heat-map）用以分析小鼠肠道微生物组成的相似性。由图 4-8-11 可以看出，LJ 组与 HJ 组聚为一类又和 KB 组聚为一类，MX 组与 YX 组聚为一类又和 YP 组聚为一类，其中 HJ 组和 KB 组更为接近。

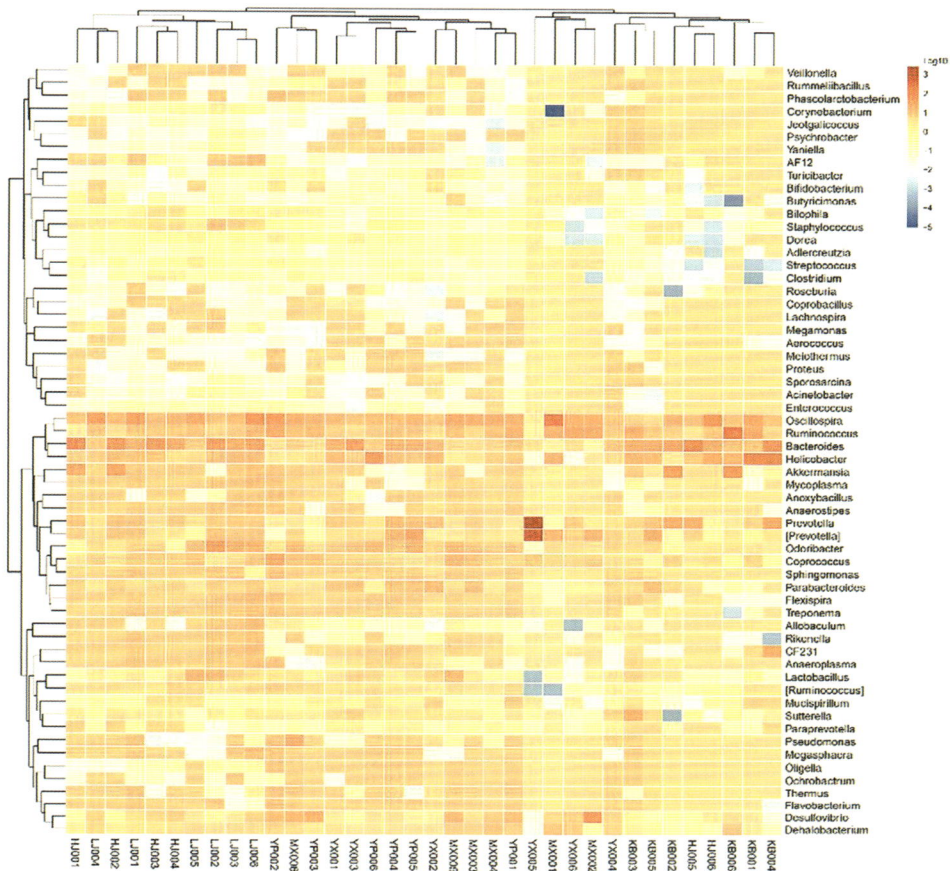

图 4-8-11　小鼠肠道微生物聚类图

（5）小鼠肠道微生物物种 Alpha 多样性指数

在群落生态学中研究微生物多样性，通过单样品的多样性分析（Alpha 多样性）可以反映微生物群落的丰度和多样性，这种分析采用一系列统计学分析指数估计环境群落的物种多样性。图 4-8-12 显示，经过最低序列数样本数抽平分析，从菌种丰富度来看，与 MX 组相比，YP 组菌种丰富度具有明显差异（$P < 0.01$ 或 $P < 0.05$），LJ 组、HJ 组和 YP 组小鼠肠道菌群多样性少于 MX 组，但与 KB 组相比接近，说明在给予广山楂叶总黄酮与辛伐他汀后，模型小鼠的肠道菌群多样性正在恢复，接近于 KB 组（$P < 0.01$ 或 $P < 0.05$）。

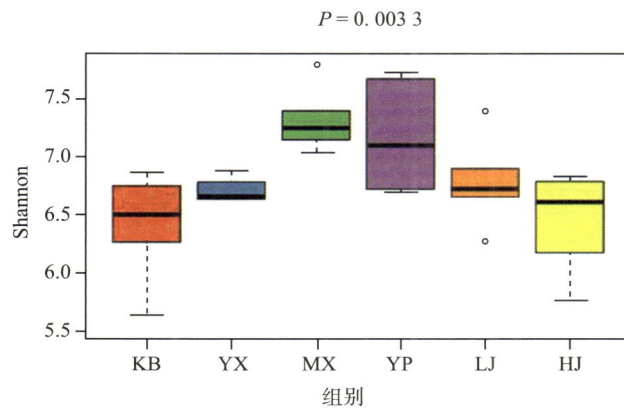

P = 0.001 5

P = 0.035 5

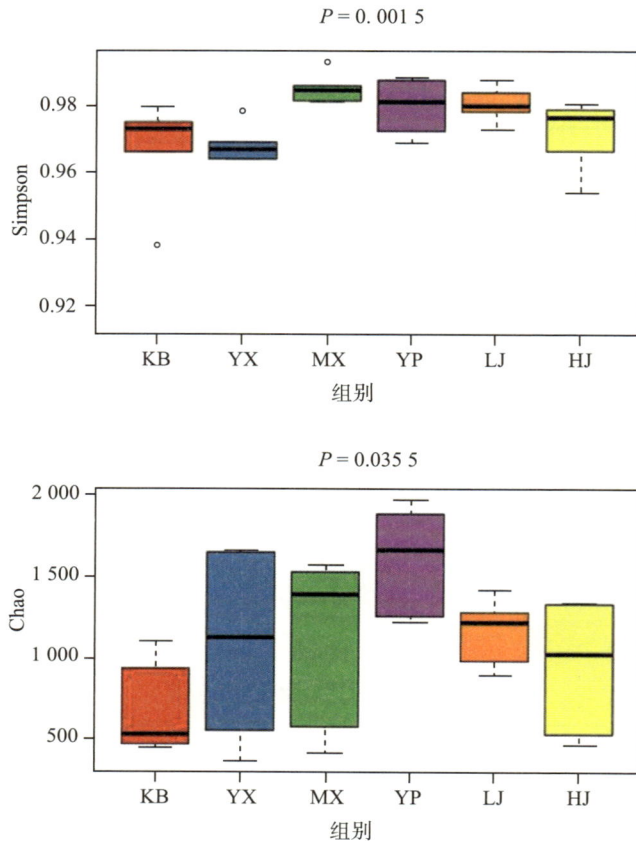

Chao即菌种丰富度指数，用以估计群落中的操作分类单元（OTU）数目；Shannon指数用来估算样品中微生物多样性，Shannon指数值越高，表明群落的多样性越高；Simpson指数即辛普森多样性指数，是另一种评价菌群多样性的指标，Simpson指数值越高，表明群落多样性越低。一般而言，Shannon指数侧重对群落的丰富度以及稀有OTU，而Simpson指数侧重均匀度和群落中的优势OTU。

图 4-8-12　Alpha 多样性指数 box 图

（6）Anosim 分析结果

Anosim 分析结果如图 4-8-13 与表 4-8-9 所示，6 组数据经两两比较，R 值均大于 0，说明组间差异显著。从 P 值来看，KB 组与 MX 对照组、广山楂叶总黄酮 LJ 组小鼠粪便样本菌群存在差异（P＜0.01 或 P＜0.05），MX 对照组与 YX 组、LJ 组和 HJ 组小鼠粪便样本菌群比较存在明显差异（P＜0.01）。MX 组与 YP 组无明显差异。

表 4-8-9　6 组数据两两 Anosim 分析比较

组别	R 值	P 值
KB 组-YX 组	0.078	0.210
KB 组-MX 组	0.509	0.006
KB 组-YP 组	0.139	0.167
KB 组-LJ 组	0.287	0.040
KB 组-HJ 组	0.272	0.064

组别	*R* 值	*P* 值
MX 组-YX 组	0.593	0.003
MX 组-YP 组	0.133	0.122
MX 组-LJ 组	0.580	0.009
MX 组-HJ 组	0.541	0.003
YX 组-YP 组	0.135	0.112
YX 组-LJ 组	0.322	0.012
YX 组-HJ 组	0.319	0.020
YP 组-LJ 组	0.176	0.109
YP 组-HJ 组	0.148	0.137
LJ 组-HJ 组	0.143	0.110

注：R 值介于（-1，1）之间，R 值大于 0，说明组间差异大于组内差异；R 值小于 0，说明组内差异大于组间差异，统计分析的可信度用 P 值表示，$P < 0.05$ 为差异有统计学意义。

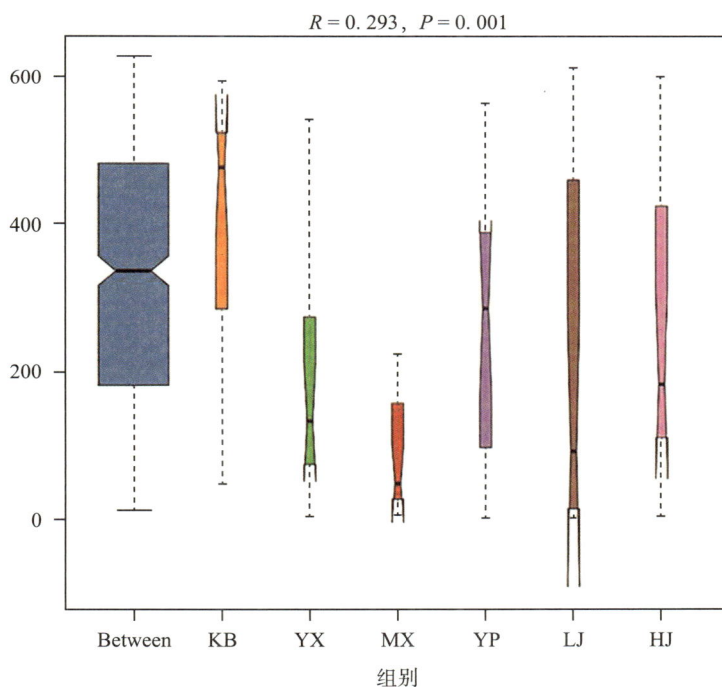

图 4-8-13　Anosim 分析结果

参考文献

［1］陈奇. 中药药理研究方法学［M］. 北京：人民卫生出版社，1993：636.

［2］郑作文，邓家刚，林启云. 芒果止咳片的药效学研究（Ⅰ）［J］. 中医药学刊，2002，20（3）：358-359.

［3］郑作文，邓家刚，周智．芒果止咳片的药效学研究Ⅱ［J］．中医药学刊，2002，20（7）：101-102.

［4］王文杰，白金叶，刘大培，等．紫草素抗炎及对白三烯 B4 生物合成的抑制作用［J］．药学学报，1994，29（3）：161-163.

［5］李宁元，朱秀媛．几种抗炎药对白三烯 B4 生物合成的影响［J］．药学学报，1988（2）：104-107.

［6］ENGELS W，ENDERT J，KAMPS M，et al. Extraction and determination of eicosanoids in biological samples by reverse-phase high-performance liquid chromatography［J］．Prog Appl Microcirc，1987，12：316.

［7］MICHEAL M，TANIC S. Quantitation of peptide-leukobienes by reverse-phase high-performance liquid chromatography［J］．Chromatogr，1985，343：213.

［8］邓家刚，郝二伟，郑作文，等．芒果苷对两种不同炎症模型前列腺素 E2 含量的影响［J］．中华中医药学刊，2008，26（10）：2085-2086.

［9］杨柯，曾春晖．莨菪亭解热作用机理实验研究［J］．中国药物应用与监测，2006（3）：24-27.

［10］马楠，崔德健，梁延杰，等．气管内注入脂多糖法建立大鼠慢性支气管炎模型［J］．中华结核和呼吸杂志，1999，22（6）：371-372.

［11］宋一平，崔德健，茅培英，等．慢性阻塞性肺疾病大鼠模型的建立及药物干预的影响［J］．中华内科杂志，2000（8）：51-52，73-74.

［12］陈美珺，梁统，周克元．原花青素对脂多糖诱导 RAW264.7 细胞 COX-2 酶活性、mRNA 及蛋白表达的影响［J］．药学学报，2005，40（5）：406.

［13］卫智权，阎莉，邓家刚，等．芒果苷调控单核细胞 NF-κB（P65）与 IκBα 表达对慢性支气管炎大鼠的保护作用［J］．药学学报，2014，49（5）：596-601.

［14］TSIQUAYE K N，MCCAUL T F，ZUCKERMAN A J. Maternal transmission of duck hepatitis B virus in pedigree Pekin ducks［J］．Hepatology，1985，5（4）：622.

［15］邓家刚，郑作文，曾春晖．芒果苷的药效学实验研究［J］．中医药学刊，2002，20（6）：802-803.

［16］罗健，张源明．高血压：一种慢性低级别炎症性疾病［J］．心血管病学进展，2010，31（4）：567-569.

［17］LAFFER C L，ELIJOVICH F. Inflammation and therapy for hypertension［J］．Current Hypertension Reports，2010，12（4）：233-242.

［18］胡小勤，杨秀美，曾学文，等．芒果苷对自发性高血压大鼠心脑肾组织形态学的影响［J］．科学技术与工程，2012，12（25）：6278-6281.

［19］魏述永．葛根素心血管保护作用及其机制研究进展［J］．中国中药杂志，2015，40（12）：2278.

［20］张培．葛根素对肾性高血压大鼠降压与肾脏保护作用及其机制［C］//中国医药教育协会成人教育委员会.《中国成人医药教育论坛》（5）——中国医药教育协会成人教育委员会三届五次理事大会暨医药教育创新研究和慢病防治学术研讨会论文集．2012.

［21］MAISUTHISAKUL P，GORDON M H. Antioxidant and tyrosinase inhibitory activity of mango seed kernel by product［J］．Food Chemistry，2009，117（2）：332-341.

［22］内蒙古自治区卫生厅．内蒙古蒙药材标准［M］．赤峰：内蒙古科学技术出版社，1987：402.

［23］KAUR J，RATHINAM X，KASI M，et al. Preliminary investigation on the antibacterial activity of mango (*Mangifera indica* L: Anacardiaceae) seed kernel［J］. Asian Pacific Journal of Tropical Medicine，2010，3（9）：707-710.

［24］李春美，田燕，钟慧臻，等. 芒果核提取物的抑菌活性组分分析［J］. 食品工业科技，2011，32（3）：172-174，177.

［25］魏伟，吴希美，李元建. 药理实验方法学［M］. 北京：人民卫生出版社，2010.

［26］韩彦琪，周梦鸽，王增勇，等. 基于生物活性导向的 UPLC-Q/TOF 方法的玫瑰花抗炎药效物质基础研究［J］. 中草药，2014，45（19）：2797-2802.

［27］SURYAWANSHI S，ASTHANA R K，GUPTA R C. Simultaneous estimation of mangiferin and four secoiridoid glycosides in rat plasma using liquid chromatography tandem mass spectrometry and its application to pharmacokinetic study of herbal preparation［J］. Journal of Chromatography B，2007，858（1-2）：211-219.

［28］邓家刚，曾春晖. 芒果叶及芒果苷 30 年研究概况［J］. 广西中医学院学报，2003，6（2）：44-49.

［29］傅希贤，张乃临，张国庆，等. 试用 2215 细胞进行乙肝病毒药物试验的初步结果［J］. 中华实验和临床病毒学杂志，1992，6（2）：143.

［30］郭巨涛，滕立，田佩玉，等. 鸭乙型肝炎病毒感染雏鸭原代肝细胞培养方法的建立及其应用［J］. 中西医结合肝病杂志，1994（2）：18-21.

［31］邓家刚，杨柯，郑作文，等. 芒果苷在鸭体内抑制鸭乙型肝炎病毒感染的实验研究［J］. 广西中医学院学报，2007，10（1）：1-3.

［32］张新全，黄正明，杨新波，等. 乙型肝炎病毒模型的方法学研究［J］. 解放军药学学报，2005，21（5）：360-363.

［33］廖洪利，吴秋业，叶光明，等. 芒果苷药理研究进展［J］. 天津药学，2005，17（2）：50-52.

［34］温焕连，王晨龙，曾文铤，等. 三氧化二砷与顺铂联用对肝癌 HepG2 细胞的作用［J］. 广东医学，2007，28（12）：1902-1904.

［35］许娇红，张志强，刘洋，等. 姜黄素衍生物对 K562 细胞酪氨酸激酶活性的影响［J］. 福建医科大学学报，2010，44（3）：165-167，171.

［36］刘衡，符仁义，李丰益，等. 组蛋白去乙酰化酶抑制剂对 HL-60 细胞和 K562 细胞的抗肿瘤作用［J］. 中国实验血液学杂志，2005，13（6）：964.

［37］梁健钦. 芒果苷糖酯衍生物的非水相酶促合成及其抗炎活性研究［D］. 南宁：广西医科大学，2011.

［38］邓家刚，袁叶飞. 芒果苷单钠盐的制备及其与芒果苷的药效比较［J］. 华西药学杂志，2008，23（1）：17.

［39］王志萍，邓家刚，王勤，等. 羟丙基-β-环糊精包合法提高芒果苷溶解度的研究［J］. 中成药，2008，30（8）：1123.

［40］袁叶飞，邓家刚，胡祥宇，等. 芒果苷单钠盐的抑菌作用研究［J］. 中国实验方剂学杂志，2011，17（6）：173.

［41］NATHALIE C，CHRISTIAN L，RENAUD R J . Glycosylation of mangiferine by biocatalyst, useful in cosmetic field to protect skin comprises contacting mangiferine with a glycosyltransferase enzyme, in the presence of a sugar donor：FR0502223［P］. 2006-09-08.

［42］廖洪利，吴秋业，胡宏岗，等. 芒果苷的结构修饰［J］. 华西药学杂志，2008，23（4）：385.

［43］蓝萍，柳明，李盼盼，等. 芒果苷及其衍生物对糖尿病小鼠的降糖作用［J］. 中国动物保健，2010，12（6）：21.

［44］李学坚. 芒果苷酯化衍生物的化学合成及药理活性研究［D］. 南宁：广西医科大学，2012.

［45］赵爱农，罗红. 魔芋葡甘聚糖降血糖作用的实验研究［J］. 中华实用中西医杂志，2005，18（13）：241.

［46］庞晓斌，谢欣梅，王守宝，等. 人源蛋白酪氨酸磷酸酶（PTP1B）抑制剂的高通量筛选［J］. 药学学报，2011，46（9）：1058.

［47］徐叔云，卞如濂，陈修. 药理实验方法学［M］. 3 版. 北京：人民卫生出版社，2002.

［48］林国彪，苏姜羽，杨秀芬. 桂郁金提取物的抗炎镇痛作用［J］. 中国实验方剂学杂志，2011，17（16）：171.

［49］广西壮族自治区卫生厅. 广西中药材标准［M］. 南宁：广西科学技术出版社，1992：54.

［50］陆存蕴. 治疗慢性支气管炎药物芒果甙鉴定会报道［J］. 医药工业，1976（1）：51.

［51］中华人民共和国卫生部药典委员会. 中华人民共和国卫生部药品标准：中药成方制剂：第十七册［M］. 北京：［出版者不详］，1998：50.

［52］钟正贤，周桂芬. 广西前胡提取物的药理研究［J］. 中草药，1998，29（9）：618.

［53］李美珠，钟伟新，朱莉芬. 益气平喘丸的药理研究［J］. 中成药，1992，14（11）：28.

［54］许振朝，覃君良，陈邦树. 骨刺灵膏药效学研究［J］. 中草药，1997（5）：287-290.

［55］中华人民共和国卫生部药政管理局. 中药新药研究指南（药学、药理学、毒理学）［M］. 北京：［出版者不详］，1994：203.

［56］陈奇. 中药药理实验方法［M］. 北京：人民卫生出版社，1994.

［57］徐叔云，卞如濂，陈修. 药理实验方法学［M］. 北京：人民卫生出版社，1982.

［58］国家中医药管理局. 中医病证诊断疗效标准［M］. 南京：南京大学出版社，1994.

［59］邓家刚，杨柯，阎莉，等. 芒果苷对免疫抑制小鼠 T 淋巴细胞增殖的影响［J］. 中药药理与临床，2007，23（5）：64-65.

［60］黄潇，彭志刚. 芒果苷药理作用研究概况［J］. 中国药师，2007，10（1）：73-74.

［61］徐叔云，卞如濂，陈修. 药理实验方法学［M］. 2 版. 北京：人民卫生出版社，1991.

［62］邓家刚，郑作文，杨柯. 芒果苷对内毒素致热家兔体温的影响［J］. 中国实验方剂学杂志，2006，12（2）：72.

［63］阴月，高明哲，袁昌鲁，等. 车前子镇咳祛痰有效成分的实验研究［J］. 辽宁中医杂志，2001，28（7）：443-444.

［64］叶任高，陆再英. 内科学［M］. 6 版. 北京：人民卫生出版社，2004.

［65］田德禄. 中医内科学［M］. 北京：中国中医药出版社，2005.

［66］郑筱萸. 中药新药临床研究指导原则：试行［M］. 北京：中国医药科技出版社，2002.

［67］CHANG M L，YEH C T，CHANG P Y，et al. Comparison of murine cirrhosis models induced by hepatotoxin administration and common bile duct ligation［J］. World Journal of Gastroenterology，2005，11（27）：4167.

［68］GAO J，HUANG Y，LI P，et al. Antifibrosis effects of total glucosides of Danggui-Buxue-Tang in a rat model of bleomycin-induced pulmonary fibrosis［J］. Journal of Ethnopharmacology，2011，136（1）：21-26.

［69］李丽君，范盎然，葛东宇，等. 黄芪当归对药对特发性肺纤维化小鼠生存状况及组织修复相关基因表达水平的影响［J］. 环球中医药，2015，8（12）：1441-1445.

［70］崔学军. 小檗碱的药理学研究进展及临床新用途［J］. 时珍国医国药，2006，17（7）：1311.

［71］李学坚，邓家刚，覃振林．芒果苷-小檗碱组合物：200710126143.7［P］．2007-11-07．

［72］覃洁萍，钟正贤，周桂芬，等．双氢杨梅树皮素降血糖的实验研究［J］．中国现代应用药学，2001，18（5）：351．

［73］何晓红，刘威，张晓宇，等．金赤苓胶囊药效学实验研究［J］．中国中医药科技，2005，12（6）：357．

［74］袁叶飞，邓家刚．芒果苷单钠盐的制备工艺［J］．中国医院药学杂志，2008，28（3）：181．

［75］覃骊兰，梁爱武，邓家刚．芒果苷片治疗急性上呼吸道感染30例［J］．山东中医杂志，2008，27（9）：587．

［76］邓家刚，王志萍，李学坚，等．芒果苷滴丸成型工艺的研究［J］．中成药，2008，30（7）：1070．

［77］韦玮．芒果苷体内外吸收特性及机理的研究［D］．南宁：广西中医药大学，2010．

［78］付翔，徐勤，邓立东．高效液相色谱法考察芒果苷在Caco-2细胞上的转运特征［J］．中国医院药学杂志，2009，29（14）：1194-1198．

［79］李艳华，杨勃林．改良厌氧培养法［J］．黑龙江医药科学，2000，23（2）：92．

［80］杨秀伟，杨晓达，王莹，等．中药化学成分肠吸收研究中Caco-2细胞模型和标准操作规程的建立［J］．中西医结合学报，2007，5（6）：634-641．

［81］黄慧学，谭珍媛，邓家刚，等．人肠道菌群对芒果苷体外代谢转化的研究［J］．中国中药杂志，2011，36（4）：443-445．

［82］WANG H，YE G，MA C H，et al．Identification and determination of four metabolites of mangiferin in rat urine［J］．Journal of Pharmaceutical and Biomedical Analysis，2007，45（5）：793．

［83］国家食品药品监督管理局．中药、天然药物一般药理学研究技术指导原则［S］．［S.l.］：［s.n.］，2005：1-8．

［84］国家食品药品监督管理局．药物非临床研究质量管理规范［S］．［S.l.］：［s.n.］，2003：1-7．

［85］黄芳华．中药新药一般药理学研究技术要求和常见问题分析［J］．中国中药杂志，2007，32（1）：82-84．

［86］彭代银，刘青云，戴敏，等．荫风轮总苷的一般药理学试验研究［J］．安徽医药，2005，9（7）：486-488．

［87］BHATTACHARYA S K，GHOSAL S，CHAUDHURI R K，et al．*Canscora decussata* (Gentianaceae) xanthones Ⅲ：Pharmacological studies［J］．Journal of Pharmaceutical Sciences，1972，61（11），1838-1840．

［88］魏伟，吴希美，李元建．药理实验方法学［M］．4版．北京：人民卫生出版社，2010．

［89］袁叶飞，邓家刚，余昕，等．芒果苷单钠盐的药效学实验研究［J］．时珍国医国药，2008，19（4）：816．

［90］袁伯俊，王治乔．新药临床前安全性评价与实践［M］．北京：军事医学科学出版社，1997．

［91］国家食品药品监督管理局．药物遗传毒性研究技术指导原则［S］．［S.l.］：［s.n.］，2006：1-37．

［92］刘国廉．细胞毒理学［M］．北京：军事医学科学出版社，2001．

［93］DU Z，FANSHI F，LAI Y H，et al．Mechanism of anti-dementia effects of mangiferin in a senescence accelerated mouse (SAMP8) model［J］．Bioscience Reports，2019，39（9）：BSR20190488．

［94］VORHEES C V，WILLIAMS M T．Morris water maze：procedures for assessing spatial and related forms of learning and memory［J］．Nature Protocols，2006，1（2）：848-858．

［95］CUI H，KONG Y，ZHANG H．Oxidative stress，mitochondrial dysfunction，and aging［J］．Journal of Signal Transduction，2012，2012（1）：646354．

［96］DRAPER H H，HADLEY M．Malondialdehyde determination as index of lipid peroxidation［J］．Methods in

Enzymology, 1990, 186: 421-431.

[97] HARRIS J A, DEVIDZE N, VERRET L, et al. Transsynaptic progression of amyloid-β-induced neuronal dysfunction within the entorhinal-hippocampal network [J]. Neuron, 2010, 68 (3): 428-441.

[98] MACHADO C R B, FRIZERA P V, DE OLIVEIRA R C, et al. Renal effects and underlying molecular mechanisms of long-term salt content diets in spontaneously hypertensive rats [J]. PLoS One, 2015, 10 (10): e0141288.

[99] BALDO M P, FORECHI L, MORRA E A, et al. Long-term use of low-dose spironolactone in spontaneously hypertensive rats: effects on left ventricular hypertrophy and stiffness [J]. Pharmacological Reports, 2011, 63 (4): 975-982.

[100] GUAN S J, MA J J, ZHANG Y, et al. Danshen (*Salvia miltiorrhiza*) injection suppresses kidney injury induced by iron overload in mice [J]. PLoS One, 2013, 8 (9): e74318.

[101] SCHMIDT R L, STRASESKI J A, RAPHAEL K L, et al. A risk assessment of the Jaffe vs enzymatic method for creatinine measurement in an outpatient population [J]. PLoS One, 2015, 10 (11): e0143205.

[102] ZHOU X Y, ONO H, ONO Y, et al. Aldosterone antagonism ameliorates proteinuria and nephrosclerosis independent of glomerular dynamics in L-NAME/SHR model [J]. American Journal of Nephrology, 2004, 24 (2): 242-249.

[103] LIN W Y, LIN Y P, LEVIN R M, et al. The relevance of immune responses to partial bladder outlet obstruction and reversal [J]. Neurourology and Urodynamics, 2017, 36 (5): 1306-1312.

[104] MCATEE C P, SEID C A, HAMMOND M, et al. Expression, purification, immunogenicity and protective efficacy of a recombinant nucleoside hydrolase from *Leishmania donovani*, a vaccine candidate for preventing cutaneous leishmaniasis [J]. Protein Expr Purif, 2017, 130: 129-136.

[105] FANG H, SHUANG D, YI Z, et al. Up-regulated microRNA-155 expression is associated with poor prognosis in cervical cancer patients [J]. Biomedicine & Pharmacotherapy, 2016, 83 (1): 64-69.

[106] CAROL K, WILLIAM B, INNES C C, et al. Animal research: reporting in vivo experiments: the ARRIVE guidelines [J]. British Journal of Pharmacology, 2010, 160 (7): 1577-1579.

[107] GUO H W, YUN C X, HOU G H, et al. Mangiferin attenuates Th1/Th2 cytokine imbalance in an ovalbumin-induced asthmatic mouse model [J]. PLoS One, 2014, 9 (6): e100394.

[108] 运晨霞, 杜军, 兰太进, 等. 芒果苷联合麻黄碱治疗过敏性哮喘的作用研究 [J]. 中国药理学通报, 2017, 33 (9): 1314-1319.

[109] RAM A, DAS M, GANGSAL S V, et al. Para-bromophenacyl bromide alleviates airway hyperresponsiveness and modulates cytokines, IgE and eosinophil levels in ovalbumin-sensitized and -challenged mice [J]. International Immunopharmacology, 2004, 4 (13): 1697-1707.

[110] UNDERWOOD S, FOSTER M, RAEBURN D, et al. Time-course of antigen-induced airway inflammation in the guinea-pig and its relationship to airway hyperresponsiveness [J]. Eur Respir J, 1995, 8 (12): 2104-2113.

[111] BRUSSELLE G G, KIPS J C, TAVERNIER J H, et al. Attenuation of allergic airway inflammation in IL-4 deficient mice [J]. Clinical Experimental Allergy, 1994, 24 (1): 73-80.

[112] KANDA A, CHIHARA J, CAPRON M, et al. What is new about eosinophil activation in asthma and allergic

disease［J］. Allergy Frontiers: Classification and Pathomechanisms，2009，2：95-107.

［113］ROBINSON D S，HAMID Q，YING S，et al. Predominant TH2-like bronchoalveolar T-lymphocyte population in atopic asthma［J］. N Engl J Med，1992，326（5）：298-304.

［114］BARNES P J. The cytokine network in asthma and chronic obstructive pulmonary disease［J］. Journal of Clinical Investigation，2008，118（11）：3546-3556.

［115］AKDIS M，BURGLER S，CRAMERI R，et al. Interleukins，from 1 to 37，and interferon-gamma：receptors，functions，and roles in diseases［J］. Journal of Allergy and Clinical Immunology，2011，127（3）：701-721.

［116］MUKHERJEE A B，ZHANG Z. Allergic asthma：influence of genetic and environmental factors［J］. Journal of Biological Chemistry，2011，286（38）：32883-32889.

［117］LEE S Y，HUANG C K，ZHANG T F，et al. Oral administration of IL-12 suppresses anaphylactic reactions in a murine model of peanut hypersensitivity［J］. Clinical Immunology，2001，101（2）：220-228.

［118］罗音久，张法仁，曾忠良，等. 双花黄栀露的抗炎作用及其机制研究［J］. 时珍国医国药，2013，24（9）：2129-2130.

［119］LI Y，SHI X L，CHENG Z Y，et al. HSP70/CD80 DNA vaccine inhibits airway remodeling by regulating the transcription factors T-bet and GATA-3 in a murine model of chronic asthma［J］. Archives of Medical Science，2013，9（5）：906-915.

［120］中国科学院中国植物志编辑委员会. 中国植物志：第一卷［M］. 北京：科学出版社，2004：41-42.

［121］黄智刚，谢晋波. 我国亚热带地区甘蔗产量的模型模拟［J］. 中国糖料，2007（1）：8-12.

［122］刘昔辉，杨荣仲，区惠平，等. 甘蔗叶多糖的提取与含量测定［J］. 安徽农业科学，2007，35（34）：10960.

［123］蒋瑾华，刘布鸣. 紫外标准加入法测定甘蔗叶中的维C含量［J］. 广西化工，1991（3）：39.

［124］钱正清. 最新中药大辞典：二卷［M］. 北京：中国中医药出版社，2005：576-577.

［125］邓家刚，侯小涛，李爱媛，等. 甘蔗叶的药效学初步研究［J］. 广西中医学院学报，2008，11（3）：77-79.

［126］侯小涛，邓家刚，李爱媛，等. 甘蔗叶不同提取物对3种糖尿病模型的降血糖作用［J］. 华西药学杂志，2011，26（5）：451-453.

［127］侯小涛，邓家刚，马建凤，等. 甘蔗叶提取物的体外抑菌作用研究［J］. 华西药学杂志，2010，25（2）：161-163.

［128］邓家刚，郭宏伟，侯小涛，等. 甘蔗叶提取物的体外抗肿瘤活性研究［J］. 辽宁中医杂志，2010，37（1）：32-34.

［129］COLOMBO R，LANÇAS F M，YARIWAKE J H. Determination of flavonoids in cultivated sugarcane leaves，bagasse，juice and in transgenic sugarcane by liquid chromatography-UV detection［J］. Journal of Chromatography A，2006，1103（1）：118-124.

［130］COLOMBO R，YARIWAKE J H，QUEIROZ E F，et al. On-line identification of sugarcane (*Sacharum officinarum* L.) methoxyflavones by liquid chromatography-UV detection using post-column derivatization and liquid chromatography-mass spectrometry［J］. Journal of Chromatography A，2005，1082（1）：51-59.

［131］李海芳，朱毅忠，叶青，等. 金连降糖胶囊降糖作用的实验研究［J］. 中成药，2008，30（6）：913-914.

［132］杨文慧，郭涛，杨莉，等. 大鼠急性心肌梗死模型的建立［J］. 中国老年学杂志，2015，35（21）：6019-6021.

［133］何涛，胡姗，侯小涛，等. 甘蔗叶多糖对大鼠心肌梗死心电图及微血管生成的影响［J］. 广西医科大学学报，2016，33（2）：229-231.

［134］刘开宇，田海，孙露，等. 标准化大鼠心肌梗死模型的制作［J］. 哈尔滨医科大学学报，2007，41（6）：531-534.

［135］秦超，何涛，侯小涛，等. 胸导联与肢导联心电图对大鼠心肌梗死诊断价值的比较［J］. 广西医科大学学报，2012，29（1）：55-57.

［136］郑作文，阎莉. 藤茶双氢杨梅树皮素抗肝癌 H_{22} 的实验研究［J］. 中医药学刊，2006，24（9）：1627-1628.

［137］钟振国，张雯艳，张凤芬，等. 中越猕猴桃根提取物的体外抗肿瘤活性研究［J］. 中药材，2005，28（3）：215-216.

［138］KAILI S，RENYIKUN Y，JIA H，et al. Sugarcane leaf polysaccharide exerts a therapeutic effect on cardiovascular diseases through necroptosis［J］. Heliyon，2023，9（11）：e21889.

［139］POLYAKOVA E A，MIKHAYLOV E N，GALAGUDZA M M，et al. Hyperleptinemia results in systemic inflammation and the exacerbation of ischemia-reperfusion myocardial injury［J］. Heliyon，2021，7（11）：e08491.

［140］MA C H，CHOU W C，WU C H，et al. Ginsenoside Rg3 attenuates TNF-α-induced damage in chondrocytes through regulating SIRT1-mediated anti-apoptotic and anti-inflammatory mechanisms［J］. Antioxidants，2021，10（12）：1972.

［141］ZHAO W，FENG H，SUN W，et al. Tert-butyl hydroperoxide (t-BHP) induced apoptosis and necroptosis in endothelial cells: Roles of NOX4 and mitochondrion［J］. Redox Biology，2017，11：524-534.

［142］HAN S，GAO H W，CHEN S R，et al. Procyanidin A1 alleviates inflammatory response induced by LPS through NF-κB, MAPK, and Nrf2/HO-1 pathways in RAW264.7 cells［J］. Scientific Reports，2019，9（1）：15087.

［143］AGNIESZKA L，MILENA D，ELZBIETA P，et al. Role of Nrf2/HO-1 system in development, oxidative stress response and diseases: an evolutionarily conserved mechanism［J］. Cellular and Molecular Life Sciences，2016，73（17）：3221-3247.

［144］邓家刚. 农作物废弃物药用研究的战略意义与基本思路［J］. 广西中医药，2010，33（1）：1-3.

［145］李春艳，钟飞，李先辉，等. 黄瓜香在急性炎症动物模型中抗炎效应的研究［J］. 时珍国医国药，2010，21（4）：844-845.

［146］付雪艳，康小兰，张百通，等. 伏毛铁棒锤活性部位化学成分及抗炎镇痛作用研究［J］. 中药材，2013，36（5）：747-751.

［147］王瑞国，郑良朴，林久茂，等. 余甘子抗大鼠棉球肉芽肿形成及其机制的实验研究［J］. 福建中医学院学报，2007，17（4）：22-24.

［148］王磊，张静泽，刘振，等. 胃肠安丸抗炎活性研究［J］. 中草药，2013，44（8）：1017-1021.

［149］罗音久，张法仁，曾忠良，等. 双花黄栀露的抗炎作用及其机制研究［J］. 时珍国医国药，2013，24（9）：2129-2130.

［150］韩召敏，华小黎，吕永宁，等. 拔葜抗炎作用及对炎症介质的影响［J］. 中华中医药学刊，2008，26（2）：

295-297.

［151］陈秀芳，董敏，雷康福，等．葛根素对高血糖模型大鼠降糖作用的机制研究［J］．中国药学杂志，2010，45（16）：1242-1246.

［152］DENG J G，WANG S，GUO L C，et al．Anti-inflammatory and analgesic effects of extract from roots and leaves of *Citrullus lanatus*［J］．Chinese Herbal Medicines，2010，2（3）：231.

［153］王硕，龚小妹，周小雷，等．四种不同品种西瓜藤化学成分预实验［J］．时珍国医国药，2012，23（2）：390-391.

［154］王硕，龚小妹，戴航，等．西瓜藤提取物的抑菌作用研究［J］．广西植物，2013，33（3）：428-431.

［155］张超，魏琴，杜永华，等．脱油油樟叶提取物的体外抑菌活性研究［J］．广西植物，2011，31（5）：690-694.

［156］张宏，甘雨，乔敏，等．射干提取物抑菌实验研究［J］．实验动物科学，2012，29（2）：5-7.

［157］周立刚，宋卫堂，谢光辉，等．黑杨水培中营养液抑菌处理研究（英文）［J］．广西植物，2004，24（3）：259-262.

［158］黄宁珍，区婵，何金祥，等．广西岩溶区烟草黑胫病拮抗细菌的筛选鉴定及其抗病机理［J］．广西植物，2010，30（6）：869-875.

［159］李宏，姜怀春．贯叶连翘总提取物对致病细菌的抗菌作用［J］．广西植物，2007，27（3）：466-468.

［160］牛立新，靳磊，张延龙，等．三种百合鳞茎提取物的抑菌作用［J］．广西植物，2008，28（6）：842-846.

［161］国家中医药管理局《中华本草》编委会．中华本草［M］．上海：上海科学技术出版社，1999：412.

［162］陶海腾，吕飞杰，台建祥，等．木薯叶营养保健功效的开发［J］．中国农学通报，2008，24（6）：78-81.

［163］吕莹果，薛冬冬，陈洁，等．单月桂酸甘油酯微乳液抗菌性研究［J］．粮食与油脂，2011（2）：46-49.

［164］杨森艳，姚雷．柠檬草精油抗菌性研究［J］．上海交通大学学报（农业科学版），2005，23（4）：374-376，382.

［165］吴阶平，顾方六，孙昌惕．中国的尿石症［J］．中华泌尿外科杂志，1980，1（1）：1-3.

［166］BRESLAU N A，BRINKLEY L，HILL K D，et al．Relationship of animal protein-rich diet to kidney stone formation and calcium metabolism［J］．The Journal of Clinical Endocrinology and Metabolism，1988，66（1）：140-146.

［167］曾春晖，杨柯，李先梅，等．多指标正交试验优选体外模拟草酸钙结石模型最佳条件［J］．世界科学技术-中医药现代化，2013，15（9）：1937-1940.

［168］麻全生，杨文初．铬酸钾氧化甲基红催化光度法测定微量草酸［J］．理化检验（化学分册），1998，34（7）：309.

［169］李文峰，张士青，顾欣．微量尿草酸测量的3种比色法比较［J］．中国实验诊断学，2006，10（8）：909-911.

［170］吴阶平，马永江．实用泌尿外科学［M］．北京：人民军医出版社，1991：200.

［171］URIST M R．Bone：formation by autoinduction［J］．Science，1965，150（3698）：893-899.

［172］殷延林，金杰，张蓓，等．米糠降低尿钙作用的研究［J］．中华泌尿外科杂志，1998，19（9）：563-565.

［173］陈奇．中药药理研究方法学［M］．2版．北京：人民卫生出版社，2006：815-819，844.

［174］中国农业百科全书总编辑委员会蔬菜卷编辑委员会．中国农业百科全书：蔬菜卷［M］．北京：农业出版社，1990.

［175］DIRINCK P，SCHREYEN L，SCHAM P N．Flavor quality of apples and tomatoes［J］．Appl Spectrum Mass（SM），

1975，15（4）：427-435.

［176］LUNDGREN L，NORELIUS G，STENHAGEN G. Leaf volatiles from some wild tomato species［J］. Nordic Journal of Botany，1985，5（4）：315-320.

［177］李水清，于信洋. 番茄茎叶提取物对菜粉蝶的生物活性研究［J］. 长江大学学报（自然科学版）农学卷，2007，4（2）：1-3.

［178］杨从军，孟昭礼，郭景，等. 番茄茎叶提取物对8种植物病原菌的生物活性初步研究［J］. 植物保护，2005，31（1）：28-31.

［179］YANG P，CHAN D，FELIX E，et al. Determination of endogenous tissue inflammation profiles by LC/MS/MS：COX-and LOX-derived bioactive lipids［J］. Prostaglandins Leukotrienes and Essential Fatty Acids，2006，75（6）：385-395.

［180］黄欣欣. 大果山楂黄酮类物质的提取及其抗氧化性和降血脂功能研究［D］. 南宁：广西大学，2015.

［181］李兰兰，吴茜，吕乾瑜，等. 基于 m^6A 甲基化探讨痰瘀同治动脉粥样硬化的科学内涵［J］. 中医学报，2023，38（11）：2301-2305.

［182］欧贤红，林启云，黄小琪. 广西大果山楂对小鼠胃肠功能作用的实验研究［J］. 广西中医学院学报，2004（3）：6-9.

［183］林启云，潘晓春，方敏. 广西大果山楂药理作用研究［J］. 广西中医药，1990（3）：45-47.

［184］李忠海，钟海雁，魏元青，等. 林檎叶提取成分对小鼠免疫功能的影响［J］. 中南林学院学报，2003（4）：28-31.

［185］潘莹，林启云，欧贤红，等. 台湾林檎总黄酮护肝作用的实验研究［J］. 广西医学，2004（8）：1139-1141.

［186］潘莹，林启云，欧贤红，等. 大果山楂总黄酮护肝作用的实验研究［J］. 广西中医学院学报，2004（2）：7-10.

［187］潘莹，江海燕，丁国强. 大果山楂总黄酮对实验性酒精肝损伤保护作用的研究［J］. 中医药学刊，2004（12）：2293-2311.

［188］BENSON A K，KELLY S A，LEGGE R. Individuality in gut microbiota composition is a complex polygenic trait shaped by multiple environmental and host genetic factors［J］. Proceedings of the National Academy of Sciences of the United States of America，2010，107（44）：18933-18938.

［189］ATTENE-RAMOS M S，NAVA G M，MUELLNER M G，et al. DNA damage and toxicogenomic analyses of hydrogen sulfide in human intestinal epithelial FHs 74 Int cells［J］. Environmental & Molecular Mutagenesis，2010，51（4）：304-314.

［190］MARC-EMMANUEL D，RICHARD H B，AYO T，et al. Metabolic profiling reveals a contribution of gut microbiota to fatty liver phenotype in insulin-resistant mice［J］. Proceedings of the National Academy of Sciences of the United States of America，2006，103（33）：12511-12516.

［191］WU P，CHEN J N，CHEN J J，et al. Trimethylamine N-oxide promotes apoE$^{-/-}$ mice atherosclerosis by inducing vascular endothelial cell pyroptosis via the SDHB/ROS pathway［J］. Journal of Cellular Physiology，2020，235（10）：6582-6591.

［192］于悦卿，张明明，赵培，等. 山楂叶总黄酮对 ApoE 基因敲除小鼠血浆炎症、凋亡和应激相关蛋白的影响及意义

［J］. 河北医药，2019，41（18）：2762－2765.

［193］刘先明，李琳，王元净，等. 桑枝皮提取物对急性高血脂症小鼠血脂水平的影响［J］. 蚕业科学，2011，37（4）：771－774.

［194］祝晓庆，杨洁，邵娟，等. 复方总黄酮对 ApoE 基因敲除小鼠动脉粥样硬化的影响［J］. 中国药理学通报，2017，33（2）：180－184.

［195］印伯星，李艳，瞿恒贤，等. 不同乳酸菌发酵乳对高血脂症大鼠肠道菌群的影响［J］. 中国畜牧杂志，2019，55（6）：100－106.

第五章 质量分析研究

第一节 芒果叶、芒果苷及其制剂的质量分析研究

芒果叶为漆树科植物芒果的叶[1]。芒果叶具有行气疏滞、去瘀积的功效；可用于热滞腹痛、气胀、小儿疳积、消渴等。国内外的研究结果表明，芒果叶含有芒果苷、异芒果苷、高芒果苷等成分，其中芒果苷是芒果叶的主要有效成分，在芒果叶中含量也较高，有明显的平喘止咳、祛痰、免疫等多种活性作用[2-3]。本节对芒果叶、芒果苷及以芒果苷为主要成分制成的复方制剂进行了质量分析研究，为芒果叶、芒果苷及其制剂的质量控制提供了科学依据。

一、芒果叶中没食子酸的含量测定研究

芒果叶中含有芒果苷、异芒果苷、高芒果苷、没食子酸、槲皮素、原儿茶酸、没食子酸乙酯等多种化学成分[4]。没食子酸作为芒果叶的有效成分之一，具有抗流感病毒和金黄色葡萄球菌的作用[5]。本研究建立了芒果叶中没食子酸含量的测定方法，该法简便、快捷，为芒果叶药材的质量控制提供了科学依据。

（一）色谱条件

色谱柱：Agilent Eclipse XDB C$_{18}$柱（5 μm，4.6 mm × 150 mm）。流动相：甲醇-0.1%磷酸（含0.1%三乙胺）（5：59）。流速：1.0 ml/min。检测波长：270 nm。柱温：30 ℃。进样量：10 μl。理论塔板数以没食子酸峰计应不低于3 000。对照品及样品的色谱图见图5-1-1。

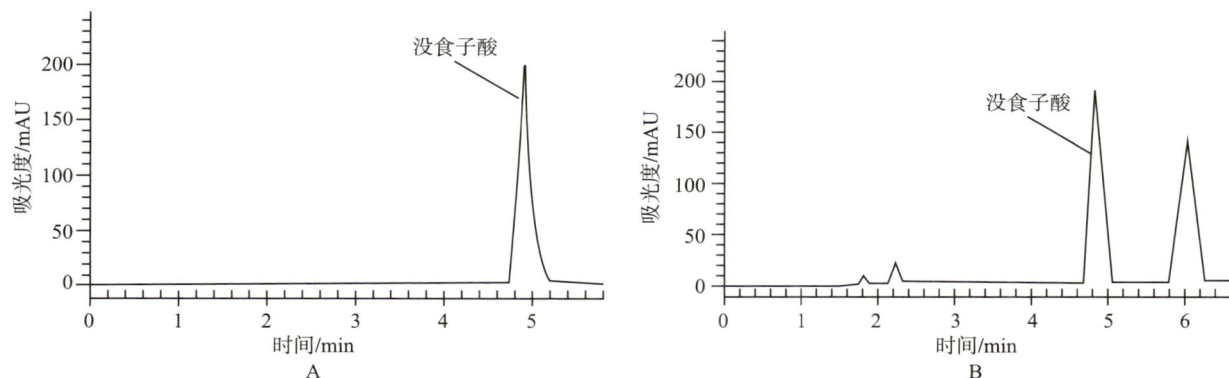

图 5-1-1　没食子酸对照品（A）及样品（B）高效液相色谱图

（二）对照品溶液的配制

精密称取没食子酸对照品 5.12 mg，置于 50 ml 容量瓶中，加甲醇溶解并稀释至刻度，即得对照品溶液。

（三）供试品溶液的制备

取样品粉末约 0.5 g，精密称定，精密加入甲醇 20 ml，称重后超声提取 40 min，放冷至室温，用甲醇补足减失的重量，摇匀，用 0.45 μm 微孔滤膜滤过，取滤液，即得供试品溶液。

（四）线性关系考察

分别取"对照品溶液的配制"项下的对照品溶液 0.5 ml、1 ml、2 ml、4 ml、6 ml，置于 10 ml 容量瓶中，加 40% 甲醇稀释至刻度。吸取供试品溶液及"对照品溶液的配制"项下制备的对照品溶液各 10 μl，按"色谱条件"项下的色谱条件进行测定。以峰面积 Y 对进样浓度 X（μg/μl）进行线性回归，得标准曲线：$Y = 39\,254X - 6.613\,1$，$r = 0.999\,7$。其线性范围为 $0.005\,12 \sim 0.061\,44$ μg/μl。

（五）精密度试验

取对照品溶液，连续进样 6 次，每次进样 10 μl，对峰面积进行考察，峰面积的 RSD 为 0.73%。这表明仪器精密度良好。

（六）稳定性试验

取同一供试品溶液，分别于 0 h、1 h、2 h、4 h、6 h、12 h 不同时间间隔点进样分析，记录色谱图，对峰面积进行考察，峰面积的 RSD 为 0.32%。这表明供试品溶液在 12 h 内稳定。

（七）重复性试验

取南宁田阳香芒样品（批号 050806）6 份，分别按"供试品溶液的制备"项下供试品溶液的制备方法制备供试品溶液，按"色谱条件"项下的色谱条件进行测定，并计算其没食子酸含量，结果没食子酸的平均含量为 1.74 mg/g，*RSD* 为 1.5%（*n*=6）。这说明该法重复性较好。

（八）加样回收率试验

取已知没食子酸含量的样品 6 份，各 0.25 g，精密称定，精密加入甲醇 10 ml，再精密加入没食子酸对照品溶液 10 ml（浓度为 0.045 mg/ml），其余操作同"供试品溶液的制备"项下的方法，结果表明，没食子酸的平均回收率为 98.3%，*RSD* 为 1.7%（*n*=6）。结果见表 5-1-1。这说明该法的准确度较好。

表 5-1-1　没食子酸加样回收率试验结果（*n*=6）

编号	原有量/mg	加入量/mg	测得量/mg	回收率/%	平均回收率/%	RSD/%
1	0.445	0.450	0.878	96.1		
2	0.443	0.450	0.892	99.7		
3	0.441	0.450	0.894	100.7	98.3	1.7
4	0.450	0.450	0.888	97.5		
5	0.438	0.450	0.876	97.3		
6	0.448	0.450	0.890	98.2		

（九）样品没食子酸含量测定

取样品粉末，按"供试品溶液的制备"项下供试品溶液的制备方法制备各供试品溶液。取供试品溶液 10 μl，注入高效液相色谱仪，按"色谱条件"项下条件进行测定，结果见表 5-1-2。

表 5-1-2　各样品中没食子酸含量测定结果

品种	产地	编号	含量/（mg/g）	RSD/%
红象牙	百色	050807	0.83	2.1
	田阳	050808	0.91	1.6
	南宁	050806	0.84	1.3
台农一号	百色	050807	1.79	1.2
	田阳	050808	2.01	2.7
	南宁	050806	1.26	1.5
田阳香芒	百色	050807	0.41	2.6
	田阳	050808	0.89	0.7
	南宁	050806	1.74	1.5
金煌芒	南宁	050806	2.07	0.1
	百色	050807	1.49	0.0

品种	产地	编号	含量/（mg/g）	*RSD*/%
桂热芒 82 号	南宁	050806	2.31	0.6
	百色	050807	1.19	2.5

二、芒果叶不同组织部位的高效液相色谱指纹图谱比较

芒果叶为广西地方习用药材，被收载于《广西中药材标准》（1990 年版）[6]。但《广西中药材标准》（1990 年版）中只制定了性状项标准，尚未制定鉴别项、含量测定项和指纹图谱项标准。虽有文献报道过芒果苷的含量测定方法[7]，但对于芒果叶的指纹图谱研究尚未见报道。笔者在研究不同产地、不同品种芒果叶指纹图谱的过程中发现，如果取样不够规范，会导致测得的指纹图谱产生较大的差异。为此，本研究考察了芒果叶不同组织部位甲醇提取物的高效液相色谱（HPLC）指纹图谱的差异，为研究和测定芒果叶等叶类药材的 HPLC 指纹图谱提供了方法指导和实验依据。结果显示，3 种不同品种的芒果叶在不同组织部位的 HPLC 指纹图谱存在显著差异，这提示我们在研究测定芒果叶等叶类药材指纹图谱时，必须注意取样的规范性和均匀性。

（一）实验方法

应用反相高效液相色谱（RP-HPLC）法测定了 3 种不同品种的芒果叶样品不同组织部位的 HPLC 指纹图谱，并对其指纹图谱进行了比较。

1. 流动相及梯度洗脱条件的选择

比较甲醇-水、乙腈-水系统，发现乙腈-水系统分离效果较好，且柱压较甲醇-水系统低。考虑到芒果叶甲醇提取物含有部分酸性成分，在流动相中加入磷酸可以有效改善图谱中极性较大成分的峰形和分离度。此外，由于芒果叶甲醇提取物所含化学成分复杂，等度洗脱很难在较短的时间内实现各化学成分的分离，采用梯度洗脱可以兼顾强极性和相对弱极性成分的分析，使得到的色谱图信息量丰富、各成分色谱峰峰形尖锐对称，且分离度较好。因此，最后确定用乙腈-0.1%（V/V）磷酸水溶液作为流动相，进行梯度洗脱。样品色谱图见图 5-1-2。

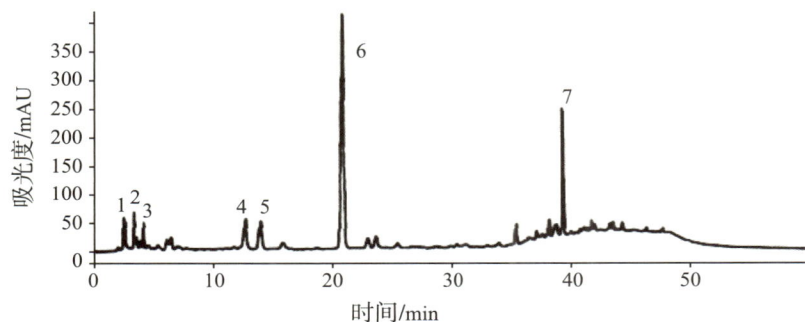

图 5-1-2 芒果叶药材 HPLC 图

2. 检测波长的选择

比较芒果叶甲醇提取物在 190～400 nm 检测波长的色谱图，并依据 DAD 二极管阵列检测器检测的三维图谱，在检测波长为 216 nm 时可将全谱物质检测到，能体现色谱图整体特征，故选择 216 nm 作为检测波长。

3. 色谱条件

色谱柱为 Waters symmetry C$_{18}$ 柱（5 μm，4.6 mm×250 mm）。检测波长：216 nm。体积流量：1.0 ml/min。柱温：25 ℃。流动相：A 相为 0.1%（V/V）磷酸水溶液；B 相为乙腈，梯度洗脱。

4. 对照品溶液的制备

精密称取芒果苷对照品 2.03 mg，置于 10 ml 容量瓶中，加甲醇溶解并定容至刻度，即得芒果苷对照品溶液。

5. 供试品溶液的制备

将各品种的芒果叶于 50 ℃烘干，分离叶肉及叶脉，并将叶肉和叶脉分别用粉碎机粉碎成粗粉。取样品粗粉约 0.12 g，精密称定，精密加入甲醇 20 ml，称定重量，超声提取 40 min，冷置至室温，用甲醇补足减失的重量，摇匀，用 0.45 μm 滤膜滤过，即得。

6. 参照色谱峰的确定

在上述色谱条件下，取芒果苷对照品溶液进样，得到芒果苷对照品的色谱图（图 5-1-3）。在各个芒果叶样品图谱中均出现保留时间、紫外光谱与芒果苷对照品一致的色谱峰（6 号峰），并且该峰与相邻峰分离良好，保留时间适中（20.609 min）。经对照实验，确定其为芒果苷的色谱峰。因此，本实验选择芒果苷色谱峰（S）作为参照峰，以计算各峰的相对保留时间和相对峰面积比值。

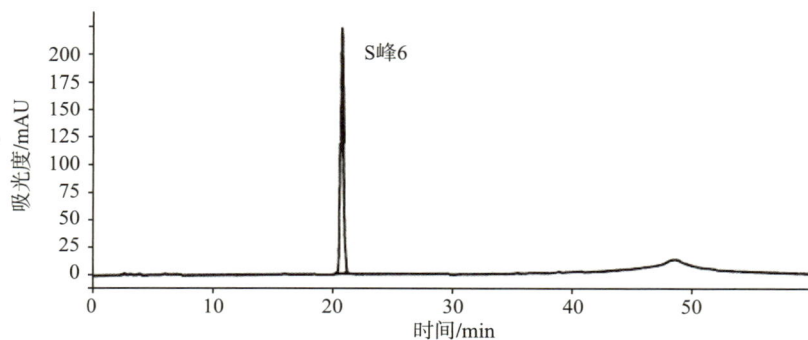

图 5-1-3　芒果苷对照品 HPLC 图

（二）结果

1. 方法学考察

（1）精密度试验

取同一芒果叶供试品溶液，连续进样 5 次，考察仪器的精密度。结果表明，主要共有峰（1～7 号峰）

相对保留时间的 *RSD* 为 0.03%～0.14%，相对峰面积的 *RSD* 为 0.31%～1.84%。这说明仪器精密度良好。

（2）稳定性试验

取同一芒果叶供试品溶液，在 0 h、2 h、6 h、12 h、24 h 连续进样 5 次，检测色谱图，测定主要共有峰的相对保留时间和相对峰面积。结果显示，主要共有峰（1～7 号峰）相对保留时间的 *RSD* 为 0.07%～0.38%，相对峰面积的 *RSD* 为 0.60%～2.56%。这说明供试品溶液在常温下 0～24 h 可保持稳定，并且仪器精密度和稳定性很好。

（3）重现性试验

取同一批号的芒果叶样品 5 份，分别按供试品溶液制备方法制备供试品溶液，并分别测定其色谱图。结果显示，各供试品溶液的相对保留时间稳定，主要共有峰（1～7 号峰）相对保留时间的 *RSD* 为 0.05%～0.12%，相对峰面积的 *RSD* 为 1.88%～2.20%，符合指纹图谱要求（*RSD*≤3%）。这说明该法重现性较好。

2. 样品测定

分别取不同品种芒果叶叶肉和叶脉，按供试品溶液制备方法制成供试品溶液，精密吸取各供试品溶液 10 μl，注入高效液相色谱仪，在相同色谱条件下采集 60 min 色谱图。色谱图见图 5-1-4～图 5-1-9。

3. 结果分析

（1）各样品 HPLC 图谱

由于各样品 HPLC 图谱中单峰面积大于总峰面积 10% 的色谱峰数目只有 1～3 个，为了能有较多的信息说明实验结果，本实验对大于总峰面积 1% 的色谱峰都进行了分析说明。本实验共测得样品 HPLC 指纹图谱 6 张，发现共有色谱峰 7 个，各样品 HPLC 指纹图谱共有峰的相对保留时间见表 5-1-3。每个样品的指纹图谱均可分为 3 个部分：①保留时间 0～5 min，有 3 个共有峰及一些不能分离的小杂峰；②保留时间 5～30 min，为特征峰区，有 3 个共有峰，各个样品特征峰数目、峰面积及保留时间均存在较大差异；③保留时间 30～60 min，有 1 个共有峰，且峰强度很大，其余部分为不能分离的小杂峰，但从其整体上看该区域有较强的特征性。

表 5-1-3　6 份芒果叶样品 HPLC 指纹图谱的各主要共有峰的相对保留时间

单位：min

样品编号	峰号						
	1	2	3	4	5	6	7
1	0.121 8	0.163 5	0.201 4	0.605 5	0.670 0	1.000 0	1.900 6
2	0.122 0	0.163 7	0.201 8	0.606 3	0.669 1	1.000 0	1.903 7
3	0.122 1	0.164 0	0.202 0	0.607 4	0.672 1	1.000 0	1.905 3
4	0.122 1	0.164 0	0.202 1	0.607 3	0.671 6	1.000 0	1.908 6
5	0.121 6	0.163 3	0.201 5	0.607 0	0.670 4	1.000 0	1.901 2
6	0.121 6	0.163 1	0.201 4	0.605 9	0.669 7	1.000 0	1.900 5
RSD/%	0.27	0.28	0.16	0.23	0.12	0.00	0.22

（2）红象牙叶肉

从图 5-1-4 和图 5-1-5 可知，红象牙叶肉与叶脉的 HPLC 指纹图谱差异明显。两者在峰数目、峰形及各主要共有峰峰面积比值（表 5-1-4）上差异显著。经对比发现，红象牙叶肉的 4 号峰及 H1、H2、H3 号峰强度明显比红象牙叶脉强；红象牙叶脉的 1、2、7、H4、H5 号峰强度明显比红象牙叶肉强，H4 号峰为红象牙叶脉的特有峰。

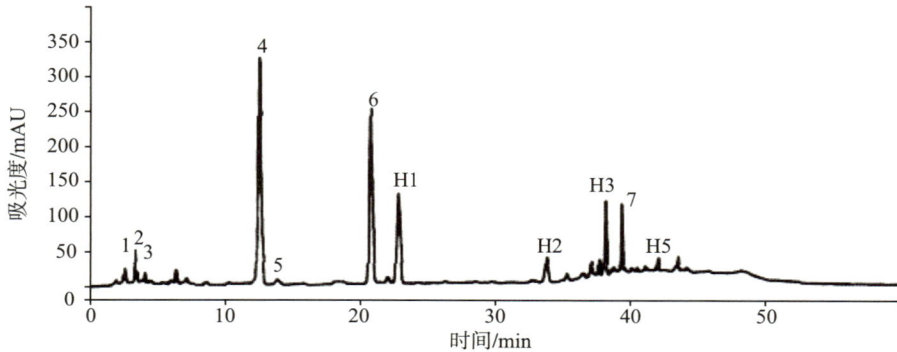

图 5-1-4　红象牙叶肉 HPLC 指纹图谱

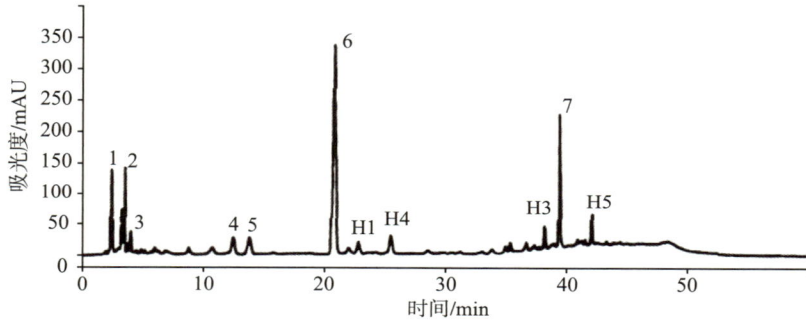

图 5-1-5　红象牙叶脉 HPLC 指纹图谱

表 5-1-4　红象牙叶肉与叶脉 HPLC 指纹图谱各主要共有峰相对峰面积

样品	峰号						
	1	2	3	4	5	6	7
叶肉	0.018 6	0.055 1	0.021 0	1.335 5	0.041 4	1.000 0	0.190 9
叶脉	0.107 4	0.061 0	0.035 5	0.077 5	0.095 2	1.000 0	0.290 6

（3）桂热芒 82 号

从图 5-1-6 和图 5-1-7 可知，桂热芒 82 号叶肉与叶脉的 HPLC 指纹图谱差异很明显。两者峰数目、峰形及各共有峰峰面积比值（表 5-1-5）差别都很大，桂热芒 82 号叶肉的 4、G1、G2、G3、G4 号峰明显比桂热芒 82 号叶脉强；桂热芒 82 号叶脉的 1、2、3、5、7、G5 号峰明显比叶肉强，G5 号峰为桂热芒 82 号叶脉的特有峰。

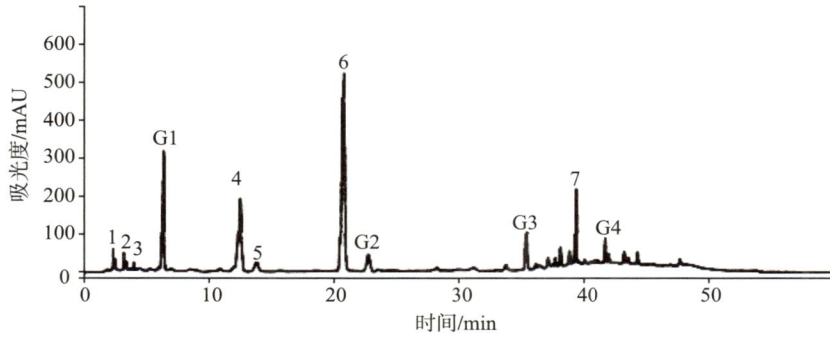

图 5-1-6　桂热芒 82 号叶肉 HPLC 指纹图谱

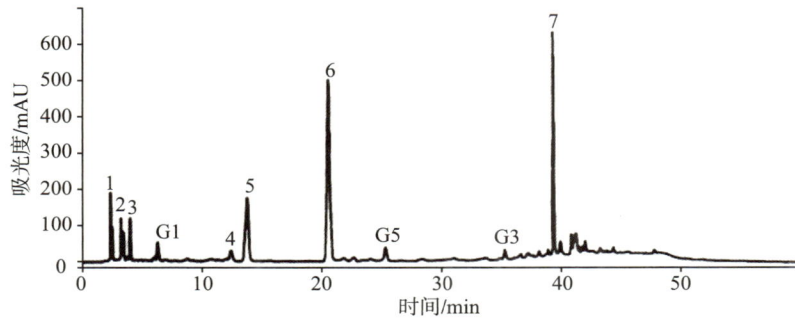

图 5-1-7　桂热芒 82 号叶脉 HPLC 指纹图谱

表 5-1-5　桂热芒 82 号叶肉与叶脉 HPLC 指纹图谱各共有峰相对峰面积

样品	峰号						
	1	2	3	4	5	6	7
叶肉	0.030 4	0.019 6	0.014 9	0.410 8	0.052 8	1.000 0	0.196 8
叶脉	0.099 6	0.046 6	0.083 2	0.051 3	0.383 5	1.000 0	0.562 8

（4）台农一号

从图 5-1-8 和图 5-1-9 可知，台农一号叶肉与叶脉的 HPLC 指纹图谱差异很明显。两者峰数目、峰形及各共有峰峰面积比值（表 5-1-6）差别也很大，台农一号叶肉的 4、T1、T2、T3、T4、T5 号峰明显比叶脉强；台农一号叶脉的 1、3、5、7 号峰明显比叶肉强，T3 号峰为台农一号叶肉的特有峰。

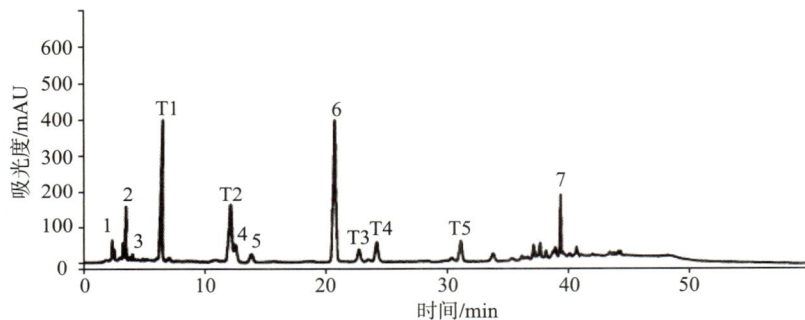

图 5-1-8　台农一号叶肉 HPLC 指纹图谱

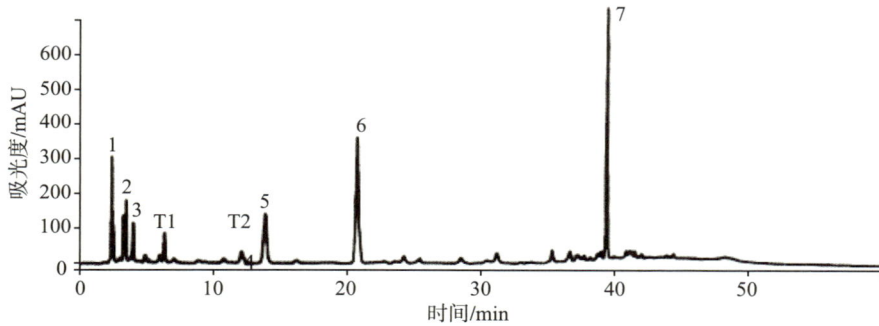

图 5-1-9　台农一号叶脉 HPLC 指纹图谱

表 5-1-6　台农一号叶肉与叶脉 HPLC 指纹图谱各共有峰相对峰面积

样品	峰号						
	1	2	3	4	5	6	7
叶肉	0.041 8	0.034 8	0.016 3	0.120 7	0.058 1	1.000 0	0.205 7
叶脉	0.216 4	0.079 3	0.109 5	0.041 0	0.420 7	1.000 0	0.906 0

三、芒果苷的含量测定研究

20 世纪 80 年代以来，由芒果叶制成的制剂取得了较好的市场效果，目前广西、广东等地已有多家制药企业生产以芒果叶为主要原料的制剂。在实际生产中，芒果枝条经常和芒果叶一起应用。如国家中药保护品种芒果止咳片的主要成分是芒果叶干浸膏，而制备芒果叶干浸膏时，需取芒果叶（连同嫩枝），加水煎煮 2 次[8]。为了保障药品质量，扩大药用资源范围，为提取工艺提供科学的依据，本实验采用高效液相色谱（HPLC）法，比较了芒果叶与芒果枝条中芒果苷的含量、不同良种芒果叶中芒果苷的含量、不同产地及不同品种的芒果叶中芒果苷的含量。此外，为深入研究芒果苷的药代动力学，本实验还对家兔粪便中芒果苷的含量进行了研究。

（一）芒果叶与芒果枝条中芒果苷的含量比较

1. 色谱条件

美国 Phenomenex 公司 Luna C$_{18}$（2）柱（5 μm，4.6 mm × 250 mm）。流动相：甲醇-0.1% 磷酸（30：70）。流速：1 ml/min。柱温：30 ℃。检测波长：258 nm。进样量：5 μl。理论塔板数以芒果苷峰计应不低于 3 500。HPLC 图谱见图 5-1-10 ~图 5-1-12。

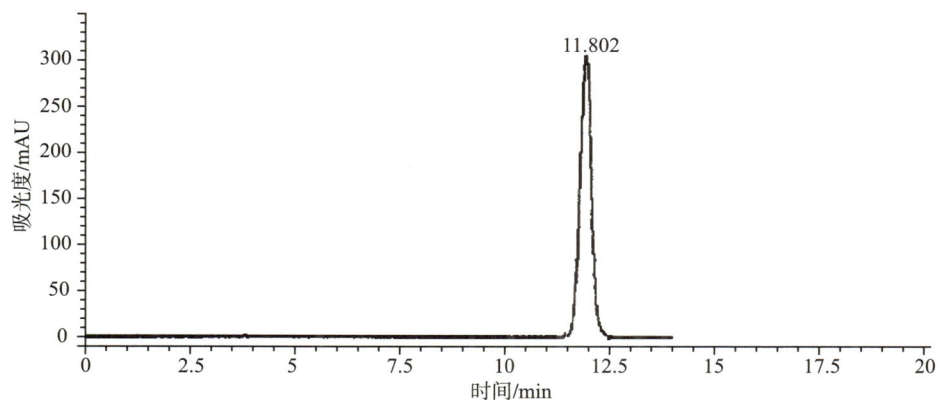

图 5-1-10　芒果苷的 HPLC 图谱

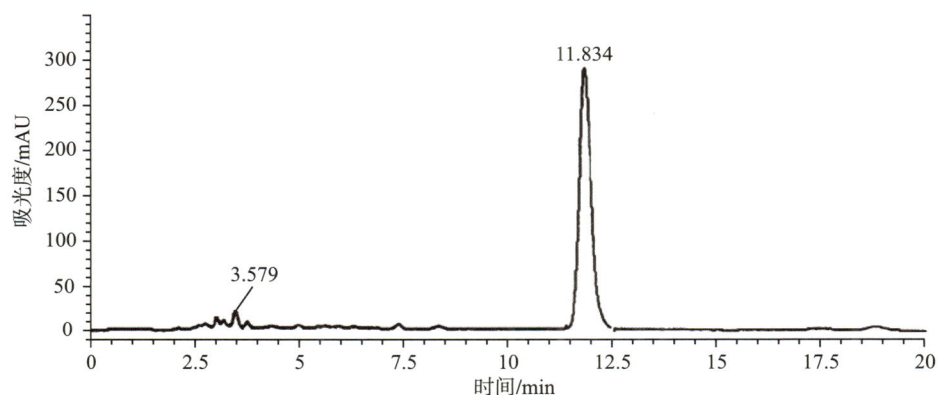

图 5-1-11　芒果叶样品的 HPLC 图谱

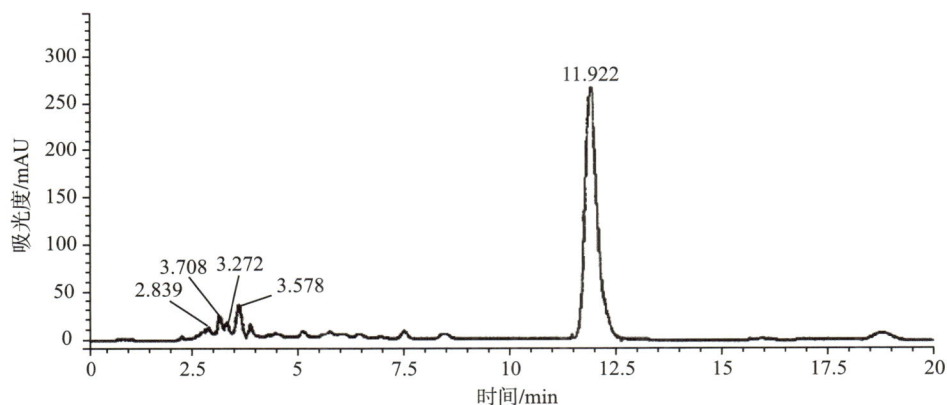

图 5-1-12　芒果枝条样品的 HPLC 图谱

2. 对照品溶液的制备

精密称取芒果苷对照品 26.3 mg，置于 100 ml 容量瓶中，加 40% 甲醇溶解并定容至刻度，即得芒果苷对照品溶液。

3. 供试品溶液的制备

精密称取过 25 目筛的样品粉末 120 mg，加入 40% 甲醇 20 ml，称定重量，浸泡 30 min，超声提取

40 min，冷置至室温，用 40% 甲醇补足减失的重量，摇匀，用 0.45 μm 滤膜滤过，即得芒果叶供试品溶液。

4. 线性关系的考察

用自动进样器精密吸取芒果苷对照品溶液 0.5 μl、2 μl、4 μl、6 μl、8 μl、10 μl 注入高效液相色谱仪，按上述色谱条件测定峰面积。以峰面积 Y 对进样量 X（μg）进行回归，得标准曲线：$Y = 4\,343X - 6.512$，$r = 0.999$。其线性范围为 $0.132 \sim 2.630$ μg。

5. 精密度试验

取对照品溶液，连续进样 6 次，每次进样 5 μl，对峰面积进行考察，峰面积的相对标准偏差（RSD）为 0.36%。这说明仪器精密度良好。

6. 稳定性试验

取同一份芒果叶供试品溶液，分别于不同时间间隔点（0 h、1 h、2 h、4 h、6 h、12 h）进样，对峰面积进行考察，峰面积的 RSD 为 0.32%。这表明样品溶液在 12 h 内稳定。

7. 重复性试验

取同一芒果叶样品粉末 6 份，精密称定，分别按"供试品溶液的制备"项下的方法制备供试品溶液，在上述色谱条件下分别进行测定，并计算各样品中芒果苷的含量。结果显示，芒果苷的平均含量为 4.23%，RSD 为 1.7%（$n = 6$），这说明该法重复性较好。

8. 加样回收率试验

精密称取已知芒果苷含量的芒果叶样品粉末 6 份，各 0.060 0 g，分别精密加入 40% 甲醇 10 ml 及芒果苷对照品溶液 10 ml，其余操作同"供试品溶液的制备"项下的方法。结果表明，芒果苷平均回收率为 99.36%，RSD 为 1.3%（$n = 6$）。结果见表 5-1-7。这说明该法准确度较好。

表 5-1-7　芒果苷加样回收率试验结果（$n = 6$）

编号	原有量/mg	加入量/mg	测得量/mg	回收率/%	平均回收率/%	RSD/%
1	2.48	2.63	5.05	98.83		
2	2.58	2.63	5.10	97.89		
3	2.54	2.63	5.26	101.74	99.36	1.3
4	2.53	2.63	5.10	98.84		
5	2.50	2.63	5.10	99.42		
6	2.61	2.63	5.21	99.43		

9. 样品测定

取不同产地及不同品种的芒果叶样品粉末，按"供试品溶液的制备"项下的方法制备各供试品溶液。取芒果苷对照品溶液和供试品溶液各 5 μl，注入高效液相色谱仪，按所设定的色谱条件进行测定；每个样品重复测定 3 次，按外标法计算各样品中芒果苷的含量，结果见表 5-1-8。

表 5-1-8　各样品中芒果苷含量测定结果（$n=3$）

编号	品种	产地	叶		枝条	
			叶中含量/%	RSD/%	枝条中含量/%	RSD/%
1	红象牙	南宁	4.44	1.3	3.15	1.5
2		百色	4.31	1.9	3.38	1.7
3		田阳	3.35	1.2	1.51	1.5
4	台农一号	南宁	5.42	1.7	2.13	1.3
5		田阳	5.87	1.8	2.91	1.4
6	紫花芒	南宁	5.03	1.2	3.75	1.9
7		田阳	4.78	1.9	3.55	1.1
8	田阳香芒	南宁	8.71	1.6	3.32	1.6
9		百色	3.67	1.4	2.31	1.6
10	桂热芒 82 号	南宁	6.25	1.1	3.07	1.8
11	金煌芒	百色	6.15	2.0	4.76	1.4
12		南宁	6.02	1.7	2.82	1.7

（二）不同良种芒果叶中芒果苷的含量比较

从广西田阳采集不同良种的芒果叶，用反相高效液相色谱（RP-HPLC）法测定各良种芒果叶中的芒果苷含量。结果表明，芒果叶中芒果苷的含量最低的是桂七芒，最高的是台农一号；测定的 17 种良种芒果叶样品中，13 种良种芒果叶中芒果苷的含量与本地芒的相同，只有 3 种高于本地芒。

1. 芒果叶供试品溶液的制备

将芒果叶打成 12～24 目的细粉，取 1.0 g 精密称定，置索氏提取器中，加石油醚（30～60 ℃）100 ml，热回流除尽叶绿素，弃去石油醚。药渣挥干石油醚后用 90 ml 甲醇进行索氏热回流提取至无色，放冷，转移至 100 ml 容量瓶中，加甲醇定容至刻度，摇匀，得芒果叶供试品溶液。

2. 芒果苷含量测定

按文献[9]方法测定。结果见表 5-1-9。

表 5-1-9　不同良种芒果叶中芒果苷的含量（$\bar{x} \pm s$，$n=3$）

良种	含量/%	良种	含量/%
本地芒	1.5 ± 0.11	玉文芒	1.70 ± 0.13
田阳香芒	1.72 ± 0.14	桂七芒	1.37 ± 0.11
红象牙 9 号	1.65 ± 0.40	金煌芒	1.81 ± 0.14*
红象牙 22 号	1.67 ± 0.12	红苹芒	1.74 ± 0.19

良种	含量/%	良种	含量/%
紫花芒	1.72 ± 0.41	台牙芒	1.41 ± 0.34
金穗芒	2.07 ± 0.29*	农院 3 号	1.42 ± 0.21
台农一号	2.35 ± 0.20*	农院 5 号	1.51 ± 0.27
红贵妃	1.56 ± 0.17	泰国芒	1.61 ± 0.11
美国红芒	1.68 ± 0.16	平均值	1.69

注：与本地芒的含量比较，*$P<0.05$。

（三）不同产地及不同品种芒果叶中芒果苷的含量比较

本研究采用高效液相色谱（HPLC）法分析测定了广西不同产地、不同品种芒果叶中芒果苷的含量。结果表明，南宁产桂热 82 号品种中芒果苷含量最高；不同产地及品种芒果叶中芒果苷的含量存在较大差异。

1. 色谱条件

美国 Phenomenex 公司 Luna C$_{18}$（2）柱（5 μm，4.6 mm × 250 mm）。流动相：甲醇-0.1% 磷酸（30：70）。流速：1 ml/min。柱温：30 ℃。检测波长：258 nm。进样量：5 μl。理论塔板数以芒果苷峰计应不低于 3 500。

2. 对照品溶液的配制

精密称取芒果苷对照品 26.3 mg，置 100 ml 容量瓶中，加 40% 甲醇溶解并定容至刻度，即得芒果苷对照品溶液。

3. 供试品溶液的制备

精密称取过 25 目筛的芒果叶药材粉末 120 mg，精密加入 40% 甲醇 20 ml，称定重量，浸泡 30 min，超声提取 40 min，放冷至室温，用 40% 甲醇补足减失的重量，摇匀，用 0.45 μm 滤膜滤过，即得。

4. 线性关系的考察

用自动进样器精密吸取芒果苷对照品溶液 0.5 μl、2 μl、4 μl、6 μl、8 μl、10 μl 注入高效液相色谱仪，按上述色谱条件测定峰面积。以峰面积 A 对进样量 C（μg）进行回归，得标准曲线：$A = 4\,343C - 6.512$，$r = 0.999\,99$。其线性范围为 $0.132 \sim 2.630$ μg。

5. 精密度与稳定性试验

精密度试验：取对照品溶液，连续进样 6 次，每次进样 5 μl，对峰面积进行考察，峰面积的 RSD 为 0.36%，说明仪器精密度很好。

稳定性试验：取同一份供试品溶液，分别于 0 h、1 h、2 h、4 h、6 h、12 h 不同时间间隔点进样分析，对峰面积进行考察，峰面积的 RSD 为 0.32%，结果表明样品溶液在 12 h 内稳定。

6. 重复性试验

取同一芒果叶样品粉末 6 份，精密称定，分别按"供试品溶液的制备"项下的方法制备供试品溶液，在上述色谱条件下分别测定其色谱图，并计算其芒果苷的含量。结果显示，芒果苷的平均含量为 4.23%，RSD 为 1.7%（$n=6$），说明该法重复性较好。

7. 加样回收率试验

精密称取已知芒果苷含量的芒果叶样品粉末 6 份，各 0.06 g，分别精密加入 40% 甲醇 10 ml 及芒果苷对照品溶液 10 ml，其余操作同"供试品溶液的制备"项下的方法。结果表明，芒果苷平均回收率为 98.7%，RSD 为 2.6%（$n=6$），说明该法准确度较好，结果见表 5-1-10。

表 5-1-10 芒果苷加样回收率试验结果（$n=6$）

编号	原有量/mg	加入量/mg	测得量/mg	回收率/%	平均回收率/%	RSD/%
1	2.48	2.63	5.05	97.72		
2	2.58	2.63	5.10	95.81		
3	2.54	2.63	5.26	103.40	98.7	2.6
4	2.53	2.63	5.10	97.72		
5	2.50	2.63	5.10	98.86		
6	2.61	2.63	5.21	98.86		

8. 样品测定

取不同产地及不同品种的芒果叶样品粉末，按"供试品溶液的制备"项下方法制备各供试品溶液。取芒果苷对照品溶液和供试品溶液各 5 μl，注入高效液相色谱仪，按所设定的色谱条件进行测定；每个样品重复测定 3 次，按外标两点法计算各样品中芒果苷的含量，测定结果见表 5-1-11 及图 5-1-13、图 5-1-14。

表 5-1-11 各样品中芒果苷含量测定结果（$n=3$）

编号	品种	产地及编号	含量/%	RSD/%
1		南宁 050530	1.51	1.0
2	红象牙	百色 050604	2.51	1.9
3		田阳 050604	2.87	1.2
4		南宁 050530	4.23	1.7
5	台农一号	百色 050604	3.84	2.1
6		田阳 050604	2.33	1.0
7		南宁 050530	2.44	1.2
8	紫花芒	百色 050604	3.05	1.8
9		田阳 050604	3.56	1.9

编号	品种	产地及编号	含量/%	*RSD*/%
10	田阳香芒	南宁 050530	5.04	1.0
11		百色 050604	3.69	1.4
12		田阳 050604	2.81	1.8
13	桂热芒 82 号	南宁 050530	5.02	1.1
14		百色 050604	5.20	0.95

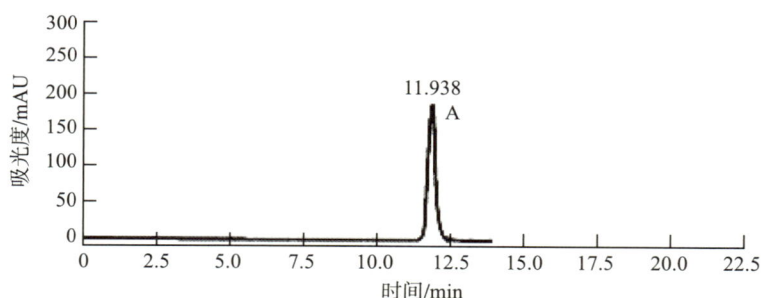

图 5-1-13　芒果苷 HPLC 图

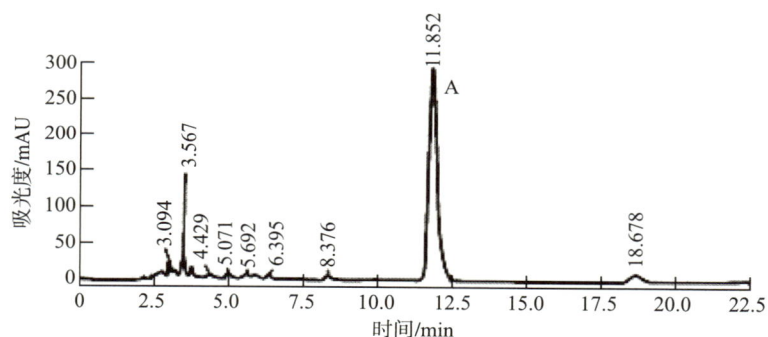

图 5-1-14　芒果叶样品 HPLC 图

（四）家兔粪便中芒果苷的含量测定研究

为深入研究芒果苷的药代动力学，本研究建立了运用反相高效液相色谱（RP-HPLC）法测定粪便中芒果苷浓度的方法。此方法可用于揭示芒果苷体内药代动力学的排泄规律。

1. 方法

（1）色谱条件

色谱柱：大连依利特 Hypersil C$_{18}$ 柱（4.6 mm × 250 mm）。流动相：0.1%磷酸水溶液-甲醇（70∶30）。柱温：室温。流速：1.0 ml/min。进样量：10 μl。在选定条件下，芒果苷和样品中其他组分色谱峰可基线分离，芒果苷与相邻色谱峰的分离度大于 1.5；按芒果苷峰计算，理论塔板数（N）为 2 500 以上。

（2）对照品溶液的制备

精密称取干燥至恒重的芒果苷标准对照品适量，加甲醇制成 0.252 mg/ml 的对照溶液。

（3）检测波长的选择

芒果苷在 225 nm、258 nm 和 320 nm 处均有吸收峰，在实验考察中发现，以 320 nm 作为测定波长时，空白对照对测定干扰最小，故选 320 nm 作为含量测定波长。

（4）动物分组及处理

取雄性日本大耳家兔，称重，编号。收集其给药前一天的粪便作为空白对照品，然后一次性灌胃芒果苷（精密称定，约 1 g/kg，用蒸馏水于研钵中制成混悬液），灌胃容量 30 ml/kg。灌胃后开始计时，每隔 24 h 收集粪便 1 次，共 6 次。

（5）供试品溶液的制备

每次收集的粪便均干燥至恒重，研细，过 40 目筛，精密称定 6 份粪便样品适量（24 h 后取样约 1 g，48 h 后取样约 5 g），加 100 ml 甲醇，精密称定重量，回流 5 h，冷却，用甲醇补充损失的重量，混匀，取上清液离心，作为供试品溶液。

2. 结果

（1）分析方法评价

1）线性关系及检测范围的测定

取"对照品溶液的制备"项中的对照品溶液，分别进样 2.5 μl、5 μl、10 μl、15 μl、17.5 μl，进行高效液相色谱（HPLC）测定。按上述色谱条件测定峰面积，以峰面积为纵坐标，以芒果苷进样量为横坐标，绘制标准曲线，回归方程为 $Y=153\ 2.461X+13.717$，相关系数为 $C=0.999\ 4$。这表明芒果苷在 0.63 ~ 4.41 μg 范围内具有良好线性关系。

2）精密度试验

精密吸取"对照品溶液的制备"项中的标准对照品溶液 10 μl，重复进样 5 次，芒果苷峰面积分别为 3 415.88、3 446.26、3 478.29、3 433.65、3 427.13，其峰面积的 RSD 为 0.696%。

3）稳定性试验

对同一供试品溶液，每隔 2 h 进样 10 μl 测定 1 次，连续试验 12 h，RSD 为 1.27%。这表明供试品溶液在 12 h 内很稳定。

4）重复性试验

取一只家兔第 1 d 的粪便样品，分别制备成 6 个供试品溶液，按所确定的含量测定方法测定，样品中芒果苷含量分别为 11.35 mg/g、11.56 mg/g、11.47 mg/g、11.39 mg/g、11.52 mg/g、11.61 mg/g，$RSD=0.87\%$。这表明本法重复性良好。

5）加样回收率试验

采用加样回收法。精密称取已知芒果苷含量的 6 个样品适量，分别精密加入芒果苷对照品适量，按"供试品溶液的制备"项制备成供试品溶液，按上述色谱条件测定，结果见表 5-1-12。

表 5-1-12　加样回收率试验结果

粪便样品	取样量/g	已知量/mg	加入量/mg	测出量/mg	回收率/%	平均回收率/%	RSD/%
1（24 h）	1.001 2	11.50	10.02	21.28	97.60		
2（24 h）	1.024 3	11.77	10.45	22.45	102.20		
3（24 h）	1.002 4	11.52	10.11	21.71	100.79	99.87	1.9
4（48 h）	5.012 6	9.02	10.21	19.39	101.57		
5（48 h）	5.001 7	9.00	10.37	19.27	99.04		
6（48 h）	5.022 4	9.04	10.13	18.97	98.03		

（2）空白试验

按制备供试品溶液的方法将空白对照粪便制备成空白对照品溶液，以检查在相同测定条件下是否有干扰成分存在，结果表明，缺芒果苷的粪便空白对照品溶液对供试品溶液中芒果苷的测定无干扰，见图 5-1-15。

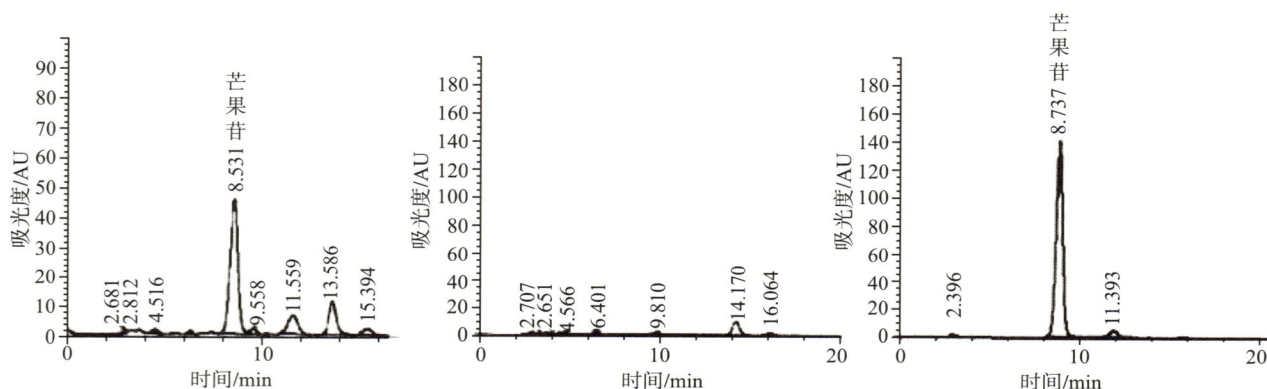

图 5-1-15　芒果苷样品、对照品及阴性对照的高效液相色谱图

（3）家兔一次性口服芒果苷后粪便样品测定

将给药后第 1～3 d 的粪便样品分别按"供试品溶液的制备"项下所确定的方法制备成供试品溶液，分别精密吸取各供试品溶液 10 μl、对照品溶液（0.252 mg/ml）10 μl，按上述色谱条件测定，数据用外标一点法计算，结果见表 5-1-13。

表 5-1-13　粪便中芒果苷含量测定结果（$\bar{x} \pm s$）

时间/d	动物数	排除率/%	总排除率/%
1	6	20.321 7 ± 3.286 5	
2	6	4.118 3 ± 1.401 5	24.44
3	6	0	

四、高芒果苷的含量测定研究

本研究采用高效液相色谱（HPLC）法分析测定芒果苷原料药中杂质高芒果苷的含量以及建立 HPLC 法同时测定芒果叶中芒果苷与高芒果苷含量的方法，为控制芒果苷原料药的质量、进一步完善芒果叶的质量控制体系提供了实验依据。

（一）芒果苷原料药中杂质高芒果苷的含量测定

1. 色谱条件

色谱柱：Hypersil ODS C_{18} 柱（大连依利特分析仪器有限公司，5 μm，4.6 mm×250 mm）。流动相：甲醇-0.1% 磷酸（32∶68）。流速：1 ml/min。柱温：30 ℃。检测波长：258 nm。进样量：10 μl。理论塔板数以高芒果苷峰计应不低于 2 000。结果见图 5-1-16~图 5-1-18。

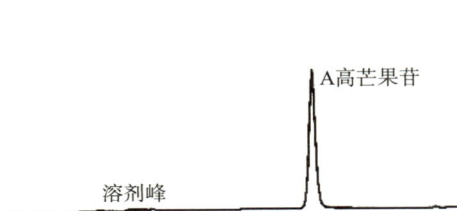

图 5-1-16　高芒果苷的 HPLC 图谱　　　　图 5-1-17　芒果苷原料药的 HPLC 图谱

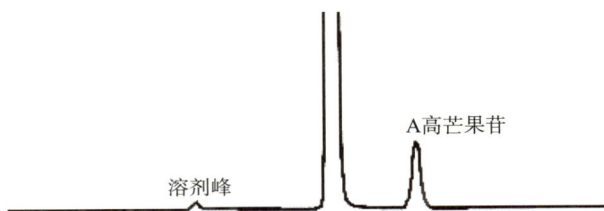

图 5-1-18　溶剂的 HPLC 图谱

2. 对照品溶液的配制

精密称取高芒果苷对照品 10.60 mg，置 25 ml 容量瓶中，加 40% 甲醇溶解并定容至刻度，即得高芒果苷对照品储备溶液。

3. 供试品溶液的制备

取芒果苷原料药粉末约 15 mg，精密称定，置 25 ml 容量瓶中，加入 40% 甲醇溶解，稀释至刻度，摇匀，用 0.45 μm 滤膜滤过，即得。

4. 线性关系考察

精密吸取高芒果苷对照品储备液各 0.1 ml、0.4 ml、0.8 ml、1.2 ml、1.6 ml、2.0 ml，置 10 ml 容量瓶中，加 40% 甲醇稀释至刻度，配制成系列浓度对照品溶液，按"色谱条件"项下色谱条件测定峰面积。以峰面积 A 对进样量 m（μg）进行回归，得标准曲线：$A=4\ 141.08m-0.810$，$r=0.999\ 9$。其线性范围为 0.042 4~0.848 μg。

5. 精密度试验

取对照品溶液，连续进样 6 次，对峰面积进行考察，峰面积的 RSD 为 0.11%。这说明仪器精密度很好。

6. 稳定性试验

取同一份供试品溶液，分别于 0 h、1 h、2 h、4 h、6 h、12 h 不同时间间隔点进样分析，对峰面积进行考察，峰面积的 *RSD* 为 0.13%。这表明样品溶液在 12 h 内稳定。

7. 重复性试验

取同一芒果苷原料药粉末 6 份，精密称定，分别按"供试品溶液的制备"项下的方法制备供试品溶液，在"色谱条件"项色谱条件下分别测定其色谱图，并计算其高芒果苷的含量，结果表明，高芒果苷的平均含量为 72.3 mg/g，*RSD* 为 1.3%（*n*=6）。这说明该法重复性较好。

8. 加样回收率试验

精密称取已知高芒果苷含量的芒果苷原料药粉末 6 份，各 7.5 mg，分别精密加入高芒果苷对照品储备液 1.25 ml，其余操作同"供试品溶液的制备"项下的方法，精密吸取 10 μl 注入高效液相色谱仪，按所设定的色谱条件进行测定，结果表明，高芒果苷平均回收率为 97.8%，*RSD*=2.2%（*n*=6）。结果见表 5-1-14。这说明该法准确度较好。

表 5-1-14　高芒果苷加样回收率试验结果（*n*=6）

序号	原有量/mg	加入量/mg	测得量/mg	回收率/%	平均回收率/%	*RSD*/%
1	0.548 8	0.53	1.080 8	100.37		
2	0.535 0	0.53	1.068 0	100.57		
3	0.524 9	0.53	1.038 5	96.91	97.8	2.2
4	0.522 0	0.53	1.032 5	96.32		
5	0.533 9	0.53	1.045 8	96.58		
6	0.529 2	0.53	1.038 5	96.09		

9. 样品测定

取芒果苷原料药粉末，按"供试品溶液的制备"项下的方法制备各供试品溶液。取高芒果苷对照品溶液和供试品溶液各 10 μl，注入高效液相色谱仪，按所设定色谱条件进行测定，每个样品重复测定 3 次，按外标法计算各样品中高芒果苷的含量。结果见表 5-1-15。

表 5-1-15　芒果苷原料药样品中高芒果苷含量测定结果（*n*=3）

批号	高芒果苷含量 *C*/（mg/g）			平均值 *C*/（mg/g）	*RSD*/%
	1	2	3		
20050624	39.4	38.9	39.4	39.2	0.8
20050709	29.4	29.7	30.2	29.8	1.4
20050715	76.2	75.4	76.0	75.9	0.6
20060421	39.1	38.7	38.9	38.9	0.6
20060426	24.1	24.6	24.0	24.2	1.4

批号	高芒果苷含量 C/（mg/g）			平均值 C/（mg/g）	RSD/%
	1	2	3		
20060517	72.3	72.4	72.1	72.3	0.3
20060608	38.8	39.2	38.7	38.9	0.7
20060918	66.0	65.4	66.7	66.0	1.0
20070406	13.1	13.2	13.5	13.3	1.6

（二）高效液相色谱法同时测定芒果叶中芒果苷与高芒果苷的含量

1. 实验条件

色谱柱为大连依利特 Hypersil ODS C$_{18}$ 柱（5 μm，4.6 mm×250 mm）。流动相为乙腈-0.1% 磷酸溶液梯度洗脱，梯度洗脱程序见表 5-1-16。流速为 1.0 ml/min。检测波长为 258 nm。柱温为 30 ℃。进样体积为 5 μl。

表 5-1-16 梯度洗脱时间程序

时间/min	流动相	
	乙腈/%	0.1% 磷酸溶液/%
0	10	90
15	12	88
20	15	85
30	45	55
35	10	90

理论塔板数按芒果苷峰计应不低于 4 000。在此色谱条件下，样品分离良好，结果见图 5-1-19。

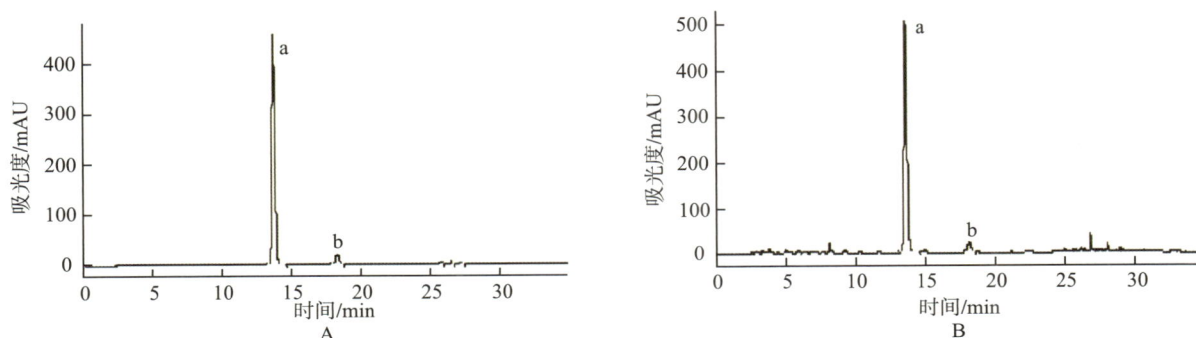

a. 芒果苷；b. 高芒果苷。

图 5-1-19 芒果叶对照品（A）和样品（B）的高效液相色谱图

2. 混合对照品溶液的制备

精密称取高芒果苷 9.60 mg，置于 10 ml 容量瓶中，加 40% 甲醇溶解，稀释至刻度，摇匀，即得高芒果苷对照品溶液。精密称取芒果苷 25.40 mg，置于 50 ml 容量瓶中，精密加入上述高芒果苷对照品储备溶液 1 ml，再加入 40% 甲醇溶解，稀释至刻度，摇匀，即得混合对照品溶液。

3. 供试品溶液的制备

取样品粉末 0.12 g，精密称定，精密加入 40% 甲醇 20 ml，称重，浸泡 30 min，超声提取 40 min，放冷，用 40% 甲醇补足重量，用 0.45 μm 微孔滤膜滤过，取续滤液作为供试品溶液。

4. 线性关系的考察

取"混合对照品溶液的制备"项下的混合对照品溶液 0.5 ml、2 ml、4 ml、6 ml、8 ml，置于 10 ml 容量瓶中，加 40% 甲醇稀释至刻度。吸取上述混合对照品溶液及"混合对照品溶液的制备"项下制备的混合对照品溶液各 5 μl，按"实验条件"项下的实验条件进行测定。以峰面积 Y 对进样浓度 X（μg/μl）进行线性回归，得标准曲线：芒果苷 $Y = 32\,153X + 0.840\,7$，$r = 0.999\,9$；高芒果苷 $Y = 47\,757X - 4.254\,3$，$r = 0.999\,9$。线性范围分别为芒果苷 $0.025\,4 \sim 0.508$ μg/μl，高芒果苷 $0.000\,960 \sim 0.019\,2$ μg/μl。

5. 精密度试验

取"混合对照品溶液的制备"项下的混合对照品溶液 5 μl，连续进样 6 次，对芒果苷与高芒果苷的峰面积进行考察，其 RSD 分别为 0.39%（$n = 6$）、0.33%（$n = 6$）。这表明仪器精密度良好。

6. 稳定性试验

取同一供试品溶液 5 μl，分别于 0 h、1 h、2 h、4 h、6 h、12 h 不同时间间隔点测定芒果苷与高芒果苷的峰面积，对峰面积进行考察，其 RSD 分别为 0.19%（$n = 6$）、0.29%（$n = 6$）。这说明供试品溶液在 12 h 内稳定。

7. 重复性试验

取同一批样品 6 份，各 0.12 g，按"供试品溶液的制备"项下的方法制备供试品溶液，按"实验条件"项下的实验条件测定含量，结果表明，芒果苷平均含量为 3.15%，RSD 为 1.8%（$n = 6$）；高芒果苷平均含量为 0.107 4%，RSD 为 2.0%（$n = 6$）。

8. 加样回收率试验

取已知芒果苷、高芒果苷含量的样品 6 份，各 0.06 g，精密称定，分别精密加入 40% 甲醇 15 ml，再精密加入"混合对照品溶液的制备"项下的混合对照品溶液 5 ml，其余操作同"供试品溶液的制备"项下的方法，结果见表 5-1-17、表 5-1-18。

表 5-1-17　芒果苷加样回收率试验结果（n=6）

样品量/g	原有量/mg	加入量/mg	测得量/mg	回收率/%	平均回收率/%	RSD/%
0.062 7	2.025	2.540	4.630	102.6		
0.063 8	2.061	2.540	4.681	103.2		
0.062 2	2.009	2.540	4.527	99.15	101.7	2.0
0.062 5	2.019	2.540	4.602	101.7		
0.064 8	2.093	2.540	4.743	104.3		
0.061 8	1.996	2.540	4.524	99.54		

表 5-1-18　高芒果苷加样回收率试验结果（n=6）

样品量/g	原有量/mg	加入量/mg	测得量/mg	回收率/%	平均回收率/%	RSD/%
0.062 7	0.069	0.096	0.168	102.8		
0.063 8	0.071	0.096	0.168	101.1		
0.062 2	0.069	0.096	0.164	98.76	101.0	1.7
0.062 5	0.069	0.096	0.167	101.8		
0.064 8	0.072	0.096	0.170	102.4		
0.061 8	0.068	0.096	0.164	99.14		

9. 样品测定

取样品粉末，按"供试品溶液的制备"项下方法制备各供试品溶液。按"实验条件"项下条件进行测定，每个样品重复测定 3 次，并用外标法计算各样品中芒果苷、高芒果苷的含量，结果见表 5-1-19。

表 5-1-19　样品含量测定结果

品种	产地	批号	芒果苷含量/%	高芒果苷含量/%
桂热 17 号	南宁	70713	3.23	0.111
桂热 60 号	南宁	70713	3.42	0.103
桂热 120 号	南宁	70713	4.16	0.157

五、芒果苷原料药的质量标准研究

本实验通过考察芒果叶提取物芒果苷原料药的薄层鉴别、含量测定及一些理化指标检测，制定出了芒果苷原料药的质量标准。

以芒果苷为对照品，采用薄层色谱（TLC）法对芒果苷原料药进行定性鉴别，采用 HPLC 法测定芒果苷原料药的含量。

（一）芒果苷原料药的薄层鉴别

取本品约 10 mg，加 40% 甲醇 50 ml，超声处理 30 min，放冷，滤过，取续滤液作为供试品溶液。另取芒果苷对照品，加甲醇制成 0.1 mg/ml 溶液，作为对照品溶液。照薄层色谱法（2005 年版《中国药典》一部附录ⅥB）进行，吸取上述两种溶液各 1 μl，分别点于同一以羧甲基纤维素钠为黏合剂的硅胶 G 薄层板上，以甲苯-正丁醇-甲酸（3.5∶4∶5）作展开剂，于 20 ℃展开，取出，晾干，喷以 10% 硫酸乙醇溶液，105 ℃烘烤显色，紫外光 365 nm 下检视，供试品色谱中，在与对照品相应的位置上，显相同的浅蓝色荧光斑点。

（二）芒果苷原料药的含量测定

1. 色谱条件

以十八烷基硅烷键合硅胶为填充剂；色谱柱：依利特 C_{18} 柱（5 μm，4.6 mm×250 mm）。柱温：30 ℃。流动相：甲醇-0.1% 磷酸溶液（23∶77）。检测波长：258 nm。理论塔板数按芒果苷峰计算不低于 8 000。

2. 对照品溶液的制备

精密称取芒果苷对照品适量，加甲醇制成每 1 ml 含 0.1 mg 的溶液，即得。

3. 供试品溶液的制备

取本品约 10 mg，精密称定，加 40% 甲醇 50 ml，称重，超声提取 30 min，放冷，补重，滤过，取续滤液，即得。

4. 标准曲线的绘制

分别量取上述对照品溶液 1 ml、2 ml、3 ml、4 ml、5 ml，置 10 ml 容量瓶中，加甲醇稀释至刻度，摇匀备用，在上述色谱条件下，分别进样 5 μl，记录色谱图，以峰面积对进样量进行回归，求得回归方程：$Y=45\,325X+13.517$，$r=0.999\,85$。结果表明，芒果苷对照品在 0.195～0.975 μg 与峰面积值呈良好的线性关系。

5. 精密度试验

取芒果苷对照品溶液 5 μl 连续进样 5 次，分别测定其峰面积，RSD 为 0.24%，结果表明，仪器精密度符合要求。

6. 稳定性试验

取供试品溶液，分别在 0 h、4 h、8 h、12 h、24 h 进样，进行了 24 h 考察，峰面积的 RSD 为 0.17%，表明供试品溶液在 24 h 内稳定。

7. 重复性试验

取同一批供试品，精密称取约 10 mg，共 6 份，按供试品溶液制备方法制备，测定峰面积，结果表明，该法重复性良好。

8. 加样回收率试验

精密称取已知含量的同一供试品约 10 mg，分别精密加入一定量的芒果苷对照品溶液，按供试品溶液制备方法制备，进样 5 μl，记录色谱图，计算回收率。结果表明，平均回收率为 99.7%，*RSD* 为 0.12%。

9. 样品测定

取 3 批样品，按含量测定方法测定芒果苷原料药的含量。结果见表 5-1-20。

表 5-1-20　样品中芒果苷含量测定结果

批号	含量/%	*RSD*/%
20060517	94.25	
20060518	93.68	0.50
20060519	93.52	

10. 含量限度的制定

根据 3 批样品测定结果，芒果叶提取物芒果苷原料药的含量最高为 94.25%，最低为 93.52%。考虑到不同品种与产地芒果叶芒果苷含量不一，以及工业化生产方法的不一致，芒果苷原料药的使用因剂型的不同纯度要求也不一致，故将芒果叶提取物芒果苷原料药的含量限度适当降低，暂将芒果叶提取物芒果苷原料药含量限度定为不得少于 92.0%。

（三）理化指标检测

1. 水分的检测

取芒果苷原料药约 2.0 g，平铺于干燥至恒重的扁形称量瓶中，在干燥箱中经 105 ℃干燥至恒重，照 2005 年版《中国药典》一部附录 47 页ⅨH 测定。结果见表 5-1-21。

2. 炽灼残渣的检测

取芒果苷原料药约 1.0 g，精密称定，置已炽灼至恒重的坩埚中，缓缓炽灼至完全炭化（加入硫酸），放入高温马弗炉中，照 2005 年版《中国药典》一部附录 48 页ⅨJ 测定。结果见表 5-1-21。

3. 重金属的检测

取芒果苷原料药适量，精密称定，照 2005 年版《中国药典》一部附录 43 页ⅨB 测定。结果见表 5-1-21。

4. 农药残留量的检测

取芒果苷原料药适量，精密称定，照 2005 年版《中国药典》一部附录 52 页ⅨQ 测定。结果见表 5-1-21。

表 5-1-21 芒果叶提取物芒果苷原料药理化指标检测结果

检查项目	要求	检测依据	结果
外观	淡黄色	感官	
水分	＜5%	2005 年版《中国药典》一部附录	
炽灼残渣	≤2%	2005 年版《中国药典》一部附录	
重金属/（mg/kg）	＜1	2005 年版《中国药典》一部附录	
铅/（mg/kg）	＜0.3	2005 年版《中国药典》一部附录	
砷/（mg/kg）	＜0.3	2005 年版《中国药典》一部附录	符合要求
汞/（mg/kg）	＜0.02	2005 年版《中国药典》一部附录	
铜/（mg/kg）	＜0.6	2005 年版《中国药典》一部附录	
镉/（mg/kg）	0	2005 年版《中国药典》一部附录	
农药残留 DDT（滴滴涕）/（g/g）	$＜6.0 \times 10^{-11}$	2005 年版《中国药典》一部附录	
六六六（六氯环己烷）/（g/g）	$＜6.5 \times 10^{-11}$	2005 年版《中国药典》一部附录	
五氯硝基苯/（g/g）	$＜9.1 \times 10^{-12}$	2005 年版《中国药典》一部附录	

六、芒果苷油水分配系数的测定

芒果苷是具有占吨酮（xanthone）结构的碳糖苷，溶解度差（纯水及 pH 1.3 ~ 5.0 的缓冲溶液中平均溶解度约为 0.16 mg/ml），略溶于甲醇、乙醇，可溶于热稀甲醇、热稀乙醇，不溶于非极性溶剂，这很大程度上影响了其应用。预试验发现芒果苷的生物利用度很低。通常造成药物生物利用度较低的原因主要为溶解性低、稳定性不好、膜通透性差及高首过效应。现通过考察芒果苷在不同 pH 环境下的油水分配系数来预测其在胃肠道的通透性。

（一）色谱条件

采用 Diamonsil C$_{18}$（2）色谱柱（5 μm，4.6 mm×250 mm）；以乙腈为流动相 A，0.5% 磷酸溶液为流动相 B，按 0 ~ 15 min 12%→55%（A）、88%→45%（B），15 ~ 20 min 55%→65%（A）、45%→35%（B），20 ~ 21 min 65%→12%（A）、35%→88%（B），21 ~ 22 min 12%（A）、88%（B）进行梯度洗脱；检测波长 258 nm；进样量 10 μl。理论塔板数按芒果苷峰计应不低于 6×10^3。在该色谱条件下，芒果苷峰的分离效果很好，见图 5-1-20。

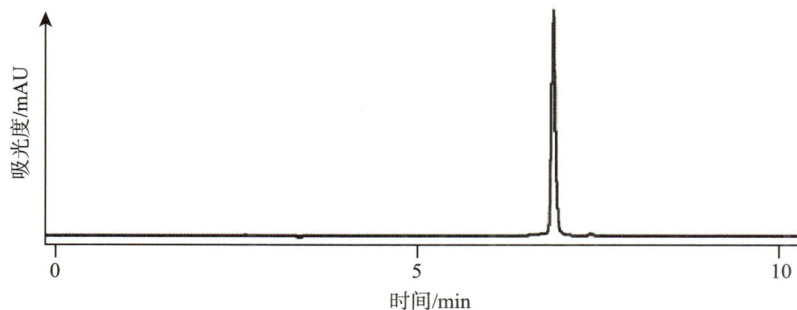

图 5-1-20 芒果苷的色谱图

（二）线性关系的考察

精密称取 2.2 mg 芒果苷对照品，置 5 ml 容量瓶中，用 50% 甲醇溶解并定容至刻度，制得 440 μg/ml 的对照品溶液。精密吸取对照品溶液，用 50% 甲醇分别稀释成 0.22 μg/ml、2.2 μg/ml、11 μg/ml、22 μg/ml、44 μg/ml、110 μg/ml、220 μg/ml、440 μg/ml 的对照品溶液，按照"色谱条件"项色谱条件测定。以峰面积为纵坐标、浓度为横坐标，进行线性回归，得回归方程：$Y = 3.284 \times 10^4 X + 7.272 \times 10^4$（$r = 0.999\,4$）。进样浓度的线性范围为 0.22 ~ 440 μg/ml。

（三）精密度的考察

取 pH 4.5 醋酸盐缓冲溶液制备的正辛醇-水混合体系，精密吸取 2 ml 上层正辛醇溶液，于 1.2×10^4 r/min 离心 10 min，精密吸取 1 ml 上清液，置 2 ml 容量瓶中，加甲醇定容。按照"色谱条件"项色谱条件测定，重复 6 次，芒果苷的平均峰面积 RSD 为 0.86%。

（四）重复性的考察

取 pH 4.5 醋酸盐缓冲溶液制备的正辛醇-水混合体系，精密吸取 2 ml 上层正辛醇溶液，共 6 份，于 1.2×10^4 r/min 离心 10 min，精密吸取 1 ml 上清液，置 2 ml 容量瓶中，加甲醇定容，按照"色谱条件"项色谱条件测定，芒果苷的平均含量为 32.5 μg/ml，RSD 为 1.37%。

（五）加样回收率

取 pH 4.5 醋酸盐缓冲溶液制备的正辛醇-水混合体系，精密吸取 2 ml 上层正辛醇溶液 6 份，于 1.2×10^4 r/min 离心 10 min，精密吸取 0.5 ml 上清液，加 22 μg/ml 的对照品溶液 0.5 ml，置 2 ml 容量瓶中，加甲醇定容。按照"色谱条件"项色谱条件测定芒果苷的含量，计算加样回收率。结果表明，平均加样回收率为 99.74%，RSD 为 1.12%，准确度良好。

（六）稳定性试验

取"精密度的考察"项下溶液，分别于 2 h、4 h、6 h、8 h、16 h、24 h 时测定峰面积，结果显示，溶液在 24 h 内稳定性良好，*RSD* 为 1.76%。

（七）溶液的制备

取过量的芒果苷，置 50 ml 容量瓶中，加入适量水饱和的正辛醇溶液，置水浴摇床中，（37±1）℃振摇 48 h，经 0.45 μm 滤膜过滤，即得芒果苷正辛醇饱和溶液，依法测定芒果苷的浓度（C_0）。配制 100 mmol/L，pH 分别为 1.32、2.52、3.32、4.50、6.86、7.40、8.01 的缓冲溶液。吸取适量正辛醇溶液与 pH 不同的缓冲溶液，置恒温水浴摇床中，（37±1）℃振摇 24 h，离心分层后，吸取下层溶液，即为正辛醇饱和的水溶液。

（八）油水分配系数的测定

分别吸取 2 ml 芒果苷的正辛醇饱和水溶液，分别加入 2 ml pH 分别为 1.32、2.52、3.32、4.50、6.86、7.40、8.01 的缓冲溶液，平行操作 2 份，置恒温水浴摇床中，37 ℃振摇 24 h，离心分层后，精密吸取 1 ml 上清液，置 2 ml 容量瓶中，加甲醇定容。依法测定芒果苷的峰面积，计算油相中芒果苷的浓度（C）及油水分配系数 $[P = C/(C_0 - C)]$。芒果苷在 pH 为 1.32、2.52、3.32、4.50、6.86、7.40、8.01 时的油水分配系数分别为 2.234、2.313、2.125、1.907、0.246、0.008、0.005，以 P 为纵坐标、pH 为横坐标，绘制 P-pH 图（图 5-1-21）。由图 5-1-21 得知，芒果苷的油水分配系数受 pH 影响很大。芒果苷在酸性环境的分配系数较大，说明在酸性环境中分子型比解离型多；在 pH 1.3 ~ 3.3，芒果苷的 P 值约为 2.2，说明芒果苷在正辛醇相的浓度是水相的 2.2 倍，但是 P 值较小；在偏中性（pH 6.86 及 pH 7.40）及碱性（pH 8.01）环境中，芒果苷的油水分配系数显著降低，尤其是在 pH 7.4 以上时，P 值非常低，水中芒果苷的量是油相中的 100 ~ 200 倍。

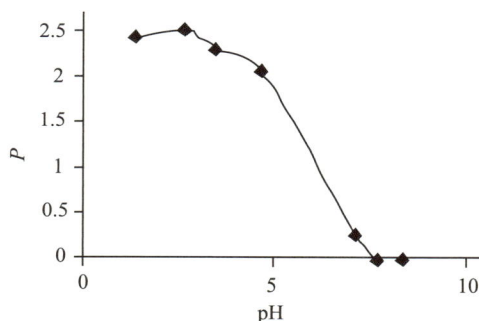

图 5-1-21　芒果苷在不同 pH 下的油水分配系数

七、有机质谱分析在芒果苷原料药微量杂质结构鉴定中的应用

在进行 10 个批次的芒果苷原料药的成分分析时，其高效液相色谱图中反复出现 1 个杂质色谱峰，其峰面积占相当比例且保留时间固定。为了确定芒果苷原料药中存在的这个微量杂质化合物的结构，本研究采用高效液相制备色谱对芒果苷原料药中微量杂质进行分离纯化，利用 HR-ESI（-）-MS/MS 分析其结构；按质谱裂解规律进行分析，并进一步经 UV、^{1}H-NMR、^{13}C-NMR 测定，确认芒果苷原料药

中微量杂质的结构为2-C-β-D-吡喃葡糖基-1,6,7-三羟基-3-甲氧基氧杂蒽-9-酮（2-C-β-D-gluco-pyranosyl-1,6,7-trihydroxy-3-methoxyxanthen-9-one），其结构示于图5-1-22。

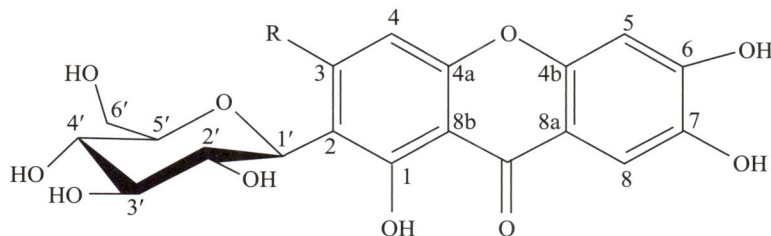

1. R＝OH（芒果苷）；2. R＝OCH₃（杂质）

图5-1-22　芒果苷及杂质的结构图

（一）实验部分

1. 色谱条件

分析用色谱条件如下。色谱柱为 Hypersil ODS C₁₈ 柱（大连依利特分析仪器有限公司，5 μm，4.6 mm×250 mm）。流动相：甲醇-0.1%磷酸（30∶70）。流速：1 ml/min。柱温：30 ℃。检测波长：258 nm。进样量：10 μl。

制备用色谱条件如下。色谱柱为 Lichrospher C₁₈ 柱（江苏汉邦科技股份有限公司，10 μm，250 mm×10 mm）。流动相：甲醇-0.05%TFA（35∶65）。流速：2 ml/min。柱温：室温。检测波长：258 nm。进样量：1 ml。

2. 质谱条件

ESI 离子源，采用负离子检测方式；源电压 4.5 kV；雾化器压力 105 Pa；干燥气（N₂）温度 200 ℃；干燥气流量 3.0 L/min；$V_{\text{End Plate Offset}}$＝-500 V；一级质谱质量扫描范围 m/z 50～3 000；MS/MS 质量扫描范围 m/z 50～500；采用全扫描（full-scan）一级质谱及源内碰撞诱导解离（S-CID）全扫描二级质谱等方式进行测定，碰撞池电压（RF）250.0 Vpp。

3. 样品处理

取芒果苷原料药适量，以 50%甲醇溶解，分别制成浓度约为 0.4 g/L（分析）和 1 g/L（制备）的溶液，离心后用 0.45 μm 的微孔滤膜过滤，注入高效液相色谱仪分别进行分析和制备。

（二）结果与讨论

1. 芒果苷原料药的高效液相色谱分析

取制备好的芒果苷原料药溶液，注入高效液相色谱仪，按"色谱条件"项的分析条件测定，同时以 DAD 检测各色谱峰的 UV，并将其与芒果苷对照品色谱进行对比分析。结果显示，芒果苷原料药有 2 个色谱峰，其中 1 个色谱峰占总峰面积的 95% 以上，此色谱峰的保留时间、UV 与芒果苷对照品色谱峰一致，确定为芒果苷；而另一个杂质的色谱峰面积很小，仅占总峰面积的 5% 以下，但从其 UV 看，与芒果苷的 UV 基本一致。这说明其结构母核可能与芒果苷相似，如图 5-1-23 所示。

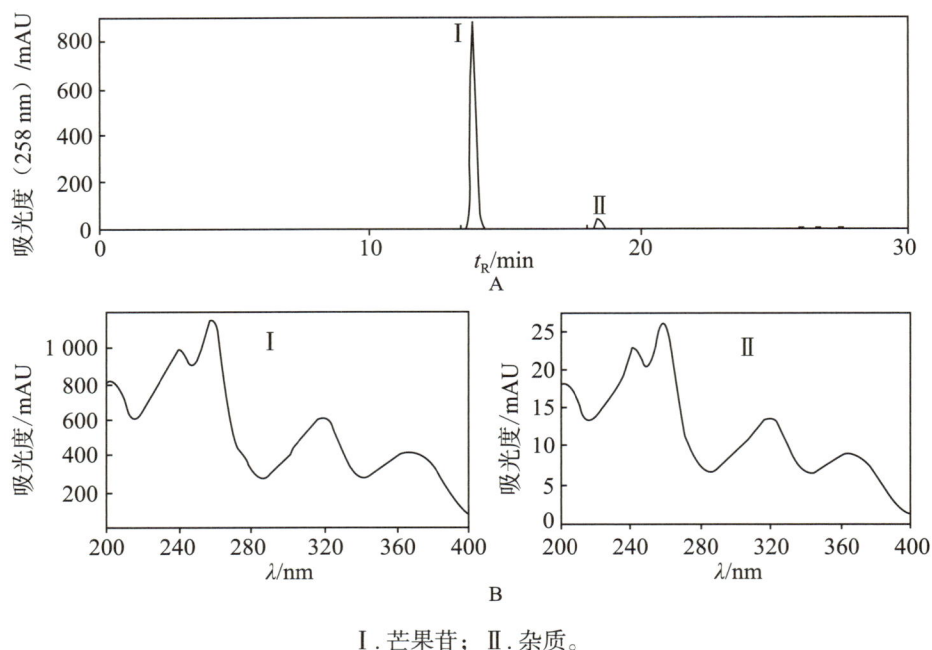

Ⅰ.芒果苷；Ⅱ.杂质。

图 5-1-23　芒果苷原料药的高效液相色谱图（A）及 UV 图谱（B）

2. 芒果苷原料药中微量杂质的分离制备

取制备好的芒果苷原料药溶液（浓度为 1 g/L），注入 LC-8A 制备型高效液相色谱仪，以"质谱条件"项的条件进行制备分离，分别收集各色谱峰流分。第一次收集得到的杂质流分经高效液相色谱分离，仍含有少量芒果苷，这主要是由于杂质流分含量较少，并且是在芒果苷的大峰后流出，所以需进行第二次制备分离。第二次制备得到的杂质流分经高效液相色谱分离为单一成分后，经旋转蒸发仪减压回收溶剂，得到淡黄色针状结晶。

3. 芒果苷及杂质的 HR-ESI-MS/MS 分析

取少量芒果苷及制备得到的杂质结晶，分别用含有 0.1% 甲酸的 50% 甲醇溶液溶解成 1 mg/L 溶液，以直接进样方式注入 ESI 离子源；按"质谱条件"项的条件对两个化合物进行质谱分析。芒果苷的一级质谱图呈现 m/z 421.077 5 的基峰，经质谱精密质量检索得知［M-H］$^-$峰的元素组成为 $C_{19}H_{17}O_{11}$（计算值为 421.077 6），如图 5-1-24 所示。杂质的一级质谱图呈现 m/z 435.097 3 的基峰，经质谱精密质量检索得知［M-H］$^-$峰的元素组成为 $C_{20}H_{19}O_{11}$（计算值为 435.093 3），如图 5-1-25 所示。由以上测定结果可知，芒果苷的准分子离子与杂质的准分子离子刚好相差 14 u（CH_2）。

为了进一步获取有关结构信息，分别对杂质的［M-H］$^-$离子和芒果苷的［M-H］$^-$离子进行源内碰撞诱导解离全扫描二级质谱分析，杂质的 HR-ESI-MS/MS 图呈现的一系列产物离子，分别为：m/z 345.065 7（$C_{17}H_{13}O_8$，计算值 345.061 5），m/z 315.048 6（$C_{16}H_{11}O_7$，计算值 315.051 0），m/z 287.018 9（$C_{14}H_7O_7$，计算值 287.019 7），m/z 272.030 8（$C_{14}H_8O_6$，计算值 272.032 6），如图 5-1-26A 所示。而芒果苷的 HR-ESI-MS/MS 图所呈现的一系列产物离子，分别为：m/z 331.043 6（$C_{16}H_{11}O_8$，计算值

331.045 9），m/z 301.033 5（$C_{15}H_9O_7$，计算值 301.035 4），m/z 271.023 7（$C_{14}H_7O_6$，计算值 271.024 8），m/z 259.023 4（$C_{13}H_7O_6$，计算值 259.024 8），如图 5-1-26B 所示。

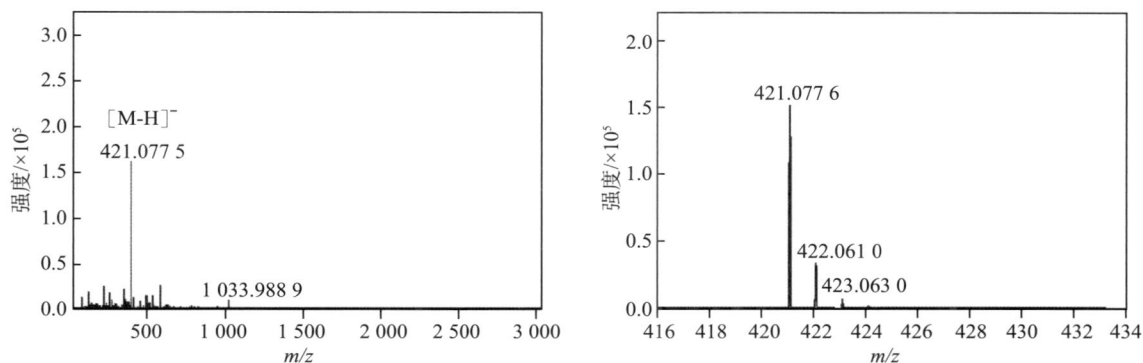

图 5-1-24　芒果苷的一级质谱图

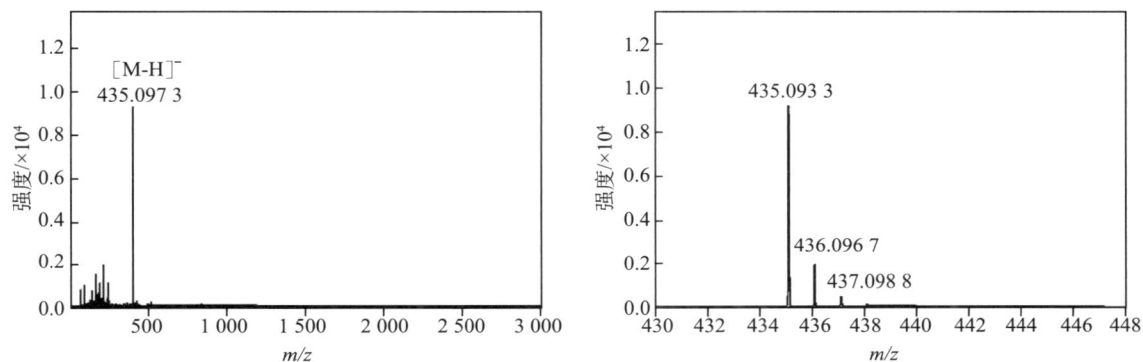

图 5-1-25　杂质的一级质谱图

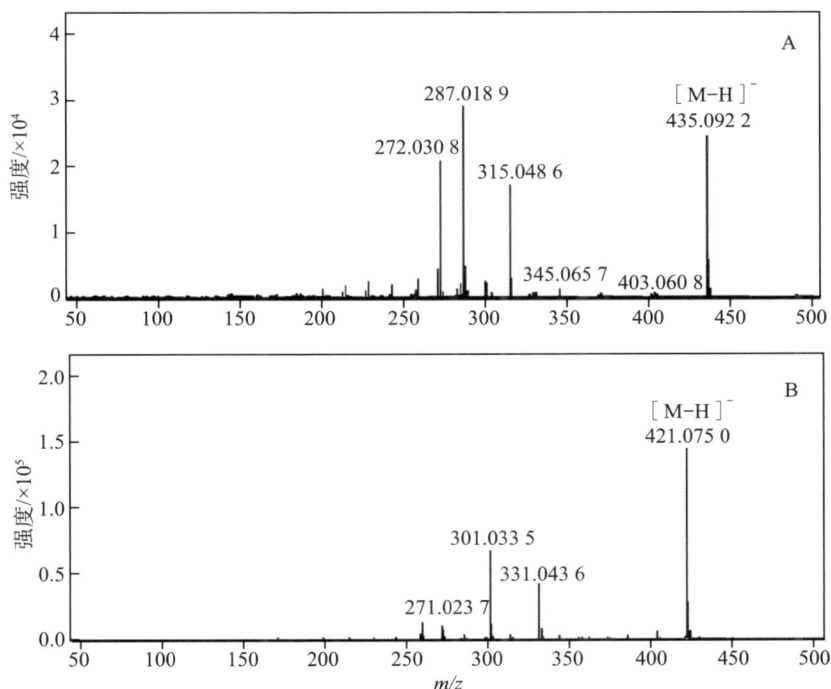

图 5-1-26　杂质化合物（A）和芒果苷（B）的 HR-ESI-MS/MS 图

有关杂质和芒果苷的 HR-ESI-MS/MS 分析测定数据均列于表 5-1-22。以上测定结果显示，杂质和芒果苷的结构应非常相似，因为杂质的一系列碎片离子 *m/z* 435、*m/z* 345、*m/z* 315 刚好分别为 ［421+CH₂］⁻、［331+CH₂］⁻ 和 ［301+CH₂］⁻。根据杂质碎裂产生的碎片离子及其分析结果，结合 NMR 数据分析，可确定该杂质的结构为 2-C-β-D-吡喃葡糖基-1,6,7-三羟基-3-甲氧基氧杂蒽-9-酮（2-C-β-D-glucopyranosyl-1,6,7-trihydroxy-3-methoxyxanthen-9-one）。有关杂质和芒果苷的碎片离子形成过程及质谱碎裂机制分析示于图 5-1-27 和图 5-1-28。

表 5-1-22   HR-ESI-MS/MS 测定的杂质化合物和芒果苷碎片离子数据

序号	芒果苷				杂质			
	测量值（*m/z*）	计算值（*m/z*）	误差/mDa	元素组成	测量值（*m/z*）	计算值（*m/z*）	误差/mDa	元素组成
1	421.077 5	421.077 6	0.2	$C_{19}H_{17}O_{11}$	435.097 3	435.093 3	-3.0	$C_{20}H_{19}O_{11}$
2	331.043 6	331.045 9	2.4	$C_{16}H_{11}O_8$	345.065 7	345.061 5	1.0	$C_{17}H_{13}O_8$
3	301.033 5	301.035 4	1.8	$C_{15}H_9O_7$	315.048 6	315.051 0	2.4	$C_{16}H_{11}O_7$
4	271.023 7	271.024 8	1.1	$C_{14}H_7O_6$	287.018 9	287.019 7	0.8	$C_{14}H_7O_7$
5	259.023 4	259.024 8	1.4	$C_{13}H_7O_6$	272.030 8	272.032 6	1.8	$C_{14}H_8O_6$

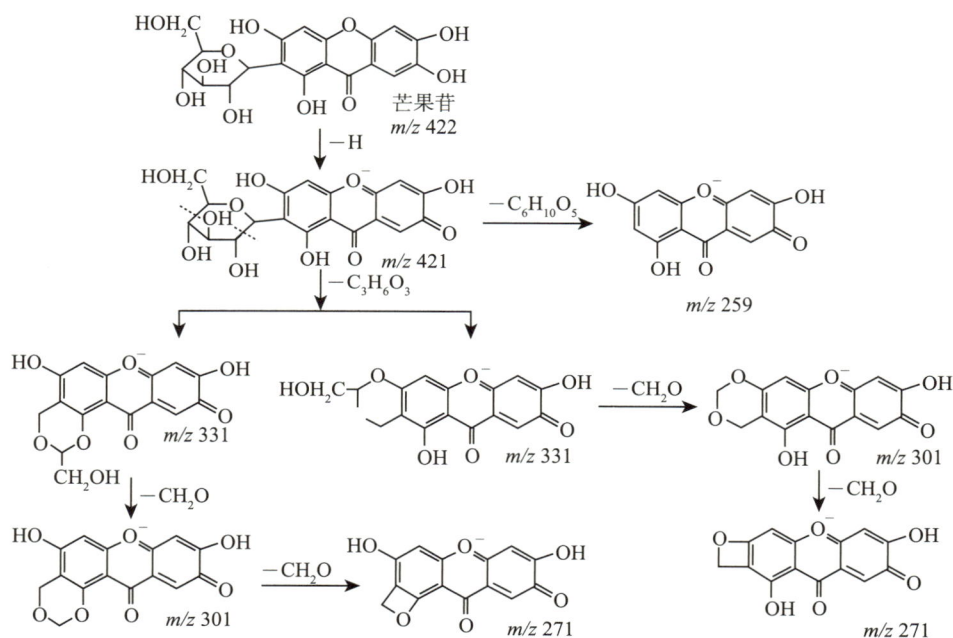

图 5-1-27   芒果苷主要质谱碎片的裂解机制

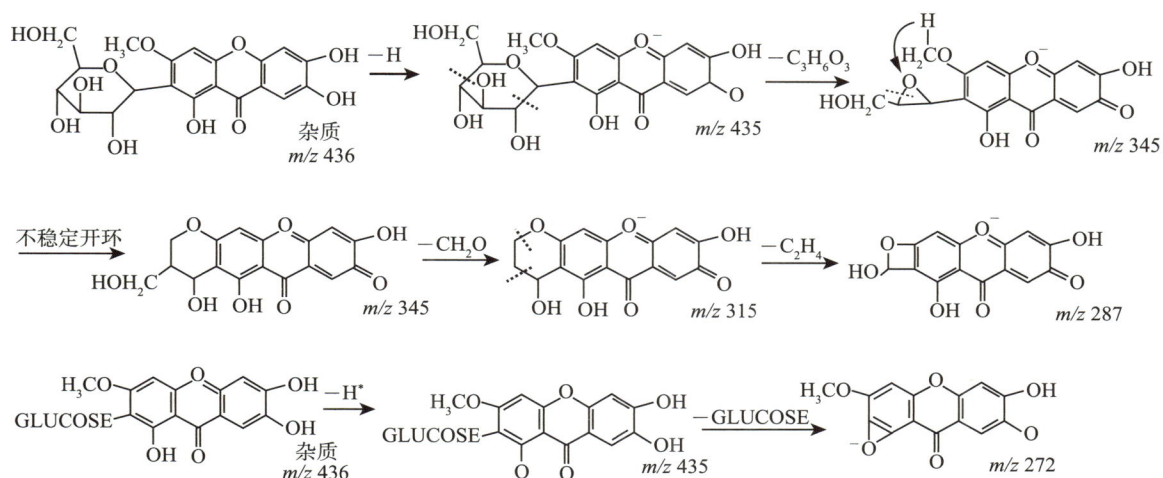

图 5-1-28　杂质主要质谱碎片的裂解机制

4. NMR 分析

为了进一步确认该杂质的结构，用 Varian Inova-600 MHz 超导核磁共振仪（DMSO-d_6 为溶剂，TMS 为内标）分别测定芒果苷及其杂质 ^{1}H-NMR 和 ^{13}C-NMR 谱，示于图 5-1-29 和图 5-1-30，其 NMR 数据列于表 5-1-23。

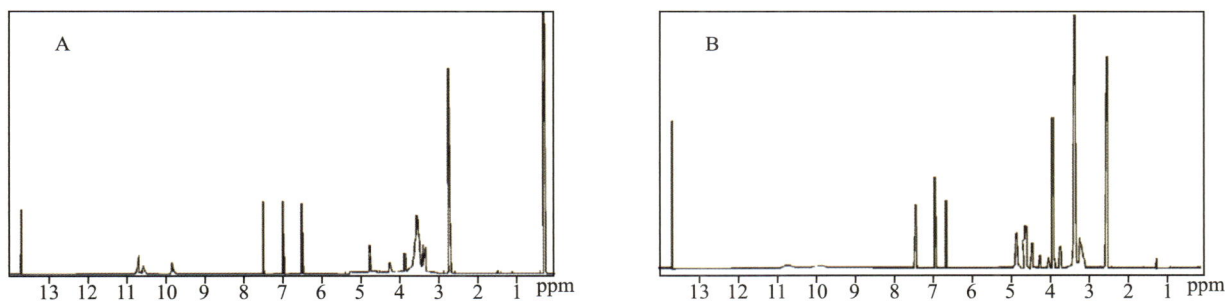

图 5-1-29　芒果苷（A）及杂质（B）的 ^{1}H-NMR 图谱

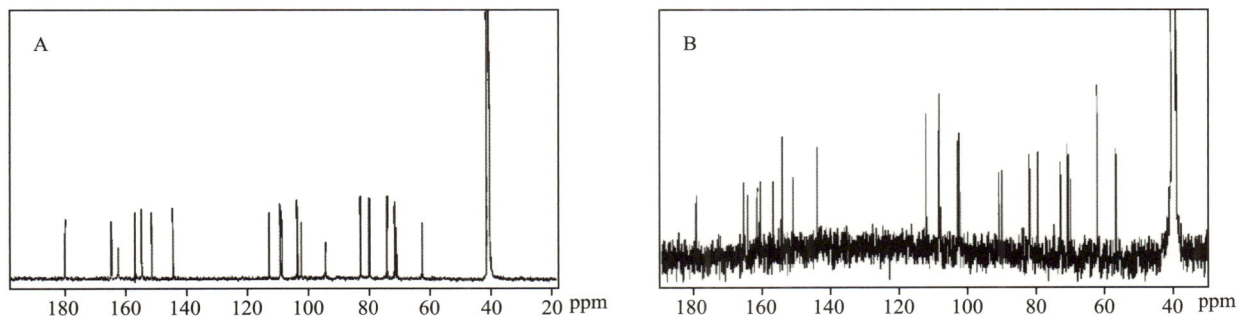

图 5-1-30　芒果苷（A）及杂质（B）的 ^{13}C-NMR 图谱

从杂质测得的 ^{1}H-NMR 谱中发现，在化学位移为 13.7 ppm、10.7 ppm 和 9.83 ppm 处有 3 个酚羟基质子的特征峰，其中化学位移为 13.7 ppm 处的峰显示出双苯吡酮类化合物螯合羟基的质子特征，说明该杂质存在 C_1-OH[10]，因而排除了 C_1-OH 甲基化的可能。化学位移为 10.7 ppm、9.83 ppm 处的 2 个

峰则分别显示出 C_6-OH 和 C_7-OH 的质子特征，与芒果苷的 ^{1}H-NMR 谱相比少了 1 个酚羟基，而化学位移为 3.90 ppm 处出现了甲氧基的特征吸收。此外，通过比较杂质和芒果苷的碳谱可以看到，杂质碳谱的 4 位明显向高场位移，2 位有微弱位移，3 位向低场位移，这是由于 3 位被甲氧基取代而引起的。所以，杂质的结构应该是芒果苷的 3 位羟基生成了甲氧基。另外，从杂质的碳谱可看到许多个碳表现为成对信号，而芒果苷的碳谱并没有表现出成对信号，原因是杂质在二甲基亚砜（DMSO）中有两种立体结构，它们的比例基本上是 1:1，主要差别在于吡喃葡萄糖环和芳环交接处的几个碳原子，这是由杂质结构中甲氧基的空间位阻影响了碳苷葡萄糖的自由翻转所引起的。综合以上光谱数据，芒果苷原料中微量杂质的结构应为 2-C-β-D-吡喃葡糖基-1,6,7-三羟基-3-甲氧基氧杂蒽-9-酮（2-C-β-D-gluco-pyranosyl-1,6,7-trihydroxy-3-methoxyxanthen-9-one）。

表 5-1-23   芒果苷及杂质的 ^{1}H-NMR 和 ^{13}C-NMR 谱数据

位移	芒果苷		杂质	
	δ_H	δ_C	δ_H	δ_C
1	—	162.5	—	162.0（161.3）
2	—	108.3	—	108.7
3	—	164.5	—	164.9（166.1）
4	6.34（1H，s）	94.0	6.64（1H，s）	90.4（91.2）
4a	—	156.9	—	157.4（157.5）
4b	—	151.4	—	151.5（151.6）
5	6.83（1H，s）	103.3	6.90（1H，s）	103.0（103.2）
6	—	154.7	—	154.9
7	—	144.4	—	145.0
8	7.35（1H，s）	108.7	7.41（1H，s）	108.7（109.1）
8a	—	112.4	—	112.5
8b	—	102.0	—	102.5（102.7）
9	—	179.8	—	179.7（180.1）
1′	4.60（1H，d，J=9.6 Hz）	73.7	4.58（4.64）	73.5（73.3）
2′		82.3	3.15	82.3（82.4）
3′	—	71.3	3.99（4.21）	71.0（70.3）
4′	3.10［4.10（5H，m）］	70.9	3.09	71.5（71.6）
5′	—	79.7	3.20	79.7（79.8）
6′	—	62.2	3.70（3.37）	62.4
1-OH	13.70（1H，s）	—	13.70（1H，s）	—
3-OH	10.60（1H，s）	—	—	—

续表

位移	芒果苷		杂质	
	δ_H	δ_C	δ_H	δ_C
6-OH	10.70（1H，s）	—	10.70（1H，s）	—
7-OH	9.78（1H，s）	—	9.83（1H，s）	—
3-OCH₃	—	—	3.90（3.87）（3H，s）	57.1（56.8）

八、复方芒果苷滴眼液中芒果苷和盐酸小檗碱的鉴别及其含量测定

芒果苷（mangiferin）是芒果叶、扁桃叶、知母等中草药的有效成分，具有保肝利胆、抗脂质过氧化、抗病毒、免疫、抗炎、镇痛等作用[11]。盐酸小檗碱俗称盐酸黄连素，被广泛用于治疗胃肠炎、细菌性痢疾、肺结核、猩红热、急性扁桃体炎和呼吸道感染，对溶血性链球菌、金黄色葡萄球菌、淋球菌和福氏志贺菌有较强的抗菌作用，并可增强白细胞吞噬作用[12]。笔者将芒果苷和盐酸小檗碱在一定条件下进行混合、复配，制成复方芒果苷滴眼液，用于眼睛炎症的治疗[13]，并建立了滴眼液的定性和定量分析方法。

（一）薄层色谱鉴别

取 8 ml 样品，置于 10 ml 容量瓶中，加乙醇定容，作为供试品溶液。取芒果苷对照品，加乙醇制成 1 mg/ml 的溶液，作为对照品溶液。取盐酸小檗碱对照品，加乙醇制成 1 mg/ml 的溶液，作为对照品溶液。照文献[14]方法，吸取供试品溶液、对照品溶液各 2 μl，分别点于同一硅胶 G 薄层板上，以乙酸乙酯-甲醇-甲酸-水（10∶1∶1∶1）为展开剂，展开，取出，晾干，喷以 2% 三氯化铝乙醇溶液，于 105 ℃加热数分钟，置 365 nm 紫外线灯下检视。供试品溶液色谱，在与对照品溶液色谱相应的位置上，分别显现相同颜色的荧光斑点：芒果苷为蓝色、盐酸小檗碱为黄色。经多批样品试验发现，薄层色谱的重复性好，可作为定性鉴别方法。

（二）色谱条件与系统适用性试验

色谱柱为大连依利特 Sino Chrom ODS-BP C₁₈ 柱（5 μm，4.6 mm×250 mm）。流动相用乙腈-0.05 mol/L 磷酸二氢钾缓冲液（磷酸调 pH 为 3）（28∶72）。流速：1.0 ml/min。检测波长：265 nm。柱温：室温。进样量：10 μl。在此条件下，理论塔板数按盐酸小檗碱计算不低于 8×10³，待测组分峰与相邻组分峰达到完全分离，分离度大于 1.5；芒果苷保留时间约为 3.2 min，盐酸小檗碱保留时间约为 22 min，色谱见图 5-1-31。

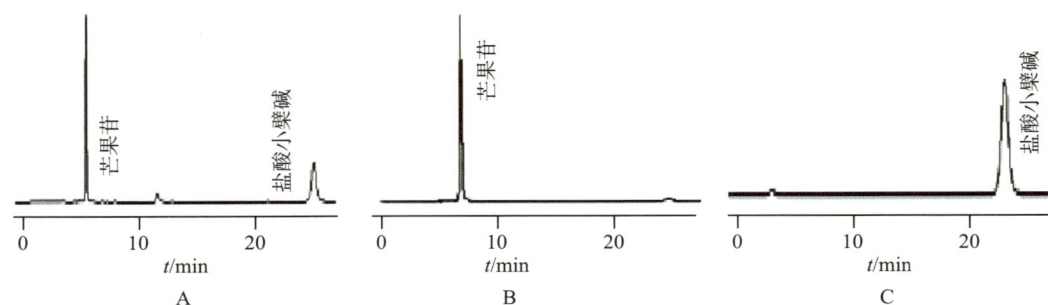

图 5-1-31　供试品（A）、芒果苷对照品（B）、盐酸小檗碱对照品（C）溶液的高效液相色谱图

（三）溶液的制备

分别精密称取 10 mg 芒果苷对照品和 10 mg 盐酸小檗碱对照品，置同一 10 ml 容量瓶中，加流动相定容，作为贮备液；精密吸取 0.4 ml 该液，置 10 ml 容量瓶中，加流动相定容，作为混合对照品溶液（40 μg/ml）。精密量取 8 ml 供试品，置 10 ml 容量瓶中，加流动相定容，精密量取 2 ml 于 25 ml 容量瓶中，加流动相定容，用 0.45 μm 微孔滤膜过滤，作为供试品溶液。

（四）线性关系考察

分别精密吸取对照品贮备液 0.1 ml、0.2 ml、0.4 ml、0.6 ml、0.8 ml、1.0 ml，置 10 ml 容量瓶中，定容，得 10 μg/ml、20 μg/ml、40 μg/ml、60 μg/ml、80 μg/ml、100 μg/ml 系列对照品溶液，按"色谱条件与系统适用性试验"项条件分别进样，测定组分峰面积，以峰面积为纵坐标、以进样量为横坐标绘制标准曲线，并求得芒果苷、盐酸小檗碱的回归方程分别为：$Y_{芒果苷}=2.827 \times 10^6 X + 4.816 \times 10^3$（$r=0.999\,4$），$Y_{盐酸小檗碱}=4.033 \times 10^6 X + 4.463 \times 10^3$（$r=0.999\,9$）。这表明芒果苷、盐酸小檗碱各自进样量为 0.1 ~ 1.0 μg 时与峰面积呈良好的线性关系。

（五）精密度试验

分别取对照品溶液和供试品溶液，各连续重复进样 6 次，测定样品中待测组分峰面积积分值并计算 RSD。计算得芒果苷、盐酸小檗碱对照品溶液的平均值分别为 1.128×10^5（$RSD=0.69\%$）、1.606×10^6（$RSD=0.78\%$）；供试品溶液的平均值分别为 1.281×10^6（$RSD=1.2\%$）、1.274×10^6（$RSD=1.1\%$）。

（六）稳定性试验

取供试品溶液，在"色谱条件与系统适用性试验"项条件下，12 h 内间隔 2 h 进样，测定样品中组分峰面积积分值并计算 RSD。计算得芒果苷、盐酸小檗碱平均值分别为：1.287×10^6（$RSD=1.4\%$）、1.280×10^6（$RSD=1.4\%$）。

（七）重复性试验

精密量取同一批复方芒果苷滴眼液样品 6 份，按"溶液的制备"项下方法操作，测定芒果苷和盐酸小檗碱的含量并计算 RSD。芒果苷、盐酸小檗碱的平均含量分别为 56.79%（$RSD=1.8\%$，$n=6$）、38.90%（$RSD=1.7\%$，$n=6$）。

（八）回收率试验

按高（芒果苷 4.8 mg、盐酸小檗碱 7.2 mg）、中（芒果苷 4 mg、盐酸小檗碱 6 mg）、低（芒果苷 3.2 mg、盐酸小檗碱 4.8 mg）3 个浓度制备复方芒果苷滴眼液[13]，配制回收率样品，共 9 份。精密量取样品，混匀，按"溶液的制备"项下方法制备，按"色谱条件与系统适用性试验"项下条件测定，计算平均回收率。芒果苷、盐酸小檗碱的平均回收率分别为 101.0%（$RSD=2.1\%$）、100.6%（$RSD=1.9\%$）。

（九）样品的测定

取 3 批样品，按"回收率试验"项下方法进行含量测定。计算得 3 批样品中芒果苷和盐酸小檗碱的含量分别为 56.79%、57.13%、58.40% 和 38.90%、38.71%、37.76%。

九、芒果苷乳膏质量标准研究

本课题组依托丰富的芒果苷资源及深厚的研究基础，拟开发一种用于治疗疱疹病毒感染的芒果苷乳膏。按照《药品注册管理办法》要求，在确定芒果苷乳膏（规格为 0.5 g/10 g）制备工艺后，对芒果苷乳膏的质量标准进行研究。本研究着重报道芒果苷乳膏的薄层色谱鉴别和含量测定[15-19]，为制定制剂的质量标准奠定研究基础。

（一）性状

根据 3 批样品观察，本品为淡黄色至黄色乳膏，外观细腻、均匀，易于涂布在皮肤上。

（二）薄层色谱鉴别

取本品约 100 mg，加 40% 甲醇 50 ml，超声 30 min，放冷，滤过，取续滤液作为供试品溶液。另取芒果苷对照品，加甲醇制成 0.1 mg/ml 溶液，作为对照品溶液。照薄层色谱法（2010 年版《中国药典》一部附录ⅥB）进行实验，吸取上述两种溶液各 1 μl，分别点于同一以羧甲基纤维素钠为黏合剂的硅胶 G 薄层板上，以甲苯-正丁醇-甲酸（3.5∶4.0∶5.0）为展开剂，展开，取出，晾干，喷 10% 硫酸乙醇溶液，于 105 ℃烘烤显色，置 365 nm 紫外线灯下检视。结果显示，供试品溶液色谱中在与对照品溶液相应的位置上，显相同浅蓝色荧光斑点，芒果苷斑点的 R_f 值为 0.4～0.5。

（三）检查

1. 粒度

取 3 批芒果苷乳膏适量，涂成薄层，薄层面积相当于盖玻片的面积，覆以盖玻片，每个批号涂 3 片，照粒度测定法（2010 年版《中国药典》一部附录 XIB）测定，未检出大于 180 μm 的粒子。

2. 最低装量

照最低装量检查法（2010 年版《中国药典》一部附录 XIIC）检查，符合规定。

3. 微生物限度

照微生物限度检查法（2010 年版《中国药典》一部附录 XIIIC）检查，结果显示，细菌数 6/g、霉菌和酵母菌数 40/g、未检出控制菌（金黄色葡萄球菌、铜绿假单胞菌、大肠埃希菌），结果符合规定。

（四）含量测定

1. 色谱条件

色谱柱为 Diamonsil C_{18}（2）柱（5 μm，4.6 mm×250 mm）；流动相为乙腈-0.1% 冰醋酸（15∶85）；流速为 1 ml/min；检测波长为 258 nm；柱温为 30 ℃；进样量为 10 μl。在上述色谱条件下芒果苷峰理论塔板数不低于 3 500。

2. 对照品溶液的制备

精密称取芒果苷对照品适量，置 50 ml 容量瓶中，加 40% 甲醇适量使溶解，并稀释至刻度，超声 10 min，放冷，摇匀，即得每 1 ml 含 212.0 μg 的对照品溶液。

3. 供试品溶液的制备

称取芒果苷乳膏 100 mg，精密称定，置 100 ml 容量瓶中，加入 40% 甲醇适量使溶解并定容至刻度，超声 10 min，冷却至室温，即得。

4. 阴性对照溶液的制备

称取空白基质 100 mg，精密称定，置 100 ml 容量瓶中，加入 40% 甲醇适量使溶解并定容至刻度，超声 10 min，冷却至室温，即得。

5. 线性关系考察

精密吸取芒果苷对照品溶液 1.25 μl、2.50 μl、5.00 μl、10.00 μl、20.00 μl 注入高效液相色谱仪，按上述色谱条件测定峰面积。以峰面积 Y 对芒果苷浓度 X（μg/ml）进行回归，回归方程为 Y=47 879 935.566 9X-730 909.942 4（r=0.999 2），芒果苷浓度在 26.5～424.0 μg/ml 范围内与峰面积有良好的线性关系。芒果苷对照品、供试品、阴性对照溶液的高效液相色谱图见图 5-1-32。

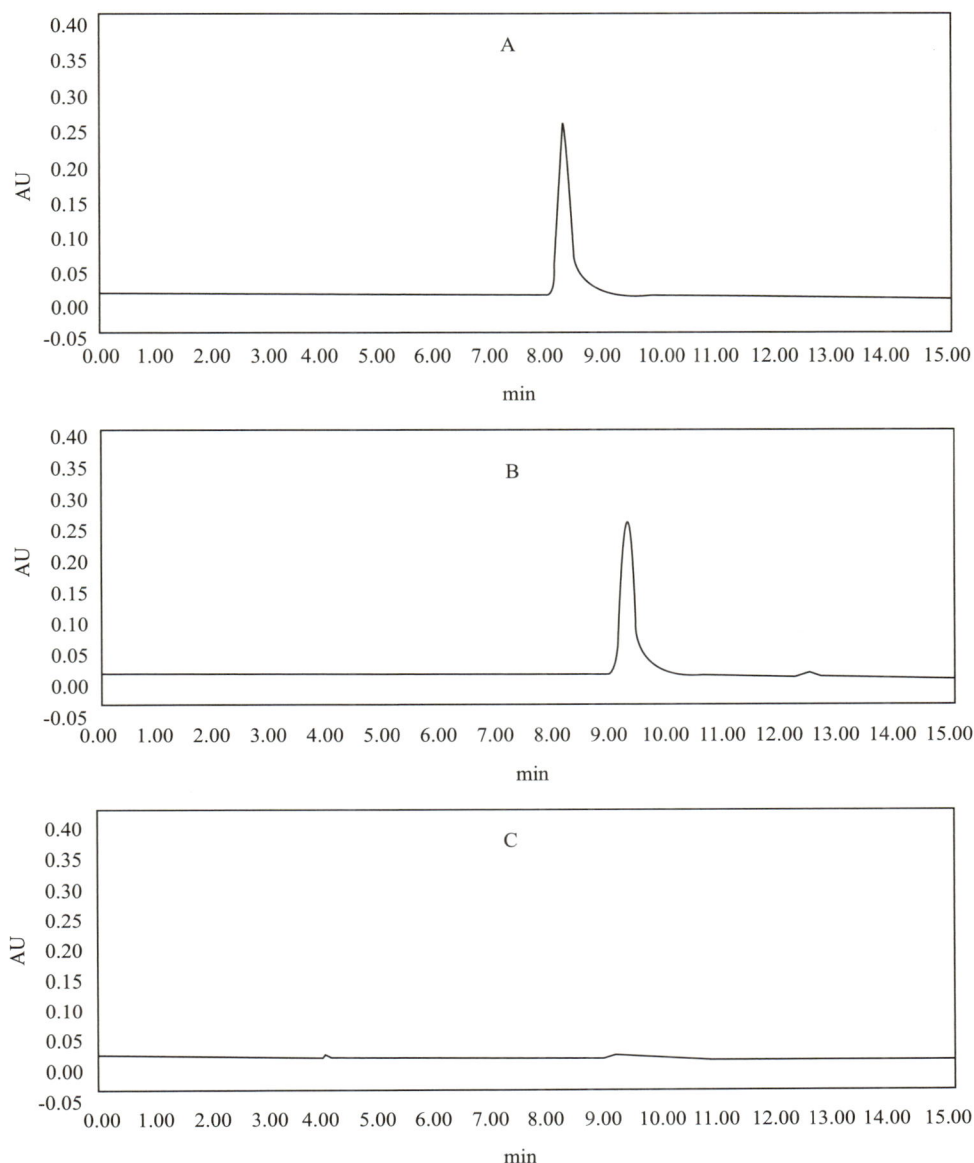

图 5-1-32　芒果苷对照品（A）、供试品（B）、阴性对照（C）溶液的高效液相色谱图

6. 精密度试验

精密吸取对照品溶液 10 μl，注入色谱仪，记录峰面积，重复进样 6 次，峰面积 *RSD* 值为 2.01%（*n*=6）。这表明仪器精密度良好。

7. 稳定性试验

取同一份供试品溶液，分别于 0 h、1 h、2 h、4 h、6 h、12 h、24 h 进样分析，依法测定峰面积，*RSD* 值为 1.82%（*n*=7）。这表明样品溶液在 24 h 内稳定。

8. 重复性试验

精密称取同一批号乳膏 6 份，按供试品溶液的制备方法制成供试品溶液，按上述色谱条件测定芒果苷峰面积，按照外标法计算，乳膏中芒果苷的平均含量为 5.39%（*RSD*=1.11%，*n*=6）。

9. 加样回收率试验

取芒果苷乳膏 6 份，精密称定重量，分别加入芒果苷对照品适量，按"供试品溶液的制备"项下方法处理，依法测定芒果苷的量，并计算平均回收率，平均回收率为 102.4%（$RSD=0.84\%$，$n=6$）。结果见表 5-1-24。

表 5-1-24　加样回收率试验结果

样品量/g	含有量/mg	加入量/mg	回收率/%	平均回收率/%	RSD/%
0.100 9	5.43	5.53	101.36		
0.101 7	5.48	5.52	101.64		
0.101 8	5.48	5.47	103.05	102.4	0.84
0.101 5	5.47	5.62	101.98		
0.101 5	5.47	5.43	103.47		
0.102 0	5.49	5.98	102.92		

10. 样品测定

取 3 批芒果苷乳膏，按照供试品溶液的制备方法处理得到供试品溶液，精密吸取供试品溶液 10 μl，注入高效液相色谱仪，按上述色谱条件测定芒果苷面积，按外标法计算乳膏中芒果苷的含量，结果见表 5-1-25。

表 5-1-25　样品含量测定结果（n=3）

批号	含量/%	RSD/%
20110701	5.39	1.02
20110702	4.87	0.97
20110703	5.16	1.04

第二节　甘蔗叶的质量分析研究

甘蔗在我国主要种植于广西、云南、广东、海南、福建、四川、湖南等地，气候条件适宜，适合发展甘蔗种植业，其中广西是全国甘蔗的主产区[20]。甘蔗叶为甘蔗的副产物，产量较大，含有氨基酸、多糖、苷类、有机酸、黄酮类、酚类、香豆素或内酯、植物甾醇、三萜类等化学成分，具有抗肿瘤、抗菌、降血糖、抗炎、抗氧化等多种药理活性[21-22]。本节对甘蔗叶 HPLC 指纹图谱、甘蔗叶中多糖动态积累的规律进行了研究，并采用 HPLC 法对甘蔗叶中黄酮类化合物首蓿素的含量进行测定。

一、甘蔗叶 HPLC 指纹图谱的研究

本研究采用高效液相色谱法，对不同品种的 17 批次甘蔗叶进行指纹图谱分析，并进行指纹图谱指认，为建立甘蔗叶质量控制方法、完善其质量标准提供依据。

（一）色谱条件

色谱柱：安捷伦 C_{18}（5 μm，4.6 mm×250 mm）；流动相为甲醇（A）–0.1% 冰醋酸（B）梯度洗脱（0～5 min，A 为 20%～20%；5～15 min，A 为 20%～28%；15～30 min，A 为 28%～34%；30～40 min，A 为 34%～34%；40～45 min，A 为 34%～42%；45～70 min，A 为 42%～50%；70～95 min，A 为 50%～65%）；柱温：25 ℃；检测波长：320 nm；流速：1.0 ml/min；进样量：20 μl；运行时间：95 min。

（二）供试品的制备

称取样品 2 g，按料液比 1∶25 加入 70% 乙醇回流提取 2 h，减压浓缩，将浓缩样品上大孔树脂柱，先用 100 ml 水洗脱，洗至无色，然后用 100 ml 70% 乙醇洗脱，将洗脱液浓缩，并用甲醇定容至 5 ml 容量瓶，离心，备用。

（三）方法学考察

1. 精密度试验

取编号为 1 的供试品，按"供试品的制备"项下的方法制备供试品，按"色谱条件"项色谱条件，连续进样 6 次，记录图谱，共有峰的相对保留时间 RSD 和相对峰面积 RSD 均小于 3.0%。结果表明：仪器的精密度良好，符合要求。

2. 重复性试验

取 6 份编号为 1 的供试品，按"供试品的制备"项下的方法制备供试品，按"色谱条件"项色谱条件测定，记录色谱图，考察试验方法的重复性，6 份样品的共有峰的相对保留时间 RSD 均小于 1.0%，相对峰面积 RSD 均小于 3.0%。结果表明：本试验方法具有良好的重现性，符合要求。

3. 稳定性试验

取编号为 2 的供试品，按"供试品的制备"项下的方法制备供试品，按"色谱条件"项色谱条件测定，分别在 0 h、2 h、4 h、8 h、12 h、24 h 检测指纹图谱，所有色谱峰的相对保留时间 RSD 均小于 1.0%，相对峰面积 RSD 均小于 3.0%。结果表明：样品溶液在 24 h 内基本稳定。

（四）甘蔗叶指纹图谱共有模式的建立

取各样品，分别按"供试品的制备"项下方法制样，按"色谱条件"项色谱条件进样，记录指纹图谱。

将图谱导入中药色谱指纹图谱相似度评价系统（2004A 版）软件，选择 S1 为参照图谱，为避免人工判峰的盲目性，保证共有峰确定的公正和客观，以平均数法作为生成对照指纹图谱的方法，软件自动匹配图谱，系统依据柿叶药材的共有模式，生成甘蔗叶的对照指纹图谱（图 5-2-1），17 批样品的 HPLC 指纹图谱叠加图见图 5-2-2。

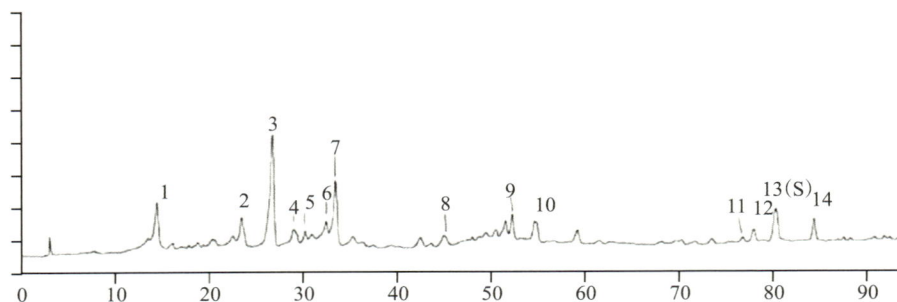

图 5-2-1　甘蔗叶对照指纹图谱（批号 1）

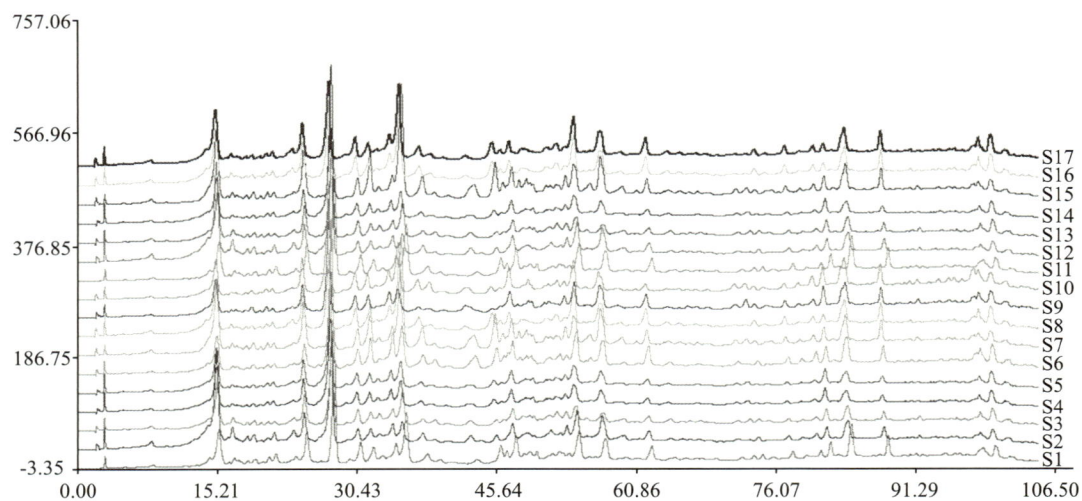

图 5-2-2　17 批甘蔗叶的 HPLC 指纹图谱叠加图

（五）相似度评价

通过中药色谱指纹图谱相似度评价系统（2004A 版）软件得到与共有模式相比较的 17 批样品的相似度，S1～S12 为 0.957、0.962、0.932、0.979、0.751、0.983、0.923、0.946、0.961、0.862、0.982、0.982、0.961、0.94、0.974、0.968、0.971。

选择甘蔗叶 HPLC 图谱中的 13 号峰为内参照峰，分别计算 17 批样品 14 个共有峰的相对保留时间和相对峰面积，不同品种的样品各共有峰相对保留时间的 RSD 均小于 3%，而相对峰面积的 RSD 却差别较大。

二、甘蔗叶不同生长期多糖含量的动态积累研究

多糖是一类由醛糖或酮糖通过糖苷键连接而成的天然高分子多聚物，是中药的主要活性成分之一，

具有增强机体免疫功能、降血糖、抗应激、抗肿瘤、抗病毒、抗辐射、抗氧化等多种药理功效[23-25]。笔者以甘蔗叶多糖含量变化为指标，用硫酸-苯酚法测定了不同生长时期、同一产地的甘蔗叶中多糖的含量，研究甘蔗叶中多糖动态积累的规律，为甘蔗废弃部位甘蔗叶的有效利用提供科学依据。

（一）溶液的制备

1. 对照品溶液

精密称取 105 ℃干燥至恒重的葡萄糖对照品 60 mg，用蒸馏水溶解，定容至 100 ml 容量瓶中，摇匀备用。

2. 苯酚溶液

取苯酚 5 g，精密称定。用蒸馏水定容至 100 ml 容量瓶中，摇匀备用。

3. 供试品溶液

将甘蔗叶粉碎，过 60 目筛处理后，取样品粉末 1 g，精密称定，置圆底锥形瓶中，按料液比 1∶50 加水，称重，在 100 ℃下水浴提取 2 h，补足重量，趁热抽滤，残渣加适量水继续提取，提取 3 次，合并滤液，放冷后移取 1 ml 定容至 25 ml 容量瓶中，即得。

（二）实验方法

1. 苯酚-硫酸法

精密移取供试品溶液 2 ml，置 10 ml 具塞玻璃管中，加新鲜配制的 5% 苯酚试液 1.0 ml，摇匀，缓慢、均匀地滴加浓硫酸 7.0 ml，摇匀，静置 10 min，再置沸水浴中加热 15 min，取出，流水冷却至室温；另以 2 ml 蒸馏水加相应试剂同上操作作为空白对照，在相应波长处测定吸光度。

2. 检测波长的选择

将葡萄糖和甘蔗叶粗多糖分别配成适宜浓度的溶液，按照"苯酚-硫酸法"项下方法操作，显色后在 400～800 nm 波长范围内扫描，两者均在 485 nm 波长处有最大吸收，故选择 485 nm 作为检测波长。

3. 甘蔗叶粗多糖的提取与精制

称取甘蔗叶粉末 50 g，置于圆底烧瓶中，加石油醚（60～90 ℃）500 ml 回流 2 次，每次 2 h；过滤，残渣挥干石油醚，加入无水乙醇 500 ml 回流 2 次，每次 2 h；过滤，残渣挥干乙醇，加入纯水 1 500 ml，于 100 ℃水浴中浸提 4 h，抽滤。残渣用热水 20 ml，洗涤 3 次，抽滤，合并洗液于滤液中。用旋转蒸发仪减压浓缩至 200 ml，加氯仿-正丁醇（体积比 4∶1）30 ml，手摇 10 min，10 000 r/min 离心 10 min，萃取去除蛋白质，重复 3 次，收集水层，加入无水乙醇制成 80% 的乙醇溶液，即有多糖析出。冷藏过夜，抽滤，收集沉淀。

4. 换算因子

精密称取甘蔗叶粗多糖 100.3 mg，置于 100 ml 容量瓶中，用蒸馏水溶解定容。取 1 ml 稀释至

50 ml，吸取 2 ml，按"标准曲线的绘制"项下方法，测定吸光度，用回归方程计算出样品中葡萄糖的含量，计算换算因子如下。

$$f = W / (C \times D)$$

式中，C 为多糖溶液中葡萄糖的浓度；D 为多糖稀释倍数；W 为称取的甘蔗叶粗多糖质量。

（三）标准曲线的绘制

精密量取对照品溶液 0.5 ml、1.0 ml、1.5 ml、2.0 ml、2.5 ml、3.0 ml，分别置于 25 ml 容量瓶中，各加蒸馏水定容至刻度，摇匀，得相应浓度（C）的对照品溶液。按照"苯酚–硫酸法"项下方法操作，于 485 nm 波长处测定吸光度。以葡萄糖浓度 C（μg/ml）为横坐标、吸光度 A 为纵坐标绘制标准曲线，得回归方程 $A = 0.112\,7C + 0.083\,1$，$r = 1.000$，结果表明，葡萄糖浓度在 12.24～73.44 μg/ml 范围内呈良好的线性关系。

（四）方法学考察

1. 精密度试验

取甘蔗叶粗粉 1 g，按照"供试品溶液"项下方法制备供试品溶液，并按"苯酚–硫酸法"项下方法操作，测定吸光度，连续测定 6 次，结果：RSD 为 0.14%（$n = 6$），表明仪器精密度较高。

2. 显色稳定性试验

精密称取甘蔗叶粗粉 1 g，按照"供试品溶液"项下方法制备供试品溶液，并按"苯酚–硫酸法"项下方法操作，分别在 0 min、15 min、30 min、45 min、60 min、90 min、120 min、150 min、180 min 测定吸光度。结果：0～180 min 的 RSD 为 5.0%（$n = 9$），供试品溶液显色后在 30 min 内稳定。

3. 重复性试验

取相同甘蔗叶（台糖 22 号）粗粉 6 份，每份 1 g，精密称定。按"供试品溶液"项下方法制备供试品溶液，并按"苯酚–硫酸法"项下方法操作，测定吸光度。结果：RSD 为 1.2%（$n = 6$），表明实验方法重复性较好。

4. 回收率试验

取同一品种甘蔗叶（台糖 22 号）粗粉 6 份，每份 0.5 g，精密称定。分别精密加入等量的葡萄糖溶液，按"供试品溶液"项下方法制备供试品溶液，并按"苯酚–硫酸法"项下方法操作，测定吸光度。结果：平均回收率为 100.1%（$n = 6$），RSD 为 1.9%。

（五）样品的测定

精密吸取供试品溶液 2.0 ml，置 10 ml 具塞试管中，按"苯酚–硫酸法"项下方法测定吸光度，计算样品中多糖的含量。本实验动态累计测定了中国科学院广西甘蔗研究所提供的 30 个甘蔗品种甘蔗叶连续 5 个月的多糖含量。采摘期分别为 8 月 9 日、9 月 10 日、10 月 9 日、11 月 10 日、12 月 11 日。30 个品种甘蔗叶多糖含量测定结果见表 5-2-1。

表 5-2-1 30 个品种甘蔗叶多糖含量测定结果

样品	多糖含量/（mg/g）				
	8 月	9 月	10 月	11 月	12 月
桂 Q-141	65.80	63.52	42.30	39.97	36.54
桂 Q-170	91.49	69.04	41.70	43.91	45.12
桂 Q-188	87.74	55.81	50.10	43.57	31.36
桂银 Q-190	87.54	73.20	56.70	47.43	52.18
台糖 22	65.02	43.90	41.30	21.55	19.36
桂银 B8	61.18	48.44	60.73	35.36	17.96
桂银 B	63.20	68.01	22.34	14.29	23.07
桂糖 21	64.63	62.03	36.81	10.57	12.00
桂糖 26	60.95	54.80	30.94	18.47	16.70
桂糖 28	66.28	74.72	52.38	26.42	37.12
桂富 98-296	50.97	50.27	50.10	16.67	31.88
甘蔗 18	83.93	81.04	52.70	28.17	24.52
桂糖 97-69	71.61	85.72	60.45	26.91	29.57
桂 99-181	60.47	47.42	46.74	40.60	37.65
桂糖 01-53	59.05	52.64	40.44	32.32	43.62
桂 02-208	52.95	47.74	43.10	42.56	41.54
桂糖 02-237	77.09	81.70	51.18	58.15	64.58
桂糖 02-281	51.64	50.51	38.58	20.91	20.59
桂糖 02-351	47.89	47.89	46.45	24.19	33.04
桂糖 02-353	54.33	43.53	23.74	25.24	26.60
桂糖 02-467	39.11	39.59	30.39	20.26	27.90
桂糖 02-649	73.15	86.68	25.75	27.68	36.22
桂糖 02-761	63.89	53.85	26.95	28.19	35.06
桂糖 02-770	72.31	85.59	35.80	51.12	45.19
桂糖 02-833	20.93	40.31	21.30	50.72	39.07
桂 02-901	35.51	65.76	44.95	22.88	33.13
桂糖 02-963	49.22	72.43	26.36	47.88	42.07
桂糖 02-1156	67.58	94.92	31.39	41.25	49.74
桂糖 03-2287	63.28	64.71	31.26	49.79	26.85
桂糖 03-2625	38.75	51.90	29.44	28.27	33.05

三、甘蔗叶中黄酮类化合物苜蓿素的含量测定

苜蓿素为甘蔗叶黄酮类化合物的主要成分，具有抗氧化[26]、抗肿瘤[27]、抑菌[28]等生物活性。前期实验从甘蔗叶中提取分离得到苜蓿素，本研究测定不同栽培品种甘蔗叶中苜蓿素的含量，为开发和利用甘蔗叶提供参考。

（一）药材前处理

将9种不同栽培品种的甘蔗叶自然晾干，粉碎后过100目筛，得到9批甘蔗叶粉末，置于干燥容器中备用。

（二）供试品溶液的制备

分别取按照"药材前处理"项下方法制备的9个批次的甘蔗叶粉末2 g，精密称定，置于100 ml锥形瓶中，分别加入80%乙醇40 ml，摇匀，加热回流（85 ℃）提取3次，每次120 min，放冷，滤过，浓缩至干燥，用甲醇溶解，转移至2 ml容量瓶中，定容，摇匀，过0.45 μm滤膜，即得。

（三）色谱条件

Phenomenex C$_{18}$色谱柱（250 mm × 4.6 mm，5 μm）；流动相为甲醇-0.1%磷酸（体积比为54∶46）；体积流量为1 ml/min；检测波长为350 nm；柱温为20 ℃；进样量为10 μl。

（四）对照品溶液的配制

精密称定苜蓿素对照品2.6 mg，置于25 ml容量瓶中，用甲醇定容至刻度，摇匀，制得浓度为0.104 mg/ml的对照品溶液，备用。

（五）线性范围考察

精密吸取"对照品溶液的配制"项下苜蓿素对照品溶液0.5 ml、1.0 ml、1.5 ml、2.0 ml、2.5 ml、3.0 ml，分别置于10 ml容量瓶中，用甲醇定容至刻度，摇匀，各进样10 μl测定，按"色谱条件"项下色谱条件分别进样检测，以苜蓿素浓度（X）为横坐标、苜蓿素的峰面积（Y）为纵坐标绘制标准曲线，得到回归方程$Y = 349\,965.3X - 5.9$（$r = 0.999\,9$），结果表明，苜蓿素在浓度0.005 2～0.031 2 mg/ml范围内呈良好的线性关系。

（六）精密度试验

精密吸取苜蓿素对照品溶液10 μl，按"色谱条件"项下的色谱条件检测，重复进样6次。结果显示，苜蓿素峰面积RSD为0.15%，表明仪器精密度良好。

（七）稳定性试验

精密称取新台糖 22 号甘蔗叶粉末 2.00 g，按"供试品溶液的制备"项下方法制备供试品溶液，分别于 0 h，2 h，4 h，6 h，8 h，10 h，12 h，在"色谱条件"项色谱条件下进行检测。结果显示，苜蓿素含量的 RSD 为 1.29%，表明供试品溶液在 12 h 内稳定性良好。

（八）重复性试验

精密称取新台糖 22 号甘蔗叶粉末 6 份，每份 2.00 g，按"供试品溶液的制备"项下方法制备供试品溶液，在"色谱条件"项色谱条件下进行检测。结果显示，苜蓿素含量的 RSD 为 0.68%（$n=6$），表明该方法重复性良好。

（九）加样回收率试验

精密称取苜蓿素对照品 3.90 mg，置于 50 ml 容量瓶中，加甲醇溶解并定容至刻度，摇匀，作为苜蓿素对照品储备液 A。取已知含量（苜蓿素含量为 0.156 0 mg/g）的甘蔗叶粉末约 1 g，精密称定，共 6 份，分别在 6 份供试品中加入 1 ml 苜蓿素对照品储备液 A。按"供试品溶液的制备"项下方法制备供试品溶液，在"色谱条件"项色谱条件下进行检测，计算回收率，结果见表 5-2-2。由表 5-2-2 可知，该方法回收率良好。

表 5-2-2　加样回收率试验结果（$n=6$）

样品编号	称样量/g	样品原含量/mg	加入量/mg	加样后测得量/mg	回收率/%	平均回收率/%	RSD/%
1	1.006 8	0.077 95	0.078 00	0.151 6	97.2		
2	1.005 6	0.078 00	0.078 00	0.153 1	98.1		
3	1.005 5	0.077 90	0.078 00	0.158 8	101.8	99.0	1.99
4	1.005 9	0.077 95	0.078 00	0.152 1	97.5		
5	1.005 3	0.077 85	0.078 00	0.152 9	98.1		
6	1.007 2	0.077 82	0.078 00	0.157 6	101.1		

（十）样品含量的测定

按"供试品溶液的制备"项下方法制备供试品溶液，在"色谱条件"项色谱条件下进行检测，结果见表 5-2-3 和图 5-2-3。

表 5-2-3　不同栽培品种甘蔗叶中苜蓿素的含量（$n=3$）

品种	含量/（mg/g）			平均值/（mg/g）	相对平均偏差/%
	1	2	3		
新台糖 22 号	0.154 7	0.159 8	0.152 9	0.152 5	1.45

续表

品种	含量/（mg/g）			平均值/（mg/g）	相对平均偏差/%
	1	2	3		
桂糖 26 号	0.081 53	0.080 25	0.079 60	0.080 46	1.22
桂糖 03-2287	0.137 8	0.136 2	0.133 4	0.135 8	1.64
桂 31 B9	0.095 33	0.092 48	0.094 07	0.093 96	1.52
桂糖 02-1156	0.085 21	0.086 21	0.084 51	0.085 31	1.00
桂糖 02-901	0.107 4	0.098 71	0.119 6	0.108 6	1.05
云蔗 16 号	0.133 1	0.128 5	0.132 2	0.131 3	1.86
赣蔗 18 号	0.097 25	0.098 41	0.100 3	0.098 65	1.56
福农 15 号	0.112 2	0.116 2	0.115 4	0.114 6	1.85

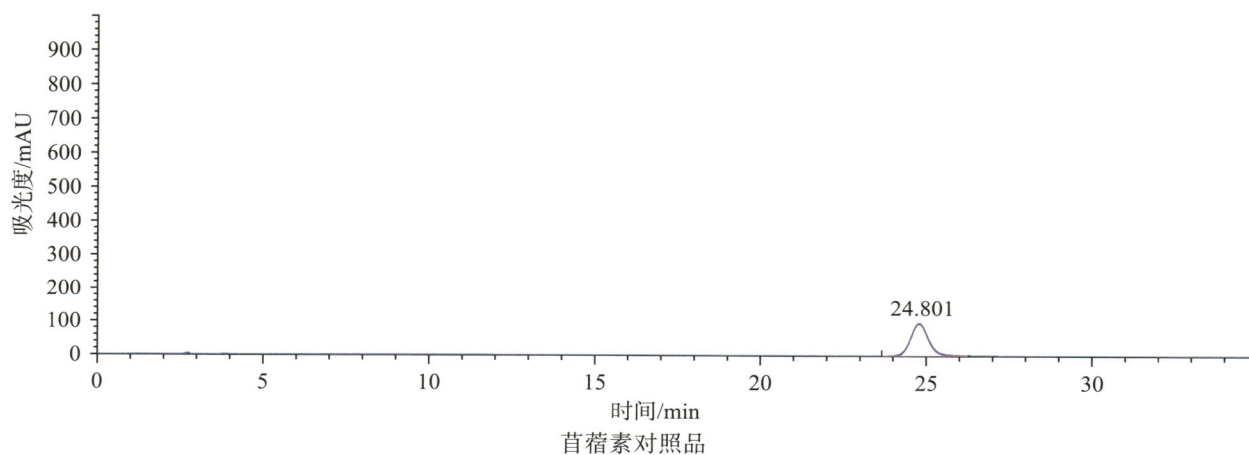

苜蓿素对照品

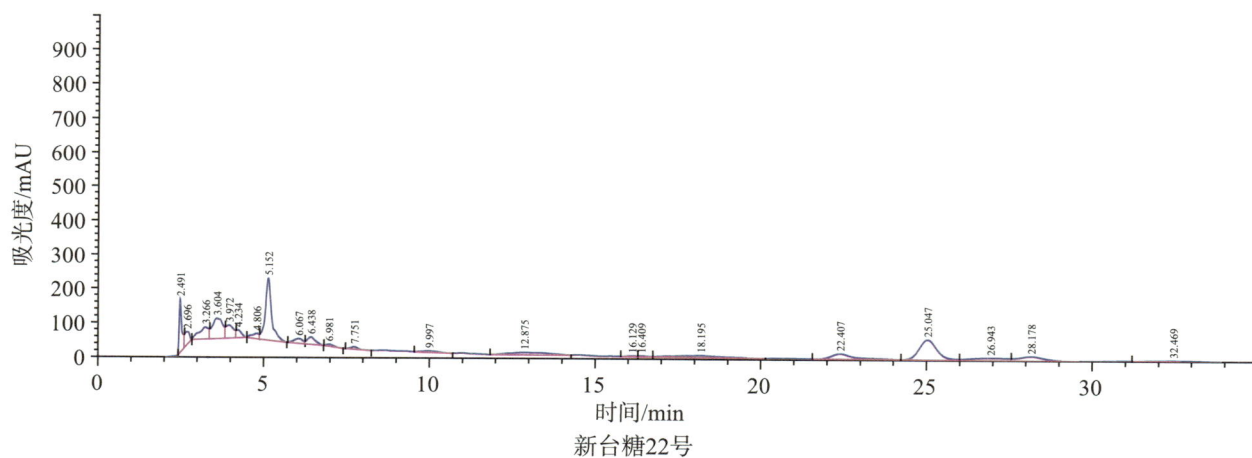

新台糖22号

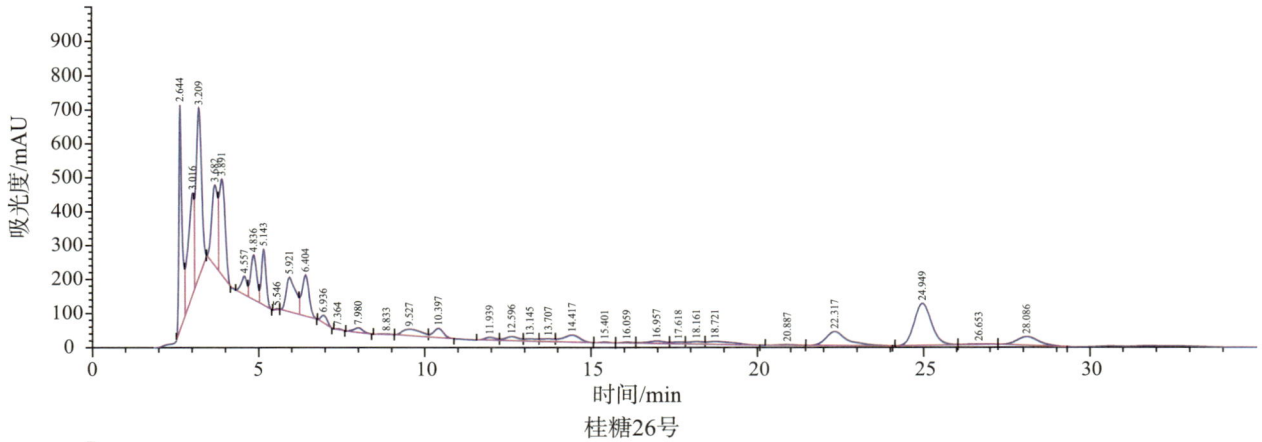

桂糖26号

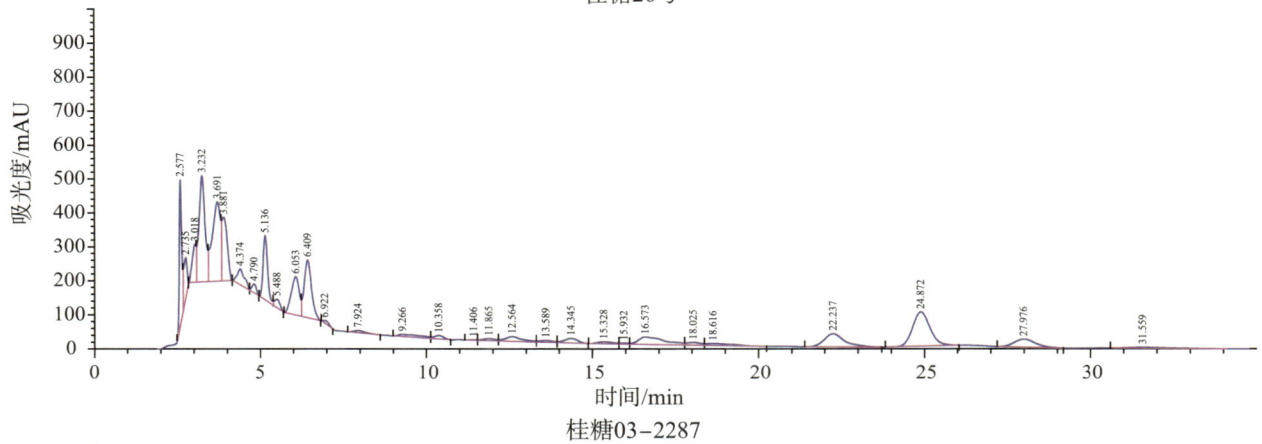

桂糖03-2287

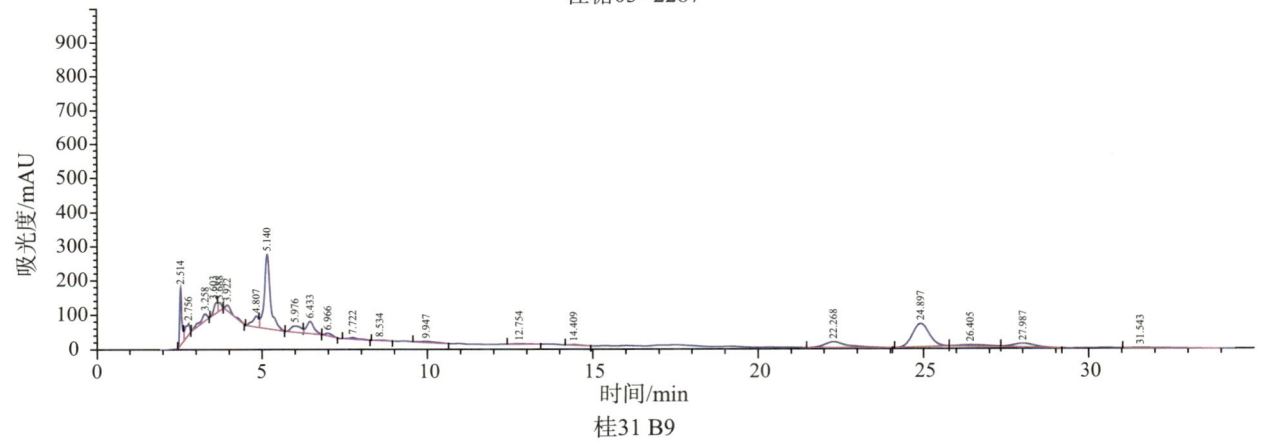

桂31 B9

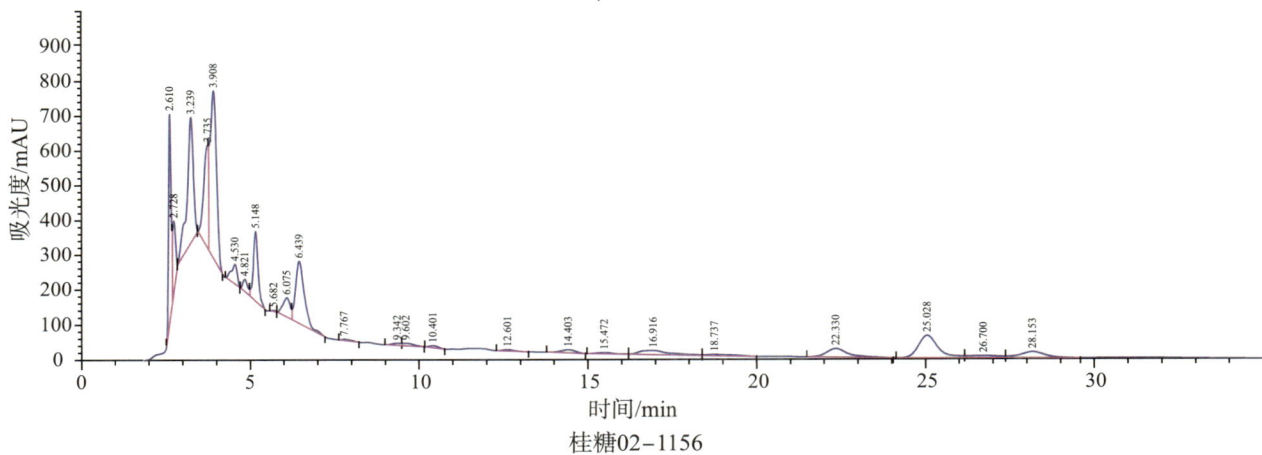

桂糖02-1156

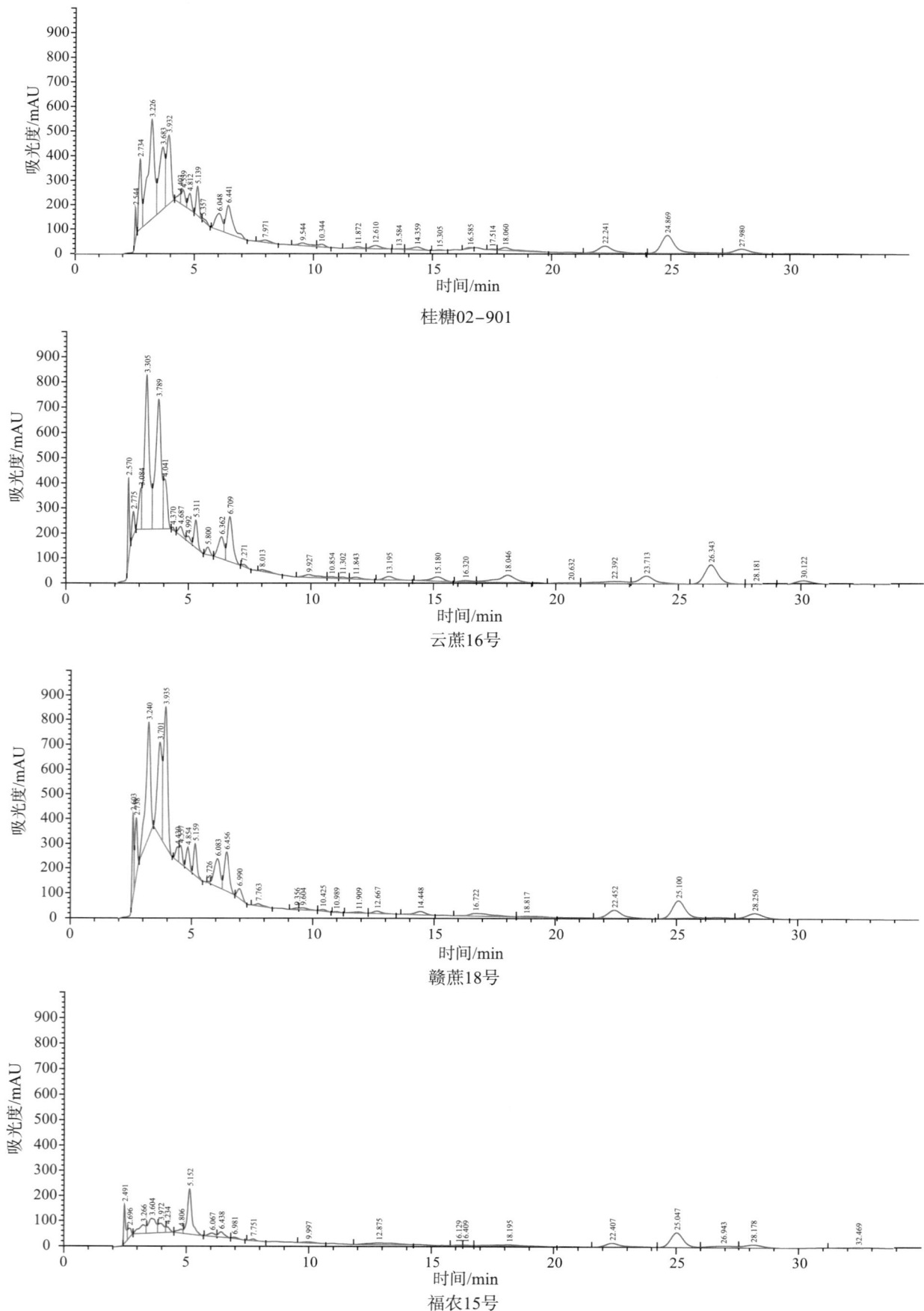

桂糖02-901

云蔗16号

赣蔗18号

福农15号

图 5-2-3　不同栽培品种甘蔗叶的 HPLC 图谱

第三节　木薯叶的质量分析研究

　　木薯又叫树薯、木番薯，地下部结薯，属于大戟科木薯属植物[29]。木薯是我国主要的热带作物之一，在广西各地区都有栽培。人们种植木薯主要是为了获取其块根部分，而其大量的茎杆和叶等农副产品并没有得到充分的利用。据研究发现，在秘鲁与巴西一带的亚马逊热带雨林中，印第安人千百年来均有食用木薯叶的习惯，很少有人患癌症、糖尿病、高血压等疾病[30]，其抗病能力明显高于其他地区的人群。由此可见，除其块根部分外，木薯叶等其他部分亦可能含有有效药用成分。木薯叶中有黄酮类化合物存在[31-32]，但至今未见其化学成分含量测定的文献报道。

　　本研究采用高效液相色谱法（HPLC）测定木薯叶提取物中芦丁的含量，为进一步开发利用木薯叶提供参考。

（一）色谱条件与系统适用性试验

　　色谱柱为 Agilent ZORBAX Eclipse XDB C$_{18}$（150 mm × 4.6 mm，5 μm）；流动相为甲醇–0.1% 磷酸（12∶88）；流速为 1 ml/min；检测波长为 354 nm；柱温为 30 ℃；进样量为 10 μl。理论塔板数按芦丁峰计算应不低于 4 000。在此色谱条件下，样品分离良好。色谱图见图 5-3-1。

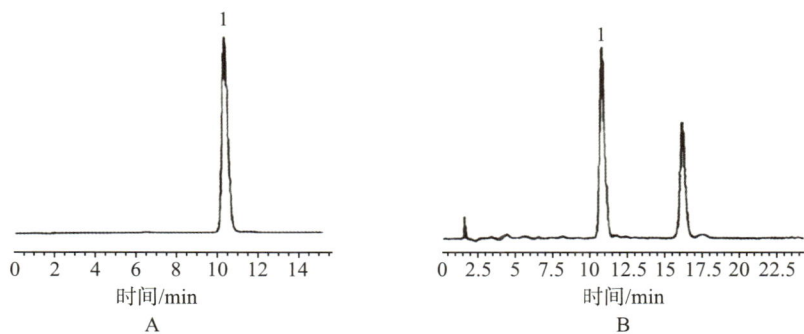

1. 芦丁。

图 5-3-1　木薯叶对照品（A）和供试品（B）的 HPLC 图

（二）对照品贮备液的制备

　　精密称取经五氧化二磷减压干燥 24 h 的芦丁对照品适量，加乙醇制成每 1 ml 含芦丁 0.6 mg 的溶液，即得。

（三）供试品溶液的制备

　　取木薯叶粗粉 0.3 g，精密称定，精密加入 60% 乙醇 50 ml，浸泡后超声 45 min，放冷，以 60% 乙醇补重，滤过，取续滤液 1 ml，置于微型离心管中，以 10 000 r/min 离心 10 min，取上清液，即得。

（四）线性关系考察

取上述芦丁对照品贮备液适量，以乙醇稀释成浓度分别为 0.006 mg/ml、0.018 mg/ml、0.030 mg/ml、0.042 mg/ml、0.054 mg/ml、0.060 mg/ml 的溶液，按上述色谱条件分别精密吸取 10 μl 进样测定。以峰面积积分值（Y）为纵坐标、对照品溶液的浓度（X）为横坐标，进行线性回归，回归方程为 $Y=22\,143X+0.358\,9$（$r=0.999\,9$）。结果表明，芦丁检测浓度在 0.006～0.060 mg/ml 范围内与峰面积积分值呈良好的线性关系。

（五）精密度试验

精密吸取对照品贮备液 10 μl，按上述色谱条件连续进样 5 次，测定芦丁的峰面积。$RSD=0.5\%$（$n=5$），这表明仪器精密度良好。

（六）重复性试验

取同一批样品适量，共 6 份，分别按"供试品溶液的制备"项下方法制备供试品溶液，按上述色谱条件进行测定。芦丁的平均含量为 9.60 mg/g，$RSD=2.0\%$（$n=6$），这表明该法重复性良好。

（七）稳定性试验

分别取室温放置 0 h、1 h、2 h、4 h、6 h、8 h 的供试品溶液适量，按上述色谱条件测定芦丁的峰面积。$RSD=1.9\%$（$n=6$），这表明供试品溶液在 8 h 内稳定。

（八）加样回收率试验

精密称取已知含量的样品 0.15 g，共 6 份，分别精密加入芦丁对照品贮备液 1.3 ml，按"供试品溶液的制备"项下方法制备供试品溶液，按样品测定方法测定，计算含量和平均回收率。结果见表 5-3-1。

表 5-3-1　加样回收率试验结果（$n=6$）

序号	称样量/g	样品含量/mg	加入量/mg	测得量/mg	回收率/%	平均回收率/%	RSD/%
1	0.151 1	0.802 5	0.780 0	1.602	102.50		
2	0.150 6	0.799 8	0.780 0	1.614	104.38		
3	0.151 0	0.801 9	0.780 0	1.572	98.73	100.72	2.3
4	0.150 8	0.800 8	0.780 0	1.587	100.79		
5	0.151 3	0.803 5	0.780 0	1.563	97.37		
6	0.150 0	0.796 6	0.780 0	1.581	100.56		

精密称取 3 批次共 9 份木薯叶样品粉末各 0.3 g，分别按"供试品溶液的制备"项下方法制备供试品溶液。分别精密吸取供试品溶液 10 μl，注入液相色谱仪，按上述方法测定样品含量。3 批样品中芦丁的含量分别为 9.71 mg/g、9.60 mg/g、8.64 mg/g（$n=3$），平均含量为 9.32 mg/g。

第四节　番茄叶的质量分析研究

番茄叶是茄科茄属的多年生草本植物番茄的叶。番茄叶散发着特殊气味，这些气味来自一些特殊的天然产物，早在 20 世纪 70—80 年代，国外就开始研究其气味的组成[33-34]。从番茄叶中分离出的挥发性成分多为含氮化合物和酯类化合物，具有特殊气味，有较强的水溶性[35]。此外，有关学者还发现番茄叶中含有多种抑菌活性成分，这些活性物质既有强极性的，又有非极性和弱极性的，可用于多种溶剂的提取[36-37]。

本研究采用紫外-可见分光光度法测定了番茄叶中总黄酮的含量，精密度、稳定性和重复性良好，加样回收率合格，为番茄叶中总黄酮的含量测定提供了一种简便可行的方法，为番茄叶的质量控制提供了评价手段。

一、标准曲线的绘制

精确称取干燥芦丁对照品 15.20 mg，置于 25 ml 容量瓶中，加 100% 甲醇溶解，定容，得标准储备液（含无水芦丁 0.608 0 mg/ml）。精确移取芦丁对照液 2.0 ml，置于 25 ml 容量瓶中，加蒸馏水至 6 ml，加入 5% 亚硝酸钠溶液 1.00 ml，摇匀，静置 6 min；再加 10% 硝酸铝溶液 1.00 ml，摇匀，静置 6 min；再加 4% 氢氧化钠溶液 10.00 ml，加蒸馏水稀释至刻度，摇匀，静置 15 min，以空白调零，从 400～800 nm 进行全波长扫描，测得 510 nm 处有最大吸收，因此以 510 nm 为测定波长，结果见图 5-4-1。

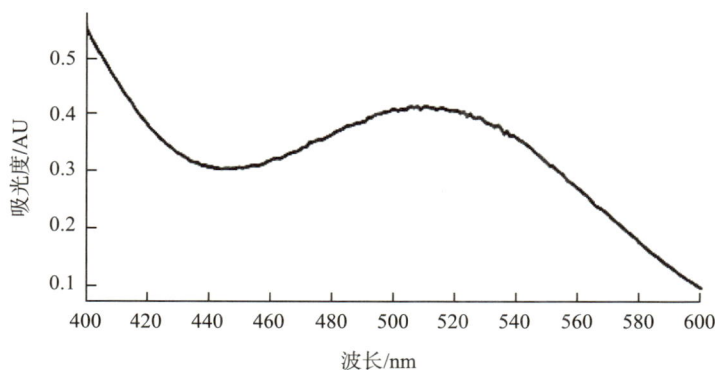

图 5-4-1　芦丁标准品吸收曲线

准确量取芦丁储备液 1.0 ml、1.5 ml、2.0 ml、2.5 ml、3.0 ml 于 25 ml 容量瓶中，测定溶液吸光度，以吸光度为纵坐标、溶液浓度为横坐标绘制标准曲线，并根据标准曲线求出总黄酮浓度-吸光度标准曲线，得出总黄酮浓度-吸光度回归方程：$A = 11.289C - 0.095\,11$，相关系数 $r = 0.999\,7$。由标准曲线可知，在 $0.024\,03 \sim 0.072\,96$ mg/ml 范围内线性关系良好。

二、总黄酮含量的测定

（一）精密度试验

精确称取番茄叶甲醇提取物样品 6 份，按"标准曲线的绘制"项下方法操作，于 510 nm 波长处测定其吸光度值，算得 RSD 为 0.085%（$n = 6$），说明精密度较高。

（二）稳定性试验

将同一份番茄叶甲醇提取物样品液，按"标准曲线的绘制"项下方法操作，分别于 0 min、10 min、20 min、30 min、40 min、50 min、60 min 测定其吸光度值，算得 RSD 为 0.74%，表明供试液中的黄酮在测定的 60 min 内可保持稳定。

（三）重复性试验

将同一待测番茄叶提取液按"标准曲线的绘制"项下方法进行操作，平行测定 6 次，算得 RSD 为 1.5%。

（四）加样回收率的测定

准确称取 3 份番茄叶甲醇提取物样品，每份 0.20 g。分别加入一定量的芦丁标准品，按"标准曲线的绘制"项下方法操作，在 510 nm 波长处测定其吸光度，得出总黄酮含量。加样回收率结果见表5-4-1。

表 5-4-1　加样回收率试验结果（$n = 6$）

样品号	样品中总黄酮含量/mg	芦丁加入量/mg	测定量/mg	回收率/%	RSD/%
1	7.773	7.775	15.51	99.51	
2	7.769	7.775	15.58	100.46	
3	7.780	7.775	15.53	99.68	0.38
4	7.778	7.775	15.52	99.58	
5	7.777	7.775	15.56	100.10	
6	7.782	7.775	15.57	100.17	

（五）不同批号番茄叶总黄酮的含量测定

准确称取 3 批样品 6 份，每份 0.4 g，按"标准曲线的绘制"项下方法操作，测定溶液吸光度，将吸光度代入回归方程计算得到总黄酮的浓度，并计算其含量。番茄叶提取物中总黄酮的含量见表5-4-2。

表5-4-2　样品中总黄酮含量（$n=6$）

批号	总黄酮含量/（mg/g）	RSD/%
20090312	38.77	1.5
20090406	39.40	1.8
20090411	34.02	2.0

第五节　木菠萝叶的质量分析研究

木菠萝 *Artocarpus heterophyllus* Lam 为桑科波罗蜜属植物，又称木波罗、菠萝蜜、树菠萝、蜜冬瓜、牛肚子果等。该植物引入我国已有 1 000 多年的历史，目前在广西、广东、海南、云南和福建等南方地区均有栽培。据《本草纲目》记载：菠萝蜜生交趾、南番诸国。内肉层叠如橘囊，食之味至甜美如蜜，瓤，甘香微酸，止渴解烦，醒酒益气，令人悦泽，核中仁，补中益气，令人不饥轻健。木菠萝的果肉、果皮、种子和树叶都可入药[38]，其中木菠萝叶具有降血糖功效[39-40]，含有黄酮类化合物，但相关研究大多集中在查耳酮等脂溶性黄酮苷元，鲜有对水溶性黄酮苷类化合物的报道[41-43]。前期课题组研究发现，木菠萝叶极性部位具有良好的降血脂作用，而且主要含有多糖和水溶性黄酮苷类化合物。

本研究采用 HPLC 法测定木菠萝叶中主要水溶性黄酮苷类化合物牡荆素木糖苷的含量，为充分开发和利用其药用价值奠定基础。

一、药材前处理

将不同月份采集的木菠萝叶（每份样品都包括随机采集的嫩叶、成熟叶和黄色落叶）自然晒干，粉碎后过 80 目筛，得到 12 批木菠萝叶粉末，置于干燥器中备用。取同一月份（1月）采集的木菠萝嫩叶、成熟叶、黄色落叶，自然晒干，粉碎后过 80 目筛，得到 3 批成熟度不同的木菠萝叶粉末，置于干燥器中备用。

将木菠萝茎枝和果实中的种子、果皮切片后置于鼓风干燥机中，于 50 ℃下烘干，粉碎后过 80 目筛，得到茎枝、果皮和种子的粉末。然后，将果肉用剪刀剪成细小颗粒，置于鼓风干燥机中，于 50 ℃下烘干，得到果肉的细颗粒物。上述样品均置于干燥器中备用。

二、供试品溶液的制备

精密称取不同月份、成熟度的木菠萝叶粉末，木菠萝茎枝、果皮和种子粉末，木菠萝果肉细颗粒物各 2.00 g，置于 50 ml 具塞锥形瓶中，精密加入 30% 甲醇溶液 20 ml，称定质量，浸泡 30 min，室温下超声（功率 250 W、频率 50 kHz）40 min 后取出，放冷，用 30% 甲醇溶液补足减失质量，过滤，续滤液离心 10 min（13 000 r/min），取上清液，即得。

三、色谱条件

Thermo C_{18} 色谱柱（250 mm × 4.6 mm，5 μm），流动相为乙腈-0.1% 磷酸（19∶81），检测波长为 338 nm，体积流量为 1 ml/min，柱温为 30 ℃，进样量为 20 μl。

四、对照品溶液的配制

精密称取牡荆素木糖苷对照品 10.754 6 mg，置于 2 ml 容量瓶中，用 30% 甲醇溶液定容，配制成 5.377 3 mg/ml 的对照品母液，即得。

五、线性关系

精密量取 "对照品溶液的配制" 项下牡荆素木糖苷对照品母液 1 ml，置于 10 ml 容量瓶中，用 30% 甲醇溶液定容，配制成 0.537 7 mg/ml 的对照品溶液。精密吸取 1 μl、3 μl、6 μl、9 μl、12 μl、15 μl、20 μl 对照品溶液，在 "色谱条件" 项色谱条件下分别进样检测，以牡荆素木糖苷的峰面积为纵坐标（Y）、进样量为横坐标（X）绘制标准曲线，得到回归方程 $Y = 857.96X - 14.405$（$r = 0.999 4$），表明牡荆素木糖苷在 0.537 7 ~ 10.754 μg 范围内线性关系良好。

六、精密度试验

精密吸取牡荆素木糖苷对照品溶液（0.166 4 mg/ml）20 μl，在 "色谱条件" 项色谱条件下检测，重复进样 6 次。结果：牡荆素木糖苷峰面积 RSD 为 0.37%，表明仪器精密度良好。

七、检测限及定量限

精密吸取 0.166 4 mg/ml 对照品溶液 1 ml，稀释成相应的倍数，在 "色谱条件" 项色谱条件下检测。结果：对照品峰与仪器噪声峰的峰高之比约为 10∶1 时，定量限为 0.004 2 μg；对照品峰与仪器噪声峰的峰高之比约为 3∶1 时，检测限为 0.001 4 μg。

八、稳定性试验

精密称取 1 月份木菠萝叶粉末 2.00 g，按 "供试品溶液的制备" 项下方法制备供试品溶液，分别于 0 h、4 h、8 h、12 h、16 h、24 h 在 "色谱条件" 项色谱条件下检测。结果：牡荆素木糖苷峰面积 RSD 为 0.82%，表明供试品溶液在 24 h 内稳定。

九、重复性试验

精密称取 4 月份木菠萝叶粉末 6 份，每份 2.00 g，按"供试品溶液的制备"项下方法制备供试品溶液，在"色谱条件"项色谱条件下检测。结果：牡荆素木糖苷峰面积 *RSD* 为 1.99%，表明该方法重复性良好。

十、加样回收率试验

精密称取已知含有量的 4 月份木菠萝叶粉末 6 份，每份 1.00 g，分别置于 50 ml 具塞锥形瓶中。另取牡荆素木糖苷对照品适量，采用 30% 甲醇制成 0.607 6 mg/ml 对照品溶液。每份样品分别精密加入上述对照品溶液 1 ml 和 30% 甲醇溶液 19 ml，按"供试品溶液的制备"项下方法制备供试品溶液。在"色谱条件"项色谱条件下检测，计算回收率。结果表明，该方法的回收率良好。

十一、样品含有量的测定

按"供试品溶液的制备"项下方法制备供试品溶液，在"色谱条件"项色谱条件下检测，结果见表 5-5-1 和图 5-5-1。

表 5-5-1　不同样品中牡荆素木糖苷的含有量（*n*=2）

样品	含有量/（mg/g）	样品	含有量/（mg/g）
1 月	1.127 4	11 月	3.377 3
2 月	0.706 6	12 月	3.591 2
3 月	0.847 3	嫩叶（1 月）	0.324 5
4 月	0.605 5	成熟叶（1 月）	1.743 1
5 月	1.665 2	黄色落叶（1 月）	4.034 5
6 月	1.743 2	种子	—
7 月	1.612 9	果皮	—
8 月	1.930 7	果肉	—
9 月	2.212 9	茎枝	—
10 月	2.513 4	—	—

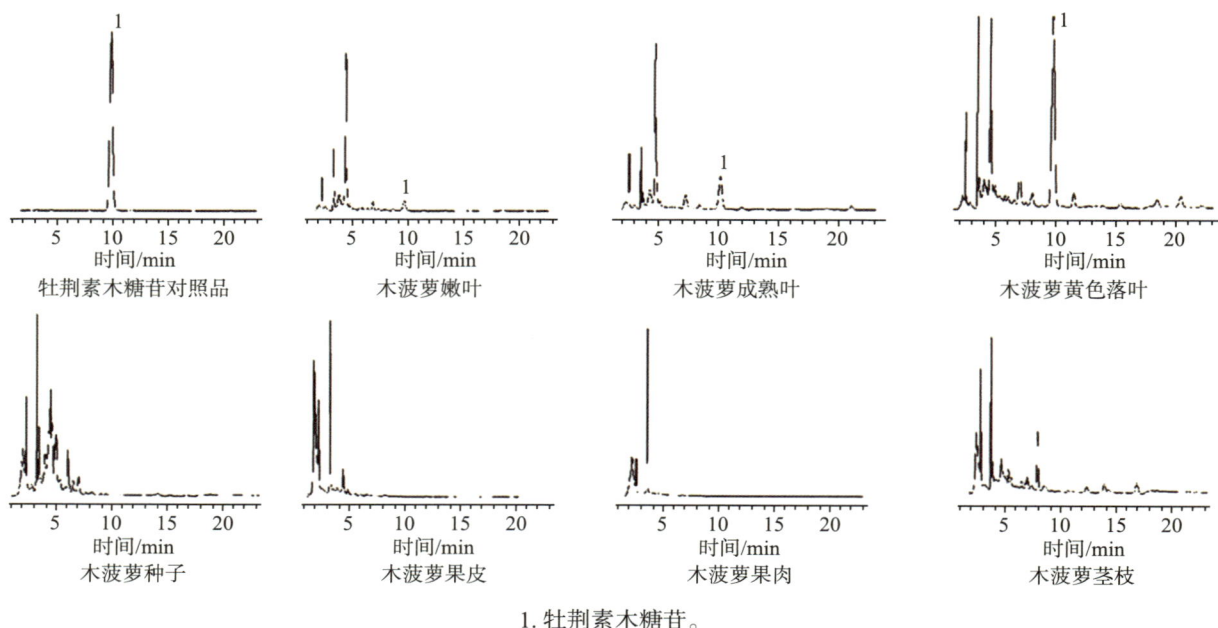

1. 牡荆素木糖苷。

图 5-5-1　牡荆素木糖苷对照品和样品的 HPLC 图

第六节　柿叶及其制剂的质量分析研究

　　柿叶为柿科植物柿 *Diospyros kaki* Thunb. 的干燥叶，味苦、酸、涩，性凉，无毒，能清肺止咳，凉血止血，活血化瘀，降血压。用于咳喘，肺气胀，各种内出血，高血压，脑动脉硬化症，冠心病等[6]。文献研究表明，柿叶中主要含有黄酮类、三萜类、有机酸、香豆素类、植物甾醇类、鞣质、酚类等化合物[44]。齐墩果酸和熊果酸是两种五环三萜皂苷类化合物，互为同分异构体。齐墩果酸具有消炎、增强免疫力、抑制血小板聚集、降血糖等多方面的临床药理作用，是治疗急性黄疸性肝炎和慢性病毒性肝炎较理想的药物，且毒性低，不良反应少；熊果酸具有多种生物活性，有强心、降血脂、降血糖、抗癌等药理作用，尤其在抗肿瘤、抗氧化、抗炎保肝、降血脂方面的作用显著[45]。

　　为更好地利用柿叶这一资源和为评价其质量提供科学依据，采用性状鉴别法、显微鉴别法、化学鉴别法、紫外-可见分光光度法（UV-Vis）、薄层色谱法对柿叶进行鉴别研究，采用 HPLC 法和薄层扫描法测定柿叶中齐墩果酸和熊果酸的含量，采用 HPLC 法研究广西产柿叶药材的指纹图谱。柿叶加适当辅料制成的柿叶袋泡剂，为一种新型的降血压，治疗脑动脉硬化症、冠心病的制剂，采用显微和理化方法对其进行定性鉴别，并测定其齐墩果酸的含量。

一、柿叶鉴别的实验研究

　　本研究采用性状鉴别法、显微鉴别法、化学鉴别法、紫外-可见分光光度法、薄层色谱法对柿叶进行鉴别研究，结果表明，这些方法可为今后制定柿叶质量标准提供科学依据。

（一）药材性状

叶片多皱缩或破碎。完整叶片展平后呈卵状椭圆形、宽卵形或近圆形，长 10 ~ 15 cm，宽 6 ~ 10 cm，先端渐尖或钝，基部楔形至圆形，全缘；上表面灰绿色或黄棕色，较光滑；下表面颜色稍浅，中脉及侧脉上面凹下或平坦，下面凸起，侧脉每边 5 ~ 7，向上斜生，近叶缘处网结，脉上有微毛；叶柄长 8 ~ 20 mm，质脆。气微，味微苦、涩。

（二）显微特征

1. 叶横切面

上表皮细胞呈长方形；下表皮细胞较少，非腺毛、腺毛较多，气孔可见。栅栏组织为 1 列细胞。主脉维管束外韧型，弯月状，木质部导管常 4 ~ 7 个排列成行，韧皮部较小；主脉上、下表皮内侧有若干列厚角细胞。主脉及叶肉中散有黏液细胞及草酸钙方晶（图 5-6-1）。

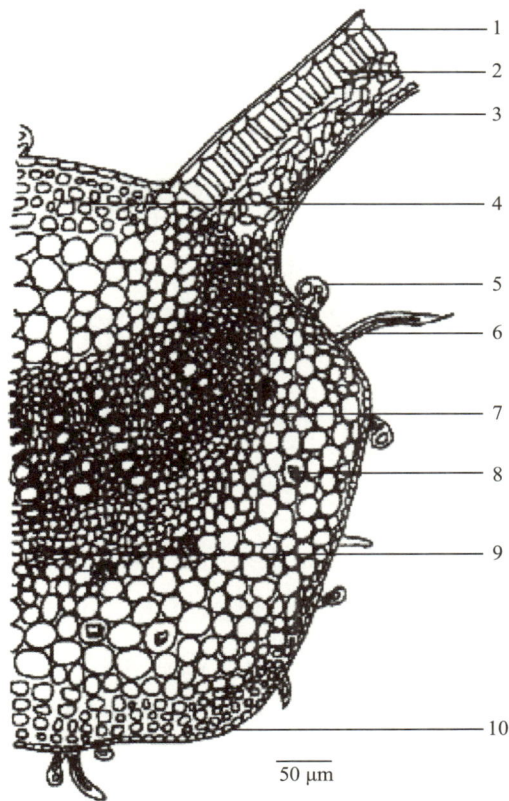

1. 上表皮；2. 栅栏组织；3. 海绵组织；4. 厚角组织；5. 腺毛；6. 非腺毛；

7. 木质部；8. 草酸钙方晶；9. 韧皮部；10. 下表皮。

图 5-6-1 柿叶主脉横切面组织

2. 叶粉末

上表皮细胞多角形，垂周壁较平直，气孔少见；下表皮细胞较小，垂周壁多稍弯曲，气孔较密集。非腺毛、腺毛较多。表皮细胞内常存在棕黄色块状物，有时脱离出来。草酸钙方晶较多。导管多为网纹导管、螺纹导管（图 5-6-2）。

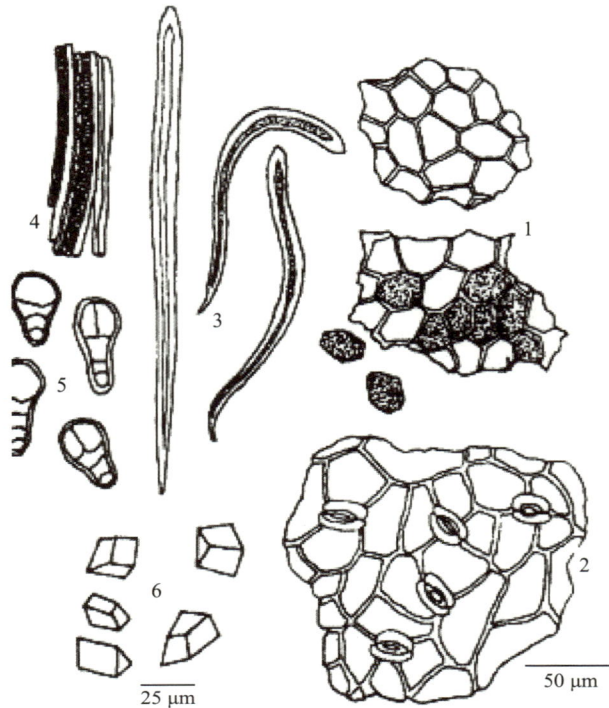

1. 上表皮细胞，示有的细胞内含棕黄色物；2. 下表皮细胞；3. 非腺毛；4. 导管；5. 腺毛；6. 草酸钙方晶。

图 5-6-2　柿叶粉末显微特征

（三）理化鉴别

1. 化学定性鉴别

取本品粉末约 0.5 g，置试管中，加水 10 ml 振摇约 10 min，静置，过滤，取滤液 5 ml，加入硝酸银试液数滴，出现混浊，放置后有大量沉淀产生（检验维生素 C）。

取本品粉末约 0.5 g，加 60% 乙醇 10 ml，水浴加热 10 min，过滤，取滤液 5 ml，加入少量镁粉与盐酸 0.5 ml，加热片刻，滤液由黄绿色变为红色（检验黄酮类成分）。

2. UV-Vis 鉴别

取本品粉末适量，分别用 95% 乙醇、氯仿浸泡过夜，过滤，取滤液在 200～800 nm 波长范围内进行光谱扫描。结果：乙醇液在 218 nm、370 nm、412 nm、664 nm 波长处有吸收峰，氯仿液在 248 nm、415 nm、458 nm、668 nm 波长处有吸收峰（图 5-6-3）。

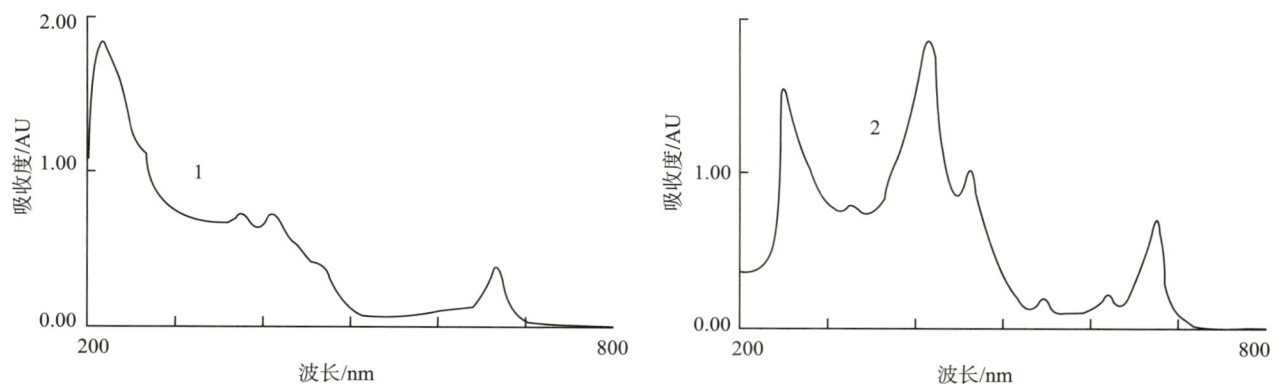

1. 95%乙醇提取液；2. 氯仿提取液。

图 5-6-3　柿叶光谱图

3. TLC 鉴别

（1）柿叶中齐墩果酸的 TLC 鉴别

供试品溶液的制备：取本品粉末适量（约 5 g），过 80 目筛，以 95% 乙醇 50 ml 回流提取 3 h，过滤，滤液加盐酸 5 ml，水浴回流水解 1 h，滤过，滤液用石油醚萃取 3 次（每次用 5 ml），合并萃取液，挥干石油醚，残渣用无水乙醇 5 ml 溶解。

对照品溶液的制备：取对照品齐墩果酸加氯仿制成 0.5 mg /ml 的对照品溶液。

分别取上述供试品溶液、对照品溶液适量，点于同一块硅胶 G-0.7% CMC-Na（1∶3）薄层板上，以苯-乙酸乙酯（3∶1）为展开剂，展开，展距 12 cm，晾干后喷以 10% 硫酸乙醇液，于 90 ℃烘 10 min，在可见光下观察，两者在相同位置上均显红色斑点；在紫外光下（254 nm 或 365 nm 均可），两者在相同位置上均显黄色荧光斑点（图 5-6-4）。

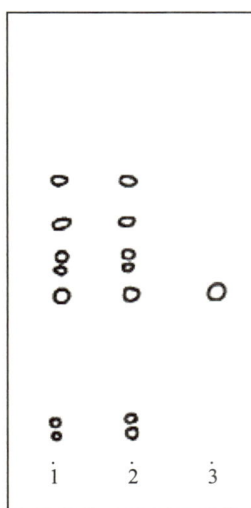

1~2. 柿叶供试品溶液；3. 齐墩果酸对照品溶液。

图 5-6-4　柿叶 TLC 图谱

（2）柿叶中熊果酸的 TLC 鉴别

供试品溶液的制备：取粉碎后干燥柿叶约 2 g，置索氏提取器内，以无水乙醇回流至提取液呈无色，将提取液浓缩后转移至 10 ml 容量瓶中，并用无水乙醇稀释至刻度，摇匀，即得。

对照品溶液的制备：精密称取熊果酸对照品 10.60 mg，置 10 ml 容量瓶中，加无水乙醇至刻度，摇匀，制成浓度为 1.060 mg/ml 的对照品溶液。

取上述供试品溶液及对照品溶液，用毛细管点约 20 μl 于同一硅胶 G 薄层板上，用展开剂环己烷-丙酮-乙酸乙酯（4∶2∶1）展开，晾干后喷 10% 硫酸乙醇溶液显色，置 110 ℃烘箱内烘约 8 min，在可见光下观察，供试品溶液和对照品溶液在相同位置上均显紫红色斑点，阴性对照液无相应斑点。结果见图 5-6-5。

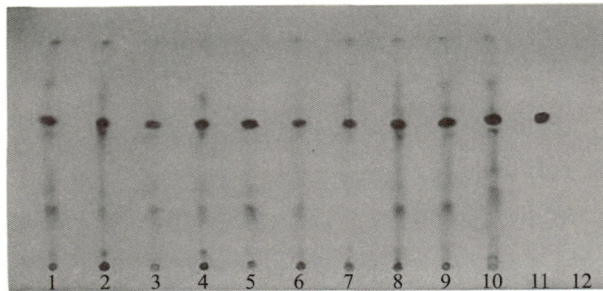

1. 隆林1号；2. 隆林2号；3. 博白3号；4. 柳州4号；5. 柳州5号；6. 平南6号；7. 平南7号；8. 融安8号；

9. 融安9号；10. 梧州10号；11. 熊果酸对照品；12. 阴性对照品。

图 5-6-5　广西产柿叶 TLC 图谱

二、HPLC 法测定柿叶中齐墩果酸和熊果酸的含量

本研究采用 HPLC 法同时测定柿叶中齐墩果酸和熊果酸的含量。

（一）色谱条件

色谱柱：Thermo C_{18} 柱（4.6 mm × 250 mm，5 μm）。

流动相：甲醇-0.2% 醋酸铵水溶液（80∶20）；检测波长：204 nm；流速：0.8 ml/min；柱温：25 ℃。

理论塔板数：以齐墩果酸计不低于 5 000。齐墩果酸保留时间约为 29 min，熊果酸保留时间约为 30 min，分离度大于 1.5。

（二）对照品溶液的制备

精密称取齐墩果酸与熊果酸对照品，配制成浓度为 0.230 mg/ml 和 0.434 mg/ml 的混合对照品母溶液。

（三）供试品溶液的制备

采用正交试验所得的最佳方法进行提取，精密称取药材粗粉 1 g，精密加入 95% 乙醇 50 ml，称定质量，浸泡 1 h，超声处理 1 h，放冷，用 95% 乙醇补足减失的质量，摇匀，滤过，取续滤液于离心管，

以 12 000 r/min 离心 10 min，取上清液备用。

（四）方法学考察

1. 线性关系的考察

分别量取对照品母溶液 1 ml、2 ml、4 ml、6 ml、8 ml、10 ml，置于 10 ml 容量瓶中，加甲醇稀释至刻度，摇匀备用。在上述色谱条件下分别进样 10 μl，以浓度（μg）为横坐标、峰面积 A 为纵坐标绘制标准曲线，计算回归方程。齐墩果酸的回归方程为 $Y = 561.2X - 17.01$，$r = 0.999\ 6$，结果表明，齐墩果酸对照品进样量在 0.230～2.30 μg 范围内与峰面积值呈良好的线性关系；熊果酸的回归方程为 $Y = 535.2X - 5.399$，$r = 0.999\ 9$，结果表明，熊果酸对照品进样量在 0.430～4.30 μg 范围内与峰面积值呈良好的线性关系。

2. 精密度试验

取供试品溶液 10 μl，连续进样 6 次，分别测定其峰面积，齐墩果酸 RSD 为 2.5%（$n=6$），熊果酸 RSD 为 1.7%（$n=6$），结果表明，仪器精密度符合测定要求。

3. 稳定性试验

取产地为梧州的供试品溶液，分别在 0 h、4 h、8 h、12 h、16 h、24 h 进样 10 μl，测定齐墩果酸和熊果酸峰面积，在 24 h 内齐墩果酸 RSD 为 1.7%（$n=6$），熊果酸 RSD 为 2.1%（$n=6$），结果表明，供试品溶液在 24 h 内稳定。

4. 重复性试验

取 6 份产地为梧州的供试品粉末，每份约 1 g，精密称定，按"供试品溶液的制备"项下方法制备供试品溶液，测定其含量，齐墩果酸平均含量为 3.536 mg/g，RSD 为 2.7%（$n=6$）；熊果酸平均含量为 11.13 mg/g，RSD 为 1.7%（$n=6$），结果表明，该法重复性良好。

5. 加样回收率试验

取 6 份产地为梧州的供试品粉末，每份约 0.5 g，精密称定，分别精密加入混合对照品溶液（齐墩果酸 0.035 02 mg/ml，熊果酸 0.109 6 mg/ml）50 ml，"供试品溶液的制备"项下方法制备供试品溶液，进样 10 μl，计算回收率。齐墩果酸平均回收率为 99.30%，RSD 为 1.8%（$n=6$）；熊果酸平均回收率为 99.68%，RSD 为 2.1%（$n=6$）。结果见表 5-6-1。

表 5-6-1　柿叶中齐墩果酸和熊果酸加样回收率测定结果

组别名	称样量/g	样品原含量/mg	加入量/mg	加样后测得量/mg	回收率/%	平均回收率/%	RSD/%
齐墩果酸	0.503 5	1.780	1.751	3.523	99.52	99.30	1.8
	0.503 1	1.779	1.751	3.518	99.32		
	0.507 3	1.794	1.751	3.525	98.87		
	0.501 1	1.772	1.751	3.536	100.75		
	0.501 6	1.774	1.751	3.545	101.16		
	0.501 8	1.774	1.751	3.459	96.21		

续表

组别名	称样量/g	样品原含量/mg	加入量/mg	加样后测得量/mg	回收率/%	平均回收率/%	RSD/%
熊果酸	0.503 5	5.604	5.480	11.220	102.48	99.68	2.1
	0.503 1	5.600	5.480	11.130	100.92		
	0.507 3	5.646	5.480	11.020	98.06		
	0.501 1	5.577	5.480	11.060	100.05		
	0.501 6	5.583	5.480	10.880	96.66		
	0.501 8	5.585	5.480	11.060	99.91		

（五）样品含量测定

取柿叶粉末约1 g，精密称定，按"供试品溶液的制备"项下方法制备供试品溶液，精密吸取供试品溶液及对照品溶液各10 μl，注入液相色谱仪中，按上述色谱条件进行测定，计算含量，结果见图5-6-6、图5-6-7、表5-6-2。

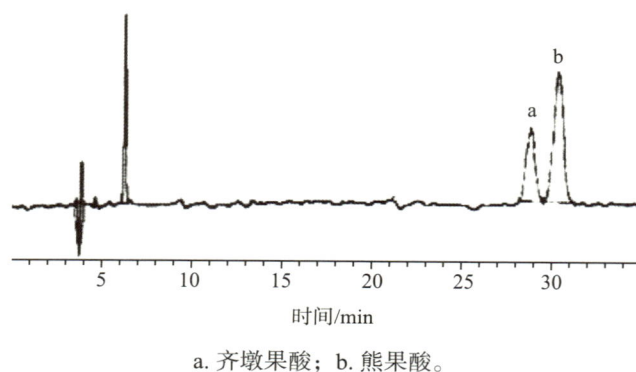

a. 齐墩果酸；b. 熊果酸。

图 5-6-6　齐墩果酸和熊果酸混合对照品溶液 HPLC 图

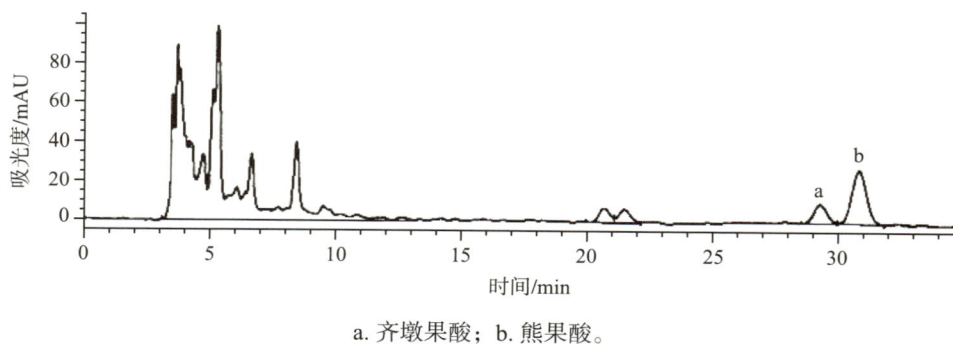

a. 齐墩果酸；b. 熊果酸。

图 5-6-7　柿叶供试品溶液 HPLC 图

表 5-6-2　不同产地柿叶齐墩果酸和熊果酸的含量测定结果（n=3）

产地	齐墩果酸		熊果酸	
	含量/（mg/g）	*RSD*/%	含量/（mg/g）	*RSD*/%
博白	3.67	1.9	11.50	2.2
梧州	3.43	1.8	10.90	1.9
隆林	3.26	2.1	10.00	2.3
平南	3.13	2.1	9.91	2.2
柳州	3.07	2.3	9.84	2.0
融安	3.07	1.6	9.03	2.2

三、薄层扫描法测定柿叶中齐墩果酸和熊果酸的含量

（一）薄层扫描法测定柿叶中齐墩果酸的含量

1. 层析条件

取硅胶 G，按 1∶3 的比例加 0.7%CMC-Na，用电动搅拌器搅匀后，用自动铺板器铺板，规格 10 cm×20 cm×0.5 mm，晾干，110 ℃活化 1 h，置干燥器中备用。展开剂：苯-乙酸乙酯（3∶1）。显色剂：10% 硫酸乙醇液；显色条件：90 ℃烘 10 min。

2. 齐墩果酸对照液的制备

用十万分之一分析天平精密称取齐墩果酸对照品 2.50 mg，置 5 ml 容量瓶中，加氯仿制成 0.50 mg/ml 的对照液。

3. 样品供试液的制备

取柿叶研成粉末，过 80 目筛，60 ℃烘 6 h，精密称取粉末约 8 g，置索氏提取器中，加 95% 乙醇回流提取至无色，提取液浓缩至约 30 ml，用 95% 乙醇定容至 50 ml。再加盐酸 5 ml，回流水解 1 h，定容至 50 ml。滤过，精密量取滤液 5 ml，先后用 5 ml 石油醚萃取 10 次。合并萃取液，挥干石油醚，残渣用无水乙醇溶解，定容至 5 ml，即得供试液。

4. 薄层定性

在同一块薄层板上，分别点对照液和供试液适量，按上述条件展开，展距 12 cm，晾干后喷显色剂，90 ℃烘 10 min。在可见光下观察，供试液与对照液在相同位置上均显紫红色斑点。

5. 薄层扫描条件

对样品对照品 R_f 值相同的特征斑点，在 370～760 nm 波长范围内进行光谱扫描，结果表明，齐墩果酸与样品在 535 nm 波长处有最大吸收，而在 650 nm 波长处吸收较小，故采用 λ_S=535 nm、λ_R=650 nm 的双波长反射法锯齿扫描。

6. 线性关系考察

用定量毛细管分别精密吸取齐墩果酸对照液 2 μl、3 μl、4 μl、5 μl、6 μl 进行点样,按上述条件展开、显色、烘干,扫描测定其峰面积,得回归方程 $Y = 14\,522.6X + 13\,668$,$r = 0.999\,8$。结果表明,齐墩果酸点样量在 $1 \sim 3\,\mu g$ 范围内与斑点峰面积呈良好线性关系。

7. 精密度试验

同一样品斑点连续扫描 5 次,测得峰面积 $RSD = 0.25\%$;同一样品在同一薄层板上的不同位置上点样测定,测得峰面积 $RSD = 0.59\%$($n = 5$);同一样品在不同薄层板上点样,测得峰面积 $RSD \leqslant 2.64\%$。

8. 稳定性试验

取供试液 3 μl,点样,按上述条件进行显色、烘干后,从 10 min 起测定,每隔 30 min 测定一次其峰面积,直至 2 h,结果表明,齐墩果酸在 2 h 内稳定。

9. 样品含量测定

用定量毛细管分别精密吸取样品供试液 3 μl,齐墩果酸对照液 2 μl、3 μl,分别点于同一薄层板上,按上述条件展开、显色、烘干,扫描测定其峰面积,按外标两点法计算,结果见表 5-6-3。

表 5-6-3　柿叶中齐墩果酸含量($n = 5$)

样品批次	含量/%	RSD/%
1	0.436 8	1.26
2	0.451 0	2.22
3	0.405 2	0.98
4	0.428 3	2.64

10. 加样回收率试验

精密吸取齐墩果酸液适量,加入样品中,按"样品含量测定"项下方法操作,结果:平均回收率为 99.1%,RSD 为 1.84%($n = 5$)。

(二)薄层扫描法测定柿叶中熊果酸的含量

1. 层析条件

取硅胶 G,按 1 : 3 的比例加 0.7%CMC-Na,用电动搅拌器搅匀后,用自动铺板器铺板,规格 10 cm × 20 cm × 0.6 mm,晾干后,于烘箱 110 ℃烘 1 h,置干燥器内备用。展开剂为环己烷-丙酮-乙酸乙酯(4 : 2 : 1),显色剂为 5% 硫酸乙醇液。

2. 样品供试液的制备

取柿叶粉碎,过 80 目筛后,60 ℃烘 1 h。精密称定约 2 g,置索氏提取器内,以无水乙醇回流提取至提取液无色(约 6 h)。提取液浓缩后定容于 10 ml 容量瓶中。

3. 熊果酸对照液的制备

用十万分之一分析天平精密称取熊果酸对照品 2.0 mg，置 2 ml 容量瓶中，加无水乙醇制成 1.0 mg/ml 的对照液。

4. 薄层定性

在同一薄层板上分别点对照液和供试液适量，按上述条件展开，展距 12 cm，晾干后喷显色剂，110 ℃烘约 8 min。在可见光下观察，供试液与对照液在 R_f 值相同位置上均显紫红色斑点。

5. 薄层扫描条件

对样品与对照品 R_f 值相同的特征斑点，在 370～760 nn 波长范围内进行薄层扫描，结果表明，两者在 535 nm 波长处有最大吸收，而在 650 nm 波长处吸收较小，故采用从 $\lambda_S = 535$ nm、$\lambda_R = 650$ nm 的双波长反射法锯齿扫描。

6. 线性关系考察

用定量毛细管分别精密吸取熊果酸对照液 1 μl、2 μl、3 μl、4 μl、5 μl 进行点样，按上述条件展开、显色、烘干，扫描测定其峰面积，结果表明，熊果酸在 1～5 μg 范围内，点样量与峰面积线性关系良好。回归方程为 $Y = 32\,203.8 + 21\,448.5X$，$r = 0.999\,9$。

7. 精密度试验

同一样品斑点连续扫描 5 次，测得峰面积 $RSD = 0.31\%$；同一样品在同一薄层板上的不同位置上点样 5 次，测得峰面积 $RSD = 1.11\%$；同一样品在不同薄层板上点样，测得峰面积 $RSD = 2.67\%$。

8. 稳定性试验

取供试液点样、展开、晾干、显色、110 ℃烘干，显色后测定，每隔 0.5 h 测定一次，直至 2.5 h，峰面积基本稳定，$RSD = 2.52\%$（$n = 5$）。

9. 样品含量测定

用定量毛细管分别精密吸取样品供试液 1 μl，对照液 1 μl、2 μl，分别点于同一薄层板上，按上述条件展开、晾干、显色、烘干后，盖上大小相同的干净玻璃板，周围用胶布固定，扫描测定其峰面积，按外标两点法计算，结果见表 5-6-4。

表 5-6-4 柿叶中熊果酸含量（$n = 5$）

产地	样品批次	含量/%	RSD/%
广西兴安	1	0.784	2.65
	2	0.787	1.83
广西南宁郊区	3	0.775	2.49
	4	0.788	2.20

10. 加样回收率试验

精密称取对照品适量，加入已测得含量的样品中，再按"样品含量测定"项下方法操作。结果：平均回收率为 97.52%，*RSD* 为 1.68%（*n*=5）。

四、柿叶的 HPLC 指纹图谱研究

（一）溶液的制备

精密称取适量熊果酸对照品，加 95% 乙醇制成 0.6 mg/ml 的对照品溶液。取约 1 g 柿叶干燥粉末（过 3 号筛），精密称定，置具塞三角瓶中，精密加入 25 ml 95% 乙醇，密封放置过夜，超声提取 30 min，放冷，补足损失的重量。取适量提取液置离心管中，以 1×10^4 r/min 离心 10 min，取上清液作为供试品溶液。

（二）色谱条件

采用 Thermo C$_{18}$ 色谱柱（250 mm×4.6 mm，5 μm）；流动相为乙腈–0.05% 磷酸，梯度洗脱（0 ~ 20 min，23% ~ 48% 乙腈；20 ~ 35 min，48% 乙腈；35 ~ 45 min，48% ~ 62% 乙腈；45 ~ 68 min，62% ~ 90% 乙腈；68 ~ 70 min，90% 乙腈；流速为 0.9 ml/min；检测波长为 210 nm；柱温为 35 ℃；进样量为 20 μl。

（三）系统适用性试验

按"色谱条件"项色谱条件，取熊果酸对照品及供试品溶液分别进样，记录色谱图。比较保留时间和在线 UV 光谱，确定供试品色谱图中峰的归属。熊果酸峰的信号强度适中且与相邻峰分离较好，保留时间约为 61 min，在各个不同来源的柿叶药材样品中均含有此峰且较稳定，故选择熊果酸峰为参照峰。供试品溶液图谱在保留时间 70 min 后无色谱峰出现，故确定洗脱时间为 70 min。

（四）精密度试验

取 6 号供试品（2006 年 8 月采自广西融安），按"溶液的制备"项下方法制备供试品溶液，连续进样 6 次，按"色谱条件"项色谱条件测定，记录指纹图谱，计算得出：柿叶各色谱峰相对保留时间的 *RSD* 为 0.04% ~ 0.14%，各峰相对峰面积的 *RSD* 为 0.28% ~ 2.52%。

（五）重复性试验

取柿叶药材干燥粉末 6 份（6 号药材），每份约 1 g，精密称定，按"溶液的制备"项下方法平行制备 6 份供试品溶液，按"色谱条件"项色谱条件测定，记录色谱图，考察实验方法的重复性。计算得出：6 份柿叶药材中各色谱峰相对保留时间的 *RSD* 为 0.04% ~ 0.12%，各峰相对峰面积的 *RSD* 为 0.76% ~ 2.36%。结果表明，该法重复性良好。

（六）稳定性试验

取 6 号供试品，按"溶液的制备"项下方法制备供试品溶液，并分别在 0 h、4 h、8 h、12 h、16 h、

24 h 时测定指纹图谱。计算得出：柿叶药材各色谱峰相对保留时间的 *RSD* 为 0.03% ~ 0.11%，各峰相对峰面积的 *RSD* 为 1.13% ~ 3.84%。结果表明，供试品溶液在 24 h 内保持稳定。

（七）指纹图谱与共有峰的确定

采用国家药典委员会颁布的"中药色谱指纹图谱相似度评价系统（2004A 版）"计算机软件对指纹图谱的相关参数进行自动匹配，标定药材的共有指纹峰 11 个。为避免人工判峰的盲目性，保证共有峰确定的公正和客观，以平均数法作为生成对照指纹图谱的方法，软件自动匹配图谱，系统依据柿叶药材的共有模式，生成柿叶药材的对照指纹图谱（图 5-6-8）。12 批样品的 HPLC 指纹图谱叠加图见图 5-6-9，计算均值相似度 S1 ~ S12 分别为 0.981、0.987、0.983、0.972、0.984、0.992、0.985、0.988、0.990、0.975、0.978、0.982。

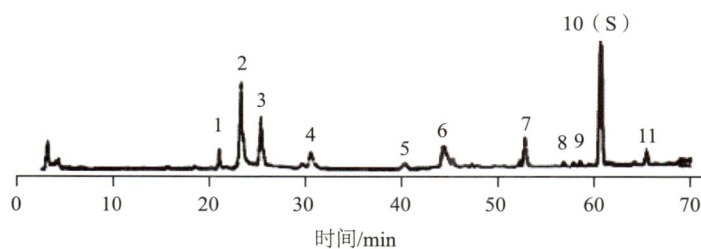

图 5-6-8　共有模式建立对照指纹图谱

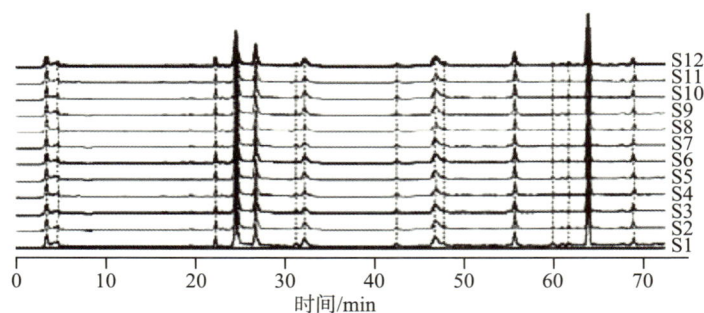

图 5-6-9　12 批次柿叶药材指纹图谱的共有模式图

五、柿叶袋泡剂质量控制的实验研究

（一）显微定性鉴别

取柿叶原药材粉末装片作阳性对照，取柿叶袋泡剂研成细粉，装片置显微镜下观察，确定本品的显微特征：上表皮细胞多角形，垂周壁较平直，下表皮细胞垂周壁多稍弯曲；草酸钙方晶直径 8 ~ 30 μm。

（二）薄层色谱鉴别

柿叶袋泡剂样品液的制备：取柿叶袋泡剂适量，研成粉末，过 80 目筛，称取约 5 g，以 95%

乙醇 50 ml，回流提取 3 h，过滤，滤液用石油醚萃取 3 次（每次 5 ml），合并萃取液，挥干石油醚，残渣用无水乙醇 5 ml 溶解。

柿叶阳性对照液的制备：称取柿叶粉末约 5 g，制法同上。

柿叶阴性对照液的制备：称取无柿叶的袋泡剂粉末约 3 g，制法同上。

齐墩果酸对照液的制备：取齐墩果酸对照品适量，加氯仿制成 0.5 mg/ml 的对照液。

分别取上述 4 种溶液适量，点于同一块硅胶 G-0.7%CMC-Na（1∶3）薄层板上，以苯-乙酸乙酯（3∶1）为展开剂，展开，展距 12 cm，晾干后，喷以 10% 硫酸乙醇液，于 90 ℃烘 10 min，在可见光下观察，样品与阳性对照品、化学对照品在相同的 R_f 值位置均为红色斑点；在紫外光（254 nm 或 365 nm）下为黄色荧光斑点。而阴性对照在此处无斑点。详见图 5-6-10。

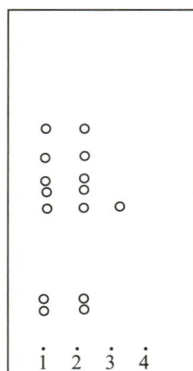

1. 柿叶袋泡剂样品液；2. 柿叶阳性对照液；3. 齐墩果酸对照液；4. 柿叶阴性对照液。

图 5-6-10　柿叶袋泡剂中柿叶的 TLC 图谱

（三）齐墩果酸含量测定[46]

1. 层析条件

取硅胶 G，按 1∶3 的比例加 0.7% CMC-Na，用电动搅拌器搅匀后，用自动铺板器铺板，规格为 10 cm×20 cm×0.5 mm，晾干，110 ℃活化 1 h，置干燥器中备用。展开剂、显色剂同"薄层色谱鉴别"项。

2. 对照液制备

精密称取齐墩果酸对照品 2.50 mg，置 5 ml 容量瓶中，加氯仿制成 0.50 mg/ml 的对照液。

3. 样品液制备[47]

取柿叶袋泡剂，研成粉末，过 80 目筛，60 ℃烘 6 h，精密称取粉末约 6 g，置索氏提取器中，加 95% 乙醇回流提取至无色，提取液浓缩至约 30 ml，用 95% 乙醇定容至 50 ml。再加盐酸 5 ml，回流水解 1 h，定容至 50 ml。滤过，精密量取滤液 5 ml，先后用 5 ml 石油醚萃取 10 次。合并萃取液，挥干石油醚，残渣用无水乙醇溶解，定容至 5 ml，即得供试液。

4. 薄层定性

在同一块薄层板上，分别点对照液和样品液适量，按上述条件展开，展距 12 cm，晾干后，喷显色剂。

90 ℃烘 10 min，结果参看图 5-6-10。

5. 薄层扫描条件

对上述 R_f 值相同的斑点，在 370～700 nm 波长范围内进行光谱扫描，结果表明，样品与齐墩果酸对照品在 535 nm 波长处有最大吸收，而在 650 nm 波长处吸收较小，故采用 $\lambda_S = 535$ nm、$\lambda_R = 650$ nm 的双波长反射法锯齿扫描。齐墩果酸光谱扫描图见图 5-6-11。

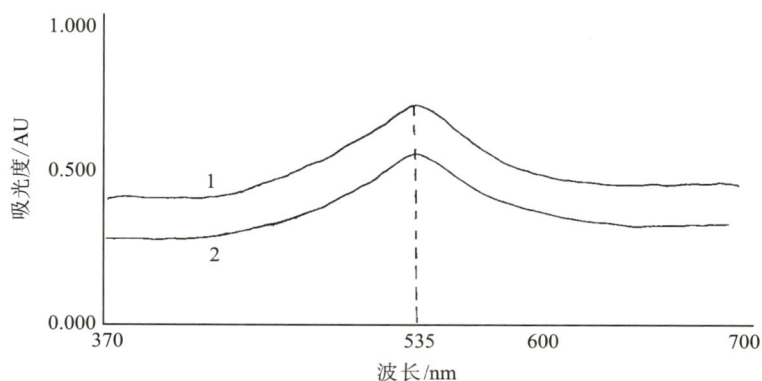

1.齐墩果酸对照品；2.柿叶袋泡剂样品。

图 5-6-11　齐墩果酸光谱扫描图

6. 线性关系考察

用定量毛细管分别精密吸取齐墩果酸对照液 2 μl、3 μl、4 μl、5 μl、6 μl 进行点样，按上述条件展开、显色、烘干，扫描测定峰面积，得回归方程 $Y = 14\,522.6X + 13\,668$，$r = 0.999\,8$。结果表明，齐墩果酸点样量在 1～3 μg 范围内与斑点峰面积呈良好线性关系。

7. 精密度试验

同一样品斑点连续扫描 5 次，测得峰面积的 $RSD = 0.42\%$；同一样品在同一薄层板上的不同位置上点样测定，测得峰面积的 $RSD = 1.06\%$（$n = 5$）。

8. 稳定性试验

取供试液，按上述条件点样、展开、显色、烘干后，从 10 min 起测定，每隔 30 min 测定一次其峰面积，直至 2 h，结果表明，齐墩果酸在 2 h 内基本稳定（$RSD = 1.59\%$，$n = 5$）。

9. 样品含量测定

用定量毛细管分别精密吸取样品供试液 4 μl，齐墩果酸对照液 2 μl、3 μl，分别点于同一薄层板上，按上述条件展开、显色、烘干，扫描测定其峰面积，按外标两点法计算，结果见表 5-6-5。

表 5-6-5　柿叶袋泡剂中齐墩果酸含量测定结果

样品批号	平均回收率/%	RSD/%
970301	0.25	3.26
970302	0.30	1.89

续表

样品批号	平均回收率/%	RSD/%
970303	0.28	3.45
970304	0.33	2.47
970305	0.26	1.92

10. 加样回收率试验

分别精密称取齐墩果酸对照品适量，加入样品中，按"样品含量测定"项下方法进行测定，结果见表5-6-6。

表 5-6-6　柿叶袋泡剂中齐墩果酸加样回收率试验结果

样品编号	含量/mg	测得总量/mg	回收率/%	平均回收率/%	RSD/%
1	14.29	28.77	96.5	98.2	1.2
2	15.03	29.76	98.2		
3	14.03	23.94	99.1		
4	14.24	23.99	97.5		
5	14.84	24.79	99.5		

注：样品1、2的对照品加入量为15.00 mg，样品3、4、5的对照品加入量为10.00 mg。

参考文献

［1］江苏新医学院. 中药大辞典：上册［M］. 上海：上海人民出版社，1977：1040.

［2］广西中医学院芒果叶研究小组. 芒果叶治疗慢性气管炎的药理实验及临床疗效观察［J］. 中医教学，1974（23）：381.

［3］邓家刚，郑作文，曾春晖. 芒果苷的药效学实验研究［J］. 中医药学刊，2002，20（6）：802-803.

［4］陆仲毅，毛铉德，何孟如，等. 芒果叶化学成分研究［J］. 中草药，1982，13（3）：3-6.

［5］周沛椿，夏尊成. 芒果叶对镇咳作用有效成分探讨［J］. 医药科技资料，1975（1）：8.

［6］广西壮族自治区卫生厅. 广西中药材标准［M］. 南宁：广西科学技术出版社，1992：54.

［7］刘华钢，黄海滨，陈燕军. HPLC法测定芒果止咳片中芒果苷的含量［J］. 中成药，1997，19（10）：14.

［8］中华人民共和国卫生部药典委员会. 中华人民共和国卫生部药品标准：中药分册：第5册［M］. 北京：中华人民共和国卫生部药典委员会，2000：51.

［9］黄海滨，李学坚，梁秋云. RP-HPLC法测定芒果叶中芒果苷的含量［J］. 中国中药杂志，2003，28（9）：839.

［10］王杨，王世盛，周丹红，等. 植物吡酮类化合物的波谱特征［J］. 天然产物研究与开发，2002，14（5）：85.

［11］廖洪利，吴秋业，叶光明，等. 芒果苷药理研究进展［J］. 天津药学，2005，17（2）：50.

［12］崔学军. 小檗碱的药理学研究进展及临床新用途［J］. 时珍国医国药，2006，17（7）：1311.

［13］李学坚，邓家刚，覃振林. 芒果苷-小檗碱组合物：CN200710126143.7［P］. 2007-11-07.

［14］国家药典委员会. 中华人民共和国药典［M］. 北京：化学工业出版社，2005：附录Ⅵ B，58.

［15］邓家刚，陈勇，王勤，等. 芒果苷原料药的质量标准研究［J］. 中药材，2007，30（11）：1464.

［16］刘彬，王刚，杜甡，等. 复方松馏油乳膏的制备及质量标准研究［J］. 中国药房，2010，21（9）：831.

［17］廖雅萍，郑婷婷，刘春平. 维肤灵乳膏的制备及质量控制［J］. 中国医药导报，2007，4（20）：105.

［18］康艳萍，刘紫英. 吡罗昔康乳膏的制备及稳定性考察［J］. 时珍国医国药，2008，19（10）：2429.

［19］林宏，陈贵起. 复方林可霉素乳膏质量标准研究［J］. 天津药学，2011，23（1）：18.

［20］刘海清. 我国甘蔗产业现状与发展趋势［J］. 中国热带农业，2009（1）：8.

［21］侯小涛，邓家刚，马建凤，等. 甘蔗叶提取物的体外抑菌作用研究［J］. 华西药学杂志，2010，25（2）：161.

［22］侯小涛，邓家刚，李爱媛，等. 甘蔗叶不同提取物对 3 种糖尿病模型的降血糖作用［J］. 华西药学杂志，2011，26
（5）：451.

［23］周林珠，杨祥良，周井炎，等. 多糖抗氧化作用研究进展［J］. 中国生化药物杂志，2002，23（4）：210.

［24］杨方美，王林，胡秋辉. 鼠尾藻多糖的制备及其抗氧化活性［J］. 食品科学，2005，26（2）：224.

［25］关奇，杨万政，温中平. 沙棘果皮、叶中多糖的提取及其抑菌作用研究［J］. 国际沙棘研究与开发，2005，3（2）：
17.

［26］王尊民，高秀妹，赵庆友，等. 梧桐花黄酮的提取及其抑菌、抗病毒效果［J］. 中国兽医学报，2013，33（2）：
272.

［27］徐春华，张治广，谢明杰. 大豆异黄酮的抗氧化和抗肿瘤活性研究［J］. 大豆科学，2010，29（5）：870.

［28］杜阳吉，王三永，李春荣. 番石榴叶黄酮与多糖提取及其降血糖活性研究［J］. 食品研究与开发，2011，32（10）：
56.

［29］中国科学院中国植物志编辑委员会. 中国植物志：第四十四卷：第二分册［M］. 北京：科学出版社，1996：172.

［30］陶海腾，吕飞杰，台建祥，等. 木薯叶营养保健功效的开发［J］. 中国农学通报，2008，24（6）：78.

［31］陶海腾，陈晓明，吕飞杰，等. 大孔吸附树脂法纯化木薯叶黄酮的初步研究［J］. 食品工业科技，2009，30（8）：
192.

［32］陶海腾，陈晓明，吕飞杰，等. 木薯叶黄酮类化合物提取研究［J］. 食品研究与开发，2009，30（12）：12.

［33］DIRINCK P，SCHREYEN L，SCHAM P N. Flavor quality of apples and tomatoes［J］. Appl Spectrum Mass（SM），
1975，15（4）：427.

［34］LUNDGREN L，NORELIUS G，STENHAGEN G. Leaf volatiles from some wild tomato species［J］. Nordic Journal
of Botany，1985，5（4）：315.

［35］李水清，于信洋. 番茄茎叶提取物对菜粉蝶的生物活性研究［J］. 长江大学学报（自然科学版）农学卷，2007，4
（2）：1.

［36］杨从军，孟昭礼，郭景，等. 番茄茎叶提取物对 8 种植物病原菌的生物活性初步研究［J］. 植物保护，2005，31
（1）：28.

［37］银永忠，何青云，陈莉华，等. 废弃番茄叶中叶绿素超声-微波协同的提取工艺［J］. 光谱实验室，2011，28（5）：
2578.

［38］毛琪，叶春海，李映志，等. 菠萝蜜研究进展［J］. 中国农学通报，2007，23（3）：439.

［39］BALIGA M S，SHIVASHANKARA A R，HANIADKA R，et al. Phytochemistry, nutritional and pharmacological properties of *Artocarpus heterophyllus* Lam (jackfruit)：A review［J］. Food Research International，2011，44（7）：1800.

［40］OMAR H S，EI-BESHBISHY H A，MOUSSA Z，et al. Antioxidant activity of *Artocarpus heterophyllus* Lam. (jack fruit) leaf extracts: remarkable attenuations of hyperglycemia and hyperlipidemia in streptozotocin-diabetic rats［J］. The Scientific World Journal，2011，11：788.

［41］姚胜，闵知大. 波罗蜜叶中新的查耳酮［J］. 中国天然药物，2005，3（4）：219.

［42］汪洪武，鲁湘鄂，刘艳清，等. 菠萝蜜叶中总黄酮提取工艺的研究［J］. 广东化工，2006，33（8）：26.

［43］NGUYEN N T，NGUYEN M H K，NGUYEN H X，et al. Tyrosinase inhibitors from the wood of *Artocarpus heterophyllus*［J］. Journal of Natural Products，2012，75（11）：1951.

［44］林娇芬，林河通，谢联辉，等. 柿叶的化学成分、药理作用、临床应用及开发利用［J］. 食品与发酵工业，2005，31（7）：91.

［45］张秋燕，王亮，肖峰，等. 柿叶药理作用研究进展［J］. 河北职工医学院学报，2004，21（3）：39.

［46］甄汉深，黄珊映，唐维宏. 双波长薄层扫描法测定柿叶中齐墩果酸含量［J］. 中草药，1998，29（9）：627.

［47］甄汉深，张三平，唐维宏. 柿叶鉴别的实验研究［J］. 中草药，1998，29（9）：627.

第六章　产品研究与开发

第一节　芒果苷的产品开发研究

一、芒果苷滴丸成型工艺的研究

芒果苷具有广泛的药理作用[1-3]，尤其在治疗肝胆湿热所致的各型肝炎方面，效果显著。为了达到芒果苷疗效迅速、生物利用度高的目的，本实验小组拟将芒果苷制成滴丸剂，对芒果苷滴丸的处方组成和成型工艺进行研究，报道如下。

（一）基质比、药物与基质比的选择

经预试验可知，单独用 PEG 4000 时制剂易成型，但硬度稍差；单独用 PEG 6000 时制剂硬度好，但黏度大，不易滴制且成型差，故采用 PEG 4000 与 PEG 6000 按一定比例混合作为基质。

从服用量考虑，芒果苷在制剂中的载药量应尽量大，但经试验发现，芒果苷与基质配比的比例较大时，滴丸易拖尾，溶液黏度大，滴制极慢，丸形不好。试验时，应综合考虑载药量及成型难易因素，以确定主药芒果苷与基质的比例。

（二）冷却剂的选择

经预试验得知，用二甲基硅油作冷却剂时，滴丸下降很慢且互相粘连；用液体石蜡作冷却剂时，滴丸下降速度较快，经控制滴速可以满足滴制要求，成型较好，故选择液体石蜡为冷却剂。

（三）滴制条件的选择

研究发现，影响滴丸的丸形、硬度、重量差异及载药量的因素，除基质比、药物与基质比、冷却剂外，还有滴管内径、滴距、滴速、药液温度、冷却剂温度、滴管温度等滴制条件。

1. 滴管内径

本实验选用中、小两种规格的滴管滴制，结果发现，用中号滴管（内径 3.5 mm）滴制丸重差异大，重量差异合格率仅 68%，用小号滴管（内径 3 mm）滴制成型好，且重量差异检查合格率为 100%，故选用小号滴管。

2. 滴距、滴速

经多次预试验发现，在滴丸滴制时，滴距过大，容易使液滴跌散形成许多细粒，或呈扁形；滴距过小，液滴来不及收缩就进入冷凝液中，成型不好。经多次试验确定较理想的滴距为 8 ~ 10 cm。滴制速度以滴丸不互相粘连为宜，控制滴速为 20 ~ 25 丸/min，可以防止滴丸粘连，防止堵塞。

3. 药液温度、滴管温度、冷却剂温度

通过单因素实验和正交试验，确定最佳的药液温度、滴管温度及冷却剂温度。

（1）药液、滴管温度单因素实验

为寻找合适的药液温度，设定以下试验：PEG 4000∶PEG 6000 = 8∶1，芒果苷（过 100 目筛）∶基质 = 1∶4，水浴熔融搅拌均匀，于不同温度下保温滴制。以圆整度、滴制状况为考察指标，结果由好、较好、次好到差分别用"+++""++""+""-"表示。结果见表 6-1-1。

表 6-1-1　药液、滴管温度单因素实验结果

	温度 /℃	圆整度	滴制状况
药液	65	−	滴不出
	70	−	滴不出
	80	+++	较慢，30 ~ 35 丸/min
	85	+++	易滴出，70 丸/min
	90	+	易滴出，80 丸/min
滴管	65	−	滴不出
	70	+	滴不出
	80	+++	可滴出，缓慢
	85	+++	易滴出
	90	++	易滴出

由表 6-1-1 可知，药液温度在 80 ~ 90 ℃时，滴丸的圆整度及滴制状况较好，因此，选择 80 ~ 90 ℃为药液温度范围；滴管温度在 80 ~ 90 ℃时，滴丸的圆整度及滴制状况较好，因此，选择 80 ~ 90 ℃为滴管温度范围。

（2）冷却剂温度单因素实验

PEG 4000：PEG 6000＝8：1，芒果苷：基质＝1：4，水浴熔融混匀后于85 ℃保温滴制，于不同温度的冷却剂中冷凝。结果见表6-1-2。

表6-1-2　冷却剂温度单因素实验结果

冷却剂温度/℃	圆整度
0	不圆整
2～10	圆整，光滑
10以上	不能完全冷却，粘连

由表6-1-2可知，冷却剂温度在2～10 ℃时滴丸圆整度较好，因此，选择2～10 ℃为冷却剂温度范围。

（3）多因素正交试验

综合分数打分原则如下：①圆整度：好10分，一般8分，较差5分，差0分；②硬度：好10分，一般8分，较差5分，差0分；③丸重差异：合格10分，不合格0分；④溶散时限：合格10分，不合格0分；⑤芒果苷含量转移率打分细则见表6-1-3。以冷却剂温度（A）、药液温度（B）、滴管温度（C）、基质比（D）、药物与基质比（E）5个因素为考察因素，每个因素选2个水平，设定的因素水平见表6-1-4。以圆整度、硬度、丸重差异、溶散时限及芒果苷含量转移率等综合分数为考核指标，选择$L_8(2^7)$正交表，进行了8次试验。结果见表6-1-5。方差分析见表6-1-6。

表6-1-3　芒果苷含量转移率打分细则

转移率	95%～100%	90%～95%	85%～90%	80%～85%	75%～80%	70%～75%	＜70%
得分	60分	50分	40分	30分	20分	10分	0分

注：经预试验得知，芒果苷滴丸的圆整度、硬度、丸重差异、溶散时限均较易控制，唯有芒果苷含量转移率不易控制，芒果苷含量转移率受滴制条件、载药量等因素影响很大。因此，将芒果苷含量转移率的满分定为60分，而圆整度、硬度、丸重差异、溶散时限的满分均定为10分。

表6-1-4　芒果苷滴丸成型工艺正交试验1因素水平

A/℃	B/℃	C/℃	D	E
4～6	80～82	80～82	8：1	4：1（16：4）
8～10	90～92	90～92	4：1	3：1（15：5）

表6-1-5　芒果苷滴丸成型工艺正交试验1安排及结果

试验号	A	B	C	D	E	D×E	空白	试验结果/分					
								圆整度	硬度	丸重差异	溶散时限	转移率	综合分数
1	1	1	1	1	1	1	1	8	10	10	10	60	98
2	1	1	1	2	2	2	2	8	10	10	10	30	68

试验号	A	B	C	D	E	D×E	空白	试验结果/分					
								圆整度	硬度	丸重差异	溶散时限	转移率	综合分数
3	1	2	2	1	1	2	2	8	10	10	10	50	88
4	1	2	2	2	2	1	1	8	10	10	10	30	68
5	2	1	2	1	2	1	2	8	10	10	10	30	68
6	2	1	2	2	1	2	1	8	10	10	10	50	88
7	2	2	1	1	2	2	1	8	10	10	10	40	78
8	2	2	1	2	1	1	2	8	10	10	10	60	98
K_1	80.5	80.5	85.0	83.0	93.0	83.0	83.0	—	—	—	—	—	—
K_2	83.0	83.0	78.0	50.5	70.5	80.5	80.5	—	—	—	—	—	—
R	2.5	2.5	7.5	2.5	22.5	2.5	2.5	—	—	—	—	—	—

由表 6-1-5 得最佳工艺 $A_2B_2C_1D_1E_1$，即冷却剂温度为 8～10 ℃，药液温度为 90～92 ℃，滴管温度为 80～82 ℃，基质比（PEG 4000：PEG 6000）为 8：1，基质与药物比（PEG：芒果苷）为 4：1。

表 6-1-6   芒果苷滴丸成型工艺正交试验方差分析

方差来源	离差平方和	自由度	方差	F 值	P 值	显著性
A	12.5	1	12.5	1.0	—	—
B	12.5	1	12.5	1.0	—	—
C	112.5	1	112.5	9.0	<0.05	*
D	12.5	1	12.5	1.0	—	—
E	1 012.5	1	1 012.5	81.0	<0.01	**
F	12.5	1	12.5	1.0	—	—
G	12.5	1	12.5	1.0	—	—
误差	62.5	5	—	—	—	—

注：$F_{0.05}(1, 5) = 6.61$，$F_{0.01}(1, 5) = 16.30$；$^*P < 0.05$，$^{**}P < 0.01$。

由表 6-1-6 方差分析得知，A、B、D 等 3 个因素对结果的影响无显著性差异，D 因素与 E 因素无交互作用，而 C 因素对结果的影响有显著性差异，E 因素对结果的影响有极显著性差异。

因为药物与基质比对试验结果有显著性影响，考虑到尽量减少病人每次服药用量，我们拟再提高滴丸中芒果苷含量，进一步做正交试验。其因素水平见表 6-1-7，试验安排及结果见表 6-1-8。

表 6-1-7　芒果苷滴丸成型工艺正交试验 2 因素水平

A/℃	B/℃	C/℃	D	E
4～6	80～82	80～82	8:1	3:1（15:5）
8～10	90～92	90～92	6:1	7:3（14:6）

表 6-1-8　芒果苷滴丸成型工艺正交试验 2 安排及结果

试验号	A	B	C	D	E	D×E	空白	试验结果/分					
								圆整度	硬度	丸重差异	溶散时限	转移率	综合分数
1	1	1	1	1	1	1	1	8	10	10	10	10	48
2	1	1	1	2	2	2	2	8	10	10	10	10	48
3	1	2	2	1	1	2	2	8	10	10	10	10	48
4	1	2	2	2	2	1	1	8	10	10	10	10	48
5	2	1	2	1	2	1	2	8	10	10	10	0	38
6	2	1	2	2	1	2	1	8	10	10	10	30	68
7	2	2	1	1	2	2	1	8	10	10	10	10	48
8	2	2	1	2	1	1	2	8	10	10	10	30	68
K_1	80.5	80.5	85.0	83.0	93.0	83.0	83.0	—	—	—	—	—	—
K_2	83.0	83.0	78.0	50.5	70.5	80.5	80.5	—	—	—	—	—	—
R	2.5	2.5	7.5	2.5	22.5	2.5	2.5	—	—	—	—	—	—

由表 6-1-8 得知，芒果苷含量提高后（≥25%），综合评分均低于 70 分，无现实意义。因此，滴制最佳工艺仍是表 6-1-5 得出的 $A_2B_2C_1D_1E_1$，即冷却剂温度为 8～10 ℃，药液温度为 90～92 ℃，滴管温度为 80～82 ℃，基质比（PEG 4000：PEG 6000）为 8:1，基质与药物比（PEG：芒果苷）为 4:1。

（四）验证实验

根据"多因素正交试验"项选出的最佳工艺 $A_2B_2C_1D_1E_1$，重复做 3 批滴丸，以验证此工艺。滴丸批号分别为 20060201、20060202、20060203。结果见表 6-1-9，3 批滴丸质量均符合 2005 年版《中国药典》[4] 规定。

表 6-1-9　验证实验结果

批号	性状	丸重差异检查	溶散时限检查	含量转移率/%
20060201	黄色，类圆球形，光滑，硬度较好	合格	合格	95.3
20060202	黄色，类圆球形，光滑，硬度较好	合格	合格	96.1
20060203	黄色，类圆球形，光滑，硬度较好	合格	合格	98.6

由验证实验得知：此工艺生产的滴丸成品率高，丸形好，含量转移率高，各项检查符合2005年版《中国药典》规定，表明此工艺稳定、可靠。

二、芒果苷片薄膜包衣工艺的研究

芒果苷片是以芒果苷为主要原料加适当辅料制成的新中药制剂。芒果苷具有多方面的生理活性和药理作用[1]，对呼吸系统的作用尤为明显[3]。不同批次的芒果苷原料存在色差，使不同芒果苷片存在颜色上的差异，为保证芒果苷片外观色泽的均一性，同时也为了提高产品稳定性，考虑到芒果苷片属胃溶制剂，本课题选用胃溶型的薄膜包衣材料进行包衣。为优化包衣工艺，本课题以包衣液的浓度、片床温度、主机转速作为考察因素，以包衣后片剂的外观性状、硬度、增重、耐湿性、溶出度等作为考核指标，采用比较法和正交试验设计对芒果苷片包衣工艺条件进行优选研究。

（一）比较法筛选包衣粉

为了选出一个较理想的薄膜包衣粉，分别用易彩薄膜包衣粉和欧巴代膜包衣粉进行包衣预试验，比较两者包衣后片剂的外观性状、硬度、增重、耐湿度、溶出度等指标。结果见表6-1-10。

表6-1-10　包衣粉筛选试验结果

考核指标	易彩薄膜包衣粉	欧巴代膜包衣粉
外观性状	黄色，色泽均匀，片面光滑平整	黄色，色泽均匀，片面不光滑，有隐斑
硬度	好	较差
增重	2%	3%
耐湿性	好	较好
溶出度	34.20%	34.50%

由表6-1-10可知，芒果苷片用易彩薄膜包衣粉包衣，其外观性状、硬度、增重、耐湿性、溶出度等各项指标均理想，而用欧巴代膜包衣粉包衣，其外观性状和硬度不够理想，因此，确定选用易彩薄膜包衣粉作为芒果苷的包衣粉。

（二）正交试验设计

经预实验小试，包衣液浓度、片床温度、主机转速是影响薄膜包衣质量的主要因素，因此，选择易彩薄膜包衣液浓度、主机转速、片床温度作为考察因素，各设置3个水平，如表6-1-11所示，参照文献[1]以包衣外观合格率作为指标，对包衣效果进行评价。按正交表 $L_9(3^4)$ 进行正交试验，结果见表6-1-12。

表 6-1-11　芒果苷片薄膜包衣工艺正交试验因素水平

水平	A（包衣液浓度）/%	B（主机转速）/（r/min）	C（片床温度）/℃	D（空白）
1	11	8	35	1
2	13	12	45	2
3	15	16	55	3

表 6-1-12　芒果苷片薄膜包衣工艺正交试验安排及结果

编号	A	B	C	D	包衣外观合格率/%
1	1	1	1	1	76.8
2	1	2	2	2	85.9
3	1	3	3	3	80.0
4	2	1	2	3	99.5
5	2	2	3	1	95.3
6	2	3	1	2	96.2
7	3	1	3	2	91.4
8	3	2	1	3	96.7
9	3	3	2	1	94.9
$\sum$ I	80.90	89.23	89.93	89.00	—
$\sum$ II	97.00	92.67	93.43	91.17	—
$\sum$ III	94.37	90.37	88.90	92.10	—
极差	16.10	3.43	4.53	3.10	—

（三）包衣液的制备

量取适量蒸馏水加入烧杯中，开动磁力搅拌器搅拌，使其形成一个漩涡，尽量避免卷入过多空气。称取薄膜包衣粉适量，用小勺均匀地将粉末加入漩涡中，尽量避免粉末漂浮在液体表面，待所有的粉末全部加入溶液后，降低搅拌速度，使漩涡消失，持续搅拌 45 min，即得包衣液。

（四）包衣工艺

将芒果苷片倾入包衣锅中，逐一开启各按钮，按正交表设置片床温度、主机转速，预热 5 min，开启喷浆，缓慢拧开喷头上的调节阀，使包衣液呈雾状散开为度，喷液 30 min 后，适当调小喷液量，喷液完毕，关闭喷头，继续干燥 10 min，即得。

（五）正交试验设计安排及结果

正交试验设计安排见表 6-1-12，方差分析见表 6-1-13。由正交试验得最佳工艺 $A_2B_2C_2$，即包衣液浓度为 13%，主机转速为 12 r/min，片床温度为 45 ℃。方差分析表明，包衣液浓度对薄膜包衣有显著影响，而主机转速、片床温度对包衣结果影响不大。

表 6-1-13　芒果苷片薄膜包衣工艺正交试验方差分析

因素	离均差平方和	自由度	F 值	P 值
A	447.50	2	29.49	<0.05
B	18.36	2	1.21	—
C	33.87	2	2.23	—
D	15.18	2	—	—
误差	15.18	2		

注：$F_{0.05}$（2，2）＝19.00。

（六）最佳工艺的验证

为了考察所选出的最佳工艺的稳定性，按照工艺 $A_2B_2C_2$ 制备了 3 批芒果苷薄膜包衣片，考察其包衣后的外观性状、硬度、增重、耐湿性、溶出度等各项指标，结果均理想。3 批产品的薄膜包衣外观均无暗斑、无麻面、无断片、表面光亮完整、颜色均匀一致，包衣合格率达到了 99.0% 以上，其他各项质量指标均符合 2005 年版《中国药典》要求[4]。

三、芒果苷乳膏制备工艺的研究

芒果苷是一种具有占吨酮（xanthone）结构的葡萄糖 C-糖苷，为天然多酚类化合物。芒果苷既是藏茵陈治疗肝炎的主要有效成分和知母根茎中抗病毒的活性成分，又是古巴广受欢迎的营养补充剂 VIMANG® 中的主要有效成分。研究表明，芒果苷具有抗疱疹病毒活性，还具有抗炎、免疫调节等作用[5-9]。为此，课题组拟开发芒果苷乳膏剂，用于治疗感染疱疹病毒的病人。现课题组对芒果苷乳膏（规格为 0.05 g/1 g）的处方、制备工艺及制剂稳定性进行了研究[10-11]，制得性质稳定的芒果苷乳膏（5% 芒果苷），可为申报中药一类新药提供研究资料。

（一）乳膏基质处方的优化

预试验发现硬脂酸、乳化剂和甘油的用量显著影响了芒果苷乳膏的质量，因此，课题组在预试验基础上，考察了硬脂酸（A）、甘油（B）和三乙醇胺（C）的用量，其范围分别为 8～12 g、5～15 g、0.5～1.5 g。选择 $L_9(3^4)$ 正交表（表 6-1-14）安排试验，以外观性状为指标进行评分（分 4 个级别）：外观细腻、有光泽、无沙砾感、易涂布，评为 100 分；外观细腻、有光泽、无沙砾感、涂布性能一般，评为 80 分；外观细腻、无显著光泽、轻微沙砾感、轻微油腻感，评为 60 分；外观细腻、无显著光泽、轻微沙砾感、油腻感重，评为 40 分。可根据相应级别进行评分增减，以区别质量优劣，并用方差分析进行数据处理。由表 6-1-15 极差分析结果可知：因素影响的顺序为 B＞A＞C。由表 6-1-16 方差分析结果可知：甘油用量（B 因素）对芒果苷乳膏质量的影响非常显著（$P＜0.05$），其他因素无显著性（$P＞0.05$）。由于因素 A 对乳膏质量影响无显著性，可选择中间值 10 g。综合表 6-1-15、表 6-1-16，可知最佳组合为 $A_2B_2C_1$，即每 1 kg 基质中有 100 g 硬脂酸、100 g 甘油、5 g 三乙醇胺、25 g 单硬脂酸甘油酯。

表 6-1-14 乳膏基质处方优化正交试验因素水平

单位：g

水平	A	B	C
1	8	5	0.5
2	10	10	1
3	12	15	1.5

表 6-1-15 乳膏基质处方优化正交试验安排及结果

水平	A	B	C	评分
1	1	1	1	85
2	1	2	2	95
3	1	3	3	70
4	2	1	2	85
5	2	2	3	95
6	2	3	1	55
7	3	1	3	80
8	3	2	1	85
9	3	3	2	50
K_1	250	250	225	—
K_2	235	275	230	—
K_3	215	175	245	—
R	11.67	33.33	6.67	—

表 6-1-16 乳膏基质处方优化正交试验方差分析

方差来源	离差平方和	自由度	F 值	P 值
A	205.56	2	9.25	0.097
B	1 805.56	2	81.25	0.012

方差来源	离差平方和	自由度	F 值	P 值
C	72.22	2	3.25	0.235
误差 D	22.22	2	—	—

注：$F_{0.05}$（2，2）=19，$F_{0.01}$（2，2）=99。

（二）芒果苷乳膏的制法[12]

优化后的芒果苷乳膏处方为 50 g 芒果苷、100 g 硬脂酸、25 g 单硬脂酸甘油酯、5 g 三乙醇胺、100 g 甘油、1 g 羟苯乙酯，加水至 1 kg。取处方量的硬脂酸、单硬脂酸甘油酯，置水浴中加热熔融，于 80 ℃水浴中保温，制得油相；另取三乙醇胺、甘油、羟苯乙酯及水，混匀，于 80 ℃水浴中保温，制得水相。将油相缓慢加入水相中，搅拌下加入芒果苷，冷却至室温，即得。

（三）色谱条件与系统适用性试验

采用 Diamonsil C$_{18}$（2）色谱柱（5 μm，4.6 mm × 250 mm），流动相为乙腈-0.1% 冰醋酸（15∶85），流速 1 ml/min，检测波长 258 nm，柱温 30 ℃，进样量 10 μl。在该色谱条件下，芒果苷峰的理论塔板数不低于 4×10^3。

（四）溶液的制备

精密称取 5 mg 芒果苷对照品，置 50 ml 容量瓶中，加入 40% 甲醇适量，超声（200 W，45 kHz）处理 10 min，放冷，加 40% 甲醇定容，即得对照品溶液。取 0.2 g 样品，精密称定，置 100 ml 容量瓶中，加 40% 甲醇适量，于 60 ℃水浴加热，使乳膏熔融，超声（200 W，45 kHz，60 ℃）处理 10 min，冷却至室温，加 40% 甲醇定容，吸取适量样品溶液，于 1.2×10^4 r/min 离心 10 min，即得供试品溶液。

（五）含量均匀度的检查[13]

取 3 批芒果苷乳膏各 1 管，将管内内容物分成 4 等份［管颈部（a）、管上部（b）、管下部（c）、管底压褶部（d）］，每等份样品分别按"溶液的制备"项、"色谱条件与系统适用性试验"项下的方法制备供试品溶液并测定含量（表 6-1-17）。结果表明：各批次芒果苷乳膏的含量均在标示量 90% ~ 110%，且同批次样品的 4 个不同部位（管颈部、管上部、管下部、管底压褶部）的含量差异很小，$RSD < 2\%$。

表 6-1-17　芒果苷乳膏含量均匀度的检查结果

序号	样品号	含量/%	RSD/%
1	a	5.38	1.20
	b	5.29	
	c	5.41	
	d	5.44	

续表

序号	样品号	含量/%	RSD/%
2	a	4.87	1.08
	b	4.90	
	c	4.80	
	d	4.92	
3	a	5.10	1.25
	b	5.19	
	c	5.24	
	d	5.12	

（六）稳定性的考察

分别对所制芒果苷乳膏进行离心试验、耐寒试验、耐热试验，均匀度、稠度与涂布性能的考察。取3份乳膏适量，置10 ml刻度离心管中，于3×10^3 r/min离心30 min，无油水分离现象（离心试验）。取3份乳膏适量，置铝管中，于-5 ℃冰箱中保存24 h，取出放置至室温，无油水分离现象（耐寒试验）。取3份乳膏适量，置10 ml刻度离心管中，于55 ℃水浴保存12 h，取出放置至室温，无油水分离现象（耐热试验）。取乳膏适量，涂抹于皮肤上，无沙砾感；再涂布至玻璃板上，细腻、有光泽，无肉眼可见的单独颗粒（均匀度的考察）。乳膏稠度适中，易涂布在皮肤上（稠度与涂布性能的考察）。

取铝管包装的芒果苷乳膏（5%芒果苷），分别在（40 ± 2）℃、室温（25 ± 2）℃、冷藏（4 ± 1）℃条件下，进行稳定性考察。分别于第0、1、2、3月取样测定芒果苷的含量、稠度和均匀度（表6-1-18）。结果表明：芒果苷乳膏的稳定性很好。

表6-1-18　芒果苷乳膏的稳定性考察结果

时间/月	（40 ± 2）℃		（25 ± 2）℃		（4 ± 1）℃	
	标示含量/%	均匀度（稠度）	标示含量/%	均匀度（稠度）	标示含量/%	均匀度（稠度）
0	100.64	均匀（适中）	100.64	均匀（适中）	100.64	均匀（稍微增加）
1	99.85	与0月比均无变化	99.13	与0月比均无变化	99.23	与0月比均无变化
2	99.17	与0月比均无变化	100.07	与0月比均无变化	99.71	与0月比均无变化
3	99.95	与0月比均无变化	99.65	与0月比均无变化	99.90	与0月比均无变化

第二节　甘蔗叶的产品开发研究

甘蔗为传统中药，其味甘，性凉，有清热生津、润燥解酒等功效。甘蔗皮、甘蔗渣、甘蔗叶亦可药用。现代研究证实，甘蔗叶具有多种药理活性[14-17]。本研究对甘蔗叶粗多糖颗粒剂的制备工艺进行考察，优选出最佳成型工艺。

采用单因素考察甘蔗叶粗多糖的辅料，并采用均匀设计试验，以吸湿率、成型率作为指标对辅料比、润湿剂质量浓度及润湿剂用量等主要因素进行考察，并结合实际需要得出最佳成型工艺。

一、甘蔗叶颗粒剂的制备工艺研究

（一）甘蔗叶粗多糖的制备[18]

称取甘蔗叶，切成小段。加入适量水，浸泡 2 h，添水至盖过药面，于 100 ℃提取 3 次（加水量以盖过药面为准），每次 2 h。过滤，合并滤液，滤液浓缩至相对密度 1.10 ~ 1.15 g/cm³（80 ℃测），浓缩液加入 3 倍量 95% 乙醇，充分搅拌，静置 12 h，收集下层沉淀，于烘箱中 55 ℃烘干，粉碎，得到甘蔗叶粗多糖粉末。

（二）甘蔗叶多糖制剂辅料配比的初步确定

据相关文献记载，初步选取糊精、甘露醇、可溶性淀粉、乳糖、山梨醇、蔗糖进行甘蔗叶制剂辅料筛选。而根据药理学预试验情况，考虑每日制剂剂量范围为 18 ~ 20 g，按照每日 3 次来计算，成人每次剂量为 6 ~ 7 g，按照 1 包 20 g 来计算，每包颗粒剂的辅料最多 13 ~ 14 g，即为原料粗多糖的 2 倍。考虑甘蔗叶粗多糖吸湿性强，需要加以多量的辅料才能提高成型性，根据预试验经验初步考虑以原料药与辅料的比例为 1∶1.5 筛选辅料；在制粒过程中发现原料药黏性较大，乙醇体积分数太低，容易黏筛，因此考虑用 70% 乙醇作为辅料筛选的润湿剂。

（三）甘蔗叶多糖制剂的辅料初步筛选

称取 6 份原料药，每份 10 g，上述辅料每份 15 g，均匀混合，以 70% 乙醇作为润湿剂，根据"手握成团，轻按即散"[19]的原则制软材，之后过 16 目筛，并将过完筛后的颗粒放入 60 ℃烘箱，15 min 后，取出，将烘干后的颗粒用 60 目筛整粒，于 80 ℃恒温箱中干燥至恒定质量，取能通过 16 目筛而不能通过 60 目筛的颗粒进行吸湿性试验。

（四）吸湿率的测定[20]

将干燥至恒定质量的成型颗粒剂置于敞口称量瓶中，精密称取质量，放入相对湿度为75%的密闭干燥器中，室温放置，每隔12 h称定质量，观察颗粒剂外观，并测定吸湿率，结果见表6-2-1。吸湿率的计算公式如下。

吸湿率（%）=［（吸湿后质量－吸湿前质量）/吸湿前质量］×100%

表 6-2-1 不同辅料成型颗粒剂吸湿率及其外观变化

辅料	颗粒剂吸湿率/%					60 h 外观变化
	12 h	24 h	36 h	48 h	60 h	
乳糖	3.907	4.550	5.341	5.934	6.429	未软化
甘露醇	2.017	3.933	4.790	5.245	6.152	未软化
糊精	6.368	8.526	9.683	10.316	10.526	颜色加深，软化
可溶性淀粉	3.646	6.843	8.241	9.441	10.939	颜色加深，软化
蔗糖	7.352	8.072	7.558	8.740	9.409	部分软化粘连

根据表6-2-1的结果可以得出，在加入不同辅料之后，颗粒剂呈现不同的吸湿性。山梨醇作为辅料时，在制粒过程中颗粒极易黏筛，无法成型，已剔除。蔗糖作为辅料制粒效果不好，成型性差，易黏筛，且不适宜高血糖人群服用；而糊精和可溶性淀粉的吸湿性较大，稳定性较差，对于颗粒剂的储藏影响较大。综合考虑，选取甘露醇、乳糖为辅料进行进一步筛选，并增设甘露醇乳糖辅料组[21]。

（五）甘蔗叶多糖与辅料比例的筛选

因为辅料和原料药的不同配比影响颗粒剂的吸湿性及制粒情况，考虑增加1:1、1:2配比组综合观察，以优选甘露醇和乳糖辅料，将原料药与辅料按表6-2-2的配比混合均匀，制粒，考察其吸湿性及外观。考虑到原料药的黏性较大，故将制粒情况列入颗粒评价范围内，结果见表6-2-2。

表 6-2-2 不同比例辅料的成型颗粒剂吸湿率及其外观变化

处方比例	颗粒剂吸湿率/%					60 h 外观变化
	12 h	24 h	36 h	48 h	60 h	
原料:甘露醇（1:1）	4.645	4.895	5.195	5.495	5.994	易黏筛，有潮感
原料:甘露醇（1:1.5）	2.535	3.610	3.354	3.559	3.303	不易黏筛，无潮感
原料:甘露醇（1:2）	3.328	2.572	2.471	3.026	3.328	不易黏筛，但粉末较多
原料:乳糖（1:1）	3.455	3.756	4.006	4.557	5.008	易黏筛，有潮感
原料:乳糖（1:1.5）	3.442	3.138	2.790	3.636	3.586	不易黏筛，无潮感

处方比例	颗粒剂吸湿率/%					60 h 外观变化
	12 h	24 h	36 h	48 h	60 h	
原料∶乳糖（1∶2）	3.406	2.898	2.745	3.457	3.610	不易黏筛，粉末较多
原料∶甘露醇∶乳糖（1∶0.75∶0.75）	2.789	3.287	3.386	3.735	4.333	不易黏筛，但部分粘连
原料∶甘露醇∶乳糖（1∶0.375∶1.125）	3.778	5.038	5.340	5.743	6.247	不易黏筛，有潮感

根据表 6-2-2 的辅料考察结果可知，单独使用不同比例的甘露醇和乳糖制得的颗粒剂吸湿性和性状皆相近，且吸湿率较低，作为甘蔗叶粗多糖制剂的辅料较好，但是考虑到给糖尿病病人服用应尽量减少糖类的摄入量，因此将乳糖辅料剔除。而甘露醇有甜味，可以很好地遮掩原料药本身的苦涩味，因此选择甘露醇为最佳辅料。

（六）均匀设计试验[22]

在颗粒剂成型工艺中，辅料比、润湿剂质量浓度、润湿剂用量为制剂成型必须考察的因素，在选取甘露醇为辅料的基础上加设均匀试验，对颗粒剂辅料比、润湿剂质量浓度、润湿剂用量三因素进行考察。考察辅料比（A）、乙醇体积分数（B）、乙醇用量（C）与制剂成型率、吸湿率的关系，需要扩大考察因素的水平范围，考察因素、水平和结果见表 6-2-3、表 6-2-4。

表 6-2-3　均匀设计试验因素水平

水平	因素		
	A	B/%	C/（ml/g）
1	0.75	55	0.250
2	1	60	0.275
3	1.25	65	0.300
4	1.5	70	0.325
5	1.75	75	0.350
6	2	80	0.375
7	2.25	85	0.400

表 6-2-4　均匀设计试验安排及结果

水平	因素			制剂成型率/%	吸湿率/%
	A	B/%	C/（ml/g）		
1	2	85	0.250	88.6	6.011

续表

水平	因素			制剂成型率/%	吸湿率/%
	A	B/%	C/（ml/g）		
2	1.75	70	0.275	82.6	5.948
3	1.5	55	0.300	60.8	4.531
4	2.25	65	0.325	95.6	3.102
5	1	60	0.350	55.2	5.261
6	1.25	80	0.375	76.3	0.385
7	0.75	75	0.400	60.6	7.374

1. 成型率测定方法

称取用不同体积分数乙醇制粒后的成型颗粒剂，对其进行整粒过筛，分别平行摇动，1 min 后，取能通过 16 目筛而不能通过 60 目筛的颗粒。成型率的计算公式如下。

成型率（%）=（能通过 16 目筛而不能通过 60 目筛的颗粒质量/颗粒总质量）×100%

2. 吸湿率测定方法

称取干燥至恒定质量的颗粒剂 0.2 g，分别放于敞口的称量瓶中，置于装有氯化钠饱和溶液的干燥器中，60 h 后取出，称定质量，求吸湿率。

（七）数据分析

考虑因素之间存在交互作用，采用二次回归分析法，利用逐步回归求取回归方程。

由成型率结果得到：$Y = 26.178 + 1.466\ 3ABC$。

$F = 85.396$，$F_{0.05(3,3)} = 9.28$，$F_{0.1(3,3)} = 5.39$，$P < 0.05$，$R^2 = 0.945$，说明线性拟合度较好。由上式可以看出 A、B、C 3 个因素与成型率成正比。

（八）综合指标的结果分析

如果要求成型率达到最大值 100%，则 A、B、C 数值乘积为 50.346，成型率 D 就能达到最大值；而吸湿率需要达到最小值，则 A、C 取最大值，B 取最小值，此时吸湿率 E 为最小值 1.096%。

在颗粒剂质量评价中，剂量大小是一个需要考虑的因素。在相同药效和保证吸湿率、成型率的基础上，从病人服用方面考虑，应尽量减少辅料的用量，从而减少服用量，因此在考虑辅料比时，根据药理学预试验结果，应将辅料比控制在 1：1.5 范围内，则辅料比最大值取 1：1.5，将辅料比 1.5 和乙醇用量最大值 0.4 ml/g 代入方程，得出使用 85% 乙醇时成型率可以达到最大值 100%。根据吸湿率结果，乙醇体积分数与吸湿率成正比，而吸湿率是生产储存中制剂评价的一个重要指标，因此适当减少乙醇体积分数有利于颗粒剂吸湿率的降低，且可以减少生产中乙醇的用量，故根据试验结果综合考虑，选择颗粒成型率90%，以减少乙醇对颗粒剂吸湿率的影响，代入方程，得出乙醇体积分数为72.54%，辅料比为1:1.5，乙醇用量为 0.4 ml/g，成型率为90%，吸湿率为4.716%。

（九）矫味剂的添加[23]

因为原料药略为苦涩，故要加入矫味剂以改善口感，经查阅文献，选取阿斯巴甜作为矫味剂，经比较，确定阿斯巴甜用量为2%的情况下颗粒剂口感适宜，因而选用2%用量的阿斯巴甜作为甘蔗叶多糖制剂的矫味剂。

（十）验证试验

根据以上方法，取甘蔗叶粗多糖、甘露醇辅料（原料药和辅料的比例为1:1.5），并加入2%的阿斯巴甜，将73%乙醇 0.4 ml/g 作为润湿剂以制软材，过16目筛后，将过筛后的颗粒放入 60 ℃烘箱 20 min 后取出，用16目和60目药筛进行整粒，于 80 ℃恒温箱中干燥，干燥后即得甘蔗叶多糖颗粒剂。测量其吸湿率和成型率，得到吸湿率为4.64%，成型率为91.3%，与试验结果接近，因此试验结果可信。

（十一）休止角[24]

采用固定漏斗测量3批颗粒剂的休止角，测定平均休止角，$\tan\alpha = 0.676\,9$，角度小于40°，可以满足生产过程中的流动性需求。

（十二）临界相对湿度[25]

平行称定3份干燥至恒定质量的颗粒剂，各 0.2 g，精密称量后分别放于敞口的称量瓶中，然后置于装有不同盐的过饱和溶液的干燥器中，48 h 后称定质量，求出各吸湿率平均值及各点标准差，以相对湿度为横坐标、颗粒剂吸湿率为纵坐标，得出吸湿曲线（图6-2-1），并对曲线两端的切点做切线，相交处对应的横坐标即为临界相对湿度，计算后结果为78.95%。

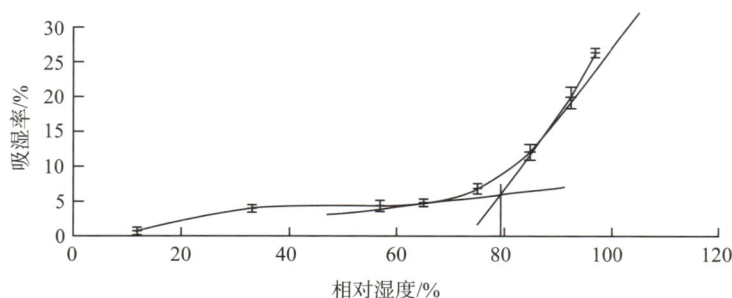

图 6-2-1　甘蔗叶多糖颗粒剂吸湿曲线

二、甘蔗叶颗粒剂的质量检查

（一）外观

制得的颗粒剂为深棕色至黄棕色颗粒，味略甜，微苦涩。

（二）粒度

取 3 份 20 g/包的颗粒剂，称定质量，置于药筛中过筛，过筛时，将筛保持水平状态，左右往返轻轻筛动 3 min，不能通过一号筛和能通过五号筛的颗粒和粉末总和，均低于《中国药典》规定。

（三）水分

取供试品 2 g，称定质量后装入称量瓶，在 105 ℃恒温箱中干燥 2 h，取出，称定干燥后的供试品质量，并测定水分含有量，水分含有量＝［（干燥前供试品质量－干燥后供试品质量）/干燥前供试品质量］×100%，做 3 个批次，含水量分别为 4.01%、3.57%、3.79%，平均含水量为 3.79%，符合《中国药典》规定。

（四）溶化性

取供试品 10 g，加热水 200 ml，搅拌 5 min，观察到可溶性颗粒全部溶化。

参考文献

［1］廖洪利，吴秋业，叶光明，等. 芒果苷药理研究进展［J］. 天津药学，2005，17（2）：50.

［2］广西中医学院芒果叶研究小组. 芒果叶治疗慢性气管炎的药理实验及临床疗效观察［J］. 中医教学，1974（23）：381.

［3］邓家刚，郑作文，曾春晖. 芒果苷的药效学实验研究［J］. 中医药学刊，2002，20（6）：802-803.

［4］国家药典委员会. 中华人民共和国药典［M］. 北京：化学工业出版社，2005：附录 10，附录 62.

［5］ZHENG M S，LU Z Y. Antiviral effect of mangiferin and isomangiferin on herpes simplex virus［J］. Chinese Medical Journal，1990，103（2）：160-165.

［6］YOOSOOK C，BUNYAPRAPHATSARA N，BOONYAKIAT Y，et al. Anti-herpes simplex virus activities of crude water extracts of Thai Medicinal Plants［J］. Phytomedicine，2000，6（6）：411.

［7］邓家刚，杨柯，阎莉，等. 芒果苷对免疫抑制小鼠 T 淋巴细胞增殖的影响［J］. 中药药理与临床，2007，23（5）：64.

［8］邓家刚，袁叶飞. 芒果苷单钠盐的制备及其与芒果苷的药效比较［J］. 华西药学杂志，2008，23（1）：17.

［9］BHATIA H S，CANDELARIO-JALIL E，DE OLIVEIRA A C，et al. Mangiferin inhibits cyclooxygenase-2 expression and prostaglandin E2 production in activated rat microglial cells [J]. Archives of Biochemistry and Biophysics, 2008, 477 (2): 253.

[10] 陈毅平, 牛晓静, 陈双英. 芒果苷的稳定性及其影响因素 [J]. 华西药学杂志, 2008, 23 (3): 359.

[11] 康艳萍, 刘紫英. 吡罗昔康乳膏的制备及稳定性考察 [J]. 时珍国医国药, 2008, 19 (10): 2429.

[12] 舒冰, 方焱, 肖明, 等. 1% 盐酸林可霉素乳膏的制备及质量控制 [J]. 中国药师, 2008, 11 (9): 1047.

[13] 许明哲, 尹利辉, 胡昌勤. HPLC 法测定他克莫司软膏剂含量及含量均匀度 [J]. 中国抗生素杂志, 2005, 30 (12): 748.

[14] 邓家刚, 郭宏伟, 侯小涛, 等. 甘蔗叶提取物的体外抗肿瘤活性研究 [J]. 辽宁中医杂志, 2010, 37 (1): 32.

[15] 吴建中, 欧仕益, 汪勇. 甘蔗叶中黄酮类物质的提取及其抗氧化性研究 [J]. 现代食品科技, 2009, 25 (2): 165.

[16] 侯小涛, 邓家刚, 马建凤, 等. 甘蔗叶提取物的体外抑菌作用研究 [J]. 华西药学杂志, 2010, 25 (2): 161.

[17] 侯小涛, 邓家刚, 李爱媛, 等. 甘蔗叶不同提取物对 3 种糖尿病模型的降血糖作用 [J]. 华西药学杂志, 2011, 26 (5): 451.

[18] 侯小涛, 赵超超, 邓家刚. 甘蔗叶多糖除蛋白工艺研究 [J]. 食品工业科技, 2012, 33 (20): 240.

[19] 崔福德. 药剂学 [M]. 6 版. 北京: 人民卫生出版社, 2008: 122.

[20] 夏新华, 胡岚. 复方芩柏颗粒剂成型工艺的研究 [J]. 中国中药杂志, 2000, 25 (9): 16.

[21] 袁羿, 马龙, 徐芳, 等. 琐琐葡萄多糖颗粒制备工艺的研究 [J]. 中成药, 2011, 33 (1): 153.

[22] 方开泰. 均匀设计与均匀设计表 [M]. 北京: 科学出版社, 1994: 69.

[23] 罗友华, 黄亦琦, 杨辉, 等. 中药颗粒剂辅料的研究进展 [J]. 海峡药学, 2002, 14 (1): 1.

[24] 董玉秀, 宋珍鹏, 崔素娟. 对休止角测定方法的讨论 [J]. 中国药科大学学报, 2008, 39 (4): 317.

[25] 曹兰, 王英利, 詹先成, 等. 饱和溶液法和粉末吸湿法测定临界相对湿度的研究 [J]. 华西药学杂志, 2010, 25 (1): 103.